A. Jelinek
Arzneimittellehre für Pflegeberufe

Antje Jelinek

Arzneimittellehre für Pflegeberufe

1. Auflage

Mit Beiträgen von: Rainer Danz, Ilmenau; Silvia Grabs, Mühlhausen; Helga Grafe, Hildburghausen; Werner Jacob, Bergisch Gladbach; Simone Kühn, Plauen; Susanne Rieger, Leinefelde; Anke Ritter, Arnstadt; Stefan Scheler, Jena; Michael Zimmer, Bammental

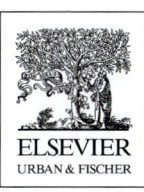

ELSEVIER
URBAN & FISCHER

URBAN & FISCHER   München

Zuschriften an:
Elsevier GmbH, Urban & Fischer Verlag, Hackerbrücke 6, 80335 München
E-Mail: pflege@elsevier.de

Wichtiger Hinweis für den Benutzer
Die Erkenntnisse in der Pflege und Medizin unterliegen laufendem Wandel durch Forschung und klinische Erfahrungen. Herausgeber und Autoren dieses Werkes haben große Sorgfalt darauf verwendet, dass die in diesem Werk gemachten therapeutischen Angaben (insbesondere hinsichtlich Indikation, Dosierung und unerwünschter Wirkungen) dem derzeitigen Wissensstand entsprechen. Das entbindet den Nutzer dieses Werkes aber nicht von der Verpflichtung, anhand weiterer schriftlicher Informationsquellen zu überprüfen, ob die dort gemachten Angaben von denen in diesem Werk abweichen und seine Verordnung in eigener Verantwortung zu treffen.
Für die Vollständigkeit und Auswahl der aufgeführten Medikamente übernimmt der Verlag keine Gewähr.
Geschützte Warennamen (Warenzeichen) werden in der Regel besonders kenntlich gemacht (®). Aus dem Fehlen eines solchen Hinweises kann jedoch nicht automatisch geschlossen werden, dass es sich um einen freien Warennamen handelt.

Bibliografische Information der Deutschen Nationalbibliothek
Die Deutsche Nationalbibliothek verzeichnet diese Publikation in der Deutschen Nationalbibliografie; detaillierte bibliografische Daten sind im Internet über http://www.d-nb.de/ abrufbar.

Um den Textfluss nicht zu stören, wurde bei Patienten und Berufsbezeichnungen die grammatikalisch maskuline Form gewählt. Selbstverständlich sind in diesen Fällen immer Frauen und Männer gemeint.

Planung: Martina Lauster, München
Projektmanagement: Martina Gärtner, Gauting
Redaktion und Lektorat: Marko Roeske, Lektorat & Textbüro, Straubing
Herstellung: Christine Kosel, München; Kadja Gericke, Arnstorf
Satz: abavo GmbH, Buchloe/Deutschland; TnQ, Chennai/Indien
Druck und Bindung: Drukarnia Dimograf sp. z.o.o., Bielsko-Biała/Polen
Umschlaggestaltung: SpieszDesign, Neu-Ulm
Titelfotografie: Fotolia, Colourbox

ISBN Print   978-3-437-25260-0
ISBN e-Book   978-3-437-16840-6

Aktuelle Informationen finden Sie im Internet unter **www.elsevier.de** und **www.elsevier.com**.

Vorwort

Noch eine Arzneimittellehre für die Pflegeberufe? Was ist an diesem Buch besonders? Dieses Buch über Arzneimittel schlägt eine Brücke zwischen pflegerischem Handeln und dem Wissen über die Wirkstoffe. Es verknüpft theoretische Kenntnisse mit konkreten Handlungsempfehlungen für die Pflegepraxis.

Der Umgang mit Arzneimitteln ist ein wesentlicher Bestandteil der Pflege. Kein Tag in der Pflege ohne Arzneimittel – Pflegende lagern und dokumentieren Arzneimittel, sie verabreichen sie und begleiten die Arzneimitteltherapie. Dafür beobachten die Pflegenden den Erfolg der Therapie, helfen bei unerwünschten Begleiterscheinungen während der Arzneimittelanwendung und sie vermitteln zwischen Arzt und Patient. Für alle diese Tätigkeiten sind Kenntnisse zum praktischen Umgang mit Arzneimitteln, zu erwünschten und unerwünschten Wirkungen sowie zum Verhalten eines Wirkstoffs im Körper notwendig. Aber auch wichtige Grundkenntnisse für das Verständnis von Arzneimittelwirkungen, zu dem gesetzlichen Status eines Arzneimittels und zu den verschiedenen Arzneiformen sind für die Arbeit in der Pflege unerlasslich.

„Arzneimittellehre für Pflegeberufe" ist als Lehrmittel für die Ausbildung sehr gut geeignet, aber auch als wichtiges Nachschlagewerk für die tägliche Praxis besonders zu empfehlen. Das Lehrbuch legt Wert auf gute Verständlichkeit und zeichnet sich durch seine Kompaktheit aus, wozu die Tabellen in besonderem Maße beitragen. Die klare Struktur macht es einzigartig. Es gibt zwei allgemeine Kapitel: „Arzneimittel verstehen", welches vor allem Grundlagenwissen zu Arzneimitteln enthält und „Arzneimittel in der Pflege" mit konkretem Pflegewissen, das für die Handhabung von Arzneimitteln im Pflegealltag essenziell ist. Diese beiden Bereiche finden sich in der Feingliederung der speziellen indikationsbezogenen Kapitel wieder. Sie sollen Orientierungshilfen sein, wobei die für die Pflege wichtigen Abschnitte den Grundlagen folgen bzw. darauf aufbauen. Abbildungen veranschaulichen die Inhalte und erleichtern das Verständnis der Arzneimitteltherapie. Wiederholungsfragen am Ende der Kapitel dienen der Selbstprüfung des Lernerfolges und bereiten auf die Abschlussprüfung vor.

Arnstadt, Februar 2013
Dr. Antje Jelinek

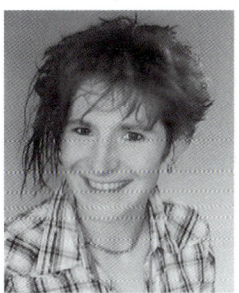

Antje Jelinek,
nach dem Pharmaziestudium in Greifswald Tätigkeit in öffentlichen Apotheken, Promotion, Ausbildung von pharmazeutisch-technischen Assistenten, Altenpflegern und Kinderpflegern. Fortbildungsveranstaltungen für die Apothekerkammer. 3 Kinder.

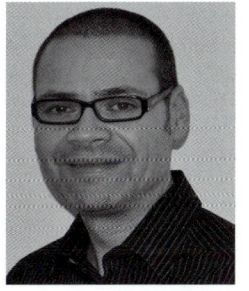

Werner Jacob, Krankenpflegeexamen; Fachpfleger für Anästhesie und Intensivpflege seit 1990; Praxisanleiter, arbeitet auf einer operativen Intensivstation bei den Kliniken der Stadt Köln und ist nebenberuflich als Dozent für Reanimationsschulungen, Mega Code Training und Basic Life Support tätig und unterrichtet an der Krankenpflegeschule Kliniken der Stadt Köln in medizinisch-pflegerischen Themen u.a. Arzneimittellehre, Beatmung, Kardiochirurgie.

Abkürzungen

ACC	Acetylcystein	HWS	Halswirbelsäule
ACE	angiotensinkonvertierendes Enzym	HWZ	Halbwertszeit
ADHS	Aufmerksamkeitsdefizit-Hyperaktivitäts-syndrom	i. a.	intraarteriell
		i. c.	intrakutan
AIDS	erworbenes Immundefektsyndrom	IE	Internationale Einheit
ALL	akute lymphatische Leukämie	i. m.	intramuskulär
AMG	Arzneimittelgesetz	INH	Isoniazid
AML	akute myeloische Leukämie	i. p.	intraperitoneal
ANV	akutes Nierenversagen	i. v.	intravenös
ASA	Aminosalicylsäure	KG	Körpergewicht
ASE	atemstimulierende Einreibungen	KHK	koronare Herzkrankheit
ASS	Acetylsalicylsäure	LD	Letaldosis
BfArM	Bundesinstitut für Arzneimittel und Medizinprodukte	LH	luteinisierendes Hormon
		MAO	Monoaminooxidasen
BOT	basal unterstützte orale Therapie	MCT	mittelkettige Triglyzeride
BPH	benigne Prostatahyperplasie	MHK	minimale Hemmkonzentration
BtM	Betäubungsmittel	MRE	multiresistenter Erreger
BtMG	Betäubungsmittelgesetz	MRSA	multiresistenter Staphylococcus aureus
BtMVV	Betäubungsmittelverschreibungsverord-nung	MS	Multiple Sklerose
		NaCl	Natriumchlorid
BZ	Blutzucker	NHL	Non-Hodgkin-Lymphom
CLL	chronisch lymphatische Leukämie	NMDA	N-Methyl-D-Aspartat
CML	chronisch myeloische Leukämie	NMH	niedermolekulare Heparine
CMV	Cytomegalieviren	NNRTI	nichtnukleosidische Reverse-Transkripta-se-Inhibitoren
COMT	Catechol-O-Methyltransferase		
COPD	chronisch obstruktive Lungenerkrankung	NP	neuroleptische Potenz
COX	Zyklooxygenase	NSAR	nichtsteroidale Antirheumatika
CSF	koloniestimulierende Faktoren	OP	Operation
DDT	Dichlordiphenyltrichlorethan	O/W	Öl in Wasser
DMKG	Deutsche Migräne- und Kopfschmerzge-sellschaft	PCA	patientenkontrollierte Analgesie
		PG	Prostaglandine
DNA/DNS	Desoxyribonukleinsäure	PPSB	Prothrombinkomplexkonzentrate
DNQP	Deutsches Netzwerk für Qualitätsentwick-lung in der Pflege	pTT	partielle Thromboplastinzeit
		PUVA	Psoralen + UV-A
ED	Effektivdosis	RA	rheumatoide Arthritis
EEG	Elektroenzephalografie	RAAS	Renin-Angiotensin-Aldosteron-System
EKG	Elektrokardiogramm	RNA/RNS	Ribonukleinsäure
EMA	Europäische Arzneimittel-Agentur	s. c.	subkutan
ERC	Europäischer Rat für Wiederbelebung	SKAT	Schwellkörperautoinjektionstechnik
ESWL	extrakorporale Stoßwellenlithotripsie	SLE	systemischer Lupus erythematodes
FFP	gefrorenes Frischplasma	STIKO	Ständige Impfkommission des Robert Koch-Instituts
FSH	follikelstimulierendes Hormon		
GABA	γ-Aminobuttersäure	TDM	therapeutisches Drug Monitoring
GRC	Deutscher Rat für Wiederbelebung	TIA	transitorische ischämische Attacke
HAES/HES	Hydroxyäthylstärke	TNF	Tumornekrosefaktoren
HCG	humanes Choriongonadotropin	TTS	transdermale therapeutische Systeme
HIPEC	hypertherme intraperitoneale Chemoper-fusion	TZ	Thrombinzeit
		WHO	World Health Organisation
HITOC	hypertherme intrathorakale Chemoperfu-sion	W/O	Wasser in Öl
		ZNS	zentrales Nervensystem
HMG	Postmenopausengonadotropin	ZVD	zentral-venöser Druck
HVL	Hypophysenvorderlappen		

Benutzerhinweise

Kurz und prägnant finden Sie hier die wichtigsten Definitionen

---

Abbildungsnachweis

Der Verweis auf die jeweilige Abbildungsquelle befindet sich bei allen Abbildungen im Werk am Ende des Legendentextes in eckigen Klammern. Alle nicht besonders gekennzeichneten Grafiken und Abbildungen © Elsevier GmbH, München.

B109	M. Oethinger (Hrsg.): Mikrobiologie und Immunologie, 8. Aufl., Jungjohann Verlag 1994
E243	Bundesanzeiger Verlagsgesellschaft, Köln
K183	E. Weimer, Würselen
L138	M. Kosthorst, Borken
L157	S. Adler, Lübeck
L157-1	S. Adler, Lübeck nach Vorlage von A. Jelinek
L190	G. Raichle, Ulm
L215	S. Weinert-Spieß, Neu-Ulm
M275	A. Jelinek, Arnstadt
O562	A. Dubitzky, Hebertshausen
T188	Bundesopiumstelle, Bonn
U120	Bode Chemie GmbH & Co., Hamburg
V152	Pajunk GmbH, Feinwerk-Medizintechnologie, Geisingen
W242	Deutsche Atemwegsliga e. V., Bad Lippspringe

Inhaltsverzeichnis

1 Arzneimittel verstehen

1.1 Was ist ein Arzneimittel?

Seit jeher ist die Behandlung von Kranken mit **Arzneimitteln** (Medikamenten) ein Hauptbestandteil ärztlichen Tuns. Schon Medizinmänner und Schamanen behandelten ihre Patienten mit arzneilichen Zubereitungen. Zum Arzneischatz gehörten Pflanzen und Mineralien aller Art, aber auch „Mittel" wie Krokodilskot, Schweinezähne oder Eselshufe. Vielerlei heute befremdlich anmutende Dinge wurden zu Arzneien verarbeitet.

Nachdem zunächst vorwiegend pflanzliche oder auch tierische Extrakte verwendet wurden, führte 1527 **Paracelsus** (Theophrastus Bombastus von Hohenheim) mit seiner „Chemiatrie" die Therapie mit chemischen Einzelsubstanzen, z. B. anorganischen Salzen, ein.

Mit der Entwicklung der Naturwissenschaften und der Technik im 17. und 18. Jahrhundert begann auch für die Medizin eine neue Ära. Bereits 1806 erkannte **Friedrich Sertürner**, dass das schmerzstillende Prinzip des Schlafmohns auf den Inhaltsstoff Morphin zurückzuführen ist.

Seit Anfang des 20. Jahrhunderts hat sich die Lebensqualität u. a. durch ein breit gefächertes Angebot an Arzneimitteln wesentlich verbessert.

Arzneimittel

Arzneimittel (Medikament; engl. drug): Stoff oder Stoffgemisch zum Erkennen, zur Verhütung oder zur Behandlung von Erkrankungen.

Nach dem Arzneimittelgesetz sind **Arzneimittel**
- Stoffe oder Stoffzusammensetzungen,
- mit Eigenschaften zur **Heilung oder zur Verhütung menschlicher oder tierischer Krankheiten**,
- die im oder am menschlichen oder tierischen Körper verwendet oder diesem verabreicht werden können,
- um durch eine **pharmakologische, immunologische oder metabolische Wirkung** die menschlichen bzw. tierischen physiologischen **Funktionen zu korrigieren, wiederherzustellen, zu beeinflussen** oder um eine medizinische **Diagnose** zu erstellen,

Einige medizinische Hilfsmittel und Geräte sowie medizintechnische Produkte werden rechtlich unter dem Begriff **„Medizinprodukte"** zusammengefasst. Der Unterschied zwischen Medizinprodukt und Arzneimittel liegt darin, dass die Wirkung im oder am menschlichen Körper überwiegend auf physikalischem Wege erreicht wird.

„Die Dosis macht das Gift"

Gifte: Stoffe, die in geringer Menge nach Eindringen in den menschlichen Körper zu einer typischen Vergiftung mit vorübergehenden Funktionsstörungen, bleibenden Gesundheitsstörungen oder sogar zum Tod führen.

Im Griechischen bedeutet „phármakon" sowohl Heilmittel wie auch Gift. Heute versteht man darunter einen körperfremden oder körpereigenen Stoff, der nach Aufnahme im Körper oder an dessen Oberfläche erwünschte oder schädliche Wirkungen hervorruft. Schon Paracelsus ging davon aus, dass alle Mittel an sich giftig sind, die Dosierung alleine aber über die schädliche Wirkung des Giftes bestimmt, wirken viele **Pharmaka** dosisabhängig entweder als Arzneimittel oder als Gift.

„Alle Dinge sind Gift, und nichts ist ohne Gift, allein die Dosis macht's, dass ein Ding kein Gift ist." (Paracelsus)

1

> **Pharmakologie**: Lehre von den Wechselbeziehungen zwischen Pharmaka und Organismus.

Die Pharmakologie wird oft mit der Arzneimittellehre gleichgesetzt. Die Lehre von den Giften (Toxinen) ist die Toxikologie.

1.1.1 Woraus besteht ein Arzneimittel?

Ein Arzneimittel besteht aus einem oder mehreren Arzneistoffen sowie Hilfsstoffen. Sie bilden eine bestimmte Zubereitung, die Arzneiform.

> **Galenik** (Arzneiformenlehre): Wissenschaft von den Arzneimittelzubereitungen aus Arznei- und Hilfsstoffen.

Wirkstoff und Arzneistoff

Wirkstoffe sind Substanzen, die in lebenden Organismen eine biologische Wirkung hervorrufen. **Arzneistoffe** sind Wirkstoffe, die im menschlichen oder tierischen Organismus zur Verhütung, Heilung, Linderung oder Erkennung von Krankheiten dienen. Sie können unterschiedlicher Herkunft sein:

- Anorganische Stoffe
- Organische Stoffe (natürlich gewonnen oder synthetisiert)
- Gentechnologisch gewonnen Stoffe (meist Eiweiße)
- Extrakte aus Pflanzen oder Pilzen
- Mikroorganismen
- Stoffwechselprodukte von Mensch oder Tier

Als pharmazeutische **Hilfsstoffe** werden Stoffe bezeichnet, die keine nennenswerte Eigenwirkung zeigen. Sie verbessern den Geschmack, verschönern das Aussehen, dienen u.a. als Wirkstoffträger oder machen die Arzneizubereitung länger haltbar oder besser anwendbar.

Einige Beispiele für Hilfsstoffe sind:

- Milchzucker, Stärke als Tablettenfüllmittel
- Vaseline als Salbengrundlage
- Sorbinsäure als Konservierungsmittel

Placebo

Placebos (Scheinmedikamente) enthalten keinerlei wirksame Bestandteile, sie werden z.B. einfach durch Verpressen von Milchzucker hergestellt. Placebos werden in der Grundlagenforschung oder in der **klinischen Prüfung** verwendet, um z.B. den Einfluss der Psyche auf die Arzneimittelwirkung zu bestimmen. Sie werden auch gezielt in der Therapie eingesetzt, z.B.

- bei starkem Leidensdruck des Patienten und Wunsch nach Tabletten bei fehlender medizinischer Indikation,
- psychischer Fixierung auf ein nicht mehr benötigtes Medikament.

1.1.2 Rechtlicher Status eines Arzneimittels

Arzneimittelgesetz (AMG)

Der Verkehr mit Arzneimitteln wird durch das „Gesetz über den Verkehr mit Arzneimitteln", das **Arzneimittelgesetz** (AMG) geregelt. Ziel des Arzneimittelgesetzes ist es, im Interesse einer ordnungsgemäßen Arzneimittelversorgung von Mensch und Tier insbesondere die Qualität, Wirksamkeit und Unbedenklichkeit der Arzneimittel sicherzustellen. Es enthält Vorschriften über die Herstellung, Zulassung, Kontrolle, Verschreibung und Abgabe von Arzneimitteln sowie die Produkthaftung des Herstellers.

Im Alltag sind v.a. die Vorschriften über die Verschreibung und Abgabe der Arzneimittel von Bedeutung:

- „**Verschreibungspflichtig** (rezeptpflichtig)" heißt: Die Abgabe dieser Arzneimittel an den Verbraucher darf nur gegen Vorlage eines ärztlichen, zahnärztlichen oder tierärztlichen Rezeptes in einer Apotheke erfolgen, da sie bei unkontrollierter Einnahme erfahrungsgemäß oft zu Schäden führen oder häufig missbräuchlich verwendet werden. Arzneimittel, die erstmalig in Verkehr gebracht werden, unterliegen während der ersten 5 Jahre automatisch der Verschreibungspflicht.
- „**Apothekenpflichtig**" heißt: Die Abgabe darf nur in einer Apotheke erfolgen. Dies betrifft fast alle Arzneimittel, da diese eine „besondere Waren-

gruppe" darstellen. Weil zu Arzneimitteln oft eine Information und Beratung notwendig ist, dürfen sie nur durch das qualifizierte pharmazeutische Personal einer Apotheke an den Verbraucher gelangen.

- **„Frei verkäuflich"** heißt: Diese Mittel können auch außerhalb der Apotheke vertrieben werden (Tees, Badezusätze, Desinfektionsmittel zum äußeren Gebrauch, Mund- und Rachendesinfektionsmittel, natürliche Heilwässer, bestimmte Stärkungsmittel). Vorgeschrieben ist jedoch, dass das Verkaufspersonal mit Sachkenntnis beraten kann und dass es sich um Mittel handelt, die selbst bei nicht bestimmungsgemäßem Gebrauch keine Gefährdung für den Verbraucher darstellen.

Betäubungsmittelgesetz (BtM) und Betäubungsmittelverschreibungsverordnung (BtMVV)

> **Betäubungsmittel** (BtM): Bewusstseins- und stimmungsverändernde Substanzen, die zu Abhängigkeit (Sucht) führen können. Sie sind in den Anlagen des **Betäubungsmittelgesetzes** aufgeführt.

Der Umgang mit Betäubungsmitteln unterliegt strengen Regeln, die im **Betäubungsmittelgesetz (BtMG)** und in der **Betäubungsmittelverschreibungsverordnung (BtMVV)** festgelegt sind. Sie enthalten Bestimmungen für die Überwachung, Lagerung und Vernichtung von Betäubungsmitteln, für die Dokumentation über ihren Verbleib sowie für die Ahndung von Ordnungswidrigkeiten und Straftaten.

1.1.3 Alternative Arzneimitteltherapien

Als in der sog. Schulmedizin anerkannt gelten solche Therapieverfahren, deren Wirksamkeit in wissenschaftlichen Studien erwiesen ist. Dagegen konnte die Wirksamkeit von vielen naturheilkundlichen Verfahren nicht oder nur unzureichend nachgewiesen werden. Schulmedizinische und naturheilkundliche Verfahren sollten – wenn

es dem Wohle des Patienten dient – miteinander verbunden werden. Viele Ärzte kombinieren die Verfahren bereits, weil inzwischen weitgehende Einigkeit über einige Aspekte der Naturheilkunde besteht:

- Die naturheilkundlichen Verfahren sind besser geeignet für chronische, mäßig schwere Erkrankungen (z. B. Infektneigung, Rückenschmerzen) als für akute Erkrankungen (z. B. akuter Herzinfarkt).
- Die naturheilkundlichen Verfahren sind besser geeignet für beginnende als für weit fortgeschrittene Erkrankungen. Dies lässt sich dadurch erklären, dass die selbstregulierenden Kräfte in Anfangsstadien noch eher stimuliert werden können als z. B. bei einem durch die Krankheit bereits zermürbten und geschwächten Patienten.
- Naturheilkundliche Verfahren sind eher als Ergänzung anzuwenden, v. a. dann, wenn der Heilungserfolg durch die wissenschaftlich begründete Medizin nicht oder nur unzureichend zu erzielen ist.

Phytotherapie

> **Phytotherapie** (Pflanzenheilkunde): Behandlung von Krankheiten mit Pflanzen, Pflanzenteilen oder Pflanzeninhaltsstoffen; Teil der Schulmedizin, da die Wirksamkeit der meisten Zubereitungen bewiesen ist.

Seit Jahrtausenden sammeln die Menschen Heilkräuter, die sie dann entsprechend der Überlieferung ihrer Vorfahren und ihrer eigenen Erfahrungen gegen bestimmte Erkrankungen einsetzen. Bis heute konnte nur ein Teil der bekannten Pflanzenwirkstoffe und deren Wirkung analysiert werden. Es ist auch immer wieder zu beobachten, dass die ganze Pflanze anders wirkt als ihre isolierten Inhaltsstoffe.

Meist ist das Verhältnis zwischen erwünschten und unerwünschten Wirkungen in der Phytotherapie gut, d. h. die therapeutische Breite ist groß. Allerdings sind bei Anwendung durch Unkundige, v. a. über einen längeren Zeitraum hinweg, Vergiftungserscheinungen und andere schwere unerwünschte Wirkungen möglich.

Viele Arzneipflanzen werden nur einmal jährlich, zur Zeit ihres höchsten Wirkstoffgehalts, geerntet. Ein geringer Teil der Arzneipflanzen wird frisch verarbeitet. Der größere Teil wird zerkleinert, getrocknet und zu einem späteren Zeitpunkt zubereitet. An Zubereitungsformen unterscheidet man:

- **Dekokt**: Abkochung mit Wasser, meist bei harten Pflanzenteilen (z. B. Wurzeln, Rinden)
- **Destillat**: durch Wasserdampfdestillation gewonnen, enthält v. a. flüchtige Wirkstoffe
- **Extrakt**: konzentrierter Pflanzenauszug mit wässrigen, alkoholischen oder anderen Lösungsmitteln. Je nach Einengungsgrad unterscheidet man **Fluidextrakt (flüssig), Spissumextrakt** (Dickextrakt) und **Trockenextrakt** (stark konzentriert)
- **Infus**: Aufguss mit kochendem Wasser, meist bei zarten Pflanzenteilen (z. B. Blüten, Blätter, Samen)
- **Mazeration**: Kaltwasserauszug, meist bei schleimhaltigen Drogen
- **Spezies** (Teegemisch): Mischung zerkleinerter oder ganzer Pflanzenteile zur Teezubereitung (Infus, Dekokt oder Mazeration)
- **Tinktur**: dünnflüssiger ethanolhaltiger Auszug, Extraktionsverhältnis 1 : 5 bis 1 : 10

Homöopathie

Die **Homöopathie** entstand vor mehr als 200 Jahren als Kontrast zur damals üblichen Arzneimitteltherapie. Diese kannte im Wesentlichen nur Langzeitgaben von Arsen, Quecksilber und Schwefel in hohen Dosierungen. Aufgrund schlechter Erfahrungen mit diesen Methoden suchte **Samuel Hahnemann** (1755–1843), der Begründer der Homöopathie, *„ein neues Prinzip zur Auffindung der Heilkräfte in Arzneisubstanzen"*. Ziel der Homöopathie ist die Anregung von Selbstheilungskräften. Sie gilt als spezifische Reiz- und Regulationstherapie.

Hahnemann setzte Wirkstoffe in möglichst niedrigen Dosierungen zur Behandlung von Krankheiten ein. Dabei wählte er Zubereitungen, die beim gesunden Menschen gerade die Symptome auslösten, die behandelt werden sollten. In seinem Leitsatz *„Simi-*

lia similibus curentur" („Gleiches mit Gleichen heilen") fasste er diesen Therapieansatz zusammen.

Homöopathische Arzneiformen
Klassische homöopathische Arzneiformen sind **Dilutionen** (homöopathische Tropfen) als flüssige Potenzen, **Globuli** (Streukügelchen) als festflüssige Potenzen oder **Triturationes** (Verreibungen) als feste Potenzen, die heute bei industrieller Herstellung meist zu **Tabletten** verpresst werden.

Zur Behandlung im Sinne Hahnemanns werden im Idealfall **Einzelmittel** verwendet. Neben den Einzelmitteln gibt es **Komplexmittel**. Dies sind Mischungen aus Einzelmitteln, deren Wirkungen sich addieren sollen, oder Gemische, die gemeinsam potenziert werden.

> **Einnahme von homöopathischen Mitteln**
> - Homöopathika werden am besten über die Mundschleimhaut resorbiert.
> - Dilutionen nimmt man unverdünnt oder mit etwas Wasser und behält sie einige Minuten im Mund.
> - Globuli, Tabletten oder pulverförmige Verreibungen lässt man unter der Zunge zergehen.
> - Homöopathika werden in ihrer Wirkung durch viele Stoffe beeinträchtigt. Sie sind deshalb 15–20 Minuten vor dem Essen einzunehmen. Der Patient sollte auf Genussmittel sowie die Anwendung ätherischer Öle verzichten. Das schließt den Gebrauch mentholfreier Zahnpasta mit ein.

Bei Anwendung der homöopathischen Arzneimittel kann zunächst eine Verschlimmerung des Krankheitsbildes auftreten, was aber als Zeichen dafür gilt, dass das richtige Mittel gewählt wurde.

Bach-Blütentherapie

Die **Bach-Blütentherapie** geht auf den englischen Arzt und Forscher Edward Bach (1886–1936) zurück, ein Pionier der psychosomatischen Medizin.

Edward Bach interpretierte Erkrankungen als körperliche Ausprägung seelischer Konflikte. Ziel der Therapie ist die Bewältigung dieser seelischen Konflikte. Durch spezielle Blütenessenzen soll eine Reharmonisierung gestörter seelischer Reaktionen erfolgen.

Die Original-Bach-Blüten werden größtenteils heute noch an den von Edward Bach festgelegten englischen Fundorten in freier Natur gesammelt. Zur Anwendung kommen 38 speziell (homöopathieähnlich) aufbereitete Blütenauszüge von wild wachsenden Pflanzen und Bäumen in individuell zusammengestellten „Bach-Blüten-Mischungen".

Ein bekanntes Kombinationspräparat der Bach-Blütentherapie ist **Rescue**, das in körperlichen und psychischen Ausnahmesituationen zur Anwendung kommt.

Anthroposophische Medizin

Von Rudolf Steiner wurde in den 1920er-Jahren die **Anthroposophie** als Erkenntnisweg, der den Menschen in Einklang mit seiner Umwelt bringen will, begründet. Sie umfasst neben anthroposophischer Medizin auch Entwicklungen zu anthroposophischer Ernährung und Pädagogik.

Die Anthroposophie berücksichtigt 4 verschiedene Wesensglieder des Menschen: physischer, ätherischer, astralischer Leib und Ich-Organisation. Diese sind in unterschiedlichen Bereichen vertreten:

- Im Nerven-Sinnes-System dominiert das Geistige (Ich).
- Das rhythmische System ist die physische Basis des Seelischen (Astralleib).
- Im Stoffwechselsystem ist das Leiblich-Vegetative am stärksten vertreten (Äther- und Astralleib).

Erkrankungen werden verstanden als Ungleichgewicht dieser 3 Bereiche. Die anthroposophische Medizin ist bemüht, das Gleichgewicht durch Einbringung entsprechender Substanzen oder Vorgänge aus dem Außermenschlichen in den Menschen wieder zu erreichen. Dabei spielen die Erkenntnismethoden der herkömmlichen Naturwissenschaft und meditative Techniken wie Imagination, Inspiration und Intuition eine große Rolle.

Die anthroposophische Medizin bedient sich vieler Heilmittel, die der Natur aus den Bereichen Mineralien/Metalle, Pflanzen und Tiere entnommen sind. In ihnen spiegelt sich die Wesensverwandtschaft zwischen dem Menschen und der Natur wider. Die Arzneiwahl erfolgt entsprechend dem Wesensbild der Erkrankung bzw. des kranken Organs und der dazu passenden Substanz oder Pflanze.

Neuraltherapie

In der **Neuraltherapie** werden Lokalanästhetika in oberflächliche Gewebeschichten injiziert. Neuraltherapie soll krankheitsverursachende **Störfelder** im Körper des Patienten ausschalten. Jede chronische Erkrankung kann nach Ferdinand Huneke, dem Entdecker der Neuraltherapie, störfeldbedingt sein, und jede Stelle des Körpers kann zum Störfeld werden.

Die Indikationen für die Neuraltherapie sind breit und reichen von funktionellen Erkrankungen über zahlreiche akute Schmerz- und Entzündungszustände bis hin zu hormonellen Störungen. Kontraindikationen sind z. B. schwere Infektions- oder Immunerkrankungen. Bei unsachgemäßer Anwendung oder Injektionen in Unkenntnis tiefer liegender Gewebe sind schwere Schädigungen möglich.

1.1.4 Wie entsteht ein Arzneimittel?

Die Entwicklung und Herstellung von Arzneimitteln findet ihre juristische Grundlage im **Arzneimittelgesetz** (AMG).

Neben den Abschnitten über die eigentliche Herstellung von Arzneimitteln enthält es viele weitere Vorgaben, die alle dem Ziel dienen, nur wirksame und anwendungssichere Arzneimittel in Verkehr zu bringen. Dazu gehören:

- Regelung von Qualität, Unbedenklichkeit und Wirksamkeit von Arzneimitteln für Mensch und Tier
- Ordnung der Zulassung, Registrierung, Vertriebswege und behördlichen Überwachungen von Arzneimitteln
- Bestimmung über die klinische Prüfung von Arzneimitteln, Verfalldaten, Beobachtung und Auswertung von Arzneimittelrisiken
- Schutz des Verbrauchers vor Arzneimittelrückständen in Lebensmitteln
- Bestimmung des Rahmens, in dem über Arzneimittel informiert und geworben werden darf

Wirkstoffsuche

In pharmazeutischen Forschungseinrichtungen werden Stoffe auf ihre arzneiliche Wirkung getestet.

Gezielte Stoffsynthesen in Richtung einer bestimmten gewünschten Wirkungsweise werden heutzutage durch den Einsatz moderner Softwareprogramme möglich (**Drug Design**).

Die Untersuchungen auf pharmakologische Wirkung werden zunächst im Reagenzglas an Zell- und Gewebskulturen durchgeführt – als sog. In-vitro-Versuche (**Screening**).

Manchmal wird jahrzehntelang systematisch mit häufig geringer Erfolgsquote gesucht. Dagegen sind aber auch Zufallsentdeckungen möglich. Die Trefferwahrscheinlichkeit, dass eine neu gefundene Substanz den an Arzneimittel zu stellenden Forderungen hinsichtlich Wirksamkeit und Unbedenklichkeit entspricht, ist ca. 1 : 6.000.

Präklinische Untersuchungen

An die Reagenzglas-Versuche schließen sich bei entsprechenden Ergebnissen Tests am lebenden Objekt (In-vivo-Versuche) an. An Tieren, z. B. Mäusen, Ratten und Meerschweinchen, wird die neue Substanz auf Wirksamkeit getestet. Dabei scheiden bereits über 90 % der Prüfsubstanzen aus, da sie im Tiermodell nicht das erwartete Wirkspektrum zeigen oder eine zu hohe akute Toxizität (Giftigkeit) aufweisen. Zeigt der Stoff jedoch die gewünschte Wirkung, wird er auch größeren Tieren wie Affen, Hunden und Katzen verabreicht. An diesen Tieren kann beobachtet werden, wie der neue Stoff im Körper verteilt, abgebaut und ausgeschieden wird.

Im Rahmen der Tierversuche werden die Substanzen auch getestet auf unmittelbare Giftigkeit, Erbgutschädigung, Missbildungsgefahr, Krebsauslösung und Beeinträchtigung der Fortpflanzungsfähigkeit sowie Embryonalentwicklung.

Entwicklung der geeigneten Darreichungsformen

Hat der neue Stoff bei den genannten Prüfungen gut abgeschnitten, werden unter Verwendung von Hilfsstoffen Darreichungsformen entwickelt, die eine genaue Dosierung zur Erzielung der bestmöglichen Wirksamkeit ermöglichen (Galenik).

Klinische Prüfung

Der Übergang von Tierversuchen zur **klinischen Prüfung** am Menschen darf nur vorgenommen werden, wenn die Tierversuche erwarten lassen, dass die Prüfsubstanz zur Anwendung am Menschen geeignet ist und gegenüber schon bekannten Verbindungen Vorteile aufweist. Üblicherweise läuft die klinische Prüfung in 4 Phasen ab:

Phase I

Der Arzneistoff wird an (ca. 20–80) gesunden, freiwilligen Testpersonen (**Probanden**) in Dosen verabreicht, die weit unterhalb der im Tierversuch ermittelten toxischen Dosen liegen. Es werden Ergebnisse über Verträglichkeit und Veränderungen des Stoffes im menschlichen Organismus gesammelt. Ferner erhalten die Prüfer erste Erkenntnisse darüber, ob sich die gewählte Darreichungsform gut eignet. Außerdem werden Veränderungen der Blut- und Laborwerte durch die Prüfsubstanz ermittelt.

Phase II

Das neue Arzneimittel wird in der Klinik an einer kleinen Gruppe von Patienten (ca. 30–500) im vorgesehenen Indikationsgebiet mit deren Einverständnis getestet. Ebenso wird versucht, die günstigste Dosierung für die erwartete Wirkung zu finden und bereits evtl. unerwünschte Wirkungen zu entdecken. Auch erste Wechselwirkungen mit anderen Medikamenten dieser Patienten können erkannt werden.

Phase III

Die Prüfung der Substanz wird an einer großen Anzahl Patienten (mehrere Tausend) in Kliniken und Arztpraxen fortgeführt. Hierbei wird die nachgewiesene Wirksamkeit abgesichert und zugleich können auch seltenere unerwünschte Wirkungen erfasst werden. Weitere Wechselwirkungen und Kontraindikationen (**Anwendungseinschränkungen**) treten in dieser Studienphase gewöhnlich zu Tage.

Zulassung

Erst wenn die Ergebnisse über Wirksamkeit, Qualität und Unbedenklichkeit ihres neuen Arzneimittels vorliegen, kann die pharmazeutische Firma die Zulassung beim Bundesinstitut für Arzneimittel und Medizinprodukte (BfArM) beantragen. Das Präparat erhält eine Zulassungsnummer und wird damit verkehrsfähig. Damit das neue Arzneimittel möglichst nicht unkontrolliert und missbräuchlich angewendet wird, fällt es zunächst 5 Jahre unter die automatische Verschreibungspflicht. Danach entscheidet die Behörde, ob die Verschreibungspflicht fortbestehen soll oder aufgehoben werden kann. Alle 5 Jahre ist dann weiterhin gesetzlich eine Prüfung für das Inverkehrbringen vorgeschrieben.

Neben der deutschlandweiten Zulassung besteht auch die Möglichkeit einer EU-weiten Zulassung im zentralen Zulassungsverfahren durch die EMA in London.

Phase IV
Auch nach der Zulassung unterliegt ein Arzneimittel noch der ständigen Überwachung durch Ärzte, Apotheker, Hersteller oder Vertriebsfirmen und Behörden. In dieser Zeit werden neue, bisher noch nicht erkennbare unerwünschte Wirkungen vom Bundesinstitut für Arzneimittel und Medizinprodukte und den Arzneimittelkommissionen der Ärzte und Apotheker gesammelt. Es ist keine Seltenheit, dass sich durch neue Erkenntnisse die Beurteilung eines auf dem Markt befindlichen Präparats ändert. So kann das Bundesinstitut für Arzneimittel und Medizinprodukte für ein Medikament einer Indikationserweiterung zustimmen, aber auch restriktive Maßnahmen veranlassen – wie Änderung der Packungsbeilage, Indikationseinschränkung oder es kann, als letzte Maßnahme, die Zulassung widerrufen.

Herstellung von Arzneimitteln

Zu unterscheiden sind Rezepturen und Fertigarzneimittel.

> **Rezeptur**: individuell in der Apotheke hergestelltes Arzneimittel, z. B. nach den Angaben des verschreibenden Arztes.
> **Fertigarzneimittel** (Arzneimittelpräparate): Arzneimittel, die durch eine Pharmafirma in größerer Stückzahl hergestellt werden und sich in abgabefertiger Verpackung befinden.

Fertigarzneimittel werden hauptsächlich industriell in großen Mengen hergestellt und sind in vorgegebenen Packungsgrößen (N1, N2, N3) im Handel erhältlich. Sie machen den größten Teil der verordneten Arzneimittel aus.

Als Großhersteller unterliegt die Industrie den Leitlinien der Weltgesundheitsorganisation (WHO) zur sachgerechten Arzneimittelproduktion (**GMP-Regeln**). Es werden hinsichtlich des Personals, der rechtlich-dokumentarischen sowie räumlich-instrumentellen Voraussetzungen höchste Ansprüche gestellt, die auch staatlich engmaschig überwacht werden.

Rezepturen erfolgen als Einzelherstellung ebenfalls unter Beachtung der GMP-Regeln. Auch die Apotheke unterliegt bei der Herstellung der Rezepturen dem Arzneimittelgesetz und der staatlichen Überwachung.

Arzneimittelpackung

Die Arzneimittelpackung dient der Anwendungssicherheit des Arzneimittels und muss entsprechend gesetzlicher Forderungen gestaltet sein.

Arzneimittelumverpackung
Nach § 10 AMG müssen Fertigarzneimittel auf ihren Behältnissen und Verpackungen bestimmte Angaben tragen:
- Name des Herstellers
- Bezeichnung des Arzneimittels
- Zulassungsnummer (Zul.-Nr.) oder Registrierungsnummer (Reg.-Nr.)
- Chargenbezeichnung (Ch.-B.)
- Darreichungsform
- Inhalt nach Gewicht, Rauminhalt oder Stückzahl
- Art der Anwendung
- Wirksame Bestandteile nach Art und Menge
- Verfallsdatum mit dem Vermerk „verwendbar bis"
- Evtl. die Hinweise „verschreibungspflichtig" oder „apothekenpflichtig"
- Hinweis: Arzneimittel vor Kindern unzugänglich aufbewahren
- Bei Mustern den Hinweis „unverkäufliches Muster"

> **Charge**: Serie von Fertigarzneimitteln, die in einem Herstellungsgang unter gleichen Bedingungen hergestellt worden ist.

Wenn es für das einzelne Arzneimittel vorgeschrieben ist, müssen besondere Warnhinweise (z. B. „enthält Ethanol") oder Lagerhinweise (z. B. „kühl lagern") auf der Packung angebracht sein.

Packungsbeilage

Fertigarzneimittel müssen eine Packungsbeilage mit der Überschrift „Gebrauchsinformation" enthalten. Sie muss allgemein verständlich folgende Angaben enthalten:

- Hersteller
- Bezeichnung des Arzneimittels
- Wirksame Bestandteile nach Art und Menge
- Anwendungsgebiete
- Gegenanzeigen
- Unerwünschte Wirkungen
- Wechselwirkungen mit anderen Mitteln
- Eine Dosierungsanleitung mit Einzel- und Tagesangaben und den Hinweis „soweit nicht anders verordnet"
- Art der Anwendung und – bei Arzneimitteln, die nur begrenzte Zeit angewendet werden sollen – Dauer der Anwendung
- Hinweis, dass das Arzneimittel nach Ablauf des Verfalldatums nicht mehr angewendet werden soll

Weiterhin sind auf der Packungsbeilage vorgeschriebene Warnhinweise, z. B. hinsichtlich des Alkoholgehalts, und für den Verbraucher bestimmte Aufbewahrungshinweise anzugeben.

1.2 Pharmakokinetik

Die **Pharmakologie** lässt sich in die Teilgebiete und **Pharmakokinetik** und **Pharmakodynamik** (> 1.3) aufgliedern.

> **Pharmakokinetik**: Teilgebiet der Pharmakologie, betrachtet die Einflussnahme des Körpers auf das Arzneimittel („Was macht der Körper mit dem Arzneimittel?").

Bei seiner Anwendung durchläuft ein Arzneimittel im Allgemeinen insgesamt 3 Stadien (> Abb. 1.1):

In der **pharmazeutischen Phase** erfolgt die **Freisetzung** (Liberation) des Wirkstoffes. Wie schnell und umfassend dies geschieht, ist hauptsächlich von den galenischen Eigenschaften des Arzneimittels (> 2.3) abhängig. So löst sich eine Brausetablette sofort auf und erzielt einen schnellen Wirkeintritt, während Retardzubereitungen (> 2.3.4) den Wirkstoff nach und nach freisetzen und eine Langzeitwirkung hervorrufen.

Im Blickfeld der **Pharmakokinetik** stehen Untersuchungen zum Verbleib des Wirkstoffes im Orga-

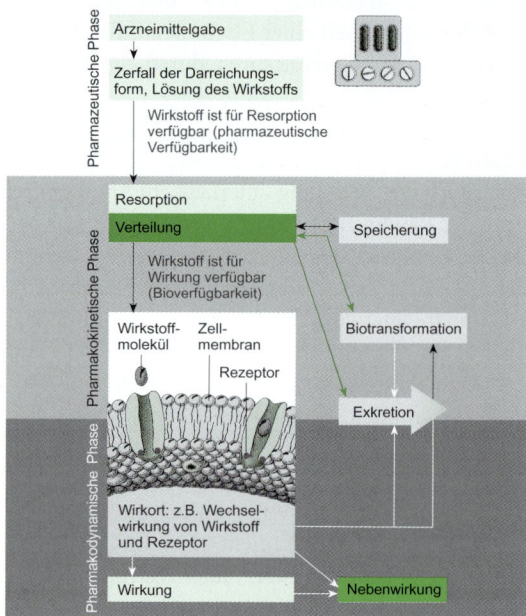

Abb. 1.1 Phasen, die ein Wirkstoff nach einer Arzneimittelapplikation durchläuft. [L190]

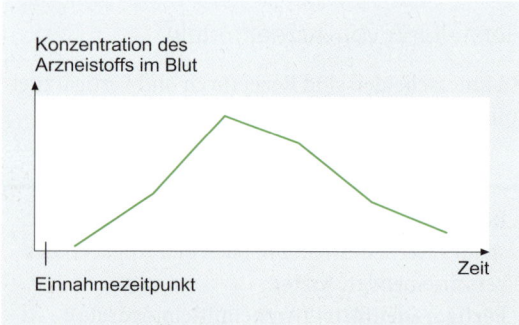

Abb. 1.2 Beispieldiagramm für das zeitabhängige Erscheinen eines Arzneistoffes im Blut. Nach einmaliger Applikation des Arzneimittels steigt die Konzentration des Arzneistoffes bis zu einem Maximum an und fällt dann wieder ab. [L157]

nismus, etwa wie schnell und in welchem Umfang der Arzneistoff im Blut oder in anderen Körperbereichen erscheint, wann und wie er ausgeschieden wird.

Das Vorhandensein eines Arzneistoffes im Körper in Abhängigkeit von der Zeit (➤ Abb. 1.2) lässt sich als Konzentrations-Zeit-Verlauf im Diagramm dokumentieren. Solche Darstellungen spiegeln die **Pharmakokinetik** eines Stoffes wider, z. B. als „Blutspiegelkurven".

Pharmakokinetische Abläufe

> **Invasion**: Das Arzneimittel wird in den Körper aufgenommen, es kommt zu einer Konzentrationszunahme im Organismus.
> **Elimination** (Evasion): Das Arzneimittel verlässt den Körper, es kommt zu einer Konzentrationsabnahme im Organismus.

Die pharmakokinetischen Abläufe (➤ Abb. 1.3) können grundlegend in Vorgänge der **Invasion** und Vorgänge der **Elimination** unterteilt werden.

Die Applikation (➤ 2.2) stellt den Auftakt der „Reise" eines Arzneistoffes durch den Körper dar – es schließen sich mit Resorption und Verteilung invasive Vorgänge sowie mit Biotransformation und Exkretion eliminierende Vorgänge an. Resorption und Verteilung bewirken eine Zunahme der Arzneistoffkonzentration im Körper bzw. am Wirkort (Invasion); Biotransformation und Exkretion führen zu einer Konzentrationsabnahme (Elimination).

1.2.1 Resorption

> **Resorption**: Aufnahme eines Arzneistoffes in Blut bzw. Lymphe.

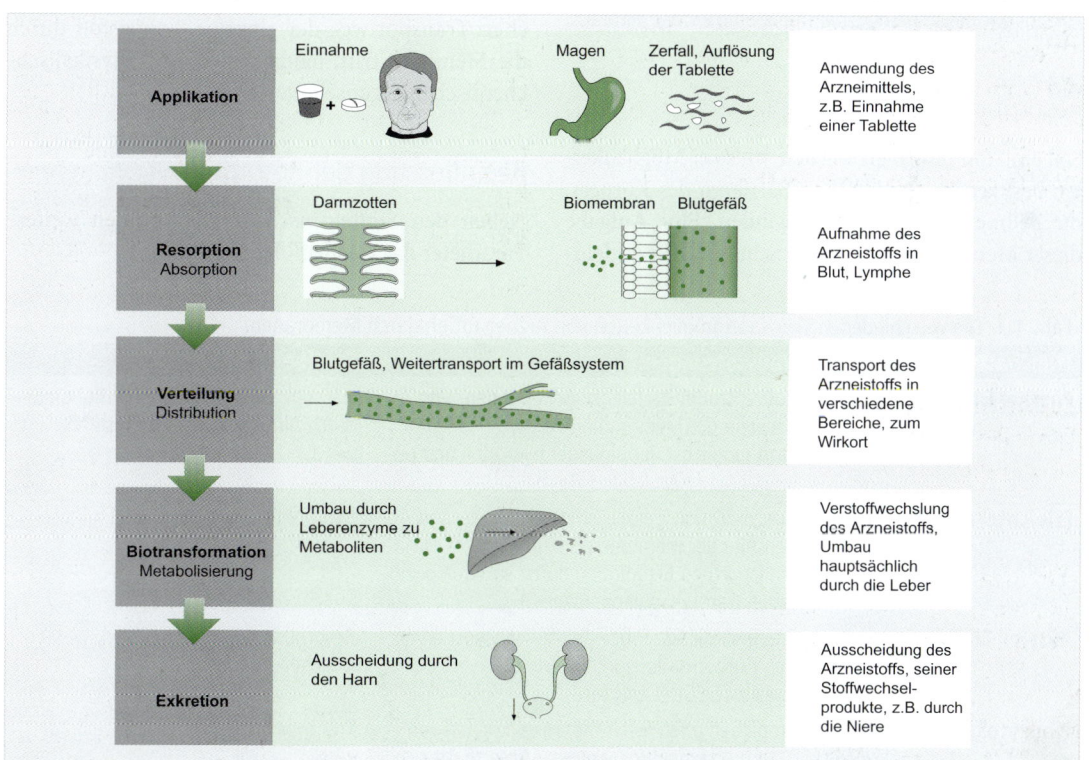

Abb. 1.3 Pharmakokinetische Abläufe. [L157]

1

Damit ein Stoff seine Wirkung entfalten kann, muss er zunächst resorbiert werden. Ausnahmen sind Applikationen wie die Gabe ins Blutgefäßsystem oder auch lokale Darreichungen (➤ 2.2). Während sich die **Resorption** bei Applikation in den Blutkreislauf einfach erübrigt, ist sie bei lokaler Gabe unerwünscht. Bei angestrebter **topischer** (lokaler) **Wirkung** führt eine Resorption zu nicht gewollten Effekten, da nun der Stoff in Körperbereiche gelangt, die nicht beeinflusst werden sollten. Solche unerwünschten Resorptionen sind z. B. möglich, wenn lokale Arzneiformen in entzündeten Bereichen oder auf Wunden angewendet werden.

> Bei der **topischen** (lokalen) **Arzneimitteltherapie** ist das Ziel eine örtlich begrenzte Wirkung (ohne Wirkung auf den Gesamtorganismus). Eine Resorption des Wirkstoffes ist nicht erwünscht. Typisches Beispiel ist das Auftragen einer Creme auf die Haut bei einer Pilzinfektion.
> Bei der **systemischen Arzneimitteltherapie** gelangt das Arzneimittel in die Blutbahn und damit in den gesamten Organismus. Der Wirkstoff wird entweder direkt ins Blutgefäßsystem appliziert oder es ist eine Resorption notwendig. Typisches Beispiel ist die Gabe eines Antibiotikums zur Bekämpfung einer Infektion i. v. oder peroral.

Resorptionswege

Soll ein Stoff resorbiert werden, muss er Möglichkeiten besitzen, die natürlichen Barrieren des Körpers, die Zellmembranen, zu überwinden. Eine Aufgabe dieser Membranen besteht im Schutz vor Fremdein-

flüssen. Sie sind also nicht generell durchlässig und eine Substanz muss über bestimmte Eigenschaften verfügen, um membrangängig zu sein.

Besonders wichtige Eigenschaften sind die Teilchengröße und räumliche Struktur des Stoffes sowie sein Verhalten gegenüber wässrigen oder fettartigen Medien. Eine Zellmembran besteht hauptsächlich aus **Lipiden**, also fettartigen Stoffen. Substanzen, die selbst fettliebend (**lipophil**) sind, gelangen wesentlich besser durch Membranen als eher wasserliebende (**hydrophil**).

> **Lipophile Substanzen**: sind fettliebend, lösen sich in fetthaltiger Umgebung und treten gut durch die Lipidschichten der Zellmembranen.
> **Hydrophile Substanzen**: sind wasserliebend, lösen sich in wässriger Umgebung und treten nur durch die wassergefüllten Poren der Zellmembranen.

Für eine Membranpassage bestehen prinzipiell verschiedene Möglichkeiten (➤ Tab. 1.1). Über welchen Transportweg der einzelne Arzneistoff durch die Membran tritt, hängt von seinen physikalisch-chemischen Eigenschaften ab.

Beeinflussung der Resorption

Neben den Stoffeigenschaften bestimmen weitere Parameter das Ausmaß der Resorption:

Tab. 1.1 Die verschiedenen Transportmöglichkeiten von Arzneistoffen durch Membranen.

Transportweg	Voraussetzungen	Stoffbeispiel
Passive Diffusion	• Konzentrationsgefälle zwischen Innen- und Außenseite der Membran als Antrieb • Stoff möglichst lipophil oder hydrophil und porengängig (ausreichend klein)	Narkotika wie Thiopental (diffundieren durch Blut-Hirn-Schranke ins ZNS, ➤ 3.2.1)
Erleichterte Diffusion	• Konzentrationsgefälle zwischen Innen- und Außenseite der Membran als Antrieb • Transportbeschleunigung durch strukturspezifischen Carrier (Schleppereiweiß)	Hydrophilere Moleküle wie Fruktose
Aktiver Transport	• Energieliefernde Prozesse, da Transport entgegen Konzentrationsgefälle erfolgt • Spezifische Stoffstruktur	Resorption von Aminosäuren, wasserlöslichen Vitaminen
Pinozytose/Phagozytose	• Tröpfchen oder Feststoffpartikel können von Membran eingehüllt werden, diese stülpt sich samt Inhalt nach innen.	Transportmöglichkeit für Eiweißmoleküle

- pH-Wert und Durchblutungsstärke am Resorptionsort
- Kontaktzeit mit Resorptionsfläche sowie deren Größe
- Applikationsart, Arzneiform und Hilfsstoffe
- Dosierung des Wirkstoffes

> Die Resorptionsquote (wie viel vom applizierten Arzneistoff resorbiert wird) entscheidet mit über den Erfolg einer Arzneimitteltherapie. Sie wird entscheidend bestimmt durch Größe und Durchblutung der Resorptionsflächen. Auch andere Faktoren wie Erkrankungen, Beeinflussung durch weitere Arzneistoffe, Nahrungsmittel oder andere von außen zugeführte Stoffe spielen dabei eine Rolle. Diese Faktoren tragen zur Auswahl der geeigneten Applikationsart und der Dosierung durch den Arzt bei.

Resorption nach peroraler Applikation

Nach **peroraler Applikation** setzen im **Magen** zunächst wirkstofffreisetzende Vorgänge wie der Zerfall der Arzneiform und die Lösung des Wirkstoffes ein, sofern die Wirksubstanz nicht schon gelöst vorlag. Bei der peroralen Applikation werden die Resorption und damit die Wirkstoffspiegel im Blut durch die **Galenik** (➤ 2.3) des Arzneimittels entscheidend beeinflusst (➤ Abb. 1.4).

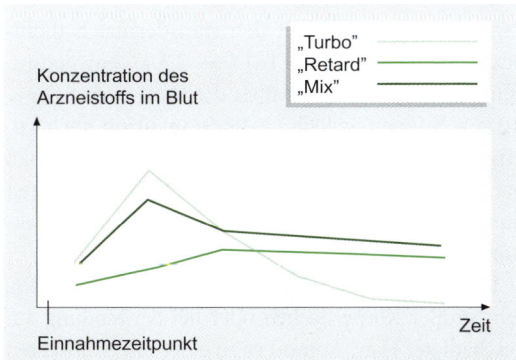

Abb. 1.4 Einfluss der Galenik auf Wirkstofffreisetzung und Plasmaspiegel. Konzentrationszeitverläufe im Blut nach Applikation eines schnell freisetzenden Präparats („Turbo"), Retardzubereitung („Retard") sowie schnell und retardiert freisetzende Anteile in einer Arzneiform („Mix"). Das retardierte Arzneimittel bewirkt aufgrund einer längeren Wirkstofffreisetzung einen anhaltenden und gleichmäßigeren Arzneistoffspiegel. Die „Mix"-Zubereitung besitzt gegenüber der reinen Retardzubereitung noch den Vorzug eines raschen Wirkeintritts durch den schnell freigesetzten Anteil. [L157]

Im Magen wird i. d. R. relativ wenig Arzneistoff resorbiert. Von Bedeutung ist jedoch die Frage nach der Magenpassage: Wie lange dauert es, bis der Arzneistoff zum Hauptresorptionsort Dünndarm weitergeleitet wird? Die Aufenthaltsdauer im Magen kann durch gleichzeitige Nahrungszufuhr häufig verlängert, seltener auch reduziert werden. Entscheidend sind hierbei die Zusammensetzung, die Menge und die Temperatur der Nahrung.

Ebenso können gleichzeitig verabreichte Arzneistoffe Einfluss auf die Magenpassage nehmen. Während Antazida (➤ 7.1.2) die Passage verzögern, beschleunigen motilitätsfördernde Stoffe wie Metoclopramid (➤ 7.1.1) den Transport zum Dünndarm.

Der **Dünndarm** stellt infolge seiner größeren Oberfläche (durch Faltungen, Zotten) und stärkeren Durchblutung den wichtigsten Resorptionsort dar. Von Bedeutung ist auch hier die Frage nach der Passagedauer – also ob eine für die Resorption genügende Kontaktzeit zwischen Arzneistoff und Schleimhaut besteht. Abführmittel oder eine Diarrhö können somit das Ausmaß der Resorption im Darm verringern.

Für eine ausreichende Resorption sollte der Stoff im wässrigen Darmsaft gelöst vorliegen, gleichzeitig aber ausreichend lipophil sein, um die Membranen überwinden zu können. Aus dem Dünndarm gelangen die Substanzen über die Pfortader zur Leber und werden evtl. schon in größerem Ausmaß verstoffwechselt (First-Pass-Effekt, ➤ 1.2.3).

> Die Resorption beeinflussende Faktoren können sein:
> - Frühere Operationen mit Verkleinerung der Resorptionsfläche, z. B. Verkleinerungen von Magen und Darm
> - Erkrankungen wie z. B. gastrointestinale Entzündungen oder Stauung des intestinalen Blutabtransportes infolge von Herzinsuffizienz
> - Gleichzeitig aufgenommene Nahrung oder auch Arzneimittel
>
> Die Patienten werden auf Parameter hin beobachtet, die eine Resorption des Arzneimittels behindern könnten. Des Weiteren erfolgt eine Beratung des Patienten, z. B. in Hinsicht auf seine Mahlzeiten. Bei Auftreten von Durchfall ist der Arzt zu informieren.

Resorption nach rektaler Applikation

Bei der **rektalen Applikation** (➤ Abb. 1.5) werden die Arzneimittel z. B. als Suppositorien (Zäpfchen) in den Enddarm verabreicht. Die Resorptionsquote aus dem

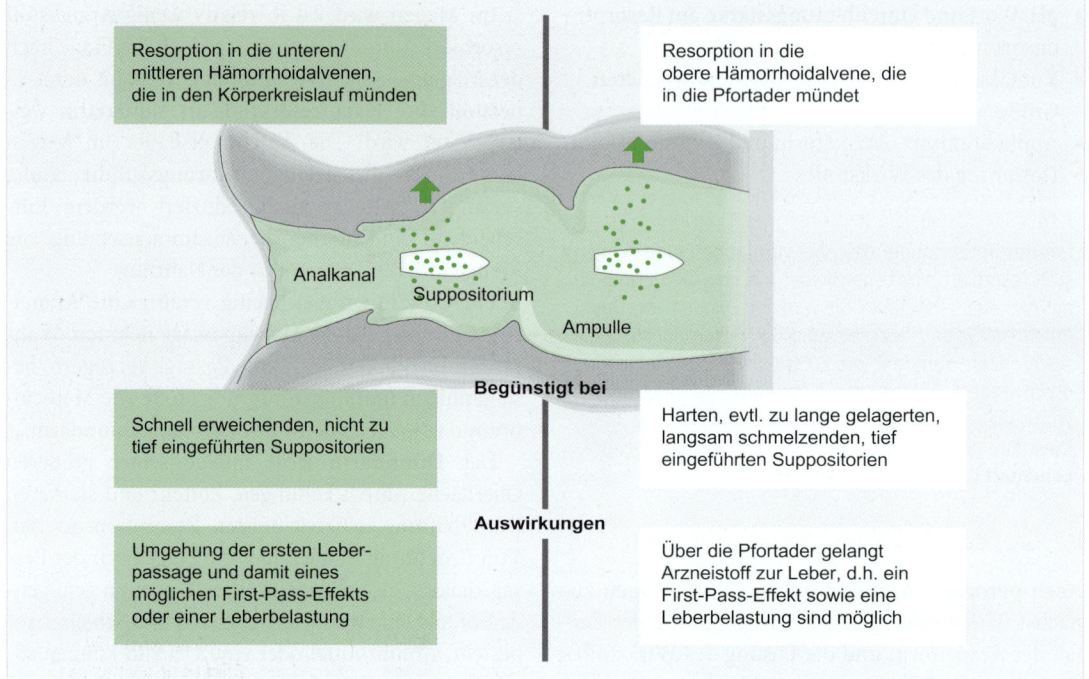

Resorption in die unteren/ mittleren Hämorrhoidalvenen, die in den Körperkreislauf münden

Resorption in die obere Hämorrhoidalvene, die in die Pfortader mündet

Analkanal

Suppositorium

Ampulle

Begünstigt bei

Schnell erweichenden, nicht zu tief eingeführten Suppositorien

Harten, evtl. zu lange gelagerten, langsam schmelzenden, tief eingeführten Suppositorien

Auswirkungen

Umgehung der ersten Leberpassage und damit eines möglichen First-Pass-Effekts oder einer Leberbelastung

Über die Pfortader gelangt Arzneistoff zur Leber, d.h. ein First-Pass-Effekt sowie eine Leberbelastung sind möglich

Abb. 1.5 Resorption des Arzneistoffes bei rektaler Applikation in Abhängigkeit von der Applikationstiefe und der Beschaffenheit des Suppositoriums. [L157]

Enddarm ist zumeist niedriger als diejenige des Dünndarms und auch größeren Schwankungen unterworfen. Bestimmende Parameter sind die geringe Resorptionsfläche und die geringe Flüssigkeitsmenge. Arzneiformen, deren Wirkstoff noch freigesetzt werden muss, zerfallen daher häufig nicht unter Auflösung, sondern durch Aufschmelzen (z. B. Suppositorien). Interessant ist zudem noch, in welche Gefäße die Aufnahme erfolgt. Bei einer Resorption in die unteren Hämorrhoidalvenen besteht die Möglichkeit, die Leber und damit eine vorzeitige Inaktivierung zu umgehen, während die obere Hämorrhoidalvene über die Pfortader zur Leber führt. Entscheidend hierfür ist z. B. die Position eines Zäpfchens.

▶ Die Verabreichung über den Enddarm kann zwar begründet sein durch Schluckstörungen oder Magen-Darm-Beschwerden des Patienten, führt jedoch häufig zu verminderten Resorptionsquoten. Es wird dann eine höhere Dosierung des Arzneimittels notwendig. Suppositorien nicht zu tief einführen, um eine Resorption in die obere Hämorrhoidalvene zu vermeiden.

Resorption nach kutaner Applikation

Zwar gibt es gerade mit den transdermalen therapeutischen Systemen (TTS) (➤ 2.3.4) Anwendungen, die den Arzneistoff über die Haut in den Organismus bringen, jedoch ist die **Resorption nach kutaner Applikation** häufig nur in geringem Ausmaß nachzuweisen. Die eher schlechte Resorbierbarkeit durch die Haut liegt v. a. an der guten Barrierefunktion der kapillarlosen Hornschicht.

Unter bestimmten Umständen, z. B. bei Behandlung sehr großer Körperflächen oder bei Anwendung auf geschädigter Haut, kommt es zu einer unerwünschten Resorption bei angestrebter lokaler Wirkung.

Beeinflussung der Resorption kutan verabreichter Wirkstoffe
- Um das Eindringen von Stoffen in tiefere Hautschichten zu fördern, kann die Blutzirkulation durch Massagen oder durchblutungsfördernde (hyperämisierende) Zusätze wie Campher forciert werden.
- Bei der Iontophorese wandert der Arzneistoff durch Anlegen eines elektrischen Feldes schneller in die Haut.

- Eine Okklusion (behinderte Wasserabgabe durch Abdeckung der Haut) erreicht man durch Auflegen von Folien auf das behandelte Areal oder durch wasserabweisende Salbengrundlagen wie Vaseline. Die obersten Hautschichten quellen dabei auf und erweitern sich, sodass gleichzeitig Stoffe besser eindringen (penetrieren) können.
- Penetrationsförderer (Enhancer) wie Harnstoff, Milchsäure oder Dimethylsulfoxid (DMSO) sind häufige Bestandteile von dermatologischen Zubereitungen, um tiefere Hautschichten zu erreichen.
- Die Resorption kutan aufgetragener Arzneimittel kann bei entzündeten oder verletzten Hautarealen verstärkt sein.
- Die Hautdicke ist ein wichtiger resorptionsbeeinflussender Faktor. Beispielsweise haben Kinder im Vergleich zum Erwachsenen eine wesentlich dünnere Haut bei normalerweise sehr guter Durchblutung, sodass kutan verabreichte Arzneimittel stärker resorbiert werden.

Resorption nach parenteraler Applikation

Je nach der Form der **parenteralen Applikation** ist der Wirkeintritt des Arzneistoffes unterschiedlich:
- Bei der Applikation in den Blutkreislauf oder auch in die Flüssigkeit des zentralen Nervensystems (Liquor) ist keine Resorption erforderlich, um eine systemische Wirkung zu erzielen. Beispiele sind die intravenöse, intrakardiale, intraossäre oder auch die intrathekale Applikation.
- Bei der subkutanen (s. c.), intrakutanen, intraperitonealen sowie intramuskulären (i. m.) Gabe kann die systemische Wirkung erst nach einem Resorptionsschritt eintreten.

Als Konsequenz ergibt sich für parenterale Applikationen mit Resorption ein verzögerter Wirkeintritt im Vergleich zu parenteralen Anwendungen ohne Resorption.

Wie schnell die Resorption verläuft, ist hauptsächlich von der örtlichen Durchblutung abhängig. Die Wirkung eines injizierten Arzneistoffes kann so durch den Injektionsort reguliert werden: Über einen (möglichst noch gut beanspruchten) Muskel (i. m.) erfolgt die Resorption schneller als aus Fettgewebe (s. c.).

Generell zu beachten ist die verminderte Resorption bei Mangeldurchblutung und Schockzuständen. Liegt jedoch eine Entzündung vor, erhöht sich infolge der vermehrten Permeabilität der Gefäßwände die Resorptionsquote.

Der Wirkeintritt einer parenteralen Applikation ist davon abhängig, ob noch eine Resorption erforderlich ist. Ist nach der Applikation noch eine Aufnahme ins Blutsystem erforderlich, werden Ausmaß und Geschwindigkeit der Resorption bestimmt durch die Durchblutung und Kapillareigenschaften des Applikationsortes.

VORSICHT

Bei Schockzuständen und Situationen mit Mangeldurchblutung sind Applikationsarten ohne weiteren Resorptionsschritt zu bevorzugen! Die Wirkung setzt sofort ein, während bei Applikationsarten mit Resorption die Aufnahme ins Gefäß- oder Lymphsystem durch die gestörte Durchblutung stark verzögert wird.

1.2.2 Verteilung

Verteilung: Transport des Arzneistoffes mit dem Blut in die einzelnen Körperbereiche und zum Wirkort.

Die **Verteilung** ist immer Voraussetzung für eine systemische Wirkung. Denn der Arzneistoff, der ins Blut resorbiert oder auch appliziert wurde, muss erst noch zum eigentlichen Wirkort gelangen. Ein gezielter Transport nur zum Wirkort ist momentan noch nicht möglich. Allerdings bemüht sich die Forschung darum, über ein sog. **Drug Targeting** zielgenaue Arzneimittel zu entwickeln. Um beispielsweise die unerwünschten Wirkungen eines Krebstherapeutikums zu vermindern, wäre es vorteilhaft, wenn sich der Arzneistoff nur zu den entarteten Zellen begeben, nicht aber sonstige Körperbereiche mitbeeinträchtigen würde.

Beeinflussung der Verteilung

Wohin der Arzneistoff nach Erscheinen im Blutsystem in welchem Ausmaß verteilt wird, ist von verschiedenen Faktoren abhängig (➤ Tab. 1.2).

Membranpermeabilität und Durchblutung
Wie auch bei der Resorption ist die **Membranpermeabilität** von großer Bedeutung für die Verteilung. Ist die Durchlässigkeit der Membranen (z. B. in Folge ei-

Tab. 1.2 Beeinflussung der Verteilung eines Arznei-stoffes.

Beeinflussung der Verteilung durch den Organismus	Beeinflussung der Verteilung durch Stoffeigenschaften
• Membranpermeabilität • Durchblutung von Organen und Geweben • pH-Werte in Blut und Geweben	• Teilchenart (Ionen, Moleküle) • Lipophilie bzw. Hydrophilie • Raumstruktur und Teilchengröße • Affinität zu bestimmten Geweben oder Blutbestandteilen

ner Entzündung) verstärkt, können die Stoffe leichter aus dem Blutgefäß in umliegendes Gewebe gelangen.

Gut durchblutete Gewebe werden mehr mit im Blut enthaltenen Stoffen versorgt als solche mit geringer **Zirkulation**. Von Bedeutung ist dies bei Patienten mit Durchblutungsstörungen.

Die Verteilung eines Arzneistoffes in die einzelnen Gewebe und Organe wird durch deren verstärkte Durchblutung, aber auch durch erhöhte Membrandurchlässigkeit gefördert. Liegen Entzündungen vor, kann es auch zu unerwünschtem Übertritt von Stoffen ins Gewebe kommen.

pH-Werte

Über die **pH-Verhältnisse** in Blut und Gewebe wird gesteuert, ob ein Stoff als Ion oder ungeladen vorliegt. Die ungeladene Form ist jeweils lipophiler und damit membrangängiger als der ionisierte Arzneistoff.

Basische Stoffe wie Nikotin reichern sich deshalb in der Muttermilch an, weil sie im Blut eher ungeladen, in der Muttermilch (geringerer pH-Wert) jedoch eher ionisiert vorkommen. Der Übergang vom Blut in die Muttermilch ist also gut möglich, die Rückverteilung jedoch erschwert, da die nun geladenen Stoffe weniger membrangängig sind.

Lipophilie, räumliche Struktur und Teilchengröße

Lipophilie: Maß für die Löslichkeit einer Substanz in fetthaltiger Umgebung. Je höher die Lipophilie ist, desto wasserabweisender ist die Substanz.

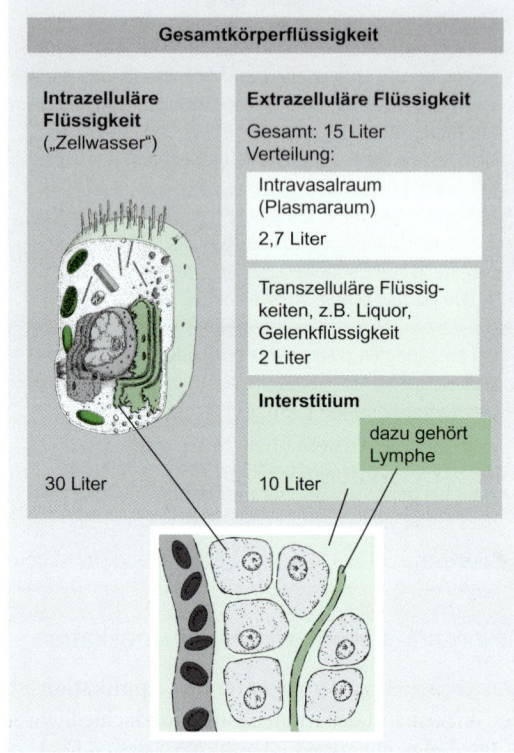

Abb. 1.6 Verteilungsräume im Körper. [L190]

Ausreichende **Lipophilie** (➤ 1.2.1 ist Voraussetzung dafür, dass ein Arzneistoff aus dem Blutgefäß in die Gewebsflüssigkeit übertreten kann. Um aber auch noch in die einzelnen Zellen des Gewebes hinein zu gelangen, müssen die Stoffe eine noch höhere Lipophilie aufweisen oder auch aktiv durch die Zellmembran transportierbar sein.

Die **räumliche Struktur** und **Teilchengröße** entscheidet ebenfalls über die Verteilungsmöglichkeiten eines Arzneistoffes. Um durch aktiven Transport oder auch erleichterte Diffusion Membranen zu überwinden, muss der Arzneistoff eine zum Carrier passende Struktur aufweisen (➤ Tab. 1.1).

Aus **Makromolekülen** („Riesenmolekülen") aufgebaute Stoffe, wie z. B. Plasmaersatzmittel, sind zu groß, um aus dem Blut in umliegendes Gewebe verteilt zu werden. Somit wird hier eine lange Verweildauer der Stoffe im Gefäßsystem und dadurch die angestrebte Stabilisierung des Kreislaufsystems erreicht.

Grundsätzlich bestehen also 3 Verteilungsmöglichkeiten für Arzneistoffe (➤ Abb. 1.6):

- Sie verbleiben im Gefäßsystem.
- Sie verteilen sich in umliegendes Gewebe, jedoch nur im Extrazellulärraum.
- Sie verteilen sich auch in der Intrazellularflüssigkeit.

Affinität

Von besonderer Bedeutung für die Verteilung eines Arzneistoffes ist die Frage, ob er über eine spezielle **Affinität** verfügt.

> **Affinität**: Tendenz eines Stoffes, sich in bestimmten Strukturen anzureichern oder auch Bindungen einzugehen.

Wiederum abhängig von den Stoffeigenschaften werden manche Substanzen selektiv in bestimmte Gewebe bzw. Organe transportiert oder binden sich an Bestandteile des Blutes.

So reichert sich z. B. aus der Nahrung oder aus Arzneimitteln stammendes Iodid selektiv in der Schilddrüse an, da es hierfür einen speziellen Transportmechanismus gibt. Lipophile Stoffe, wie es z. B. viele Insektenvernichtungsmittel sind, werden im Fettgewebe angesammelt.

Solche Formen der **Speicherung** können positive, aber auch negative Folgen haben. Während die gezielte Aufnahme von Iodid in die Schilddrüse Voraussetzung für die ausreichende Produktion lebenswichtiger Schilddrüsenhormone ist, stellt die **Kumulation** (Anhäufung eine Stoffes im Organismus) von Insektiziden, aber auch von einigen Arzneistoffen, einen bedenklichen Vorgang dar, der sich evtl. sogar in Vergiftungserscheinungen äußern kann.

Plasmaeiweißbindung

> **Plasmaeiweißbindung**: Arzneistoffe binden sich in unterschiedlichem Ausmaß reversibel an die Proteine des Blutes. Dies hat große Bedeutung für die Intensität und Dauer der Arzneistoffwirkung sowie für dessen Ausscheidung.

Besondere Konsequenzen ergeben sich, wenn Arzneistoffe eine hohe Affinität zu den Eiweißen (Proteinen) der Blutflüssigkeit besitzen. Sie gehen dann in größerem Ausmaße eine **Plasmaeiweißbindung** ein.

Biologisch wirksam ist nur der nicht proteingebundene freie Wirkstoff. Proteingebundener Wirkstoff wird jedoch nicht verstoffwechselt und somit auch nicht ausgeschieden. Je nach Ausmaß der Elimination des freien ungebundenen Wirkstoffes erfolgt eine Freisetzung bisher gebundenen Arzneistoffes aus der Plasmaeiweißbindung. Wirkstoffe mit hoher Plasmaeiweißbindung sind zunächst schwächer wirksam als vergleichbare mit niedriger Plasmaeiweißbindung, ihre Wirkung hält jedoch länger an. Somit ergibt sich aus der Eiweißbindung ein gewisser Speichereffekt, was bei zu kurzen Dosierintervallen oder auch zu hohen Dosierungen zur Kumulation (Anhäufung) des Wirkstoffes führen kann.

Auswirkungen einer Plasmaeiweißbindung auf den gebundenen Anteil eines Wirkstoffes:

- Der gebundene Anteil verlässt nicht die Blutgefäße.
- Der gebundene Anteil kann nicht wirken.
- Der gebundene Anteil wird nicht eliminiert.

> Arzneistoffe mit hoher Plasmaeiweißbindung neigen zur Kumulation. Bei mehrmaliger Applikation muss daher die Dosierung überprüft werden.
> Zur Akuttherapie müssen Stoffe hoher Plasmaeiweißbindung evtl. in höherer Dosierung eingesetzt werden.

Spezielle Verteilungsvorgänge

Beim Übergang von Arzneistoffen aus dem Plasma in Gewebe und Organe sind **spezielle Verteilungsvorgänge** zu berücksichtigen. Zu diesen zählen folgende Übergänge (> Abb. 1.7):

- Überwinden der **Plazentaschranke**
- Überwinden der **Blut-Hirn-** und **Blut-Liquor-Schranke**
- Verteilung in die **Muttermilch**
- Verteilung im **Speichel**
- **Enterohepatischer Kreislauf**

Überwinden der Plazentaschranke

Das **Überwinden der Plazentaschranke** ist ein Verteilungsvorgang, der über mögliche Schäden

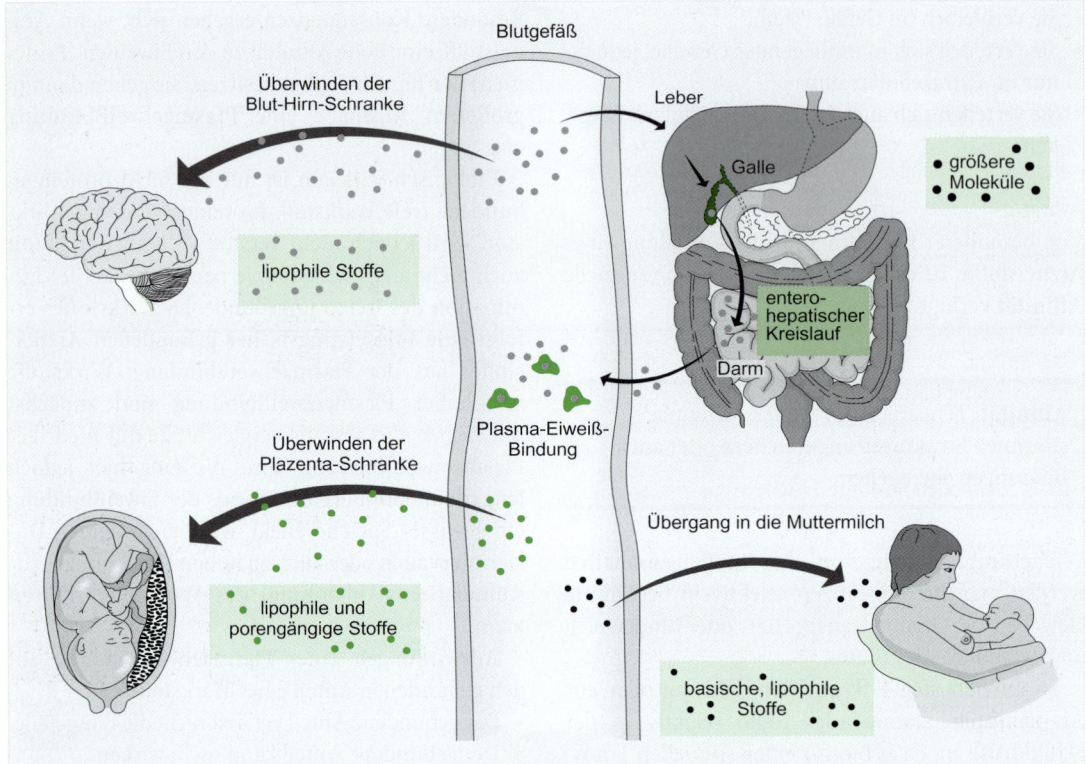

Abb. 1.7 Spezielle Verteilungsvorgänge von Arzneistoffen nach ihren physikalisch-chemischen Eigenschaften. [L157]

eines Embryos durch Arzneistoffe mitbestimmt. In der Plazenta (Mutterkuchen) findet der Austausch zwischen kindlichem und mütterlichen Blut statt. Die Plazentaschranke verhindert das Übertreten großer hydrophiler (wasserliebender) Stoffe, lipophile (fettliebende) Stoffe können hingegen hindurch treten. Da die Plazentaschranke jedoch relativ porös gestaltet ist, gelangen auch porengängige hydrophile Stoffe hindurch. Porengängig bedeutet, die Teilchengröße ist klein genug, dass der Stoff durch die Poren transportiert werden kann.

Von den weiteren Eigenschaften des Arzneistoffes oder eines Schadstoffes ist dann abhängig, ob Vergiftungsgefahr (Embryotoxizität) bzw. das Risiko von Missbildungen (Teratogenität) für den kindlichen Organismus bestehen (➤ 2.4.5).

Bei der medikamentösen Behandlung von Schwangeren ist das Verhalten der verabreichten Arzneistoffe an der Plazentaschranke unbedingt zu berücksichtigen.

VORSICHT

Lipophile, aber auch hydrophile porengängige Stoffe gehen vom mütterlichen in den kindlichen Blutkreislauf über und können das heranwachsende Kind schädigen.

Überwinden der Blut-Hirn- und Blut-Liquor-Schranke

Die **Blut-Hirn-** und **Blut-Liquor-Schranke** stellt eine funktionelle Barriere zwischen dem Blut und den Flüssigkeiten und Zellen des zentralen Nervensystems dar. Den Hirnkapillaren sind zusätzliche abdichtende Zellen aufgelagert, sodass ein Übertritt von Stoffen in umliegendes Hirngewebe oder in den Liquor erschwert ist. Ein Übergang ist nur für sehr lipophile Stoffe wie Narkotika oder Substanzen mit aktiven Transportmechanismen möglich, wie sie z. B. für Aminosäuren bestehen. Dies führt im positiven Sinne zu einem Schutz des Hirns vor Schadstoffen. Andererseits bedeutet damit die Entwicklung hirnwirksamer Arzneimittel immer eine besondere Herausforderung. Die Arzneistoffe müssen schließlich die Blut-Hirn- und Blut-Liquor-Schranke überwinden können, um im Hirngewebe wirksam zu werden.

Sehr lipophile Stoffe oder solche mit speziellem Transportmechanismus können ins Hirn gelangen und dort therapeutische, aber auch unerwünschte Wirkungen ausüben.
Bei Hirnentzündungen kann eine erhöhte Membranpermeabilität Grund für eine eingeschränkte Barrierefunktion der Blut-Hirn- und Blut-Liquor-Schranke sein.

Übergang in die Muttermilch

Ein **Übergang in die Muttermilch** ist für eher basische und lipophile Stoffe möglich. Solche Substanzen können in der Stillzeit auf den Säugling übertragen werden und evtl. Schäden auslösen (➤ Tab. 1.3, ➤ 2.5.2).

Tab. 1.3 Übersicht von Arzneistoffen, die in der Stillzeit gemieden werden sollten.

ACE-Hemmer	Hydantoine
Aminoglykoside	Salicylate
Anabolika und Androgene	Streptomycin
Barbiturate	Sulfonamide
Biguanide	Sulfonylharnstoffe
Chloramphenicol	Tetrazykline
Cumarine	Thyreostatika
Estrogene	Zytostatika
Ethambutol	

V O R S I C H T
Soll eine Stillende medikamentös behandelt werden, ist auf Arzneistoffe zurückzugreifen, die nicht in die Muttermilch übergehen bzw. keine Schäden für den Säugling bewirken. Ist dies nicht möglich, muss abgestillt werden.

Enterohepatischer Kreislauf

Enterohepatischer Kreislauf: Ausscheidung einer im Blutkreislauf zirkulierenden Substanz über die Leber in die Galle, von dort in den Darm. Rückresorption aus dem Darm und erneuter Transport über die Pfortader in die Leber.
Kumulation: Anhäufung eines Stoffes im Organismus durch zu kurze Applikationsabstände bei langsamer Elimination.

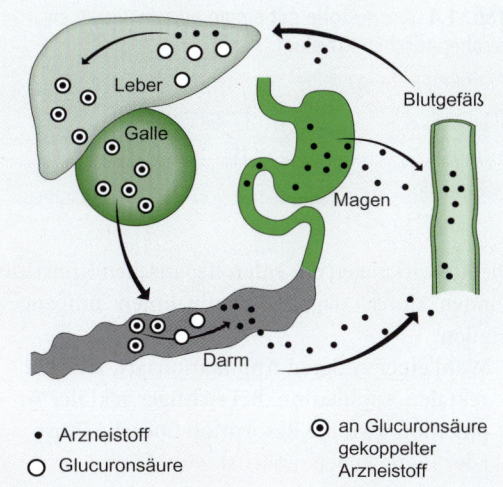

• Arzneistoff
○ Glucuronsäure
⊙ an Glucuronsäure gekoppelter Arzneistoff

Abb. 1.8 Enterohepatischer Kreislauf: Der Arzneistoff wird ins Blut aufgenommen und zur Leber transportiert. In der Leber wird er an Glucuronsäure gekoppelt, was ihn in seinen Eigenschaften verändert: Er wird hydrophiler (wasserliebender). So verändert wird der Arzneistoff über die Galle ins Darmlumen abgegeben. Im Darmlumen kann der Arzneistoff wieder von der Glucuronsäure befreit werden und dann erneut ins Blut übertreten. [L157]

Der **enterohepatische Kreislauf** ist von größter Bedeutung für Dosierung, Applikationsart und Verweildauer eines Arzneistoffes.

Dieser Kreislauf (➤ Abb. 1.8) nimmt seinen Ausgangspunkt im Darm. Nach peroraler Applikation wird der Arzneistoff aus dem Dünndarm in die Pfortader resorbiert und über diese zur Leber hingeleitet. Besitzt der Arzneistoff nun einen ausgeprägten enterohepatischen Kreislauf, wird ein großer Wirkstoffanteil nicht – wie sonst üblich – mit dem Blut im Gesamtorganismus verteilt. Anstelle dieses normalen Weitertransportes gelangt eine größere Menge an Arzneistoff aus der Leber mit der dort produzierten Gallenflüssigkeit über die Gallenblase letztlich zurück in den Dünndarm. Setzt erneut die Resorption des Arzneistoffes ein, schließt sich der Kreis.

Ein ausgeprägter enterohepatischer Kreislauf bewirkt:
• Verminderter Arzneistoffanteil für die Sofortwirkung
• Lange Verweildauer des Arzneistoffes
• Kumulationsgefahr bei zu schneller bzw. zu hoher Nachdosierung

Tab. 1.4 Arzneistoffe mit einem ausgeprägten enterohepatischen Kreislauf.

Antibiotika: Tetrazykline	Phenprocoumon
Digitoxin	Progesteron
Estradiol	Thyroxin
Haloperidol	

Die Auswirkungen des enterohepatischen Kreislaufs können durch folgende Maßnahmen umgangen werden:

- Wahl einer anderen Applikationsart, z. B. der rektalen Applikation. Bei richtiger rektaler Applikation wird die Resorption über die Pfortader in die Leber zunächst verhindert (➤ 1.2.1).
- Durch die Erhöhung der peroralen Anfangsdosis kann eine ausreichende Sofortwirkung erreicht werden.
- Die Überwachung von Blutspiegeln und die Anwendung von Dosierschemata mindern die Gefahr der Kumulation.

▶

Bei der Applikation von Substanzen mit einem ausgeprägten enterohepatischen Kreislauf (➤ Tab. 1.4) ist besonders gewissenhaft auf die Einhaltung der korrekten Dosierung zu achten und der Arzt bei Anzeichen einer Überdosierung sofort zu informieren.

1.2.3 Biotransformation

Biotransformation (Verstoffwechslung, Metabolisierung): Umbau des Arzneistoffes zu Stoffwechselprodukten, den Metaboliten.

Bei der **Biotransformation** werden Arzneistoffe im Körper durch biochemische Reaktionen in ihre Stoffwechselprodukte (Metabolite) umgewandelt. Diese Stoffwechselprodukte können weniger giftig oder sogar giftiger, weniger wirksam oder wirksamer als die Ausgangssubstanz sein. Das wichtigste Organ der Verstoffwechslung ist die Leber, jedoch sind auch in anderen Körperbereichen Biotransformationsreaktionen möglich. Voraussetzung ist das Vorhandensein körpereigener Biokatalysatoren (Enzyme).

Die wichtigste Funktion der Biotransformation besteht darin, dass durch sie aus den Arzneistoffen überhaupt ausscheidungsfähige Substanzen entstehen. Die meisten Arzneistoffe müssen mit dem wässrigen Harn ausgeschieden werden, sind jedoch nicht ausreichend hydrophil (wasserliebend). Durch die Biotransformation wird die Wasserlöslichkeit der Substanzen meist in 2 Phasen (I und II) erhöht. Das bedeutet, dass die hydrophileren Metabolite über die Nieren ausgeschieden werden können.

Als Prozess der Elimination führt die Biotransformation zu einer Abnahme der Wirkstoffkonzentration.

Veränderte Biotransformation

- Bei Lebererkrankungen ist die Biotransformation häufig vermindert.
- Säuglinge, aber auch Senioren verfügen häufig über geringere Enzymaktivitäten und daher über reduzierte Biotransformationsmöglichkeiten.
- Aufgrund verminderter Biotransformation kann eine Dosisreduktion nötig werden.

Prodrug (Vorstufe): Der Arzneistoff wird durch die Biotransformation erst in die eigentliche Wirkform überführt.

Die Applikation von **Prodrugs** erfolgt z. B. wegen ihrer verbesserten Resorbierbarkeit, ihrem verringerten Nebenwirkungspotenzial oder auch wegen eines erwünschten verzögerten Wirkeintritts.

Tab. 1.5 Beispiele für Arzneistoffe mit hohem First-Pass-Effekt.

Arzneistoffe mit hohem First-Pass-Effekt in der Darmwand	Arzneistoffe mit hohem First-Pass-Effekt in der Leber
• Adrenalin • Noradrenalin • L-Dopa	• Propranolol • Lidocain • Trizyklische Antidepressiva • Glyzeroltrinitrat • Kalziumkanalblocker

First-Pass-Effekt

Grundsätzlich haben Ausmaß und Geschwindigkeit der Biotransformation Einfluss auf die Wirkung und Dosierung eines Arzneistoffes (➤ Tab. 1.5). Besondere Beachtung verlangt daher das Phänomen des **First-Pass-Effektes**, den einige Arzneistoffe aufweisen. Bevor ein Arzneistoff überhaupt seinen Wirkort erreicht, werden große Anteile bei der erstmaligen Passage von der Leber verstoffwechselt und abgebaut. Der Arzneistoff gelangt so nur in geringem Ausmaß zur Weiterverteilung und auch zur Wirkung in den Körper. Um diesen Wirkverlust zu umgehen, kann man auf eine andere Applikationsart ausweichen oder die perorale Dosis erhöhen. Ist die Biotransformation allerdings z. B. aufgrund von Lebererkrankungen beeinträchtigt, darf die Dosis nicht erhöht werden.

Enzyminduktion und Enzyminhibition

2 weitere therapeutisch bedeutsame Vorgänge, die in Zusammenhang mit der Biotransformation einsetzen können, sind Wechselwirkungen (Interaktionen, ➤ 2.4.7) infolge von **Enzyminduktion** oder **Enzyminhibition** (➤ Abb. 1.9).

Enzyminduktion

Es gibt Stoffe, welche die Bildung von Enzymen anregen können. Solche Stoffe können Arzneistoffe, aber auch andere Fremdstoffe, z. B. aus Tabakrauch, sein (➤ Tab. 1.6). Die vermehrte Bildung der Enzyme bewirkt eine verstärkte Biotransformation. Ist nun die Biotransformation eines Arzneistoffes erhöht, so wird er schneller eliminiert. Unter der Voraussetzung, dass seine Metabolite inaktiviert sind, ist somit die Wirkung des Arzneistoffes vermindert.

Als Konsequenz sollten solche Arzneistoffkombinationen vermieden werden, bei denen ein Arzneistoff die Wirkung des anderen über verstärkte Biotransformation reduziert. Falls diese Arzneistoffkombination unvermeidbar ist, muss eine Dosiserhöhung des Arzneistoffes mit angeregter Biotransformation erfolgen.

Enzyminhibition

Es gibt zudem Stoffe, welche die Bildung oder Wirkung von Enzymen hemmen können. Solche Stoffe

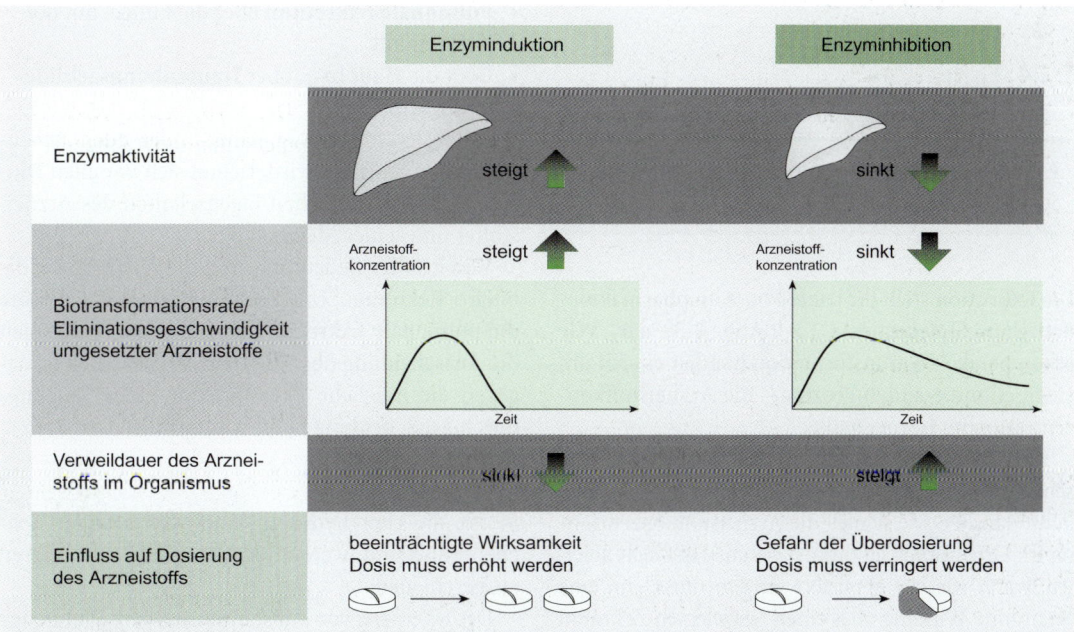

Abb. 1.9 Enzyminduktion und Enzyminhibition: Bei der erhöhten Enzymaktivität (links) bei Enzyminduktion wird der Arzneistoff schneller verstoffwechselt und ist somit kürzer wirksam. Die Dosis muss erhöht werden. Bei der erniedrigten Enzymaktivität (rechts) bei Enzyminhibition wird der Arzneistoff langsamer verstoffwechselt und ist somit länger wirksam. Es besteht Kumulationsgefahr und die Dosis muss reduziert werden. [L157]

1

Tab. 1.6 Wichtige Enzyminduktoren.

Induktor	Stoffgruppe	Beschleunigter Abbau (Beispiele)
Phenobarbital	Antiepileptikum	Barbiturate, Salicylate, Digitoxin, Cumarine, Phenytoin
Chlorpromazin	Neuroleptikum	Pethidin, Phenylbutazon
Phenytoin	Antiepileptikum	Kortisol, Vitamin D
Diphenhydramin	Antihistaminikum	Cumarine (Dicumarol, Warfarin)
DDT	Insektizid	Testosteron, Thyroxin
Rifampicin	Tuberkulostatikum	Cumarine (Warfarin), hormonale Kontrazeptiva

können Arzneistoffe wie Cimetidin, aber auch andere Nahrungsmittel, z. B. aus Grapefruitsaft, sein. Die reduzierte Enzymaktivität äußert sich als verminderte Biotransformation. Ist die Biotransformation eines Arzneistoffes verringert, so wird er langsamer ausgeschieden. Somit ist die Wirkung des Arzneistoffes verstärkt bzw. verlängert bis hin zur Kumulationsgefahr.

Als Konsequenz sollten solche Arzneistoffkombinationen vermieden werden, bei denen ein Arzneistoff die Wirkung des anderen über **verminderte Biotransformation erhöht**. Falls diese Arzneistoffkombination unvermeidbar ist, muss eine **Dosisreduktion** des Arzneistoffes mit eingeschränkter Biotransformation erfolgen.

1.2.4 Exkretion

Exkretion: Ausscheidung des Arzneistoffes oder seiner Metabolite.

Die **Exkretion** stellt die letzte Phase im pharmakokinetischen Stufenschema (➤ Abb. 1.3) dar. Wie schon bei der Biotransformation handelt es sich um einen eliminierenden Prozess – die Arzneistoffkonzentration im Körper sinkt.

Für Dosisberechnungen ist die **Eliminationsgeschwindigkeit** eine entscheidende Größe. Sie gibt Auskunft darüber, wie schnell die Arzneistoffkonzentration im Organismus abnimmt. Daraus lässt sich ableiten, wann wie viel appliziert werden muss, um eine bestimmte Wirkung über einen festgelegten Zeitraum zu erreichen. In der Praxis bestimmt man für solche Zwecke häufig die **Eliminationshalbwertszeit**, die sich aus Konzentrations-Zeit-Verläufen ableiten lässt.

Eliminationshalbwertszeit (Plasmahalbwertszeit, t½): Zeit, innerhalb welcher der Plasmaspiegel einer Substanz auf die Hälfte seines ursprünglichen Wertes gesunken ist.

Exkretionswege

Grundsätzlich bestehen mehrere Möglichkeiten der Ausscheidung (➤ Abb. 1.10, ➤ Tab. 1.7):
- **Renale Exkretion**: über die Niere, mit dem Harn
- **Biliäre Exkretion**: über die Leber, mit dem Gallensaft
- **Pulmonale Exkretion**: über die Lunge, mit der Ausatemluft
- Über die **Haut** bzw. über **Hautanhangsgebilde**
- In die **Milch**

Welcher Exkretionsweg haupt- oder auch nebensächlich beschritten wird, richtet sich vor allen Dingen nach den stofflichen Eigenschaften des Arzneistoffes und seiner Metabolite.

Von größter Bedeutung sind die renale sowie die biliäre Exkretion. Untergeordnet zu nennen wäre die pulmonale Exkretion, nahezu keine Rolle spielt die Ausscheidung über die Haut. Zu beachten ist dagegen die mögliche Beeinflussung eines Säuglings durch Ausscheidung in die Muttermilch (➤ 2.5.2).

Renale Exkretion

Stoffe, die eher hydrophil und von geringer Teilchengröße sind, werden bevorzugt über die Nieren ausgeschieden.

Der Übergang von Substanzen aus dem Blut in den Harn erfolgt zumeist durch Filtration in den Gefäßknäueln (Glomeruli) der Nierenkörperchen (glomeruläre Filtration). Dabei handelt es sich um ein Größenausschlussprinzip, d. h. kleine Teilchen sind po-

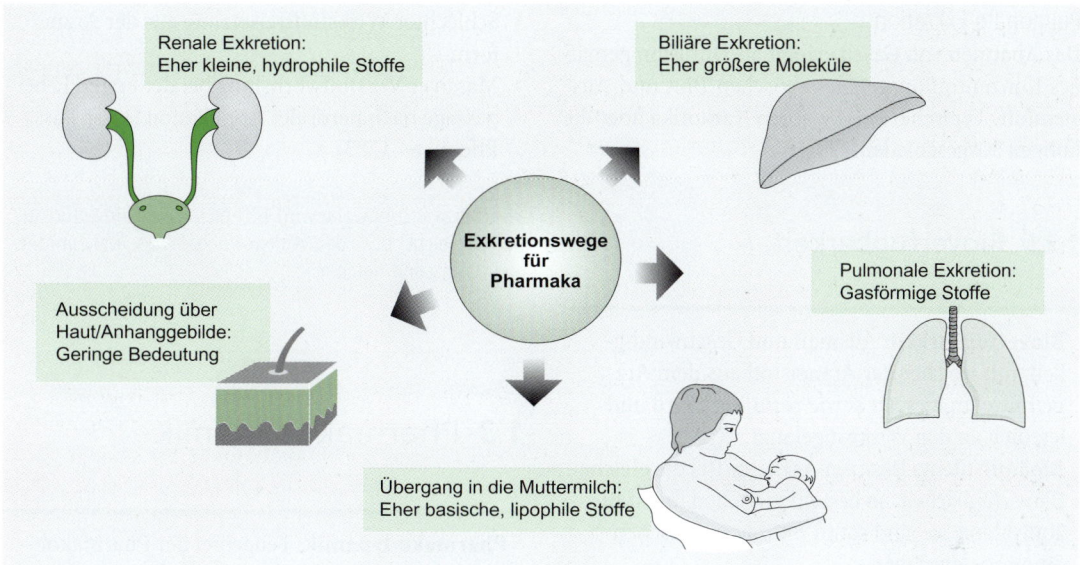

Abb. 1.10 Mögliche Exkretionswege für Arzneistoffe und ihre Metabolite. [L157]

rengängig und gelangen in den Harn, größere bzw. an Plasmaeiweiße gebundene verbleiben im Blut.

Das Filtrat wird im Nierenkanälchen (Tubulus) in seiner Zusammensetzung verändert, indem ausreichend lipophile Substanzen zurück ins Blut diffundieren (tubuläre Rückresorption). Hydrophile Stoffe verbleiben dagegen im Harn.

Für organische Säuren wie Penicillin gibt es darüber hinaus die Möglichkeit, mittels aktiven Transports in den Harn überzugehen (tubuläre Sekretion).

▶ Bei Patienten mit Niereninsuffizienz müssen die Arzneimittel der Nierenfunktion angepasst werden. Bei Dialysepatienten werden gewisse Arzneimittel (z. B. Antibiotika) erst nach der Dialyse verabreicht, um der Exkretion durch die Dialyse vorzubeugen.

Biliäre Exkretion

Ein Übergang von Arzneistoffen und ihren Metaboliten über die Leber ist größeren Molekülen vorbehalten, die dann in die Gallenflüssigkeit diffundieren oder auch aktiv transportiert werden.

Mit der Galle gelangen die Stoffe in den Dünndarm und können dort erneut resorbiert werden (enterohepatischer Kreislauf), oder sie erscheinen letztendlich im Stuhl (in den Fäzes).

VORSICHT

Bei Patienten mit Leberfunktionsstörungen ist neben der Biotransformation die Ausscheidung von Stoffen über die Gallenflüssigkeit (biliäre Ausscheidung) häufig beeinträchtigt. Dann ist eine Dosisreduktion oder die Wahl eines nierengängigen Arzneistoffes zu empfehlen. Patienten mit Nierenversagen sollten Arzneistoffe erhalten, die nicht hauptsächlich renal eliminiert oder aber die Dosis der nierengängigen Arzneistoffe muss reduziert werden.

Tab. 1.7 Wichtige Exkretionswege für Arzneistoffe mit Beispielen.

Exkretionsart	Renal	Biliär	Pulmonal	In die Milch
Voraussetzungen	Kleine, hydrophile Teilchen oder aktiver Transportweg vorhanden	Größere Moleküle	Gasförmige Stoffe	Lipophile, eher basische Stoffe
Beispiele für Stoffe, die bedeutend über diesen Weg ausgeschieden werden	Die meisten Arzneistoffe, z. B. Digoxin	Digitoxin, Steroidhormone	Narkotika	Nikotin, Ethanol

1

Pulmonale Exkretion

Das Abatmen von Gasen erfolgt als Diffusion gemäß des Konzentrationsgefälles zwischen Blut und Ausatemluft. Typischerweise werden Narkotika über die Lungen ausgeschieden.

1.2.5 Bioverfügbarkeit

Bioverfügbarkeit: Ausmaß und Geschwindigkeit, mit welcher der Arzneistoff aus dem Arzneimittel freigesetzt sowie resorbiert wird und letztlich an den Wirkort gelangt.

Bioäquivalenz: Besitzen Arzneimittel die gleiche Bioverfügbarkeit, so besteht zwischen ihnen Bioäquivalenz; sie sind somit im therapeutischen Sinne austauschbar.

Um das Erscheinen des Arzneistoffes am Wirkort zu beschreiben, hat man den Begriff der **Bioverfügbarkeit** eines Arzneimittels geprägt.

Die Bioverfügbarkeit dient dazu, den therapeutischen Stellenwert eines Arzneimittels einzustufen. Soll die Austauschbarkeit zweier Präparate, z. B. eines Originals durch ein Generikum (➤ 1.2.1), beurteilt werden, kann man die Bioverfügbarkeit der Arzneimittel vergleichen. Idealerweise sind die Werte identisch und es besteht eine **Bioäquivalenz** der Präparate.

Die Bioverfügbarkeit eines Arzneimittels wird in hohem Maße durch seine galenischen Eigenschaften beeinflusst. Sind 2 Präparate gleicher Wirkstoffdosierung mit unterschiedlichen Hilfsstoffen und Verfahren hergestellt worden, ist ihre Bioverfügbarkeit zumeist voneinander abweichend.

⚠ Sollen 2 wirkstoffidentische Arzneimittel bei gleichbleibendem therapeutischen Ergebnis ausgetauscht werden, müssen die Präparate die gleiche Bioverfügbarkeit besitzen. Sie weisen dann Bioäquivalenz auf.

Der nutzbare Arzneistoffanteil wird eingeschränkt bei:
- Applikationsarten mit nötigem Resorptionsschritt

- Schlechter Wirkstofffreisetzung aus der Arzneiform
- Massiver Verstoffwechslung bei der ersten Leberpassage nach peroraler Applikation (First-Pass-Effekt, ➤ 1.2.3)

Bei intravenöser Gabe wird 100-prozentige Bioverfügbarkeit erreicht, d. h. der Wirkstoffgehalt des Arzneimittels ist umfassend nutzbar.

1.3 Pharmakodynamik

Pharmakodynamik: Teilgebiet der Pharmakologie, betrachtet die Einflussnahme des Arzneimittels auf den Körper („Was macht das Arzneimittel mit dem Körper?").

Die **pharmakodynamische Phase** umfasst die Effekte des Arzneimittels im Körper – sowohl erwünschte Wirkungen als auch negative Begleiterscheinungen (unerwünschte Wirkungen). Interessant sind hierbei nicht nur die Hauptresultate, z. B. eine Blutdrucksenkung, sondern ebenso die Frage nach dem Wirkmechanismus des Arzneimittels.

Mithilfe von Reagenzglasversuchen (In-vitro-Tests) sowie Studien am lebenden Objekt (In-vivo-Tests) werden die Auswirkungen von Arzneistoffen im Organismus (**Pharmakodynamik**) untersucht.

Betrachtet werden neben der Wirkqualität (was der Arzneistoff bewirkt) die Angriffspunkte sowie Wirkmechanismen (wie der Arzneistoff wirkt) im Körper.

Unter Berücksichtigung pharmakokinetischer Daten wie Resorptionsquote und Eliminationshalbwertszeit dienen Ergebnisse pharmakodynamischer Untersuchungen der Festlegung von Dosierrichtlinien eines Arzneimittels. Aus sog. **Dosis-Wirkungs-Kurven** sind Parameter wie Schwellendosis, Maximaleffekt, Effektivdosis 50 %, Letaldosis 50 %, therapeutische Breite bzw. therapeutischer Quotient zu entnehmen (➤ Abb. 1.11). Betrachtet man diese Parameter, wird klar, dass die Pharmakodynamik sich

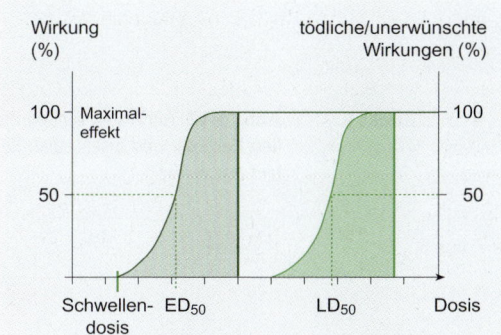

Abb. 1.11 Beispieldiagramm für die Darstellung der erwünschten sowie toxischen Wirkungen eines Arzneistoffes in Abhängigkeit von seiner Dosierung. ED_{50}: Dosis, bei der 50 % der Patienten die gewünschte Wirkung zeigen (Effektivdosis); LD_{50}: Dosis, bei der 50 % an den unerwünschten Wirkungen versterben (Letaldosis). Die LD_{50} wird im Tierversuch ermittelt. [L157]

sowohl mit den erwünschten als auch mit den unerwünschten Wirkungen eines Arzneistoffes befasst.

Schwellendosis: geringste Dosis, bei der erstmals eine Wirkung nachweisbar ist.
Maximaleffekt: Wirkung, die sich trotz Dosissteigerung nicht mehr erhöhen lässt.
Effektivdosis 50 % (ED_{50}): Dosis, bei der ein halbmaximaler Effekt erreicht wird, oder auch die Dosis, bei der 50 % der Tiere die gewünschte Wirkung zeigen.
Letaldosis 50 % (LD_{50}): Dosis, bei der 50 % der Tiere sterben.
Therapeutische Breite: beschreibt den Dosierspielraum zwischen erwünschter und toxischer Wirkung, wird häufig als therapeutischer Quotient angegeben.
Therapeutischer Quotient: Verhältnis von LD_{50} zu ED_{50}.

Stehen mehrere Arzneistoffe zur Auswahl, so sollte eher einer mit großer therapeutischer Breite gewählt werden, da hier die Gefahr einer schädlichen Überdosierung vermindert ist. Besitzt ein Arzneistoff dagegen eine geringe therapeutische Breite, bedeutet dies, dass der Abstand zwischen der therapeutisch nötigen Dosis und der toxischen Dosis nur klein ist.

▶ Bei Arzneistoffen mit geringer therapeutischer Breite ist besonders genau auf die Einhaltung der vorgegebenen Anwendungsempfehlungen sowie auf mögliche Anzeichen toxischer Wirkungen zu achten (➤ 2.4.2).

Die Effekte von Arzneistoffen lassen sich im Allgemeinen auf einen der folgenden **Wirkmechanismen** zurückführen:
- Wechselwirkung mit Rezeptoren
- Beeinflussung von Enzymen
- Wechselwirkung mit Transportsystemen bzw. Ionenkanälen
- Störung des mikrobiellen Stoffwechsels

1.3.1 Rezeptoren

Rezeptor: spezifische Bindungsstelle. Bei Anbindung strukturell passender Stoffe wird ein Effekt ausgelöst.

Rezeptoren sind Eiweiße (Proteine), die sich in den Zellen oder an ihren Membranen befinden. Nur Stoffe mit passender räumlicher Struktur haben ausreichende Affinität, um sich anzubinden. Sie werden auch als Liganden bezeichnet.

Die Wechselwirkung zwischen Ligand und Rezeptor kann mit dem Bild von Schlüssel und Schloss beschrieben werden. Nur ein Schlüssel mit entsprechendem Bart passt ins Schlüsselloch und kann das Schloss öffnen.

Arzneistoffe können Rezeptoren verschiedentlich beeinflussen. Zu unterscheiden sind folgende Wechselwirkungsmöglichkeiten:
- Der Arzneistoff wirkt als **Agonist**.
- Der Arzneistoff wirkt als **Antagonist**.
- Der Arzneistoff wirkt als **nichtkompetitiver Hemmer**.

Ein **Agonist** ist ein Ligand, der aufgrund seiner passenden Struktur an den Rezeptor anbinden und auch einen Effekt auslösen kann. Bildlich gesprochen passen Agonisten nicht nur ins Schlüsselloch, sie schließen es auch auf (➤ Abb. 1.12).

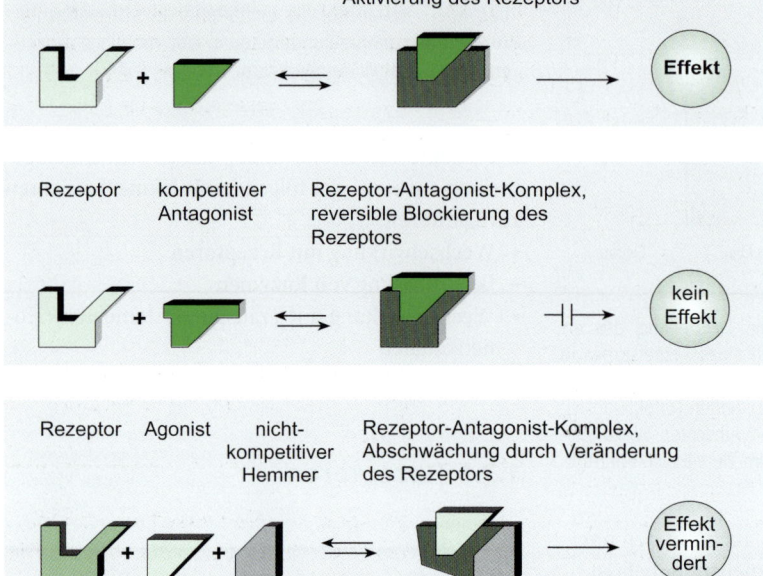

Abb. 1.12 Agonisten binden an den Rezeptor und lösen einen Effekt aus. [L157]

Abb. 1.13 Antagonisten binden an den Rezeptor, lösen jedoch keinen Effekt aus. [L157]

Abb. 1.14 Nichtkompetitive Hemmer verändern die Rezeptorstruktur und unterdrücken dadurch die rezeptorvermittelten Effekte. [L157]

Antagonisten werden auch als Gegenspieler bezeichnet. Damit ist gemeint, dass sie zwar infolge ihrer Struktur am Rezeptor anbinden können, sie lösen jedoch nicht den vom normalen Liganden vermittelten Effekt aus. Solange sich der Antagonist am Rezeptor befindet, kann der Effekt auch von den körpereigenen Stoffen nicht hervorgerufen werden. Damit ist der Rezeptor blockiert, der Effekt wird unterdrückt. Da Agonist und Antagonist miteinander in Wettstreit um die Rezeptorbindung treten, bezeichnet man Antagonisten auch als konkurrierende (kompetitive) Hemmer.

Für das Motiv Schlüssel-Schloss-Prinzip heißt das, der Schlüssel passt zwar zunächst, lässt sich jedoch nicht umdrehen. Und solange er sich im Schlüsselloch befindet, kann das Schloss auch durch keinen anderen Schlüssel geöffnet werden (➤ Abb. 1.13).

Nichtkompetitive Hemmer blockieren ebenfalls die Wirkung eines Agonisten, jedoch nicht durch direkte Blockade der Bindungsstelle. Nichtkompetitive Hemmer wie das Alzheimertherapeutikum Memantin (➤ 4.3) verändern die ursprüngliche Struktur der Rezeptorbindung. Dadurch kann der Agonist nicht mehr ankoppeln oder aber nach dem Anbinden wird der Effekt nicht vermittelt. Ein weiterer Gegensatz zu den kompetitiven Hemmern besteht darin,

dass die Effektblockade auch durch einen Überschuss an Agonisten nicht behoben werden kann. Dies wäre bei einem kompetitivem Antagonismus möglich.

Ins Bild übertragen heißt das, nichtkompetitive Hemmer verkeilen das Schloss so, dass der Schlüssel nicht passt bzw. sich das Schloss nicht öffnen lässt (➤ Abb. 1.14).

Die **Rezeptoranzahl** und ihre **Empfindlichkeit** im Organismus sind nicht konstant. Sowohl unter einer Medikation als auch durch krankhafte Prozesse können die Anzahl sowie die Empfindlichkeit von Rezeptoren beeinflusst werden. Dadurch wirken auch Arzneistoffe, deren Wirkung über Rezeptoren vermittelt wird, unterschiedlich stark.

Auf einer verminderten Anzahl oder auch Empfindlichkeit von Rezeptoren kann das Auftreten einer **Toleranz** beruhen, wie z. B. beim Morphin (➤ 3.1.1).

Toleranz (Gewöhnung): Nach wiederholter Zufuhr lässt die Wirkung mancher Arzneistoffe nach. Für die gleiche Wirkung ist eine höhere Dosierung notwendig.

1.3.2 Beeinflussung von Enzymen

> **Enzyme** (Biokatalysatoren): Proteine (Eiweißmoleküle), die chemische Reaktionen im Körper beschleunigen; sind an der Regulation vieler Vorgänge im Körper beteiligt.
> **Substrate**: Stoffe, die mithilfe von Enzymen umgesetzt werden.

Einige Arzneistoffe wirken über die Beeinflussung von **Enzymen**. Dabei kann es sich um eine Aktivierung oder Hemmung der Enzyme handeln. Viele biochemische Reaktionen im Körper werden erst dadurch möglich, dass ein Enzym mit dem zu verändernden Stoff, dem **Substrat**, einen Komplex bildet, der dann reaktionsbereiter ist als der Stoff allein.

Enzyme bestehen hauptsächlich aus Eiweißen und besitzen eine spezifische Raumstruktur. Enzymblockierende Arzneistoffe benötigen daher genau wie die natürlichen Substrate zumeist eine passende räumliche Ausrichtung. Einige Arzneistoffe sind ähnlich aufgebaut wie das natürliche Substrat der Enzyme. Dann spricht man auch hier von **kompetitiver Hemmung**.

Als **nichtkompetitive Hemmung** wird eine Enzymblockade bezeichnet, die nicht über Strukturähnlichkeit mit dem normalen Substrat bewirkt wird.

Seltener wirken Arzneistoffe über eine **Aktivierung von Enzymen**.

1.3.3 Weitere Wirkmechanismen

Wechselwirkung mit Transportsystemen bzw. Ionenkanälen

Die Konzentration an Ionen in und außerhalb der Zellen ist von entscheidender Bedeutung für viele Prozesse im Organismus. Einige Arzneistoffe können das Vorkommen von Ionen über einen Angriff an Transportsystemen bzw. sog. Ionenkanälen regulieren und darüber pharmakodynamische Wirkungen entfalten.

Störung des mikrobiellen Stoffwechsels

Die meisten antiinfektiv wirksamen Arzneistoffe erreichen ihre Effekte über eine Unterdrückung der mikrobiellen Synthesevorgänge. Bei der Entwicklung von Antiinfektiva ist man bestrebt, Angriffspunkte zu nutzen, die speziell im Mikroorganismus, nicht aber im Menschen vorkommen. Dadurch erreicht man eine höhere Anwendungssicherheit bzw. größere therapeutische Breite.

1.3.4 Angriffspunkte im Nervensystem

> **Nervensystem**: Gesamtheit des Nervengewebes mit der Fähigkeit zur Aufnahme und Verarbeitung von Reizen.

Grundsätzlich kann das **Nervensystem** über eine Regulation der Reizleitung beeinflusst werden. Die Reizleitung erfolgt über 2 Wege:
- Elektrische Reizleitung entlang der Nervenfaser
- Chemische Erregungsübertragung über Botenstoffe

Elektrische Reizleitung

Entlang des Achsenzylinders einer Nervenfaser (**Axon**) besteht eine Erregungsübertragung über **elektrische Impulse**. Durch bestimmte Ionenverhältnisse herrscht normalerweise ein Ruhepotenzial an der Nervenzellmembran. Ein Reiz löst jedoch eine Erniedrigung des Potenzials aus, die Membran wird depolarisiert. Die Ausbildung des sog. **Aktionspotenzials** wird über veränderte Ionenverhältnisse infolge kurzzeitig geöffneter Ionenkanäle be

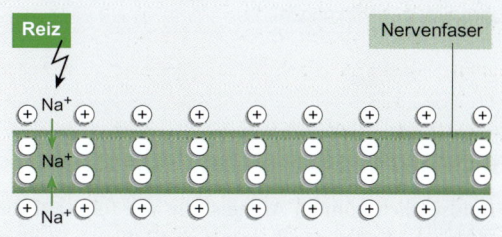

Abb. 1.15 Elektrische Reizleitung: Ein Reiz bewirkt eine veränderte Membrandurchlässigkeit für Na^+-Ionen. Durch den Einstrom von Na^+ kehrt sich das Ausgangspotenzial der Membran (innen negativ/außen positiv) um. Es wird ein Aktionspotenzial ausgelöst und die Erregung in Form von lokalen Strömen weitergeleitet. [L157]

1

wirkt. Diese **Depolarisation** kann sich mittels elektrischer Ströme über das Axon fortsetzen – die Erregung wird weitergeleitet (➤ Abb. 1.15).

Chemische Erregungsübertragung

Neben der elektrischen Reizleitung entlang der Nervenfaser ist die **chemische Erregungsübertragung** über Botenstoffe von einer Nervenfaser auf die nächste oder aber auch auf andere Zellen (z. B. Muskel- oder Drüsenzellen) von großer Bedeutung für die Steuerung verschiedenster Prozesse im Körper.

Synapse: Ort der Erregungsübertragung von einer Nervenzelle auf eine nächste oder von einer Nervenzelle auf eine Muskel- oder Drüsenzelle.
Neurotransmitter: Botenstoffe, die in der Synapse die ankommende Erregung auf die Rezeptoren übertragen.

Chemisch vermittelte Erregungsübertragungen erfolgen an **Synapsen** (➤ Abb. 1.16).

Bei Ankopplung der **Neurotransmitter** werden je nachdem, was die Synapsen miteinander verbindet, verschiedene Effekte ausgelöst (Art der Synapse, ➤ Tab. 1.8). Neben der Art der Synapse bestimmen die verschiedenen Neurotransmitter über die ausgelösten Effekte (➤ Tab. 1.9).

Neurotransmitter regulieren häufig verschiedene Vorgänge im Körper. Arzneistoffe, die über eine Beeinflussung der Neurotransmitter wirken, zeigen deshalb oft auch unerwünschte Wirkungen.

Einfluss von Arzneistoffen auf die synaptische Erregungsübertragung

Grundsätzlich können Arzneistoffe wie folgt auf die synaptische Erregungsübertragung Einfluss nehmen:
- Vorstufen zu Neurotransmittern. Beispiel: L-Dopa (➤ 4.5)
- Hemmung der Speicherung der Neurotransmitter in Vesikeln. Beispiel: Reserpin (➤ 6.2.1)

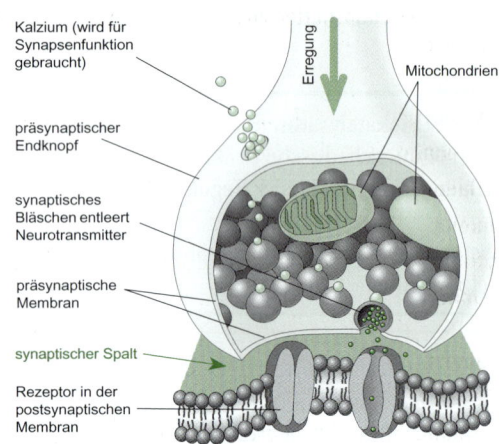

Abb. 1.16 Chemische Erregungsübertragung – Vorgänge an der Synapse: Im Endknopf der präsynaptischen Nervenfaser sind in Bläschen (Vesikeln) Botenstoffe (Neurotransmitter) enthalten. Erreicht ein Aktionspotenzial den präsynaptischen Endknopf, setzen die Vesikel ihre Neurotransmitter frei. Diese diffundieren durch den synaptischen Spalt und koppeln an Rezeptoren der postsynaptischen Membran an. [L190]

Tab. 1.8 Mögliche Effekte nach synaptischer Erregungsübertragung.

Art der Synapse	Effekt bei Ankopplung an postsynaptische Zellen
Exzitatorische Synapse, verbindet 2 Nervenzellen miteinander	Erregung der Nervenzelle
Inhibitorische Synapse, verbindet 2 Nervenzellen miteinander	Erregungsleitung an Nervenzelle verhindert
Übergang auf Muskelzelle	Muskeltätigkeit angeregt
Übergang auf Drüsenzelle	Drüsentätigkeit reguliert

- Regulierung der Freisetzung von Neurotransmittern aus Vesikeln. Beispiel: Botulinustoxin (➤ 3.1.1)
- Unterdrückung der Wiederaufnahme ausgeschütteter Neurotransmitter. Beispiel: Doxepin (➤ 4.1.1)
- Stimulierung von Neurotransmitterrezeptoren. Beispiel: Fenoterol (➤ 11.3.1)
- Blockierung von Neurotransmitterrezeptoren. Beispiel: Atenolol (➤ 6.2.1)
- Beeinflussung der Affinität von Neurotransmittern zu ihren Rezeptoren. Beispiel: Diazepam (➤ 4.1.4)
- Eingriff in den Abbau von Neurotransmittern. Beispiel: Neostigmin (➤ 10.2)

Tab. 1.9 Neurotransmitter sind an vielen Vorgängen im Körper beteiligt und können durch verschiedene Arzneistoffe beeinflusst werden.

Neurotransmitter	Beispielsweise beteiligt an Regulation von	Bezug zu Arzneistoffen (Beispiele)
Acetylcholin	Muskeltätigkeit, Verdauung Verdauung, Schweißbildung	Pancuronium (➤ 3.3.1)
Noradrenalin	Blutdruck, Atmung	Atenolol (➤ 6.2.1)
Adrenalin	Blutdruck, Atmung	Etilefrin (➤ 6.2.2)
Dopamin	Willkürmotorik, psychische Prozesse	Bromocriptin (➤ 4.5)
Serotonin	Schmerz, Schlaf, Nahrungsaufnahme	Fluoxetin (➤ 4.1.1)
Histamin	Schlaf, Juckreiz, Magensäuresekretion	Diphenhydramin (➤ 4.2), Ranitidin (➤ 7.1.2)
Glutaminsäure	Willkürmotorik, Gedächtnisfunktion	Memantin (➤ 4.3)
GABA	Schlaf, Erregungshemmungen	Diazepam (➤ 4.1.4)
Endorphine	Schmerzwahrnehmung, Darmtätigkeit	Morphin (➤ 3.1.1)

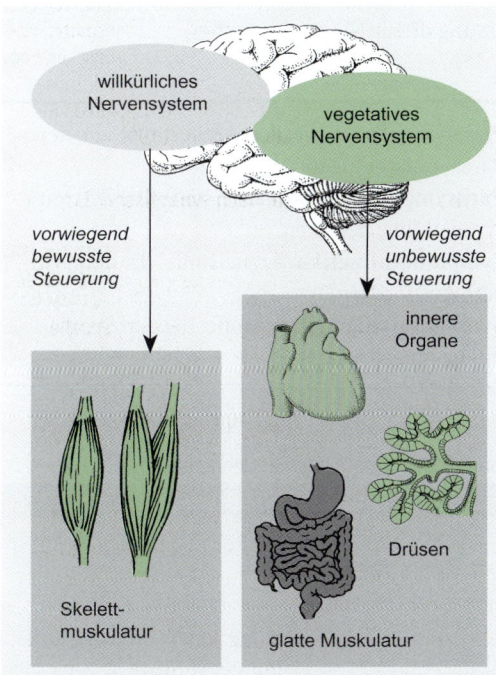

Abb. 1.17 Willkürliches und vegetatives Nervensystem im Vergleich. Während über das willkürliche Nervensystem die Skelettmuskulatur gesteuert wird, beeinflusst das vegetative Nervensystem die inneren Organe, die glatte Muskulatur und die Drüsen. [L190]

Neurotransmitter sind im gesamten Nervensystem (➤ Abb. 1.17) für die synaptische Erregungsleitung zuständig. Das bedeutet, dass sowohl Vorgänge in Hirn und Rückenmark, also dem **zentralen Nervensystem**, als auch in den restlichen Anteilen, dem **peripheren Nervensystem**, durch diese Überträgerstoffe beeinflusst werden.

Für Arzneistoffe, die gezielt im peripheren oder zentralen Nervensystem (ZNS) wirken sollen, spielt dann die Verteilung eine große Rolle. Um im ZNS wirksam zu werden, muss die Blut-Hirn-Schranke überwunden werden können (➤ 1.2.2). Andererseits kann eine unerwünschte Beeinflussung des ZNS vermieden werden, indem der Arzneistoff so gestaltet ist, dass ein Übertritt ins Hirn nicht erfolgt.

Regulation des vegetativen Nervensystems

Vegetatives Nervensystem (autonomes Nervensystem): Teil des peripheren Nervensystems, der lebenswichtige Organfunktionen unabhängig von Willen und Bewusstsein eines Menschen steuert. Unterteilung in **Sympathikus** und **Parasympathikus**.

Das vegetative Nervensystem dient der Regulation lebenswichtiger Vorgänge wie Blutdruck, Magen-Darm-Tätigkeit, Atmung und lässt sich in 2 Einheiten (➤ Abb. 1.18) – den **Sympathikus** und den **Parasympathikus** – untergliedern (➤ Tab. 1.10). Grundsätzlich erhöht die Aktivierung des Sympathikus die Leistungsbereitschaft des Körpers, was sich in Blutdrucksteigerung, Bronchialerweiterung und Pupillenerweiterung äußert. Dies hat den Sinn, bei drohender Gefahr die höchste Aufmerksamkeit und Fluchtbereitschaft zu zeigen. Demgegenüber fördert der Parasympathikus Erholungsvorgänge wie Schlaf und Verdauung; dies hat den Sinn, sich in Ruhezeiten zu erholen und den Körper aufbauen zu können.

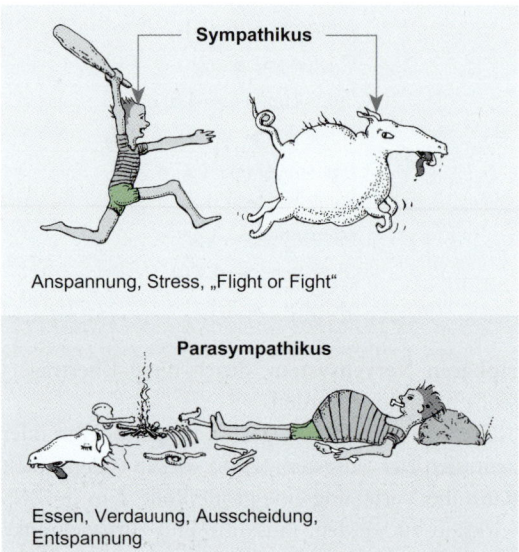

Abb. 1.18 Die gegensätzlichen Funktionen von Sympathikus und Parasympathikus kann man sich gut am Beispiel dieser Bildergeschichte klarmachen: Der Sympathikus dominiert bei nach außen gerichteten Aktivitäten des Körpers, z. B. beim Jagen und Erlegen eines Tieres. Der Parasympathikus spielt die Hauptrolle bei nach innen gerichteten Körperfunktionen, z. B. beim Verzehren und Verdauen. [L190]

Arzneistoffe mit Einfluss auf das vegetative Nervensystem

Zur Steuerung des vegetativen Nervensystems spielen Neurotransmitter eine besondere Rolle. Der Parasympathikus erreicht z. B. die Anregung der Sekretion von Speichel und Magensäure sowie die Anspannung der glatten Muskulatur innerer Organe über die Ausschüttung von **Acetylcholin**. Sympathische Effekte werden dagegen durch **Noradrenalin** vermittelt.

Eine ganze Reihe von Arzneistoffen greift am Sympathikus oder Parasympathikus an. Diese das vegetative Nervensystem beeinflussenden Stoffe haben ihren Wirkmechanismus häufig in einer Wechselwirkung mit den Rezeptoren von Acetylcholin oder Noradrenalin bzw. in einer sonstigen Beeinflussung dieser Neurotransmitter.

Parasympathomimetika: Arzneistoffe, die den Parasympathikus fördern.
Parasympatholytika: Arzneistoffe, die den Parasympathikus hemmen.
Sympathomimetika: Arzneistoffe, die den Sympathikus fördern.
Sympatholytika: Arzneistoffe, die den Sympathikus unterdrücken.

Tab. 1.10 Auswirkungen einer Aktivierung von Sympathikus oder Parasympathikus auf den Körper.

Organ	Sympathikuswirkung	Parasympathikuswirkung
Herzmuskel	Zunahme von Frequenz und Kontraktionskraft	(Mäßige) Abnahme von Frequenz und Kontraktionskraft
Herzkranzgefäße	Erweiterung	Verengung
Haut-, Schleimhaut- und Eingeweidegefäße	Verengung	Keine Wirkung bekannt
Bronchien	Erweiterung	Verengung
Magen-Darm-Trakt	Verminderung von Tonus und Bewegungen, Sphinkter kontrahiert	Steigerung von Tonus, Sphinkter erschlafft
Verdauungsdrüsen	Verminderung der Sekretion	Steigerung der Sekretion
Stoffwechsel	Förderung abbauender Stoffwechselvorgänge	Förderung aufbauender Stoffwechselvorgänge
Nebennieren	Steigerung der Adrenalinausschüttung	Verminderung der Adrenalinausschüttung
Sexualorgane des Mannes	Auslösung der Ejakulation	Auslösung der Erektion
Tränendrüsen	Keine Wirkung bekannt	Steigerung der Sekretion
Pupille	Erweiterung	Verengung

- Direkte **Parasympathomimetika** wie Pilocarpin (➤ 15.3) wirken selbst als Agonisten am Acetylcholinrezeptor, während indirekte Parasympathomimetika die Wirkung ausgeschütteten Acetylcholins verstärken. Zu den indirekten Parasympathomimetika zählt das Distigmin (➤ 10.2).
- **Parasympatholytika** wie Atropin wirken antagonistisch am Acetylcholinrezeptor und unterdrücken darüber hinaus den Parasympathikus.
- **Sympathomimetika** wirken agonistisch an den Rezeptoren des Sympathikus. Allerdings existieren 4 Rezeptor-Subtypen (α_1, α_2, β_1, β_2), die unterschiedliche Effekte vermitteln (➤ Abb. 1.19).
- **Sympatholytika** greifen als Antagonisten an den Rezeptoren des Sympathikus an und werden auch als entsprechende Blocker – z. B. β_1-Blocker – bezeichnet (➤ 6.2.1).

> Die heutigen Sympathomimetika und Sympatholytika greifen zumeist spezifisch (selektiv) an den Rezeptoren des Sympathikus an. Dies ist mit einer geringeren Rate an unerwünschten Wirkungen verbunden.

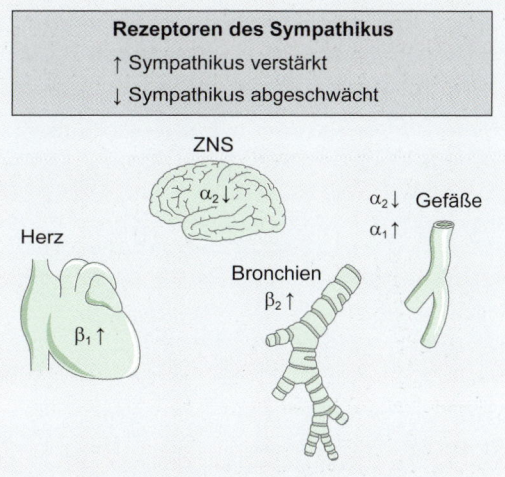

Abb. 1.19 Rezeptoren des Sympathikus. [L157]

Wiederholungsfragen

1. Welche Bedeutung hat es, wenn ein Arzneimittel als „verschreibungspflichtig", „apothekenpflichtig" oder „frei verkäuflich" bezeichnet wird? (➤ 1.1.2)
2. Wodurch kann die Resorption eines Arzneistoffes nach peroraler Gabe beeinflusst werden? (➤ 1.2.1)
3. Wie funktioniert der enterohepatische Kreislauf und warum ist er von so großer Bedeutung? (➤ 1.2.2)
4. Was passiert mit einem Arzneistoff, der einen hohen First-Pass-Effekt aufweist? (➤ 1.2.3)
5. Was versteht man unter der therapeutischen Breite? (➤ 1.3)
6. Was bedeuten im Zusammenhang mit der Rezeptortheorie die Begriffe „Agonist", „Antagonist" und „nichtkompetitiver Hemmer"? (➤ 1.3.1)
7. Was ist ein Neurotransmitter? (➤ 1.3.4)

2 Arzneimittel in der Pflege

2.1 Umgang mit Arzneimitteln

2.1.1 Das Rezept

> **Rezept**: schriftliche Anweisung des Arztes an den Apotheker, Arzneimittel in einer bestimmten Menge an den Inhaber der Verschreibung abzugeben.

Das **Rezept** entspricht als Dokument einer **Urkunde**. Deshalb wird Missbrauch, z. B. Ergänzungen, Fälschungen oder Veränderungen durch Dritte, strafrechtlich verfolgt.

Rezeptpflichtige Arzneimittel sind ausschließlich nach Vorlage eines Rezeptes in der Apotheke erhältlich, aber auch nicht rezeptpflichtige Arzneimittel können vom Arzt verordnet werden, sofern die Krankenkasse die Kosten hierfür übernimmt.

Rezepte werden i. d. R. sofort bei Vorlage in der Apotheke beliefert. Falls Arzneimittel nicht vorrätig sind, ist eine Beschaffung innerhalb eines Tages die Regel. Das Rezept dient darüber hinaus der Abrechnung mit den Kostenträgern.

Neben der eigentlichen Arzneimittelverschreibung (➤ 1.1.2) muss ein Rezept zur Abrechnung mit den gesetzlichen Krankenkassen noch folgende Angaben enthalten:

- Name der Krankenkasse (oder Krankenkassennummer)
- Name, Vorname, Geburtsdatum des Versicherten
- Ausstellungsdatum
- Status des Versicherten (zahlenmäßig verschlüsselte Angabe, ob selbstversichert, familienversichert oder Rentner sowie Angabe der Versicherungszugehörigkeit zu den alten bzw. neuen Bundesländern)
- Unterschrift Vertragsarzt
- Vertragsarztstempel

Formfehler können durch den Apotheker ggf. nach Rücksprache korrigiert werden.

Das **Kassenrezept** ist ein einheitliches Formblatt (rosa) und gliedert sich in

- **Rezeptkopf** mit Angaben zur Person des Versicherten, des Kostenträgers (Krankenkasse) und dem Ausstellungsdatum,
- **Verordnungsfeld** mit Angaben über das verschriebene Arzneimittel, die Dosierung sowie Arztstempel und -unterschrift,
- **Taxationsfelder** dienen der Abrechnung des Rezeptes mit der Krankenkasse.

Ein Kassenrezept ist i. d. R. 1 Monat gültig. Die Angaben über das verschriebene Arzneimittel müssen eindeutig sein, das Rezept muss in jedem Fall vom Arzt persönlich unterschrieben sein. Pro Kassenrezept sind maximal 3 Arzneimittel vorgesehen.

Privatrezepte werden für Versicherte privater Krankenkassen ausgestellt. Sie müssen vom Versicherten zunächst in der Apotheke bezahlt werden, die Krankenkassen erstatten anschließend den Betrag. Weiterhin werden Privatrezepte für gesetzlich Versicherte ausgestellt, wenn sie Arzneimittel erhalten, die der Rezeptpflicht unterliegen, aber von der Krankenkasse aus verschiedenen Gründen nicht erstattet werden, z. B. orale Kontrazeptiva für Versicherte, die das 20. Lebensjahr vollendet haben. Das **„grüne Rezept"** ist für die Empfehlung nicht verschreibungspflichtiger und nicht erstattungsfähiger Arzneimittel durch den Arzt gedacht.

Betäubungsmittel-Rezept

Um einem Missbrauch mit **Betäubungsmitteln** (BtM, ➤ 1.1.2) vorzubeugen, sind vom Gesetzgeber zusätzliche Vorschriften über den Verkehr mit Betäubungsmitteln erlassen worden (Betäubungsmittelgesetz: BtMG, Betäubungsmittel-Verschreibungsverordnung: BtMVV, ➤ 1.1.2).

In den Anlagen des Betäubungsmittelgesetzes

2

sind diejenigen Stoffe aufgeführt, die als BtM einzustufen sind.

BtM können nur auf einem speziellen dreiteiligen amtlichen Formular, dem **BtM-Rezept**, verordnet werden. Die Aufteilung entspricht dem des normalen Kassenrezepts, allerdings weicht es farblich ab (gelb/rot). Teil I und II (Original und 1. Durchschrift) sind für die Apotheke bestimmt: Teil I verbleibt als Abgabenachweis in der Apotheke, Teil II dient der Abrechnung mit der Krankenkasse. Teil III (2. Durchschrift) verbleibt beim Arzt und muss von diesem ebenfalls als Nachweis aufbewahrt werden.

Zusätzlich zu den üblichen Angaben auf dem Rezept ist die Mengenangabe besonders exakt auszufüllen, d. h. Gewichtsmengen in g oder mg, die Stückzahl in arabischen Ziffern. Vom Gesetzgeber unbedingt gefordert ist auch eine Gebrauchsanweisung, aus der Einzel- und Tagesgabe hervorgehen müssen.

Es sind vom Gesetzgeber ebenso **Höchstabgabemengen** für jede Substanz vorgeschrieben, die von der Apotheke überprüft werden. Diese Höchstmengen beziehen sich auf einen Zeitraum von 30 Tagen und sind genauso wie die zulässigen Verschreibungskombinationen in der BtMVV enthalten.

Ein BtM-Rezept ist lediglich 7 Tage ab Ausstellungsdatum gültig. Eine BtM-Verordnung ist zusätzlich

- mit dem Buchstaben **A** gekennzeichnet, wenn der Arzt in begründeten Einzelfällen von der Zahl der zulässig zu verschreibenden BtM abweicht oder mehr als die zulässige Höchstmenge verschreibt,
- mit dem Buchstaben **S** gekennzeichnet, wenn der Arzt ein Substitutionsmittel zur Therapie Drogenabhängiger verschreibt,
- mit dem Buchstaben **N** gekennzeichnet, wenn der Arzt nach Ausstellung einer „Notfall-Verschreibung" die erforderliche BtM-Verordnung nachreicht. Diese Sonderregelungen sind für Notverschreibungen auf „normalem Rezept" vorgesehen, hier muss das BtM-Rezept innerhalb von 24 Stunden nachgereicht werden.

2.1.2 Arzneimittel bestellen

Verordnung auf der Station

Arzneimittel dürfen an Stationen nur aufgrund einer schriftlichen Anforderung abgegeben werden.

Hierfür gibt es einen vorgeschriebenen **Anforderungsschein** und dabei gelten analoge Vorschriften zur Rezeptabgabe. In den meisten Häusern stehen den Pflegenden vorgefertigte Arzneimittellisten zur Verfügung. In diesen Arzneimittellisten sind die Arzneimittel festgelegt, welche die zuständige Krankenhausapotheke führt. Diese Liste wird i. d. R. von einer Arzneimittelkommission, die sich aus Ärzten und Apothekern des jeweiligen Krankenhauses zusammensetzt, festgelegt. Anhand dieser Liste stellt eine beauftragte Pflegekraft die für maximal 14 Tage benötigten Arzneimittel zusammen. Diese Aufstellung legt die Pflegekraft dem Arzt vor. Dieser überprüft und unterschreibt die Bestellung. Die Bestellung entspricht so einer Sammelverordnung durch den zuständigen Arzt. Arzneimittel, die nicht in der Arzneimittelliste aufgeführt sind, werden über Sonderanforderungen in der Apotheke bestellt.

Die Versorgung erfolgt durch die Krankenhausapotheke oder durch eine das Krankenhaus versorgende Apotheke (dabei handelt es sich um öffentliche Apotheken mit der Berechtigung, ein Krankenhaus zu beliefern). Die krankenhausversorgende Apotheke schließt mit einem oder mehreren Krankenhäusern Lieferverträge ab.

Die Auslieferung der Arzneimittel durch die Apotheke erfolgt in verschlossenen Behältern. Für Zytostatikazubereitungen sind gesonderte, entsprechend gekennzeichnete Transportbehältnisse erforderlich.

Die Arzneimittel werden sofort nach Eintreffen auf Station von den Pflegenden auf Richtigkeit und Vollständigkeit geprüft. Unstimmigkeiten müssen umgehend mit der jeweiligen Apotheke geklärt werden.

Bei Transport und Aufbewahrung sind die Arzneimittelverpackungen vor Druck und Stoß zu schützen, damit die Arzneimittel nicht beschädigt und unbrauchbar werden. Das gilt besonders für Ampullen und Infusionen.

Für die Versorgung der Stationen eines Krankenhauses mit BtM wurde ein 3-teiliger **Betäubungsmittel-Anforderungsschein** eingeführt, dessen einzelne Teile wie beim BtM-Rezept vorgeschrieben behandelt werden (➤ Abb. 2.1).

Auf dem BtM-Anforderungsschein sind anzugeben:

- Name der Einrichtung
- Ausstellungsdatum

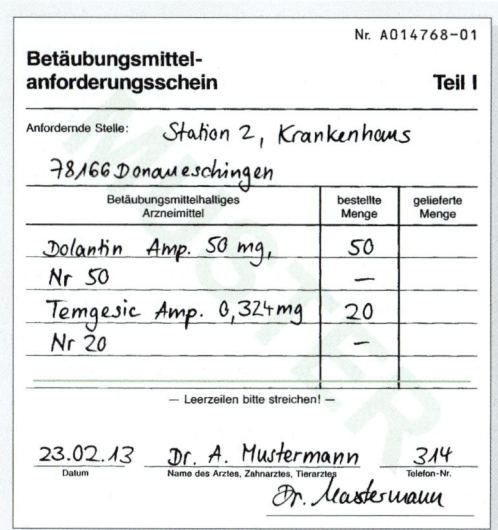

Abb. 2.1 BtM-Anforderungsschein für Stationen. Er ist nur für die Verwendung im Krankenhaus gedacht und nicht für die BtM-Verordnung in Arztpraxen. Die Spalte „gelieferte Menge" wird von der Apotheke ausgefüllt. [T188]

- Verordnete Arzneimittel gemäß Angaben auf dem BtM-Rezept
- Name des verordnenden Arztes
- Eigenhändige Unterschrift dieses Arztes

2.1.3 Arzneimittel lagern

Die **Aufbewahrung von Arzneimitteln** hat so zu erfolgen, dass die Qualität nicht nachteilig beeinflusst wird, Verwechslungen vermieden werden und eine unbefugte Entnahme durch Dritte nicht möglich ist.

Bei Fertigarzneimitteln sind die auf der Verpackung und die in der Gebrauchsinformation angegebenen Hinweise zur Lagerung zu beachten. Sind keine speziellen Angaben gemacht, wird die Aufbewahrung bei Raumtemperatur als Normallagerung angesehen.

Bei der Arzneimittellagerung sind deshalb zu beachten:
- Vorgeschriebene Lagerbedingungen müssen eingehalten werden:
  - Temperatur
  - Lichtschutz
  - Schutz vor Feuchtigkeit

- In den für Arzneimittel vorgesehenen Schränken (auch Kühl- und Tiefkühlschrank) dürfen nur diese und nichts anderes aufbewahrt werden.
- Arzneimittel sind ausschließlich in verschlossenen Behältnissen oder Blistern aufzubewahren.
- Arzneimittel dürfen nicht aus Originalbehältnissen umgefüllt oder diese umetikettiert werden.
- Die Gebrauchsinformationen (Packungsbeilagen) müssen bis zum Aufbrauchen am Arzneimittel verbleiben.
- Verwendbarkeitsfristen müssen eingehalten werden.

Eine halbjährliche **Überprüfung der Vorräte** durch einen Apotheker der Krankenhausapotheke ist gesetzlich vorgeschrieben und muss dokumentiert werden.

Arzneimittelschrank

Es ist bei der **Aufbewahrung von Arzneimitteln** zwischen ambulanter und stationärer Betreuung zu unterscheiden. Die auf Rezepten verschriebenen Arzneimittel sind personengebunden und aus diesem Grund unmittelbar bei dem Patienten oder in Boxen, die mit dem Namen des Patienten gekennzeichnet sind, aufzubewahren. Eine Entnahme für andere Personen ist daraus nicht erlaubt.

Im stationären Bereich sind die Arzneimittel in verschließbaren Schränken in Räumen zu lagern, die für Unbefugte nicht unmittelbar betretbar sind. Bei Abwesenheit des medizinischen oder pflegenden Personals muss ein ständiger Verschluss gewährleistet sein. Besondere Aufmerksamkeit ist beim **Richten der Arzneimittel** nötig. Werden die Pflegenden bei ihrer Tätigkeit abgerufen, müssen sie die freistehenden Arzneimittel einschließen oder eine andere berechtigte Person um Aufsicht bitten.

Die Organisation der Lagerung ist dem jeweils Verantwortlichen freigestellt. Grundsätzlich soll sie so vorgenommen werden, dass Verwechslungen vermieden werden. Die Einordnung aller eingesetzten Arzneimittel nach einem Generalalphabet kann von Vorteil sein, da sie die Bestellung erleichtert. Günstig ist auch die Aufbewahrung nach innerlichen und äußerlichen Zubereitungen oder nach den speziellen Arzneiformen wie Tabletten, Zäpfchen, Tropfen, Salben, in jeweils alphabetischer Reihenfolge unterteilt.

Die Einsortierung der bestellten Arzneimittel erfolgt nach dem Verfallsdatum, die älteren Packungen stehen vorne und die neuen hinten (First-In/First-Out). Wichtig ist auch die Kennzeichnung von Anbrüchen, z. B. mit einem Kreuz auf der Packung. Die Pflegenden notieren auf flüssigen Zubereitungen, die mehrere Dosen enthalten (Tropfen, Säfte u. Ä.), immer das Datum der Erstentnahme.

> **Praktische Hinweise zur Lagerung im Arzneimittelschrank**
> • Um Verwechslungen zu vermeiden, werden Elektrolytkonzentrate nicht mit Infusionslösungen zusammen aufbewahrt.
> • Zäpfchen, Vaginalovula, Cremes und Lotionen müssen bei Temperaturen < 30 °C und vor direkter Sonneneinstrahlung geschützt aufbewahrt werden, da sie sonst der Zersetzung unterliegen und damit unbrauchbar werden.
> • Befinden sich vor Licht zu schützende Arzneimittel nicht in braunen Gefäßen, z. B. Aminosäure-Infusionslösungen, müssen sie im Umkarton oder dunkel aufbewahrt werden.
> • Vor Feuchtigkeit zu schützende Arzneimittel sind in dicht schließenden Gefäßen aufzubewahren. Die Verpackung ist bei Entnahme nur kurzzeitig zu öffnen.
> • Zur besseren Übersicht hat es sich bewährt, Antibiotika separat (getrennt nach oraler und intravenöser Verabreichung) aufzubewahren.

Besondere Lagerung und Aufbewahrung

Temperaturangaben zur Lagerung sind:
• Raumtemperatur: 15–25 °C
• Kühllagerung: 8–15 °C
• Sehr kühle Lagerung: 2–8 °C
• Tiefkühllagerung: unter −20 °C

In **Kühlschränken** zur Aufbewahrung von Arzneimitteln sind immer Thermometer vorhanden. Die Pflegenden überprüfen täglich, ob die im Kühlschrank gemessene Temperatur der eingestellten entspricht und dokumentieren diese. Die angegebenen Temperaturvorgaben zur Lagerung müssen v. a. bei kühler Lagerung korrekt eingehalten werden. Das Gefrieren von im Kühlschrank zu lagernden Arzneimitteln, z. B. Insulinen, kann zum Wirkungsverlust führen.

Feuergefährliche Zubereitungen (wie Alkohol, Propanol, Ether oder Wundbenzin) müssen mit einem entsprechenden Symbol gekennzeichnet sein und in bruchsicheren Gefäßen gelagert werden. Diese werden in Spezialschränken mit Absaugvorrichtung aufbewahrt. Da diese Aufbewahrungsmöglichkeit auf den Stationen i. d. R. nicht gegeben ist, dürfen dort nur geringe Mengen gelagert werden. Die Pflegenden achten darauf, dass solche Stoffe nie in der Nähe einer Heizvorrichtung oder in direkter Sonneneinstrahlung stehen.

Betäubungsmittel

Betäubungsmittel (BtM) sind Substanzen mit hohem Suchtpotenzial. Sie müssen gesondert in einem Betäubungsmittelschrank aufbewahrt werden und gegen unbefugte Entnahmen gesichert sein. Der Schlüssel muss für Unbefugte unerreichbar aufbewahrt werden.

> Bei Schichtbeginn muss ein Pflegender von der Schichtführung bestimmt werden, der für den Schlüssel und den Inhalt des Betäubungsmittelschranks zuständig ist. Der Inhalt wird jeweils zu Schichtbeginn/-ende zu zweit kontrolliert und protokolliert.

Die Nachweisführung über Zu- und Abgänge von Betäubungsmitteln erfolgt auf den speziellen Karteikarten oder in **Betäubungsmittelbüchern** (➤ Abb. 2.2). Folgende Daten werden vermerkt:
• Name des Krankenhauses bzw. der Station
• Bezeichnung, Darreichungsform des BtM-Präparats, evtl. Gewichtsmenge, Stärke etc.
• Datum des Zugangs oder Abgangs sowie derzeitiger Bestand
• Empfänger (Patient)
• Lieferant (Apotheke)
• Sonstige Herkunft (benachbarte Station) oder sonstiger Verbleib (Vernichtung)
• Zugegangene oder abgegangene Menge
• Name, Anschrift des Verschreibenden bei Zugang aus der Apotheke
• Nummer des Betäubungsmittelrezeptes oder des BtM-Anforderungsscheines

Zu- und Abgänge werden abgezeichnet. Entnimmt nicht der Arzt selbst die Arzneimittel, muss er die Unterlagen kontrollieren und gegenzeichnen. Auch Verfall oder Bruch sind einzutragen. Zeugen zeichnen diese „Abgänge" gegen. Die BtM-Bestände und Dokumentationen sind regelmäßig durch die Pflegenden, die verantwortlichen Ärzte und auch durch

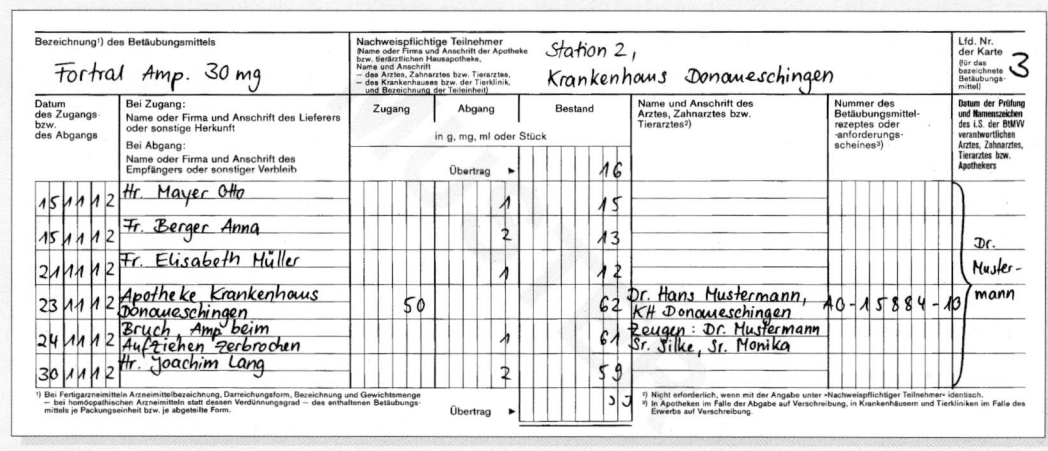

Abb. 2.2 BtM-Karte, in die alle aus der Apotheke gelieferten und auf der Station verabreichten oder verworfenen BtMs eingetragen werden. Die BtMVV sieht vor, dass der Name des verschreibenden Arztes und nicht der verabreichenden Pflegekraft dokumentiert wird und dass BtM-Zugänge mit der Nummer des BtM-Anforderungsscheines versehen werden. [E243]

die Apotheker der Krankenhausapotheke zu überprüfen. Alle BtM-Unterlagen sind für 3 Jahre nach der letzten Eintragung aufzubewahren.

Die Vernichtung von verfallenen Betäubungsmitteln wird entweder von der Apotheke oder durch den Stationsarzt in Gegenwart von 2 Zeugen durchgeführt und dokumentiert. Eine Wiederverwendbarkeit von Resten muss ausgeschlossen sein. Die Vernichtung wird im Betäubungsmittelbuch mit Angaben über Menge, Datum, Art der Vernichtung und 3 Unterschriften protokolliert.

> Der Arzt kann bestimmen, dass Verschreibungen über Betäubungsmittel in der **ambulanten Pflege** nicht dem Patienten ausgehändigt werden, sondern von ihm selbst oder durch beauftragtes Personal seiner Praxis, des Alten-, Pflegeheimes oder Hospizes in der Apotheke vorgelegt werden. In diesem Fall ist das BtM jedoch diesem bestimmten Patienten vom Arzt oder dem Pflegepersonal zum unmittelbaren Gebrauch zu überlassen. Der Arzt darf dieses BtM im Heim unter seiner Verantwortung lagern. Der Nachweis über den Verbleib und Bestand ist patientenbezogen zu dokumentieren.

Verfallsdatum und Aufbrauchfristen

Chargennummer und Verfallsdatum müssen auf allen Arzneimitteln stehen. Auch auf angebrochenen Verpackungen müssen sie gut lesbar sein. So kann man die zeitliche Verwendbarkeit (➤ Tab. 2.1) des Arzneimittels erkennen. Die Chargennummer ist wichtig, falls Chargensperrungen durch amtliche Stellen erfolgen.

Verfallene Arzneimittel und solche mit **auffälligen Veränderungen** (z. B. Ausflockungen, Geruchsabweichungen, zerplatzte Drageehülle) sind sofort auszusondern und werden der Apotheke zurückgegeben.

Besondere Aufmerksamkeit ist bei Arzneimitteln notwendig, die aus Mehrdosenbehältnissen (z. B. Flaschen, Durchstechampullen oder Injektionspens) entnommen werden oder vor der Applikation erst zubereitet werden müssen (z. B. zubereiteter Trockensaft). Sie werden nach dem Anbruch deutlich mit dem Anbruch- oder Aufbrauchdatum gekennzeichnet. Bei Zubereitungen mit Fristen unter 36 Stunden wird auch die Uhrzeit angegeben.

Normalerweise dürfen nach Erstentnahme unkonservierte **Injektionslösungen** 12 Stunden und konservierte bis 36 Stunden im Kühlschrank aufbewahrt werden. Das betrifft auch **Infusionslösungen**, die eine Zumischung erhalten haben. Durch diese Art der Aufbewahrung kann nur die mikrobielle Stabilität gewährleistet werden. Da aber auch der physikalische und chemische Zustand von Bedeutung sind, sind manche Zubereitungen nur zum sofortigen Gebrauch bestimmt und dürfen nicht weiter aufbewahrt und verwendet werden.

Tab. 2.1 Aufbrauchfristen einiger Arzneiformen. Die Aufbrauchfrist gibt die Verwendbarkeit des Arzneimittels nach Anbruch bei sachgerechter Lagerung im Originalgefäß an.

Arzneimittel	Aufbrauchfrist	Lagerung
Augensalben	4 Wochen	Kühlschrank
Augentropfen	4–6 Wochen	Kühlschrank
Nasentropfen	4 Wochen	Kühlschrank
Nasensprays in spezieller Verpackung	3–6 Monate	Raumtemperatur
Insuline	4 Wochen	Raumtemperatur
Antibiotika-Trockensäfte, gebrauchsfertig	14 Tage	Kühlschrank

Die in der Gebrauchsinformation vom Hersteller angegebene Aufbrauchfrist ist strikt einzuhalten. Die Mehrfachentnahme kann zur Verhinderung einer Keimkontamination über spezielle Systeme mit Mikrofiltern vorgenommen werden.

Insuline in Durchstechampullen, Pens und Fertigpens dürfen bis zu 4 Wochen nach Erstentnahme bei Raumtemperatur gelagert werden. Die Pflegenden achten aber unbedingt auf hygienische und qualitätsgerechte (staubfrei, trocken, lichtgeschützt, nicht in der Nähe von Heizkörpern) Aufbewahrung.

Augentropfen dürfen i. d. R. nach Anbruch bis zu 6 Wochen bei Kühlschranklagerung verwendet werden. Sie werden immer mit dem Anbruchdatum versehen. Auch andere flüssige Arzneimittel, die keimgefährdet sind (wie Hustensäfte, Nasentropfen oder Ohrentropfen) werden so gehandhabt.

Sind Arzneimittel vor der Applikation erst zuzubereiten (z. B. **Antibiotikalösungen oder -suspensionen**), beträgt die Verwendbarkeitsfrist meistens nur wenige Tage (bevorzugt bei kühler Lagerung).

V O R S I C H T

Nicht verkehrsfähige Arzneimittel
Es ist verboten, Arzneimittel einzusetzen, deren Verfallsdatum abgelaufen ist, die keine Zulassung haben (kann auch eine spezielle Charge betreffen) oder sichtbare Qualitätsmängel aufweisen! Es ist mit verringerter Wirkung oder mehr unerwünschten Wirkungen zu rechnen.

2.1.4 Arzneimittel richten

Sowohl im häuslichen Bereich des Patienten als auch in Heimen oder Krankenhäusern ist das **Richten der Arzneimittel** mit größter Sorgfalt durchzuführen. Arzneimittel werden meist für den ganzen Tag (oder auch für 1–2 Wochen) zusammengestellt. Es muss gewährleistet sein, dass keine Fehler wie Einnahme zum falschen Zeitpunkt oder auch Verwechslungen mit einem anderen Patienten auftreten können. Dies gilt auch, wenn im stationären Bereich eine tägliche patientenbezogene Versorgung durch eine Apotheke erfolgt.

Der Arzt legt die Anwendung von Arzneimitteln in einer schriftlichen Dokumentation fest. Folgende Angaben werden gemacht:

- Personalien des Patienten
- Arzneimittel mit Darreichungsform und Wirkstoffmenge
- Dosis und Dosisintervall
- Hinweise zur Applikation in Zusammenhang mit der Nahrungsaufnahme
- Hinweise zu einer zeitlichen Befristung

▶
Beim Richten der Arzneimittel ist die **„5-R-Regel"** zu beachten:
- **R**ichtiger Patient
- **R**ichtiges Arzneimittel
- **R**ichtige Dosierung bzw. Konzentration
- **R**ichtige Applikationsart
- **R**ichtiger Zeitpunkt

Zum Zeitpunkt des Richtens der Arzneimittel in Pflegeheimen und Krankenhäuser gibt es keine verbindlichen Regelungen. Sinnvoll ist es aber, wenn für das gesamte Haus eine einheitliche Ordnung erstellt wird. Damit treten auch bei Vertretungen innerhalb der Einrichtung keine größeren Probleme auf. Auch die Art der Verteilung ist unterschiedlich und abhängig von der jeweiligen Situation auf den Stationen oder Abteilungen.

Das tägliche Stellen erfolgt häufig am Vortag nachmittags oder durch den Nachtdienst. Dabei

2

wird der Tagesbedarf für den Patienten entweder in einem **Dispenser** oder in Arzneimittelbechern mit genauer Applikationszeit bereit gestellt. Sinnvoll ist bei der Methode mit den Arzneimittelbechern, wenn je nach Tageszeit unterschiedlich farbige Becher genutzt werden. Einige Krankenhausapotheken oder Apotheken, die Pflegeheime beliefern, bieten eine zentrale patientenspezifische Verblisterung von Medikamenten an. Auf den Blistern ist der Name des Patienten, die enthaltenen Medikamente und die Zeit der Einnahme vermerkt.

Zu beachten ist auch, dass in einzelnen Fällen das Medikament unmittelbar vor seiner Anwendung zuzubereiten ist, z. B. das Auflösen von Pulvern, Granulaten oder Brausetabletten oder die Zubereitung eines Antibiotika-Saftes aus Trockengranulaten.

▶ Die Verteilung der bereitgestellten Arzneimittel erfolgt mithilfe des Verordnungsblattes. Die verabreichende Pflegekraft überprüft die gerichteten Arzneimittel auf Richtigkeit und dokumentiert die Abgabe und den Zeitpunkt.

Dispenser eignen sich nur dann, wenn auch die richtige Einnahme durch den Patienten gewährleistet ist. In allen anderen Fällen erfolgt die Austeilung entsprechend der Tageszeit. Die Pflegenden können hierbei auch auf die richtige Einnahme in Abhängigkeit zur Mahlzeit achten. Bei suizidgefährdeten Patienten überwachen die Pflegenden die Einnahme, um ein Sammeln der Arzneimittel zu verhindern (➤ 4.1.1).

▶ **Ablauf beim Richten von Arzneimitteln**
- Das Richten sollte zu festgelegten Zeiten an einem dafür geeigneten Platz erfolgen.
- Während des Richtens der Arzneimittel sollten die Pflegenden nicht mit anderen Aufgaben (z. B. Telefon) betraut werden.
- Störungen durch Mitarbeiter vermeiden.
- Auf Hygiene (Hände desinfizieren) achten.
- Arzneimittel 3-mal auf seine Richtigkeit überprüfen, bei der Herausnahme aus dem Schrank, aus der Umverpackung sowie beim Wegstellen bzw. Wiedereinordnen in den Schrank.
- Das Verfallsdatum und die Aufbrauchsfrist des Arzneimittels überprüfen.

- Immer nur eine Packung anbrechen, Chargennummer und Verfallsdatum beim Herausdrücken der Tabletten nicht unkenntlich machen.
- Gebrauchsinformation bei der Verpackung belassen.
- Aussehen des Arzneimittels kontrollieren, z. B. auf Verfärbungen, Risse in der Drageehülle, Geruchsabweichungen, Ausflockungen achten.
- Arzneimittel nicht mit der Hand berühren.
- Verschmutzte Verpackungen vor dem Zurückräumen reinigen.
- Ordnungsgemäß beschriftete Dispenser oder Tabletts mit den Einnahmebechern nach dem Richten verschließen.
- Bei Entnahme aus Mehrdosenbehältnissen Mikrofilter ordnungsgemäß verschließen und entsprechend aufbewahren (Kühlschrank).
- Sicherheit vor Entnahme durch Unbefugte gewährleisten.

Zum vereinfachten Richten von Arzneimitteln werden auf Station häufig Teile der Arzneimittelumverpackung entfernt. Es sollte unbedingt darauf geachtet werden, die Seite mit Chargennummer und Verwendbarkeitsdatum zu erhalten.

2.1.5 Arzneimittel entsorgen

Bei Qualitätsminderungen, nicht mehr benötigten Anbrüchen oder Verfall von Arzneimitteln sind diese auszusondern und zu entsorgen. Sinnvoll ist die protokollierte Übergabe an die Lieferapotheke, diese führt sie einer fachgerechten Entsorgung zu.

Auf keinen Fall sollten diese Medikamente in den Hausmüll gegeben werden. Hier besteht besonders die Gefahr, dass Kinder an diese gelangen und sich damit schwer schädigen. Auch die Beseitigung über die Toilette oder den Ausguss ist wegen Kontaminationsgefahren zu vermeiden. Gegenstände (z. B. Behältnisse oder Infusionsbestecke), die mit Zytostatika kontaminiert sind, werden in speziellen dicht verschlossenen Behältnissen entsorgt.

Die BtM-Entsorgung erfordert immer 2 Zeugen und ist zu protokollieren. Die BtM müssen so entsorgt werden, dass ein Weitergebrauch völlig auszuschließen ist. Auch hier ist eine Rückgabe an die Apotheke empfehlenswert, da sie die Entsorgung fachgerecht durchführen kann.

2.2 Applikationsarten

Applikationsart (Verabreichungsart): Art und Weise, wie ein Arzneimittel auf oder in den Körper verabreicht wird.

Für die Beantwortung der Frage, auf welchem Wege ein Arzneistoff am besten dem Körper zugeführt wird, spielen zahlreiche Faktoren eine Rolle:

- **Art des Arzneistoffes**, insbesondere seine Resorptionsfähigkeit. Viele Stoffe, z. B. Insulin und andere Eiweiße, werden bei peroraler Gabe durch die Verdauungsenzyme des Magen-Darm-Trakts zerstört. Wird bei diesen Substanzen eine systemische Wirkung gewünscht, kommen nur parenterale Applikationen in Betracht.
- **Gewünschter Wirkort** des Arzneimittels (lokal oder systemisch), Wirkungseintritt und Wirkdauer. So sind z. B. viele Antirheumatika als Salbe zur lokalen und als Tablette zur systemischen Therapie erhältlich.
- **Dauer bis zum Wirkungseintritt**. Je nachdem, ob ein rascher oder verzögerter Wirkungseintritt gewünscht wird, werden verschiedene Applikationsarten gewählt. Parenteral verabreichte Arzneimittel wirken i. d. R. schneller als oral eingenommene Präparate.
- **Zustand und Wunsch des Patienten**. Die meisten Patienten bevorzugen, sofern sie essen dürfen und können, Tabletten, Dragees oder Kapseln, bei Übelkeit jedoch Zäpfchen oder Spritzen.

Zielt die Applikationsart auf eine lokale bzw. örtlich begrenzte (topische) Wirkung ab, soll keine Resorption stattfinden. Die Gabe des Medikaments erfolgt direkt an die zu behandelnde Stelle, sodass das Arzneimittel direkt am Applikationsort wirksam ist (Applikationsort: Wirkort).

Bei einer systemischen Wirkung, bei der der Wirkstoff resorbiert und im gesamten Körper verteilt wird, ist prinzipiell mit mehr unerwünschten Wirkungen zu rechnen. Systemische Wirkungen können durch die verschiedensten Applikationsarten erreicht werden.

2.2.1 Applikation auf Haut und Schleimhaut

Grundsätzlich kann man zwischen einer Applikation auf die Haut oder verschiedene Schleimhäute und der parenteralen Applikation, bei der Körpergrenzflächen durchbrochen werden, unterscheiden (➤ Tab. 2.2).

Tab. 2.2 Applikationsarten bei Gabe auf Haut und Schleimhaut.

Applikationsart	Applikationsort	Angestrebte Wirkung
Epikutan	Auf die Haut	Lokal (z. B. Salbe) oder systemisch (z. B. Schmerzpflaster)
Bukkal	In die Wangentasche	Systemisch
Sublingual	Unter die Zunge	Systemisch
Lingual	Auf die Zunge	Systemisch
Peroral	„Durch den Mund" auf die Schleimhäute von Magen/Darm	Systemisch oder lokal im Darm
Oral	Im Mund	Lokal
Nasal	Auf die Nasenschleimhaut	Lokal (selten systemisch)
Konjunktival	Auf die Bindehaut des Auges	Lokal
Otal	Am und im Ohr	Lokal
Pulmonal	Auf der Bronchial- und Alveolarschleimhaut	Lokal (z. B. Asthmaspray) oder systemisch (z. B. Narkosegase)
Vaginal	Auf der Vaginalschleimhaut (in Scheide einführen)	Lokal (selten systemisch, z. B. Hormonring)
Rektal	Auf die Enddarmschleimhaut (in After einführen)	Lokal und systemisch

▶

Verabreichen peroraler Arzneiformen
Für den sicheren Therapieverlauf sind feste perorale Arzneiformen wie Tabletten, Dragees oder Kapseln meist optimal geeignet. Flüssige Zubereitungen wie Tropfen, Säfte oder Mixturen sind dann indiziert, wenn ein Patient Schluckstörungen oder auch Probleme mit dem Gebiss hat. Folgendes ist bei der Einnahme von Arzneimitteln zu beachten:
- Richtiger Einnahmezeitpunkt (Tageszeit, Relation zur Nahrungsaufnahme, ➤ Tab. 2.3)
- Einnahme im Sitzen oder im Stehen, bettlägerige Patienten hochlagern, damit das Arzneimittel nicht in der Speiseröhre verbleibt
- Einnahme mit reichlich Flüssigkeit (ein großes Glas), auch bei Applikation über eine Sonde reichlich Flüssigkeit nachspülen
  - Möglichst reines frisches oder abgekochtes Wasser nehmen.
  - Obstsäfte, Kaffee oder Tee (die Gerbstoffe enthalten), Milch und auch Mineralwässer mit viel Kalzium und Magnesium sind nicht geeignet.
  - Alkoholische Getränke sind zur Einnahme von Arzneimitteln prinzipiell abzulehnen.

2.2.2 Parenterale Applikation

Parenterale Applikation: Verabreichung unter Umgehung des Magen-Darm-Trakts (griech. para: neben, enteral: den Darm betreffend).

Unter einer parenteralen Applikation versteht man die Gabe eines Arzneimittels unter Umgehung des Verdauungstrakts, bei der Körpergrenzflächen durchbrochen werden. Die **parenteralen Applikationsarten** (➤ Tab. 2.4) sind danach zu unterscheiden, ob nach der Verabreichung noch ein Resorptionsschritt (➤ 1.2.1) nötig ist oder nicht. So erreichen die intravenöse, intraarterielle, intrakardiale, intralumbale sowie intrathekale Applikation einen unmittelbaren Wirkeintritt, da der Arzneistoff nicht mehr resorbiert werden muss.

Intravasale Applikation

Bei der **intravasalen Applikation** wird der Wirkstoff direkt in die Blutbahn gebracht, er verteilt sich deshalb sehr schnell im Körper und es kommt zu einem raschen Wirkungseintritt. So tritt z. B. die diuretische (harntreibende) Wirkung von Furosemid bereits während der Injektion ein. Am häufigsten wird in eine Vene appliziert (**intravenöse Applikation: i. v.**).

Applikation in das Gewebe

Wird der Wirkstoff nicht direkt in die Blutbahn gespritzt, sondern muss von der Injektionsstelle zunächst zum nächsten Blut- oder Lymphgefäß gelangen, findet eine Resorption statt. Die Geschwindigkeit des Übertritts in den Blutstrom ist von der Durchblutung des Gewebes und zahlreichen anderen Faktoren abhängig. Die Geschwindigkeit kann z. B. durch Verwendung öliger Lösungen oder Teilchen erheblich verringert werden (Depot-Effekt).

V O R S I C H T
Depot-Präparate dürfen keinesfalls intravenös injiziert werden, da sie zu Embolien führen können!

Am meisten werden die **intramuskuläre Injektion (i. m.)** bzw. die **subkutane Injektion (s. c.)** angewendet. Das subkutane Gewebe ist meist geringer durchblutet als das Muskelgewebe, deshalb dauert es länger, bis der Wirkstoff abtransportiert wird. Die Resorption dauert länger und die hohe Konzentration des Wirkstoffes an der Injektionsstelle über längere Zeit kann zu Unverträglichkeiten führen.

V O R S I C H T
Bereits kleine Abweichungen vom physiologischen pH-Wert oder der Isotonie (normaler osmotischer Druck) können Gewebsschädigungen zur Folge haben. Deshalb nur subkutan injizieren, wenn es ausdrücklich erlaubt ist.

Tab. 2.3 Arzneimittel werden je nach ihrer Wirkungsweise zu unterschiedlichen Tageszeiten und in unterschiedlichem Abstand zu den Mahlzeiten eingenommen. Beim Richten der Arzneimittel können die Pflegenden im Beipackzettel den Einnahmezeitpunkt prüfen.

Einnahmebesonderheit	Bei Arzneimitteln, die		Beispiele
1 h vor bzw. 2–4 h nach der Mahlzeit	• nüchtern besser resorbiert werden		Penicillin V, Ampicillin, Bisphosphonate, Schilddrüsenhormone, Eisen(II)salze
Vor der Mahlzeit	• die Verdauung beeinflussen:	Die Resorption wird beeinflusst	Acarbose, Colestyramin
		Die Magen-Darm-Tätigkeit wird beeinflusst	Quellstoffe, Metoclopramid, Omeprazol
	• magensaftresistente Zubereitungen sind (sonst vorzeitige Wirkstofffreisetzung)		Convulex®, Pantozol®, Pyrilax®
Nach bzw. zur Mahlzeit	• so besser verträglich sind		Doxycyclin, Amoxicillin, Ambroxol, Eisen(II)salze, Cotrimoxazol, ACC, Diclofenac, Piroxicam, Ibuprofen, ASS
	• mit der Nahrung besser resorbiert werden:	Sie enthalten fettlösliche Wirkstoffe	Betacarotin, Nitrofurantoin, Terfenadin, Vitamin E, Malariamittel
		Die Resorption erfolgt gleichmäßiger mit der Nahrung	Betablocker wie Propranolol
Zwischen den Mahlzeiten	• so besser wirken		Antazida
Gut kauen	• sich so besser verteilen		Kohle, Antazida, Simeticon
Mit viel Flüssigkeit einnehmen	• Gelatinekapseln sind (kalte Flüssigkeit!)		Gelomyrtol® forte, Imodium®
	• so besser verträglich sind (magenreizende Wirkstoffe)		Doxycyclin, Amoxicillin, Eisen(II)salze, Cotrimoxazol, Indometacin, ASS
	• so besser wirken		Sekretolytika wie ACC und Ambroxol
	• einen Flüssigkeitsverlust bewirken (Ausgleich)		Diuretika
	• Verstopfung verursachen		Verapamil, Opiate
Regelmäßige Einnahme besonders wichtig	• gegen Infektionen wirken (um Reinfektionen und Resistenzentwicklung zu verhindern)		Antibiotika, Antimykotika, Virustatika
	• gegen Hypertonie wirken (um Blutdruckkrisen zu verhindern)		Kalziumkanalblocker, ACE-Hemmer, Betablocker, Alphablocker
	• kumulieren (um Überdosierungen zu verhindern)		Digitoxin
Einnahme am Abend	• so besser wirksam und verträglich sind		Codein, CSE-Hemmer, Theophyllin
Einnahme nicht am Abend	• so besser verträglich sind		Koffein, Diuretika, Sympathomimetika, Nitrate
Einnahme am Morgen	• so besser wirksam und verträglich sind		Glukokortikoide, Schilddrüsenhormone

Tab. 2.4 Parenterale Applikationsarten.

Intravenös (i. v.)	In eine Vene
Intramuskulär (i. m.)	In einen Muskel
Subkutan (s. c.)	Unter die Haut
Intrakutan (i. c.)	In die Haut, z. B. Testallergene
Intraarteriell (i. a.)	In die Arterie
Intraperitoneal (i. p.)	In die Bauchhöhle
Intraartikulär	In das Gelenk
Periartikulär	In die Umgebung des Gelenks
Intralumbal	In die Rückenmarksflüssigkeit, z. B. bei Chemotherapie und Lumbalanästhesie
Intrathekal	In den Liquorraum
Epidural	In den Spalt über der harten Rückenmarkshaut, z. B. bei der Epiduralanästhesie
Intrakardial	In das Herz
Intraossär	In das Knochenmark

▶ Die Pflegenden informieren den Patienten bei der Applikation von Arzneimitteln über die zu erwartende Wirkung und bereiten sich selbst entsprechend auf diese vor.

2.3 Arzneiformen und ihre Verabreichung

Die **Arzneiformen** (Darreichungsformen) ermöglichen in vielen Fällen erst die sachgerechte Anwendung eines Arzneistoffes. Die Therapie kann durch sie an die individuellen Erfordernisse angepasst werden. So dienen z. B. antibiotikahaltige Augentropfen zur lokalen Therapie einer bakteriellen Infektion am Auge.

Mithilfe der Arzneiform lassen sich der zeitliche Eintritt, die Dauer und die Stärke der Wirkung mitbestimmen. Die Arzneiform muss auch eine exakte Dosierung des Arzneistoffes gewährleisten.

Gründe für die Wahl einer bestimmten Arzneiform sind u. a.:

- **Ort der Erkrankung**, z. B. Augentropfen bei einer Bindehautentzündung
- **Notwendige Geschwindigkeit des Wirkungseintritts**, z. B. Zufuhr direkt in den Blutkreislauf über eine Vene (i. v.-Injektion) zur Notfalltherapie

- Gewünschte **Dauer der Wirkung**, z. B. Retardpräparate, die nur einmal täglich eingenommen werden
- **Zustand des Patienten**, z. B. Injektionen bei bewusstlosen Patienten
- **Mitarbeit des Patienten** (Compliance), z. B. wohlschmeckende Sirupe bei Kindern
- Chemische **Stabilität des Arzneistoffes**, z. B. Zersetzung von Insulin und Penicillin G im Magen-Darm-Trakt, deshalb nur Zufuhr unter Umgehung des Magen-Darm-Kanals (parenterale Zufuhr) möglich
- Physikalische Eigenschaften des Arzneistoffes, z. B. **Löslichkeit** bei der Verarbeitung zu Tropfen oder Injektionslösungen
- **Verringerung von unerwünschten Wirkungen**, z. B. Verarbeitung von die Magenschleimhaut schädigenden Arzneistoffen zu Arzneiformen, die erst im Dünndarm den Arzneistoff freigeben (etwa magensaftbeständige Tabletten)

2.3.1 Gasförmige Arzneiformen

Gasförmige Arzneiformen (Inhalativa) werden inhalativ-pulmonal angewendet. Es sind entweder Gase höchster Reinheit (z. B. Narkosegase) oder Aerosole.

Aerosole: Flüssigkeitströpfchen oder feinste Pulverteilchen, die in der Luft schweben und mithilfe eines Inhaliergeräts appliziert werden.

Prinzipiell ist zwischen Nebel- und Pulveraerosolen zu unterscheiden, die mit verschiedenen Inhalatoren verabreicht werden.

Treibgas-Dosieraerosole enthalten in einem Wirkstoffbehälter das Medikament, gelöst in einem flüssigen Treibgas. Bei jeder Anwendung (Hub) wird eine genau dosierte Menge durch Druck auf den Sprühknopf in Sprührichtung freigesetzt und kann eingeatmet werden. Neben den kleineren, transportablen Inhalationssystemen gibt es stationäre Verneblersysteme wie den **Pariboy®**. Dabei handelt es sich um aufwendige Apparaturen. Bei **Pulverinhalatoren** wird eine genaue Menge Pulver direkt aus dem Inhalator oder aus einer Inhalationskapsel eingeatmet (➤ 11.3).

Verabreichen von gasförmigen Arzneiformen

Die Wahl der Inhalationsart hängt vom Alter und vom allgemeinen Zustand des Patienten ab. Dosieraerosole und Pulverinhalate sind handlich, leicht zu transportieren, überall und unauffällig anzuwenden. Ihre Bedienung ist nicht zeitaufwendig. **Dosieraerosole** erfordern eine gute Koordinationsfähigkeit (Einatmung und gleichzeitig den Sprühstoß auslösen). **Pulverinhalate** erfordern einen guten Atemfluss. **Elektrische Inhaliergeräte** sind aufwendig in ihrer Wartung, benötigen einen Elektroanschluss und auch die Dauer der Inhalation ist relativ lange. Sie funktionieren aber ohne komplizierte Atemmanöver, sodass diese Art der Inhalation besonders für Kinder und ältere Personen geeignet ist.

2.3.2 Flüssige Arzneiformen

Tropfen

Tropfen (Guttae, Abkürzung: gtt.) sind flüssige Zubereitungen in einer Flasche mit Tropfermontur. Die Arzneistoffe liegen i. d. R. in Wasser oder Wasser-Alkohol-Gemischen oder auch in Ölen gelöst vor. Tropfen lassen sich leicht einnehmen und werden nach der Tropfenanzahl dosiert. Die Arzneistoffe einer Tropflösung können vom Körper schnell resorbiert werden, da sie schon in gelöster Form vorliegen.

Enthaltener Alkohol (Ethanol) macht u. U. die Einnahme für Kinder, Schwangere, Epileptiker und Alkoholkranke problematisch. Deshalb ist der jeweilige Ethanolgehalt auf der Packung angegeben.

> Bei der Dosierung mittels eines Zentraltropfers ist darauf zu achten, diesen senkrecht zu halten (➤ Abb. 2.3).
> Als Richtlinie für die **Dosierung** von Tropfen gilt:
> • 20 Tropfen wässriger Zubereitung entsprechen 1 ml
> • 50 Tropfen alkoholischer Zubereitung entsprechen 1 ml

Säfte

Als **Säfte** bezeichnet man in der Praxis oft Oralsuspensionen oder Sirupe.

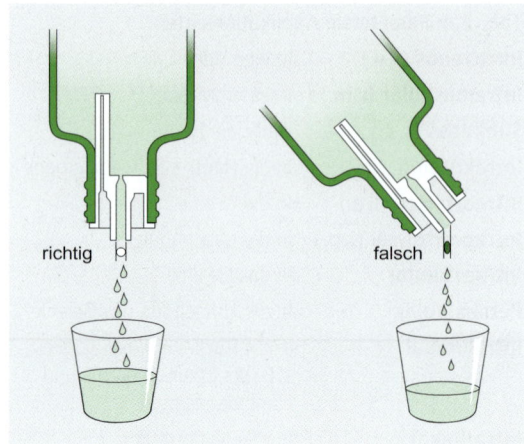

Abb. 2.3 In der Abbildung sind die richtige sowie die falsche Anwendung eines Zentraltropfers dargestellt. [L157]

Oralsuspension

> **Suspension**: Aufschwemmung eines festen Wirkstoffes in einer Flüssigkeit.

Schwer- oder unlösliche Arzneistoffe – wie Antibiotika oder Antazida – können als Suspension zu einer flüssigen Arzneiform verarbeitet werden. Antibiotikahaltige Säfte sind aus Stabilitätsgründen meist als sog. Trockensäfte im Handel. Man füllt sie kurz vor Gebrauch mit einer bestimmten Menge Wasser auf. Danach werden sie im Kühlschrank aufbewahrt.

Sirupe

Sirupe sind flüssige Zubereitungen mit hohem Zuckeranteil, die reine Arzneistoffe oder Pflanzenauszüge enthalten. Sie finden häufig als Hustensäfte Anwendung.

Anwendungshinweise

• Trockensäfte, die erst durch Verarbeiten mit Wasser fertiggestellt werden, sind nur begrenzt haltbar. Evtl. müssen sie im Kühlschrank gelagert werden. Man sollte frisches Leitungswasser zur Herstellung benutzen. Wird abgekochtes Wasser verwendet, muss dieses unbedingt abgekühlt sein, sonst könnt es den Wirkstoff zerstören.

- Suspensionen müssen unmittelbar vor Gebrauch umgeschüttelt werden, da sonst die Dosiergenauigkeit nicht gegeben ist.
- Dosiert werden müssen Säfte immer mit entsprechenden Messgeräten wie Messbecher, Messlöffel oder Messpipette, da Tee- oder Esslöffel zum Abmessen zu ungenau sind.
- Wichtig bei Diabetikern: Broteinheiten bei zuckerhaltigen Säften müssen berücksichtigt werden.
- Säfte können Alkohol enthalten, dies ist für Alkoholiker, Schwangere, Kinder, Leberkranke und Epileptiker zu berücksichtigen.

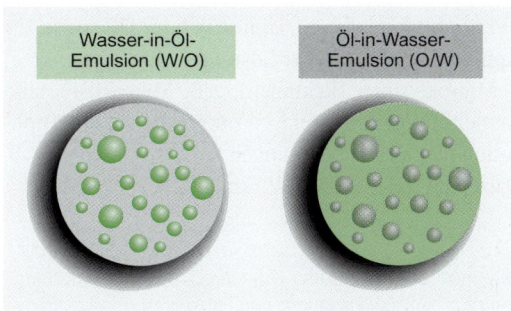

Abb. 2.4 Darstellung der verschiedenen Emulsionstypen. [L157]

> Tropfen und Säfte haben zahlreiche Vorteile:
> - Für Säuglinge, Kleinkinder oder Schluckbehinderte leicht einzunehmen
> - Schmecken durch Aromazusätze oft sehr gut
> - Können im Vergleich zu festen Arzneiformen individueller dosiert werden (Kinderdosis!)
> - Wirken rascher als feste Arzneiformen, wenn der Wirkstoff bereits gelöst vorliegt

VORSICHT
Alkoholhaltige Zubereitungen dürfen nicht offen, z. B. auf Nachtkästchen oder im Stationszimmer, stehen gelassen werden, da alkoholkranke Patienten jede Möglichkeit wahrnehmen, Alkohol zu sich zu nehmen. Auf Kinderstationen besteht das gleiche Problem mit süßen Säften.

Emulsionen

> **Emulsion**: Mischung zweier nicht miteinander mischbarer Flüssigkeiten (z. B. Wasser und Öl) in feinster Verteilung.

Je nach Phasenlage unterscheidet man zwischen W/O- und O/W-Emulsionstyp (➤ Abb. 2.4). Diese Einteilung gilt auch für Cremes (➤ 2.3.3). Anwendung finden Emulsionen v. a. äußerlich auf der Haut. Dann werden sie auch als Lotion oder Milch bezeichnet.

> Bei atemstimulierenden Einreibungen (ASE) nimmt man W/O-Emulsionen, da diese nur langsam in die Haut ein ziehen und so einen stabilen Gleitfilm bilden.

Tinkturen

> **Tinktur** (Tinctura, Abkürzung: tinc.): alkoholischer Auszug aus pflanzlichen oder tierischen Bestandteilen.

Tinkturen finden innerliche und äußerliche Anwendung. Der hohe Alkoholgehalt kann die Anwendung begrenzen, z. B. bei empfindlicher Haut oder bei Alkoholkranken. Beim Verdünnen mit wässrigen Flüssigkeiten treten Trübungen auf. Deshalb werden Tinkturen vor dem Gebrauch geschüttelt.

> **Alkoholische Mittel**, z. B. **Franzbranntwein**, trocknen die Haut aus und entfetten sie. Allerdings empfinden die meisten Patienten den erfrischenden Effekt als angenehm und lassen sich gerne den Rücken und die Beine mit Franzbranntwein einreiben. Nach der Anwendung von alkoholischen Mitteln ist eine Rückfettung der Haut mit Hautpflegelotionen dringend erforderlich.

Klysmen

> **Klysmen**: Lösungen zur Applikation im Enddarm.

Klysmen werden nach dem Volumen der Zubereitung in **Makroklysmen** und **Mikroklysmen** unterteilt. Makroklysmen, z. B. Practo Clyss® oder 1× Klysma salinisch®, sind Lösungen von mehreren Hundert ml und werden als Darmspüllösungen bei

Verstopfung oder vor Diagnostik oder OP sowie zur Applikation arzneilicher Lösungen eingesetzt.

Mikroklysmen (Rektiolen), z. B. Mikroklist®, sind Arzneilösungen von wenigen ml. Sie dienen der Applikation flüssiger Zubereitungen zur systemischen (z. B. Diazepam) oder lokalen Wirkung (z. B. als Laxanz).

▶ Klysmen werden zusammengedrückt aus dem Enddarm entfernt, um das Einsaugen von Flüssigkeit zu vermeiden.

2.3.3 Halbfeste Arzneiformen

Salben

Salbe (Unguentum, Abkürzung: Ungt.): streichfähige Zubereitung auf Fettbasis, die zur Anwendung auf Haut oder Schleimhaut bestimmt ist.

Salben haben i. d. R. lokale Wirkung. Als Decksalben verbleiben sie an der Oberfläche der Haut und sollen z. B. die gesunde Haut vor schädigenden Einflüssen (z. B. Wasser oder UV-Strahlung) schützen. Die eingearbeiteten Wirkstoffe dringen i. d. R. nur in die oberen Hautschichten ein (Penetrationssalben). Die Resorption von Wirkstoffen ist meist gering. Einige Salben sollen eine örtlich begrenzte Wirkung in Geweben entfalten, die unter der Haut liegen, aber möglichst wenig systemische Effekte verursachen (z. B. Schmerzsalbe).

Eine systemische Wirkung strebt man nur selten über die Applikation von Salben an. Als Beispiel sind östrogenhaltige Salben zur Behandlung hormoneller Störungen zu nennen.

▶ Salben werden normalerweise in Gefäßen geliefert (z. B. Tuben), die ein Entnehmen ohne Kontamination des Inhalts möglich machen. Sind die Salben jedoch in Salbentöpfchen abgepackt, wird die Salbe niemals mit den Fingern dem Salbentöpfchen entnommen, sondern mit einem Spatel. Fehlt dieser, z. B. in der häuslichen Pflege, kann auch eine Kompresse oder ein frisches Papiertaschentuch als Ersatz dienen.

Pasten

Paste: Salbe mit einem hohen Feststoffanteil.

Ein wichtiges Beispiel für **Pasten** ist die Zinkoxidpaste. Sie wirkt abdeckend, aufsaugend und trocknend und wird deshalb z. B. für nässende Ekzeme verwendet. Pasten hinterlassen häufig krustige Reste auf der Haut. Diese entfernen die Pflegenden vor dem erneuten Auftragen sorgfältig mit Öl und warmem Wasser.

Cremes

Creme: Salbe, die aus Wasser- und Fettphase besteht.

Cremes sind mehrphasig, da sie aus einer lipophilen (fettliebenden) sowie einer hydrophilen (wasserliebenden) Phase bestehen. Man unterscheidet zwischen Wasser-in-Öl-Creme (W/O) und Öl-in-Wasser-Creme (O/W, ➤ Abb. 2.4).

Beim W/O-Typ befindet sich das Wasser in der inneren, das Öl in der äußeren Phase. Diese Creme ist nicht mit Wasser abwaschbar. Ein Beispiel für eine W/O-Creme ist wasserhaltige Wollwachs-Alkoholsalbe (Eucerin).

Bei der O/W-Creme befindet sich das Öl in der inneren, das Wasser in der äußeren Phase. Diese Zubereitung ist mit Wasser abwaschbar, lässt sich ausgesprochen gut verteilen und hat kühlende Eigenschaften. Ein Beispiel für eine O/W-Creme ist die wasserhaltige hydrophile Salbe.

Gele

Gel: durch ein Verdickungsmittel verfestigte Flüssigkeit, meist Wasser (Hydrogele), aber auch Öle (Oleogele).

Gele bestehen aus einem Gelbildner und einer geeigneten Gelierflüssigkeit. Handelt es sich bei der Gelierflüssigkeit hauptsächlich um Wasser oder andere hydrophile Flüssigkeiten (z. B. Alkohol) tritt durch die Verdunstung der Flüssigkeit auf der Haut ein Kühleffekt auf. Daher sind sie zur Behandlung von entzündeten und geschwollenen Hautpartien geeignet. Sie trocknen die Haut stark aus, besonders, wenn Sie Alkohol enthalten.

Hydrogele eignen sich als nichtfettende Zubereitungen bei Talgdrüsenüberfunktion zur Applikation auf die Haut (Seborrhoe).

2.3.4 Feste Arzneiformen

Pulver und Granulate

Pulver (Pulveres, Abkürzung: pulv.): sehr fein zerkleinerte, feste Substanzen.
Granulat: körnerförmige Gebilde aus zusammengelagerten Pulverteilchen.

Pulver werden lokal als Puder auf die Haut aufgetragen, eingenommen oder dienen als Ausgangsmaterial für Lösungen oder Suspensionen.

Granulate sind oft besser wasserlöslich als Pulver und lassen sich besser einnehmen. Manche Granulate werden vor der Anwendung in eine Flüssigkeit überführt. Granulate können außerdem durch Überzüge retardiert bzw. magensaftresistent hergestellt werden. Viele Arzneistoffe werden mit Hilfsstoffen erst zu Granulaten verarbeitet, weil sie dann besser in Kapseln abgefüllt oder zu Tabletten verpresst werden können.

Granulate und Pulver sind vor Feuchtigkeit geschützt zu lagern.

Zur Einnahme undosierter Pulver und Granulate wird über Messlöffel die Dosiergenauigkeit sichergestellt.

Die Einnahme von Pulver ist für viele Patienten schwierig, da das Pulver durch den Atem weggeblasen wird. Durch Einrühren des Pulvers in Suppe, Joghurt oder Apfelmus (Packungsbeilage beachten!) wird das Einnehmen wesentlich erleichtert.

Tabletten

Tabletten (Compressi, Abkürzung: comp.): feste, einzeldosierte Arzneiformen, die durch Verpressen von Pulver entstanden sind.

Tabletten sind die heute am häufigsten gebrauchte Arzneiform, denn sie sind preiswert herzustellen, exakt zu dosieren, gut einzunehmen, bequem zu lagern, lange haltbar und eine veränderte Wirkstofffreisetzung ist in vielen Fällen erreichbar (➤ Abb. 2.5). Die gute Haltbarkeit der Tabletten wird noch zusätzlich durch das Verpacken in spezielles Folienmaterial – das Verblistern – gesteigert.

Die Anwendung erfolgt i. d. R. **peroral**, indem die Tablette ganz geschluckt oder in Wasser zerfallen eingenommen wird. Tabletten für andere Anwendungsgebiete, z. B. **Rektal-** und **Vaginaltabletten**, haben meist besondere Formen, um eine Verwechslung mit Tabletten zur peroralen Anwendung zu vermeiden.

Es kommt immer wieder vor, dass Rektal- oder Vaginaltabletten oral eingenommen werden. Manchmal liegt es an der Sprache des Erklärenden. „Rektal einführen" oder „vaginal einführen" verstehen manche Patienten nicht, trauen sich dann aber nicht, nachzufragen.
Um Missverständnissen vorzubeugen ist immer eine klare und konkrete Ausdrucksweise zu benutzen. Durch genaue Erklärungen im Vorfeld können viele Komplikationen vermieden werden.

Verschiedene Tablettenarten

Brausetabletten lässt man vor ihrer Einnahme in Wasser zerfallen oder sich lösen. Der Vorteil besteht hauptsächlich im schnellen Wirkeintritt. Diese Tabletten müssen trocken in fest verschlossenen Behältnissen gelagert werden.

Kautabletten werden zuerst zerbissen, gekaut und dann geschluckt. Sie sind gut geeignet für die Einnahme unterwegs, z. B. bei Sodbrennen oder Schmerzen.

Lutschtabletten lässt man langsam im Mund zergehen. Sie sollen meist eine lokale Wirkung entfalten, z. B. desinfizierende Halstabletten.

2

Lösungstabletten dienen der Herstellung von Arzneistofflösungen, z. B. für Umschläge, aber auch zur peroralen Anwendung.

Sublingualtabletten werden unter die Zunge gelegt, **Bukkaltabletten** in die Backentasche. **Mukoadhäsive Tabletten** werden zumeist an der Schleimhaut im Oberkieferbereich appliziert und bilden dort einen Haftfilm aus. Diese 3 speziellen Tablettenarten setzen ihre Wirkstoffe im Mund frei, die dann über die Mundschleimhaut resorbiert werden.

Retard- oder **Depottabletten** geben ihren Wirkstoff erst allmählich (retardiert) frei. Man erreicht auf diese Weise eine gleichmäßige Wirkung über einen längeren Zeitraum.

Ihre Vorteile sind:

• Verzögerte Wirkstofffreigabe mit gleichmäßigem Blutspiegel und lang anhaltender Wirkung
• Größere Patienten-Compliance (Patientenmitarbeit), da die Einnahmehäufigkeit verringert wird

Eine Retardierung kann z. B. durch Überzüge erreicht werden, die den Wirkstoff nur langsam aus der Tablette herauslassen. Eine andere Möglichkeit der Verzögerung der Wirkstofffreisetzung sind **Gerüst-** oder **Matrixtabletten**. Hier ist der Arzneistoff in ein gitterartiges Gerüst aus Kunststoff eingebettet oder eine quellfähige Matrix verarbeitet. Daraus wird er nur langsam freigegeben. Bei therapeutischen Systemen wie der PP-Tablette stellt die Tablette eine Hülle dar, aus welcher der Wirkstoff gesteuert

freigesetzt wird. Das leere Tablettenskelett wird wieder mit dem Stuhl ausgeschieden. Dies ist jedoch kein Zeichen für mangelnde Arzneistoffaufnahme.

▶

Tabletten können zu Magenreizungen führen. Je nach Verfassung des Patienten können sie sogar Erbrechen auslösen. Die Patienten nach Übelkeitserscheinungen fragen und dann evtl. mit dem Arzt ein Austauschpräparat finden.

▶

Teilen und Zerkleinern von Tabletten
Tabletten dürfen generell nur dann geteilt werden, wenn dies laut Herstellerangaben ausdrücklich gestattet ist (ggf. ist eine Rückfrage bei der Herstellerfirma oder der Apotheke notwendig). Retardzubereitungen und magensaftresistente Tabletten können grundsätzlich nicht zerkleinert und dürfen nur in Ausnahmefällen geteilt werden. Sinnvoll ist es, einen Tablettenteiler zum genauen Teilen der Tabletten zu nutzen.

Expidets

Expidets (Schmelztabletten): plättchenartige, leicht zerbrechliche Zubereitungen; sind so wasseranziehend (hygroskopisch), dass sie auf der Zunge ohne weitere Flüssigkeitszufuhr zergehen.

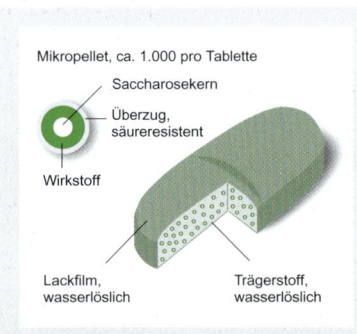

MUPS-Tablette (Multiple Unit Pellet System): Im Magen löst sich der Lackfilm auf und die Mikropellets werden freigesetzt. Diese gehen aufgrund ihrer geringen Größe sofort in den Dünndarm über, wo der Wirkstoff sehr schnell resorbiert wird.

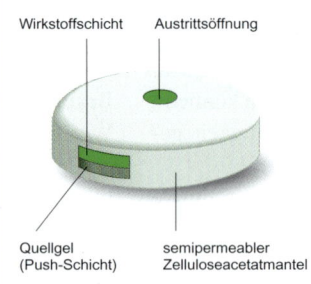

PP-Tablette (Push-Pull): Bei Kontakt mit Flüssigkeit quillt das Quellgel in der Push-Schicht langsam auf und drückt so den Wirkstoff über eine bestimmte Zeit, z. B. 24 h, durch die Austrittsöffnung.

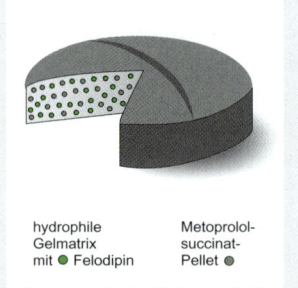

Beispiel für eine Kombination zweier Wirkstoffe in einer Tablette: Die Mobloc®-Tablette mit Felodipin in der Gelmatrix und Metoprolol in kleinen beschichteten Pellets.

Abb. 2.5 Möglichkeiten der veränderten Wirkstofffreisetzung von verschiedenen Tablettenarten. [L157]

Expidets werden genutzt für Zubereitungen, die schnell wirken sollen (wie etwa Präparate zur Behandlung einer Migräneattacke) und sind für „unterwegs" gedacht. Für Patienten, die z. B. die Einnahme von Beruhigungsmitteln verweigern oder Schluckbeschwerden haben, sind Expidets ebenso geeignet.

▶ Expidets können durch ihre hygroskopische Fähigkeit nicht ausgespuckt werden.

Überzogene Tabletten
Zum Schutz der Tablette gegen Umwelteinflüsse wie Luftfeuchtigkeit und mechanische Belastung können diese überzogen sein. Man unterscheidet zwischen Filmtabletten und Dragees.

Filmtabletten sind Tabletten, die mit einer Schicht aus Kunststofflack überzogen ist. Der Film bewirkt bessere Schluckbarkeit, den Schutz der Wirkstoffe vor äußeren Einflüssen sowie die Überdeckung unangenehmen Geruchs oder Geschmacks. Durch den oft gefärbten Überzug werden Verwechslungen vermieden.

Dragees sind mit einem dicken Überzug aus Zucker überzogen und grundsätzlich nicht teilbar. Die Vorteile von Dragees entsprechen im Wesentlichen denen der Filmtabletten. Der Überzug bei Dragees bewirkt einen verzögerten Wirkungseintritt, der manchmal unerwünscht ist.

Magensaftresistente Tabletten sind mit einem in Säure unlöslichen Lack versehen. Sie lösen sich erst im neutralem Milieu des Dünndarms auf und dürfen nicht geteilt werden.

Ihre Vorteile sind:
- Schutz des Arzneistoffes vor Zerstörung durch den aggressiven Magensaft
- Schutz der Magenschleimhaut vor schleimhautreizenden Stoffen
- Möglichkeit der lokalen Wirkung im Darm

Kapseln

Kapsel: einzeln dosierte Arzneiform, deren Wirkstoffe zusammen mit den Hilfsstoffen in einer mehr oder weniger elastischen Hülle eingeschlossen sind. Die Hülle besteht meist aus Gelatine.

Man unterscheidet zwischen Hart- und Weichgelatinekapseln:
- **Hartgelatinekapseln** bestehen aus 2 ineinander gesteckten Hälften und sind i. d. R. mit Pulver oder Granulaten gefüllt. Sie sind einfach, ohne großen maschinellen Aufwand, auch in einer Apotheke herzustellen.
- Bei **Weichgelatinekapseln** wird der Gelatine ein Weichmacher zugesetzt, die Kapseln sind deshalb sehr elastisch. Sie sind mit öligen oder pastösen Massen gefüllt. Aufgrund des Herstellungsverfahrens haben sie meist an den Längsseiten eine Naht. Weichgelatinekapseln sind gut zur Verarbeitung von leicht flüchtigen Arzneistoffen geeignet, z. B. ätherischen Ölen.

Spezielle Kapseln sind **Zerbeißkapseln**, die im Mund zerbissen werden. Der freigesetzte Wirkstoff wird über die Mundschleimhaut resorbiert. Man erreicht auf diese Weise, z. B. beim Angina-pectoris-Anfall mit „Nitratpräparaten" (➤ 6.1.2), eine sehr schnell eintretende Wirkung.

Außer zur peroralen Anwendung werden Weichgelatinekapseln auch als **Vaginal-** und **Rektalkapseln** eingesetzt.

▶ **Zubereiten von Tabletten und Kapseln**
Häufig werden Tabletten geteilt. Auch bei Tabletten mit Bruchrille ist eine exakte Halbierung oder Viertelung nicht immer möglich. Deshalb wird ein Tablettenteiler, der u. U. auch noch eine Pulverisierungsmöglichkeit besitzt, benutzt. Das Zerstoßen von Tabletten kann dann mit dem gleichen Gerät erfolgen. Auch Kapseln werden oft entleert, weil die Patienten Probleme mit der Einnahme haben.
Eine „Zerstörung" der Arzneiform muss begründet sein, z. B. bei Verabreichung des Arzneimittels über eine Sonde. Die Bioverfügbarkeit des Arzneistoffs darf nicht wesentlich verändert werden und die Hinweise in der Gebrauchsinformation sind unbedingt zu beachten. Ein Teilen oder Zerstoßen von Tabletten und Dragees oder eine Entleerung von Kapseln ist nicht günstig, wenn
- die Tabletten- oder Kapselhülle einen unangenehmen Geschmack (bitter, sauer, salzig) verdeckt,
- ein magensaftresistenter Überzug die Tablette oder Kapsel umgibt. In diesem Fall wird der Überzug zerstört und der Arzneistoff schon im Magen freigesetzt, wo er z. B. inaktiviert wird, nicht optimal wirken kann oder die Magenwand stark reizt.

- Retardtabletten oder -kapseln vorliegen, deren Funktion als Depot zu fungieren durch die Zerstörung fast immer völlig verlorengeht. Da sie meist die gesamte Tagesdosis enthalten, kann es auch zu Überdosierungserscheinungen kommen.

Einnahmehinweise
- Tabletten, Dragees und Kapseln im Sitzen oder Stehen mit viel Wasser einnehmen, damit der Wirkstoff keine lokalen Reizerscheinungen in der Speiseröhre auslösen. kann, z. B. durch eine hängengebliebene klebrige Kapsel.
- Bei leichten Kapseln, wie es Hartkapseln im Allgemeinen sind, empfiehlt sich das Schlucken mit nach vorne gebeugtem Kopf.
- Das Öffnen von Kapseln und alleinige Applizieren der Füllung ist nur mit ausdrücklicher Befürwortung durch den Hersteller zu vertreten.

Tees

Tees sind die am weitesten verbreiteten wässrigen Pflanzenauszüge. Sie werden v. a. peroral verabreicht, aber auch zum Gurgeln, Spülen und für Umschläge verwendet.

Wird flüssigen Pflanzenauszügen das Extraktionsmittel entzogen, entstehen Trockenextrakte, die sich weiterverarbeiten lassen, z. B. zu löslichem Teepulver (Instanttees).

▶ **Anwendungshinweise**
Bei der Zubereitung von Tees ist auf die Herstellerangaben zu achten. Eine Schleimdroge wie Eibischwurzel wird z. B. kalt mazeriert, Ätherisch-Öl-Drogen werden mit siedendem Wasser aufgegossen und bedeckt stehengelassen, während Rinden- und Wurzeldrogen oft abgekocht werden müssen (➤ 1.1.3).

Suppositorien

Suppositorium (Zäpfchen): einzeln dosierte Arzneizubereitung zum Einführen in Enddarm oder Scheide.

Die meisten **Zäpfchen** schmelzen bei Körpertemperatur und geben dann die Wirkstoffe frei. Macrogolzäpfchen lösen sich in der körpereigenen Flüssigkeit.

Suppositorien eignen sich gut zur Anwendung bei Säuglingen, bei Patienten mit Erbrechen oder bei

magenempfindlichen Personen. Zäpfchen werden mit systemischer Wirkung (den ganzen Körper betreffend) angewendet, z. B. als Antirheumatika, Analgetika oder Spasmolytika. Gewünscht sein kann aber auch eine lokale Wirkung wie bei der Behandlung von Hämorrhoiden oder Verstopfung.

Nachteilig sind der verzögerte Wirkungseintritt und die geringe Bioverfügbarkeit (➤ 1.2.5). Die Resorption der Wirkstoffe unterliegt großen individuellen Schwankungen.

Vaginalzäpfchen sind spezielle kugel-, zungen-, torpedo- oder eiförmige Zubereitungen, die zum Einführen in die Scheide bestimmt sind. Zur vaginalen Anwendung dienen außerdem Vaginaltabletten und -kapseln.

▶ **Anwendungshinweise**
- Die Suppositorien werden vor der Entnahme aus der Umverpackung mit der Hand etwas angewärmt.
- Zum besseren Einführen können Suppositorien oder Ovula kurz in warmes Wasser getaucht werden. Sie sollten jedoch nicht eingecremt werden, da die Wirkstofffreisetzung beeinträchtigt werden kann. Zum Einführen legt sich der Patient hin (Applikationstiefe von Suppositorien ➤ 1.2.1, ➤ Abb. 1.5).
- Empfinden Patienten nach dem Einführen des Suppositoriums starken Stuhldrang, können torpedoförmige Suppositorien auch mit dem stumpfen Ende voran eingeführt werden.
- Nach dem Einführen sollte der Patient noch einen Moment liegenbleiben.

Lagerung
Zubereitungen, die über Aufschmelzen den Wirkstoff freigeben, sind vor Temperaturen über 30 °C zu schützen. Tropenfest sind Zäpfchen aus wasserlöslichen Macrogolgrundlagen.

Pflaster zur systemischen Therapie

Bei **transdermalen therapeutischen Systemen (TTS)** wird aus einem speziellen arzneistoffhaltigen Pflaster der Wirkstoff freigesetzt, damit dieser durch die Haut resorbiert werden kann und so in den Blutkreislauf übergeht. Dadurch wird ein konstanter Blutspiegel und eine gleichmäßige Wirkung erreicht, die auch nach Entfernen des Pflasters noch einige Zeit anhält. Die Resorption erfolgt durch passive Diffusion, entsprechend dem Konzentrationsgefälle Wirkstoffpflaster und wirkstofffreier Haut.

Einsatzgebiete der TTS sind Schmerzbehandlung, Langzeitbehandlung der Angina pectoris, Hormontherapien, einschließlich Kontrazeption, Raucherentwöhnung und die Prophylaxe der Reisekrankheit.

Es gibt 2 Pflasterarten, die sich im Aufbau und einigen Eigenschaften unterscheiden.

Beim **Matrixpflaster** ist der Arzneistoff direkt in der Trägermasse (Matrix) gleichmäßig verteilt und diffundiert nach dem Aufkleben unmittelbar in die Haut. Matrixpflaster dürfen nicht entfernt und wieder aufgeklebt werden, da sich in der Haut unter dem Pflaster ein Wirkstoffdepot bildet. Bei einer Entfernung kommt es zu Wirkungsschwankungen.

Das **Membranpflaster** enthält den Wirkstoff in einem Depot, das zur Haut hin durch eine Membran abgeschlossen wird. Diese Membran muss der Wirkstoff nach dem Aufkleben durchdringen, bevor er durch die Haut resorbiert wird. Ein Membranpflaster darf nicht beschädigt oder bei der Lagerung geknickt werden, da dadurch das Depot zerstört wird. Da Membranpflaster ein hautunabhängiges Depot besitzen, können sie kurzzeitig, z. B. zum Duschen, entfernt werden.

▶
Vorbereitung und richtiges Aufkleben der TTS
- Pflaster nur auf saubere, unverletzte, möglichst unbehaarte und nicht gereizte Haut kleben, die frei von Kosmetika oder topischen Arzneizubereitungen ist. In der Gebrauchsinformation sind meist bestimmte Körperstellen empfohlen.
- Bei behaarten Stellen den Haarwuchs mit einer Schere entfernen, auf keinen Fall rasieren. Mikrokleine Verletzung der Hornhautschicht können zu Veränderungen der Resorption führen.
- Zur Reinigung der Hautstelle darf nur reines Wasser verwendet werden. Die Haut wird vorsichtig trockengetupft, wobei jedes Reiben vermieden wird.
- Pflaster unmittelbar vor der Anwendung aus der Verpackung nehmen. Schutzpackung nicht aufschneiden, sondern vorsichtig aufreißen, um eine Beschädigung des Pflasters zu vermeiden.
- Beim Abziehen der Schutzfolie die Klebefläche nicht mit den Fingern berühren.
- Das Pflaster faltenfrei aufkleben und ca. 30 Sekunden mit der flachen Hand festdrücken.
- Klebt das Pflaster an den Randstellen nicht ausreichend, können diese zusätzlich mit Pflasterstreifen fixiert werden.

- Die Applikationsstelle darf keiner Wärmequelle wie Heizkissen, Sauna, direkter Sonneneinstrahlung oder heißen Bädern ausgesetzt werden. Durch die Wärme kann der Wirkstoff schneller freigesetzt werden und somit zu unerwünschten Wirkungen führen.
- Generell ist nach Entfernen eines Pflasters das neue an einer anderen Applikationsstelle aufzukleben, um Hautreizungen zu vermeiden. Nach 7 Tagen Pflasterfreiheit kann die vorherige Stelle wieder genutzt werden.
- Der Wechselrhythmus ist genau einzuhalten, um gleichmäßige Blutspiegel zu gewährleisten.
- Nach Applikation bzw. Entfernen des Pflasters gründlich die Hände waschen.

Bei gebrauchten Pflastern die Klebeflächen aneinanderdrücken und zur Entsorgung an die Apotheke geben.

VORSICHT

Transdermale Systeme sind hoch wirksame Arzneiformen. Wie bei parenteralen oder peroralen Arzneiformen kann eine unsachgemäße Anwendung zum Verlust der Wirksamkeit oder zu unerwünschten Wirkungen und auch Vergiftungen führen. Ebenso sind Wechselwirkungen mit anderen Arzneistoffen und mit Genussmitteln wie Alkohol und Nikotin möglich.

2.3.5 Parenteralia

Parenteralia: sterile Arzneiformen, die dem Körper unter Umgehung des Magen-Darm-Trakts zugeführt werden; dazu gehören Zubereitungen zur Implantation, Injektion oder Infusion.

Injektions- und Infusionszubereitungen

Bei **Injektionen** wird dem Körper rasch (innerhalb von einigen Sekunden bis Minuten) eine kleine Flüssigkeitsmenge (bis 20 ml) zugeführt. Bei **Infusionen** werden größere Flüssigkeitsmengen (bis zu mehreren Litern) über einen längeren Zeitraum (Minuten bis Stunden) verabreicht.

Injektionen können praktisch in jedes Körperteil verabreicht werden. Neben der Applikation in Blutgefäße (**intravenös, intraarteriell**) sind besonders die Applikation ins Unterhautfettgewebe (**subkutan**) oder in die Muskulatur (**intramuskulär**) zu erwähnen. In Notfällen und bei sehr schwierigen Venenverhältnissen hat sich neuerdings die **intraossäre** Gabe (in die Knochenmarkshöhle) bewährt. Injektionen können auch ungelöste Feststoffe begrenzter Teilchengröße enthalten. Dies ist z. B. bei der subkutanen Applikation von lang wirksamen Insulinsuspensionen der Fall.

Infusionen werden i. d. R. intravenös angewendet, möglich sind aber auch die intraperitoneale (in die Bauchdecke, z. B. bei der Dialyse), die intraarterielle und die subkutane Anwendung. Infusionen sind immer klare Lösungen (Ausnahme: O/W-Emulsionen mit sehr kleinen Öltröpfchen in Wasserphase).

Das Aufziehen von **Injektionen, Perfusorlösungen** und auch die Zugabe von Arzneimitteln zu **Infusionslösungen** sollte möglichst unmittelbar vor der Applikation beim Patienten erfolgen. Längeres Lagern erhöht die Gefahr einer mikrobiellen Kontamination und möglicher Zersetzungen.

Die Pflegenden arbeiten aseptisch. Nach Abnahme des Schutzdeckels von den Verschlüssen der Durchstichbehältnisse oder der Ports an den Infusionslösungsbeuteln desinfizieren sie die Oberflächen mit einem Desinfektionsmittel. Dann erfolgt der Einstich mit einer Kanüle oder dem Dorn eines Überleitungsgeräts.

Injektionen und Kurzinfusionen von Arzneistoffen (bis 100 ml) liegen meistens in applikationsgerechter Form vor. Teilweise ist aber eine Lösung der Trockensubstanz notwendig. Bei Injektionen wird das Pulver unmittelbar gelöst. Die Pflegenden ziehen das Lösungsmittel in eine Einmalspritze auf und spritzen es in das Durchstichfläschchen. Nach der vollständigen Auflösung sollte das Medikament aus hygienischen Gründen in eine neue sterile Spritze aufgezogen werden. Wenn eine unmittelbare Injektion nicht möglich ist, decken die Pflegenden die Spritze mit einem sterilen Stöpsel ab und vermerken auf der Spritze den Inhalt und die Uhrzeit. Ein Wiederverschließen der Kanüle mit der Schutzkappe (Recapping) ist aus Unfallverhütungsmaßnahmen verboten. Wann das zubereitete Arzneimittel bei nicht er-

folgter Applikation verworfen werden muss, steht in der Packungsbeilage.

Bei Infusionen werden Überleitungsgeräte (Mini-Spikes) zwischen dem Arzneistoff- und dem Lösungsmittelfläschchen eingesetzt. Hier ist nur ein Arbeitsgang nötig, die Infusion erfolgt direkt aus dem Originalbehältnis mit dem Arzneimittel.

Bei Zugabe von Arzneistoffen in Elektrolyt- oder Glukoselösungen sind **Inkompatibilitäten** (Unverträglichkeiten) möglich. Die Pflegenden achten auf evtl. Veränderungen der Zubereitung.

Verwendete Spritzen und Kanülen sowie das Infusionssystem werden anschließend in speziellen Behältnissen entsorgt, um Verletzungen des Personals oder anderer Personen zu vermeiden.

▶ **Hinweise zur Anwendung von Injektionszubereitungen**
- Bei i. v.-Gabe müssen Paravasate (Auslaufen der Injektionsflüssigkeit in das umliegende Gewebe) strikt vermieden werden. Paravasate mit barbituralhaltigen Injektionsnarkotika oder bestimmten Zytostatika führen zur schwerer Schädigung des Gewebes mit Nekrosen.
- Bei vielen Medikamenten ist eine langsame Injektion notwendig, um toxische Plasmakonzentrationen und einen Schock zu vermeiden. Bei langsamer Injektion werden oft auch gewebereizende Stoffe gut vertragen, weil sie auf diese Weise ausreichend durch das strömende Blut verdünnt werden.
- Suspensionen zur Injektion müssen vor der Applikation gemischt werden.

Hinweise zur Anwendung von Infusionslösungen
- Da viele Bestandteile in Infusionen (z. B. Aminosäuren) mit anderen Arzneistoffen reagieren und sie inaktivieren bzw. selbst unwirksam werden, dürfen weitere Arzneimittel nur zugefügt werden, wenn es durch die Packungsbeilage oder den Arzt ausdrücklich gestattet ist.
- Die Infusionsgeschwindigkeit und damit die Dosierung wird vom Arzt bestimmt.
- Lichtempfindliche Infusionen dürfen keinesfalls direktem Sonnenlicht ausgesetzt werden, u. U. muss die Infusionsflasche mit lichtundurchlässiger Folie umwickelt, lichtgeschütztes Infusionsbesteck verwendet oder der Raum abgedunkelt werden.
- Die Herstellerhinweise zur Verwendung und Applikationsmöglichkeit der diversen Infusionssysteme werden unbedingt berücksichtigt. Hyperosmolare Lösungen müssen zentralvenös verabreicht werden.

▶ **Berechnung der Infusionsgeschwindigkeit**
Grundlage aller Berechnungen:
• **1 ml entspricht 20 Tropfen**
• **1 Tropfen/min = 3 ml/h**
Häufig werden die Gesamtmenge der Infusionen und die Infusionsdauer angeordnet. Dann lässt sich die notwendige Tropfenzahl/min bzw. die Infusionsmenge in ml/h folgendermaßen errechnen:

$$\frac{\text{Infusionsmenge in ml} \times 20 \text{ Tropfen/ml}}{\text{Infusionsdauer in h} \times 60 \text{ min/h}}$$

$$= \frac{\text{Gesamttropfenzahl}}{\text{Infusionsdauer in min}} = \frac{\text{Tropfen}}{\text{min}}$$

Beispiel: 500 ml Infusionslösung sollen in 12 Stunden durchlaufen.

$$\frac{500 \times 20 \text{ Tropfen/ml}}{12 \times 60 \text{ min/h}} = \frac{10.000 \text{ Tropfen}}{720 \text{ min}} = \frac{13,88 \text{ Tropfen}}{\text{min}}$$

$$\frac{60 \text{ s/min}}{13,88 \text{ Tropfen/min}} = 4,32 \text{ s/Tropfen}$$

→ ungefähr alle 4 s muss 1 Tropfen fallen.
Manchmal werden aber auch die Tropfenzahl/min und die Gesamtinfusionsmenge verordnet und die Pflegekraft möchte zur Zeitabschätzung und Infusionsplanung wissen, wann die Infusion beendet sein wird:

$$\frac{\text{Infusionsmenge in ml} \times 20 \text{ Tropfen/ml}}{\text{Tropfenzahl/min} \times 60 \text{ min/h}} = \text{Einlaufzeit in h}$$

$$\frac{\text{Infusionsmenge in ml} \times 20 \text{ Tropfen/ml}}{\text{Tropfenzahl/min}}$$
$$= \text{Einlaufzeit in min}$$

Beispiel: Eine Kurzinfusion mit einem Gesamtvolumen von 100 ml soll mit einer Tropfenzahl von 30 Tropfen/min einlaufen.

$$\frac{100 \text{ ml} \times 20 \text{ Tropfen/ml}}{30 \text{ Tropfen/min} \times 60 \text{ min/h}} = \frac{2.000}{1.800} \text{ h} = 1,1 \text{ h}$$

$$\frac{100 \text{ ml} \times 20 \text{ Tropfen/ml}}{30 \text{ Tropfen/min}} = \frac{2.000}{30} \text{ min} = 66,6 \text{ min}$$

Die Infusion läuft etwas länger als 1 h.

Implantate

Implantate: dauerhaft in Körperhöhlen oder Organe eingebrachte (implantierte) Fremdmaterialien.

Implantate können ein Arzneistoffdepot beinhalten und somit über einen längeren Zeitraum wirken. Die Applikation erfolgt mittels eines operativen Eingriffs. Beispiele sind Verhütungsstäbchen (Implanon®) oder Baclofen-Pumpen bei schweren Spastiken.

2.4 Unerwünschte Arzneimittelwirkungen

Wirkung und unerwünschte Wirkung

Unerwünschte Wirkungen treten neben der Hauptwirkung, die erwünscht ist, auf. Deshalb werden sie oft auch verallgemeinernd „Nebenwirkungen" genannt. Diese können jedoch auch erwünscht sein, z. B. die beruhigende Nebenwirkung von Antidepressiva. So haben diese Medikamente z. B. die Hauptwirkung „Depressionslösung" und können gleichzeitig beruhigend wirken. Wenn der Patient zusätzlich unter Unruhe leidet, ist dieser Nebeneffekt durchaus erwünscht.

Wenn man die unangenehmen Begleiterscheinungen von Arzneimitteln beschreibt, muss man also korrekterweise von unerwünschten Wirkungen und nicht von Nebenwirkungen sprechen.

Oftmals hängt es auch von der Indikation ab, ob eine Wirkung erwünscht oder unerwünscht ist. Werden Antihistaminika als Antiallergika eingesetzt, ist die beruhigende Wirkung unerwünscht. Bei antihistaminikahaltigen Schlafmitteln entspricht die beruhigende Wirkung hingegen der Hauptwirkung.

Als **Ursachen** für unerwünschte Wirkungen kommen in Frage:
• Überdosierung des Arzneimittels
• Unspezifischer Wirkungsmechanismus des Wirkstoffes

Tab. 2.5 Allergietypen und Beispiele für Arzneimittel, die Allergien auslösen können.

Typ	Reaktionszeitpunkt	Vermittelt durch	Symptome	Beispiele
I	Sofort	IgE	Anaphylaktischer Schock, Nesselsucht, Ödeme, Bindehautentzündung, Schnupfen, Asthma	Penicillin, Acetylsalicylsäure
II	Früh (wenige Stunden)	IgG, IgM	Blutbildveränderungen (Abfall der weißen Blutkörperchen oder der Blutplättchen), hämolytische Anämie	Metamizol, Thyreostatika, Clozapin
III	Früh (wenige Stunden)	Immunkomplexe	Entzündungen in Gefäßen, Niere, Gelenken	Penicillamin
IV	Spät (1–2 Tage)	T-Lymphozyten	Kontaktekzem, Photoallergie	Konservierungsmittel, Sulfonamide, Tetrazykline

- Wechselwirkungen mit anderen Arzneimitteln oder Nahrungsmitteln
- Wechselwirkungen mit UV-Licht
- Organtoxizität des Wirkstoffes
- Allergische Reaktionen des Patienten auf Inhaltsstoffe des Arzneimittels, evtl. auch auf Hilfsstoffe

Unerwünschte Wirkungen treten nicht unbedingt immer auf. Auftreten und Ausprägung der unerwünschten Wirkungen sind auch abhängig von Alter, Geschlecht, schon bestehenden Organfunktionsstörungen und individueller Empfindlichkeit des Patienten.

2.4.1 Allergische Reaktionen

Allergie: erworbene spezifische Überempfindlichkeit gegenüber bestimmten körperfremden Stoffen (Antigenen). Wie die physiologische Abwehrreaktion durch Antigen-Antikörper-Reaktionen ausgelöst, aber im Gegensatz zu dieser überschießend bis hin zum lebensbedrohlichen anaphylaktischen Schock.

Allergische Reaktionen im Zusammenhang mit Arzneimitteln (➤ Tab. 2.5) treten bei ca. 2–6 % aller behandelten Patienten auf. Für die Auslösung einer Arzneimittelallergie kommen die Wirkstoffe selbst, aber auch die in der Arzneiform enthaltenen Hilfsstoffe in Frage. Wie bei anderen Allergenen, z. B. Pollen oder Insektengiften, gibt es auch bei der Arzneimittelallergie 4 Allergietypen, die sehr unterschiedliche Symptome zeigen.

Sind bei einem Patienten bereits Arzneimittelallergien bekannt, sollten diese in einem Allergiepass eingetragen sein. Sicherheitshalber wird der Arzt vor dem Verordnen neuer Medikamente immer nach bekannten Arzneimittelallergien fragen. Auch wenn ein Patient zu anderen, nicht mit Arzneimitteln im Zusammenhang stehenden Allergien neigt, ist die Wahrscheinlichkeit des Auftretens von Arzneimittelallergien erhöht.

Kreuzallergien

Normalerweise tritt bei einem Patienten eine Arzneimittelallergie nur dann auf, wenn er früher schon einmal mit diesem Arzneimittel in Kontakt getreten ist. Es gibt jedoch Gruppen von Arzneimitteln, die sog. **Kreuzallergien** zeigen. Dies bedeutet, dass bei früherem Kontakt mit einem Arzneimittel dieser Gruppe später auch dann eine Allergie auftreten kann, wenn ein anderes Arzneimittel dieser Gruppe gegeben wird. Ein Beispiel dafür ist die Kreuzallergie zwischen Penicillin V und Amoxicillin.

2.4.2 Überdosierung

Unerwünschte Arzneimittelwirkungen können auch durch eine zu hohe Dosierung ausgelöst werden (➤ Tab. 2.6). Zu **Überdosierungen** kann es kommen, wenn z. B. das Alter, das Gewicht oder die Kapazität der Nieren- oder Leberfunktion des Patienten nicht beachtet werden. Bei Wirkstoffen mit geringer therapeutischer Breite (➤ 1.3) sind diese Parameter ganz besonders zu berücksichtigen. Oftmals treten bei Überdosierung bekannte unerwünschte Wirkungen eines bestimmten Wirkstoffes häufiger

Tab. 2.6 Überdosierungssymptome und Antidota einiger Wirkstoffe.

Wirkstoff	Überdosierungssymptome	Antidot
Antidiabetika/Insulin	Rötung des Gesichts, Schwitzen, Hungergefühl, Hypotonie	Glukagon
(Orale) Antikoagulanzien	Blutungen, Blut im Urin	Vitamin K (Phytomenadion)
Benzodiazepine	Benommenheit, Schläfrigkeit, verminderte Reflexe, Bewegungsstörungen, Hypotonie, oberflächliche Atmung	Flumazenil
Herzglykoside	Übelkeit, Erbrechen, Seh-, Herzrhythmusstörungen	Digitalis-Antitoxin
Iod	Braunfärbung von Mund und Rachen, Magen-Darm-Störungen, Schwindel, Atemnot	Kaliumiodid
Isoniazid	Schwindel, Kopfschmerz, gestörte Reflexe, Nervenentzündungen	Vitamin B$_6$ (Pyridoxin)
Neuroleptika	Parkinsonismus, Bewegungsstörungen	Biperiden
Opiate	Übelkeit, Erbrechen, Schläfrigkeit, oberflächliche Atmung, enge Pupillen	Naloxon
Paracetamol	Bauchschmerzen evtl. Erbrechen, nach 36–72 h Leberinsuffizienz, Koma	Acetylcystein

und in stärkerer Ausprägung auf. Überdosierungssymptome können bei stark wirksamen Stoffen den Symptomen einer Vergiftung entsprechen und auch tödlich enden. Zu Überdosierungen können führen:
• Falsche Dosierung
• Verwechslung
• Kumulation
• Einnahme großer Mengen in suizidaler Absicht (Selbstmord, ➤ 4.1.1)
• Wechselwirkung mit anderen Arzneimitteln
Allgemeine Maßnahmen zur Entfernung des Wirkstoffes sind: Auslösen von Erbrechen, Magenspülung, Dialyse, Gabe von Adsorbenzien (Präparate in Pulver- oder Granulatform, die gelöste Stoffe binden) und Abführmitteln. Bei einigen Wirkstoffen können gezielt **Antidota** eingesetzt werden.

Antidot (Gegenmittel): Substanz, die spezifisch die Giftigkeit schädlich wirkender Stoffe vermindert oder aufhebt.

2.4.3 Organtoxizität

Arzneimittel können, v. a. wenn sie über längere Zeit angewendet werden, Organschäden hervorrufen (➤ Tab. 2.7). Insbesondere der **Magen-Darm-Trakt**, mit dem das Arzneimittel i. d. R. ausgeprägt in Kontakt tritt, und die beiden Ausscheidungsorgane **Leber** und **Niere** sind davon betroffen. Magen-Darm-Beschwerden können sich äußern in Übelkeit, Erbrechen, Schmerzen bzw. Krämpfen, Durchfällen oder Verstopfung. Leber- und Nierentoxizität bleiben zunächst oft unbemerkt und können in schwe-

Tab. 2.7 Organtoxische Wirkungen einiger Wirkstoffe.

Organ	Unerwünschte Wirkung	Wirkstoffgruppe
Magen-Darm-Trakt	Peptische Ulzera	NSAR (nichtsteroidale Antirheumatika)
Niere	Schädigung des Nierenepithels	Aminoglykosid-Antibiotika, Cisplatin
Leber	Schädigung des Leberepithels	Isoniazid, Rifampicin, Paracetamol
Zentrales Nervensystem	Extrapyramidalmotorische Störungen	Neuroleptika
Innenohr	Schwerhörigkeit, Gleichgewichtsstörungen	Aminoglykosid-Antibiotika
Blut	Neutropenie, Agranulozytose	Zytostatika, Phenytoin, Clozapin

2

ren Fällen zum kompletten Ausfall der Organfunktion mit den entsprechenden Konsequenzen für den Patienten (z. B. Dialyse) führen.

▶ Einige Arzneistoffe (z. B. Psychopharmaka, Aminoglykosid-Antibiotika oder Chloramphenicol) können durch Schädigung des Nervensystems **zentralnervöse Störungen** wie Kopfschmerzen, Schwindel, Sehstörungen, Sensibilitätsstörungen oder Bewegungsstörungen auslösen. Solche unerwünschten Wirkungen beeinträchtigen die Konzentration und das Reaktionsvermögen. Tätigkeiten, die besondere Aufmerksamkeit und schnelles Reagieren erfordern, z. B. Autofahren oder das Bedienen von Maschinen, sollten nicht oder nur mit besonderer Vorsicht ausgeführt werden. Darauf weisen die Pflegenden vor Einnahme des Arzneimittels unbedingt hin.

Weitere unerwünschte Organstörungen durch Arzneimittel sind z. B. Kardio- und Ototoxizität (Herz- bzw. Innenohrschädigung) sowie Blutbildveränderungen.

▶ **Häusliche Pflege**
Die Pflegenden erinnern den Patienten an regelmäßige Hausarztbesuche zur Blutentnahme (Blutbildkontrolle). Stellen die Pflegenden fest, dass die Praxisbesuche ausbleiben, sollten sie den Hausarzt darüber informieren.

2.4.4 Photosensibilisierung

Bestimmte Wirkstoffe können zu einer Steigerung der Lichtempfindlichkeit der Haut führen. Man nennt

solche Substanzen **Photosensibilisatoren** (➤ Tab. 2.8). Normale UV-Dosen führen nach Einnahme oder äußerlicher Anwendung der Wirkstoffe zu ausgeprägtem Sonnenbrand (phototoxische Dermatitis) oder dem Bild eines Ekzems (photoallergische Dermatitis). Das Ausmaß der phototoxischen Dermatitis ist sowohl von der Dosis der UV-Strahlung als auch von der Dosis des Photosensibilisators abhängig. Wirkstoffe, die eine phototoxische Reaktion hervorrufen sind z. B. Tetrazykline, Gyrasehemmer, Psoralene, Chlorpromazin, NSAR wie Diclofenac und Piroxicam sowie bei äußerlicher Anwendung der Steinkohlenteer. Sulfonamide, NSAR und Psychopharmaka können eine photoallergische Dermatitis verursachen. Die Symptome gleichen denen des allergischen Ekzems. Es gibt keine strenge Dosisabhängigkeit.

▶ Die Pflegenden weisen den Patienten bei Anwendung photosensibilisierender Arzneimittel darauf hin, dass er das direkte Sonnenlicht meiden und weder Sonnenbäder noch Solariumsbesuche durchführen soll.

2.4.5 Kanzerogenität und Teratogenität

Kanzerogene (Karzinogene, krebsauslösende Stoffe): Substanzen, die beim Menschen die Häufigkeit maligner Tumoren erhöhen.
Teratogene (fruchtschädigende Stoffe): Substan-

Tab. 2.8 Wirkstoffe, bei denen UV-Strahlung gemieden werden soll.

Arzneimittelgruppe	Wirkstoffe	Beispiele
Analgetika	Ibuprofen, Indometacin, Piroxicam, Diclofenac	Dolormin®, Aktren®, Inflam®, Felden®
Antidepressiva	Amitriptylin, Doxepin, Imipramin, Johanniskraut	Saroten®, Aponal®, Pryleugan®, Felis®
Neuroleptika	Promethazin, Haloperidol,	Prothazin®, Haldol®,
Antihypertensiva	Captopril, Diltiazem, Methyldopa, Nifedipin	Tensobon®, Dilzem®, Dopegyt®, Adalat®
Diuretika	Hydrochlorothiazid, Furosemid, Triamteren, Amilorid	Disalunil®, Diurapid®, Lasix®, Triampur comp. ®, Diaphal®
Antiinfektiva	Gyrasehemmer, Tetrazykline, Sulfonamide	Tarivid®, Ciprobay®, Doxymono®, Aknosan®
Externa	Benzoylperoxid, Steinkohlenteer, Tretinoin, Dithranol, Johanniskrautrotöl	Benzaknen®, Aknederm®, Tarmed®, Micanol®

zen, die Fehlbildungen am ungeborenen Kind verursachen.

Mutagene (Mutationen auslösende Stoffe): Substanzen, die durch Reaktion mit genetischen Strukturen in Zellen Änderungen der Gene und Chromosomen (Mutationen) auslösen.

Werden in Zellen Mutationen ausgelöst, kann dies unterschiedliche Folgen haben:
- Die Zelle ist in ihrer Funktion nur wenig beeinträchtigt und existiert weiter.
- Die Zelle zerstört sich selbst (Apoptose).
- Die Zelle wird vom Immunsystem als fehlerhaft erkannt und entfernt.
- Die mutierte Zelle führt, wenn es sich um eine Keimzelle handelt, zu Fehlbildungen beim ungeborenen Kind.
- Die Zelle entartet (zelleigene Wachstumskontrollen gestört) und dies führt zur Entstehung einer Krebserkrankung.

> Wirkstoffe, die mutagen wirken, sind somit potenzielle Kanzerogene und Teratogene.

Um die Arzneimittelsicherheit zu gewährleisten, werden möglichst nur Wirkstoffe verwendet, die nicht mutagen sind. Es gibt jedoch Wirkstoffe, bei denen es keine wirksamen Alternativen gibt. Die Wirkstoffgruppe der Zytostatika ist als potenziell kanzerogen und teratogen bekannt, jedoch unver-

zichtbar bei der Therapie maligner Erkrankungen.

Zu den **Teratogenen**, den fruchtschädigenden Substanzen, gehören neben Mutagenen auch viele andere nicht mutagene Substanzen (➤ Tab. 2.9). Zweifelsohne gehört die teratogene Wirkung zu den schwerwiegendsten unerwünschten Wirkungen von Arzneimitteln. Leider nehmen immer noch zahlreiche Frauen während der Schwangerschaft ohne zwingenden Grund Arzneimittel ein. Sind Arzneimittel während der Schwangerschaft unbedingt nötig, beachten die Pflegenden die Kontraindikationen und halten immer Rücksprache mit dem Arzt.

Entscheidend bei der Bewertung des schädigenden Potenzials eines Arzneimittels ist auch der Zeitpunkt der Einnahme. Eine Kontraindikation in der Schwangerschaft bezieht sich meistens auf ein oder mehrere Schwangerschaftsdrittel.

Viele Frauen haben Gewissensbisse, da sie aus Unkenntnis des Vorliegens einer Schwangerschaft in den ersten Wochen Arzneimittel oder Genussmittel zu sich genommen haben. Die Pflegenden können die Frauen insofern beruhigen, dass bis zum 18. Tag das „Alles-oder-nichts-Prinzip" herrscht. In diesem Zeitraum der Schwangerschaft verursachte schwere Schäden führen zum Keimtod, während geringgradige Schäden ohne Defekt ausheilen (➤ Abb. 2.6).

Jedoch sollte die Schwangere nach dem 18. Tag der Schwangerschaft bis zur 8. Schwangerschaftswoche besonders darauf achten, den Embryo nicht

Tab. 2.9 Wirkstoffe, die wegen ihrer teratogenen Wirkung in der Schwangerschaft kontraindiziert sind, und Wirkstoffe, die in therapeutischer Dosierung keine Fruchtschädigung bewirken.

Wirkstoffgruppe	Wirkstoffe, die in der Schwangerschaft kontraindiziert sind	Wirkstoffe, die keine Schädigung des Ungeborenen bewirken
Analgetika	Opioide	Paracetamol
Hormone	Sexualhormone, Glukokortikoide	Schilddrüsenhormone
Antidiabetika	Sulfonylharnstoffe, Metformin	Insulin
Antihypertensiva	ACE-Hemmer, Kalziumkanalblocker	Kardioselektive Betablocker
Antikoagulanzien	Orale Antikoagulanzien	Heparin
Laxanzien	Hydragoga	Laktulose, Quellstoffe
Antibiotika	Aminoglykoside, Chloramphenicol, Gyrasehemmer, Nitroimidazole, Tetrazykline, Vancomycin	Cephalosporine, Erythromycin, Lincosamide, Penicilline
Vitamine	Vitamine A und D	Wasserlösliche Vitamine, Vitamin E

2

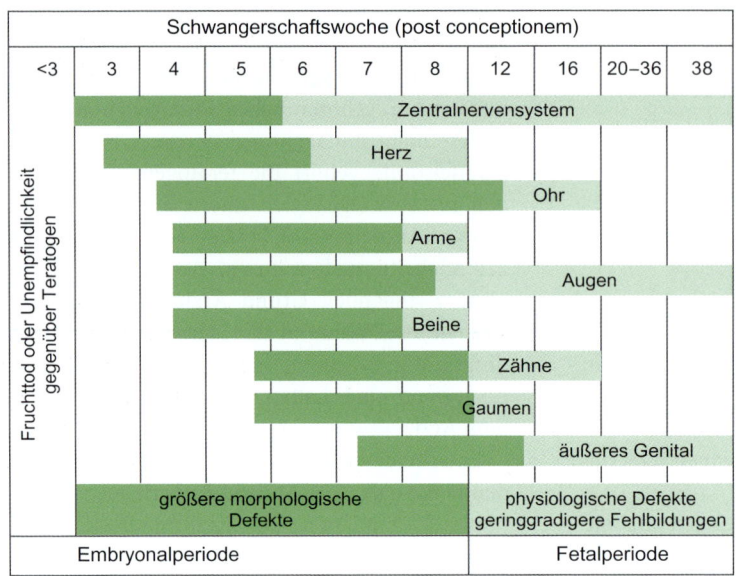

Abb. 2.6 Gefährdung des Ungeborenen durch Teratogene in Abhängigkeit von der Schwangerschaftsdauer (dunkelblau hohe, hellblau geringere Gefährdung). [R130]

unnötig durch unkontrollierte Arzneimitteleinnahme oder das Verwenden von Genussmitteln oder Rauschgiften zu gefährden. Besonders von der 4. bis zur 8. Schwangerschaftswoche, während der Zeit der Organogenese (dem Entstehen der Organe), können durch Teratogene schwere Organmissbildungen entstehen. Ist die Organentwicklung abgeschlossen (8. Schwangerschaftswoche bis zur Geburt) sind die durch Teratogene verursachten Schäden meist weniger schwerwiegend. Dennoch können auch in dieser Zeit der Schwangerschaft Schäden bei Organ- und Gewebedifferenzierung auftreten.

2.4.6 Unerwünschte Wirkungen im Zusammenhang mit der Applikation

Perorale Applikation

Bei der **peroralen Applikation** kann es zu Magen-Darm-Unverträglichkeiten wie Übelkeit, Magendruck oder Durchfall kommen. Werden Tabletten oder Kapseln mit zu wenig Flüssigkeit eingenommen, kann das Arzneimittel in der Speiseröhre steckenbleiben. Dies kann zu lokalen Schleimhautrei-

zungen und Wirkungsverzögerungen führen. Die Pflegenden achten darauf, dass die Einnahme kompakter Arzneiformen bei normal schluckfähigen Patienten mit mindestens 250 ml (ein großes Glas) Flüssigkeit erfolgt.

▶
Perorale Gabe von Arzneimitteln bei Schluckstörungen
Bei Schluckstörungen können Arzneimittel mit Joghurt, Apfelmus oder Brei verabreicht besser geschluckt werden, allerdings muss unbedingt in der Packungsbeilage nachgesehen werden, ob Milchprodukte Wechselwirkungen mit dem Arzneimittel eingehen.

Parenterale Applikation

Die **intravasale Applikation** (Applikation in Gefäße) birgt ein wesentlich höheres Risiko als andere Applikationsarten. Die unerwünschten Wirkungen der verschiedenen Wirkstoffe treten bei intravasaler Applikation oft häufiger und in stärkerer Ausprägung als bei anderen Applikationsarten auf. Es kann durch die schnelle Anflutung bei Wirkstoffen mit geringer therapeutischer Breite u. U. zu lebensbedrohlichen Zuständen kommen. Folgende Fehler bei intravasaler Applikation sind unbedingt zu vermeiden (➤ Tab. 2.10):

Tab. 2.10 Unerwünschte Wirkungen bei fehlerhafter intravasaler Applikation.

Fehler bei intravasaler Applikation	Mögliche Folgen
Paravenöse Injektion (Wirkstoff tritt ins umliegende Gewebe ein)	Verlust einer Extremität, z. B. bei Injektionsnarkotika
Zu rasche Injektion	Zu hohe Wirkstoffkonzentration am Wirkort, Schockgefahr
Injektion von Lösungen zu hoher oder zu geringer Konzentration	Hämolyse bzw. Plasmolyse
Intravasale Injektion öliger oder partikelhaltiger Zubereitungen, z. B. zur i. m.- oder s. c.-Injektion	Thromboembolische Komplikationen
Sterilität nicht gewährleistet	Verschleppung von Keimen, systemische Infektion

▶ Um unerwünschte Wirkungen beim **Zumischen zu Infusionslösungen**, z. B. durch Wechselwirkungen zu vermeiden, beachten die Pflegenden folgende Grundregeln:
- Es wird maximal ein Medikament zugemischt. Ausnahmen sind möglich, müssen aber vorher mit dem anordnenden Arzt bzw. dem Apotheker abgesprochen werden.
- Beim Zumischen wird aseptisch gearbeitet.
- Die Mischung wird unmittelbar vor Anlegen der Infusion durchgeführt.
- Die Lösung wird zur gleichmäßigen Durchmischung mehrmals vorsichtig gekippt, aber nicht geschüttelt.
- Die Infusionslösung wird nach der Zumischung auf ungewöhnliche Veränderungen hin beobachtet (möglichst Glasflaschen verwenden). Bei erkennbaren Veränderungen wie Ausflockung, Kristallisierung oder Trübung wird die Lösung verworfen.
- Die Zumischung wird auf der Flasche exakt dokumentiert (Name und Menge des Wirkstoffes, Zeitpunkt des Zumischens, des Infusionsbeginns und der -dauer).

Im Vergleich zur intravasalen Applikation sind die **subkutane** und die **intramuskuläre Applikation** unproblematischer. Jedoch darf es hier nicht zu versehentlicher intravasaler Applikation kommen. Des Weiteren sind lokale Irritationen wie Schmerzen, Rötungen und Nekrosen bei diesen Applikationsarten besonders häufig. Die Pflegenden beobachten die Injektionsstelle sorgfältig und weisen den Arzt auf stärkere lokale Reizerscheinungen hin.

▶ Um Reizerscheinungen bzw. fehlerhafte intramuskuläre Injektionen zu vermeiden, sollte eine lange Kanüle (10 cm) zur Injektion genommen werden. Einstichtiefe richtet sich nach dem Ernährungszustand des Patienten.

Pulmonale Applikation

Bei der **pulmonalen Applikation** sind häufig Anwendungsfehler für unerwünschte Wirkungen verantwortlich. So wird z. B. das Ausspülen des Mundes nach der Applikation vergessen, was bei Glukokortikoidaerosolen häufig zu Pilzinfektionen auf der Mundschleimhaut führt. Die Pflegenden achten darauf, dass die Applikationsgeräte richtig angewendet werden und üben ggf. mit dem Patienten.

2.4.7 Wechselwirkungen

Pharmakokinetische Wechselwirkungen

Pharmakokinetische Wechselwirkungen können in jeder pharmakokinetischen Phase auftreten (➤ 1.2, ➤ Abb. 2.7).

Eine Beeinflussung der **Resorption** kann durch Veränderung des pH-Wertes oder der Verweildauer im Magen-Darm-Trakt, bei Komplexbildung oder chemischer Inaktivierung vor der Resorption zustande kommen.

Bei der **Verteilung** treten Wechselwirkungen auf, wenn sich Verteilungsräume verändern oder Wirkstoffe aus ihrer Plasmaeiweißbindung verdrängt werden (➤ 1.2.2).

Es gibt Wirkstoffe, welche die **Biotransformation** anderer Wirkstoffe beeinflussen. Sie können die abbauenden Enzyme der Leber hemmen oder induzieren. Dadurch wird die verfügbare Menge an Wirkstoff erhöht bzw. erniedrigt und somit die Wirkung des Wirkstoffes verstärkt bzw. verringert (➤ 1.2.3, ➤ Abb. 1.9).

Bei der renalen **Exkretion** können die glomeruläre Filtration und die tubuläre Rückresorption beeinflusst und so die Plasmakonzentration erhöht oder erniedrigt werden. Entsprechend wird die Wirkung des Wirkstoffes verstärkt oder verringert. Der pH-Wert des Urins spielt eine wesentliche Rolle, wenn Wirkstoffe pH-Wert-abhängig ausgeschieden wer-

2

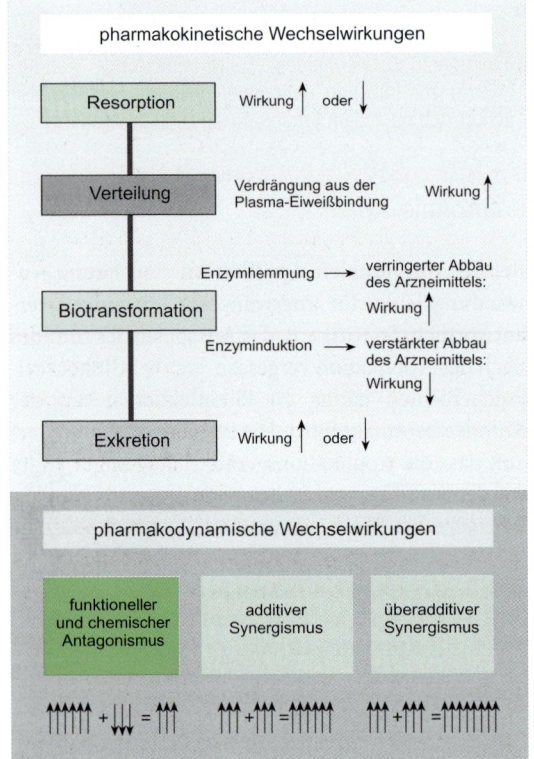

Abb. 2.7 Werden mehrere Arzneimittel gleichzeitig verabreicht, kann es zu verschiedenen Arzneimittelwechselwirkungen kommen. Wie im Schema gezeigt, ist je nach Mechanismus der Wechselwirkung eine Wirkungsverstärkung oder eine Wirkungsabschwächung der Arzneimittel möglich. [L157]

den. Bei der biliären Exkretion kann durch manche Wirkstoffe der enterohepatische Kreislauf (➤ 1.2.2) unterbrochen und so die verfügbare Wirkstoffmenge stark reduziert werden.

Pharmakodynamische Wechselwirkungen

Pharmakodynamische Wechselwirkungen (➤ Abb. 2.7) kommen zustande, wenn verschiedene Wirkstoffe appliziert werden, die sich in ihrer jeweiligen Wirkung beeinflussen. Für die Interaktion sind somit die pharmakodynamischen Effekte der einzelnen Wirkstoffe verantwortlich. Dies kommt z. B. vor, wenn beide Wirkstoffe den Blutdruck, den Blutzuckerspiegel oder die Gerinnung beeinflussen. Wird bei gleichzeitiger Gabe von verschiedenen Wirkstoffen ein bestimmter Effekt verstärkt, spricht man von **Synergismus**, wird der Effekt geringer, von **Antagonismus**.

Wirkungsverstärkung

Eine **Wirkungsverstärkung** kann durch folgende Mechanismen zustande kommen:
- Erhöhte Resorption
- Verdrängung aus der Eiweißbindung
- Enzymhemmung (➤ 1.2.3; ➤ Abb. 1.9)
- Verringerte Exkretion
- Additiven und überadditiven Synergismus (gleichgerichtete Wirkung)

Metronidazol (Clont®) kann bestimmte **Enzyme der Leber** hemmen. Wirkstoffe, die durch diese Enzyme biotransformiert werden, sind z. B. Phenytoin (Phenhydan®) und die CSE-Hemmer Lovastatin (Mevinacor®) und Simvastatin (Zocor®). Da diese Wirkstoffe bei gleichzeitiger Gabe von Metronidazol weniger verstoffwechselt und somit weniger eliminiert werden, erhöhen sich deren Wirkung und Toxizität. Das bedeutet bei Phenytoin, es kann zu Überdosierungssymptomen wie Augenzittern, Tremor, Bewegungsstörungen und Übelkeit kommen. Bei CSE-Hemmern können durch diese Wechselwirkung verstärkt Muskelschmerzen und -schwäche auftreten.

▶ Beobachten die Pflegenden beim Patienten neu auftretende Symptome (z. B. Augenzittern, Tremor, Bewegungsstörungen, Übelkeit, Muskelschwäche, Müdigkeit, Sehstörungen), so denken sie an mögliche Arzneimittelwechselwirkungen oder -überdosierungen und informieren den Arzt.

Nichtsteroidale Antirheumatika (NSAR), z. B. Acetylsalicylsäure, Ibuprofen und Diclofenac, verringern die Exkretion einiger Wirkstoffe über die Niere. Betroffen sind hierbei auch Wirkstoffe mit geringer therapeutischer Breite wie Lithiumsalze und Methotrexat. Wird deren Plasmakonzentration durch die verminderte Exkretion erhöht, kann es zu gefährlichen Überdosierungssymptomen kommen. Bei Lithium äußert sich diese Wechselwirkung durch Magen-Darm-Störungen, Vermehrung der Harnmenge, Durst, Lethargie (Schläfrigkeit und Verlangsamung), Tremor und Herzrhythmusstörungen. Methotrexatüberdosierungen gehen mit Ulzerationen der Mundschleimhaut, Fieber, Übelkeit, Knochenmarks- und Leberschäden einher.

Pharmakodynamische Wirkungsverstärkungen sind relativ häufig. Sie ergeben sich aus der Summe der Einzelwirkungen zweier Wirkstoffe mit gleichen oder ähnlichen Wirkungen (**additiver Synergismus**). Dabei ist es nicht entscheidend, welcher Wirkungsmechanismus vorliegt.

So bewirken orale Antikoagulanzien eine Gerinnungshemmung, indem sie die Neubildung von Gerinnungsfaktoren verhindern. Salicylate hingegen hemmen die Aggregation von Thrombozyten. Durch beide Mechanismen wird jedoch letztendlich die Gerinnung gehemmt. Werden also Salicylate gleichzeitig mit oralen Antikoagulanzien gegeben, kommt es zu einer verstärkten Gerinnungshemmung, die zu schweren Blutungskomplikationen wie z.B. Magen-Darm-Blutungen oder Hämatomen führen kann.

Auch unerwünschte Wirkungen können sich additiv verstärken. Sowohl nichtsteroidale Antirheumatika, z.B. Diclofenac und Indometacin, als auch Glukokortikoide, z.B. Prednisolon, können die Magenschleimhaut schädigen und zu Magengeschwüren führen. Werden sie gleichzeitig über einen längeren Zeitraum gegeben, erhöht sich die Gefahr für das Auftreten eines Magengeschwürs.

Ein seltener Sonderfall des Synergismus ist der **überadditive Synergismus** (Potenzierung). Hier kommt es zu einer Wirkungsverstärkung, die über die Summe der Wirkungen der an der Wechselwirkung beteiligten Wirkstoffe hinausgeht.

Wirkungsabschwächung

Eine **Wirkungsabschwächung** kann durch folgende Mechanismen zustande kommen:
- Verringerte Resorption
- Enzyminduktion (➤ 1.2.3, ➤ Abb. 1.9)
- Verstärkte Exkretion
- Funktionellen und chemischen Antagonismus (sich aufhebende Wirkungen)

Bei der **verringerten Resorption** ist nur sehr wenig oder gar kein Wirkstoff im Plasma nachweisbar, als wäre das Arzneimittel nie eingenommen worden. So verringern Kalziumsalze die Resorption von Tetrazyklinen und Gyrasehemmern.

Bei basischen und sauren Wirkstoffen spielt auch der pH-Wert bei der Resorption eine entscheidende Rolle.

Enzyminduktoren (z.B. Antiepileptika) verringern durch die Beschleunigung des metabolischen Abbaus anderer Wirkstoffe deren Wirkung und Wirkdauer. Die Dosis muss erhöht werden.

Bei der **verstärkten Exkretion** erhöht ein Arzneimittel die Ausscheidung bestimmter anderer Arzneimittel.

Bei **pharmakodynamischen Wirkungsabschwächungen** spielen der funktionelle Antagonismus und der chemische Antagonismus eine Rolle. Beim **funktionellen Antagonismus** wirken 2 Wirkstoffe entgegengesetzt und heben sich in den entsprechenden Wirkungen auf oder schwächen sie zumindest ab. Ihr Wirkungsmechanismus spielt dabei keine entscheidende Rolle. Die betreffenden Wirkstoffe können auch in ganz unterschiedlichen Rezeptorsystemen angreifen. Ebenfalls um eine pharmakodynamische Wirkungsabschwächung handelt es sich beim **chemischen Antagonismus** (Inaktivierung).

▶
Häusliche Pflege
Häufig weiß der Hausarzt nicht, welche Arzneimittel der Facharzt, z.B. der Augenarzt, zusätzlich zu seiner Medikation noch verordnet hat. Ist der Patient einverstanden, so werden alle verordneten Arzneimittel in eine Liste zusammengefasst, die der Pflegedokumentation beigefügt wird: So hat jeder Arzt den Überblick über die Verordnungen.

Wechselwirkungen mit Alkohol und Tabakrauch

Genussmittel wie alkoholische Getränke und Zigaretten werden in Deutschland sehr häufig konsumiert, was wegen der zahlreichen und auch schwerwiegenden Wechselwirkungen zwischen Arzneistoffen und Alkohol oder Nikotin problematisch ist.

Zentral dämpfende Arzneistoffe und Alkohol
Da es Wechselwirkungen zwischen Alkohol und vielen Wirkstoffen gibt, dürfen Arzneimittel generell nicht zusammen mit Alkohol genommen werden. Bei einer Dauertherapie mit bestimmten Wirkstoffen sollte ganz auf Alkohol verzichtet werden. Wirkstoffe mit zentral dämpfenden Wirkungen werden in dieser Eigenschaft auch schon durch geringe Mengen Alkohol verstärkt. Es kann zu Müdigkeit,

Benommenheit und verminderter Aufmerksamkeit kommen. Da Konzentration und Reaktionsvermögen stark eingeschränkt sind, ist Autofahren und das Bedienen von Maschinen (z.B. im Beruf) nicht mehr möglich. Darauf müssen die Patienten unbedingt hingewiesen werden.

Bei einigen Wirkstoffen kann es zu einer **erhöhten Alkoholunverträglichkeit** kommen (➤ Tab. 2.11). Alkohol (Ethanol) wird bei der Biotransformation durch das Enzym Alkoholdehydrogenase zu Acetaldehyd abgebaut. Dieses wird durch die Aldehyddehydrogenase zu Essigsäure oxidiert. Wirkstoffe, welche die Aldehyddehydrogenase hemmen, führen zu erhöhten Acetaldehydblutspiegeln (➤ Abb. 2.8). Dadurch kommt es zu Symptomen wie Gesichtsrötung, Kopfschmerzen, Übelkeit und Blutdruckabfall. Während der Therapie mit Wirkstoffen, die zu Alkoholunverträglichkeit führen, sollten alkoholische Getränke strikt gemieden werden.

Alkohol hat auch einen starken Einfluss auf den Blutzuckerspiegel. Diabetiker sollten Alkohol nur in kleineren Mengen (z. B. 1–2 Gläser Wein) und möglichst in Verbindung mit einer Mahlzeit zu sich nehmen.

Auch Patienten mit hohem Blutdruck, die Arzneimittel einnehmen, sollten Alkohol nur in geringen Mengen genießen, da dieser die blutdrucksenkende Wirkung der Arzneimittel verstärkt.

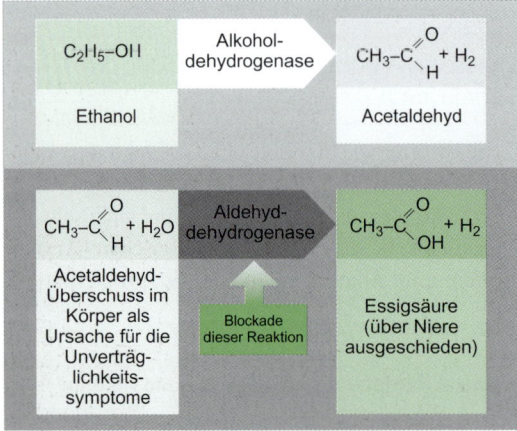

Abb. 2.8 Mechanismus der Alkoholunverträglichkeit durch Hemmung der Aldehyddehydrogenase: Beim Abbau von Ethanol entsteht Acetaldehyd, das über die Aldehyddehydrogenase zu Essigsäure abgebaut wird. Ist die Aldehyddehydrogenase gehemmt, entsteht ein Acetaldehydüberschuss. [L157]

▶ Für alkoholkranke Menschen sind viele Arzneimittel kontraindiziert, vor allem leberschädigende Mittel wie Paracetamol. Die Pflegenden achten auf Anzeichen einer Alkoholkrankheit und teilen ihren Verdacht dem Arzt sofort mit, damit dieser auf die Kontraindikationen und Besonderheiten bei der Arzneimitteltherapie von alkoholkranken Menschen eingehen kann. Selbst Arzneimittel, die nur sehr geringe Mengen Alkohol enthalten, sind für trockene Alkoholiker gefährlich.

Tab. 2.11 Einige Wirkstoffe, die Wechselwirkungen mit Alkohol eingehen.

Wirkstoffe mit zentral dämpfender Wirkung	
Wirkstoffgruppe	**Beispiele**
Opioide	Buprenorphin, Morphin, Methadon, Pethidin, Tilidin, Tramadol
Muskelrelaxanzien	Baclofen, Tetrazepam
Antiepileptika	Phenobarbital, Primidon, Phenytoin, Carbamazepin, Gabapentin, Lamotrigin, Valproinsäure
Psychopharmaka	Amitriptylin, Clomipramin, Doxepin, Maprotilin, Opipramol, Haloperidol, Sulpirid, Melperon, Olanzapin, Risperidon, Clozapin
Tranquilizer/Hypnotika	Zolpidem, Zopiclon, Chloralhydrat, Nitrazepam, Midazolam, Diazepam, Medazepam, Doxylamin, Diphenhydramin
Antihypertensiva	Clonidin, Moxonidin
Antitussiva	Codein, Dihydrocodein, Dextromethorphan, Pentoxyverin
Antihistaminika	Chlorphenamin, Dimetinden, Loratadin, Cetirizin, Mizolastin, Terfenadin
Antiemetika	Scopolamin, Metoclopramid, Dimenhydrinat
Wirkstoffe, die zu Alkoholunverträglichkeit führen	
Wirkstoffgruppe	**Beispiele**
Cephalosporine	Cefamadol, Latamoxef, Cefotiam
Azolantimykotika	Ketoconazol, Nimorazol
Imidazol-Antibiotika	Metronidazol
Sedativa, Psychopharmaka	Chloralhydrat, Lithium
Antidiabetika	Glibenclamid

Auch das **Rauchen** kann zu Wechselwirkungen mit Arzneimitteln führen. Das Risiko, eine Thrombose oder Embolie zu erleiden, ist für Raucherinnen, die **orale Kontrazeptiva** („Pille") einnehmen, deutlich erhöht. Frauen, welche die Pille einnehmen, sollten daher generell nicht rauchen. Ab einem Alter von 35 Jahren sind orale Kontrazeptiva für Raucherinnen kontraindiziert.

Das Rauchen verringert auch die Wirkung von **Theophyllin** (➤ 11.3.1), sodass u. U. eine Dosisanpassung nötig ist. Problematisch ist diese Wechselwirkung v. a., wenn der Patient abrupt mit dem Rauchen aufhört. Hier kann es zu erheblichen Überdosierungen von Theophyllin kommen.

Wechselwirkungen mit Nahrungsmitteln

Milch und Milchprodukte
In der Milch und in Milchprodukten befinden sich größere Mengen an Kalziumsalzen, an die manche Wirkstoffe gebunden werden. Die entstehenden Kalziumkomplexe können nur sehr schwer resorbiert werden (➤ Abb. 2.9). Die Wirkung der betroffenen Wirkstoffe ist verringert.

V O R S I C H T

Nicht zusammen mit Milch oder Milchprodukten eingenommen werden dürfen: **Tetrazykline, Gyrasehemmer, L-Thyroxin, Bisphosphonate, Bisacodyl** und **Eisensalze**. Es sollte mindestens ein Abstand von 2 Stunden eingehalten werden.

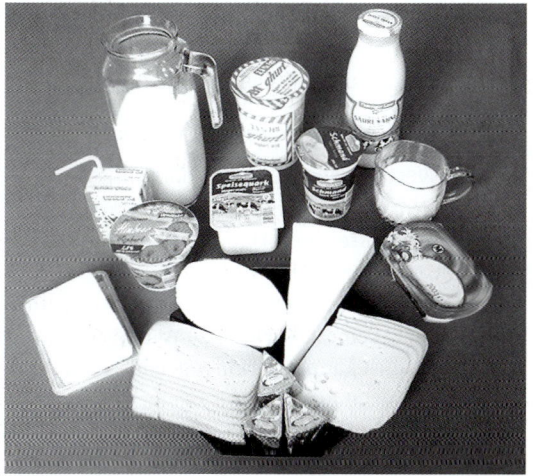

Abb. 2.9 Milch und Milchprodukte führen bei manchen Wirkstoffen zu einer Verringerung der Resorption. [M275]

Grapefruit
Da in der Grapefruit und im Grapefruitsaft Stoffe enthalten sind, die Enzyme der Biotransformation hemmen können, wird durch Grapefruit die Wirkung einiger Wirkstoffe verstärkt. Dazu gehören: **Kalziumkanalblocker** wie Verapamil und Nifedipin, **Terfenadin, Ciclosporin** und **CSE-Hemmer** wie Simvastatin und Lovastatin. Die unerwünschten Wirkungen der genannten Wirkstoffe können verstärkt auftreten.

Da diese Wechselwirkung bei der Biotransformation, also erst nach der Resorption auftritt, kann man sie durch eine zeitversetzte Einnahme nicht verhindern. Größere Mengen Grapefruit oder Grapefruitsaft sollten daher gemieden werden.

Vitamin-K-haltige Nahrung
Die blutgerinnungshemmende Wirkung der **oralen Antikoagulanzien** kann durch Vitamin-K-haltige Nahrungsmittel abgeschwächt werden (➤ Abb. 2.10). Durch die ungenügende Gerinnungshemmung können Thrombosen auftreten. Größere Mengen von Speisen wie Brokkoli, Grünkohl, Rosenkohl, Blumenkohl, Kraut und andere Kohlarten, Avocados, Eisberg- und Kopfsalat, Spinat, Spargel, Leber und Hülsenfrüchte sollten nicht über mehrere Tage gegessen werden. Ebenso ist eine abrupte Umstellung der Ernährungsweise zu vermeiden. Auch Vitaminpräparate enthalten manchmal Vitamin K.

Tyraminhaltige Nahrung
Wird ein Patient mit einem Antidepressivum aus der Gruppe der **MAO-Hemmer**, z. B. Tranylcypromin, behandelt, sollte er darauf achten, keine tyraminreichen Nahrungsmittel zu sich zu nehmen (➤ Abb. 2.11). Tyramin ist ein Amin, das in Nahrungsmitteln

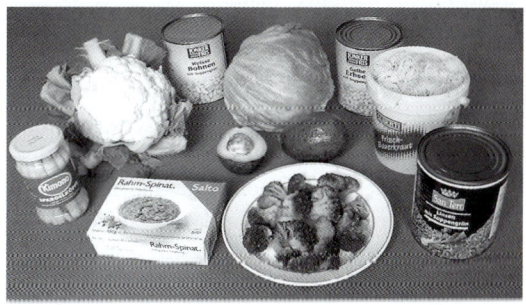

Abb. 2.10 Vitamin-K-haltige Nahrungsmittel können die blutgerinnende Wirkung oraler Antikoagulanzien abschwächen. [M275]

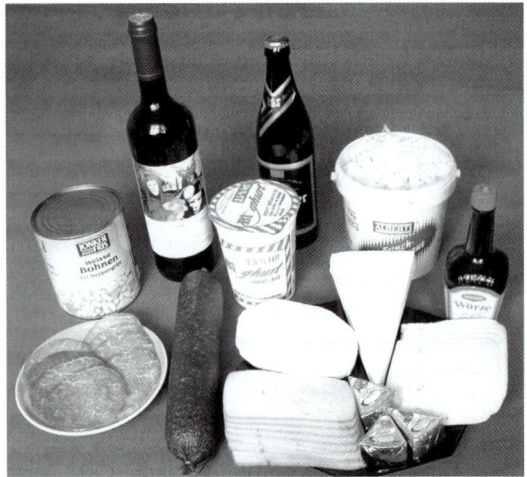

Abb. 2.11 Tyraminhaltige Nahrungsmittel dürfen bei Einnahme von MAO-Hemmern nicht gegessen werden. [M275]

entsteht, die viel Eiweiß enthalten und über längere Zeit gelagert worden sind, z. B. reifer Käse, Salami, geräucherter Schinken und Salzhering. Aber auch in Sauerkraut, Hefeextrakt, Bohnen, Joghurt, Würz- und Sojasoßen, Wein und Bier sowie in verdorbenen, getrockneten oder überreifen Lebensmitteln kommt Tyramin in Mengen vor, die zu Wechselwirkungen mit MAO-Hemmern führen. Solche Wechselwirkungen äußern sich in starker Blutdruckerhöhung, Kopfschmerzen und Fieber. In schweren Fällen kommt es zur hypertensiven Krise mit der Gefahr von Hirnblutungen und Organschäden.

Koffeinhaltige Getränke und Speisen

Besonders in Kaffee, grünem und schwarzen Tee, Cola, Guarana- und Mategetränken sind größere Mengen Koffein enthalten, sodass es zu Wechselwirkungen mit Arzneimitteln kommen kann. Durch übermäßigen Genuss derartiger Getränke können z. B. die unerwünschten Wirkungen von **Theophyllin** (wie Herzklopfen, Schlaflosigkeit und Diurese) verstärkt werden. Antibiotika aus der Gruppe der **Gyrasehemmer** verstärken hingegen die Koffeinwirkung. Auch Patienten mit **Neuroleptikatherapie** sollten nicht übermäßig viel Koffein zu sich nehmen, da die sedierende und die antipsychotische Wirkung abgeschwächt werden.

Gerbstoffe

Gerbstoffe sind in vielen Nahrungsmitteln pflanzlichen Ursprungs enthalten. Insbesondere in Rotwein,

schwarzem und grünen Tee, Kaffee und Kräutertees kommen sie vor. Da Gerbstoffe mit einigen Wirkstoffen Komplexe bilden, verringern sie deren Resorption und Wirkung.

> **VORSICHT**
>
> Arzneimittel wie **Eisen(II)salze, Tetrazykline, Antihistaminika, Neuroleptika** und **Antidepressiva** sollten zeitversetzt (mindestens 2 Stunden) zu gerbstoffhaltigen Getränken und Speisen eingenommen werden.

Süßholzwurzel, Lakritze

Diese Wechselwirkung ist nur relevant bei Zufuhr größerer Mengen süßholzwurzelhaltiger Speisen bzw. Getränke. Durch Hemmung des Cortisolabbaus haben diese eine mineralokortikoide Wirkung und Kaliumverluste sind dadurch möglich. Es kann zu einer Wirkungsverstärkung von Kortikoiden, kaliuretischen Diuretika sowie zu einer Verstärkung der Toxizität von Herzglykosiden kommen. Außerdem sind Blutdruckerhöhung und Ödembildung möglich.

Eisen(II)salze

Eisen(II)salze interagieren mit sehr vielen Nahrungsbestandteilen. Deshalb sollten sie (wenn möglich) nüchtern, also 1 Stunde vor und mindestens 2 Stunden nach dem Essen eingenommen werden. Werden sie nüchtern jedoch nicht gut vertragen, ist Folgendes zu beachten: Die Eisenresorption wird durch Weißwein, Sauerkraut und Vitamin-C-haltige Nahrungsmittel erhöht. Tee, Kaffee, Rhabarber, Rotwein, Sojaprodukte und Ballaststoffe verringern die Resorption.

Weitere Wechselwirkungen mit Nahrungsmitteln

- Eiweißreiche Nahrung verringert die Wirkung der Aminosäure von L-Dopa, das bei Morbus Parkinson angewendet wird.
- Kochsalz beeinflusst die Ausscheidung von Lithium. Es darf keine salzarme Diät durchgeführt werden, sonst kann es zu einer gefährlichen Wirkungsverstärkung und somit zu einer Lithiumvergiftung kommen.
- Die Einnahme lipophiler Wirkstoffe (z. B. Griseofulvin oder einige HIV-Medikamente) mit fettreicher Nahrung verbessert deren Resorption.

▶ Die Pflegenden achten darauf, dass bei bestimmten Medikamenten die diätetischen Vorsichtsmaßnahmen eingehalten werden. Dies bedeutet, speziell in der häuslichen Pflege, eine besondere Einbeziehung der Angehörigen

2.4.8 Missbrauch und Abhängigkeit

In der Bundesrepublik Deutschland gibt es ca. 2 Millionen Alkoholabhängige, mehrere 100.000 Drogenabhängige und ca. 750.000 Arzneimittelabhängige.

Meist ist der Grund für den Gebrauch illegaler Drogen und für einen **Missbrauch von Arzneimitteln**, der oft in eine **Abhängigkeit** führt, die euphorisierende Wirkung. Wirkstoffe, die euphorisierend wirken, machen glücklich, ohne dass der Mensch dafür eine Leistung erbracht hat. Man hat ein Erfolgserlebnis, ohne wirklich Erfolg zu haben. Der Mensch verlernt, für die Belohnung eine Leistung zu erbringen. Dieser Umstand führt in die Abhängigkeit, denn man möchte immer wieder belohnt werden und der einfachste Weg dahin führt über die erneute Anwendung der euphorisierenden Droge.

Abhängigkeitstypen

Man unterscheidet die psychische und die physische Abhängigkeit. Bei der **psychischen Abhängigkeit** wird ein Zustand seelischer Zufriedenheit erwünscht, der zum Verlangen der regelmäßigen Einnahme eines entsprechenden Wirkstoffes führt. Bei der **physischen Abhängigkeit** besteht ein körperlicher Zwang zur Einnahme des entsprechenden Wirkstoffes, denn beim Absetzen des Wirkstoffes treten Entzugserscheinungen auf. Solche Entzugserscheinungen können u. U. lebensbedrohlich sein, was die Abhängigkeitsproblematik noch verschärft.

Häufig kommt es bei einer Abhängigkeit auch zur **Toleranzentwicklung**, d. h. nach wiederholter Zufuhr des Wirkstoffes muss die Dosis erhöht werden, um denselben Effekt zu erzielen (➤ 1.3.1).

Arzneimittelmissbrauch

Ein **Arzneimittelmissbrauch** besteht dann, wenn ein Arzneimittel nicht bestimmungsgemäß verwendet wird. Das bedeutet, das Arzneimittel wird in irgendeiner Art und Weise zweckentfremdet oder die Dosierungsvorschriften werden bewusst nicht eingehalten. Ein Arzneimittelmissbrauch besteht z. B. dann, wenn alkoholhaltige Arzneimittel als berauschendes Genussmittel verwendet werden oder wenn Schmerztabletten leichtfertig, in zu hohen Dosen oder über längeren Zeitraum ohne Rücksprache mit einem Arzt eingenommen werden.

Bei einer **Arzneimittelabhängigkeit** kommt der Drang hinzu, das Arzneimittel periodisch oder wiederholt einzunehmen, um die angenehmen Effekte des Arzneimittels zu erleben oder die unangenehmen Effekte seines Fehlens zu vermeiden.

Folgende Arzneimittelgruppen sind bekannt dafür, eine psychische und physische Abhängigkeit zu verursachen:

- Opioide (z. B. MST®, Polamidon®)
- Barbiturate (z. B. Luminal®)
- Benzodiazepine (z. B. Distraneurin®, Rohypnol®, Valium®)
- Amphetamine (z. B. Ritalin®)

Da alle Vertreter dieser Wirkstoffgruppen rezeptpflichtig sind und solche mit besonders hohem Abhängigkeitspotenzial dem Betäubungsmittelgesetz unterliegen, ist mit der Kontrolle durch einen Arzt dem Missbrauch dieser Arzneimittel weitestgehend Einhalt geboten. Er kommt bei Betäubungsmitteln nur äußerst selten vor, da illegale Drogen einfacher zu beschaffen sind. Dennoch achten die Pflegenden besonders bei den genannten Arzneimittelgruppen darauf, dass diese immer bestimmungsgemäß und in Kenntnis des behandelnden Arztes angewendet werden.

> **Betäubungsmittelabhängigkeit bei medizinischem Personal**
> Ein Missbrauch von Opiaten und ihren Abkömmlingen kommt v. a. bei Menschen vor, die Zugang zu diesen Arzneimitteln haben, z. B. Klinikpersonal und Apotheker. Deshalb gibt es auch für die Lagerung und Ausgabe von Betäubungsmitteln auf der Station und in der Apotheke strenge Vorschriften (➤ 2.1), die eine missbräuchliche Verwendung verhindern sollen. Bei Verdacht auf Missbrauch von Betäubungsmitteln wird der Arbeitgeber informiert, in der häuslichen Pflege die Pflegedienstleitung und der verordnende Arzt.

Viel häufiger als Betäubungsmittel werden rezeptfreie Arzneimittel missbräuchlich angewendet. Hier führen die betroffenen Arzneimittelgruppen zwar nicht zu einer echten Abhängigkeit, es kommt jedoch zur Gewohnheitsbildung und zum regelmäßigen Fehlgebrauch der Arzneimittel, der erhebliche unerwünschte Wirkungen zur Folge haben kann. Der Dauergebrauch von Nichtopioid-Analgetika, Schlafmitteln und Laxanzien ist insbesondere bei Frauen und älteren Menschen häufig. Auch Nasentropfen oder -spray werden oft zu lange verwendet.

2.4.9 Pflege bei unerwünschten Arzneimittelwirkungen

Dosierung

Um unerwünschte Wirkungen im Vorfeld zu vermeiden, wählt der Arzt eine Dosis, bei der das Alter, das Gewicht und andere individuelle Besonderheiten des Patienten berücksichtigt werden. Auch während der Therapie, wenn z. B. unerwünschte Wirkungen auftreten oder der Blutspiegel des Wirkstoffes zu hoch ist, sind erneute **individuelle Dosisanpassungen** notwendig.

Um heftige unerwünschte Wirkungen zu Beginn einer Therapie zu vermeiden, werden stark wirksame Arzneimittel (z. B. Clonidin) **einschleichend dosiert**. Das bedeutet, man verabreicht dem Patienten zunächst eine geringere Dosis, die dann schrittweise auf die optimal wirksame Dosierung erhöht wird.

Sind auftretende unerwünschte Wirkungen nicht zu tolerieren, muss das Arzneimittel **abgesetzt** oder der Patient auf ein alternatives Arzneimittel **umgestellt** werden.

Auch beim abrupten Absetzen mancher Wirkstoffe (z. B. Antihypertonika, Allopurinol, Benzodiazepine, Glukokortikoide und Antikoagulanzien) können unerwünschte Wirkungen auftreten. Meist handelt es sich um **Rebound-Effekte**.

Rebound-Effekte: Nach dem plötzlichen Absetzen des Arzneimittels kommt es zu überschießenden Reaktionen, z. B. zum starken Blutdruckanstieg nach Absetzen von Antihypertensiva.

Bei Wirkstoffen mit der Gefahr von Rebound-Effekten muss vor dem Absetzen die Dosis allmählich gesenkt werden (**Ausschleichen**).

▶

Regelmäßige Einnahme
Da unerwünschte Wirkungen bei einigen Wirkstoffgruppen durch unregelmäßige Einnahme auftreten, achten die Pflegenden darauf, dass vom Patienten keine Einnahme vergessen wird. Das betrifft besonders **Antibiotika, Antimykotika** und **Virustatika**, da hier Reinfektionen oder Resistenzentwicklungen drohen. Bei diesen Arzneimitteln darf deshalb auch kein vorzeitiger Therapieabbruch erfolgen. Auch Wirkstoffe, die **kumulieren** (z. B. Digitoxin), sollten immer sehr diszipliniert eingenommen werden. Wurde doch einmal eine Tablette vergessen, darf sie auf keinen Fall mit der nächsten zusammen eingenommen werden. Darauf weisen die Pflegenden hin. Um Blutdruckkrisen zu verhindern, sollte auch bei allen **Antihypertonika** eine besonders regelmäßige Einnahme erfolgen.
In der häuslichen Pflege sind genaue Absprachen erforderlich, z. B. richtet der Spätdienst die Tagesdosette. Der Frühdienst kontrolliert, ob das Morgenfach frei ist und erkundigt sich beim Patienten nach dem genauen Einnahmezeitpunkt.

Parameterbestimmung

Die Therapie mit einigen Wirkstoffen macht es erforderlich, dass bestimmte Laborparameter regelmäßig überprüft werden. Dazu gehören u. a. folgende regelmäßige Untersuchungen:

- Okkultes Blut im Stuhl, z. B. bei nichtsteroidalen Antirheumatika und Glukokortikoiden
- Blutbild, z. B. bei Clozapin
- Leberwerte (bei hepatotoxischen Wirkstoffen)
- Kreatinin-Clearance (bei nephrotoxischen Wirkstoffen)
- Gerinnungsparameter (bei oralen Antikoagulanzien)
- Serumkonzentration des Wirkstoffes, z. B. bei Lithium, Theophyllin, Aminoglykosid-Antibiotika

Krankenbeobachtung

Die Pflegenden beobachten den Patienten auf evtl. auftretende unerwünschte Wirkungen und informieren ggf. den Arzt. Der Patient sollte dabei jedoch nicht verunsichert werden. Die Pflegenden achten besonders auf:

- Anzeichen von Allergien, z. B. Hautausschläge, Schwellungen, Atemnot, Schocksymptome
- Herz-Kreislauf-Störungen (Blutdruckveränderungen, Arrhythmien)
- Störungen im Lungen- und Bronchienbereich (Atemnot, Geräusche, Hustenreiz, asthmatische Anfälle)
- Gewichtsveränderungen
- Probleme beim Ausscheiden wie zu häufiges oder vermindertes Wasserlassen, Durchfälle oder Obstipation
- Zentralnervöse Symptome wie Benommenheit, Bewegungsstörungen, Stürze, Schwindel, Schläfrigkeit, Seh- und Sprachstörungen, Halluzinationen
- Gastrointestinale Störungen (Geschmacksstörungen, Übelkeit, Obstipationen, Durchfälle, Oberbauchbeschwerden, Magenschmerzen, Sodbrennen)
- Allgemeine Symptome wie Hungergefühl oder Appetitlosigkeit, Schwitzen, oberflächliche Atmung, enge oder weite Pupillen, Fieber, Blutungen

▶ Die Pflegenden lassen sich auftretende unerwünschte Wirkungen vom Patienten genau beschreiben und geben die Informationen an den behandelnden Arzt weiter. Besonders beim Auftreten von unerwünschten Wirkungen, die in der Packungsbeilage nicht erwähnt werden, dokumentieren sie diese. Auch Angaben zur Einnahme weiterer Arzneimittel, bestimmter Nahrungs- und Genussmittel sowie zu Einnahmezeitpunkt und -dauer sind erforderlich.

Patienteninformation

Sehr häufige unerwünschte Wirkungen sind Sehstörungen und Sedierung. Die Pflegenden klären den Patienten darüber auf, dass bei Auftreten dieser unerwünschten Wirkungen die **Fahrtauglichkeit** beeinträchtigt ist. Dies kann auch die Einstellungsphase auf ein neues Arzneimittel betreffen. Nach dieser kann die Fahrtauglichkeit wieder gewährleistet sein. Das betrifft v. a.:

- Psychopharmaka wegen Sedierung
- Antihypertensiva wegen Blutdruckabfall
- Antidiabetika wegen der Gefahr von Hypoglykämie
- Allopurinol wegen Sehstörungen
- Koronartherapeutika wegen Blutdruckabfall
- Herzglykoside wegen Sehstörungen

- Diuretika wegen Blutdruckabfall und häufigem Harndrang
- Antiepileptika wegen Sedierung

Generell **nicht fahrtauglich** ist der Patient bei Anwendung von:

- Stark wirksamen Opioid-Analgetika wegen der starken Sedierung
- Hypnotika (evtl. auch bei abendlicher Anwendung durch den morgendlichen Hangover-Effekt, der Nachwirkung von Arzneimitteln am Folgetag)
- Mydriatika (pupillenerweiternde Wirkstoffe) wegen des stark eingeschränkten Sehvermögens
- Stark sedierenden Psychopharmaka

▶ Wenn Patienten sich nicht einsichtig zeigen und trotz Fahruntauglichkeit weiterhin Auto fahren, sollten die Pflegenden den behandelnden Arzt davon unterrichten, der dann auch die zuständigen Behörden informieren darf.

Einige Arzneimittel verfärben **die Ausscheidungsprodukte**, was Patienten sehr verunsichern kann. Die Ausscheidungsprodukte verfärben:

- Vitamin B_2 und Ethacridin (Urin wird stark gelb)
- Phenothiazine (Urin wird rosa oder braun)
- Anthrachinone (Urin wird bei hohem pH-Wert rot)
- Nitrofurantoin (Urin wird rot)
- Chloroquin (Urin wird stark gelb oder braun)

▶ Die Pflegenden erwähnen nur sehr häufige und für den Patienten überraschende unerwünschte Wirkungen, um den Patient nicht unnötig zu beunruhigen und seine Mitarbeit bei der Therapie nicht zu gefährden. Sie informieren den Patienten z. B. über eine häufig auftretende harmlose Gesichtsrötung (**Flush**) durch Nifedipin, Nikotinsäure und Nitrate oder über die **Verfärbung von Urin oder Stuhl**.
Auch eine **stärkere Diurese** erwähnen die Pflegenden, damit der Patient immer Gelegenheiten zum Wasserlassen einplanen kann. Bei Inkontinenz wird eine häufigere Inkontinenzversorgung notwendig. Um Fehlinterpretationen der Patienten zu vermeiden, klären die Pflegenden auch über **erkältungsartige Symptome** (z. B. Schnupfen durch Neuroleptika oder Reizhusten durch ACE-Hemmer) auf. Wichtig ist auch, dass der Patient über eine **spät einsetzende Wirkung** (➤ Tab. 2.12) informiert wird, da er sonst evtl. in der Annahme, die Therapie helfe nicht, diese eigenmächtig abbricht.

- Bismutsalze, Eisensalze und medizinische Kohle (Stuhl wird schwarz)
- Ethacridin und Sulfasalazin (Stuhl wird gelb)
- Pyrvinium (Stuhl wird hellrot)

Gegenmaßnahmen

Bei einigen unerwünschten Wirkungen können die Pflegenden dem Patienten durch gezielte Gegenmaßnahmen Erleichterung verschaffen (➤ Tab. 2.13).

2.5 Arzneimitteltherapie in unterschiedlichen Lebensphasen

Unter bestimmten Umständen, wie in der Schwangerschaft oder Stillzeit, geringem oder höherem Le-

bensalter, reagiert der Organismus grundsätzlich anders auf Arzneimittel. Hier muss die **Arzneimitteltherapie modifiziert** werden.

Die Entwicklung, die klinische Erprobung und die Zulassung von Arzneimitteln erfolgen in den meisten Fällen nur in Hinblick auf Patienten mittleren Alters. Während für die Schwangerschaft und Stillzeit oder bei Erkrankungen der Leber und der Niere klinisch-pharmakologische Daten und entsprechende Hinweise vorliegen müssen, fehlen diese häufig für die gesamte Pädiatrie (Kinderheilkunde) und ebenso für die Geriatrie (Altersheilkunde). Auch für viele Menschen oder Personengruppen, z.B. bestimmte ethnische Gruppen, bei denen Enzymdefekte vorliegen, fehlen häufig Forschungsdaten und entsprechende Hinweise. Solche individuellen Präpositionen, geschlechtsspezifische Probleme sowie durch äußere Faktoren (Umwelteinflüsse, Rauchen, Alkohol, Ernährung) beeinflusste Menschen werden nur in einzelnen Fällen untersucht.

Tab. 2.12 Spät einsetzende Wirkung einiger Arzneimittel.

Arzneimittel	Beispiele	Wirkungseintritt
(Drastisch wirkende) Laxanzien	Laxoberal®, Dulcolax®, Kräuterlax®	6–8 Stunden
Kortisonspray bei Asthma	Pulmicort®, Flutide®, Junik®	Einige Tage
Cromoglicinsäure	Intal®, Lomupren®, Vividrin®, Otriven® H	2 Wochen
Allopurinol	Milurit®, Zyloric®	2–6 Wochen
Neuroleptika	Zyprexa®, Eunerpan®, Ciatyl®	2–6 Wochen
Antidepressiva	Pryleugan®, Felis®, Aurorix®	2–6 Wochen
Diuretika bei Hypertonie	Aquaphor®, Lasix®, Triampur® comp.	4–6 Wochen
Aknetherapeutika	Akneroxid®, Aknosan®, Aknichthol®, Roaccutan®	2–3 Monate

Tab. 2.13 Gegenmaßnahmen bei unerwünschten Arzneimittelwirkungen.

Unerwünschte Wirkung	Verursachende Arzneimittel	Gegenmaßnahmen
Obstipation	Verapamil, Neuroleptika, Opioide wie Morphin und Codein, Betablocker, Anticholinergika, Eisen(II)salze	Gabe von Laxanzien wie Klistiere, Laktulose, Leinsamen, Flohsamen, bei Opioiden auch prophylaktisch, viel trinken
Mundtrockenheit, trockene Nase	Clonidin, Atropin, Neuroleptika, Prazosin, Sibutramin	Kaugummi, viel trinken, Nasenspray mit NaCl-Lösung (niemals abschwellende Nasentropfen!)
Magenreizung	NSAR, Cotrimoxazol, Gyrasehemmer und viele andere Arzneistoffe (sehr häufige unerwünschte Wirkung)	Einnahme nach dem Essen mit viel Flüssigkeit, Gabe von Protonenpumpenhemmern wie Pantoprazol oder Omeprazol
Blutdruckabfall	Kalziumkanalblocker, Neuroleptika, Antihypertensiva, Nitrate u. a.	Kaltwasserbehandlung, langsames Aufstehen

2.5.1 Schwangerschaft

Der Embryo und später der Fötus reagieren häufig anders als die Mutter auf Arzneimittel. Störungen in den Teilungsvorgängen und bei der Differenzierung der Zellen, aber auch an bereits angelegten Organen können auftreten.

Zu beachten ist auch, dass bei teratogenen Wirkstoffen mit einer langen Halbwertszeit auch eine Medikation *vor* der Schwangerschaft Auswirkungen auf den kindlichen Organismus haben kann. Hier ist eine strikte und sichere Verhütung bis weit über das Therapieende hinaus notwendig.

Pharmakokinetische Besonderheiten bei Schwangeren

Veränderungen bei der Resorption nach peroraler Applikation treten in der **Schwangerschaft** kaum auf. Die Verteilung wird durch die Erhöhung des interstitiellen Flüssigkeitsvolumens (Gewebewasser) um ca. 10 % beeinflusst. Die Zunahme schwangerschaftsspezifischer Proteine oder die Änderung der Bindungsverhältnisse an Plasmaproteine haben jedoch keinen Einfluss.

Der Arzneistoffwechsel ist in keiner Phase des Lebens so kompliziert wie in der Schwangerschaft, da hier der mütterliche Organismus und der sich entwickelnde kindliche Organismus betroffen sind. Die besondere Hormonsituation der Mutter verändert ihre Stoffwechselkreisläufe und damit auch die Bioverfügbarkeit und Verstoffwechselung der Arzneistoffe. Große Bedeutung besitzt die verstärkte Bildung von Östrogenen und Gestagenen. Das führt in der mütterlichen Leber zur Aktivierung wichtiger Enzyme des Arzneimittelstoffwechsels.

Die Elimination (> 1.2.3, > 1.2.4) bleibt in der Schwangerschaft weitestgehend unverändert.

Risikovermeidung für das ungeborene Kind

Bis Ende der ersten Hälfte des vorigen Jahrhunderts glaubte man, dass der Embryo im Uterus durch die Plazentaschranke gut vor Umwelteinflüssen und schädigenden Noxen (Giften) geschützt ist. Spätestens nach dem Contergan® Skandal ist die Problematik der Applikation von Arzneimitteln während der Schwangerschaft bekannt.

Die Einnahme von Arzneimitteln sollte in der Schwangerschaft immer sehr kritisch hinterfragt werden. Nur wenn triftige Gründe für eine Arzneimittelanwendung (sog. strenge Indikationsstellung) vorliegen, dürfen sie eingesetzt werden. Da das teratogene Potenzial vieler Wirkstoffe nicht oder nur wenig bekannt ist, sollte die werdende Mutter kein unnötiges Risiko eingehen.

Eine umfangreiche Dokumentation zur Teratogenität (> 2.4.5) der Arzneistoffe ist in der jeweils gültigen Roten Liste mit einer Einteilung in 11 Gruppen zu finden.

> Die Pflegenden weisen schwangere Patientinnen auf die Risiken einer Arzneimitteleinnahme v. a. bei einer Selbstbehandlung ohne ärztliche Kontrolle hin und empfehlen bei leichteren Erkrankungen nichtmedikamentöse Alternativen. Im Zweifel sollte die Schwangere jedoch immer ihren Gynäkologen um Rat fragen. Die Pflegenden klären die Schwangere auch über Umwelteinflüsse, die ein Risiko für das Ungeborene bedeuten, auf. Sie bestärken sie darin, auf Alkohol, Nikotin und andere Drogen zu verzichten, Umweltgifte zu meiden und sich gesund und ausgewogen zu ernähren.

Weiterhin ist bei der Einnahme von Arzneimitteln in der Schwangerschaft zu beachten, dass neben teratogenen auch andere unerwünschte Wirkungen bei der Schwangeren und beim Kind auftreten können. So können der Mutter vor oder während der Geburt verabreichte **Opioid-Analgetika** beim Neugeborenen Atemlähmung und Entzugserscheinungen hervorrufen. Durch die entsprechend wirksamen **Sexualhormone** kann es zu einer Maskulinisierung (Vermännlichung) weiblicher oder zu einer Feminisierung (Verweiblichung) männlicher Föten kommen.

Acetylsalicylsäure ist im letzten Schwangerschaftsdrittel kontraindiziert, da die Blutungsgefahr für die Schwangere und das Neugeborene erhöht ist und es zu einem vorzeitigen Verschluss des Ductus arteriosus Botalli (notwendige Kurzschlussverbindung zwischen Lungenarterie und Aorta beim Fötus) kommen kann, was zu Herz- und Lungenschäden beim Neugeborenen führt. Alternativ kann Paracetamol gegeben werden. Es gilt in normaler Dosierung als wahrscheinlich ohne Risiko in der Schwangerschaft (> Tab. 2.9).

2

2.5.2 Stillzeit

Viele von den Müttern eingenommene Arzneimittel gehen vom Blut in die Muttermilch über. Die Menge ist abhängig von der Höhe der Dosis, der Dauer der Anwendung und dem pharmakokinetischen Verhalten des Arzneistoffes. Für die Wirkung auf den Säugling ist der Entwicklungsstand des kindlichen Organismus von großer Bedeutung.

▶
Arzneimittelgabe in der Stillzeit
Grundsätzlich gilt während der Stillzeit für eine Therapie der Mutter mit Arzneimitteln die absolute Nutzen-Risiko-Abwägung. Ist eine Arzneimitteltherapie mit einem potenziell gefährlichen Mittel dringend erforderlich, ist eine Stillpause oder das Abstillen angeraten. Bei einer Stillpause wird die Milch abgepumpt und verworfen, während der Säugling Flaschennahrung bekommt. Nach der Arzneimitteltherapie und einer je nach Arzneistoff unterschiedlich langen Auswaschphase, in welcher der Arzneistoff weitestgehend aus dem Körper der Mutter entfernt wird, kann das Stillen fortgesetzt werden.

▶
Ist die Arzneimittelgabe im Voraus planbar, so kann die Mutter vorsorglich Milch abpumpen und in Plastikflaschen einfrieren. Diese unbelastete Milch wird dann während der Arzneimitteleinnahme verfüttert. Um die Milchproduktion weiter aufrechtzuerhalten, soll die Mutter auch während der Arzneimitteleinnahme die Milch abpumpen, aber verwerfen.

Zu beachten sind weiterhin Arzneistoffe, welche die **Laktation** (Milchbildung) beeinflussen, dazu gehören auch die hormonalen Kontrazeptiva.

Die Laktation wird durch das Hormon Prolaktin gesteuert. Dopamin verhindert die Freisetzung von Prolaktin aus dem Hypothalamus. Arzneimittel, welche die Wirkung des Neurotransmitters Dopamin beeinflussen, haben somit Einfluss auf die Milchbildung. Verstärken sie die Dopaminwirkung, hemmen sie die Milchbildung (z. B. Anti-Parkinson-Mittel wie Levodopa und Bromocriptin), verringern sie die Wirkung von Dopamin, verstärken sie die Milchbildung (z. B. Metoclopramid oder Neuroleptika). Arzneimittel mit dopaminerger (dopaminverstärkender) Wirkung, die therapeutisch zum Abstillen eingesetzt werden, sind Bromocriptin, Lisurid und Methylergometrin.

2.5.3 Kinder

Bis zur Geburt werden die meisten physiologischen Vorgänge beim Embryo über den Organismus der Mutter geregelt oder stark beeinflusst. Die Geburt ist der drastischste Einschnitt im gesamten menschlichen Leben. Ab diesem Zeitpunkt müssen alle physiologischen Funktionen vom Neugeborenen selbst ausgeführt werden. Es beginnt ein großer Umstellungs- und Anpassungsprozess für das Kind, bis nach Jahren der physiologische Stand des Erwachsenen erreicht ist.

Klinische Studien werden im Kindesalter kaum durchgeführt, d. h. die Kinder werden in vielen Fällen notgedrungen mit Arzneimitteln behandelt, die nicht für ihre Altergruppe geprüft wurden und auch keine Zulassung für sie haben. In der Fachsprache heißt dies „Off-Label-Use". Bei solchen Arzneimitteln steht in den Fach- und Gebrauchsinformationen meist ein Hinweis, dass bei Kindern unter einer bestimmten Altersgrenze keine Erfahrungen vorliegen. Damit wird die Verantwortung für den Einsatz dem Arzt übertragen.

Dosierung im Kindesalter

Je kleiner das Kind ist, umso größer ist die Gefahr eines Dosierungsfehlers, da im Vergleich zu Erwachsenen mit wesentlich niedrigeren Wirkstoffmengen therapiert wird. Die Gefahr einer Überdosierung ist demnach höher.

Über eine **kindgerechte Dosierung** gehen die Meinungen oft weit auseinander. Es sind viele Faktoren zu berücksichtigen. Vielfach sind es allgemeine Erfahrungswerte, nach denen die Dosierung bei einzelnen Arzneimitteln erfolgt. Mathematische Modelle können aber nicht alle Besonderheiten des heranwachsenden Organismus erfassen.

Berechnungen der Dosierungen werden auf der Grundlage der Körperoberfläche und auch des Körpergewichts durchgeführt. Es ist sinnvoll, aus entsprechenden Nachschlagewerken je nach Alter die zutreffenden Berechnungsformeln zu entnehmen oder pädiatrische Dosierungstabellen zu benutzen. Zu berücksichtigen ist auch der beschleunigte Stoffwechsel bei Kindern. So muss häufig die Dosierung nach Wirkung titriert werden.

Resorption und Bioverfügbarkeit

Bei **peroraler Gabe** können die Resorptionsraten erniedrigt oder auch erhöht sein. Die noch nicht voll ausgeprägte Funktion des Magen-Darm-Trakts in den ersten Lebensstunden, -tagen und -monaten bewirkt mit hoher Wahrscheinlichkeit eine verminderte Resorption. Durch die verminderte Gallensekretion, die unvollständige Darmflora und die Verzögerung der Magen-Darm-Passage kann es folglich zu einer reduzierten Aufnahme des Wirkstoffes kommen. Die Bioverfügbarkeit von Arzneimitteln ist in vielen Fällen herabgesetzt, v. a. wenn diese unmittelbar mit der Nahrung gegeben werden. Es sind jedoch auch Fälle erhöhter Resorption bekannt.

Die **rektale Resorption** ist sehr variabel, sie hängt vom Füllungszustand der Ampulla recti und auch vom Hydratationszustand (Zustand des Wasserhaushalts) des Kindes ab. Geeignete Wirkstoffe für diese Applikationsart sind u. a. Chloralhydrat, Diazepam, Glukokortikoide und Paracetamol.

Verteilung

Die **Verteilungsräume** weisen bei Kindern wesentliche Unterschiede auf, die bei der Therapie zu berücksichtigen sind:
- Das Gesamtkörperwasser beträgt bei der Geburt ca. 70–85 %, beim Erwachsenen ca. 55–60 %.
- Der Anteil des Extrazellulärraums am Gesamtkörperwasser sinkt mit steigendem Lebensalter.
- Der Fettanteil liegt beim Neugeborenen bei ca. 10–12 %, steigt auf ca. 30 % beim Kleinkind und geht wieder bis auf ca. 18–20 % zurück.
- Die Muskelmasse ist bei Neugeborenen und Säuglingen im Verhältnis zum Gesamtkörpergewicht kleiner als bei Kindern und Erwachsenen.

Wegen des höheren Verteilungsvolumens werden hydrophile Arzneistoffe (z. B. Penicilline, Cephalosporine, Aminoglykoside) höher pro kg/KG dosiert als im Erwachsenenalter, andererseits ist die Dosierung bei lipophilen Arzneistoffen (z. B. Diazepam), die sich im Fettgewebe verteilen, niedriger.

Die **Blut-Hirn-Schranke** ist bei Säuglingen noch nicht so gut abgedichtet wie bei Erwachsenen. Es können deshalb bei einigen Arzneistoffen verstärkt zentrale unerwünschte Wirkungen auftreten. Besonders lipophile Substanzen wie Tetrazykline, Morphin, Sedativa, Anästhetika und Barbiturate können die Blut-Hirn-Schranke besser überwinden (> 1.2.2).

Proteinbindung

Gesamtprotein und Albumin sind beim Säugling vermindert. Zudem ist die Bindungskapazität des fetalen Albumins für Arzneistoffe und der Serum-pH-Wert niedriger, daraus resultiert ein höherer Anteil an freiem Arzneistoff im Serum.

Durch **Arzneistoffe mit hoher Plasmaproteinbindung** (z. B. Diazepam, Furosemid, Phenytoin, Sulfonamide und nichtsteroidale Antirheumatika) kann die Bindungsaffinität von Bilirubin an Albumin vermindert sein oder das Bilirubin aus seiner Bindung verdrängt werden, was zu einer Erhöhung des Bilirubinspiegels führt. Andersits kann der **erhöhte Bilirubinspiegel** bei ikterischen Früh- und Neugeborenen (Neugeborenengelbsucht) wiederum zu einer verstärkten Inanspruchnahme der Plasmaeiweißbindung und damit zur Verdrängung von Arzneistoffen führen und den freien wirksamen Arzneistoffspiegel erhöhen.

Biotransformation

Bis zur Geburt erfolgt die Entgiftung des Organismus durch die Mutter. Bei **Früh- und Neugeborenen** ist deshalb die Enzymausstattung noch unreif, der Konjugationsstoffwechsel und der oxidative Stoffwechsel laufen nur in geringem Umfang ab. Es können bei nicht ausgebildetem Enzymsystem enzymatische Reaktionen ablaufen, die zu anderen Zwischen- oder Endmetaboliten führen. So konnten Säuglinge, im Gegensatz zum Erwachsenen, bei der Behandlung einer Apnoe (Atemstillstand) mit Theophyllin dieses zu Koffein verstoffwechseln.

In der Entwicklungsphase der Leber zum vollständigen Verstoffwechslungsorgan besteht immer die **Gefahr der Kumulation** (> 1.2.2) von Arzneistoffen. Erst nach 3 Monaten ist die Stoffwechselleistung der kindlichen Leber mit der Erwachsener vergleichbar.

Zwischen dem 12. Monat und dem 8. Lebensjahr ist das Lebergewicht im Verhältnis zum Körpergewicht größer als beim Erwachsenen. Dieser Umstand ist wahrscheinlich für die **höhere Biotransformationsrate des Kindes** gegenüber dem Erwachsenen verantwortlich.

Tab. 2.14 Vergleich der Eliminationshalbwertszeiten einiger Arzneimittel beim Neugeborenen und beim Erwachsenen.

Arzneimittel	Eliminationshalbwertszeit in Stunden	
	Neugeborenes	Erwachsener
Paracetamol	2,5–5	1,9–2,2
Diazepam	15–100	15–25
Theophyllin	24–36	3–9
Ampicillin	1,7–3,5	0,6–1,6

Exkretion

Die **Nieren** sind zur Geburt noch unreif. Dadurch ist die Konzentrations- und Filtrationsleistung noch eingeschränkt. Nach etwa 2 Jahren ist die Funktionsfähigkeit voll erreicht. Bis zu diesem Zeitraum besteht besonders bei glukoronidierten Metaboliten (z. B. Chloramphenicol) Kumulationsgefahr. Die Eliminationshalbwertszeiten sind bei Neugeborenen meist deutlich verlängert (➤ Tab. 2.14).

2.5.4 Ältere Patienten

Im höheren Lebensalter gibt es eine Vielzahl von Besonderheiten, die bei der Arzneimitteltherapie beachtet werden müssen. Die Dosis der Arzneimittel muss in den meisten Fällen vorsichtig angepasst werden. Je nach Patient und Wirkstoff kann eine Dosisreduktion oder -erhöhung erforderlich sein. Einige Arzneistoffe sind auch für den älteren Patienten generell ungeeignet. Im hohen Alter sind paradoxe (umgekehrte) Reaktionen auf Arzneimittel häufiger als bei Menschen mittleren Alters.

Mit steigendem Alter besteht oft eine Multimorbidität (gleichzeitiges Auftreten mehrerer Erkrankungen). Das Krankheitsgeschehen erweitert sich besonders bei chronischen Erkrankungen. Akute Erkrankungen können dadurch veränderte Verläufe nehmen. Die Häufung der verschiedenen Syndrome führt zu Überschneidungen und teilweise schwieriger diagnostischer Beurteilung. Der Arzneimittelverbrauch steigt aus den genannten Gründen im Alter sehr stark an. Dadurch erhöht sich zwangsläufig auch die Problematik der unerwünschten Arzneimittelwirkungen und v. a. das Risiko von Arzneimittelwechselwirkungen.

Pharmakokinetik im Alter

Die **Resorption** wird nur geringfügig beeinflusst. Sie kann aber durch die geringere Darmmotilität etwas verzögert sein, sodass Spitzenspiegel später erreicht werden.

Von großer Bedeutung ist die **Verteilung**. Durch die Verringerung des Gesamtkörperwassers steht ein kleineres Verteilungsvolumen für hydrophile (wasserliebende) Arzneistoffe zur Verfügung. Die Folge ist ein Anstieg der Plasmakonzentration des Arzneistoffes. Es kann zur Verstärkung der Wirkung und somit auch der unerwünschten Wirkungen kommen. Eine Reduzierung der Dosis bzw. eine Verlängerung des Dosierungsintervalls sind erforderlich. Der Fettanteil ist hingegen bei älteren Patienten meist erhöht, sodass für lipophile (fettliebende) Arzneistoffe das Verteilungsvolumen ansteigt. Dadurch kann sich die Wirkungsdauer verlängern. Die Verringerung der Plasmaeiweißsynthese führt zu einer verringerten Plasmaeiweißbindung. Der freie Wirkstoffanteil ist somit erhöht.

Die **Elimination** ist im Alter meist verringert. Bedingt durch das verringerte Herzzeitvolumen sinkt die Leberdurchblutung und führt zu einer Abnahme der **hepatischen Elimination** und so zur Erhöhung des Wirkstoffanteils im Serum. Die Abnahme der Lebergröße und damit der funktionsfähigen Hepatozyten (Leberzellen) senkt ebenfalls die hepatische Elimination. Beispielsweise bei Digitoxin, Diazepam, Phenytoin, aber auch bei Substanzen mit hohem First-Pass-Effekt (➤ 1.2.3) wie Propranolol, Verapamil oder Morphin muss die Dosis reduziert werden. Auch die Nierenfunktion nimmt allmählich ab. Dadurch ist die **renale Elimination** besonders bei Substanzen verringert, die überwiegend renal ausgeschieden werden, z. B. bei Digoxin, Penicillin oder Aminoglykosiden. Arzneimittel (z. B. Diuretika) sowie eine Dehydratation (Wasserentzug im

Körper) können zur weiteren Funktionseinschränkung der Niere führen. Durch die verringerte Elimination kann es ohne die erforderliche Dosisanpassung zur Kumulation kommen.

Pharmakodynamik im Alter

Altersbedingte Veränderungen der Pharmakodynamik betreffen v. a. die Empfindlichkeit der Rezeptoren und sind nicht von pharmakokinetischen Prozessen abhängig. Vielfach sind solche Veränderungen nicht vollständig geklärt. Ursachen können sein:
- Verminderte Rezeptorenanzahl
- Veränderte Bindungsfähigkeit am Rezeptor
- Veränderte Weiterleitung über die Nervenzellen
- Veränderte zelluläre Reaktionen

Ältere Menschen reagieren beispielsweise empfindlicher auf Psychopharmaka wie Antidepressiva und Benzodiazepine. Betablocker zeigen oft eine verminderte blutdrucksenkende Wirkung. Die kardiovaskuläre Regulationsfähigkeit kann verändert sein. Es besteht eine erhöhte Empfindlichkeit für orthostatische unerwünschte Wirkungen (Kreislaufprobleme), beispielsweise durch Nitrate, Diuretika, Antidepressiva. **Paradoxe Reaktionen** (Gegenteileffekte) werden häufig bei Koffein und Barbituraten beobachtet.

Arzneimitteltherapie bei Leberinsuffizienz

Als zentrales Stoffwechselorgan spielt die **Leber** eine entscheidende Rolle bei der Biotransformation und der Elimination von Arzneistoffen und ihren Metaboliten. Während bei der Niere über die Bestimmung der Kreatinin-Clearance eine Bewertung der Eliminationsfunktion zumindest teilweise möglich ist, ist die Aussagekraft der üblichen Leberfunktionstest vergleichsweise gering. Deshalb können Dosierungsrichtlinien nicht schematisch festgelegt werden.

Die Funktionsfähigkeit der Leber hängt von der Anzahl intakter Hepatozyten (Leberzellen), der Menge der Leberenzyme und ihrer Durchblutung ab. Arzneistoffe bzw. ihre Metaboliten, aber auch Genussmittel und Umweltgifte können Stoffwechselvorgänge beeinflussen.

Das Alter, das Geschlecht und der Ernährungszustand spielen ebenfalls eine große Rolle bei der Ausscheidung durch die Leber. Bei **Lebererkrankungen** können u. a. verändert sein:
- Leberdurchblutung
- Größe der gesunden Leberzellmasse
- Blut-Hepatozyten-Schranke
- Eiweißsynthese

Folgende Störungen können dadurch auftreten:
- Erhöhter First-Pass-Effekt (> 1.2.3) und damit verringerte Bioverfügbarkeit
- Veränderte Reaktionen der Biotransformation
  - Veränderte Umwandlung von Prodrugs (Wirkstoffvorstufen) zu wirksamen Metaboliten
  - Entstehung vermehrt toxischer Metabolite
- Veränderte Verteilung (Änderungen der Proteinbindung und des Verteilungsvolumens)
- Veränderte Elimination

Dosisanpassung bei veränderter Pharmakokinetik

Bei **Arzneimitteln mit hohem First-Pass-Effekt** (> 1.2.3) werden bei peroraler Gabe entsprechend höhere Dosen verabreicht. Bei chronischen Lebererkrankungen kann der First-Pass-Effekt vermindert sein. Die Arzneistoffe erreichen den systemischen Kreislauf in höherer Konzentration. Substanzen mit hohem First-Pass-Effekt lösen damit u. U. schon bei der ersten Gabe stärkere Wirkungen und unerwünschte Wirkungen aus. In diesen Fällen wird einschleichend dosiert. Niedrigere Erhaltungsdosen sind notwendig.

Bei **Arzneimitteln mit geringem First-Pass-Effekt** ist bei Leberfunktionsstörungen die vorhandene Zellmasse und damit die Enzymkapazität von Bedeutung. Ist diese vermindert, besteht durch die verzögerte Elimination bei normaler Dosierung Kumulationsgefahr. Die Initialdosis kann normal gegeben werden, es sind jedoch niedrigere Erhaltungsdosen bzw. längere Dosierungsintervalle notwendig.

Eine Reihe von Arzneistoffen werden nicht oder nur geringfügig durch Lebererkrankungen in ihrer Wirkung beeinflusst. Das betrifft Arzneistoffe, die vorwiegend über die Niere ausgeschieden werden, aber auch Substanzen mit überwiegend hepatischer Elimination. Die verminderte hepatische Biotransformation solcher Wirkstoffe kann durch eine reduzierte Plasmaeiweißbindung kompensiert sein. Einzelne Leberfunktionen, z. B. bestimmte Glukuronidierungsformen, bleiben jedoch auch bei Leberschädigungen weitgehend erhalten. In solchen Fällen

(z. B. bei Digoxin, Penicilllin und Prednisolon) ist eine Dosisanpassung nicht erforderlich.

Durch schwere chronische Lebererkrankungen kann es zu **Störungen in der Proteinbindung** kommen, da weniger Plasmaeiweiß zur Verfügung steht. Es kommt zu höheren Konzentrationen an freiem Arzneistoff im Blut, die zu Überdosierungserscheinungen führen.

Arzneistoffe bzw. ihre Metaboliten, die vorwiegend über die Leber ausgeschieden werden, sind i. d. R. auch wasserlöslich. Sie werden dann bei **Cholestase** (Gallenstau) meist kompensatorisch renal eliminiert.

▶
Arzneimittelgabe bei Leberinsuffizienz
- Arzneimittel möglichst nach klinischer Wirkung (therapeutisches Drug Monitoring: TDM) vorsichtig dosieren
- Bekannte Kontraindikationen beachten
- Arzneimittel, bei denen bei Lebererkrankungen mit klinisch relevanten unerwünschten Wirkungen zu rechnen ist, nur unter strengster Indikationsstellung einsetzen
- Strenge Überwachung des Patienten durch begleitende Diagnostik zur Erfassung der Leberfunktion (klinischer Status, Leberhistologie, Gesamteiweiß oder Albumin, Quick-Wert, Bilirubin, Transaminasen)

Arzneimitteltherapie bei Niereninsuffizienz

Die **renale Ausscheidung** aller harnpflichtigen Arzneimittel und deren harnpflichtiger Metabolite hängt ab von der Funktionsfähigkeit der **Niere**. Die Einschränkung der Nierenfunktion kann deshalb bei der Dosismenge und den Dosierungsintervallen von Bedeutung sein.

Zur Beurteilung der Nierenfunktion ist die glomeruläre Filtrationsrate (GFR) der sicherste Parameter. Auch die endogene Kreatinin-Clearance (CL) ist eine aufschlussreiche Größe. Da ihre Bestimmung über eine 12- oder 24-stündige Urinsammlung jedoch sehr aufwendig ist, wird vorrangig die Plasmakonzentration von Kreatinin (Crea) ermittelt und die CL errechnet oder über ein Nomogramm abgeschätzt.

Dosisanpassung bei Niereninsuffizienz
Ist die Kreatinin-Clearance infolge einer Niereninsuffizienz eingeschränkt, muss in den meisten Fällen mit einer **verlängerten Eliminationshalbwertszeit** der Arzneistoffe bzw. ihrer harnpflichtigen Metaboliten gerechnet werden. Eine Dosisanpassung über eine Reduzierung der Dosis bzw. Verlängerung des Dosierungsintervalls im Vergleich zu Nierengesunden ist dringend erforderlich. Wenn möglich, ist eine Umstellung auf ein Arzneimittel mit biliärer Elimination (über die Galle) vorzunehmen, z. B. wird Digoxin durch Digitoxin ersetzt.

Folgende Größen spielen bei der Dosisanpassung eine entscheidende Rolle:
- Ausprägung der Niereninsuffizienz
- Auswahl des Arzneimittels unter Abwägung des Nutzen-Risiko-Verhältnisses
- Bezugsdosis eines nierengesunden, normalgewichtigen, jungen Patienten
- Therapeutische Breite bzw. Toxizität des Arzneimittels
- Ausmaß der renalen Elimination
- Halbwertszeit

Auf bestimmte Substanzen reagiert die insuffiziente Niere mit einer erhöhten Empfindlichkeit, die nicht durch eine gestörte Elimination bedingt ist. Eine Dosisreduktion ist hier ebenfalls erforderlich.

Grundsätzlich ist auch nach einer Dosisreduktion noch mit einem erhöhten Toxizitätsrisiko zu rechnen. Eine komplexe Überwachung des Patienten, mit Beobachtung möglicher unerwünschter Wirkungen, ist bei bestehender Niereninsuffizienz dringend notwendig.

Bei Arzneimitteln, die nach ihrem therapeutischen Effekt dosiert werden müssen (z. B. Antidiabetika oder Antihypertonika) kontrollieren die Pflegenden die Zielparameter (z. B. Blutzuckerspiegel oder Blutdruck) engmaschiger als üblich.

In Risikofällen ist ein therapeutisches Drug Monitoring (TDM) erforderlich, z. B. bei Theophyllin, Lithiumsalzen, Aminoglykosiden und Antiepileptika.

Beim **nephrotischen Syndrom** treten große renale Eiweißverluste auf. Dadurch besteht auch die Möglichkeit einer **schnelleren Elimination** von Arzneimitteln. Zur Aufrechterhaltung der Wirkspiegel sind dann individuell zu bestimmende höhere Einzeldosen bzw. verkürzte Dosierungsintervalle notwendig.

Dosierung bei Dialyse
Bei dialysepflichtigen Patienten müssen nierenabhängige Arzneimittel wie bei der nicht dialysepflichtigen Niereninsuffizienz niedriger dosiert werden. Jedoch ersetzt die in regelmäßigen Intervallen durchgeführte **Dialyse** die glomeruläre Filtration

und führt zu einer Elimination dieser Arzneimittel. Die ausgeschiedene Menge muss daher am Ende der Dialyse ersetzt werden, damit die im Intervall verabreichte reduzierte Dosis ausreicht.

2.6 Compliance – die Rolle der Patientenmitarbeit

Compliance (engl. Einwilligung, Bereitschaft): Bereitschaft des Patienten zur Mitarbeit bei therapeutischen und diagnostischen Maßnahmen, z. B. Zuverlässigkeit, mit der therapeutische Anweisungen befolgt werden (Verordnungstreue).

Im Bereich der medikamentösen Therapie ist mit **Compliance** v. a. die Einnahmedisziplin gemeint, also inwiefern der Patient sich an die ihm genannten Einnahmeschemata und -hinweise hält. Es wurde festgestellt, dass nur etwa 50 % der Patienten ihre Arzneimittel richtig anwenden.

Gründe für mangelnde Compliance
- Vergessen der Anweisungen zur Einnahme
- Angst vor zu viel „Chemie"
- Mangel an Verständnis der Therapie und der Erkrankung
- Unzufriedenheit mit der Therapie
- Asymptomatische Erkrankung mit geringem Leidensdruck
- Mangelhafte oder fehlende Aufklärung durch den verschreibenden Arzt
- Schlecht bzw. missverständlich geschriebene Packungsbeilagen

Während eine Bedarfsmedikation i. d. R. problemlos ist, muss bei einer Dauertherapie die aktive Mitwirkung des Patienten besonders stark eingefordert werden. Dies ist v. a. bei chronischen Erkrankungen (z. B. Diabetes, Bluthochdruck und Asthma) ausschlaggebend für den Erfolg der Therapie. Da hier eine lebenslängliche Therapie mit häufig vielen verschiedenen Arzneimitteln unvermeidbar ist, kommt es oft dazu, dass Patienten „therapiemüde" werden, insbesondere bei einer Besserung der Symptome. Das eigenmächtige Absetzen von Medikamenten kann aber zu einer massiven Verschlechterung des Krankheitsbildes führen.

Auch Angst vor unerwünschten Wirkungen, das Gefühl, „zu viele Tabletten" zu nehmen oder ein häufiger Wechsel der Arzneimitteltherapie führen oft zum Therapieabbruch. Hinzu kommt noch das einfache Vergessen der Einnahme, v. a. bei Berufstätigen in der Hektik des Alltags oder physiologisch bedingt bei älteren Menschen.

Von entscheidendem Einfluss auf die Wirkung eines Arzneimittels sind die Einnahmezeit und der Zusammenhang mit Mahlzeiten. Bestimmte Arzneimittel wirken am besten, wenn sie dem **Zirkadianrhythmus** (physiologisch normaler Tagesablauf der gewünschten Wirkung) entsprechend eingenommen werden. Beispielsweise werden CSE-Hemmer abends eingenommen, da nachts die größte Cholesterinproduktion im Körper stattfindet.

Bei anderen Arzneimitteln gibt es Wechselwirkungen mit Nahrungsmitteln, sodass ein etwa zweistündiger Abstand zu den Mahlzeiten einzuhalten ist (➤ Tab. 2.3). Manche Arzneimittel müssen nüchtern eingenommen werden, andere unbedingt nach den Mahlzeiten, entsprechende Hinweise finden sich in den speziellen Kapiteln. Zusätzlich gibt es evtl. zu beachtende Wechselwirkungen bei der Einnahme mehrerer Arzneimittel.

Der Patient erhält deshalb entsprechende Hinweise vom Arzts und Apotheker und auch von den Pflegenden. Viele Patienten tun sich jedoch mit dem Befolgen dieser Hinweise schwer. Zu den wichtigen Aufgaben der Pflegenden im Zusammenhang mit medikamentöser Therapie gehört daher eine ständige Förderung der Compliance, indem die Wichtigkeit der regelmäßigen selbstständigen Einnahme zu den vorgesehenen Zeiten erklärt wird. Bei Patienten, die dies allein nicht mehr bewältigen, muss die richtige Einnahme der verschriebenen Arzneimittel überwacht werden, z. B. durch den ambulanten Pflegedienst.

▶ Eine mangelnde Compliance liegt häufig an der mangelnden Aufklärung des Patienten über die Notwendigkeit seiner verordneten Arzneimitteltherapie. Hier hilft das Gespräch des Pflegenden mit dem Patienten und seinen Angehörigen, den Sinn der verordneten Therapie zu begreifen und die Folgen von falschem Verhalten einzuschätzen. In einem solchen Gespräch können auch die Sorgen vor Nebenwirkungen relativiert werden.

2

Tab. 2.15 Complianceprobleme bei älteren Patienten und entsprechende Gegenmaßnahmen.

Gründe für eine schlechte Compliance	Unterstützung durch die Pflegenden
Nachlassen der geistigen Leistung Dadurch teilweises oder vollständiges Vergessen der Anweisungen oder Verwechslung der Arznei- mittel	Kontrolle bzw. Wiederholung der Anweisung, Verhalten oder Nicht- einnahme nicht als Provokation des Patienten empfinden; ggf. Pati- enten nicht selbst einnehmen lassen, sondern ihnen ihre Arzneimittel direkt applizieren
Sehstörungen Dadurch Schwierigkeiten beim Lesen der Einnah- meanweisung und bei der Unterscheidung der Tabletten	Tabletten mit ähnlichem Aussehen, die aber zu unterschiedlichen Zeiten eingenommen werden, nicht zeitgleich austeilen, sondern vor der jeweiligen Applikationszeit
Motorische Störungen Dadurch Schwierigkeiten beim Öffnen der Schach- teln, der Medikamentenbox, bei der Entnahme aus dem Blister, bei der Teilung von Tabletten	Beim Öffnen der Arzneimittelverpackung, dem Herausdrücken aus einem Blister behilflich sein; wenn notwendig, Tabletten teilen, in ei- ner Tagesdosette vorbereiten
Schluckstörungen	Tabletten (wenn vom Hersteller erlaubt) zerstoßen oder auflösen; evtl. Arzt oder Apotheker nach anderen Arzneiformen fragen (➤ 2.2.1, ➤ 2.3.4)
Auftreten von **unerwünschten Wirkungen**, z. B. gastrointestinale Störungen wie Übelkeit oder Durchfälle	Den behandelnden Arzt informieren, Gegenmaßnahmen (➤ Tab. 2.13)
Bewusste Verweigerung der Einnahme, weil keine Einsicht in die Notwendigkeit der Therapie bzw. Angst vor unerwünschten Wirkungen	Den behandelnden Arzt informieren; beruhigend und sachlich mit dem Patienten sprechen und ihn eingehend und verständlich infor- mieren
Unsicherheit/Angst aufgrund mangelhafter Aufklärung durch den behandelnden Arzt	Den behandelnden Arzt darüber informieren, dass bei dem Patienten noch Bedarf an Aufklärung über Sinn und Zweck der Medikation besteht

Complianceprobleme bei älteren Patienten

Oft ist die Mitarbeit des Patienten (Compliance) bei älteren Patienten aus ganz unterschiedlichen Grün- den unzureichend (➤ Tab. 2.15). Die Pflegenden können die Patienten gezielt in der Arzneimittelthe- rapie unterstützen. Sie reagieren auf mangelnde **Compliance** nicht mit Vorwürfen, sondern mit Ver- ständnis und bemühen sich um Abhilfe.

——— Wiederholungsfragen ———

1. Wodurch kann es zu unerwünschten Wir- kungen von Arzneimitteln kommen? (➤ 2.4)
2. Was versteht man unter den Begriffen „kan- zerogen" und „teratogen"? (➤ 2.4.5)
3. Wie kann es zu Arzneimittelwechselwirkun- gen kommen? (➤ 2.4.7)
4. Bei welchen Nahrungsmitteln kann es zu Wechselwirkungen mit Arzneimitteln kom- men? (➤ 2.4.7)
5. Welche Grundsätze beachten die Pflegenden bei der Lagerung von Arzneimitteln? (➤ 2.1.3)
6. Welche Grundregeln sind für das Richten von Arzneimitteln zu beachten? (➤ 2.1.4)
7. Wie funktionieren TTS und wodurch unter- scheiden sich Matrix- und Membranpflaster? Welche dürfen geteilt werden? (➤ 2.3.4)
8. Unter welchen Voraussetzungen dürfen Tab- letten, Kapseln oder Dragees geteilt, zersto- ßen bzw. geöffnet werden? (➤ 2.3.4)
9. Was ist der Unterschied zwischen der intra- venösen und der intramuskulären Applikati- on? Wirken die verabreichten Arzneimittel gleich schnell? (➤ 2.2.2)
10. Welche Probleme treten bei der Compliance (Patientenmitarbeit) bei älteren Patienten auf und wie kann man diesen begegnen? (➤ 2.6)

3 Arzneimittel gegen Schmerzen

Schmerz begleitet uns durch das tägliche Leben. Er ist ein Phänomen, das untrennbar zur Leiblichkeit des menschlichen Wesens gehört. Obwohl jeder Mensch Schmerz empfinden kann, ist er immer eine individuelle Erfahrung.

Schmerz ist nicht nur eine körperliche Empfindung, sondern berührt stets auch das Gefühlsleben. So kann anhaltender Schmerz die subjektive Einsamkeit steigern. Der Betroffene fühlt sich allein in seiner Not. Schmerz kann die gesamte Konzentration des Menschen auf sich ziehen. Alle anderen Gefühle werden dann banal, sekundär und bedeutungslos.

Schmerz: unangenehmes Sinnes- und Gefühlserlebnis, das mit aktueller oder potenzieller Gewebeschädigung verknüpft ist oder mit Begriffen einer solchen Schädigung beschrieben wird.

Schmerzen können durch verschiedene Arzneimittelgruppen mit ganz unterschiedlichen Angriffspunkten beeinflusst werden (➤ Abb. 3.1).

3.1 Analgetika

Analgetika (Schmerzmittel): Wirkstoffe, die schmerzlindernd oder -stillend wirken.

Die Therapie von Schmerzen hängt von der Art der Schmerzen und dem jeweiligen Therapieziel ab. Dadurch begründet unterscheiden sich die eingesetzten Analgetika in Wirksamkeit, Wirkdauer, Wirkmechanismus und Applikation.

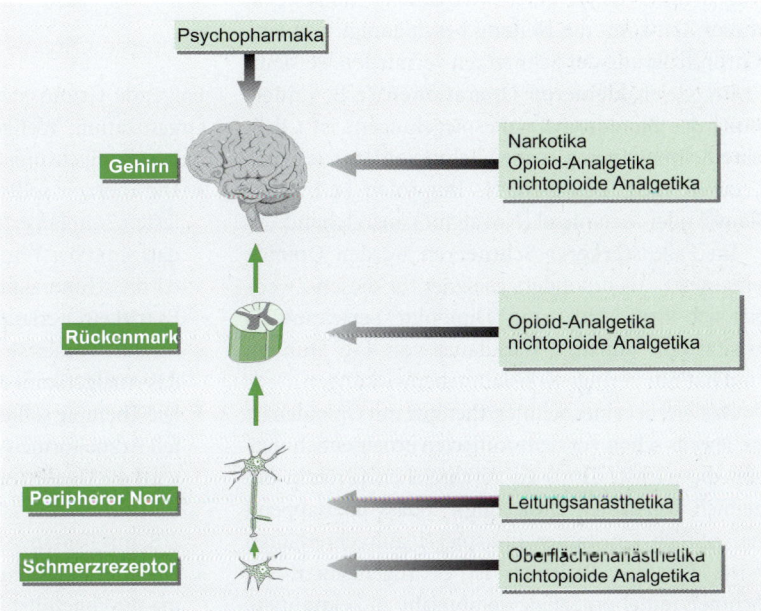

Abb. 3.1 Medikamentöse Schmerzbeeinflussung. [L137]

Tab. 3.1 Unterschiedliche Behandlungsansätze von akuten und chronischen Schmerzen.

Akute Schmerzen	Chronische Schmerzen
• Behandlungsziel: rasche Behebung des Schmerzes • Sedation unerwünscht • Wirkung kann von kurzer Dauer sein (ca. 4 h) • Behandlung kann standardisiert werden • Behandlung wird häufig parenteral durchgeführt	• Behandlungsziel: Prophylaxe steht im Vordergrund • Sedierung kann erwünscht sein, z. B. nachts • Wirkung soll so lange wie möglich anhalten • Behandlung soll individuell angepasst werden • Nach Möglichkeit perorale Applikation

Akute und chronische Schmerzen werden teils mit unterschiedlichen Zielen und Strategien therapiert (➤ Tab. 3.1).

Therapie starker Schmerzen

Schwerste Akutschmerzen, die oft mit vegetativen Symptomen wie Tachykardie, Schwitzen und Hypertonie einhergehen, sind sofort, also noch während der Diagnostik, zu behandeln.

Die **postoperative Schmerztherapie** beginnt bereits während der Narkose und wird auf der Bettenstation, wenn nötig auch nach der Entlassung weitergeführt, bis der Patient schmerzfrei ist. Postoperative Schmerzen lassen i. d. R. innerhalb von drei Tagen nach. Unter einer wirksamen Analgesie in dieser Zeit kann die Heilung beschleunigt und eine Chronifizierung der Schmerzen vermieden werden.

Bei vielen **kleineren Operationen** (z. B. Entfernung des Blinddarms, Kniespiegelungen) ist i. d. R. eine Schmerztherapie mit Nichtopioiden wie Paracetamol (z. B. Ben-u-ron®), Ibuprofen (z. B. Ibuflam®) oder Metamizol (Novalgin®) ausreichend.

Im Falle **stärkerer Schmerzen** werden Opioide eingesetzt. Als besonders geeignet für diesen Zweck hat sich Piritramid 15 mg (Dipidolor®) erwiesen. Es besitzt eine günstige Wirkdauer von 4–6 Stunden und hat nur geringe Kreislaufnebenwirkungen.

Das Ziel bei einer Schmerztherapie mit Opioiden ist es, jeweils schon vor dem Auftreten erneuter Schmerzen die nächste Dosis zu verabreichen (Prinzip der zeitlich konstanten Dosierung), sodass überlappend ein zeitlich konstanter Blutspiegel aufrechterhalten wird. Für den Patienten ist es angenehmer, ein Schmerzmittel großzügig verabreicht zu bekommen,

und zwar zu einem Zeitpunkt, wenn starke Schmerzen noch nicht empfunden werden. Günstig ist es aus diesem Grunde auch, mit der Schmerztherapie bereits 30 Minuten vor Operationsende zu beginnen.

Wegen des schnellen Wirkungseintritts und einer genaueren Dosisanpassung wird in der frühen postoperativen Phase und bei der Therapie schwerster Akutschmerzen die **intravenöse Applikation** bevorzugt. Ist dies nicht möglich, kann alternativ die subkutane Verabreichung gewählt werden; der Wirkungseintritt erfolgt jedoch langsamer. Wenn einem Patienten ein **Periduralkatheter** gelegt wurde, können durch diesen nicht nur Lokalanästhetika, sondern auch Opioide rückenmarksnah appliziert werden.

Die **patientenkontrollierte Analgesie** (PCA) ist das derzeit effektivste systematische Prinzip in der **postoperativen Schmerztherapie**. Per Knopfdruck kann sich der Patient hierbei von einer Infusionspumpe (sog. Schmerzpumpe), die an einem intravenösen Zugang angeschlossen ist, meist zusätzlich zu einer Basalinfusionsrate, so oft kleine Opioiddosen abfordern, bis er seinen individuellen Bedarf erreicht hat und schmerzfrei ist. Aus Sicherheitsgründen wird vorher programmiert, wieviele mg Opioid der Patient pro Dosis erhält und wie lange das sogenannte Sperrintervall ist, also die Zeitspanne, bis die Pumpe auf einen erneuten Knopfdruck wieder mit der Abgabe einer Opioiddosis reagiert.

Therapie chronischer Schmerzen

Folgende Grundsätze hat die WHO (World Health Organization: Weltgesundheitsorganisation) für die Behandlung chronischer Schmerzen vorgegeben:

- Die Therapie sollte vorbeugend und nach einem festen Zeitplan erfolgen. Bei Einnahme nach Bedarf sinkt der Wirkstoffspiegel immer wieder unter die schmerzlindernde Schwelle (➤ Abb. 3.2). Es tritt ein Verlangen nach der nächsten Einnahme auf, woraus sich eine psychische Bindung an das Analgetikum entwickeln kann.
- Die Therapie sollte möglichst peroral mit retardierten Arzneiformen durchgeführt werden. Dadurch wird die Unabhängigkeit des Patienten gefördert. Eine Alternative ist die transdermale Applikation, z. B. mit Fentanyl-Pflastern (Durogesic®).
- Die Therapie sollte nach einem festen Stufenschema durchgeführt werden. Durch den Stufenplan

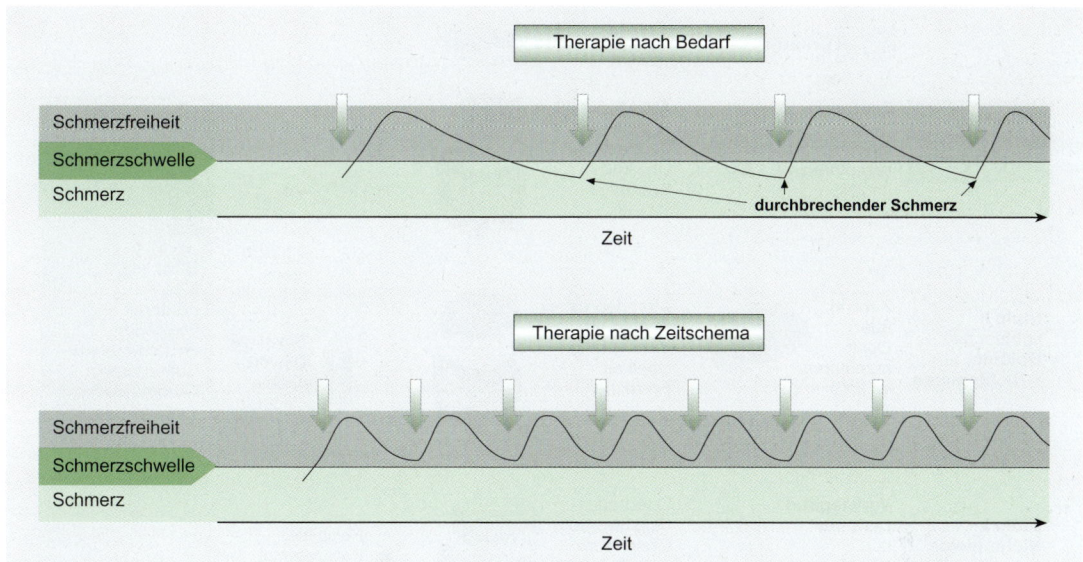

Abb. 3.2 Gegenüberstellung einer bedarfsorientierten Schmerztherapie und einer Schmerztherapie nach festem Zeitplan, dargestellt an den Arzneistoffspiegeln im Blut des Patienten. Die Pfeile deuten die Zeitpunkte der Schmerzmittelgaben an. [L157]

kann die Therapie an den Krankheitsverlauf angepasst werden (> Abb. 3.3).
• Die Therapie sollte für jeden einzelnen Patienten angepasst (individualisiert) werden. Da das Schmerzempfinden und der Krankheitsverlauf sich von Patient zu Patient beträchtlich unterscheiden, sind starre Dosierungsschemata fehl am Platz.

> Eine rechtzeitige, bedarfsorientierte und konsequente Analgetikatherapie kann verhindern, dass Schmerzen chronisch werden. Durch das Schmerzgedächtnis können aufgrund vorangegangener Schmerzerlebnisse selbst Berührungen zu starken Schmerzen führen. Die Pflegenden achten immer auf eine ausreichende und rechtzeitige Analgesie.

Stufenplan der Therapie chronischer Schmerzen
Der **Stufenplan der WHO zur Schmerztherapie** gibt eine praktikable Richtlinie zur medikamentösen Behandlung von chronischen Schmerzen (> Abb. 3.3).
Auf der I. Stufe werden leichte Schmerzen mit **nichtopioiden Analgetika** behandelt. Reichen diese nicht aus, so kombiniert man in der II. Stufe **schwache Opioide** mit den Analgetika der Stufe I. In der III. Stufe schließlich werden die schwachen Opioide durch **starke Opioide** ersetzt. Dies bedeutet, dass die Medikamente der Stufe I auch in Stufe II und III zusätzlich ge-

geben werden. Eine Kombination von schwachen und starken Opioiden ist dagegen nicht sinnvoll. Bei unzureichender Wirkung sollte stattdessen die Dosierung des starken Opioids erhöht werden. Hat der Patient bereits zu Beginn der Therapie starke Schmerzen, können die ersten beiden Stufen übersprungen werden.
In jeder Stufe wird dem Patienten zusätzlich eine „Durchbruchsmedikation" für Schmerzspitzen verordnet, die er selbstständig bei Bedarf einnehmen kann.

Therapie mit Koanalgetika
Zusätzlich zu den Analgetika können bei der Therapie von chronischen Schmerzen so genannte **Koanalgetika** gegeben werden. Dies sind Arzneistoffe, die ohne eine direkte analgetische Wirkung zu besitzen, bestimmte Schmerzqualitäten beeinflussen können:
• **Trizyklische Antidepressiva**, z. B. Amitriptylin (Saroten®), werden für diesen Zweck in Dosierungen weit unterhalb der psychiatrisch angewandten Dosis (10–30 %) eingesetzt. Sie wirken insbesondere bei neuropathischen Schmerzen.
• **Antiepileptika**, besonders Carbamazepin (Tegretal®), erweisen sich als hoch wirksam bei Neuropathien, Neuralgien und Phantomschmerzen.
• **Glukokortikoide**, z. B. Dexamethason (Fortecortin®), wirken v. a. antiphlogistisch. Darüber hinaus sind sie stimmungsaufhellend und auch

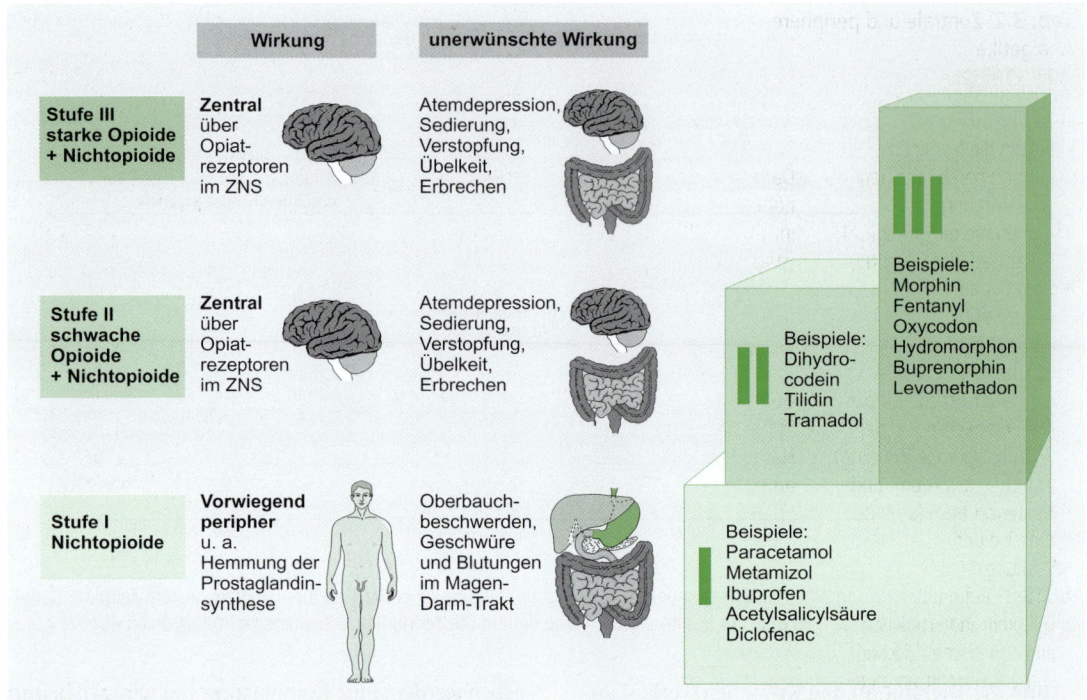

Abb. 3.3 Stufenplan der WHO zur Schmerztherapie. [L157]

appetitsteigernd. Besonders Tumorkranke können von diesem Wirkungsspektrum profitieren.

> Orientieren sollten sich die Pflegenden am „Expertenstandard Schmerzmanagement in der Pflege" des „Deutschen Netzwerks für Qualitätsentwicklung in der Pflege" (DNQP).

3.1.1 Opioid-Analgetika

Das Morphin, der älteste Vertreter der Opioide (auch Opiate), ist ein natürlicher Bestandteil des Opiums, dem getrockneten Milchsaft des Schlafmohns. Neben dem als natürliches Opiumalkaloid vorkommenden Morphin werden halbsynthetisch veränderte Derivate des Morphins und synthetisch hergestellte Opioide eingesetzt. Im Prinzip wirken alle Opioide gleich, lediglich in der Wirkintensität bestehen Unterschiede.

Opioid-Analgetika verstehen

In den ersten Minuten unmittelbar nach einer schweren Verletzung nimmt der Patient oftmals noch keinen Schmerz wahr. Grund dafür ist ein körpereigenes schmerzhemmendes System, das in solchen Situationen aktiviert wird und die Schmerzleitung ins Gehirn, v. a. auf der Ebene des Rückenmarks und des Stammhirns, blockiert. Der Organismus schüttet hierzu körpereigene schmerzhemmende Stoffe (sog. **Endorphine** und **Enkephaline**) aus, die an Opioidrezeptoren im zentralen Nervensystem (ZNS) binden und die Weiterleitung und Verarbeitung von Schmerzimpulsen unterdrücken. Eine Reihe körperfremder Substanzen vermag ebenfalls die Opioidrezeptoren zu erregen und entfaltet dadurch ebenso eine schmerzhemmende Wirkung, die meist auch länger andauert als die der körpereigenen Substanzen. Der bekannteste Vertreter aus dieser Reihe ist das **Morphin** . Der Name „Endorphin" leitet sich daher auch von „*endo*genem M*orphin*" ab. Zahlreiche natürliche oder synthetische, dem Morphin chemisch ähnliche Substanzen bilden heute ein unverzichtbares Arsenal hochpotenter Schmerzmittel, die **Opioide**.

Vielfach wird umgangssprachlich zwischen „starken" und „schwachen" Analgetika unterschieden, womit man Opioide von Nichtopioiden abgrenzen will. In der Tat sind viele Opioide den stärkeren Schmerzformen vorbehalten, doch wirken schwache Opioide

Tab. 3.2 Zentrale und periphere Wirkungen opioider Analgetika.

Zentrale Wirkungen	Periphere Wirkungen
• Setzen die Schmerzempfindung herab (analgetische Wirkung) • Reduzieren die geistige Aktivität (sedative Wirkung) • Beseitigen Konflikt- und Angstgefühle (tranquilierende Wirkung) • Erhöhen die Stimmungslage, Hauptursache für das Abhängigkeitspotenzial (euphorisierende Wirkung) • Hemmen das Atem- und Hustenzentrum (atemdepressive und antitussive Wirkung) • Lösen häufig anfangs Übelkeit und Erbrechen aus (emetische Wirkung), später hemmen sie dagegen den Brechreflex (antiemetische Wirkung) • Verengen die Pupille (miotische Wirkung)	• Reduzieren die Magen-Darm-Bewegung und erhöhen den Muskeltonus im Gastrointestinaltrakt (spastische Obstipation) • Verzögern die Magenentleerung • Kontrahieren die Schließmuskeln im Bereich der Gallenwege • Steigern den Tonus der Harnblasenmuskulatur und zugleich des Blasenschließmuskels (Harnverhalt) • Erweitern die Blutgefäße mit der Gefahr orthostatischer Reaktionen

Tab. 3.3 Wirkungsstärken von Opioiden bezogen auf Morphin.

Wirkungsstärke		Wirkstoffe (Handelspräparate)
Sehr stark	1.000 100–300 40–50 10–50	Sufentanil (Sufenta®) Fentanyl (Durogesic®) Alfentanil (Rapifen®) Buprenorphin (Temgesic®)
Stark	7 4 1 1 0,7	Hydromorphon (Palladon®) Levomethadon (L-Polamidon®) Morphin (MST, MSR, MSI, Sevredol®, Capros®) Oxycodon (Oxygesic®) Piritramid (Dipidolor®)
Schwach	0,35 0,2 0,1	Dihydrocodein (DHC®, Paracodin®) Codein (Codi-OPT®) Pethidin (Dolantin®)
Sehr schwach	0,05–0,07 0,05–0,07	Tilidin (Valoron®) Tramadol (Tramal®)

in Abhängigkeit von dem jeweiligem Krankheitsbild oft weniger als potente Nichtopioid-Analgetika.

Die Opioide beeinflussen neben der Schmerzverarbeitung auch andere zentral gesteuerte Körperfunktionen (➤ Tab. 3.2). So ergeben sich die vielfältigen Wirkungen der opioiden Analgetika.

Das Zusammenspiel zentraler und peripherer Wirkungen von Opioiden erklärt die erwünschten, v. a. aber auch die unerwünschten Wirkungen dieser Arzneistoffe.

Während die **angstlösende Wirkung** als Nebeneffekt der analgetischen Wirkung gern in Kauf genommen wird, kann die **Sedierung** problematisch sein.

Die **Atemdepression** ist die schwerwiegendste Begleiterscheinung unter Opioidtherapie. Die Ansprechbarkeit des Atemzentrums auf den Kohlendioxidgehalt des Blutes ist bereits in therapeutischer Dosierung vermindert. Mit steigender Dosierung tritt dann ein messbares Atemdefizit auf. Zugleich unterdrücken Opioide das Gefühl der Atemnot. Typisch ist, dass die Patienten zwar nach Aufforderung durchatmen, lässt man sie aber in Ruhe, so „vergessen" sie zu atmen. Die Atemdepression tritt jedoch erst beim 4–5-Fachen der analgetischen Dosis ausgeprägt in Erscheinung und lässt sich durch vorsichtige Dosierung weitgehend vermeiden.

Opioide reduzieren die Magen-Darm-Bewegung und erhöhen den Muskeltonus im Gastrointestinaltrakt. Folge ist eine **spastische Obstipation**, die sich bei 90–100 % der Behandelten einstellt. Die Therapie der Obstipation mit **Laxanzien** (➤ 7.2.1) gehört daher unverzichtbar zur Schmerztherapie mit Opioiden.

Wirksamkeit und Wirkungsstärke

Die verschiedenen Opioide unterscheiden sich sowohl hinsichtlich ihrer Wirksamkeit als auch ihrer Wirkungsstärke.

Wirksamkeit: bei höchstmöglicher Dosierung maximal erreichbarer analgetischer Effekt.
Wirkungsstärke: Maß für die Dosis, die zum Erreichen einer bestimmten Wirkung erforderlich ist. Je größer die Wirkungsstärke, desto niedriger die notwendige Dosis.

Die Zahlenwerte bzgl. der Wirkungsstärke unterschiedlicher Opioide im Vergleich zum Morphin

3

(> Tab. 3.3) erlauben zwar eine Dosisumrechnung beim Wechsel von einem Opioid auf ein anderes, sagen jedoch nichts über die maximal erreichbare Schmerzlinderung aus. Morphin hat z. B. zwar eine geringere Wirkungsstärke als Buprenorphin, jedoch eine bedeutend höhere Wirksamkeit. Die Wirkung von Morphin ist durch Dosiserhöhung praktisch unbegrenzt steigerbar. Die Patienten sind nach einer Gewöhnungsphase auch bei einer Dosierung von über 1 g Morphin pro Tag in ihrem Alltag durch das Schmerzmittel nicht eingeschränkt. Selbst Autofahren kann unter gewissen Vorsichtsmaßnahmen gestattet sein. Im Falle von Buprenorphin ist eine unbegrenzte Dosissteigerung nicht möglich. Dieses Analgetikum besitzt einen sog. **Ceiling-Effekt**. Ab einer bestimmten Dosis nehmen nur die unerwünschten Wirkungen, nicht jedoch der analgetische Effekt zu.

Indikationen
Bei starken bis stärksten Schmerzen sind Opioide oft die einzigen Pharmaka, die eine ausreichende Analgesie vermitteln. Schmerzen, die auf Opioide sehr gut ansprechen, sind:

* Schmerzen mit traumatischer Ursache
* Postoperative Schmerzen
* Schmerzen aufgrund von Ischämien
* Tumorschmerzen

Dennoch gibt es Typen von Schmerzen, die sich mit Opioiden nur unzureichend lindern lassen. Dazu zählen:

* Muskelschmerzen, die aufgrund von Verspannungen und Krämpfen entstehen
* Neurogene Schmerzen
* Phantomschmerzen
* Schmerzen durch Knochenmetastasen

Die Indikationsgebiete der verschiedenen Opioide werden durch die Schnelligkeit des Wirkungseintritts, die Wirkungsdauer sowie durch Besonderheiten im Wirkungs- und Nebenwirkungsspektrum der einzelnen Substanzen bestimmt (> Tab. 3.4).

Opioide in der Pflege

Für eine optimal angepasste Schmerztherapie können alle Applikationswege ausgenutzt werden.

Tab. 3.4 Besonderheiten im Wirkungs- und Nebenwirkungsspektrum von Opioiden.

Wirkstoff	Handelspräparate	Wirkdauer	Besonderheit
Morphin	MST, MSI, Sevredol®	Unterschiedlich je nach Arzneiform, z. B. Retardkapseln	Geeignet für die Langzeitanwendung sowohl bei Tumorschmerzen als auch anderen starken Schmerzformen; Wirkung durch Dosiserhöhung unbegrenzt steigerbar
Buprenorphin	Temgesic®	Mit 6–8 h die längste Wirkdauer unter allen Opioiden	Volle Wirkung erst nach 60 min, Alternative zu Morphin in der Therapie chronischer Schmerzen
Piritramid	Dipidolor®	Wirkdauer von 4–6 h	Beeinträchtigung der Kreislaufstabilität und emetische Wirkung gering; ideal für die postoperative Schmerztherapie
Pethidin	Dolantin®	2–3 h, relativ kurze Wirkdauer	Schneller Wirkungseintritt, gut für schmerzhafte diagnostische Eingriffe, geringere spastische Wirkung; bevorzugt für Kolikschmerzen und in der Geburtshilfe
Sufentanil, Alfentanil, Remifentanil	Sufenta®, Rapifen®, Ultiva®	Höchste Wirkungstärke, schnellster Wirkungseintritt, kürzeste Wirkdauer (< 10 min)	Standardmedikamente intraoperativ im Rahmen einer Narkose
Fentanyl	Durogesic®	Schneller Wirkungseintritt und eine relativ kurze Wirkdauer, Pflaster besitzt längere Wirkdauer	Tumorschmerzen, chronische Schmerzen, postoperativ und zur Neuroleptanalgesie (> 3.2) eingesetzt
Tilidin	Valoron®	3–5 h, retardierte Zubereitungen länger	Schwaches Opioid, gewöhnlich mit Naloxon (Opioid-Antagonist) kombiniert; um Missbrauch zu vermeiden, kein BtM (> 2.1); bei starken akuten oder chronischen Schmerzen

Akute Schmerzen erfordern den Einsatz rasch wirkender Arzneiformen. Prinzipiell ist die **parenterale Verabreichung** zu bevorzugen. Die **subkutane Gabe** ist die Applikationsart der Wahl zur parenteralen Analgetikatherapie. Die intravenöse Injektion garantiert den schnellsten Wirkungseintritt und ist bei schwersten akuten Schmerzzuständen erforderlich. Sie kann jedoch, wegen der raschen Anflutung, bei zu hohen Anfangsdosen leicht zur Atemdepression führen. Suppositorien (z. B. MSR Mundipharma®) haben sich ebenfalls in der Therapie akuter Schmerzen bewährt. Für Patienten mit Durchbruchschmerzen ist ein **fentanylhaltiger Stick** (Actiq®) geeignet, bei dem der Wirkstoff in eine Zuckermatrix eingearbeitet ist. Der Stick wird an der Wangenschleimhaut hin und her bewegt, was eine rasche Resorption und damit auch eine rasche Schmerzlinderung zur Folge hat.

Bei sehr starken Schmerzen oder hohem Analgetikabedarf können Opioide **peridural** appliziert werden (in den Epiduralraum, d. h. zwischen der Knochenhaut des Wirbelkanals und der Dura mater spinalis). Dadurch werden unmittelbar die ins Gehirn ziehenden Schmerzfasern blockiert. Am häufigsten verwendet man hierfür Morphin und Sufentanil. Bei einer vergleichsweise geringen Dosierung kommt es zu einer 10-fach stärkeren Wirkung als bei intravenöser Gabe.

Chronische Schmerzen werden i. d. R. mit nichtinvasiver Analgetikagabe behandelt, wobei **lang wirkende, d. h. retardierte Arzneiformen** angewendet werden, z. B. MST Mundipharma®-Retardtabletten (Wirkdauer: 12 Stunden) oder MST Continus® long-Retardkapseln (Wirkdauer: 24 Stunden). Buprenorphin lässt sich sublingual applizieren (Temgesic® sublingual-Tabletten). Aufgrund seiner langen Halbwertszeit erübrigt sich bei diesem Arzneistoff eine Retardformulierung.

Eine Alternative zu peroralen Retardarzneimitteln sind **Schmerzpflaster** (z. B. Durogesic®). Sie haben eine Wirkdauer von 3 Tagen. Es sind sog. transdermale therapeutische Systeme (TTS), in die z. B. der Wirkstoff Fentanyl eingearbeitet ist. Aus dieser Matrix wird der Wirkstoff langsam und kontinuierlich freigegeben und diffundiert über die Haut ins Blut. Das Pflaster wird auf einer trockenen, unbehaarten (Haare bei Bedarf nur abschneiden, nicht rasieren) und gesunden Hautstelle im Bereich des Oberkörpers aufgeklebt und für ca. 30 Sekunden fest angedrückt. Die Pflasterstärken werden nicht durch ihren Wirkstoffgehalt gekennzeichnet, sondern durch die Abgaberate (25, 50, 75, 100 µg pro Stunde). Bevor klinisch relevante Wirkstoffspiegel im Blut erreicht werden, müssen erst die oberen Hautschichten mit Wirkstoff aufgesättigt sein, sodass bei erstmaliger Anwendung die Wirkung erst nach 8–12 Stunden eintritt. Während dieser Zeit wird noch überlappend peroral weitertherapiert. Beim Wechsel des Pflasters nach jeweils 72 Stunden, ist dieses Wirkstoffdepot in der Haut auch nach Abziehen des alten Pflasters noch vorhanden, sodass bis zum Wirkungseintritt des neuen Pflasters eine lückenlose Analgesie besteht. Wegen dieser Depotbildung wird das Hautareal für die Pflasterapplikation bei jedem Aufkleben gewechselt. Falls ein Pflaster für die Schmerztherapie nicht ausreicht, können mehrere auf die Haut aufgebracht werden (➤ 2.3.4).

VORSICHT

Die Schmerzpflaster dürfen nicht beschädigt, zerteilt oder zerschnitten werden.

Unerwünschte Wirkungen von Opioiden

Die **sedierende Wirkung** der Opioide kann v. a. zu Beginn der Therapie vom Patienten als sehr unangenehm empfunden werden. Die Pflegenden berücksichtigen die sedierende Nebenwirkung v. a. bei der Mobilisierung von Patienten und bringen Verständnis für die sich daraus ergebenden Verzögerungen bei pflegerischen Handlungen auf.

Sie klären die Patienten darüber auf, dass die **Furcht vor einer Suchtentwicklung unbegründet** ist, da die euphorisierende Wirkung bei Schmerzpatienten grundsätzlich ausbleibt. Anders als bei gesunden Menschen ist bei Schmerzpatienten die Tendenz zur Entwicklung einer Sucht oder Abhängigkeit äußerst gering. Eine psychische Abhängigkeit tritt selbst bei einer Langzeittherapie mit Opioiden faktisch nicht auf. Sie ist in keinem Fall ein Argument, die chronische Schmerztherapie mit Opioiden zu unterlassen.

▶ Patienten schätzen gelegentlich die beruhigende Wirkung von i. v.-Opioiden. Die Pflegenden achten auf solche Anzeichen und informieren den Arzt über ihren Eindruck. Dann kann evtl. auf eine andere Applikationsform umgestiegen werden.

Bei Ersteinstellung des Patienten und bei Dosiserhöhungen achten die Pflegenden auf Anzeichen einer

Atemdepression. Sie denken daran, dass der Patient dabei keine Atemnot verspürt, sondern lediglich flacher und weniger atmet. Besondere Vorsicht ist bei Patienten mit obstruktiven Atemwegserkrankungen, Säuglingen und Kleinkindern sowie bei der gleichzeitigen Gabe zentral dämpfender Psychopharmaka wie Neuroleptika, Antidepressiva und Tranquillanzien geboten.

Treten **Übelkeit** und **Erbrechen** (bei ca. 20 % der Patienten) auf, achten die Pflegenden v. a. auf ausreichende Flüssigkeitszufuhr. Diese unerwünschten Wirkungen lassen gewöhnlich nach den ersten 2–3 Tagen nach, werden aber von den Patienten oft als sehr belastend empfunden. Sie sollten deshalb unbedingt behandelt werden, da sie sonst zu Therapieabbrüchen führen können. Als Antiemetika haben sich Dimenhydrinat (Vomex®) oder Metoclopramid (Paspertin®) bewährt. Die Pflegenden denken in diesen Fällen an die verstärkte sedierende Wirkung bei gleichzeitiger Gabe von Opioiden und Antiemetika.

Zur Behandlung der obligatorischen **Obstipation** bei einer Opioidtherapie sind Laktulose und Macrogol (Movicol®) Mittel der Wahl. Da diese unerwünschte Wirkung bei fast jedem Patienten eintritt, wird die antiobstipierende Therapie gleichzeitig mit der Opioidtherapie begonnen.

Opioide zeigen eine **harnverhaltende Wirkung**, indem sie den Blasenschließmuskel kontrahieren. Gleichzeitig erhöhen sie aber auch den Tonus der Harnblasenmuskulatur. Schmerzen aufgrund einer Überfüllung der Blase bemerkt der Patient möglicherweise wegen der Analgesie nicht. Aufgabe der Pflegenden ist es daher, zu kontrollieren, ob der Patient regelmäßig Wasser lässt.

3.1.2 Nichtopioid-Analgetika

Als nichtopioide Analgetika werden alle Analgetika zusammengefasst, die über einen anderen Wirkmechanismus wirken als die Opioid-Analgetika. Daraus ergeben sich auch im Vergleich zu Opioiden andere erwünschte und unerwünschte Wirkungen.

Nichtopioid-Analgetika verstehen

Nichtopioid-Analgetika wirken hauptsächlich über periphere, z. T. aber auch über zentrale Mechanismen,

jedoch **nicht an den Opioidrezeptoren**. Neben ihrem schmerzdämpfenden Effekt (analgetisch) wirken sie oft auch entzündungshemmend (antiphlogistisch) und fiebersenkend (antipyretisch). Man unterscheidet nichtsteroidale Antiphlogistika (nichtsteroidale Antirheumatika: NSAR), z. B. Diclofenac, Ibuprofen, Naproxen, COX-2-Hemmer und Acetylsalicylsäure (ASS), von den nichtsauren antipyretischen Substanzen, z. B. Paracetamol und Phenazone wie Metamizol und Propyphenazon. Flupirtin nimmt eine Sonderstellung ein, da es weder antipyretische noch antiphlogistische Wirkung zeigt (➤ Tab. 3.5).

> **Antiphlogistika** (Entzündungshemmer): Wirkstoffe, die gegen Entzündungen (antiphlogistisch, antiinflammatorisch) wirken.
> **Antipyretika**: Wirkstoffe, die gegen Fieber (antipyretisch) wirken.

Nichtsteroidale Antirheumatika (NSAR)

Nichtsteroidale Antirheumatika (NSAR) hemmen das Enzym Zyklooxygenase (COX) und blockieren auf diese Weise im Organismus die Bildung von Prostaglandinen, einer wichtigen Klasse von Gewebshormonen. Im entzündeten Gewebe sind **Prostaglandine** wesentlich am inflammatorischen (entzündlichen) Prozess beteiligt und sensibilisieren die Schmerzrezeptoren. Die medikamentöse Hemmung ihrer Neubildung führt daher zur Schmerzreduktion und zur Verringerung anderer Entzündungssymptome, z. B. Rötung und Schwellung.

Prostaglandine sind jedoch in unterschiedlicher Weise auch an zahlreichen, völlig anders gearteten Prozessen im Körper beteiligt. So gehören sie z. B. den protektiven Faktoren, welche die Magenschleimhaut vor der Schädigung durch aggressive Magensäure schützen. Durch den Mechanismus der Prostaglandinsynthese-Hemmung lassen sich die meisten therapeutisch erwünschten und unerwünschten Wirkungen von NSAR erklären.

NSAR wirken in erster Line gegen Schmerzen, die auf ein entzündliches Geschehen zurückzuführen sind, wobei es keine Rolle spielt, wodurch die Entzündung ausgelöst wurde, z. B. Harnsäurekristalle bei der Gicht, UV-Strahlen beim Sonnenbrand oder Bakterien bei Zahnschmerzen. Als schwach saure Arzneistoffe

Tab. 3.5 Wirkungen von Nichtopioid-Analgetika.

Substanz	Analgetisch	Antiphlogistisch	Antipyretisch	Spasmolytisch
Paracetamol	+	–	++	–
Phenazone	++	+	++	++
NSAR	++	+++	+	–
Flupirtin	++	–	–	++

Tab. 3.6 ASS und NSAR.

Wirkstoff	Handelspräparate	Indikationen
ASS	Aspirin®, Acesal®, Alka-Seltzer®	Fieber, Schmerzen, Rheuma, Herzinfarktprophylaxe
Ibuprofen	Aktren®, Dolormin®, Dolgit®, Imbun®	Fieber, Schmerzen, Rheuma, Gicht
Diclofenac	Diclac®, Rewodina®, Voltaren®	Rheuma, Schmerzen und Entzündungen, Gicht
Indometacin	Indomet® ratio	Rheuma, posttraumatische Schmerzen und Entzündungen
Piroxicam	Piroflam®	Rheuma, posttraumatische Schmerzen

werden NSAR gut im entzündeten Gewebe angereichert. Sie sind die bevorzugten Analgetika für Erkrankungen des rheumatischen Formenkreises. Aber auch z. B. Knochenmetastasen und Wunden sind häufig von einer entzündlichen Reaktion umgeben und kommen als Indikation in Frage (> Tab. 3.6).

Acetylsalicylsäure (ASS)

Aspirin® (Acetylsalicylsäure: ASS) ist eines der ältesten und bewährtesten Medikamente gegen Schmerzen. Es leitet sich von der Salicylsäure ab. Der Wirkmechanismus und das Wirkprofil von ASS ist mit dem der NSAR vergleichbar, jedoch sind unerwünschte Beschwerden auf den Magen deutlich häufiger. Zudem hemmt ASS irreversibel die Thrombozytenaggregation, wodurch die Blutungsdauer verlängert wird. Dieser Effekt wird therapeutisch für die Reinfarktprophylaxe genutzt. Hierfür genügen bereits Dosen von 100 mg pro Tag.

COX-2-Hemmer

COX-2-Hemmer sind nichtsteroidale Antiphlogistika mit einer verringerten gastrointestinalen Nebenwirkungsrate. Das an der Prostaglandinbildung beteiligte Enzym Zyklooxygenase, auf dessen Hemmung die NSAR-Wirkung beruht, existiert in 2 Formen. Nur eine davon, die Zyklooxygenase-2 (COX-2), spielt die entscheidende Rolle bei der Prostaglandinbildung im entzündeten Gewebe. Die andere Form (COX-1) ist in der Magenschleimhaut und in zahlreichen anderen gesunden Geweben aktiv, wo Prostaglandine wichti-

ge Aufgaben in der Stoffwechselregulation erfüllen. Anders als herkömmliche NSAR, die auch die physiologisch unverzichtbare COX-1 blockieren, inaktivieren selektive COX-2-Hemmer lediglich die im Entzündungsgewebe aktive Form des Enzyms. Dadurch wird die Gefahr für gastrointestinale Komplikationen auf die Hälfte verringert. Auf dem Markt befinden sich bislang **Etoricoxib** (Arcoxia®) und **Celecoxib** (Celebrex®) zur peroralen Anwendung sowie **Parecoxib** (Dynastat®) als injizierbare Form.

Paracetamol

Paracetamol (Ben-u-ron®) hat periphere und zentrale Wirkungskomponenten. Es zeichnet sich durch seine gute Verträglichkeit aus und ist im Säuglings- und Kindesalter sowie während der Schwangerschaft und Stillzeit das Analgetikum der ersten Wahl. Paracetamol besitzt gute analgetische und antipyretische Eigenschaften, jedoch keine antiphlogistische und spasmolytische Wirkung. Es ist bei mäßigen, nichtviszeralen Schmerzzuständen gut geeignet.

Phenazone

Phenazone besitzen neben ihrer analgetischen Wirkung eine ausgesprochen gute antipyretische und spasmolytische Wirkungskomponente. Wirkstoffe sind z. B. **Metamizol** (Novalgin®, Analgin®) und **Propyphenazon** (Demex®). Die Verträglichkeit ist im Allgemeinen sehr gut. Metamizol löst sehr selten, jedoch häufiger als andere Analgetika schwere immunogene Erkrankungen aus, z. B.

Agranulozytose (1 Fall pro 20.000 Behandlungen) und Schockreaktionen (v. a. unter parenteraler Applikation). Es bleibt daher auf Indikationen wie akute starke Schmerzen nach Verletzungen, Operationen, Koliken, Tumorschmerzen sowie hohes Fieber beschränkt.

Flupiritin
Flupirtin (Katadolon®) wirkt nicht wie die anderen Nichtopioid-Analgetika über eine Hemmung der Prostaglandinsynthese. Es wirkt über einen zentralnervösen Angriffspunkt, jedoch nicht an den Opioidrezeptoren. Der genaue Wirkmechanismus ist noch unklar. Flupirtin wirkt deutlich analgetisch und muskelrelaxierend, aber weder antipyretisch noch antiphlogistisch.

Kombinationspräparate
Lange schon währt die Diskussion darüber, ob **analgetische Kombinationspräparate** (Neuralgin®, Thomapyrin®, Titralgan®) ein höheres Gefährdungspotenzial, besonders in Hinblick auf Nierenschädigungen, besitzen als solche mit nur einem einzigen nichtopioiden Wirkstoff. Im Kreuzfeuer der Kritik stehen v. a. Kombinationen von ASS bzw. Paracetamol mit **Koffein**. Dieses verstärkt jedoch unbestritten die analgetische Wirkung um das 1,4–1,6-Fache und ist deshalb als Komponente sinnvoll. Die Deutsche Migräne- und Kopfschmerzgesellschaft (DMKG) empfiehlt in ihren Therapieleitlinien eine Kombination aus ASS, Paracetamol und Koffein als Mittel der ersten Wahl beim Spannungskopfschmerz. Kombinationen mit **Codein** sind bei stärkeren Schmerzen günstig, da auch Codein die Wirkung der Nichtopioid-Analgetika verstärkt.

Zu beachten ist bei solchen Kombinationspräparaten allerdings das wesentlich breitere Spektrum an möglichen unerwünschten Wirkungen und Gegenanzeigen, wobei die Häufigkeit des Auftretens unerwünschter Wirkungen durch die Dosisreduktion der einzelnen Wirkstoffe sicher verringert sein wird.

Nichtopioid-Analgetika in der Pflege

Nichtopioid-Analgetika werden i. d. R. peroral, bei Kleinkindern oder Magen-Darm-Beschwerden auch rektal verabreicht. Für die perorale Applikation stehen v. a. Tabletten, Kapseln, Dragees, Kautabletten (Aspirin® Direkt), Brausetabletten und Granulate zum Auflösen in Wasser zur Verfügung.

Die Einnahme sollte bei magenempfindlichen Patienten und magenreizenden Wirkstoffen (z. B. ASS, NSAR) nach dem Essen erfolgen. Nüchtern (mindestens 30–60 Minuten vor dem Essen) einzunehmen sind magensaftresistente Zubereitungen, da sich ihre Überzüge sonst bereits im Magen auflösen. Zu beachten ist auch, dass nüchtern verabreichte Analgetika schneller wirken.

Analgetika-Missbrauch und Analgetika-Niere
In Deutschland haben rund 15 % aller chronischen Dialyse-Patienten eine Analgetika-Nephropathie. Diese Sonderform der Niereninsuffizienz wird durch den jahrelangen übermäßigen Gebrauch von Nichtopioid-Analgetika verursacht. Bis zu 10 % dieser Patienten entwickeln darüber hinaus ein Karzinom der ableitenden Harnwege. Die Analgetika-Nephropathie wird meist spät erkannt, da die Betroffenen den chronischen Analgetika-Konsum oft nicht zugeben. Ursachen für den Konsum sind zum einen ein zu leichtfertiger Gebrauch von Schmerzmitteln bei „Wehwehchen aller Art", zum anderen kann es bei Analgetika-Daueranwendung nach dem Absetzen der Präparate zu einem **Entzugskopfschmerz** kommen, der nach weiterer Einnahme des Analgetikums verlangt. Da eine solche Analgetika-Abhängigkeit schwierig zu behandeln ist, sollte die Therapie von erfahrenen Ärzten oder in speziellen Kliniken durchgeführt werden.

Es gilt, den allgemeinen **Analgetika-Missbrauch,** der Kombinations- und Monopräparate gleichermaßen betrifft und in der Hauptsache bei älteren Patienten verbreitet ist, einzuschränken. Die Pflegenden achten darauf, dass Nichtopioid-Analgetika vom Patienten nicht zu häufig und nicht über längere Zeit ohne Rücksprache mit einem Arzt eingenommen werden.

Unerwünschte Wirkungen von NSAR und ASS
Die Pflegenden achten bei der Anwendung von NSAR auf Gegenanzeigen und unerwünschte Wirkungen, die den **Magen,** den **Bronchialtrakt** und (v. a. bei Acetylsalicylsäure) die **Blutgerinnung** betreffen.

Unerwünschte Wirkungen treten mit einer Häufigkeit von 5–7 % auf, etwa die Hälfte davon betreffen den **Magen.** Besonders die Nüchterneinnahme kann zu Beschwerden führen. Andererseits ist auch bei

Umgehung des Magens, z. B. durch Gabe von Suppositorien oder magensaftresistenten Zubereitungen, durch die systemische Wirkung (Prostaglandinsynthese-Hemmung) mit derartigen unerwünschten Wirkungen zu rechnen. Mehrtägige Einnahme von Acetylsalicylsäure verursacht zu 100 % endoskopisch nachweisbare Läsionen (Schädigungen) der Magenmukosa mit Mikroblutungen. Bei kurzfristiger Anwendung sind diese meist schmerzlos, ungefährlich und nur von kurzer Dauer. Durch Langzeiteinnahme können jedoch Magen- und Duodenalulzera entstehen bzw. bestehende Ulzera verstärkt werden, wobei die Gefahr der Perforation besteht.

Eine weitere unerwünschte Wirkung betrifft die Atemwege, wo bereits kleine Dosen bei empfindlichen Patienten **Bronchospasmen** auslösen können. Die Symptome reichen von leichten Atembeschwerden bis zur asthmatischen Dyspnoe („Aspirin-Asthma").

Bei allen Zuständen mit erhöhter **Blutungsneigung** soll **Acetylsalicylsäure** gemieden werden. Vor geplanten Operationen ist sie rechtzeitig (ca. 1 Woche vorher) abzusetzen.

Wenn Patienten mit chronischen Schmerzen NSAR oder ASS einnehmen, sollten sie für den Zeitraum der Einnahme mit einem magenschützenden Präparat abgedeckt werden. Die Pflegenden erinnern den verschreibenden Arzt an diese zusätzliche Anordnung.

▶ Niedergelassene Orthopäden verschreiben häufig keine magenschützenden Präparate. In diesem Fall müssen ambulant Pflegende den Hausarzt über die Notwendigkeit der Zusatzverordnung informieren und Angehörige bzw. den Patient bitten, den Hausarzt zu informieren.

Ibuprofen stoppt ASS 100
Wird ASS 100 zur Thrombozytenaggregationshemmung eingenommen, darf es nicht gleichzeitig mit Ibuprofen gegeben werden. Ibuprofen hebt sonst die Wirkung von ASS auf die Thrombozyten auf.
Es gilt: Einnahme von **ASS immer vor Ibuprofen**. Nach mindestens 1 Stunde Abstand kann Ibuprofen gegeben werden. Wird Ibuprofen zuerst gegeben, besetzt es den Rezeptor und ASS kann erst nach 8 Stunden wieder wirken.

Unerwünschte Wirkungen von Paracetamol
Die Verträglichkeit von Paracetamol ist sehr gut. Jedoch sollten die Pflegenden immer darauf achten, dass die vorgegebene Maximaldosierung nicht überschritten wird. Bei **Überdosierung** (Einzeldosen ab 6–8 g) verursacht Paracetamol toxische Leberzellnekrosen. Die Paracetamolintoxikation ist die häufigste Arzneimittelintoxikation, die, wenn sie nicht rechtzeitig erkannt und behandelt wird, nach einer mehrstündigen bis zweitägigen symptomfreien Latenzzeit zum **Leberkoma** führt und tödlich verläuft. Besonders Kinder sind gefährdet, da Paracetamol als fiebersenkendes Arzneimittel wegen der sonst sehr guten Verträglichkeit gerne gegeben wird. Die Maximaldosierung darf bei Kindern aber keinesfalls überschritten werden. Die Toxizität ist bei vorgeschädigter Leber (z. B. bei chronischem Alkoholmissbrauch) und bei Einnahme anderer leberschädigender Arzneimittel gesteigert.

Unerwünschte Wirkungen von Phenazonen
Bei länger dauernder Anwendung von Phenazonen sind **Blutbildkontrollen** durchzuführen. Die rechtzeitige Erkennung einer **Agranulozytose** wird dadurch erschwert, dass deren Frühsymptome mit den Symptomen der Krankheitszustände, derentwegen Phenazone angewendet werden, identisch sein können. Beobachten die Pflegenden unter der Therapie mit Phenazonen, dass das Fieber wieder ansteigt oder Halsschmerzen auftreten, ist sofort ein Arzt zu informieren. Das Analgetikum ist bis zum Nachweis einer anderen Ursache abzusetzen.

3.2 Anästhetika

Anästhesie (griech. Unempfindlichkeit): Empfindungslosigkeit gegenüber Schmerz-, Temperatur- und Berührungsreizen, Fehlen sämtlicher Wahrnehmungen. Kann Folge einer Erkrankung oder zur Ausschaltung von Schmerzen bewusst herbeigeführt sein.

Neben der Schmerzbekämpfung ist die Ausschaltung des Bewusstseins einer der wesentlichsten Fortschritte in der Geschichte der Chirurgie. Während Opium als Schmerzmittel schon im Altertum bekannt war, ist die Anästhesie im eigentlichen Sinne eine vergleichsweise junge Entwicklung. Die ers-

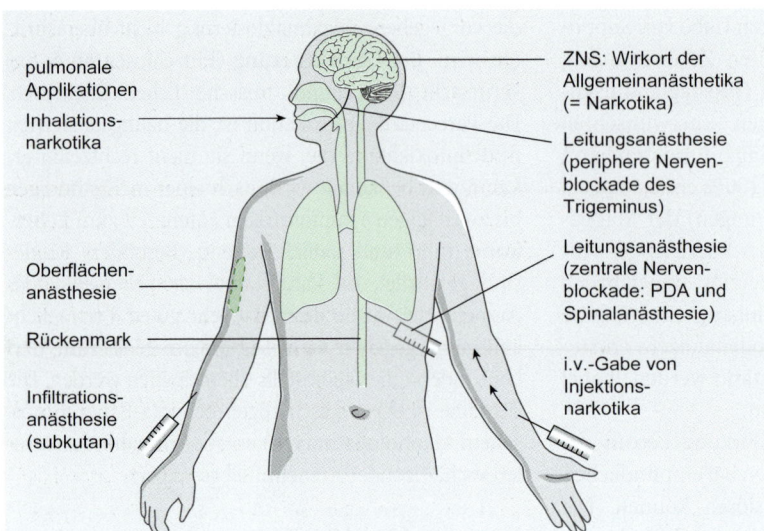

pulmonale
Applikationen

Inhalations-
narkotika

Oberflächen-
anästhesie

Rückenmark

Infiltrations-
anästhesie
(subkutan)

ZNS: Wirkort der
Allgemeinanästhetika
(= Narkotika)

Leitungsanästhesie
(periphere Nerven-
blockade des
Trigeminus)

Leitungsanästhesie
(zentrale Nerven-
blockade: PDA und
Spinalanästhesie)

i.v.-Gabe von
Injektions-
narkotika

Abb. 3.4 Angriffspunkte der Anästhetika. [L157]

3

ten Narkosen wurden Mitte des 19. Jahrhunderts mittels Ether, Lachgas und Chloroform durchgeführt. Etwa 40 Jahre später gelang erstmals eine lokal begrenzte Schmerzausschaltung mittels Kokain.

Die ursprüngliche und wichtigste Aufgabe der anästhesistischen Fachdisziplin ist es, den Patienten vorübergehend in einen schmerz- und ggf. bewusstseinsfreien Zustand zu versetzen, in dem Operationen sowie diagnostische oder therapeutische Maßnahmen optimal durchgeführt werden können.

Während man unter **Anästhesie** im Allgemeinen Techniken versteht, die eine Schmerzunterdrückung bezwecken, wird das Wort **„Narkose"** gleichbedeutend mit dem Begriff **„Allgemeinanästhesie"** gebraucht und umfasst neben der Schmerzbekämpfung auch die medikamentöse Bewusstseinsausschaltung.

Bei kleineren Eingriffen oder solchen, die eine Kooperation des Patienten erfordern, bevorzugt man Anästhesietechniken, bei denen der Schmerz lokal im Operationsgebiet oder in einem Körperteil, nicht aber das Bewusstsein ausgeschaltet wird. Durch **Lokal**- und **Regionalanästhesie** werden bestimmte Regionen des Körpers durch Injektion von Lokalanästhetika in die Nähe von Nerven oder Nervenwurzeln isoliert anästhesiert. Die Schmerzempfindung ist damit ohne Bewusstseinsverlust „lokal" ausgeschaltet (➤ Abb. 3.4). Es kann allerdings notwendig sein, den Patienten mittels beruhigender Arzneimittel in einen Dämmerzustand zu versetzen.

3.2.1 Allgemeinanästhetika

Allgemeinanästhesie (Narkose, Vollnarkose): durch Verabreichung von Arzneimitteln (Allgemeinanästhetika) herbeigeführter reversibler Zustand, in dem Operationen in Analgesie (Schmerzfreiheit), Hypnose (Bewusstlosigkeit) und ohne Abwehrreaktionen durchgeführt werden können.
Inhalationsnarkose (Inhalationsanästhesie): Narkose unter alleiniger Verwendung von Inhalationsanästhetika.
Injektionsnarkose (Injektionsanästhesie, totale intravenöse Anästhesie: TIVA): Narkose unter alleiniger Verwendung von Injektionsanästhetika.
Balancierte Anästhesie (Kombinationsanästhesie): Kombination von Injektions- und Inhalationsanästhetika.

Die für den Patienten wichtigsten Ziele einer Narkose (Allgemeinanästhesie) sind:
• Bewusstlosigkeit (Hypnose)
• Schmerzfreiheit (Analgesie)
• Dämpfung von vegetativen Reflexen

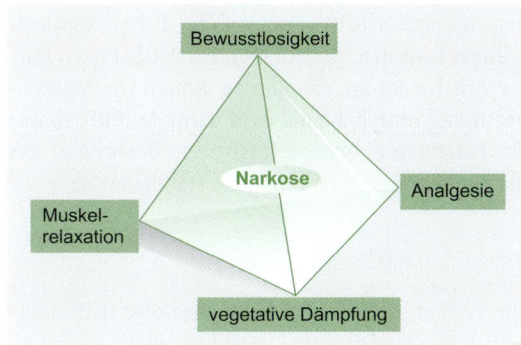

Abb. 3.5 Narkose-Tetrade. [L157]

Dargestellt werden die Eckpfeiler einer Allgemeinanästhesie häufig in der sog. Narkose-Tetrade (➤ Abb. 3.5).

Narkosestadien

Die **Narkosetiefe** lässt sich modellhaft anhand des Guedel-Schemas in **4 Stadien** einteilen:

Stadium I: Amnesie und Analgesie

Dieses Stadium reicht vom Narkosebeginn bis zum Verlust des Bewusstseins. Der Patient wird **zunehmend schmerzfrei**, ist aber teilweise noch ansprechbar und kooperativ. An die Geschehnisse kann er sich später i. d. R. aber nicht mehr erinnern (**Amnesie**).

Stadium II: Erregung und Exzitation

Vor bzw. nach dem Toleranzstadium kommt es zu einer Phase, in der **äußere Reize übersteigert beantwortet** werden. Die Pupillen sind weit, die Augen wandern unruhig hin und her, der Patient produziert vermehrt Speichel, schluckt häufig und hustet, seine Atmung ist unregelmäßig. Gelegentlich erbrechen Patienten in diesem Stadium oder entwickeln einen Laryngospasmus (Krampfzustand der Kehlkopfmuskulatur mit bedrohlichem Verschluss der Atemwege). Dieses Exzitationsstadium sollte so schnell wie möglich durchlaufen werden und es darf zu keiner Störung des Patienten kommen, z. B. durch unnötige Manipulationen.

Während sich die Narkoseeinleitung beschleunigen lässt, besteht bei der Narkoseausleitung keine Möglichkeit, das Konzentrationsgefälle zwischen Blut und Ausatmungsluft zu erhöhen. Beim rückläfigen Durchschreiten ist daher das Exzitationsstadi

um besonders ausgeprägt. Unnötige äußere Reize, insbesondere die Extubation, sollten in diesem Stadium vermieden werden.

Stadium III: Toleranz

Im **Toleranzstadium** ist der Patient zur Operation bereit. Neben dem Großhirn sind auch das Mittelhirn und das Rückenmark ausgeschaltet. Der Muskeltonus ist herabgesetzt, die Reflexe sind abgeschwächt bzw. erloschen. Die Atmung ist regelmäßig, der Kreislauf stabil.

Stadium IV: Paralyse (Asphyxie)

Mit Beginn dieses Stadiums (**Asphyxiestadium**) tritt schließlich auch eine Lähmung der vegetativen Zentren im Hirnstamm ein. Die Atmung erlischt durch eine Zwerchfelllähmung, der Kreislauf bricht zusammen. Ohne künstliche Beatmung und geeignete symptomatische Maßnahmen tritt innerhalb weniger Minuten der Tod des Patienten ein.

Inhalationsnarkose und balancierte Anästhesie

Die **Inhalationsnarkose** ist die am meisten verwendete universale Anästhesietechnik. In der Allgemein- und Abdominalchirurgie ist sie die Methode der Wahl. Sie wird auch immer dann angewendet, wenn eine Regional- oder Lokalanästhesie nicht möglich ist. Für die Inhalationsnarkose gibt es keine absoluten Kontraindikationen, da es im Notfall immer um das Leben des Patienten geht.

Unter den Inhalationsnarkosetechniken Masken-, Larynxmasken- und Intubationsnarkose ist die **Intubationsnarkose** die risikoärmste Methode, da sie die Luftwege sicher vor Aspiration (Eindringen von Speichel, Blut oder Magen-Darm-Inhalt in die Luftröhre) schützt und die Sauerstoffversorgung gewährleistet.

Bei einer modernen Narkose ist der Anästhesist bestrebt, durch Kombination unterschiedlicher Wirkstoffe möglichst schnell und gleichzeitig Bewusstlosigkeit, Reflexlosigkeit, Schmerzfreiheit und einen niedrigen Muskeltonus herbeizuführen. Würde man die Narkose ausschließlich mit einem einzigen Inhalationsnarkotikum einleiten, träten die angestrebten Effekte nur langsam und nacheinander ein, und der Patient durchliefe die Narkosestadien ebenfalls nacheinander – so auch das problematische Exzitationsstadium. Deshalb setzt der Anästhesist in aller Regel eine Arzneimittelkombination ein, z. B. Injektionsanästhetika zur Anästhesieeinleitung und Inhalationsanästhetika zur Anästhesieunterhaltung, kombiniert mit Muskelrelaxanzien und Opioiden. Dieses Vorgehen wird als **balancierte Anästhesie** (Kombinationsnarkose) bezeichnet.

> Das Prinzip der Inhalationsnarkose besteht darin, dass der Patient die flüchtigen Inhalationsnarkotika über die Atemluft aufnimmt. Der Vorteil liegt in der guten Steuerbarkeit. Durch eine Konzentrationsänderung des Narkotikums in der Atemluft lässt sich eine Narkose nach Bedarf vertiefen oder abflachen. So schnell, wie die Gase über die Lunge in den Kreislauf gelangen, so schnell werden sie auch wieder abgeatmet. Um die Narkose zu vertiefen, erhöht man den Anteil an Narkosegas in der Atemluft. Im umgekehrten Fall wird er vermindert.

Beatmung

Während der Narkose atmet der Patient entweder eigenständig, seine **Spontanatmung** kann aber auch manuell, durch rhythmisches Komprimieren eines **Beatmungsbeutels** unterstützt werden oder ein maschinelles **Beatmungsgerät (Ventilator)** drückt die Luft in die Lungen des Patienten. Alle Atmungsparameter, einschließlich der in- und exspiratorischen Konzentrationen von Sauerstoff, Lachgas, Kohlendioxid und der verschiedenen Narkosegase werden gemessen und können an einem **Patientenmonitor** überwacht werden.

Die Atem- und Narkosegase können dem Patienten über eine Gesichtsmaske (bei kurz dauernden Eingriffen < 45 Minuten), einen Endotrachealtubus oder eine Kehlkopfmaske (Larynxmaske) zugeführt werden.

Narkoseeinleitung

Zunächst erfolgt die Narkoseeinleitung durch langsame intravenöse Applikation eines Injektionsnarkotikums, z. B. Thiopental, Methohexital oder Propofol. Innerhalb weniger Sekunden werden die meisten Patienten bewusstlos. Erst jetzt wird dem Patienten die Gesichtsmaske auf Mund und Nase gesetzt und ein Gemisch aus Sauerstoff, Lachgas und dem ausgewählten Inhalationsnarkotikum zugeführt. Vom Inhalationsnarkotikum sind zur Narkoseeinleitung relativ hohe Konzentrationen notwendig. Lässt sich der Patient gut beatmen, so kann nach einigen Minuten die Konzentration des Inhalations-

narkotikums schrittweise auf die Erhaltungsdosis reduziert werden. Meist fängt der Patient nach kurzer Zeit wieder an, spontan zu atmen. Die Maskenbeatmung mittels Beutel wird dann dem Rhythmus des Patienten angepasst (assistierte Beatmung), bis die Eigenatmung sich genügend stabilisiert hat.

Injektionsnarkose

Die Wirkung bei der **Injektionsnarkose** tritt innerhalb von Sekunden ein, ist jedoch nicht so gut zu steuern wie bei der Inhalationsnarkose. Meist wird ein kurz wirksames Injektionsanästhetikum mit einem Opioid kombiniert. Da Injektionsnarkotika zur Ausscheidung aus dem Körper in der Leber abgebaut werden müssen und sie außerdem über längere Zeit im Fettgewebe gespeichert werden, kann die Wirkungsdauer einer einmal injizierten Dosis nachträglich nicht mehr beeinflusst werden.

Für Narkosen mit ausschließlich intravenösen Anästhetika hat sich der Begriff „**totale intravenöse Anästhesie**" (TIVA) eingebürgert. Diese Methode ist v. a. durch die Entwicklung des Injektionsnarkotikums **Propofol** (Disoprivan®) populär geworden und wird häufig bei kurz dauernden Eingriffen, besonders im Rahmen der minimal-invasiven Chirurgie (endoskopische Eingriffe) angewandt.

Neuroleptanalgesie und -anästhesie

Neuroleptanalgesie: Durch die Verabreichung eines Neuroleptikums (meist Droperidol) in Kombination mit einem Opioid-Analgetikum (meist Fentanyl) wird der Patient schmerzfrei gehalten und in einen sedierten Zustand der Gleichgültigkeit und Antriebslosigkeit versetzt. Die Patienten sind nicht bewusstlos.
Neuroleptanästhesie: zusätzliche Gabe von Lachgas, sodass eine Bewusstlosigkeit erzeugt wird.

Die **Neuroleptanästhesie** ist eine besondere Form der Vollnarkose, bei der ein Inhalationsnarkotikum durch eine Kombination aus dem Opioid-Analgetikum **Fentanyl** und dem starken Neuroleptikum **Droperidol** ersetzt wird. Das Analgetikum nimmt die Schmerzen, während das Neuroleptikum eine Sedierung, Gleichgültigkeit und Antriebsminderung verursacht. Droperidol alleine vermag allerdings nicht, das Bewusstsein des Patienten auszuschalten. Daher wird stets zusätzlich **Lachgas** eingesetzt, welches zum einen die Wirkung von Fentanyl potenziert, zum anderen (in Kombination mit Droperidol) eine Amnesie (Erinnerungslosigkeit) und Bewusstlosigkeit herbeiführt. Da bei der **Neuroleptanalgesie** die muskelrelaxierende Wirkung des Inhalationsnarkotikums entfällt, muss auf eine ausreichende Gabe injizierbarer Muskelrelaxanzien geachtet werden. Wegen der hohen Analgetika- und Relaxansdosen ist die Gefahr eines Überhangs größer als bei der Inhalationsnarkose und die Patienten müssen postoperativ länger (3–4 Stunden) überwacht werden.

▶ Nach einer Neuroleptanästhesie wird der Patient im Aufwachraum und nach Rückkehr auf Station engmaschig überwacht.

Allgemeinanästhetika verstehen

Allgemeinanästhetika dämpfen das zentrale Nervensystem (ZNS). Nach ihrer Applikation unterteilt man Allgemeinanästhetika in Injektions- und Inhalationsnarkotika (Narkosegase) (➤ Abb. 3.4).

Inhalationsnarkotika

Inhalationsnarkotika sind leicht verdampfbare Flüssigkeiten (**Enfluran, Isofluran, Ether**) oder Gase (**Lachgas**), die eingeatmet und über die Lungen ins Blut aufgenommen werden (pulmonale Applikation). Durch ihre Wirkung im ZNS erzeugen sie einen Zustand der Bewusstlosigkeit, Schmerzminderung, Muskelerschlaffung und eine Dämpfung vegetativer Reflexe. Die einzelnen Wirkungskomponenten sind bei den verschiedenen Inhalationsnarkotika unterschiedlich stark ausgeprägt und reichen für eine Operation u. U. erst bei sehr hohen Wirkstoffkonzentrationen aus. Um die verschiedenen Wirkqualitäten bedarfsgerecht und unabhängig voneinander steuern zu können, wendet man heute Inhalationsanästhetika ausschließlich in Kombination mit anderen Arzneimitteln (Analgetika, Muskelrelaxanzien) an. Inhalationsnarkotika werden rasch und fast vollständig wieder über die Lungen abgeatmet (pulmonale Elimination). Dies erlaubt, die Narkosetiefe schnell und flexibel zu steuern.

Lachgas (Distickstoffoxid: N_2O) ist ein leicht süßlich riechendes, nicht reizendes, farbloses Gas. Es ist zurzeit das sicherste aller Inhalationsanästhetika und wird bei fast allen Narkosen als Basisnarkotikum eingesetzt. Lachgas besitzt zwar eine gute analgetische, jedoch nur eine schwache narkotische und keine muskelrelaxierende Wirkung. Es verstärkt jedoch als Zusatzanästhetikum die Wirkung der anderen Inhalations- und Injektionsnarkotika, die dadurch niedriger dosiert werden können. Da es in Hohlräume diffundiert, sollte es bei Ileusoperationen nicht angewendet werden.

Halothan war lange Zeit das weltweit am häufigsten angewendete verdampfbare Inhalationsanästhetikum, wird aber wegen seiner Hepatotoxizität (Leberschädigung) nicht mehr eingesetzt. Alternativ wurde **Isofluran** (Forene®) verwendet. Seine analgetische Wirkung ist gering, reicht jedoch in Kombination mit Lachgas aus. Neuere Inhalationsanästhetika wie **Sevofluran** (Sevorane®) und **Desfluran** (Suprane®) zeichnen sich durch kürzere Aufwachzeiten aus. Im Gegensatz zu Sevofluran reizen Isofluran und Desfluran die Atemwege. Sie führen beim noch wachen Patienten zu Hustenreiz und Atemanhalten, wodurch sie für eine Maskeneinleitung ungeeignet sind.

Bei Inhalationsanästhesien muss immer darauf geachtet werden, dass zum Schutz des OP-Personals eine funktionierende Narkosegasabsaugung installiert ist.

Injektionsnarkotika

Injektionsnarkotika werden heute vorwiegend zu folgenden Zwecken angewandt:
- Narkoseeinleitung
- Kurznarkosen und totale intravenöse Anästhesien
- Sedierung bei Regionalanästhesien
- Durchführung diagnostischer Maßnahmen

Nach Injektion in die Armvene erreichen Injektionsnarkotika das Gehirn innerhalb von 8–12 Sekunden. Ihre Wirkung tritt innerhalb von 20–40 Sekunden ein, oft noch während der Injektion.

Injektionsnarkotika unterliegen einem Umverteilungsprozess im Körper, der die Wirkungsdauer bestimmt. Wenige Minuten nach Wirkungseintritt beginnt bereits wieder ihre Abflutung aus dem Gehirn und eine Anreicherung in der Muskulatur. Nach wenigen Stunden findet sich der größte Teil dieser schlecht wasserlöslichen, dafür aber gut fettlöslichen Stoffe in den Fettgeweben des Körpers wieder. Sind diese Speicherorte nach einer ersten Dosis aufgesättigt, flutet die mit einer evtl. Nachinjektion verabreichte Dosis weniger rasch aus dem Gehirn ab, sodass jede weitere Applikation eine deutlich verlängerte Wirkung hervorruft.

Zur Gruppe der **Barbiturate** gehören die ältesten Injektionsnarkotika, von denen Thiopental (Trapanal®) und Methohexital (Brevimytal®) auch heute noch häufig verwendet werden.

Thiopental ist wahrscheinlich das weltweit am häufigsten angewandte Anästhetikum zur Narkoseeinleitung. Thiopental weist keine analgetische Wirkung auf und kann den Patienten sogar schmerzempfindlicher machen. In hypnotischen Dosen bewirkt es eine zentrale Atemdepression bis hin zum Atemstillstand.

Aufgrund seiner besonderen pharmakokinetischen Eigenschaften hat **Propofol** (Disoprivan®) ein breites Anwendungsgebiet, das sich von der Sedierung über die Narkoseeinleitung bis hin zur totalen intravenösen Anästhesie erstreckt. Im Gegensatz zu Thiopental erwachen die Patienten auch nach einer langen Propofol-Narkose sehr rasch und angenehm. Verglichen mit Thiopental weist Propofol eine 10-fach schnellere Metabolisierung und eine effektive Umverteilung in das Fettgewebe auf und ist deshalb nicht nur zur Narkoseeinleitung, sondern auch für eine Injektionsnarkose geeignet. Da Propofol keine schmerzlindernde Wirkung besitzt, wird es bei der totalen intravenösen Anästhesie zusammen mit einem Opioid-Analgetikum verabreicht. Wegen seiner außerordentlich geringen Wasserlöslichkeit wird es in Form einer Sojabohnenöl-Emulsion, bei der es in den Fetttröpfchen gelöst ist, appliziert. Eine mikroprozessorgesteuerte Verabreichung von Propofol (die sog. **Target Controlled Infusion**: TCI) mittels spezieller Infusionspumpen erreicht gewünschte Ziel-Blutspiegel durch automatisch berechnete Infusionsraten.

Herausragendes Merkmal von **Etomidat** (Hypnomidate®) ist seine außerordentlich kurze Wirkungsdauer, die nach einer üblichen Narkoseeinleitungsdosis bei nur 3–4 Minuten liegt. Da die Wirkung bereits wieder abklingt, bevor die Inhalationsanästhetika ausreichend hohe Spiegel erreicht haben, wird es zur Narkoseeinleitung meist mit dem Opioid-Analgeti-

kum Fentanyl kombiniert. Seine geringen unerwünschten Wirkungen auf das Herz-Kreislauf-System machen es zu einem geeigneten Narkotikum für Risikopatienten mit kardiovaskulären Erkrankungen.

Ketamin (Ketanest®) unterscheidet sich in seiner Wirkung deutlich von allen anderen Anästhetika. Es erzeugt einen Zustand, der als **dissoziierte Anästhesie** bezeichnet wird. Meist schaut der Patient mit geöffneten Augen ausdruckslos in die Ferne, er scheint mehr geistig abwesend zu sein als zu schlafen. Trotz seiner Bewusstlosigkeit sind sowohl die Spontanatmung als auch Lid- und andere Schutzreflexe (wie Husten und Schlucken) vorhanden. Auch die Reflexe des Rachens und Kehlkopfes bleiben unbeeinträchtigt, sodass ein Tubus während einer Ketamin-Narkose nicht eingelegt werden kann.

V O R S I C H T

Bei einer Ketamin-Narkose ist ohne zusätzliche Arzneimittel zur Ausschaltung der Schutzreflexe keine Intubation möglich.

▶

Die Pflegenden und alle anderen an der Narkose und Operation beteiligten Personen achten im Rahmen einer Ketamin-Narkose auf ein sehr ruhiges Umfeld. Eine laute und unruhige Umgebung hat negative Auswirkungen auf die postoperative Gefühlslage des Patienten und auf die Heilungschancen.

Da Ketamin die Speichelsekretion verstärkt, ist eine Prämedikation mit Atropin dringend angezeigt. Ketamin erzeugt eine starke **Analgesie** und **Amnesie** (Erinnerungslosigkeit).

Pflege bei Narkose

Pflegemaßnahmen sind sowohl vor, während als auch nach einer Narkose erforderlich. Dabei kommen auch verschiedene Arzneimittel zu Einsatz.

Prämedikation

Die in Erwartung einer Operation bevorstehende, unbekannte Situation ruft beim Patienten meist Angstgefühle hervor. Er fühlt sich beklommen und ausgeliefert. Die resultierende innere Anspannung führt oft zu vegetativen Symptomen wie Unruhe, Tachykardie, Hypertonie oder Hyperventilation. Dies beansprucht die Leistungsreserven des Herz-

Kreislauf- und des Lungensystems und kann zu einer instabilen Kreislaufsituation führen. Trotz des beruhigenden und aufklärenden Gesprächs während der anästhesiologischen Visite ist es notwendig, dem Patienten zur **Angstminderung**, zur **Beruhigung** und ggf. zur **Schmerzlinderung** eine sog. **Prämedikation** (> Tab. 3.7) zu verabreichen. Ziel der Prämedikation ist es, den Patienten in einen entspannten und angstfreien Zustand zu versetzen. Gleichzeitig soll er aber auch ansprechbar und kooperativ bleiben. Um schweren anaphylaktoiden Reaktionen durch Histaminfreisetzung vorzubeugen, kann die Gabe von Antihistaminika nötig sein.

> Sind den Pflegenden Informationen über Allergien des Patienten bekannt, sollten diese dem Narkosearzt über das Dokumentationssystem mitgeteilt werden. Patienten verschweigen, oft auch unbewusst, eine Neigung zu Allergien.

Die angeordnete **Prämedikation** wird ca. 35–40 Minuten vor dem Eingriff verabreicht. Handelt es sich um eine Tablette, darf der Patient sie mit einem kleinen Schluck Wasser einnehmen. Handelt es sich um eine intramuskuläre Injektion, soll er danach nicht mehr aufstehen.

> Die **Prämedikation** besteht im Normalfall aus 2 Einzeldosen peroral zu verabreichender Benzodiazepine zur Sedierung und Anxiolyse (Angstlösung). Eine Dosis erhält der Patient am Vorabend der Operation, die zweite meist unmittelbar bevor er in den Operationssaal abgerufen wird. Selten wird die Gabe weiterer Arzneimittel, z. B. zur Analgesie oder zur Verhinderung allergischer Reaktionen, notwendig.
> Aufgrund möglicher Komplikationen sollten prämedizierte Patienten von examinierten Pflegenden in die Operationsabteilung gebracht werden.

Die Pflegenden lassen den Patienten im Einleitungsraum nicht alleine, um ihn ggf. zu beruhigen, um Komplikationen der Prämedikation rechtzeitig zu erkennen und um zu verhindern, dass er unbeaufsichtigt vom schmalen OP-Tisch herunterfällt.

Pflege im Aufwachraum

Unmittelbar nach Operation und Anästhesie ist die Gefahr von operations- und anästhesiebedingten Komplikationen hoch. Deshalb ist in dieser Phase eine lückenlose Überwachung erforderlich.

> **Atmung**
> • Eine beschleunigte, oberflächliche Atmung (Hechelatmung) kann auf eine noch bestehende **Muskelrelaxanzienwirkung** hindeuten. Es droht in Rückenlage

Tab. 3.7 Prämedikation.

Ziel der Prämedikation	Wirkstoffe (Handelspräparate)	Indikation/Pflegehinweis
Sedierung und Anxiolyse mit beruhigenden, tranquilierenden und angstlösenden Medikamenten (meist Benzodiazepine)	Nitrazepam (Mogadan®), Flunitrazepam (Rohypnol®), Oxazepam (Adumbran®), Midazolam (Dormicum®)	Perorale Gabe am Vorabend der OP; weitere perorale Gabe kurz vor der OP (zur Einnahme erforderliche Wassermenge ist gering und widerspricht nicht dem Nüchternheitsgebot)
Analgesie, wenn der Patient bereits präoperativ Schmerzen hat	Pethidin (Dolantin®), Piritramid (Dipidolor®)	Intramuskulär injiziert
Reflexdämpfung wegen der Gefahr von Blutdruckabfällen und Bradykardien, z. B. durch Reizung des Nervus vagus bei der Intubation oder durch Muskelrelaxanzien	Atropinsulfat	Besonders bei Risikogruppen wie Säuglingen und Kleinkindern sowie Patienten mit vorbestehender Bradykardie
Sekretionshemmung	Atropinsulfat	Bei chirurgischen Eingriffen im oberen Respirationstrakt und bei Ketamin-Narkosen
Vermeidung allergischer Reaktionen (Gabe von Antihistaminika)	Dimetindenmaleat (Fenistil®)	Bei Patienten mit bekannten Allergien oder schweren anaphylaktischen Reaktionen in der Anamnese

3

das Zurückfallen der Zunge und dadurch die Verlegung der oberen Luftwege.
- Eine verlangsamte, tiefe Atmung kann durch **Opioidüberhang** bedingt sein, ggf. muss die Opioidwirkung antagonisiert werden, um einer Ateminsuffizienz vorzubeugen.
- Eine vertiefte, beschleunigte Atmung kann Hinweis auf eine **metabolische Azidose** sein.
- Ein inspiratorischer Stridor weist auf eine Einengung der oberen Luftwege hin, z. B. durch **Schwellung** nach Operationen im **Halsbereich**, etwa nach einer Schilddrüsenoperation.

Nach jeder Narkose überwachen und dokumentieren die Pflegenden den Bewusstseinszustand des Patienten (anfänglich mindestens alle 15 Minuten). Ein Alarmsignal ist insbesondere ein Nachlassen der Ansprechbarkeit, oft kombiniert mit Atemstörungen. Dann benachrichtigen die Pflegenden umgehend den Anästhesisten.

Nicht selten sind Patienten nach dem Aufwachen aus der Narkose extrem unruhig. Die Pflegenden reden diese Patienten beruhigend an und suchen nach möglichen Ursachen. Häufig liegen z. B. eine Hypoxie (Sauerstoffmangel), Schmerzen oder eine überfüllte Blase zugrunde. Bei Auffälligkeiten und nach neurochirurgischen Eingriffen kontrollieren die Pflegenden zusätzlich regelmäßig die Pupillen. Enge Pupillen sind Zeichen noch bestehender Opioidwirkung. Nach rückenmarksnahen Regionalanästhesien kontrollieren die Pflegenden die Anästhesiehöhe bzw. das Abklingen der Anästhesie.

Pflege postoperativer Symptome

- **Schmerztherapie**: Die Pflegenden fragen den Patienten regelmäßig nach Schmerzen und verabreichen ggf. Analgetika auf Arztanordnung oder benachrichtigen den Anästhesisten. Da in der postoperativen Phase ein schneller Wirkungseintritt des Analgetikums gewünscht ist, werden Analgetika im Aufwachraum meist i. v. verabreicht.
  - Bei geringen postoperativen Schmerzen werden Nichtopioid-Analgetika wie z. B. Paracetamol (etwa Ben-u-ron®) oder Diclofenac (z. B. Voltaren®) eingesetzt.
  - Häufig werden nach der Ausleitungsphase, meist beim Umlagern ins Bett, Diclofenac-Suppositorien verabreicht, anschließend dann i. v.-Opioide.

  - Bei stärkeren Schmerzen kommen Morphin oder Opioidanalgetika wie z. B. Piritramid (Dipidolor®), Pethidin (Dolantin®) oder Tramadol (Tramal®) zur Anwendung.
  - Bei Patienten mit liegendem Periduralkatheter injiziert der Anästhesist das Lokalanästhetikum bzw. Analgetikum in den Katheter.
- **Therapie von Übelkeit und Erbrechen**: Meist werden Antiemetika, z. B. Metoclopramid (Paspertin®), oder geringe Dosen von Neuroleptika, z. B. Droperidol, eingesetzt.
- **Therapie von postoperativem Kältezittern** (engl. Shivering): Durch das Kältezittern in der Aufwärmphase steigt der Sauerstoffverbrauch um ein Vielfaches an. Neben Wärmedecken und Sauerstoffzufuhr werden Arzneimittel eingesetzt, die dieses Kältezittern unterdrücken, z. B. Pethidin (Dolantin®) oder Clonidin (Catapresan®).

VORSICHT

Da durch die i. v.-Gabe von Analgetika, wie sie im Aufwachraum praktiziert wird, schnell hohe Plasmaspiegel des Arzneimittels erreicht werden, besteht nach der Injektion das Risiko **atemdepressiver Nebenwirkungen.** Deshalb wird aus Sicherheitsgründen ein Mindestzeitabstand zur letzten Gabe von Opioid-Analgetika eingehalten. Anhaltswerte für Mindestzeitabstände sind:
- Piritramid (Dipidolor®), 0,5–1 Stunde
- Alfentanil (Rapifen®), 1–2 Stunden
- Fentanyl (Fentanyl-Janssen®), 2–3 Stunden

Unerwünschte Wirkungen von Narkotika

Alle verdampfbaren Inhalationsanästhetika erzeugen durch eine Verringerung der Kontraktionskraft des Herzens (negativ inotrope Wirkung) einen Blutdruckabfall. Der **Blutdruck** des Patienten kann daher als ein Maß zur Beurteilung der Narkosetiefe herangezogen werden.

VORSICHT

Eine sehr seltene, aber gefürchtete Narkosekomplikation, die u. a. durch Inhalationsnarkotika ausgelöst werden kann, ist die **maligne Hyperthermie**. Durch eine plötzliche Störung im Kalziumhaushalt der Muskulatur kommt es zu einer Muskelsteife (Rigidität) und zu einer exzessiven Stoffwechselsteigerung in der Muskulatur mit enormer Wärmeproduktion (Temperaturanstieg bis über 42 °C; Spätsymptom: eignet sich nicht für eine frühe Diagnose).

Bei **Thiopental** ist die Injektionslösung ausgesprochen alkalisch (pH 11). Dadurch kann es bei versehentlicher paravenöser Injektion zu **Gewebeschädigungen** und Nekrosen kommen. Eine versehentliche intraarterielle Injektion kann bis zum Verlust der Extremität führen. In erster Linie deswegen sollte ein peripher-venöser Zugang möglichst am Handrücken und nicht in der Ellenbeuge oder an der Unterarmseite gelegt werden. Dort ist die Gefahr einer unbemerkten intraarteriellen Nadellage größer.

▶ Die einwandfreie Lage der Venenverweilkanüle wird von den Pflegenden (z. B. durch Einlaufen einer geringen Menge isotonischer Kochsalzlösung) geprüft.

In der Aufwachphase treten bei Anwendung von **Ketamin** häufig (5–35 %, weniger bei Kindern) sehr unangenehme **Angstträume, Erregungszustände** oder **Halluzinationen** auf. Sie können durch prophylaktische Gabe von Benzodiazepinen (z. B. Lorazepam, Diazepam oder Flunitrazepam) abgeschwächt werden. Ketamin wird nicht ohne diese Begleitmedikation eingesetzt. Die Pflegenden beruhigen die Patienten, wenn diese sich durch die „Narkoseträume" ängstigen.

3.2.2 Lokalanästhetika

Durch **Lokalanästhetika** kann die Schmerzempfindung in begrenzten Arealen des Körpers ausgeschaltet werden. Je nach Applikationsort lässt sich z. B. ein Finger, eine Kieferhälfte, ein Unterarm oder die gesamte untere Körperhälfte betäuben. Nervenfasertypen, die für die schnelle Übermittlung von hell, stechend und einschießend empfundenen Schmerzreizen verantwortlich sind, werden bereits von niedrigeren Lokalanästhetikakonzentrationen im Gewebe gehemmt, während die langsameren Fasern, die den anhaltenden, dumpfen Schmerz vermitteln, erst von höheren Dosen blockiert werden.

Die **Lokal- und Regionalanästhesie** kann in vielen Fällen Vorteile bieten. Für Risikopatienten, z. B. Patienten mit Stoffwechselerkrankungen oder alte Menschen, bietet sich diese Methode als Alternative zur Vollnarkose an. Auch für die schmerzfreie Entbindung oder bei der Schnittentbindung hat sich die Regionalanästhesie etabliert. Besondere Bedeutung hat sie auch bei größeren Operationen im Rahmen der Traumatologie, z. B. einer sofortigen Versorgung einer Bein- oder Armfraktur, einer Sehnennaht an der Hand oder der Replantation (Wiederanheftung) eines abgetrennten Fingers. Die große Gefahr einer Aspiration bei der Ein- und Ausleitung einer Vollnarkose kann so umgangen werden.

Lokal- und Regionalanästhesiearten

Oberflächenanästhesie
Für leichte, oberflächliche Anästhesien reicht es aus, ein Schleimhaut- oder auch ein Hautareal mit einem Lokalanästhetikum zu besprühen oder zu bestreichen (➤ Abb. 3.4). Dabei werden die sensiblen Nervenendigungen blockiert. Während im Mund- und Rachenbereich Sprays (z. B. Xylocain®-Spray) angewendet werden, benutzt man z. B. bei der Katheterisierung der Harnröhre ein lokalanästhetikumhaltiges Gel. Entzündungsschmerzen am Auge oder Reizungen bei diagnostischen Eingriffen können durch anästhesierende Augentropfen (z. B. Conjuncain®) gemildert werden.

Da Lokalanästhetika zwar durch Schleimhäute, kaum jedoch durch die intakte Haut dringen, lässt sich mit ihnen durch topische Anwendung keine vollständige Anästhesie von Hautbezirken oder tiefer liegenden Gewebe erzielen. Beim Emla®-Pflaster, einem mit Lidocain getränkten Pflaster zur Linderung von Einstichschmerzen bei Injektionen oder kleinen chirurgischen Eingriffen, wird das Eindringen des Anästhetikums dadurch verstärkt, dass unter der Pflasterfolie eine feuchte Kammer entsteht (Okklusion), in der die oberen Hautschichten quellen und so ihre Barrierefunktion verringert wird.

Infiltrationsanästhesie
Bei der **Infiltrationsanästhesie** wird das Lokalanästhetikum intradermal (Hautquaddel), subkutan oder intramuskular injiziert (➤ Abb. 3.4). Diese Methode ist besonders in der Zahnbehandlung und bei kleineren chirurgischen Eingriffen gebräuchlich, um z. B. eine zu versorgende Wunde zu umspritzen. Werden tiefere Gewebe, z. B. Muskeln, infiltriert, wird das Anästhetikum rascher als aus der Haut abgeschwemmt, sodass die Wirkung schneller nachlässt.

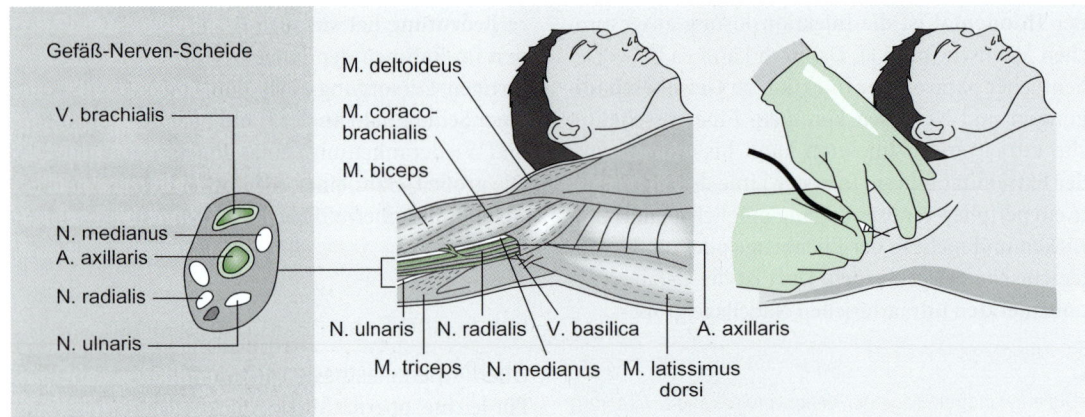

Abb. 3.6 Verlauf und axilläre Punktion des Plexus brachialis. Nerven und Blutgefäße verlaufen in einer gemeinsamen Gefäß-Nerven-Scheide. [L157]

Leitungsanästhesie: periphere Nervenblockade

Durch die Injektion eines Lokalanästhetikums in die Nähe eines **peripheren Nervs** kann dieser gezielt blockiert werden. Die Weiterleitung von Schmerzreizen ins ZNS wird dann an dieser Stelle verhindert. Es können sowohl einzelne Nerven als auch Nervenplexi (Nervengeflechte) anästhesiert werden.

Beispiele für **gezielte Blockaden einzelner Nerven** sind in der Zahnheilkunde die Ausschaltung des Nervus alveolaris inferior, wodurch eine komplette Unterkieferseite betäubt wird (➤ Abb. 3.4). Bei der Nervenblockade nach Oberst werden die 4 Nerven, die einen Finger versorgen, an der Fingerbasis mit Lokalanästhetikum umspritzt.

Die **Plexusblockade** dient dazu, eine komplette Extremität durch Injektion in die Nähe eines sie versorgenden Nervengeflechtes zu anästhesieren. Zur Anästhesie eines Arms kann der Plexus brachialis im Halsbereich, unmittelbar oberhalb des Schlüsselbeins oder in der Achselhöhle, ausgeschaltet werden (➤ Abb. 3.6). Im Achselbereich verlaufen die Nerven des Plexus brachialis unmittelbar neben der Arteria axillaris und werden von einer gemeinsamen Faszienscheide (Gefäß-Nerven-Scheide) umgeben. Wenn das Lokalanästhetikum in diese Scheide appliziert wird, genügt meist eine einzige Injektion, um alle 3 Nerven des Plexus auszuschalten.

Leitungsanästhesie: zentrale Nervenblockade

Spezialformen der Leitungsanästhesie sind die Spinal- und die Periduralanästhesie (Epiduralanäs-

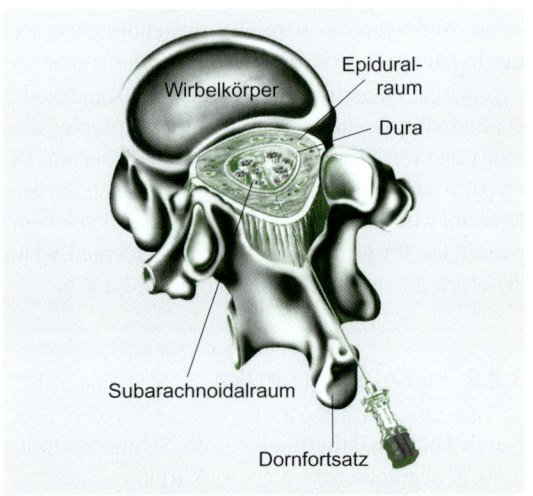

Abb. 3.7 Schemazeichnung der Spinalpunktion. Die Spitze der feinen Kanüle liegt im liquorgefüllten Subarachnoidalraum, durch den Fasern der Cauda equina ziehen. [V152]

thesie). Hierbei werden bestimmte Bereiche des Rückenmarks mittels Lokalanästhetika ausgeschaltet (➤ Abb. 3.4).

Das Rückenmark endet auf der Höhe des 1. bis 2. Lendenwirbels. Um es nicht zu verletzen, dürfen Spinalpunktionen nur unterhalb dieses Wirbelsäulenabschnitts vorgenommen werden. Die häufigste Punktionsstelle liegt zwischen dem 3. und 4. Lendenwirbel. In diesem Bereich des Spinalraums befinden sich nur noch die Nervenfasern der Cauda equina (Pferdeschweif), die einer eindringenden Nadel leicht ausweichen.

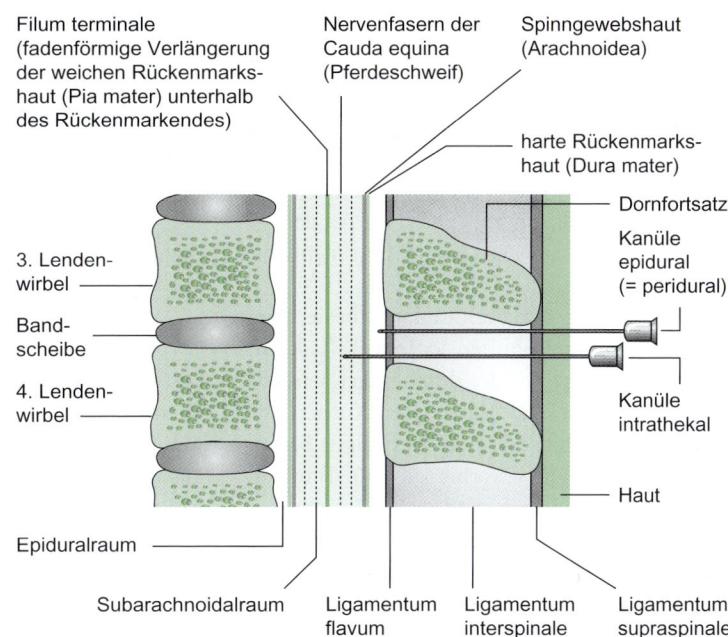

Abb. 3.8 Anatomie der Lendenwirbelsäule, intrathekale und peridurale Applikation. [L157]

Spinalanästhesie: Lokalanästhesie mit Punktion des Subarachnoidalraums. Das Anästhetikum wird in den Liquor cerebrospinalis injiziert.

Mit der **Spinalanästhesie** kann eine Schmerzausschaltung in der unteren Körperhälfte erzielt werden.

Werden Lokalanästhetika in den Subarachnoidalraum injiziert (➤ Abb. 3.7), diffundieren sie im Liquor von der Punktionsstelle aus ein Stück weit auch in darunter- bzw. darüberliegende Rückenmarkssegmente. In diesem Ausbreitungsgebiet wird die Weiterleitung der Impulse zwischen Peripherie und Gehirn unterbrochen, sodass innerhalb weniger Sekunden eine Nervenblockade eintritt.

Jedem Rückenmarkssegment ist ein bestimmtes Hautgebiet (**Dermatom**) zugeordnet, das von diesem Segment über einen der insgesamt 62 vom Rückenmark ausgehenden Spinalnerven versorgt wird (➤ Abb. 3.8). Die mit den jeweiligen Dermatomen auf gleicher Körperhöhe liegenden Muskeln und Organe werden, besonders im Abdominalbereich (Bauch, Unterleib), von höher liegenden Rückenmarkssegmenten versorgt. Die Ausdehnung des anästhesierten Körperbereichs hängt nun davon ab,

über welche Rückenmarkssegmente hinweg sich das injizierte Lokalanästhetikum im Liquor ausbreitet.

Durch Verwendung von **hyperbaren Zubereitungen** (Lösungen, deren Dichte durch ca. 10-prozentigen Glukosezusatz höher als die des Liquors ist) lässt sich das Ausbreitungsgebiet steuern. Ein hyperbares Lokalanästhetikum sinkt im Liquor nach unten und betäubt beim sitzenden Patienten nur die sakral (zum Kreuzbein hin) gelegenen Nerven. Dadurch werden lediglich der Anal-, der Damm- und der Genitalbereich sowie die Oberschenkelinnenseiten anästhesiert, also die Bereiche, mit denen ein Reiter im Sattel sitzt. Diese Form der Spinalanästhesie wird daher als „Sattelblock" bezeichnet. Bei einer Punktion in Seitenlage kann hingegen durch ein hyperbares Lokalanästhetikum das unten liegende Bein bevorzugt betäubt werden.

Periduralanästhesie (PDA, Epiduralanästhesie): Lokalanästhesie mit Punktion des Periduralraums (Epiduralraums).

Bei der **Periduralanästhesie** wird die innere Schicht der Dura mater nicht durchstochen (➤ Abb. 3.8, ➤ Abb. 3.9). Bei korrekter Durchführung ist eine Schädigung des Rückenmarks somit nicht zu befürchten. Deshalb kann eine Periduralanästhesie theoretisch auf jeder Höhe der Wirbelsäule durchgeführt werden. Im Normalfall wird jedoch, wie bei der Spinalanästhesie, zwischen dem 3. und 4. Lendenwirbel punktiert.

Die Ausbreitung der Periduralanästhesie hängt v. a. vom injizierten Volumen ab. Je mehr Lokalanästhetikum injiziert wurde, desto höher wird die Betäubung nach kranial (zur oberen Körperhälfte hin) steigen. Meistens wird ein Aufsteigen bis ungefähr zur Nabelhöhe, also bis zum 10. Thorakalsegment des Rückenmarks angestrebt. Bei Operationen im Bereich von Nieren und Ureter muss jedoch bis zum 6., beim Kaiserschnitt (Sectio) in Regionalanästhesie bis zum 4. Segment anästhesiert werden.

Der Wirkungseintritt ist bei der Periduralanästhesie im Vergleich zur Spinalanästhesie deutlich verzögert, da der Wirkstoff erst durch die Rückenmarkshäute diffundieren muss. So setzt eine Hautanalgesie nach 2–6 Minuten und eine Muskelblockade erst nach 20–30 Minuten ein.

Während im Rahmen einer Periduralanästhesie für Operationen hochprozentige Lösungen (z. B. 0,5 % Bupivacain) verabreicht werden, die auch eine Muskelerschlaffung garantieren, können Schmerzzustände, wie z. B. Karzinom- oder Geburtsschmerzen, mit einem niederprozentigen Lokalanästhetikum (z. B. 0,25 % Bupivacain) ausgeschaltet werden, ohne die Motorik zu blockieren. Der Patient kann also mit seinem „Schmerzkatheter" herumlaufen, die Gebärende kann durch eine aktive Bauchpresse die Geburt unterstützen.

Intravenöse Regionalanästhesie
Besonders für Eingriffe am Unterarm und an der Hand kann das Verfahren der **intravenösen Regionalanästhesie** angewendet werden. Dabei wird das Lokalanästhetikum in eine Armvene injiziert, nachdem zuvor durch Hochlagern und Anlegen einer doppelgekammerten Manschette eine Blutleere in der jeweiligen Extremität erzeugt wurde. Das Lokalanästhetikum diffundiert aus den Venen in das umliegende Gewebe und führt dort zur Anästhesie. Solange sich in der Vene noch hohe Wirkstoffkonzentrationen befinden, besteht beim Abfließen in den Blutkreislauf die Gefahr der systemischen Intoxikation mit starker Wirkung, z. B. auf das Herz. Daher darf die Druckmanschette frühestens nach 20 Minuten geöffnet werden.

Lokalanästhetika verstehen

Lokalanästhetika werden v. a. vor diagnostischen und chirurgischen Eingriffen eingesetzt. Auch bei Katheterisierungen, dem Legen von i. v.-Zugängen und vor Injektionen können sie zum Einsatz kommen. Die Schmerztherapie mit Lokalanästhetika erfolgt zum einen bei sehr starken Schmerzen, die mit Schmerzmitteln allein nicht mehr beherrschbar sind (wie z. B. Wehen- oder Tumorschmerzen), zum anderen aber auch bei leichten Oberflächenschmerzen, bei denen noch keine Schmerzmittel systemisch gegeben werden müssen, wie z. B. bei Wunden, Mundschleimhaut- oder Halsentzündungen.

Impulsweiterleitung in einer Nervenfaser
Die Impulsweiterleitung in einer Nervenfaser erfolgt auf elektrischem Wege. Durch eine unterschiedliche Verteilung der Ionen ist das Innere einer Nervenzelle im Ruhezustand gegenüber der Außenseite elektrisch negativ geladen. Diese Spannung von etwa −80 mV bezeichnet

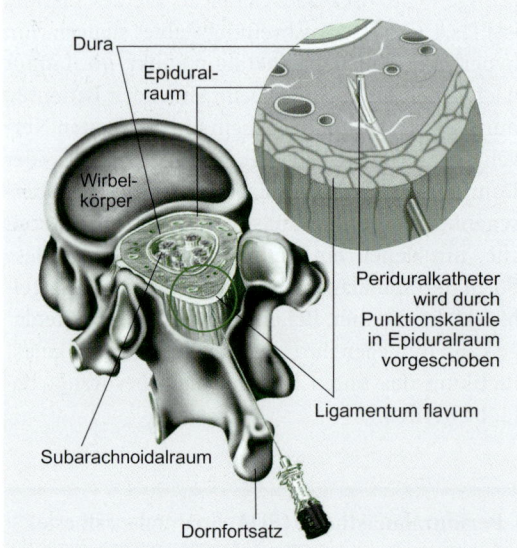

Abb. 3.9 Schemazeichnung der Periduralpunktion: Die Spitze der Kanüle liegt im Epiduralraum. Im Ausschnittsbild Detail während des Vorschiebens eines Periduralkatheters. [V152]

Dura
Epidural-
raum
Wirbel-
körper
Periduralkatheter
wird durch
Punktionskanüle
in Epiduralraum
vorgeschoben
Ligamentum flavum
Subarachnoidalraum
Dornfortsatz

man als Ruhepotenzial, den Zustand einer solchen nicht erregten Zelle nennt man wegen des Ladungsungleichgewichts „polarisiert". In diesem Zustand ist die Zellmembran für die außerhalb der Zelle im Überschuss vorhandenen Natriumionen undurchlässig. Wird die Membran erregt, so wird sie kurzfristig durchlässig für Natriumionen, wodurch diese, dem Konzentrationsgefälle folgend, ins Innere strömen. Das Ruhepotenzial bricht zusammen, man spricht vom depolarisierten Zustand. Die Nervenzelle ist erregt. Durch den nachfolgenden Ausstrom von Kaliumionen stellt sich das Ruhepotenzial allerdings innerhalb von Millisekunden wieder ein. Nach dem Eintreffen einer Erregung setzt sich die Depolarisation im Sinne eines Domino-Effektes über die gesamte Länge einer Nervenzelle fort, wobei die depolarisierten Bereiche, wie schon erwähnt, nach einer kurzen Zeit wieder in den Ruhezustand zurückkehren und für eine erneute Erregung bereitstehen.

Lokalanästhetika verhindern den für die Depolarisation notwendigen Natriumeinstrom in die Nervenzelle. Sie stabilisieren also die Membran und hemmen damit die Weiterleitung sensibler Impulse, sodass Berührungs-, Schmerz- oder Temperaturreize nicht mehr oder nur noch eingeschränkt wahrgenommen werden können.

Lokalanästhetika blockieren nicht nur sensible Nerven, welche Reize aus der Peripherie ins ZNS leiten. Ihre Wirkung erfasst auch motorische Nerven, die für den Signaltransport aus dem Gehirn in die Peripherie, z. B. zu den Muskeln, verantwortlich sind. Da motorische Nervenfasern dicker als sensorische sind, ist allerdings das Eindringen der Substanzen in die motorischen Bahnen erschwert, sodass bei geringen Konzentrationen nur die Schmerz- bzw. Gefühlswahrnehmung ausgeschaltet wird, ohne dass Lähmungen auftreten.

Mit zunehmender Dosis bzw. mit zunehmendem Eintritt der Wirkung erfolgt eine Nervenblockade in der nachstehend genannten Reihenfolge:

- Blockade sympathischer Nerven (Haut wird warm)
- Blockade von Schmerzfasern (Analgesie)
- Blockade der Temperatursensorik (Temperaturempfindung lässt nach)
- Blockade von Berührungsempfindung und Tiefensensibilität
- Blockade der Motorik

Nach ihrer Chemie unterscheidet man **Lokalanästhetika vom Amid- und vom Ester-Typ**. Der Abbau der Ester-Anästhetika erfolgt vorwiegend im Blut, während Wirkstoffe vom Amid-Typ hauptsächlich in der Leber inaktiviert werden. Bei Leberschäden können die Wirkstoffe vom Amid-Typ daher kontraindiziert sein (➤ Tab. 3.8).

Pflege bei Lokal- und Regionalanästhesie

Um die Wirkungsdauer bei einer **Infiltrationsanästhesie** zu erhöhen, setzt man den Lokalanästhetika häufig vasokonstriktorische Arzneistoffe zu (wie Noradrenalin oder Adrenalin), die durch Gefäßverengung ein Abfluten aus dem Gewebe verzögern.

V O R S I C H T

Lokalanästhetika in Kombination mit vasokonstriktorischen Arzneistoffen dürfen keinesfalls in Körperbezirken angewendet werden, die von Endarterien versorgt werden (Finger, Zehen, Penis), da bei länger dauernder Durchblutungsminderung Nekrosen auftreten.

Zu jeder **Regionalanästhesie** bereiten die Pflegenden das gesamte Zubehör wie zu einer Vollnarkose vor und überprüfen es.

Tab. 3.8 Lokalanästhetika.

Wirkstoff (Handelspräparate)	Chemischer Typ	Indikation
Benzocain (Anaesthesin®)	**Ester-Typ**	Oberflächenanästhesie
Tetracain		
Procain		Infiltrations- und Leitungsanästhesie
Lidocain (Xylocain®)	**Amid-Typ**	Oberflächen-, Infiltrations- und Leitungsanästhesie
Mepivacain (Scandicain®)		Infiltrations- und Leitungsanästhesie
Prilocain (Xylonest®)		
Bupivacain (Carbostesin®)		Langzeitanästhesie

▶ Da der Patient während einer Operation in Regionalanästhesie wach bleibt, ist es besonders wichtig, für eine ruhige und angenehme Atmosphäre zu sorgen und auf seine Fragen und Ängste einzugehen. In vielen Kliniken kann dem Patienten angeboten werden, während der Operation Musik zu hören.

Zu den pflegerischen Aufgaben gehört es weiterhin, vor OP-Beginn eine periphere Venenverweilkanüle anzulegen sowie die geplante Injektionsstelle für das Anästhetikum auf Sauberkeit und die Notwendigkeit einer Haarentfernung zu prüfen.

Eine Spinalanästhesie wird oft in sitzender Position eingeleitet. Da das Lokalanästhetikum neben den schmerzleitenden Nervenfasern auch dünne Sympathikusfasern blockiert, kann der Patient u. U. während der Injektion durch eine Gefäßerweiterung einen plötzlichen Blutdruckabfall erleiden und kollabieren. Bei Punktionen am sitzenden Patienten wird dieser unbedingt von den Pflegenden festgehalten.

▶ Die Punktionsstelle wird sorgsam desinfiziert, wobei die Pflegenden darauf achten, dass das Desinfektionsmittel vor der Injektion getrocknet ist, da sonst die Gefahr besteht, dass über die Punktionsnadel Desinfektionslösung in den Spinalraum gelangt und zu einer mit einer Hirnhautentzündung vergleichbaren Symptomatik (chemische Meningitissymptomatik) führt.

Nach der Injektion des Lokalanästhetikums ist es wichtig, den Blutdruck und Puls des Patienten engmaschig zu kontrollieren sowie seine Atmung, Sprache, Gesichtsfarbe und Schweißbildung zu beobachten. Die Ausbreitung der Anästhesie wird durch Kältereize (Betupfen mit Kältespray) überprüft.

▶ Patienten äußern häufig ein Gefühl von verändertem Körperschema. So kann es vorkommen, dass der Patient das Gefühl hat, dass der Arm nach einer Plexusanästhesie weiterhin nach oben abgewinkelt ist, obwohl er schon längst ausgestreckt ist. Pflegende erklären dies dem Patienten und tragen so zu seiner Beruhigung bei.

Unerwünschte Wirkungen von Lokalanästhetika

Die Wirkung von Lokalanästhetika (membranstabilisierender Effekt) ist nicht nur auf periphere Nerven beschränkt. Prinzipiell können sie an allen erregbaren Zellen, also auch im Gehirn und an dem aus Muskelfasern bestehenden Reizleitungssystem des Herzens wirken, wenn ihre Konzentration in diesen Geweben hoch genug ist. Am Gehirn und am Herzen offenbaren sich daher unerwünschte Wirkungen, wenn durch Fehldosierung oder falsche Anwendung toxische Konzentrationen erreicht werden (➤ Tab. 3.9). Eine **Dämpfung des Reizleitungssystems am Herzen** äußert sich in einer Bradykardie, in AV-Blockierungen (u. U. bis zum Herzstillstand), in einer Abnahme der Herzkraft sowie einem Blutdruckab-

Tab. 3.9 Unerwünschte Wirkungen und Komplikationen von Lokalanästhetika.

	Symptome	Erstmaßnahmen/Therapie
Vasovagale Reaktion	• Schwächegefühl, Blässe • Schwitzen • Übelkeit	• Horizontallage (möglichst mit Beinhochlegung) bzw. Durchführen der Lokalanästhesie im Liegen • Volumengabe • Ggf. medikamentöse Stimulation des Sympathikus
Allergische Reaktion	• Hautrötung, Hautausschlag, Juckreiz • Unruhe, Angst • Übelkeit, Erbrechen • Luftnot, Asthmaanfall • Anaphylaktischer Schock	• O_2-Gabe • Volumengabe • Gabe von Antihistaminika, Glukokortikoiden, Adrenalin (verdünnt) i. v. • Engmaschige Überwachung der Vitalparameter

Tab. 3.9 Unerwünschte Wirkungen und Komplikationen von Lokalanästhetika. (Forts.)

	Symptome	Erstmaßnahmen/Therapie
Toxische ZNS-Reaktionen	• (Plötzliche) Unruhe, Schwindel • Muskelzittern • Seh- oder Hörstörungen, Tinnitus, Taubheit oder Kribbeln in der Mundregion • Metallischer Geschmack • Übelkeit, Erbrechen • Veränderungen von Herzfrequenz bzw. Blutdruck • Desorientiertheit, verwaschene Sprache • Generalisierte Krämpfe • Bewusstlosigkeit • Atemstillstand	• Stopp der Injektion • O_2-Gabe, Patienten tief atmen lassen • Ggf. medikamentöse Sedierung des Patienten • Ggf. medikamentöse Therapie von Übelkeit und Erbrechen • Ggf. medikamentöse Unterdrückung des zerebralen Krampfanfalls • In schweren Fällen Muskelrelaxation, Intubation und Beatmung, kardiopulmonale Reanimation
Toxische Herz-Kreislauf-Reaktionen	• Bradykardie • Blutdruckabfall • In schweren Fällen weitergehende Herzrhythmusstörungen • Schwerstform Herzstillstand	• Horizontallagerung, möglichst Beinhochlagerung • O_2-Gabe • Volumengabe • Ggf. medikamentöse Anhebung der Herzfrequenz und des Blutdrucks • Ggf. kardiopulmonale Reanimation
Systemische Wirkungen des Adrenalins bei Präparaten mit Adrenalinzusatz	• Aufgeregtheit, Blässe, kalter Schweiß • Herzklopfen, Tachykardie • Blutdruckanstieg	• O_2-Gabe • Beruhigung des Patienten durch die Pflegenden, ggf. medikamentöse Sedierung • Ggf. Gabe von Betablockern

fall. Bei Lokalanästhesieformen, bei denen es zur Resorption größerer Mengen kommen kann bzw. systemische Wirkungen möglich sind, werden Puls und Blutdruck auch nach Rückkehr auf Station engmaschig kontrolliert.

Alle Lokalanästhetika können **allergische Reaktionen** wie Urtikaria (Quaddelbildung), Asthmaanfälle, Blutdrucksenkungen oder gar einen anaphylaktischen Schock auslösen.

VORSICHT

Versehentliche intravasale Injektion von Lokalanästhetika
Bei versehentlicher Injektion eines Lokalanästhetikums in ein Blutgefäß oder bei Überschreiten der Höchstdosis kann der Blutspiegel stark ansteigen und eine **Intoxikation** auslösen. Daher muss vor jeder Injektion durch sorgfältige Aspiration sichergestellt werden, dass die Nadel bzw. der Katheter, über die das Lokalanästhetikum injiziert werden soll, nicht intravasal liegt (Ausnahme: intravenöse Regionalanästhesie). Selbst wenn die Aspiration kein Blut zeigt, ist eine intravasale Lage nicht völlig ausgeschlossen.
Warnsymptome einer Intoxikation mit Lokalanästhetika sind:
• Übelkeit, Unruhe

• Taubheitsgefühl, Kribbeln im Mund- und Zungenbereich
• Metallischer Geschmack auf der Zunge
• Bradykardie, Kreislaufkollaps
• Verwirrtheit, zerebrale Krampfanfälle
Die versehentliche intravasale Injektion des Lokalanästhetikums wird sofort abgebrochen, und der Patient erhält Sauerstoff. Die weitere Behandlung umfasst die Stabilisierung des Kreislaufs, die Durchbrechung von Krampfanfällen, z.B. mit Diazepam i.v., und ggf. eine kardiopulmonale Reanimation.

3.3 Arzneimittel gegen die Ursachen von Schmerzen

Ursachen von Schmerzen können sehr vielfältig sein. Gegen einige Schmerzursachen kann gezielt mit Arzneimitteln vorgegangen werden. So können krampfartige Schmerzen durch eine Muskelerschlaffung gelindert werden. Hierbei kommen Spasmolytika und Muskelrelaxanzien zu Einsatz. Gegen Schmerzen durch rheumatische Erkrankungen, Os-

Erhöhter Spannungszustand der Muskulatur

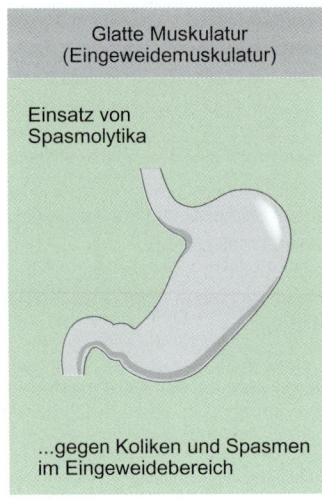

Glatte Muskulatur
(Eingeweidemuskulatur)

Einsatz von
Spasmolytika

...gegen Koliken und Spasmen
im Eingeweidebereich

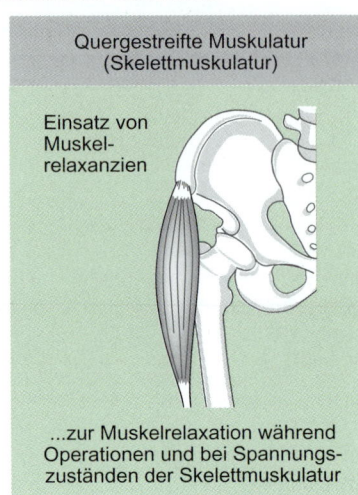

Quergestreifte Muskulatur
(Skelettmuskulatur)

Einsatz von
Muskel-
relaxanzien

...zur Muskelrelaxation während
Operationen und bei Spannungszuständen der Skelettmuskulatur

Abb. 3.10 Spasmolytika und Muskelrelaxanzien [L157].

teoporose und Migräne werden spezifische Arzneimittel wie Antirheumatika, Osteoporosemittel und Migränetherapeutika gegeben.

3.3.1 Spasmolytika und Muskelrelaxanzien

Spasmolytika sind Medikamente zur Erschlaffung der glatten Muskulatur des Eingeweidetrakts, der Bronchial- sowie der Gefäßmuskulatur. Muskelrelaxanzien entspannen die quergestreifte Skelettmuskulatur des Bewegungsapparates. Die Wirkmechanismen von Spasmolytika und Muskelrelaxanzien sind unterschiedlich (➤ Abb. 3.10).

Indikationen für eine Muskelerschlaffung

Bei der **Spastik** bietet die Muskulatur einen federnden Widerstand gegenüber passiven Bewegungen, der mit zunehmender Dehnungsgeschwindigkeit ansteigt. Häufige Erkrankungen, die mit Spastiken einhergehen, sind die Multiple Sklerose, der Schlaganfall, Schädel-Hirn-Traumen, hypoxische Hirnschädigungen und Rückenmarksläsionen.

Spasmen können sowohl die glatte, vegetativ gesteuerte Muskulatur (z. B. der abdominalen Organe) als auch die quergestreifte, willentlich beeinflussbare Skelettmuskulatur betreffen.

Spastische Erkrankungen, die sich auf die Muskulatur des Bewegungsapparates auswirken, werden mit **Muskelrelaxanzien** therapiert. Spasmen der glatten Muskulatur können mit **Spasmolytika** behandelt werden.

Muskelrelaxanzien sind auch bei Operationen indiziert. Für den Operateur bedeutet eine gute Narkose ein Arbeiten ohne größeren Zeitdruck und einen guten Zugang zum Operationsgebiet. Um dies zu erreichen, ist zusätzlich eine Erschlaffung der Skelettmuskulatur (**Muskelrelaxation**) wünschenswert (➤ Tab. 3.10).

Spasmolytika verstehen

Spasmolytika dienen der Erschlaffung der glatten Muskulatur. Die Muskulatur folgender Organe kann durch Spasmolytika beeinflusst werden:
- Uterus
- Bronchien
- Magen-Darm-Trakt einschließlich Gallenblase
- Harnblase und ableitende Harnwege

Die glatte Muskulatur unterliegt der Steuerung durch Sympathikus und Parasympathikus. Parasympathikolytika führen zu einer Erschlaffung verschiedener Organe, was bei Spasmen gewünscht wird. Solche Wirkstoffe, die über das vegetative Nervensystem wirken, werden „neurotrope Spasmolytika" genannt. Parasympatholytika bewirken eine reversible (kompetiti-

Tab. 3.10 Spasmolytika und Muskelrelaxanzien.

Wirkstoffgruppe	Wirkstoffe (Handelspräparate)	Indikationen
Spasmolytika		
Neurotrope	Atropin (Dysurgal®), Ipratropium (Atrovent®), Butylscopolamin (Buscopan®), Trospiumchlorid (Spasmex®)	Krampfartige Bauchschmerzen, Gallenkoliken, Spasmen im Urogenitaltrakt, Nierenkoliken, Bronchospasmus, Dranginkontinenz
Muskulotrope	Papaverin (Paveron® N)	Magen-, Darmspasmen (z. B. Gallensteinkoliken), Spasmen im Urogenitaltrakt (z. B. Nierensteinkoliken), Dysmenorrhoe
Neurotrop-muskulotrope	Mebeverin (Duspatal®)	Spasmen im Magen-, Darm- und Urogenitaltrakt, Reizdarm
Zentrale Muskelrelaxanzien		
Benzodiazepine	Tetrazepam (Tetrazep®ct), Diazepam (Valium®)	Patienten mit schwerer Muskelspastik mit oder ohne Unruhezustände, HWS-Syndrom
Andere Muskelrelaxanzien	Baclofen (Lioresal®), Tizanidin (Sirdalud®)	Schwere Muskelspastik, fortgeschrittene Multiple Sklerose, schmerzhafte Muskelspasmen
Periphere Muskelrelaxanzien		
Stabilisierend (nicht depolarisierend)	Pancuronium, Vecuronium (Norcuron®)	Muskelrelaxation bei Operationen, schwerste Muskelkrämpfe, z. B. Tetanus
Depolarisierend	Suxamethonium (Succinylcholin, Lysthenon®).	Kurze Muskelrelaxation, z. B. zur Intubation oder bei Kurznarkose
Auf Acetylcholin wirkend	Botulinustoxin A (Botox®)	Lokalisierte Muskelspastiken, z. B. örtliche Spastizität der Hand und des Handgelenks von Schlaganfallpatienten, spastischer Spitzfuß oder Schiefhals
Am Muskel angreifend	Dantrolen (Dantamacrin®)	Schwere Muskelspastik (die nicht anders zu beherrschen ist), maligne Hyperthermie, malignes neuroleptisches Syndrom

ve) Hemmung der Erregungsübertragung an den parasympathischen Nervenfasern, die Befehlsübermittlung an die glatte Muskelzelle wird unterbrochen. Die Fähigkeit zur Kontraktion ist damit abgeschwächt bzw. aufgehoben und führt zur Erschlaffung der glatten Muskulatur von Bronchien, Uterus, Blase, Magen-Darm-Trakt. Da Butylscopolamin nur periphere Wirkungen hat, ist es durch weniger Nebenwirkungen besser verträglich als andere Parasympatholytika.

Substanzen, die direkt auf die glatte Muskelzelle wirken, werden „**muskulotrope Spasmolytika**" genannt. Die Substanzen sind zumeist Abkömmlinge des Papaverins, das im Opium enthalten ist. Diese wirken durch direkten Angriff an den glatten Muskelzellen. Gute Wirksamkeit ist immer dann zu erwarten, wenn ein erhöhter Muskeltonus vorliegt.

Moderne Spasmolytika sind Substanzen, die beide Wirkmechanismen in sich vereinen und deshalb als **neurotrop-muskulotrope Spasmolytika** bezeichnet werden.

Muskelrelaxanzien verstehen

Synaptische Impulsübertragung zur Muskelzelle
Die Verbindungsstelle zwischen einer motorischen Nervenendigung und einer Muskelzelle wird als **motorische Endplatte** bezeichnet. Ein ankommender Nervenimpuls veranlasst die motorische Nervenendigung zur Ausschüttung der gespeicherten Überträgersubstanz **Acetylcholin** in den **synaptischen Spalt** (Zwischenraum zwischen Nervenendigung und Muskelfaser). Das Acetylcholin bindet sich an den **Rezeptor** auf der Muskelzelle und bewirkt eine Depolarisation, also einen Zusammenbruch des normalerweise vorhandenen Ruhepotenzials, wodurch die Muskelzelle sich ein Stück kontrahiert. Inner-

halb von Millisekunden wird das Acetylcholin durch das Enzym **Cholinesterase** inaktiviert. Ein erneuter Impuls kann nun übergeleitet werden.

Periphere Muskelrelaxanzien

Die im Rahmen der Anästhesie verwendeten **peripheren Muskelrelaxanzien** wirken an der Kontaktstelle zwischen einer Nervenendigung und einer Muskelfaser. Gemäß ihres Wirkungsmechanismus (> Abb. 3.11) unterscheidet man zwischen dem depolarisierenden und dem nichtdepolarisierenden Typ.

Nichtdepolarisierende (stabilisierende) Muskelrelaxanzien konkurrieren mit dem Acetylcholin um die Rezeptorplätze. Sie binden sich an die Acetylcholinrezeptoren, ohne dabei die Zellmembran zu depolarisieren und eine Muskelkontraktion auszulösen (**kompetitive Antagonisten**).

Auch **depolarisierende Muskelrelaxanzien** binden sich an Acetylcholinrezeptoren. Sie erzeugen, genau wie Acetylcholin, eine Depolarisation, werden aber nicht wie dieses von der Cholinesterase inaktiviert. Es kommt zur Dauerdepolarisation der Zellmembran. Auf diese kann die Muskelzelle jedoch nicht mit einer Dauerkontraktion, sondern nur mit einer kurzfristigen Muskelzuckung zu Beginn der Depolarisation reagieren. Danach ist die Muskelzelle erschlafft. Weiteres Acetylcholin kann an den nun besetzten Rezeptoren keinen Effekt mehr entfalten.

Nach Verabreichung eines peripheren Muskelrelaxans ist zunächst die Augen-, Gesichts- und Halsmuskulatur von der Wirkung betroffen, es folgt die Muskulatur der Extremitäten und des Abdomens, zuletzt tritt auch eine Lähmung des Zwerchfells ein.

VORSICHT
Die Anwendung von Muskelrelaxanzien verlangt eine künstliche Beatmung, da sonst der Tod durch periphere Lähmung der Atemmuskulatur droht.

Peripher wirksame Muskelrelaxanzien sind auch Dantrolen und Botulinustoxin A. **Dantrolen** wirkt direkt am Muskel, wo es die für eine Muskelkontraktion notwendige Kalziumfreisetzung hemmt. **Botulinustoxin A** hemmt die Ausschüttung des Neurotransmitters Acetylcholin an den motorischen Endplatten. Dadurch unterbricht es die Signalübertragung zwischen Nerv und Muskel, die quergestreifte Muskulatur wird gelähmt. Es stammt aus dem Bakterium Clostridium botulinum, das lebensgefährliche Nahrungsmittelvergiftungen (Botulismus) hervorruft, und ist als Mittel zur Faltenglättung bekannt (Botox®).

Zentrale Muskelrelaxanzien

Die für die Behandlung spastischer Erkrankungen zugelassenen Arzneistoffe wirken über unterschiedliche pharmakologische Ansatzpunkte im zentralen Nervensystem und am Muskel. Die meisten **zentral wirksamen Muskelrelaxanzien** dämpfen von übergeordneter Stelle aus die Erregbarkeit der motorischen Nervenzellen des Rückenmarks.

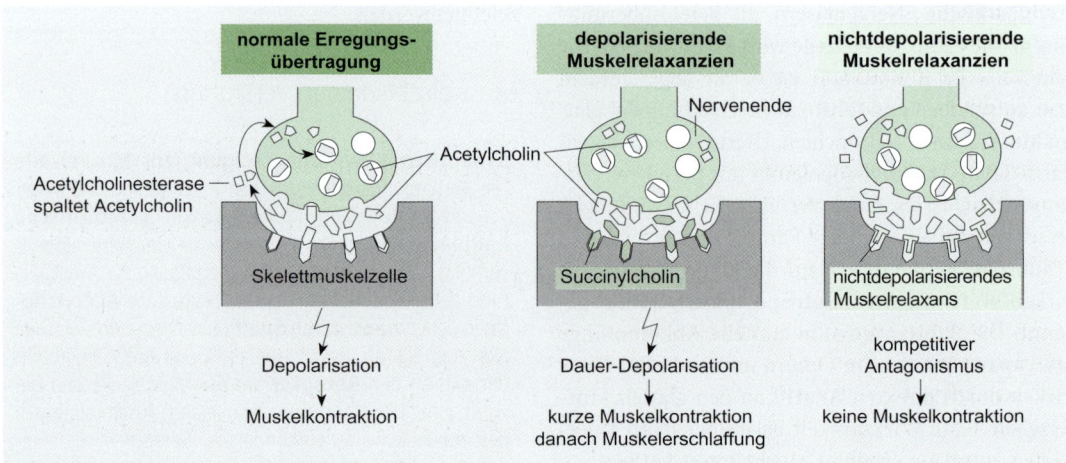

Abb. 3.11 Wirkungsweise von Muskelrelaxanzien an der motorischen Endplatte. Links: Impulsübertragung durch Acetylcholin, Mitte: Hemmung durch ein stabilisierendes Muskelrelaxans, rechts: Hemmung durch ein depolarisierendes Muskelrelaxans [L157].

Benzodiazepine wirken über eine Verstärkung des Neurotransmitters γ-Aminobuttersäure. Sie wirken auch sedierend, angst- und spannungslösend und antikonvulsiv.

Muskelrelaxanzien und Spasmolytika in der Pflege

Die Applikation von Muskelrelaxanzien und Spasmolytika erfolgt, wenn möglich, peroral. Operationsbegleitend oder bei akuten und schweren Spasmen werden sie jedoch i. v. gegeben. Botulinustoxin A wird immer intramuskulär injiziert. Bei schweren, therapieresistenten Spastiken besteht auch die Möglichkeit, **Baclofen**-Lösung (Lioresal® Intrathekal) mittels einer implantierbaren Pumpe als ständige Dauerinfusion intrathekal (in den Liquorraum) zu verabreichen.

Unerwünschte Wirkungen

Muskelrelaxanzien und Spasmolytika zeigen unerwünschte Wirkungen im vegetativen Nervensystem, die v. a. **Blutdruck und Herzfrequenz** betreffen. Substanzabhängig blockieren sie Sympathikus oder Parasympathikus, was eine Gefäßerweiterung (Vasodilatation) mit Blutdruckabfall, eine Herzfrequenzsteigerung oder aber auch einen Blutdruckanstieg nach sich zieht. Auch Bradykardien treten auf, z. B. bei Suxamethonium. Eine i. v.-Applikation mit Muskelrelaxanzien und Spasmolytika sollte immer langsam erfolgen, um vagale Reaktionen und plötzlichen Blutdruckabfall zu vermeiden.

Bei zentralen Muskelrelaxanzien ist auf die **sedierende Nebenwirkung** zu achten, die Konzentration der Patienten kann erheblich beeinträchtigt sein.

Suxamethonium und neurotrope Spasmolytika können den **Augeninnendruck** erhöhen und sind bei Glaukom kontraindiziert. Die Patienten sollten nach Augenerkrankungen bzw. Augentropfen gefragt werden.

Bei Botulinustoxin A kann es zu **Schmerzen an der Einstichstelle** kommen und zu Schwächen in der benachbarten Muskulatur. Wie die Wirkung sind die unerwünschten Wirkungen jedoch auf die Dauer von etwa 3 Monaten beschränkt, danach können die Injektionen wiederholt werden.

▶ **Überhang der Muskelrelaxation nach Narkose**
Besteht im Aufwachraum noch ein Überhang der Muskelrelaxation, so bietet sich meist folgendes Bild: Der Patient atmet schnell mit kleinen, sehr flachen Atemzügen (tachypnoeisch). Er versucht krampfhaft, nach Luft zu ringen und ist unruhig. Der Aufforderung, tief durchzuatmen, kann er kaum nachkommen. In Rückenlage droht die Zunge aufgrund des schlaffen Muskeltonus nach hinten zu fallen und die Atemwege ganz zu verlegen. Wenn man einen noch anrelaxierten Patienten bittet, die Augen ganz zu öffnen, wird er die Stirn runzeln, weil er versucht, mithilfe der Stirnmuskulatur die Lider zu heben. Der Aufforderung, die Hand zu drücken oder den Kopf zu heben, kann er nur andeutungsweise nachkommen.
Bei Verdacht auf einen Relaxansüberhang muss der verantwortliche Anästhesist informiert werden, um über evtl. notwendige Gegenmaßnahmen zu entscheiden. Diese können u. a. eine erneute Beatmung oder eine Antagonisierung mit Neostigmin sein.

3.3.2 Antirheumatika

Rheuma: Beschwerden am Stütz- und Bewegungsapparat mit fließenden, reißenden und ziehenden Schmerzen, oft mit funktioneller Einschränkung.
Antirheumatika: Arzneimittel, die gegen Ursache und Symptome rheumatischer Erkrankungen wirken.

Antirheumatika verstehen

Zu unterscheiden ist die Akut- von der Dauertherapie. Die **Akuttherapie** bekämpft die Krankheitssymptome im aktiven Schub. Zum Einsatz gelangen überwiegend die NSAR (nichtsteroidale Antirheumatika), evtl. auch Glukokortikoide, die v. a. Entzündung und Schmerz verringern.

Mit der **Dauertherapie** soll durch die Therapie der zugrunde liegenden schädigenden Mechanismen eine Verzögerung des Krankheitsverlaufs oder gar eine begrenzte Wiederherstellung bewirkt werden.

Antiphlogistika

Gegen die Entzündungsreaktion, die als Ursache oder Folge rheumatischer Erkrankungen in Frage kommt und v. a. im akuten Schub problematisch ist, wirken die steroidalen Antirheumatika (Glukokortikoide, ➤ 5.4.1), die nichtsteroidalen Antirheumatika (NSAR), nichtopiode Analgetika (➤ 3.1.2) und einige Phytopharmaka.

Glukokortikoide und NSAR wirken beide über die **Hemmung der Synthese von Prostaglandinen**, die als Gewebshormone maßgeblich an der Entstehung von Entzündung und Schmerz beteiligt sind. Glukokortikoide hemmen auch die Entzündungsvermittler Leukotriene und sind immunsuppressiv. Glukokortikoide wirken sehr stark **antiphlogistisch**, sind jedoch im Gegensatz zu NSAR **nicht analgetisch**, sodass eine Kombination mit Analgetika nötig sein kann.

Nichtsteroidale Antirheumatika (NSAR, ➤ 3.1.2) werden bei allen entzündlichen rheumatischen Erkrankungen zur symptomatischen Behandlung, d. h. zur Schmerzlinderung und Entzündungshemmung eingesetzt. Bei Arthrose dienen sie ebenfalls der Schmerzbekämpfung und damit auch dem Erhalt der Mobilität. Als Wirkstoffe zur Bedarfs- und Dauermedikation kommen Diclofenac, Naproxen, Meloxicam, Indometacin, Piroxicam und Ibuprofen in Frage. Selektive COX-2-Hemmer wie z. B. **Celecoxib** (Celebrex®) sind bei Arthrose und rheumatoider Arthritis gut wirksam. Sie haben geringere unerwünschte Wirkungen am Gastrointestinaltrakt.

In der Akutphase rheumatischer Erkrankungen wie der rheumatoiden Arthritis wird die stark entzündungshemmende Wirkung der **Glukokortikoide** zur Beherrschung des akuten Schubes und zur Verhinderung von Organschädigungen (rheumatisch bedingte Entzündungen des Herzbeutels, der Herzklappen, des Herzmuskels, der Nieren, Gefäße, Nerven oder des Gehirns) genutzt. Im Anschluss an die Akuttherapie können Glukokortikoide notwendig sein, um den Behandlungserfolg zu sichern. Sie werden in möglichst niedrigen Dosen zur Überbrückungstherapie bis zum Wirkeintritt der Basistherapie eingesetzt. Weiterhin üblich ist ihr Einsatz als ständige „Low dose"-Therapie, um z. B. bei milderen Verlaufsformen destruktiven (zerstörenden) Erscheinungen vorzubeugen. Die in der Rheumatherapie überwiegend angewendeten Glukokortikoide sind **Prednison, Prednisolon, Methylprednisolon** und **Triamcinolon**.

Pflanzliche Antirheumatika (➤ Tab. 3.11) können bei Arthrose unterstützend wirken. Dazu sind jedoch eine ausreichend hohe Dosierung und die kurmäßige Anwendung erforderlich. Mit geeigneten Präparaten kann häufig eine Dosisreduktion der NSAR erreicht werden.

Extrakte der Teufelskralle und des Brennesselkrauts haben antiphlogistische Effekte. Weidenrinde enthält Salicin, ein Derivat der Salicylsäure. Sie entspricht in ihrem Wirkprofil den NSAR, besitzt also analgetische, antiphlogistische und fiebersenkende Wirkung.

Basistherapeutika

> **Basistherapeutika** (lang wirksame Antirheumatika): unterschiedliche Substanzen, die bei chronisch entzündlichen Rheumaformen eine Verzögerung des destruktiven Krankheitsprozesses bzw. teilweise sogar eine Remission (Rückbildung der Krankheitserscheinungen) bewirken.

Basistherapeutika gehören zu chemisch und biologisch völlig unterschiedlichen Stoffgruppen. Normalerweise wurden sie für andere Erkrankungen entwickelt und ihr Einsatz in der Rheumatologie erfolgt aufgrund von Erfahrungswerten. Sie wirken über eine Beeinflussung des Immunsystems und greifen so in den Krankheitsverlauf ein.

Tab. 3.11 Phytopharmaka, die zur Therapie der Arthrose indiziert sind.

Droge	Pflanze	Indikation	Handelspräparate
Teufelskrallewurzel	*Harpargophytum procumbens*	Arthrose	Jucurba®
Weiderinde	*Salix*-Arten	Rheumatische Beschwerden, Schmerzen	Assalix®
Brennnesselkraut	*Urtica dioica, Urtica urens*	Unterstützende Therapie rheumatischer Beschwerden	Selek®

Basistherapeutika wirken nicht analgetisch und meist nicht antiphlogistisch. Sie wirken nicht sofort, sondern erst nach mehreren Wochen bis Monaten. Dadurch sind sie nicht bei akuten Krankheitsschüben geeignet.

Methotrexat (Lantarel, MTX®) ist ein Folsäureantagonist, der zuerst in der Onkologie eingesetzt wurde (➤ 13.1.1). In wesentlich niedrigerer Dosierung ist es heute aufgrund seiner guten Verträglichkeit und Wirksamkeit als Basistherapeutikum das **Mittel der ersten Wahl**.

Methotrexat reduziert die Freisetzung von Lymphozyten sowie die Bildung von Rheumafaktoren (Autoantikörper, die bei 80 % der Patienten mit rheumatoider Arthritis auftreten). Es vermindert außerdem die Zytokinsynthese und den Austritt von Leukozyten aus dem Blut in das Gewebe.

Es wird sowohl oral als auch i. m. appliziert. Der Wirkungseintritt von Methotrexat ist nach 1–2 Monaten zu erwarten.

Azathioprin (Imurek®) wirkt immunsuppressiv und stellt eine Prodrug (➤ 1.2.3) dar. Azathioprin wird im Körper fast vollständig zur eigentlichen Wirkform 6-Mercaptopurin biotransformiert. Die Wirkung ist mit Methotrexat vergleichbar, aufgrund eines ungünstigeren Risiko-Nutzen-Verhältnisses hat es jedoch an Bedeutung verloren und ist Reservesubstanz in der Rheumatologie. Der Wirkungseintritt von Azathioprin erfolgt nach 2–3 Monaten.

Ciclosporin (Sandimmun®) ist ebenfalls ein Immunsuppressivum und blockiert über eine Hemmung des Transkriptionsfaktors NF-AT die Interleukin-2-Synthese (➤ 9.1.2). Es wirkt daher auch antiphlogistisch. Ciclosporin wird bei Patienten mit schwerer rheumatischer Arthritis, die unzureichend auf Methotrexat ansprechen, oder in Kombination mit diesem eingesetzt.

D-Penicillamin (Metalcaptase®) kann aufgrund seiner chemischen Struktur Rheumafaktoren spalten. Weiterhin unterdrückt es die pathologische Bildung von Bindegewebe durch Hemmung der Vernetzung von Vorstufen der Faserproteine. Auf zellulärer Ebene hemmt es die Aktivität des proinflammatorischen Transkriptionsfaktors. Aufgrund schwerwiegender unerwünschter Wirkungen wird es nur noch als Reservestoff bei mittelschweren Krankheitsbildern eingesetzt.

Sulfasalazin (Azulfidine®) wurde ursprünglich eingesetzt bei den chronisch entzündlichen Darmerkrankungen Colitis ulcerosa und Morbus Crohn (➤ 7.2.3). Die Wirkung setzt bereits nach 8–12 Wochen ein und ist als mittelstark einzuordnen. Sulfasalzin wird als Monotherapeutikum und in Kombination mit anderen Basistherapeutika eingesetzt.

Leflunomid (Arava®) wurde speziell für die Rheumatherapie entwickelt. Es ist ein Immunmodulator. Das bedeutet, dass die Substanz selektiv regulierend in Immunprozesse eingreift. Leflunomid schränkt die Synthese von DNA-Bausteinen (den Pyrimidinbasen Thymidin und Cytosin) ein, wovon besonders aktivierte T-Lymphozyten betroffen sind. Weiterhin soll der aktive Leflunomid-Metabolit auch die Synthese einiger Zytokine beeinflussen. Die Wirksamkeit wird als dem Methotrexat gleichwertig eingeschätzt. Bei Therapie mit Leflunomid wird die Gelenkzerstörung verlangsamt bzw. gestoppt. Erste Wirkungen treten nach 2–3 Wochen ein.

> **Immunbiologika/Biologicals**: Arzneimittel zur Beeinflussung des Immunsystems, die als körpereigene Stoffe oder deren Analoga eine entzündungshemmende bzw. selektiv immunblockierende Wirkung haben.

Ein wichtiges Wirkprinzip von **Biologicals** ist eine Hemmung der Tumornekrosefaktoren (TNF), die zu den Zytokinen (➤ 9.1) gehören. TNF-α reguliert die Freisetzung der Zytokine Interleukin 1 und 6 und ist an der Bekämpfung entarteter Zellen beteiligt. Erhöhte TNF-α-Konzentrationen führen zu einer Entzündung der Gelenkinnenhaut und Gelenkdestruktion, daher ist ihre Hemmung ein Therapieansatz bei rheumatischer Arthritis. Solche gentechnologisch hergestellten TNF-α-Antagonisten sind **Etanercept** (Enbrel®) und **Infliximab** (Remicade®). **Etanercept** ist ein löslicher TNF-Rezeptor und bindet TNF-α. Es verhindert so die Aktivierung des Tumornekrosefaktors.

Infliximab ist ein monoklonaler Antikörper (Antikörper von vervielfältigten Zellen, daher völlig identisch), der gegen TNF-α gerichtet ist. Es bindet sowohl freies als auch gebundenes TNF-α.

Anakinra (Kineret®) ist ein IL-1-Rezeptorantagonist (Interleukin-1), d. h. durch seine Gabe kann der Überschuss von IL-1 in den rheumatischen Gelenken beseitigt und damit die entzündungsauslösende

Wirkung von IL-1 blockiert werden. Anakinra wird immer mit Methotrexat kombiniert.

Kontraindiziert sind Biologicals bei Patienten mit Sepsis und manifesten Infektionen.

Lokale Therapie

Auf dem Markt befinden sich zahlreiche Gele, Cremes und Sprays, die NSAR enthalten. Ihre Wirkung ist umstritten. Es ist teilweise fraglich, inwieweit der Arzneistoff aus lokalen Arzneiformen bis zu den betroffenen Körperregionen gelangt. Das Durchdringen der Haut kann durch den Einsatz spezieller Zubereitungen (in Form von Liposomen) oder durch Iontophorese gefördert werden. Bei der Iontophorese wird das Eindringen eines geladenen Arzneistoffes durch Anlegen eines äußeren elektrischen Feldes gesteigert.

Empfohlen werden lokale Antirheumatika (➤ Tab. 3.12) bei oberflächennahen degenerativen Gelenkerkrankungen als Therapieversuch vor der systemischen Anwendung von NSAR.

Darüber hinaus werden derartige topische Arzneiformen von vielen Patienten in der Selbstmedikation und oft auch zusätzlich zur verordneten Therapie angewendet.

Eine Rolle bei der Therapie rheumatischer Erkrankungen spielen weiterhin sog. **hyperämisierende** (durchblutungsfördernde) Zubereitungen. Ihre wohltuende Wirkung beruht auf der lokalen Wärmebildung. Durch die Durchblutungssteigerung können außerdem entzündungsauslösende Substanzen besser abtransportiert werden. Ein schmerzstillender Effekt wird durch eine Ausschüttung des körpereigenen Schmerzmediators Substanz P erreicht. Zunächst kommt es zu einer starken Reizwirkung, nach Ausschüttung des Mediators folgt eine schmerzfreie Phase, die als wohltuend empfunden wird. Solche äußerlich zu verwendenden Zubereitungen (Externa) enthalten als Wirkstoffe v. a. Nikotin- und Salicylsäureester, Capsaicin als Inhaltsstoff der scharfen Paprika oder ätherische Ölbestandteile wie Campher. Sie sind beim akuten Rheumaschub kontraindiziert, da sie zu einer Verstärkung der entzündungsbedingten Überwärmung führen.

▶
In akuten Entzündungsschüben ist der Einsatz kühlender Präparate (wie Gele mit NSAR oder Menthol) zu empfehlen. Wärmeanwendungen wie hyperämisierende Zubereitungen, Infrarotbehandlung oder Fangopackungen sind eher bei Verspannungen geeignet.

Antirheumatika in der Pflege

▶
Einschränkung der Fingerfertigkeit
Ein Problem stellen für viele fortgeschrittene Rheumatiker Blisterpackungen dar. Einige Firmen bieten daher spezielle, einfach zu öffnende Packungen (Dosen) an, z. B. Decortin Rheuma®. Ansonsten ist es hilfreich, wenn die Pflegenden im Voraus Arzneimittel aus Blisterpackungen entnehmen und z. B. in Dosierhilfen (auch hier gibt es Modelle, die für Rheumatiker leicht zu öffnen sind) bereitstellen. Auch die Teilung von Tabletten kann durch Hilfsmittel erleichtert werden.

Einnahmehinweise

Werden **NSAR bei Bedarf** eingenommen sollte der Grundsatz gelten: „So viel wie nötig, aber so wenig wie möglich." Bei vorhersehbaren Belastungssituationen, z. B. Gymnastik oder Arbeiten im Haushalt, ist es hilfreich, die Einnahme der Schmerzmittel so zu legen, dass sie ihre höchste Wirksamkeit während der körperlichen Belastung haben. Eine Einnahme etwa 30–60 Minuten vor der Tätigkeit ist günstig.

▶
Einnahme von NSAR
NSAR sollten im Sitzen oder Stehen mit viel Wasser eingenommen werden, um eine zusätzliche lokale Schleimhautschädigung zu vermeiden. Günstig ist die gleichzeitige Einnahme einer kleinen Mahlzeit.
Magensaftresistente Arzneiformen sollten nüchtern, also 30–60 Minuten vor den Mahlzeiten eingenommen werden. Sonst lösen sich die Überzüge bereits im Magen und nicht wie gewünscht im Dünndarm auf.

Tab. 3.12 Beispiele für lokal wirksame NSAR.

Substanz	Handelsnamen
Diclofenac	Diclac® Gel, Voltaren® Emulgel, Rewodina®-Schmerzgel
Hydroxyethylsalicylat	Salhumin® Gel
Indometacin	Indomet-ratiopharm® Gel, Indo Top® Spray
Ibuprofen	Dolgit® Creme, Ibutop® Creme

Günstig für eine schnelle Wirkung sind Brause- und Trinktabletten. Werden sie nüchtern eingenommen, sind sie besonders schnell wirksam, für eine bessere Magenverträglichkeit sollten sie aber nach dem Essen angewendet werden.

Bei der Tagesplanung sollte die **Morgensteifigkeit** berücksichtigt werden. Um sie besser zu überwinden, sollten die Arzneimittel vor dem Aufstehen eingenommen werden.

Glukokortikoide werden v. a. frühmorgens eingenommen, da die physiologische Tagesproduktion an Kortikoiden ebenfalls morgens am höchsten ist. Sie sollten im Sitzen mit Flüssigkeit eingenommen werden.

Bei der **Basistherapie** wird von den Pflegenden erklärt, dass die volle Wirkung erst nach Wochen bis Monaten zu erwarten ist und deshalb die Therapie unter keinen Umständen zu früh als erfolglos abzubrechen ist.

Einnahme von Methotrexat
- Methotrexat soll nach den Mahlzeiten mit viel Flüssigkeit eingenommen werden.
- Bei der Festlegung des Wochentages zur Einnahme sollte evtl. berücksichtigt werden, dass 48 Stunden nach der Einnahme kein Alkohol getrunken werden sollte.
- Eine Verschiebung der Einnahme um einen Tag ist möglich.

Unerwünschte Wirkungen
Bei einer Therapie mit **antiphlogistischen Antirheumatika** sind die unerwünschten Wirkungen am Gastrointestinaltrakt (Perforationen, Ulzerationen, Blutungen) ein großes Problem (➤ 3.1.2). Diese unerwünschten Wirkungen werden besonders verstärkt durch die manchmal nötige Kombination von NSAR und Glukokortikoiden. Ein Magenschutz mit H_2-Blockern, Prostaglandin-E-Derivaten (wie Misoprostol) oder Protonenpumpenhemmern (➤ 7.1.2) ist fast immer nötig. Dass magensaftresistente Überzüge die gastrointestinale Verträglichkeit verbessern, trifft nur teilweise zu, da die Schädigung der Magenschleimhaut nicht nur durch direkten Kontakt mit der Substanz, sondern durch Wirkungen auf die Produktion der schützenden Faktoren (Prostaglandinsynthese-Hemmung) entsteht.

Bei Langzeiteinnahme sind regelmäßige Tests auf Blut im Stuhl zur frühzeitigen Entdeckung ernster Magenkomplikationen wichtig.

Problem Magenschädigung
Bei Glukokortikoiden und NSAR ist die zusätzliche Gabe von Protonenpumpenhemmern zum Schutz des Magens empfehlenswert. Die Pflegenden klären den Patienten über die Notwendigkeit dieser weiteren Arzneimittelgabe auf. Der Patient darf nicht in die Denkweise geraten: „Jetzt muss ich ja noch mehr Tabletten schlucken!"

Unerwünschte Wirkungen bei **Glukokortikoidgabe** (➤ 5.4.1) spielen erst eine Rolle bei Dosierungen > 10 mg (Prednisolon) und länger als 3–4 Wochen. Hoch dosierte Behandlungen können zum Erhalt der Beweglichkeit notwendig werden und sind durch den Therapieerfolg gerechtfertigt. Die unerwünschten Wirkungen werden dann in Kauf genommen.

Keine Angst vor Kortison
Weit verbreitet ist die **„Kortisonangst"**, geschürt nicht zuletzt durch Berichte in den Medien. Es kann nicht genug betont werden, dass diese bei niedrigen Dosierungen unbegründet ist. Wenn die Tagesdosis 5 mg Prednisolon oder eine entsprechende Dosierung anderer Kortikoide nicht überschreitet, treten selbst bei Dauertherapie kaum unerwünschte Wirkungen auf. Auch eine kurz dauernde, hoch dosierte Gabe in der Akuttherapie (1–3 Wochen) oder alternierende Gaben über einen längeren Zeitraum, also z. B. jeden zweiten Tag, sind nebenwirkungsarm.
Beim Absetzen einer hohen Dosierung – auch wenn diese nur von kurzer Dauer war – darf die Dosis nur schrittweise verringert werden (Ausschleichen), um die körpereigene Kortikoidproduktion langsam wieder in Gang zu bringen.
Bei Notwendigkeit einer längeren und höher dosierten Glukokortikoidtherapie wird zur Osteoporoseprophylaxe die Gabe von Kalzium und Vitamin D_3 erforderlich. Die Gewichtszunahme durch Appetitsteigerung kann durch eine fettarme Ernährung gemildert werden.

Wichtige unerwünschte Wirkungen der **Basistherapeutika** sind: Übelkeit, Erbrechen, Dermatitis, Pneumonie, Stomatitis (Entzündung der Mundschleimhaut), vermehrte Infektanfälligkeit und Teratogenität (Fruchtschädigung). Wegen der Teratogenität ist eine sichere Verhütung bei Frauen während der Therapie erforderlich. Für Männer gilt dies noch bis 6 Monate danach.

▶
Infektanfälligkeit erhöht
Alle immunsuppressiven Wirkstoffe erhöhen die Infektanfälligkeit. Häufiger kommen leichte bis mittelschwere Infektionen des oberen Respirationstrakts vor. Die Pflegenden weisen auf entsprechende Hygienemaßnahmen und eine ausreichende Infektionsprophylaxe hin.

Eine Überwachung der **Leberfunktionswerte** ist z.B. unter Therapie mit Methotrexat empfehlenswert. Zudem können Basistherapeutika lebensgefährliche **Blutbildveränderungen** (z.B. Agranulozytosen) hervorrufen. Bei Ciclosporin sind als unerwünschte Wirkungen v.a. **Nierenfunktionsstörungen** (in hohen Dosen Nephrotoxizität) problematisch. Die Bedeutung der Überwachung der Laborparameter (evtl. Blutbildkontrollen) wird dem Patienten durch die Pflegenden erklärt. Dazu gehört auch der Hinweis auf ärztliche Rücksprache bei möglichen unerwünschten Wirkungen.

▶
Photosensibilisierung
Ein allzu langer Aufenthalt in der Sonne gilt bei entzündlichen rheumatischen Erkrankungen ohnehin als ungünstig. Zusätzlich ist aber zu beachten, dass einige Basistherapeutika (z.B. Methotrexat und Chloroquin) die Lichtempfindlichkeit verstärken, was im Extremfall zu Hautverbrennungen führen kann.

Häufige unerwünschte Wirkungen von parenteral applizierten Biologicals sind Reaktionen an der Einstichstelle wie Schmerz, Schwellung und Juckreiz.

3.3.3 Osteoporosemittel

Osteoporose (griech. osteos: Knochen, poros: brüchig): systemische Skeletterkrankung; charakterisiert durch eine Verminderung der Knochenmasse und Verschlechterung der Mikroarchitektur des Knochengewebes mit entsprechend reduzierter Festigkeit und erhöhter Frakturneigung.

Osteoporosemittel verstehen

Als Basis der Osteoporosetherapie gilt die Sicherung der ausreichenden Kalziumzufuhr über die Ernährung und eine medikamentöse Kalzium- und Vitamin-D_3-Substitution.

Zur Erhöhung der Knochenmasse und Verbesserung der Mikroarchitektur des Knochengewebes sind Bisphosphonate das Mittel der 1. Wahl. Ihre regelmäßige Einnahme sollte wenigstens 1–2 Jahre erfolgen, wobei weitere Therapieentscheidungen nach Kontrollbestimmungen der Knochendichte gefällt werden.

Bei Frauen, die unter starken Wechseljahresbeschwerden leiden, bietet sich eine Östrogentherapie an. Bei postmenopausaler Osteoporose kann auch der Einsatz von Raloxifen unter Beachtung der Kontraindikationen den Knochenaufbau verbessern.

Schmerzen werden ebenfalls durch Bisphosphonate und Kalzitonin günstig beeinflusst, ggf. sind zusätzlich Analgetika (➤ 3.1) indiziert.

Bisphosphonate
Bisphosphonate sind die derzeit wirksamsten Osteoklastenhemmer. Sie haben eine hohe Affinität zum Knochen und vermindern die Knochenresorption durch Hemmung der Osteoklasten (knochenabbauende Zellen).

Ziel der Osteoporosetherapie mit Bisphosphonaten ist die Erhöhung der Knochendichte und damit v.a. die Prävention von osteoporotischen Frakturen. **Alendronat** (Fosamax®) und **Risedronat** (Actonel®) erreichen einen jährlichen Zuwachs der Knochenmasse von bis zu 8 %.

Da Bisphosphonate eine Halbwertszeit von > 10 Jahren haben, gilt eine 1–2-jährige Therapie als ausreichend, wenn jährliche Kontrollmessungen der Knochendichte vorgenommen werden.

Bisphosphonate werden auch in der Onkologie bei tumorinduzierter Hyperkalzämie und osteolytischen Knochenmetastasen eingesetzt.

Kalzium und Vitamin D_3
Eine ausreichende Zufuhr von 800 mg **Kalzium** täglich ist eine der Grundvoraussetzungen für den normalen Knochenaufbau. In Wachstumsperioden wie Schwangerschaft und Stillzeit ist der Bedarf noch weiter erhöht. Bei Osteoporosepatienten sind je nach Stoffwechselsituation 1.000–1.500 mg oder

auch mehr Kalzium täglich erforderlich, was durch Gabe von Tabletten erreicht werden kann.

Ebenso wichtig ist Vitamin D_3, das durch Sonnenlicht aus Vorstufen im Körper entsteht und für die Aufrechterhaltung der physiologischen Kalziumionenkonzentration im Blut sorgt. **Vitamin D_3** (Kalzitriol, Colecalciferol) fördert die Kalziumresorption aus dem Darm. In der sonnenarmen Zeit bzw. bei bettlägerigen Patienten werden 1.000 IE/Tag verabreicht.

Die Basistherapie mit Kalzium und Vitamin D_3 dient dazu, die Geschwindigkeit des Knochenabbaus zu vermindern. Sie ist nicht geeignet, einen bereits bestehenden Verlust an Knochenmasse wieder auszugleichen; sie ergänzt ggf. die Bisphosphonattherapie.

Kalzitonin

Kalzitonin (Karil®) ist ein Polypeptidhormon der C-Zellen der Schilddrüse. Es wird Kalzitonin vom Lachs oder synthetisch hergestelltes humanes Kalzitonin verwendet.

Kalzitonin hemmt ebenfalls die Aktivität der Osteoklasten, aber wesentlich geringer als die Bisphosphonate. Eine Senkung der Frakturrate ist nicht gesichert. Daher wird es überwiegend aufgrund seines osteoanalgetischen Effekts zur Linderung osteoporosebedingter Schmerzen eingesetzt.

Östrogene

Die „knochenschützende" Wirkung der **Östrogene** (➤ 5.3) beruht auf einer Senkung der Aktivierungsfrequenz der Osteoklasten. Von einer generellen Hormonsubstitution bei Frauen nach der Menopause wird jedoch abgeraten. Den positiven Wirkungen steht ein gering erhöhtes Brustkrebsrisiko besonders bei Frauen mit familiärer Belastung entgegen. So ist eine sorgfältige Nutzen-Risiko-Abwägung erforderlich.

Zur Prävention atraumatischer (ohne äußere Einwirkung) Wirbelbrüche bei postmenopausalen Frauen mit erhöhtem Osteoporoserisiko sowie zur Behandlung der Osteoporose ist **Raloxifen** (Evista®) zugelassen. Es handelt sich hierbei um einen selektiven Östrogenrezeptor-Modulator, d.h. eine Substanz, die je nach Gewebe östrogenagonistische und östrogenantagonistische Wirkungen entfaltet. Raloxifen hemmt vorwiegend die Osteoklastentätigkeit und verbessert so die Knochendichte. Die Häufigkeit von Wirbelkörperfrakturen wird gesenkt, jedoch erfolgt keine Verminderung der peripheren und Schenkel-

halsfrakturen. Außerdem werden das Gesamtcholesterin, das HDL und das Brustkrebsrisiko gesenkt.

Osteoporosemittel in der Pflege

Die ausreichende **Kalziumzufuhr** ist eine Grundvoraussetzung für einen erfolgreichen Knochenaufbau. Die Pflegenden beachten den Kalziumgehalt der Nahrung bzw. die nötige Substitution durch Kalziumtabletten. Ebenso wichtig ist eine ausreichende **Vitamin-D_3-Versorgung**. Wann immer es möglich ist, sollte der Patient wenigstens 5–10 Minuten täglich in der Sonne sitzen, in der kalten Jahreszeit bieten sich kombinierte Kalzium-Vitamin-D_3-Präparate an.

Sturzprophylaxe

Von besonderer Wichtigkeit bei Osteoporosekranken ist die Sturzprophylaxe. Daher sollten bereits im Vorfeld mögliche Gefahrenquellen erkannt und beseitigt werden. Beispiele hierfür sind rutschende oder ausgetretene Teppiche, gewachste oder nasse Böden, erhöhte Türschwellen, schwer zugängliche oder rutschige Badewannen, abgelaufene Treppen und fehlende Handläufe. Aber auch ausreichende Lichtquellen und gute Sitzmöglichkeiten mit Armlehnen, die ein leichtes Aufstehen ermöglichen, reduzieren das Sturzrisiko.

In Zusammenarbeit mit dem Physiotherapeuten können zudem sichere Bewegungsabläufe erlernt werden.

▶ Zu berücksichtigen ist hier der „Expertenstandard Sturzprophylaxe in der Pflege" des „Deutschen Netzwerks für Qualitätsentwicklung in der Pflege" (DNQP).

V O R S I C H T
Alle beruhigenden und muskelrelaxierenden Arzneimittel erhöhen das Sturzrisiko wesentlich, da sie sich auf die Motorik auswirken. Sie sind also bei Osteoporosepatienten mit besonderer Vorsicht anzuwenden. Ein hoher Prozentsatz von Oberschenkelhalsbrüchen in Alters- und Pflegeheimen ereignet sich unter Diazepammedikation.

Einnahmehinweise

Bisphosphonate gehören zu den Substanzgruppen, deren Wirkung besonders von der ordnungsgemäßen Einnahme abhängt. Typisch für alle Bisphosphonate ist die sehr geringe intestinale Resorption nach peroraler Gabe. Diese wird durch gleichzeitige Nahrungsaufnahme oder Getränke – mit Ausnahme kalziumarmen Wassers – noch weiter vermindert. Dem Patienten wird daher erklärt, dass sein Knochenaufbau durch die Tablette nur gefördert werden kann, wenn er sie ohne jegliche andere Nahrung einnimmt. Sie müssen grundsätzlich in möglichst großem zeitlichen Abstand zu Kalzium eingenommen werden, da sich die Arzneistoffe sonst in ihrer Wirkung beeinträchtigen.

Bisphosphonate werden morgens mindestens 30 Minuten, besser 1–2 Stunden vor dem Frühstück, aufrecht stehend oder sitzend (dies ist insbesondere bei bettlägerigen Patienten zu beachten) mit viel Flüssigkeit (mindestens 1 Glas kalziumarmes Wasser) eingenommen (nach der Einnahme aufrecht bleiben, nicht hinlegen).

Zur Verbesserung der Compliance gibt es Wochentabletten, die nur noch einmal wöchentlich (immer am gleichen Wochentag) nach gleichem Schema eingenommen werden.

Unerwünschte Wirkungen

Mögliche unerwünschte Wirkungen bei **Bisphosphonaten** sind gelegentlich Dyspepsie (Magen- und Verdauungsstörungen), Bauchschmerzen, Übelkeit, Reflux und Gastritis, sowie bei unsachgemäßer Einnahme Ösophagitiden. Auftretende Schluckbeschwerden können ein Zeichen für eine Ösophagitis sein und sind Grund zum Abbruch der Therapie durch den Arzt.

Kalzitonin wird subkutan oder mittel Nasenspray appliziert. Durch diese Applikationen können sich lokale Reizungen ergeben. Häufige unerwünschte Wirkungen von Kalzitonin sind zudem Übelkeit und Erbrechen.

3.3.4 Migränetherapeutika

Migräne: anfallsweise, mäßige bis schwere, meist pulsierende oder pochende Kopfschmerzen, die häufiger einseitig als beidseitig auftreten, von vegetativen Symptomen begleitet sind und in Abständen wiederkehren.

Migränetherapeutika verstehen

Wichtige Therapieziele für Migränepatienten sind die Reduktion der Schmerzintensität, der Anfallshäufigkeit, der Anfallsdauer und der Begleiterscheinungen. Für die Anfallsprophylaxe und -therapie werden unterschiedliche Arzneimittel eingesetzt.

Serotoninagonisten (Triptane)

Bei Migränepatienten sind die gefäßnahen (perivaskulären) Nozizeptoren der harten Hirnhaut (Dura mater) sensibilisiert und zeigen eine verstärkte Empfindlichkeit für mechanische Reize. Die normale Gefäßbewegung durch die Blutdruckpulsation liefert dadurch bereits einen ausreichenden Stimulus für die Aktivierung der Nervenfasern.

Dies erklärt das Entstehen der für die Migräne typischen pulsierenden Schmerzen. An den Nozizeptoren der Dura mater befinden sich Rezeptoren für Serotonin, einem wichtigen Botenstoff im ZNS. Die Bindung von Serotonin an diese Rezeptoren bewirkt eine Hemmung der betreffenden Nervenzellen. **Serotoninagonisten** sind Arzneistoffe, die ebenso wie Serotonin an diese Rezeptoren binden, sie erregen und so die für die Migräneauslösung wesentlichen Nervenfasern dämpfen (➤ Tab. 3.13).

Mutterkornalkaloide

Die Mutterkornalkaloide **Ergotamin** (Ergo Kranit®) und **Dihydroergotamin** (Ergotam-ct®) stammen aus dem Mutterkornpilz, der auf Getreidepflanzen wächst. Sie haben mit der Einführung der Triptane an Bedeutung verloren. Wegen ihrer längeren Wirkungsdauer sollten sie der Behandlung sehr langer Migräneattacken vorbehalten sein.

Tab. 3.13 Serotoninagonisten (Triptane).

Wirkstoff	Handelspräparate	Einzeldosis (peroral)
Sumatriptan	Imigran®	50 oder 100 mg
Zolmitriptan	Asco Top®	2,5 oder 5 mg
Naratriptan	Formigran®, Naramig®	2,5 mg
Rizatriptan	Maxalt®	5 oder 10 mg
Almotriptan	Almogran®	12,5 mg

Migräneprophylaktika

Bei häufigen Migräneattacken (> 3 pro Monat), insbesondere, wenn diese nur unzureichend auf die Anfallstherapie ansprechen, empfiehlt sich eine Migräneprophylaxe. Damit lässt sich eine Reduktion von Anfallshäufigkeit, -intensität und -dauer von mindestens 50 % erzielen. Die verwendeten Arzneistoffe stammen aus unterschiedlichen Gruppen, darunter bestimmte **Betablocker** wie Propranolol (Dociton®) und Metoprolol (Prelis®) sowie der **Kalziumantagonist** Flunarizin (Sibelium®). Topiramat (Topamax®) wird auch als Antiepileptikum eingesetzt (➤ 4.4) und wirkt im ZNS dämpfend.

Migränetherapeutika in der Pflege

Serotoninagonisten sind spezifische Migränemittel, die bei Spannungskopfschmerz unwirksam sind. Sie wirken, anders als Ergotamin, auch auf die typischen Begleiterscheinungen der Migräne, nämlich Übelkeit und Erbrechen. Häufig kann dadurch auf ein zusätzliches Antiemetikum verzichtet werden. Die Akuttherapie des Migräneanfalls sollte möglichst früh erfolgen, jedoch nicht in der Auraphase. Serotoninagonisten wirken allerdings im Gegensatz zu Mutterkornalkaloiden zu jedem Zeitpunkt innerhalb der Attacke, müssen also nicht notwendigerweise zu Beginn genommen werden. Ein Problem aller Migränemittel ist, dass bei lange andauernden Migräneattacken gegen Ende der pharmakologischen Wirkung die Migränekopfschmerzen wiederkehren können (Wiederkehrkopfschmerz). So kommt es bei etwa 30–40 % der Patienten nach Gabe von **Sumatriptan** zu einem Wiederauftreten der Kopfschmerzen, wobei dann eine zweite Gabe der Substanz erneut wirksam ist.

Eine zu häufige Einnahme von **Ergotamin** oder **Dihydroergotamin** kann zu Dauerkopfschmerzen führen, die in ihrer Charakteristik kaum von den Migränekopfschmerzen zu unterscheiden sind. Daher sollten diese Wirkstoffe nicht öfters als 10–12-mal pro Monat angewendet werden.

Anfallsbehandlung mit Analgetika

Die Schmerzbekämpfung (➤ 3.1.2) bei leichteren Migräneattacken erfolgt durch perorale oder rektale Gabe von **Analgetika** wie Acetylsalicylsäure 500–1.000 mg, Paracetamol 500–1.000 mg oder Ibuprofen 300–600 mg.

Die meisten Patienten leiden während der Migräneattacke unter gastrointestinalen Symptomen. Die Gabe von **Antiemetika** bessert nicht nur die vegetativen Begleitsymptome, sondern führt, über eine Wiederanregung der Magenperistaltik, zur besseren Resorption und Wirkung von Analgetika. Es werden 10–20 mg Metoclopramid (Paspertin®) peroral bzw. rektal oder 20 mg Domperidon (Motilium®) peroral verabreicht.

Wiederholungsfragen

1. Wie wirken Opioid-Analgetika und welches sind die wichtigsten zentralen und peripheren Wirkungen? (➤ 3.1.1)
2. Welche Wirkungen haben Nichtopioid-Analgetika? (➤ 3.1.2)
3. Wie wirken nichtsteroidale Antirheumatika und welche Vorteile haben COX-2-Hemmer? (➤ 3.1.2)
4. Welche Anwendungsformen gibt es für Opioid-Analgetika und welche Vorteile bieten sie? (➤ 3.1.1)
5. Mit welchen unerwünschten Wirkungen muss bei der Schmerztherapie mit Opioiden gerechnet werden und welche Maßnahmen sind erforderlich? (➤ 3.1.1)
6. Wie wirken Lokalanästhetika und welche Formen der Leitungsanästhesie gibt es? (➤ 3.2.2)
7. Wie werden spastische Zustände medikamentös behandelt? (➤ 3.3.1)
8. Wie wirken Muskelrelaxanzien? Was bedeutet in diesem Zusammenhang „depolarisierend" und „nichtdepolarisierend"? (➤ 3.3.1)
9. Warum dürfen Bisphosphonate nur nüchtern eingenommen werden? (➤ 3.3.3)
10. Welche Wirkstoffe stehen zur Anfallsbehandlung und welche zur Anfallsprophylaxe der Migräne zur Verfügung und wie wirken sie? (➤ 3.3.4)

4 Arzneimittel im zentralen Nervensystem

Erkrankungen des Zentralnervensystems (ZNS) entstehen meist durch verschiedene äußere und innere Faktoren (multifaktoriell). Oft sind die genauen Ursachen der Erkrankung noch ungeklärt. Während man bei vielen Erkrankungen anderer Organe schon genaue Vorstellungen über die Krankheitsentstehung hat und diese auch ursächlich behandelt werden können, ist bei der Mehrzahl der Erkrankungen des ZNS nur eine symptomatische Therapie möglich.

4.1 Psychopharmaka

> **Psychopharmaka**: die Psyche beeinflussende Arzneimittel, die zur Behandlung psychischer Erkrankungen eingesetzt werden.

Beeinflussung psychischer Symptome

Affektive Symptome betreffen das Gefühlsleben und können mit Arzneimitteln behandelt werden, die **antidepressiv**, **anxiolytisch** (angstlösend) oder **tranquilierend** (ausgleichend) wirken. Die antidepressive Wirkung umfasst eine Aufhellung der bedrückten, niedergeschlagenen Stimmung und die Lösung der Depression. Wirkstoffgruppen zur Behandlung von affektiven Symptomen sind v. a. Antidepressiva und Tranquilizer. Lithium wirkt gegen manische Symptome.

Der **Antrieb** kann durch Arzneimittel gesteigert oder gedämpft werden. **Antriebssteigernd** (psychostimulierend) wirken Psychostimulanzien und einige Antidepressiva. Bei der antriebshemmenden Wirkung kann die **sedierende** (beruhigende) und die **hypnotische** (schlafherbeiführende) Wirkung unterschieden werden. Die meisten sedierenden Arzneimittel sind in Abhängigkeit von der Dosie-

rung auch hypnotisch wirksam. Antriebsdämpfend wirken Hypnotika, Tranquilizer, eine größere Anzahl Neuroleptika und einige Antidepressiva.

Die **antipsychotische Wirkung** umfasst die Reduzierung psychotischer Symptome wie Halluzinationen, Wahn und Ich-Störungen sowie die günstige Beeinflussung von Denkstörungen, affektiven und psychomotorischen Störungen, die bei einer Psychose auftreten. Antipsychotisch wirken v. a. Neuroleptika.

Aufmerksamkeits- und Konzentrationsstörungen lassen sich durch **Psychostimulanzien** verbessern.

Psychopharmaka in der Pflege

Bei einigen psychischen Erkrankungen ist der Patient nicht zur Einnahme von Arzneimitteln gewillt. Die mangelnde Bereitschaft, diese anzuwenden ist zum einen durch allgemeine Vorbehalte gegen eine Arzneimitteleinnahme an sich, stärkere unerwünschte Wirkungen, aber auch durch fehlende Einsicht in die Erkrankung selbst zu erklären. Besonders bei **Schizophrenie-, Manie-** und **Suchtpatienten** achten die Pflegenden darauf, dass die Arzneimittel zeit- und dosisgerecht genommen werden. Eine mangelhafte Patientenmitarbeit kann nicht nur den Therapieerfolg gefährden, sie kann u. U. sogar gefährlich sein. Insbesondere ein abruptes Absetzen vieler zentral wirksamer Arzneimittel kann schwere gesundheitliche Folgen mit sich bringen, da es zu überschießenden Reaktionen (Rebound-Effekt) kommen kann. Die Pflegenden klären den Patienten auf und motivieren ihn zur Arzneimitteltherapie mit Argumenten wie:

- Die Therapie ist mit der Einnahme der verordneten Arzneimittel effektiver.
- Unerwünschte Wirkungen treten meist nur am Anfang der Therapie auf.
- Ein abruptes Absetzen ohne ärztliche Kontrolle kann lebensbedrohlich sein.

• Dem Patienten geht es besser, wenn er die verordneten Arzneimittel nimmt.

Bei Einnahmeverweigerung informieren die Pflegenden den Arzt. In der häuslichen Pflege überwachen die Pflegenden die Arzneimittelvorräte und erinnern den Patienten (oder den Hausarzt) an das rechtzeitige Verschreiben (lassen) der notwendigen Arzneimittel.

▶
Sind die Pflegenden unsicher, ob ein Patient die verordneten Arzneimittel wirklich genommen hat, fragen sie offen nach. In Zweifelsfällen werden anstelle von Tabletten Tropfen oder sich schnell auflösende Schmelztabletten gegeben, da diese nicht im Mund aufbewahrt werden können. Ist eine Mundkontrolle nötig, muss immer auch unter die Zunge geschaut werden.

Viele Psychopharmaka haben eine dämpfende Wirkung. Es muss mit Müdigkeit und erhöhtem Schlafbedürfnis der Patienten gerechnet werden. Möchte der Patient bestimmte Tätigkeiten ausführen oder einer Arbeit nachgehen, kann dies zur Belastung werden.

▶
Die Pflegenden weisen die Patienten darauf hin, dass andere – auch rezeptfreie – Arzneimittel die Sedierung verstärken können. Alkohol ist strikt zu meiden!
Besonders in der Einstellungsphase sollten die Pflegenden mit einer starken Sedierung rechnen und ggf. helfend eingreifen, wenn dem Patienten alltägliche Tätigkeiten (z. B. Schreiben, Lesen, längeres Sitzen, Gehen oder Stehen) schwerfallen. Notfalls muss der Patient am Anfang der Therapie Bettruhe einhalten.

Durch die Sedierung zentral wirksamer Arzneimittel, aber auch durch andere unerwünschte Wirkungen wie Blutdruckschwankungen, Seh- oder Bewegungsstörungen kann die **Fahrtauglichkeit** so weit beeinträchtigt sein, dass während der Therapie ein Fahrverbot ausgesprochen werden muss. Das gilt insbesondere in der Einstellungsphase. Erst nach längerer erfolgreicher Therapie kann der Arzt die Erlaubnis erteilen, ein Fahrzeug zu führen.

Manische Patienten sind bei Behandlung mit Lithium bis zum Erreichen eines gleichmäßigen Spiegels durch die sedierende Wirkung und evtl. Begleitmedikation (z. B. Neuroleptika, Benzodiazepine) auf keinen Fall fahrtauglich. Nach der Einstellungsphase muss

zusammen mit dem Arzt individuell abgeschätzt werden, ob der Patient in der Lage ist, Auto zu fahren.

Der **schizophrene Patient** sollte nicht Auto fahren, solange er unter psychotischen Symptomen leidet. Die unerwünschten Wirkungen der Neuroleptika – wie starke Sedierung, Seh- oder Bewegungsstörungen – beeinträchtigen die Fahrtauglichkeit ebenfalls sehr stark. Treten bei Langzeittherapie keinerlei psychotische Symptome und unerwünschte Wirkungen mehr auf, welche die Konzentration oder Reaktionsfähigkeit beeinträchtigen, kann der Patient in Absprache mit dem Arzt Auto fahren.

4.1.1 Antidepressiva

Depression: affektive Psychose, die mit trauriger Verstimmung, Freud- und Hoffnungslosigkeit, teilweise auch mit körperlichen Symptomen einhergeht.
Antidepressiva: Arzneimittel gegen Depressionen und depressive Symptome.

Antidepressiva verstehen

Bei Depressionen sind die Neurotransmitter im Gehirn im Ungleichgewicht. Es herrscht u. a. ein Mangel an Serotonin und Noradrenalin. Durch **Antidepressiva** kann diese gestörte Balance wiederhergestellt werden. Sie erhöhen die Konzentration von Serotonin, Noradrenalin und anderen Neurotransmittern. Der depressive Gemütszustand bessert sich dadurch allmählich und der Patient kann den Teufelskreis der negativen Gedanken durchbrechen. Alle **Antidepressiva** wirken stimmungsaufhellend und lösen die Depression. Manche Antidepressiva beeinflussen auch den Antrieb und werden entsprechend eingesetzt.

Antidepressiva werden außer bei Depressionen ebenso bei Angststörungen, Phobien, Panikattacken, Zwangs- und Schlafstörungen sowie bei chronischen Schmerzen eingesetzt.

Klassische Antidepressiva

Zu den **klassischen Antidepressiva** gehören die **tri- und tetrazyklischen Antidepressiva**. Sie sind nach ihrer chemischen Grundstruktur benannt. Trizyklische Antidepressiva besitzen 3, tetrazyklische 4 Ringe. Sie umfassen Wirkstoffe, die schon längere Zeit im Handel sind und zählen zu den ersten antidepressiv wirkenden Arzneimitteln. Durch ihren anticholinergen Effekt (Verringerung der Wirkung des Acetylcholins) verfügen sie jedoch über relativ vielfältige unerwünschte Wirkungen.

Trotzdem sind auch heute noch v. a. dämpfende Wirkstoffe wie **Amitryptilin, Trimipramin, Doxepin** und **Mirtazapin** Mittel der Wahl, wenn es um die Behandlung von Depressionen mit Unruhecharakter oder Schlafstörungen geht. Auch bei Suizidgefahr haben sie sich bewährt. **Opipramol** nimmt eine Sonderstellung ein, da es antidepressiv und zusätzlich wie ein Tranquilizer wirkt und deshalb bei ähnlichen Indikationen zum Einsatz kommt. Antriebsneutrale Wirkstoffe wie **Imipramin** und **Clomipramin** sind günstig, wenn keine Beeinflussung des Antriebs erwünscht ist. Eine untergeordnete Rolle in der Therapie spielt das antriebssteigernde **Desipramin**, da für die Indikation „gehemmte Depression" besser verträgliche Wirkstoffe zur Verfügung stehen (➤ Tab. 4.1).

MAO-Hemmer
MAO-Hemmer hemmen das Enzym Monoaminooxidase und so den Abbau von Neurotransmittern, die zu den Monoaminen gehören (Dopamin, Serotonin, Adrenalin, Noradrenalin). Sie haben eine ausgeprägte aktivierende Wirkung. Indikationen sind stark gehemmte Depressionen und soziale Phobien. Zu den MAO-Hemmern gehören das **Tranylcypromin** und das besser verträgliche **Moclobemid** (➤ Tab. 4.1).

Selektiv angreifende Antidepressiva
Modernere Wirkstoffe beeinflussen selektiv nur bestimmte Neurotransmitterwirkungen. Dadurch weisen sie erheblich weniger unerwünschte Wirkungen als die klassischen Wirkstoffe auf. **Fluoxetin** und **Sertralin** sind **selektive Serotonin-Wiederaufnahmehemmer** (SSRI: Selective Serotonin Reuptake Inhibitors). Diese hemmen die Wiederaufnahme des Neurotransmitters Serotonin aus dem synaptischen Spalt in die Nervenzelle und erhöhen so dessen Konzentration im synaptischen Spalt und seine Wirkung. **Venlafaxin** wirkt als selektiver Wiederaufnahmehemmer von Serotinin und Noradrenalin. Bei den selektiv angreifenden Arzneimitteln gibt es derzeit keinen Wirkstoff mit dämpfender Wirkung. Alle bekannten Substanzen haben eine aktivierende Wirkung und sind bei verschiedenen Depressionen, außer bei denen mit Unruhecharakter, Mittel der Wahl (➤ Tab. 4.1).

Tab. 4.1 Antidepressiva.

Wirkstoff	Handelspräparate	Mittlere Tagesdosis	Antrieb wird	Indikationen
Amitryptilin	Amineurin®, Saroten®	50–150 mg	Gedämpft	Unruhig-ängstliche depressive Syndrome
Trimipramin	Herphonal®, Stangyl®	50–150 mg		
Opipramol	Insidon®	150–300 mg		
Doxepin	Aponal®	20–150 mg		
Mirtazapin	Remergil®	15–45 mg		
Imipramin	Pryleugan®, Tofranil®	50–150 mg	Nicht beeinflusst	Depressionen ohne starke Gehemmtheit oder Unruhe
Clomipramin	Anafranil®	50–150 mg		
Johanniskraut	Felis®, Jarsin®	900 mg Extrakt		
Desipramin		50–150 mg	Gesteigert	Gehemmt-depressive Syndrome
Venlafaxin	Trevilor®	75–300 mg		
Citalopram	Cipramil®	20 mg		
Fluoxetin	Fluctin®	20 mg		
Sertalin	Zoloft®, Gladem®	50 mg		
Moclobemid	Aurorix®	300–600 mg		
Tranylcypromin	Jatrosom® N	10–20 mg		

Johanniskraut

Extrakte des Johanniskrauts (Hypericum perforatum) haben eine nachgewiesene und den synthetischen Antidepressiva vergleichbare Wirkung bei leichten und mittelschweren Depressionen. Die Verträglichkeit ist dabei ausgesprochen gut. Bei schweren Depressionen sollten sie jedoch nicht angewendet werden.

Antidepressiva in der Pflege

Der depressive Patient ist immer mehr oder weniger **suizidgefährdet**.

VORSICHT

Erhöhte Suizidgefahr bei Therapiebeginn
Problematisch ist v. a. das Wirkprofil der antriebssteigernden Antidepressiva, denn die antriebssteigernde Wirkung tritt bereits zu Beginn der Therapie, die Stimmungsaufhellung jedoch erst nach ca. 2 Wochen ein. Im schlimmsten Fall ist der eigentlich gehemmte Patient durch die plötzliche Antriebssteigerung auf einmal in der Lage, Suizidgedanken, die er wahrscheinlich bereits hatte, in die Tat umzusetzen.

Die Pflegenden beobachten den depressiven Patienten insbesondere zu Beginn der Behandlung genau und sprechen mit ihm. Kommt er auf das Thema „Suizid" zu sprechen, lenken die Pflegenden nicht ab und klären ihn über die Wirkungsweise der Arzneimittel auf, damit er in der Therapie eine Hoffnung sieht.

Antidepressiva haben eine geringe therapeutische Breite. Werden bei Suizidabsicht große Mengen eingenommen, sind lebensbedrohliche Vergiftungen möglich.

Die Pflegenden achten auf allgemeine Warnhinweise wie:
- Pupillenerweiterung
- Krampfanfälle
- Herzrhythmusstörungen (unregelmäßiger Puls)
- Atemlähmung

Gehortete Tabletten können ein Hinweis auf Suizidalität sein. Die Pflegenden sprechen den Patienten darauf an, sammeln die Tabletten ein und leiten eine solche Beobachtung sofort an den Arzt weiter.

Einnahmehinweise

Bei Antidepressiva ist eine regelmäßige Einnahme besonders wichtig. Die antidepressive Wirkung setzt erst nach ca. 1–3 Wochen ein. Die unerwünschten Wirkungen treten aber meist schon vor der antidepressiven Wirkung auf. Die Pflegenden klären den Patienten darüber auf und ermutigen ihn zur weiteren regelmäßigen Einnahme des Arzneimittels, denn nur dann kommt es zum Lösen der Depression.

Einige Patienten glauben, sie könnten auf das Arzneimittel verzichten, wenn die schlimmsten depressiven Symptome überwunden sind, und setzen es ohne ärztlichen Rat ab. Davor ist der Patient ausdrücklich zu warnen, denn beim abrupten Absetzen des Antidepressivums können überschießende Reaktionen (**Rebound-Effekte**) wie Zittern, Albträume, Kopfschmerzen, Unruhe, Angst oder Schweißausbrüche auftreten. Die Pflegenden klären den Patienten darüber auf, dass Antidepressiva auch bei länger dauernder regelmäßiger Einnahme **keinerlei Abhängigkeitspotenzial** besitzen und eine antidepressive Therapie immer über einen sehr langen Zeitraum (i. d. R. mehrere Monate) erfolgen muss.

Auch die Gewichtszunahme, die durch die appetitsteigernde Wirkung der Antidepressiva zustandekommen kann, sollte kein Grund zum Ablehnen des Arzneimittels sein. Die Pflegenden interpretieren sie für den Patienten als Zeichen der Besserung.

Unerwünschte Wirkungen

Klassische Antidepressiva haben meist ausgeprägte **anticholinerge Wirkungen**. Mit dieser Teilwirkung (einer Verringerung der Wirkung des Neurotransmitters Acetylcholin) sind zahlreiche zwar unangenehme, aber meist harmlose Nebeneffekte der Antidepressiva verbunden (➤ Tab. 4.2). Die Pflegenden helfen durch einfache Gegenmaßnahmen und bestärken den Patienten darin, die Arzneimittel trotz des Auftretens der unerwünschten Wirkungen weiter einzunehmen. Oft verschwinden die unerwünschten Wirkungen nach einiger Zeit von selbst.

Hitze und schwüles Wetter können u. U. die **Temperaturregelung** des Organismus überfordern. Deshalb sollte sich der Patient bei schwül-warmem Wetter im Schatten oder in gekühlten Räumen aufhalten und extreme Belastungen vermeiden.

Einige Antidepressiva, z. B. Amitriptylin, Doxepin, Imipramin, Trazodon und Johanniskraut, führen zu

Tab. 4.2 Durch die antidepressive Therapie treten häufig unerwünschte Wirkungen (anticholinerge Wirkungen) auf, denen die Pflegenden mit einfachen pflegerischen Maßnahmen entgegenwirken können.

Unerwünschte Wirkung	Bedeutung	Gegenmaßnahmen
Mundtrockenheit	Evtl. Zahnprobleme, vermehrt Karies	Viel trinken, Dörrobst oder Kaugummi kauen, zuckerfreie Bonbons lutschen, häufigere Mundpflege und Zahnarztbesuche
Verstopfte oder trockene Nase	Kann fälschlicherweise als Erkältungsschnupfen interpretiert werden	Nasenspray mit Meersalz zum Befeuchten (keine abschwellenden Nasensprays/-tropfen)
Trockenes Auge	Reizungen und Entzündungen am Auge	Entsprechende Augentropfen oder -gele (künstliche Tränen)
Verstopfung	Evtl. Beschwerden wie Bauchschmerzen oder Krämpfe, schmerzhafter Stuhlgang	Viel trinken, mehr Ballaststoffe oder Sauermilchprodukte essen
Blutdrucksenkung	Schwindel, Schwarzwerden vor Augen, Fahrtauglichkeit beeinträchtigt	Langsames Aufstehen, Kaltwasseranwendungen wie Wassertreten, Wechselduschen, kalte Güsse
Pulserhöhung	Löst Unruhe und Angst aus	Beruhigen des Patienten, autogenes Training
Sehstörungen	Fahrtauglichkeit beeinträchtigt, Lesen erschwert	Vorsichtiges Bewegen und Handeln, Sehfähigkeit dabei genau beurteilen

einer **Photosensibilisierung**. Sonnenbäder und Solariumsbesuche sollten vermieden werden. In der Sonne schützt sich der Patient vermehrt durch entsprechende Kleidung, Kopfbedeckung und Sonnencremes.

Wechselwirkungen
Werden 2 oder mehrere der folgenden Wirkstoffgruppen miteinander kombiniert, kann ein sog. **Serotonin-Syndrom** ausgelöst werden:
- Selektive Serotonin-Wiederaufnahmehemmer
- MAO-Hemmer
- Tri- und tetrazyklische Antidepressiva
- Johanniskraut
- Lithium
- Triptane

Durch die extrem verstärkte Wirkung des Neurotransmitters Serotonin kommt es zu Symptomen wie Verwirrtheit, Erregung, Angst, Schwitzen, Hitzegefühl, Durchfall, Übelkeit, Blutdruckschwankungen, Bewegungsstörungen – wie Nystagmus (unwillkürliche Augenbewegungen) und Tremor (Zittern) – sowie Muskelverspannungen. Es drohen Koma und Schock.

Herzrhythmusstörungen (ventrikuläre Tachykardien) können vermehrt auftreten, wenn folgende Wirkstoffe zusammen gegeben werden:

- Tri- und tetrazyklische Antidepressiva
- Selektive Serotonin-Wiederaufnahmehemmer
- Lithium
- Neuroleptika
- Antihistaminika
- Bestimmte Antiinfektiva

▶ Bei der Einnahme von Antidepressiva sollte der Genuss von **Alkohol** vermieden werden. Insbesondere wird durch ihn die zentral dämpfende Wirkung verstärkt. Es kann auch zu einer verstärkten blutdrucksenkenden Wirkung kommen.
Auch **koffeinhaltige Getränke** sollten die Patienten nur in Maßen trinken, denn die anregende Wirkung des Koffeins verringert die sedierende und verstärkt die aktivierende Wirkung entsprechender Wirkstoffe. Es kann zu Angst und Unruhe kommen.
Bei der Einnahme von **MAO-Hemmern**, insbesondere von Tranylcypromin, muss eine strenge Diät eingehalten werden. Es dürfen während der Behandlung und 2 Wochen danach keine **tyraminhaltigen Nahrungsmittel** (z. B. reifer Käse, Salami, weiße Bohnen, Sauerkraut, Joghurt, Salzhering) gegessen werden, sonst kann es durch eine starke Blutdruckerhöhung u. U. zu lebensbedrohlichen Hirnblutungen kommen (➤ Abb. 2.11, ➤ 2.4.7).

4.1.2 Lithium

Lithiumsalze werden gegen die akute manische Symptomatik, zur Prophylaxe manisch-depressiver Psychosen und bei immer wiederkehrenden Depressionen eingesetzt.

> **Manie**: affektive Psychose, bei der eine anhaltende und auffallende Störung der Stimmung und des Verhaltens vorliegt (Stimmung gehoben, Antrieb und Aktivität extrem gesteigert).

Lithium verstehen

Die genaue Wirkungsweise von Lithiumsalzen ist nicht bekannt. Bestimmte Neurotransmitterwirkungen werden abgeschwächt und biologische Rhythmen (z. B. Tag-Nacht-Rhythmus) beeinflusst. Handelspräparate sind z. B. Hypnorex® und Quilonum®.

Zur Dosierung von Lithiumsalzen können keine Standards angegeben werden, denn sie erfolgt grundsätzlich sehr individuell über eine Lithiumspiegelkontrolle.

Behandlung der akuten Manie

Die Behandlung der akuten Manie kann mit stark wirksamen Neuroleptika oder höher dosierten Lithiumsalzen erfolgen. Eine Neuroleptikatherapie (> 4.1.3) hat den Vorteil, dass die Wirkung relativ rasch, (nach 1–2 Tagen) eintritt und dass das Neuroleptikum bei schweren manischen Zuständen auch parenteral verabreicht werden kann. Bei einer Lithiumbehandlung tritt die antimanische Wirkung erst nach 8–10 Tagen ein. Sie ist jedoch meist besser verträglich als die Neuroleptikatherapie.

Zusätzlich zur Therapie mit Lithium oder einem stark wirksamen Neuroleptikum kann es nötig sein, den Patienten mit sedierend wirksamen (niedrigpotenten) Neuroleptika oder Benzodiazepinen ruhigzustellen.

Prophylaktische Behandlung

Die Prophylaxe rezidivierender (wiederholt vorkommender) manischer bzw. depressiver Phasen erfolgt mit Lithium in geringerer Dosierung als zur Akutbehandlung der Manie.

Der prophylaktische Effekt von Lithium tritt erst nach sehr langer Zeit auf. Mindestens 6 Monate müssen abgewartet werden, ehe der Therapieerfolg bewertet werden kann. Die prophylaktische Behandlung erfolgt am besten erst in der abklingenden Phase der akuten Manie, wenn sich der Patient etwas kooperativer zeigt. Zusätzlich kann mit einer Psychotherapie begonnen werden. Zur Prophylaxe der Manie kann auch das Antiepileptikum Carbamazepin, evtl. kombiniert mit Lithiumsalzen, eingesetzt werden.

Lithium in der Pflege

Der manische Patient hat nicht das Gefühl, dass er krank ist. Durch die manische Stimmung kommt es jedoch zu teilweise lebenszerstörenden Handlungen. Typisch sind z. B. eine hohe Verschuldung durch extrem teure Einkäufe bzw. geschäftliche Transaktionen oder eine durch krasse Selbstüberschätzung eingetretene völlige körperliche Erschöpfung. Die Therapie muss gegen den Willen (Zwangseinweisung), aber zum Wohle des Patienten erfolgen.

> **Besonderheiten bei der Pflege manischer Patienten**
>
> Der Umgang mit manischen Patienten ist ausgesprochen schwierig. Man darf sich weder von der Heiterkeit des Patienten mitreißen lassen noch von seiner Aufdringlichkeit und Aggressivität provozieren lassen.
> Kritische Situationen werden durch pflegerische Maßnahmen eingeschränkt:
> - Es werden niemals 2 manische Patienten in ein Zimmer gelegt.
> - Pflegende übernehmen die Betreuung manischer Patienten zu zweit.
> - Unsinnige Geldausgaben werden unterbunden (z. B. durch Kontrolle der Telefonate, Verbot von Geld- und Tauschgeschäften mit Mitpatienten).
> - Sexuelle Kontakte zu Mitpatienten werden verhindert.

Einnahmehinweise

Lithium hat eine sehr **geringe therapeutische Breite**. Die Einnahme muss ganz besonders regelmäßig erfolgen, damit es nicht zu Vergiftungserscheinungen oder Rückfällen kommt. Der Patient bzw. die Pflegenden trägt jede Einnahme in einen **Lithiumausweis** ein. Darin sind auch die regelmäßig zu bestimmenden Lithiumspiegel dokumentiert. Die Pflegenden weisen den Patienten in die Nutzung eines solchen Lithiumpasses ein und achten darauf, dass dieser sorgfältig geführt wird.

Unerwünschte Wirkungen

Lithium führt leider häufig zu unerwünschten Wirkungen. Insbesondere die **Beeinträchtigung von Konzentration und Merkfähigkeit** und die **Müdigkeit** sind für den Patienten sehr belastend. Die Pflegenden können hier durch verschiedene einfache Übungen wie Kreuzworträtsel oder Memory die Aufmerksamkeit und das Gedächtnis des Patienten trainieren. Es kommt auch meist zu **Gewichtserhöhung**, vermehrtem **Durst** und häufigem **Wasserlassen**. Durch den häufiger nötigen Gang zur Toilette kann es zu Schlafstörungen kommen. Die Pflegenden achten aber darauf, dass der Patient trotzdem immer ausreichend trinkt, denn ein Flüssigkeitsmangel kann die Wirkung des Lithiums beeinträchtigen. Meist harmlose unerwünschte Wirkungen wie Magen-Darm-Beschwerden oder Akne können nach Rücksprache mit dem Arzt mit entsprechenden Arzneimitteln behandelt werden.

> Die Pflegenden achten bei einem Lithiumpatienten immer genau auf seinen allgemeinen Gesundheitszustand. Da auch banale Erkrankungen (wie Durchfall, Erbrechen oder Fieber) einen Einfluss auf Lithiumspiegel und -wirkung haben können (Lithiumintoxination), sollten sie immer sofort mit dem behandelnden Arzt besprochen werden.

Wechselwirkungen

Der Lithiumpatient darf **keine salzarme Diät** bekommen. Der Natriummangel und die damit verbundene geringere Ausscheidung von Natrium führt auch zu einer geringeren Exkretion von Lithium. Es kann zu Überdosierungserscheinungen kommen.

Bei einer Lithiumbehandlung ist **Alkohol strikt zu meiden**. Zum einen kann dieser die sedierenden Wirkungen des Lithiums verstärken, zum anderen kommt es zu einer Alkoholunverträglichkeitsreaktion (➤ 2.4.7). Lithium führt auch zu zahlreichen Wechselwirkungen mit anderen Arzneimitteln (➤ Tab. 4.3).

Die Pflegenden achten besonders darauf, dass der Patient keine Arzneimittel zur Selbstmedikation anwendet, die zu Wechselwirkungen führen können.

Tab. 4.3 Wechselwirkungen von einigen Arzneimitteln mit Lithium.

Wirkstoffgruppe	Wechselwirkung
NSAR (➤ 3.1.2)	Durch verringerte Ausscheidung (Verminderung der glomerulären Filtration bzw. verstärkte Rückresorption) des Lithiums wird Toxizität von Lithium erhöht
ACE-Hemmer, Angiotensin-Antagonisten (➤ 6.1)	
Diuretika (➤ 6.1)	
Antidepressiva (➤ 4.1.1), **Neuroleptika** (➤ 4.1.3)	Pharmakodynamische Verstärkung gleicher unerwünschter Wirkungen, v. a. Gefahr einer ventrikulären Tachykardie
Antibiotika (➤ 12.1) und **Protozoenmittel** (➤ 12.4), **Antihistaminika** (➤ 9.2), mit Einfluss auf den Herzrhythmus	
Antidepressiva (➤ 4.1.1)	Auslösung des Serotoninsyndroms (➤ 4.1.1)

Dazu gehören:
- Acetylsalicylsäure, Ibuprofen, Diclofenac und Naproxen
- Iodid
- Natriumbikarbonat ($NaHCO_3$, Bullrich Salz®)

VORSICHT

Lithiumintoxikation

Lithium hat eine sehr geringe therapeutische Breite. Die Übergänge von unerwünschten Wirkungen (bei therapeutischer Dosierung) über eine Überdosierung bis hin zur Vergiftung sind fließend. Eine Intoxikation begünstigen kochsalzarme Diät, Verlust von Natrium und Flüssigkeit durch übermäßiges Schwitzen, Erbrechen oder Durchfall. Die Vergiftungssymptome gleichen oft den unerwünschten Wirkungen. Sehr genau beobachten die Pflegenden unerwünschte Wirkungen, die plötzlich und in starker Ausprägung auftreten. Eine Lithiumvergiftung ist charakterisiert durch:
- Mattigkeit und Schwindel
- Lichtempfindlichkeit
- Erbrechen und Durchfall
- Sehr starken Durst
- Gedächtnis-, Orientierungsstörungen und Verwirrtheit

In schwersten Fällen kommt es zu zerebralen Krampfanfällen, Koma, Herzrhythmusstörungen und akutem Nierenversagen.

Bei Verdacht auf Lithiumvergiftung oder bei starkem Erbrechen und Durchfall eines Patienten mit Lithiumtherapie verständigen die Pflegenden den Arzt.

4.1.3 Neuroleptika

Neuroleptika werden v. a. zur Therapie psychotischer Erkrankungen eingesetzt und sind essenziell in der Therapie der Schizophrenie.

Schizophrenie: in Schüben oder Phasen verlaufende Psychose mit Veränderungen des Denkens, Fühlens, der Beziehung zur Umwelt und der Persönlichkeit.

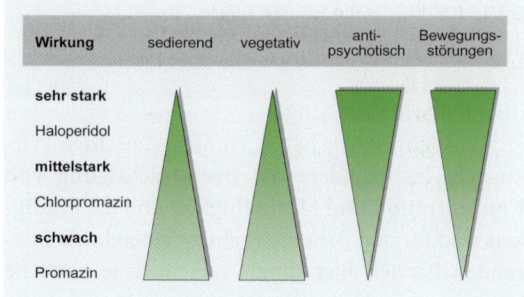

Abb. 4.1 Zusammenhang zwischen neuroleptischer Potenz und Wirkungen klassischer Neuroleptika. [L157]

Neuroleptika verstehen

Bei der Schizophrenie ist das Gleichgewicht der Funktionen und Wechselwirkungen verschiedener Neurotransmitter gestört. Die neurochemischen Veränderungen im Gehirn beruhen v. a. auf einer Überaktivität des dopaminergen Systems, also von Bereichen, die vom Neurotransmitter Dopamin kontrolliert werden. Aber auch andere Neurotransmitter wie Glutaminsäure, γ-Aminobuttersäure und Serotonin spielen eine Rolle bei der Entstehung der Schizophrenie.

Neuroleptika können das gestörte Gleichgewicht der Neurotransmitter günstig beeinflussen, v. a. wirken sie über eine Hemmung der Dopaminrezeptoren „ordnend" auf die gestörten psychischen Funktionen (**antipsychotisch**). Neben Dopamin werden jedoch auch andere Neurotransmitter wie Acetylcholin, Histamin, Adrenalin und Serotonin beeinflusst, wodurch sich besondere, für bestimmte Krankheitsformen erwünschte Wirkprofile (aber auch unerwünschte Wirkungen) teilweise erklären lassen. Man unterscheidet positive (Plus-)Symptome, die aufgelagert sind und bei Gesunden nicht vorkommen, von negativen (Minus-)Symptomen, die einen Mangel bzw. das Fehlen bestimmter Fähigkeiten umfassen. Positive Symptome sind z. B. Wahn, Halluzinationen oder Wortneubildungen, negative Symptome sind z. B. sozialer Rückzug, Sprachverarmung oder Stupor (Starre). Neuroleptika beeinflussen v. a. Plussymptome, atypische Wirkstoffe können auch Minussymptome verbessern.

Nach ihrer neuroleptischen **Wirkstärke**, also ihrer antipsychotischen Wirkung, können die Neuroleptika in schwach, mittelstark, stark und sehr stark eingeteilt werden. Als Bezugssubstanz dient Chlorpromazin, es hat eine neuroleptische Potenz (NP) von 1.

Klassische Neuroleptika

Zu den **klassischen Neuroleptika** (➤ Tab. 4.4) zählen Wirkstoffe, die schon längere Zeit im Handel sind und bei denen bereits jahrzehntelange Erfahrungen in der Behandlung schizophrener Patienten vorliegen. Nach der chemischen Grundstruktur unterscheidet man **Phenothiazine** und **Thioxanthene** sowie **Butyrophenone** und **Diphenylbutylpiperidine**. Die antipsychotische Wirkung der klassischen Neuroleptika umfasst v. a. die Beseitigung von auffälligen positiven Symptomen wie Wahn, Halluzinationen, zerfahrenes Denken und psychomotorische Störungen.

Klassische Neuroleptika weisen ein typisches Wirkprofil auf (➤ Abb. 4.1). Mit steigender neuroleptischer Potenz nehmen die unerwünschten Bewegungsstörungen (extrapyramidal-motorische Symptome) zu, die sedierenden Effekte und die vegetativen unerwünschten Wirkungen ab. Demnach ist ein sehr gut antipsychotisches Neuroleptikum immer auch mit schwerwiegenden unerwünschten Wirkungen (Bewegungsstörungen) verbunden. Schwach wirkende Neuroleptika sind hingegen für die Therapie einer akuten Schizophrenie eher ungeeignet und werden mehr wegen ihrer sedierenden Eigenschaften angewandt.

Niedrigdosierte starkpotente Neuroleptika können auch bei Neurosen, Spannungszuständen sowie Angst- und Schlafstörungen eingesetzt werden. Des Weiteren werden Neuroleptika für die Neuroleptanalgesie (➤ 3.2.1) oder zur Narkosevorbereitung genutzt.

Tab. 4.4 Klassische Neuroleptika.

Wirkstoff	Handelsprä-parate	Wirkstoff-gruppe	Mittlere Dosierung	Wirkstärke (NP)	Indikationen
Promethazin	Prothazin®	Phenothiazin	50–150 mg tgl.	Schwach (< 1)	Psychomotorische Erregung, ängstliche Unruhe, Neurosen, als Schlafmittel, bei chronischen Schmerzen, Begleitmedikation bei akuten Psychosen (Manien, Depressionen, Schizophrenien)
Thioridazin	Melleril®	Phenothiazin	50–200 mg tgl.		
Chlorprothixen	Truxal®	Thioxanthen	15–45 mg tgl.		
Levomeproma-zin	Neurocil®	Phenothiazin	30–30 mg tgl.		
Flupentixol	Fluanxol®	Thioxanthen	1–20 mg tgl.	Mittelstark (1–5)	Unruhe, Angst, Erregungszustände, Hebephrenie, akute Manie
Perphenazin	Decentan®	Phenothiazin	8–24 mg tgl.		
Fluphenazin	Lyogen®	Phenothiazin	3–6 mg tgl.	Stark (> 10), sehr stark (> 20)	Akute psychotische Syndrome: paranoide und paranoid-halluzinatorische oder manische Zustände, chronische Schizophrenien (z. B. katatone Schizophrenie, Hebephrenie, Schizophrenia simplex), depressiver Wahn, Delir, Zwangsstörungen
Haloperidol	Haldol®	Butyrophenon	5–10 mg tgl.		
Melperon	Eunerpan®	Butyrophenon	50–200 mg tgl.		
Pipamperon	Dipiperon®	Butyrophenon	120–360 mg tgl.		
Fluspirilen	Imap®	Diphenylbutylpiperidin	1,5–2 mg wö.		

NP: neuroleptische Potenz

Atypische Neuroleptika

Atypische Neuroleptika sind relativ moderne Wirkstoffe und weisen ein von den klassischen Neuroleptika abweichendes, für die Therapie günstigeres Wirkprofil auf. Sie führen zum einen bei guter antipsychotischer Wirkung kaum oder wesentlich weniger zu Bewegungsstörungen (extrapyramidal-motorische Nebenwirkungen), zum anderen wirken sie auch gut gegen negative Symptome wie Affektverarmung, Antriebsverminderung und sozialen Rückzug. Auch Gedächtnisleistung, Aufmerksamkeit, planendes Denken sowie die häufig auftretende depressive Begleitsymptomatik werden günstig beeinflusst (➤ Tab. 4.5). Atypische Neuroleptika sind heute in der Therapie der Schizophrenie Mittel der ersten Wahl. Bei der Auswahl eines geeigneten Wirkstoffes orientiert man sich v. a. an den unerwünschten Wirkungen.

Therapie von akuten psychotischen Zuständen

Bei akuten und schweren psychotischen Zuständen wird sofort eine sehr hohe Dosis eines Neuroleptikums, ggf. auch parenteral gegeben. Innerhalb einiger Tage tritt dann meist der gewünschte Effekt ein. Dann wird die Dosis auf die minimal notwendige re-

duziert. Bei weniger schweren Symptomen erfolgt eine einschleichende Dosierung auf die minimal wirksame Dosis.

Stationär werden erheblich höhere Dosen (5–10-mal höher) eingesetzt. Bei der Behandlung akuter psychotischer Zustände sind v. a. die hochwirksamen klassischen Neuroleptika im Einsatz.

Langzeittherapie der Schizophrenie

Bei der Behandlung einer Schizophrenie steht die Arzneimitteltherapie im Mittelpunkt. Sie muss oft über Jahre erfolgen.

Unabhängig davon, ob klassische oder atypische Neuroleptika zum Einsatz kommen, erfolgt im Normalfall (außer bei schweren Akutzuständen) eine einschleichende Dosierung. Da die Patienten sehr unterschiedlich auf die Medikation ansprechen, muss immer auch eine sehr individuelle Einstellung auf das Arzneimittel erfolgen. Angeschlossen an die Akutbehandlung nach Besserung der Symptomatik folgt die **Erhaltungstherapie**. Hier werden wesentlich geringere Dosierungen (ein Drittel oder die Hälfte) verwendet. Wurde zur Akutbehandlung ein klassisches Neuroleptikum verwendet, sollte nun die Umstellung auf ein atypisches Neuroleptikum statt-

Tab. 4.5 Atypische Neuroleptika.

Wirkstoff	Handelspräparate	Mittlere Tagesdosis	Besonderheiten im Wirkprofil	Unerwünschte Wirkungen (Hauptnebenwirkungen)
Clozapin	Leponex®	200–450 mg	Gute antipsychotische Wirkung, Bewegungsstörungen äußerst selten	Starke Sedierung, Kreislaufbeschwerden, Agranulozytose (➤ 2.4.3)
Risperidon	Risperdal®	4–6 mg	Gute Wirkung sowohl auf Positiv- als auch auf Negativsymptomatik	In höheren Dosen Bewegungsstörungen, Antriebssteigerung
Olanzapin	Zyprexa®	5–20 mg	Gute Wirkung sowohl auf Positiv- als auch auf Negativsymptomatik	Gewichtszunahme
Sulpirid	Dogmatil®, Meresa®	0,6–1,2 g	Antriebsteigernde Wirkung, auch antidepressive Eigenschaften	Hormonelle Störungen
Amisulprid	Solian®	50–300 bzw. 400–800 mg	2 Dosierungen für Positiv- und Negativsymptomatik, antidepressive Wirkung	Hormonelle Störungen
Zotepin	Nipolept®	75–300 mg	Günstige Wirkung auf Positiv- und Negativsymptomatik, auch bei Schizophrenia simplex	Gewichtszunahme, Krampfanfälle
Quetiapin	Seroquel®	0,3–0,6 g	Gute Wirkung auf Positiv- und Negativsymptomatik, Bewegungsstörungen selten	Starke Sedierung, Kreislaufbeschwerden
Ziprasidon	Zeldox®	80–160 mg	Auch bei schizoaffektiven Psychosen, fehlende Gewichtszunahme	Bewegungsstörungen möglich, Herzrhythmusstörungen

finden. Auch die Erhaltungsdosen sind sehr individuell.

Daran schließt sich eine **Rezidivprophylaxe** an, die mindestens 1 Jahr lang, bei wiederholt auftretenden schizophrenen Episoden mindestens 5 Jahre lang durchgeführt werden muss. Die Dosis ist hierbei noch geringer als für die Erhaltungstherapie. Trotz dieser geringen Dosis muss eine Neuroleptikatherapie immer ausschleichend beendet werden, d. h. die Dosis wird langsam verringert, ehe das Arzneimittel abgesetzt wird (➤ Abb. 4.2).

Neuroleptika in der Pflege

Bei schizophrenen Patienten kann die Einstellung zu einer Arzneimitteltherapie sehr unterschiedlich sein. Während der eine Patient sehr gut mitarbeitet, um endlich von den für ihn quälenden psychotischen Symptomen befreit zu werden, hat ein anderer Patient, ähnlich dem manischen Patienten, überhaupt keine Einsicht in die Krankheit und lehnt die Therapie ab.

Die **Mitarbeit des Patienten** (Compliance) spielt bei der Therapie der Schizophrenie eine entscheidende Rolle. Zwar kann mit geeigneten Arzneiformen gegen den Willen des Patienten behandelt werden. Für eine erfolgreiche Erhaltungstherapie und Rezidivprophylaxe ist aber i. d. R. die Einsicht des Patienten in die Krankheit und seine aktive Mitarbeit notwendig.

Bei unregelmäßiger Einnahme, v. a. aber bei abruptem Absetzen eines Neuroleptikums können folgende Probleme auftreten:

- Übelkeit und Erbrechen
- Schwindel und Zittern
- Herzrasen
- Kopfschmerzen
- Albträume und Schlafstörungen
- Rückfall in die Psychose

Die Pflegenden klären den Patienten darüber auf und ermutigen ihn zur weiteren regelmäßigen Einnahme des Arzneimittels, denn nur bei regelmäßiger Einnahme kommt es zur Besserung der psycho-

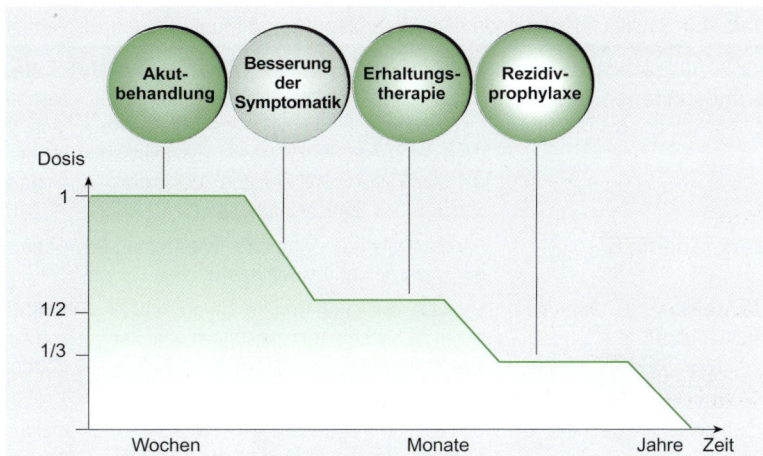

Abb. 4.2 Therapieverlauf bei einer Schizophrenie unter Neuroleptikatherapie. [L157]

tischen Symptomatik und im günstigsten Fall auch zur völligen Heilung der Schizophrenie.

Durch regelmäßige Blutspiegelkontrollen kann überprüft werden, ob der Patient seine Arzneimittel einnimmt. Die Ärzte können in Zusammenarbeit mit dem Pflegepersonal die Compliance fördern, erzwingen kann man sie allerdings nicht. Die Notwendigkeit der Arzneimitteleinnahme muss dem Patienten plausibel vermittelt werden. Auch die Aufklärung über Wirkungen (auch unerwünschte) unterstützt i. d. R. die Compliance. Die Vorteile der atypischen Wirkstoffe können durch die Pflegenden besonders herausgestellt werden. Auch Angehörige müssen umfassend über den Nutzen und die Probleme bei einer Neuroleptikatherapie aufgeklärt werden.

Unerwünschte Wirkungen

Insbesondere hochpotente klassische Neuroleptika führen häufig zu **Bewegungsstörungen**. Da diese durch eine Störung des extrapyramidalen Systems zustandekommen, werden sie auch extrapyramidalmotorische Störungen genannt. Das extrapyramidale System umfasst Gebiete des ZNS, die für die Motorik zuständig sind, aber nicht zum sog. Pyramidensystem gehören (➤ Tab. 4.6).

▶
Bewegungsstörungen durch Neuroleptika
Die Pflegenden beobachten den Patienten besonders in der Einstellungsphase oder wenn er auf einen anderen Wirkstoff

umgestellt wird. Werden Anzeichen für Bewegungsstörungen bemerkt, informieren sie sofort den behandelnden Arzt. Die **Frühdyskinesien** können mit Biperidin gut behandelt und die Neuroleptikatherapie kann fortgesetzt werden.

Auf die nicht immer zu vermeidenden Bewegungsstörungen reagiert die Umwelt oft mit Unverständnis, denn sie sind mitunter sehr bizarr und werden vom Patienten nicht bemerkt (v. a. **Spätdyskinesien**). Nicht die Symptome der Schizophrenie sind hier auffällig, sondern die unerwünschten Wirkungen der Neuroleptika. Dem begegnen die Pflegenden mit Verständnis und klären Angehörige oder Kontaktpersonen auf.

Besonders belastend sind für den Patienten **Parkinsonismus** und **Sitz-, Geh- und Steh-Unruhe**. Durch entsprechende Anpassungen der Arzneimitteltherapie (z. B. Wechsel auf ein atypisches Neuroleptikum, Dosisreduktion oder Gabe von Anti-Parkinson-Mitteln) lässt sich die Situation des Patienten verbessern. Da solche Maßnahmen auch die Geduld und die Mitarbeit des Patienten erfordern, können die Pflegenden dem Patienten hier Mut zu sprechen und die Vorteile der Therapie bzw. zusätzlicher Maßnahmen erläutern.

Häufige **unerwünschte vegetative Wirkungen** sind z. B. Trockenheit der Schleimhäute, Sehstörungen, Schweißausbrüche, Obstipation und Harnverhalt. Besonders wichtig ist die nicht selten auftretende Blutdrucksenkung mit Schwindel und Pulserhöhung. Neuroleptikaverursachte **hormonelle Störungen** führen z. B. zu Ovulationshemmung, Amenorrhö (Regelblutung entfällt) oder Libido- und Potenzverlust.

Tab. 4.6 Bewegungsstörungen durch Neuroleptika und Möglichkeiten zur Vermeidung bzw. Therapie.

Bewegungsstörung	Charakteristik	Vermeidung/Therapie
Frühdyskinesien (in den ersten Stunden bis Tagen)	Unwillkürliche, oft schmerzhafte und quälende Bewegungen wie ruckartiges Herausstrecken der Zunge, Blickkrämpfe, Hyperkinesien der Mimik wie Grimassen und Zuckungen, Schluck- und Sprachstörungen	Fast ausschließlich zu Behandlungsbeginn, verschwinden dann wieder; nur bei einigen Patienten; Gabe von Anticholinergika möglich
Parkinsonismus	Parkinsonähnliche Symptome wie Tremor, Rigor, Akinese und Drüsenüberfunktion	Gabe von Anticholinergika
Akathisie (Sitz-, Geh- und Stehunruhe)	Subjektiv quälende Unruhe, Unmöglichkeit sitzen zu bleiben, tritt meist nach dem Parkinsonismus auf	Wirkstoff wechseln oder Dosisreduktion, vorübergehende Linderung durch Benzodiazepine
Spätdyskinesien (nach Wochen bis Jahren der Behandlung)	Abnorme, unwillkürliche, häufig stereotype Bewegungen, Hyperkinesen, z. B. Bewegungsunruhe der Zunge und des Mundes (Mümmeln, Lecken, Saugen, Zunge rausstrecken), des Gesichtes (Grimassen, Lidkrampf), der Arme und Beine, Schaukeln (Klavierspielerbewegung); Patient selbst merkt diese nicht	Schwierig zu therapieren, deshalb Vermeidung, z. B. durch Umstellung auf atypische Neuroleptika oder minimale Dosierung; Clozapin hat günstigen Einfluss auf neuroleptisch bedingte Spätdyskinesien
Malignes neuroleptisches Syndrom	Sehr selten, in ca. 20 % tödlich (Rigor, Stupor, Bewusstseins- und Kreislaufstörungen, hohes Fieber)	Gabe von Dantrolen und Anti-Parkinson-Mitteln (Amantadin oder Dopaminagonisten wie Bromocriptin)

▶ Vegetative Nebenwirkungen durch Neuroleptika
Diese ähneln den unerwünschten anticholinergen Wirkungen der Antidepressiva (➤ 4.1.1, ➤ Tab. 4.2). Pflegende achten besonders auf Kreislaufprobleme und lindern durch einfache Maßnahmen die Beschwerden. Oft verschwinden diese unerwünschten Wirkungen nach einiger Zeit von selbst.

Hitze bzw. Schwüle können die **Temperaturregelung** des Organismus überfordern. Deshalb sollte sich der Patient bei schwül-warmem Wetter im Schatten oder in gekühlten Räumen aufhalten und extreme Belastungen vermeiden.

Einige Neuroleptika (z. B. Haloperidol, Benperidol, Promethazin, Chlorpromazin, Chlorprothixen, Thioridazin, Fluphenazin, Perphenazin, Flupentixol, Fluspirilen, Levomepromazin, Risperidon und Olanzapin) führen zu einer **Photosensibilisierung**. Sonnenbäder und Solariumsbesuche sollten vermieden werden. In der Sonne schützt sich der Patient durch entsprechende Kleidung, Kopfbedeckung und Sonnencremes.

Da bei einigen Neuroleptika (z. B. Clozapin oder Olanzapin) Blutbildveränderungen mit schwerwiegenden Folgen auftreten können (Agranulozytose),

müssen sehr engmaschig und regelmäßig **Laborkontrollen** durchgeführt werden.

VORSICHT
Sehr selten, aber lebensgefährlich sind:
• **Malignes neuroleptisches Syndrom** mit Fieber, Rigor und Akinese, Bewusstseinsstörungen, starkem Schwitzen und Tachypnoe (schnelleres Atmen)
• **Agranulozytosen** aufgrund gestörter Leukozytenbildung (z. B. bei Clozapin oder Olanzapin). Erste Hinweise: Fieber und Halsschmerzen
Bei Auftreten verdächtiger Symptome verständigen die Pflegenden sofort den Arzt.

Wechselwirkungen

Bei der Therapie der Schizophrenie mit Neuroleptika darf kein **Alkohol** getrunken werden. Insbesondere wird durch ihn die zentral dämpfende Wirkung verstärkt. Es kann aber auch zu einer verstärkten blutdrucksenkenden Wirkung oder zur Verschlimmerung der Bewegungsstörungen kommen. Alkohol hat zudem einen ungünstigen Einfluss auf die Symptome der Erkrankung.

Auch **koffeinhaltige Getränke** sollte der Patient meiden. Die psychostimulierende Wirkung des Koffeins verringert die sedierenden Effekte und verringert u. U. auch die antipsychotische Wirkung der Neuroleptika. Durch große Mengen koffeinhaltiger Getränke kann es zu Angst und Unruhe oder sogar zu Rückfällen kommen.

Wie bei Antidepressiva und Lithium können vermehrt **Herzrhythmusstörungen** (ventrikuläre Tachykardien) auftreten, wenn Neuroleptika zusammen mit diesen oder anderen Wirkstoffen (Antihistaminika, bestimmte Antiinfektiva) gegeben werden. Auch Sedativa, Hypnotika, Narkotika, Opioidanalgetika, Anticholinergika, Alpha- und Betablocker führen zu Wechselwirkungen mit Neuroleptika.

▶
Da Neuroleptika zu zahlreichen Wechselwirkungen mit anderen Arzneimitteln führen, achten Pflegende darauf, dass der Patient jede Einnahme anderer Arzneimittel mit dem Arzt bespricht. Probleme können z. B. auftreten bei der Anwendung von freiverkäuflichen Antiallergika, Sedativa und Hypnotika. Auch Alkohol ist strikt zu meiden, da er zu einer Wirkungsverstärkung führt.

4.1.4 Tranquilizer

Tranquilizer (Tranquillanzien): Arzneimittel, die beruhigend, ausgleichend und angstlösend (anxiolytisch) wirken, ohne dabei das Denkvermögen zu beeinträchtigen.

Tranquilizer bewirken, dass Spannungen und Unruhe gelöst werden und der Patient die Sorgen, Nöte und Ängste, die er hat, nicht mehr so wichtig nimmt. Sie sind ihm gleichgültiger. Körperliche Symptome lassen nach.

Tranquilizer verstehen

Indikationen für Tranquilizer sind Angst- und Spannungszustände, Neurosen, Schlafstörungen, Herzinfarkt, Vorbereitung von Operationen und Diagnostik. Tranquilizer können auch unterstützend bei Psychosen eingesetzt werden.

Tab. 4.7 Benzodiazepine als Tranquilizer.

Wirkstoff	Handelspräparate	Mittlere Tagesdosierung
Chlordiazepoxid	Librium®, Radepur®	10–50 mg
Diazepam	Valium®, Faustan®	5–15 mg
Oxazepam	Adumbran®	10–40 mg
Lorazepam	Laubeel®, Tavor®	1,5–3 mg
Bromazepam	Lexotanil®	3–6 mg
Alprazolam	Cassadan®, Tafil®	0,75–1,5 mg
Medazepam	Rudotel®	10–30 mg

Benzodiazepine

Benzodiazepine wirken im limbischen System. Dort werden v. a. das Gefühls- und Triebverhalten und dessen Verknüpfung mit Organfunktionen geregelt. Erlebnisse und Gedächtnisinhalte werden hier emotional bewertet. Die Wirkstoffe verstärken die Wirkung des hemmenden Neurotransmitters γ-Aminobuttersäure. Sie haben neben ihren **tranquilierenden** Effekten (➤ Tab. 4.7) auch eine **muskelrelaxierende** (Erschlaffung der Skelettmuskulatur, ➤ 3.3.1), **antikonvulsive** (gegen Schüttelkrämpfe, ➤ 4.4) und **hypnotische** Wirkung (➤ 4.2).

Da Benzodiazepine ein großes Abhängigkeitspotenzial besitzen, sollten sie sehr zurückhaltend eingesetzt werden.

Alle Benzodiazepine sind rezeptpflichtig und unterliegen so immer der Kontrolle des Arztes, der bei der Therapie folgende Richtlinien beachten sollte:
- Benzodiazepine nur verordnen, wenn keine Abhängigkeit gegenüber anderen Substanzen (z. B. Alkohol oder Haschisch) besteht
- Möglichst kleine Packungen verordnen
- Ende der Therapie vorher festlegen
- Keine Dosiserhöhung (außer bei Einstellung)
- Am Ende schrittweise Dosisreduktion
- Maximal 4 Wochen anwenden, dann Therapiepause

Anxiolytika

Außer den Benzodiazepinen werden auch **Hydroxyzin** (Atarax®, Elroquil®) und **Buspiron** (Bespar®) als Tranquilizer verwendet. Sie wirken über einen anderen Wirkungsmechanismus und kommen v. a. bei akuten und chronischen Angststörungen zum Einsatz (als Anxiolytika: Angstlöser).

Phytopharmaka

Bei leichteren Beschwerden sind **pflanzliche Sedativa**, die Baldrianwurzel (Baldriparan®), Lavendelöl (Lavsea®), Hopfenzapfen, Melissenblätter oder Passionsblumenkraut enthalten, empfehlenswert. Für eine zuverlässige Wirkung sollten ausreichend hochdosierte standardisierte apothekenpflichtige Präparate gewählt werden.

Tranquilizer in der Pflege

Die Behandlung von Neurosen, Angst- und Spannungszuständen sollte nicht allein auf eine Arzneimitteltherapie beschränkt sein. Mit Tranquilizern kann lediglich eine Symptombehandlung erfolgen. Den Ursachen der Beschwerden wird in einer gezielten Psychotherapie (z. B. bei einer Verhaltenstherapie) nachgegangen.

Unerwünschte Wirkungen

Benzodiazepine sind relativ gut verträglich. Häufig fühlt sich der Patient durch die **beruhigende Wirkungskomponente** matt, benommen und schläfrig. Da auch die Konzentration oft nachlässt und der Patient verzögert reagiert, sollte er bei Erstanwendung nicht Auto fahren. In Absprache mit dem Arzt ist jedoch, wenn das Arzneimittel gut vertragen wird, das Führen eines Kraftfahrzeugs möglich.

Bei Benzodiazepinen beobachtet man mitunter **paradoxe Reaktionen**. Insbesondere bei kleineren Kindern und älteren Patienten kann es so zu gegenteiligen Wirkungen (z. B. zu Wutanfällen oder akuten Erregungszuständen) kommen.

Suizidgefährdete Patienten sollten Tranquilizer nur bei zwingender Indikation einnehmen, da die Hemmschwelle für einen evtl. geplanten Suizid geringer wird. Die Pflegenden achten bei solchen Patienten besonders auf Anzeichen, die auf einen Suizidversuch hindeuten und informieren bei Verdacht unverzüglich den Arzt.

Gelegentlich zu beobachtende unerwünschte Wirkungen wie Herzrasen, Kopfschmerzen oder niedriger Blutdruck sind meist harmlos und treten nur zu Beginn der Therapie auf. Problematischer ist die erhöhte **Sturzgefahr** durch die muskelrelaxierende Wirkung. Die Pflege weist den Patienten darauf hin und beseitigt Sturzquellen wie Teppichkanten oder niedrige Möbelstücke. Ältere Patienten benötigen u. U. häufiger den stützenden Arm der Pflegenden.

▶
> Bei intravenöser und rektaler Gabe muss die Atmung des Patienten beobachtet werden, da Benzodiazepine eine zentrale Hemmung der Atmung bewirken.

Abhängigkeitspotenzial

Benzodiazepine können zu einer psychischen und physischen Abhängigkeit führen. Die Suchtgefahr besteht bereits nach wenigen Wochen der Einnahme und auch bei niedriger Dosis. Bei einer Daueranwendung kommt es zu deutlichen **psychischen und physischen Veränderungen** beim Patienten:

- Gleichgültigkeit gegenüber der Umwelt, Flucht aus der Realität
- Nachlassen der körperlichen und geistigen Leistungsfähigkeit
- Nachlassende Libido
- Gewichtszunahme
- Vergesslichkeit (Erinnerungslücken, Filmriss)

Die **Entzugserscheinungen** sind meist nicht lebensbedrohlich, beeinträchtigen den Patienten jedoch sehr:

- Schlafstörungen und Albträume
- Schweißausbrüche, Zittern, Kopfschmerzen und Herzklopfen
- Innere Unruhe, depressive Verstimmungen, Ängste und Panikattacken
- Wahrnehmungsstörungen, z. B. Licht- und Geräuschüberempfindlichkeit, Metallgeschmack
- Merk- und Konzentrationsstörungen

Die Pflegenden achten auf Symptome, die mit einer Daueranwendung von Benzodiazepinen in Zusammenhang stehen und besprechen evtl. notwendige Maßnahmen mit dem Arzt. Um eine Abhängigkeit im Vorfeld zu vermeiden, werden Benzodiazepine nur unter besonderer Kontrolle des Arztes eingesetzt.

Wechselwirkungen

Bei der Einnahme von Benzodiazepinen ist **Alkohol** strikt zu meiden. Es kommt zu einer erhöhten Sedierung und zu verstärktem Blutdruckabfall, die Fahrtauglichkeit ist stark beeinträchtigt. Benzodiazepine in Kombination mit Alkohol gelten als häufigste Ursache für Autounfälle, die in Zusammenhang mit einer Arzneimitteleinnahme stehen.

Benzodiazepine führen zu Wechselwirkungen mit anderen **Psychopharmaka** wie Sedativa, Hypnotika, Neuroleptika und Antidepressiva. Hierbei ist mit einer verstärkten sedativen Wirkung zu rechnen. **Muskelrelaxanzien** werden in ihrer Wirkung verstärkt, deshalb muss vor Operationen die Einnahme von Benzodiazepinen berücksichtigt werden.

4.1.5 Psychostimulanzien

Psychostimulanzien: Mittel, welche die psychische Aktivität steigern und die Konzentrations- und Leistungsfähigkeit erhöhen.

Psychostimulanzien sind ein wichtiger Bestandteil in der Therapie von Kindern mit dem **Aufmerksamkeitsdefizit-Hyperaktivitätssyndrom** (ADHS).

Psychostimulanzien verstehen

Medizinische Indikationen für Amphetamine und ähnlich wirkende Psychostimulanzien sind das **Aufmerksamkeitsdefizit-Hyperaktivitätssyndrom** (ADHS) und die **Narkolepsie**, eine durch plötzlich auftretende Schlafattacken am Tage gekennzeichnete Erkrankung. Koffein (Coffeinum purum®) wird therapeutisch zur kurzfristigen Beseitigung von **Ermüdungszuständen** eingesetzt.

Amphetamine

Amphetamine sind indirekte Sympathometika (➤ 1.3.4). Durch die Freisetzung, die Hemmung des Abbaus und die Hemmung der Wiederaufnahme von Noradrenalin und Dopamin erhöhen sie deren Konzentration im synaptischen Spalt und verstärken deren Wirkung im Gehirn. Dadurch wirken sie v. a. zentral erregend. Da Amphetamine eine euphorisierende (ein Glücksgefühl hervorrufende) und ausge-

prägte leistungssteigernde Wirkung besitzen, werden sie oft missbräuchlich in der Drogenszene oder als Dopingmittel verwendet. Sie besitzen ein hohes Abhängigkeitspotenzial. Deshalb sind sie **Betäubungsmittel** (BtM) und unterliegen dem BtM-Gesetz.

Bei ADHS kommen u. a. **Methylphenidat** (Ritalin®) und **Pemolin** (Tradon®) zum Einsatz. Diese Wirkstoffe bewirken eine Aktivierung bestimmter Hirnregionen, wodurch sich Konzentration und Aufmerksamkeit deutlich verbessern. Auch das Verhalten verändert sich: Hyperaktivität, Unruhe, Impulsivität, Aggressivität und Ablenkbarkeit werden verringert. Dadurch können sich bei Kindern die schulischen Leistungen, die trotz Intelligenz oft schlecht sind, erheblich verbessern.

Noradrenalin-Wiederaufnahmehemmer

Atomoxetin (Strattera®) ist zur Behandlung von ADHS zugelassen, besitzt kein Abhängigkeitspotenzial und ist deshalb auch kein BtM. Es hemmt selektiv die Wiederaufnahme des Neurotransmitters Noradrenalin aus dem synaptischen Spalt.

Arzneimitteltherapie von ADHS

Bei der Arzneimitteltherapie sind die **Psychostimulanzien** Mittel der ersten Wahl. Die Dosierung wird mit niedrigen Dosen beginnend individuell festgelegt. Parameter zur Dosisfindung sind die Verbesserung der Aufmerksamkeitsstörungen, der Impulsivität und der motorischen Unruhe, sowie evtl. auftretende unerwünschte Wirkungen. Die Medikation erfolgt grundsätzlich am Vormittag. Eine zusätzliche Gabe spätestens am frühen Nachmittag kann notwendig sein.

In den großen Schulferien werden die Arzneimittel abgesetzt. Dazu wird die Dosis langsam reduziert. Solche Therapiepausen sind erforderlich, um zu sehen, ob die Pharmakotherapie noch notwendig ist. Da die Kinder in den Ferien weniger sozialen Normen und Regeln unterliegen, stellen die Therapiepausen meist kein Problem dar.

Koffein

Koffein ist ein weit verbreitetes Genussmittel und wird in Form von Kaffee, Tee, Cola und anderen Getränken von einem großen Teil der Bevölkerung regelmäßig eingenommen. Bei einem Ermüdeten werden die Ermüdungserscheinungen aufgehoben und die geistigen Leistungen gesteigert. Ausgeruhte Personen können mit Koffein ihre Leistungsfähigkeit kaum verbessern. Koffein kommt zur Steigerung der Leistung zum Einsatz. Bei älteren Menschen kann Koffein das Einschlafen fördern – vermutlich, weil das Gehirn besser durchblutet wird. Auch bei Kopfschmerzen, v. a. bei Migräne, weist Koffein günstige Effekte auf. Es ist in mehreren Kombinationspräparaten (z. B. in Doppelspalt®) enthalten, da es die Wirkung der Analgetika verstärkt.

Psychostimulanzien in der Pflege

Für eine erfolgreiche Therapie des ADHS ist die Arzneimitteltherapie meist unerlässlich. Viele Eltern haben dieser gegenüber jedoch Bedenken.

▶ **Argumente für eine Therapie mit Psychostimulanzien bei ADHS**
- Psychostimulanzien verbessern die Aufmerksamkeit und Konzentration.
- Eine Suchtgefahr besteht bei ADHS-Patienten auch nach langjähriger Therapie nicht.
- Die Arzneimitteltherapie ist eine wichtige Komponente innerhalb eines umfassenden Behandlungsprogrammes und die Chance für eine altersgemäße Entwicklung des Kindes.
- Bei 75 % der Patienten kommt es zu einer deutlichen Verbesserung der Symptome.

Unerwünschte Wirkungen

Zu Beginn der Therapie mit Amphetaminen können, meist durch zu rasche Dosissteigerung ausgelöst, Übelkeit, Kopfschmerzen, Einschlafstörungen, Appetitminderung und eine Steigerung der Herzfrequenz auftreten. Gewicht, Größe, Puls und Blutdruck sollten regelmäßig, Blutbild und Nierenfunktion gelegentlich kontrolliert werden.

Koffein ist sehr gut verträglich. Auch bei täglicher Zufuhr treten keine bleibenden organischen Schäden auf. Bei empfindlichen Personen und in hoher Dosierung sind Schlaflosigkeit, Herzklopfen, Durchfälle, innere Unruhe bis hin zu Ruhelosigkeit, Zittern und Herzrhythmusstörungen zu beobachten.

4.2 Hypnotika

Hypnotika: schlafherbeiführende Mittel; Arzneimittel, die zur Beeinflussung von Schlafstörungen verwendet werden.
Sedativa: Beruhigungsmittel; Arzneimittel mit relativ unspezifischer dämpfender Wirkung auf ZNS-Funktionen.

Häufig sind Wirkstoffe, die als **Hypnotika** verwendet werden, in geringerer Dosierung auch **Sedativa**.

Hypnotika verstehen

Hypnotika sollten prinzipiell nur dann zum Einsatz kommen, wenn die Ursache der Schlafstörungen nicht kurzfristig behoben werden kann bzw. nichtmedikamentöse Maßnahmen ohne Erfolg sind. Ihr Einsatz sollte auf einen bestimmten Zeitraum begrenzt sein.

In der Therapie von **Einschlafstörungen** sind kurz und mittellang wirkende Benzodiazepine sowie Zolpidem und Zopiclon Mittel der Wahl. Für **Durchschlafstörungen** kommen nur mittellang und lang wirksame Benzodiazepine in Frage.

Hypnotika wirken über einen Angriff in Großhirn und Schlafzentrum. Durch eine Verstärkung der Wirkung von hemmenden Neurotransmittern (z. B. γ-Aminobuttersäure) dämpfen sie Funktionen des ZNS und führen den Schlaf herbei. Alle Hypnotika verändern das natürliche Schlafprofil, v. a. REM- und Tiefschlafphasen werden verkürzt.

V O R S I C H T
Bei allen Schlafmitteln besteht die Gefahr der Entwicklung einer Abhängigkeit!

Hypnotika in der Pflege

Schlafstörungen werden oft vom Patienten selbst behandelt. Dies birgt das Risiko einer zu häufigen unkritischen Einnahme von frei verkäuflichen Schlafmitteln. Zuerst sollte der Patient mit nichtmedikamentösen Maßnahmen und pflanzlichen Präparaten oder Tees versuchen, die Schlafstörungen zu beheben. Gegen eine gelegentliche Einnahme von Schlafmitteln ist im Grunde nichts einzuwenden. Der Patient sollte jedoch bemüht sein, die Ursache für seine Schlafstörung zu ermitteln und wenn möglich zu beheben. Ist dies nicht ohne Weiteres möglich oder bestehen die Schlafstörungen über einen längeren Zeitraum (länger als 2 Wochen), sollte unbedingt ein (Fach-)Arzt zu Rate gezogen werden.

▶ Häufig werden von Patienten zusätzlich zu ihrer Arzneimitteltherapie durch den Arzt noch selbst gekaufte Arzneimittel eingenommen. Die Pflegenden achten auf Anzeichen einer zusätzlichen Arzneimitteleinnahme (z. B. herumliegende Schachteln) und informieren ggf. den Arzt.

Einnahmehinweise
Hypnotika sollten 30 Minuten vor dem Schlafengehen mit einem großen Glas Wasser eingenommen werden. Manche Patienten haben die Schlaftablette im Nachttischschrank und nehmen sie im Bett liegend ein. Davon ist dem Patienten eindringlich abzuraten. Die Einnahme muss **immer in aufrechter Position** erfolgen, sonst könnte die Tablette gar nicht oder erst sehr spät in den Magen gelangen und dadurch erst verzögert wirken. Zudem würde die Speiseröhre gereizt.

VORSICHT
Vergiftung durch Überdosierung von Hypnotika
Durch „verzweifelte" Überdosierung, weil die erwünschte schlafbringende Wirkung nicht sofort eintritt, aber auch in Suizidabsicht kann es zu Vergiftungen kommen.
• **Typische Symptome** sind Benommenheit und Hypotonie, bei Antihistaminika auch Halluzinationen und Krämpfe, bei Benzodiazepinen auch Koordinationsstörungen und verringerte Reflexe.
• **Lebensbedrohlich** sind v. a. Koma und Atemlähmung.

Unerwünschte Wirkungen
Da das Schlafprofil verändert wird, muss bei Beendigung einer länger dauernden Hypnotikaeinnahme mit einem sog. **REM-Überschuss** gerechnet werden, bei dem vermehrtes Träumen, im Extremfall aber auch ein Delir mit Bewusstseinstrübung, Verwirrtheit, Orientierungslosigkeit bzw. Halluzinationen auftreten.

Das größte Problem bei Hypnotika ist ihr **Abhängigkeitspotenzial**. Die Pflege klärt den Patienten über die Risiken einer Dauereinnahme auf und versucht den Konsum von Schlaftabletten – egal, ob freiverkäuflich oder ärztlich verordnet – so gering wie möglich zu halten. Die Risiken einer Dauereinnahme sind:
• Veränderung des Schlafprofils mit schlechterer Verarbeitung der tagsüber aufgenommenen Informationen
• Toleranzentwicklung mit der Notwendigkeit, immer mehr Tabletten zu nehmen
• Überschießende Reaktionen nach Absetzen der Schlafmittel
• Sturzgefahr durch die muskelrelaxierende Wirkung (bei Benzodiazepinen)
• Zwingende Abhängigkeit von der Tablette („Ohne Tablette kann ich nicht schlafen, was soll ich jetzt machen?")
Die Pflegenden warnen den Patienten vor der morgendlich auftretenden **Nachwirkung** und der auch dann noch bestehenden **Fahruntauglichkeit**.
Wechselwirkungen bestehen v. a. mit anderen zentral dämpfenden Wirkstoffen z. B. Psychopharmaka, Antiepileptika, Antihypertensiva und Alkohol. Bei gleichzeitiger Einnahme sind v. a. die Beeinträchtigung der Fahrtauglichkeit und die Nachwirkung verstärkt.

4.2.1 Benzodiazepine

Benzodiazepine verstehen

Die wichtigste Wirkstoffgruppe zur Behandlung von Schlafstörungen sind die **Benzodiazepine**.
Sie sind zuverlässig in der Wirkung, haben eine relativ große therapeutische Breite und beeinträchtigen den wichtigen REM-Schlaf nur wenig.
Die einzelnen Benzodiazepine unterscheiden sich v. a. hinsichtlich ihrer Wirkdauer und werden entsprechend eingesetzt. Nach der Plasma-Halbwertszeit (HWZ, ➤ 1.2.4) des Wirkstoffs und seiner wirksamen Metaboliten werden sie in kurz, mittellang und lang wirksame Benzodiazepine eingeteilt. Mittellang wirksame Wirkstoffe sind am meisten im Gebrauch (➤ Tab. 4.8).

Tab. 4.8 Benzodiazepine als Hypnotika.

Wirkstoff	Handelsprä-parate	Mittlere Dosierung	Wirkdauer	Indikation	Nachteile
Midazolam	Dormicum®	3,5–7 mg	Kurz (HWZ < 5 h)	Einschlafstörungen, als Sedativa, Prämedikation bei Narkosen	Nachts Erwachen oder Entzugsschlaflosigkeit
Triazolam	Halcion®	0,125–0,25 mg			
Nitrazepam	Radedorm®	2,5–10 mg	Mittellang (HWZ 5–24 h)	Einschlafstörungen, Durchschlafstörungen, Früherwachen	Kumulationsgefahr, Nachwirkung
Flunitrazepam	Rohypnol®	0,5–2 mg			
Temazepam	Planum®	20–40 mg			
Brotizolam	Lendormin®	0,125–0,25 mg			
Lormetazepam	Noctamid®	0,5–2 mg			
Flurazepam	Staurodorm® neu	15–30 mg	Lang (HWZ > 24 h)	Durchschlafstörungen und Früherwachen mit morgendlicher Erregung oder Angst (nur stationär)	Kumulationsgefahr, starke Nachwirkung
Chlordiazepoxid	Librium®	10–30 mg			
Diazepam	Valium®	5–15 mg			

Benzodiazepine in der Pflege

Obwohl Benzodiazepine als gut verträglich eingeschätzt werden, können einige Probleme bei ihrer Anwendung auftreten:

- **Nachwirkung** mit morgendlicher Müdigkeit (Hangover), besonders bei lang wirksamen Substanzen oder Kumulation
- Beeinträchtigung des **Konzentrations-** und **Reaktionsvermögens** und dadurch auch der Fahrtauglichkeit
- Sturz- und Unfallgefahr durch **Muskelrelaxation** (Erschlaffung der Skelettmuskulatur) erhöht
- **Überschießende Reaktionen** (Rebound-Effekt) wie Schlaflosigkeit, Angst, Verwirrung oder Schwindel bei **Absetzen** nach längerer Einnahme
- Ausgeprägtes **Abhängigkeitspotenzial**
- Besonders bei älteren Patienten paradoxe Reaktionen, wie Verwirrtheitszustände und Halluzinationen, möglich

4.2.2 Z-Stoffe

Eine mit den Benzodiazepinen vergleichbare Wirksamkeit und Verträglichkeit besitzen auch die relativ modernen Wirkstoffe **Zolpidem** (Stilnox®) und **Zopiclon** (Ximovan®). Sie haben einige Vorteile den Benzodiazepinen gegenüber:

- Sie verursachen keine Nachwirkung.
- Sie beeinflussen das Schlafprofil weniger.
- Sie verursachen keine überschießende Reaktion beim Absetzen.

Auch sie besitzen ein Abhängigkeitspotenzial, sind aber weniger muskelrelaxierend. Zolpidem und Zopiclon werden nur bei Einschlafstörungen eingesetzt. Bei Kindern und Jugendlichen sowie in der Schwangerschaft dürfen sie nicht verwendet werden.

4.2.3 Chloralhydrat

Chloralhydrat (Chloraldurat® 500 mg) ist ein Wirkstoff, der schon sehr lange (seit 1869) als Sedativum und Hypnotikum verwendet wird. Es handelt sich um eine Prodrug, wird also erst im Körper in die wirksame Form umgewandelt. Die eigentliche Wirkform ist Trichlorethanol.

Da Chloralhydrat die Magenschleimhaut reizt und einen brennenden und bitteren Geschmack hat, wird es als magensaftresistente Kapsel oder rektal verabreicht. Es beeinflusst den REM-Schlaf nicht und ist auch für Kinder geeignet. Es treten jedoch unerwünschte Wirkungen wie Übelkeit und Verwirrung auf. Abhängigkeiten sind äußerst selten.

4.2.4 Antihistaminika

Antihistaminika (H_1-Blocker), hierbei v. a. ältere Wirkstoffe, verfügen über vielfältige Wirkungen. Sie werden z. B. als Antiallergika (➤ 9.2), Antiemetika und Hypnotika verwendet. Da sie nicht rezeptpflichtig sind, spielen sie v. a. bei der Selbstbehandlung von Schlafstörungen eine große Rolle. Die wichtigsten Vertreter der Antihistaminika, die als Hypnotika zum Einsatz kommen, sind **Doxylamin** (Hoggar®, Gittalun®, 25 mg) und **Diphenhydramin** (Dormutil®, Halbmond®, 50 mg).

Bei gelegentlicher Einnahme sind Antihistaminika gut verträglich, folgende unerwünschte Wirkungen können jedoch auftreten:
- Schwindel
- Magen-Darm-Beschwerden
- Beeinträchtigung des Schlafprofils, v. a. des REM-Schlafs
- Nachwirkung
- Beeinträchtigung der Fahrtauglichkeit

Vergiftungen mit Antihistaminika können durch Auftreten von Koma bzw. Atemlähmung tödlich sein. Ein Arzneimittelmissbrauch ist bei antihistaminikahaltigen Hypnotika relativ häufig zu beobachten.

4.2.5 Phytopharmaka

Auch Hypnotika, die beruhigend wirkende **Pflanzenextrakte** enthalten, sind rezeptfrei zu erhalten. Sie sollten bei der Selbstbehandlung von Schlafstörungen Mittel der ersten Wahl sein. Leider stehen sie bei vielen Menschen in dem Ruf, unwirksam zu sein, obwohl es mittlerweile sehr viele Studien gibt, die ihre Wirksamkeit belegen. Oft sind pflanzliche Hypnotika zu gering dosiert, sodass mehrere Tabletten eingenommen werden müssen, um einen Effekt zu erzielen. Da die therapeutische Breite ausgesprochen hoch ist und man sich mit pflanzlichen Hypnotika nicht vergiften kann, ist eine Erhöhung der Dosis völlig unproblematisch. Unerwünschte Wirkungen, wie sie bei Antihistaminika oder Benzodiazepinen vorkommen (v. a. Abhängigkeitspotenzial und Nachwirkung), treten bei den pflanzlichen Präparaten nicht auf (➤ Tab. 4.9).

Oft ist in pflanzlichen Sedativa Baldrian mit anderen Pflanzen kombiniert, z. B. mit Hopfen (Ivel®, Lu-

Tab. 4.9 Pflanzliche Hypnotika.

Verwendeter Pflanzenteil (Droge)	Botanischer Name der Pflanze	Indikationen
Hopfenzapfen	*Humulus lupulus*	Angst- und Unruhezustände, Einschlafstörungen
Melissenblätter	*Melissa officinalis*	Einschlafstörungen, nervöse und krampfartige Magen-Darm-Beschwerden
Passionsblumenkraut	*Passiflora incarnata*	Unruhezustände, Nervosität, Einschlafstörungen
Baldrianwurzel	*Valeriana officinalis*	Unruhezustände, Einschlafstörungen

vased®), mit Hopfen und Melisse (Sedacur forte®), mit Hopfen und Passionsblume (Moradorm®) oder mit Melisse (Euvegal®).

4.3 Antidementiva

Demenz: organisch bedingter fortschreitender Verlust erworbener intellektueller Fähigkeiten, v. a. des Gedächtnisses.
Antidementiva: Arzneistoffe, die gegen Symptome einer Demenz wirksam sind und das Fortschreiten der Demenz verzögern.
Nootropika: Arzneistoffe, die Hirnleistungen (insbesondere Gedächtnis, Aufmerksamkeit, Konzentrationsfähigkeit, Urteilsvermögen und Orientierung) verbessern.
Neuroprotektiva: Arzneistoffe, die Nervenzellen vor einer Schädigung schützen können.

Antidementiva verstehen

Die Wirkmechanismen der **Antidementiva** sind sehr verschieden. Sie wirken bei einer Demenz den durch die Schädigung der Nervenzellen entstandenen Folgen entgegen (➤ Tab. 4.10).

Da bei der Demenz zahlreiche neuronale Systeme mit unterschiedlichen Neurotransmittern von der Veränderung betroffen sind, werden auch grundsätzlich als klinisch wirksam erkannte Arzneistoffe nicht bei jedem Patienten wirksam. Die Wirksamkeit eines Antidementivums lässt sich für den einzelnen Patienten nicht vorhersagen. Um einen Therapieeffekt festzustellen, sollte der Patient 12–16 Wochen behandelt werden, wobei eine genaue Beobachtung durch den Arzt und die Angehörigen erforderlich ist. Wenn kein therapeutischer Erfolg festzustellen ist, sollte auf ein anderes Mittel umgestiegen werden. Sind die unerwünschten Wirkungen zu stark oder tritt eine Verschlechterung der Demenz innerhalb von 6 Wochen ein, wird das Arzneimittel schon vorher abgesetzt. Die Erfolgskontrolle erfolgt mittels psychometrischer Tests. Bei Ansprechen des Patienten auf die Therapie wird diese fortgesetzt. Es werden ggf. 2 oder mehr Antidementiva mit unterschiedlichem Wirkungsmechanismus miteinander kombiniert.

Acetylcholinesterasehemmer
Bei der **Alzheimer-Demenz** ist im Gehirn der Neurotransmitter Acetylcholin in seiner Wirkung verringert. Sowohl seine Synthese in der Nervenzelle als auch seine Freisetzung an der Synapse sind vermindert.

Nach der Freisetzung in den synaptischen Spalt wird Acetylcholin durch das Enzym Acetylcholinesterase abgebaut und so unwirksam gemacht. **Acetylcholinesterasehemmer** hemmen dieses und erhöhen so die verfügbare Menge des Acetylcholins und seine Wirkung. Außerdem induzieren Acetylcholinesterasehemmer Wachstumsfaktoren und haben

dadurch eine neuroprotektive Wirkung für die geschädigten Nervenzellen.

Kalzium- und NMDA-Antagonisten
Nach Durchblutungsstörungen und Traumen (Schädigungen) im Gehirn kommt es zum Anstieg der Kalziumionenkonzentration in der Nervenzelle. Auch bei der Alzheimer-Demenz ist die intrazelluläre Kalziumkonzentration erhöht. Wirkstoffe, die den Einstrom von Kalziumionen in bestimmte Nervenzellen des Gehirns hemmen, können auch gegen die Symptome einer Demenz wirken.

Nimodipin (Nimotop®) ist ein **Kalziumantagonist** (> 6.1.2, > 6.2.1). Dieser Wirkstoff hemmt den Kalziumeinstrom in die Zelle am Kalziumkanal, einem Ionenkanal in der Zellmembran, der für den Transport von Kalziumionen in die Zelle zuständig ist. **Memantin** (Axura®) ist ein **NMDA-Antagonist**. Der NMDA-Rezeptor gehört zu den Rezeptoren, an denen Glutaminsäure als Neurotransmitter angreift. Über diesen Rezeptor wird ein Ionenkanal, der Kalziumionen in die Nervenzelle eintreten lässt, gesteuert.

Nootropika
Nootropika wirken über unterschiedliche, teilweise unbekannte Mechanismen auf den Stoffwechsel und die Durchblutung der Gehirns.

Dihydroergotoxin (Hydergin®) und **Nicergolin** (Sermion®) wirken gefäßerweiternd und verstärken die Neurotransmitter Serotonin und Dopamin in ihrer Wirkung. Sie bewirken zudem eine „Ökonomisierung" des Energiestoffwechsels im Gehirn. **Piracetam** (Nootrop®) verbessert den herabgesetzten Hirnstoffwechsel durch Stimulation des oxidativen

Tab. 4.10 Antidementiva.

Wirkstoffgruppe	Wirkstoff (Handelspräparate)	Indikation
Acetylcholinesterasehemmer	Donepezil (Aricept®) Galantamin (Reminyl®) Rivastigmin (Exelon®)	Bei leichter bis mittelschwerer Alzheimer-Demenz
NMDA-Antagonist	Memantin (Axura®)	Bei mittelschwerer bis schwerer Demenz
Kalziumantagonist	Nimodipin (Nimotop®)	Bei leichter bis mittelschwerer Demenz
Nootropika	Piracetam (Nootrop®)	
	Pyritinol (Encephabol®)	
	Ginkgo-biloba-Extrakt (Tebonin®)	
	Dihydroergotoxin (Hydergin®)	Bei hirnorganischem Psychosyndrom
	Nicergolin (Sermion®)	

Glukoseabbaus. Es kommt auch zu einer Zunahme der Acetylcholinrezeptorendichte sowie zur Verbesserung der Fließeigenschaften des Blutes. **Pyritinol** (Encephabol®) bewirkt eine Steigerung des Glukosestoffwechsels im Gehirn und verbessert ebenfalls die Fließeigenschaften des Blutes.

Ginkgo-biloba-Extrakte wirken als Radikalenfänger, haben neuroprotektive Effekte und verbessern die Wirkung der Neurotransmitter. Sie spielen v. a. im ambulanten Bereich eine große Rolle, da sie wegen ihrer guten Verträglichkeit rezeptfrei erhältlich sind.

Antidementiva in der Pflege

Ein wichtiger Bestandteil der Demenztherapie ist die Aufklärung und Information von Patient und Angehörigen. Familie und Betreuungspersonen werden stark in die Therapie mit einbezogen. Bei allen Therapiemaßnahmen ist die Zuwendung zum Patienten immer wichtiger als dessen erzielte kognitive Erfolge.

Probleme bei der Arzneimitteltherapie des Demenzpatienten

Der demente Patient hat oft Schwierigkeiten sich zu erinnern. Das Kurzzeitgedächtnis lässt nach. Ganz alltägliche Dinge können nicht mehr benannt werden. Der Patient behilft sich dann mit falschen Wörtern, Wortneubildungen oder Umschreibungen. Während der Gespräche geht der „rote Faden" verloren. Der Demenzpatient fällt auf durch seine Zerstreutheit. Wichtige persönliche Gegenstände werden an ungewöhnliche Orte verlegt. Die Betroffenen sind oft kraftlos, u. U. aber auch von zielloser Unruhe erfasst.

Aufgrund der genannten Symptome treten bei der Arzneimitteltherapie des dementen Patienten oft Probleme auf. Im Folgenden sollen wichtige Beispiele genannt werden:

- Arzneimittelbehälter kann nicht geöffnet werden (z. B. „kindersichere" Verschlüsse).
- Tabletten können nicht aus dem Blister gedrückt werden.
- Halbieren der Tablette fällt schwer.
- Tropfen können nicht abgezählt werden.
- Sprays oder Inhalatoren werden nicht richtig angewendet.
- Es wird vergessen, ob das Arzneimittel schon genommen wurde oder nicht.

- Arzneimittel werden verwechselt.
- Die Einnahme erfolgt zur falschen Tageszeit.

Durch die genannten Probleme können Unter- oder Überdosierungen, unerwünschte Wirkungen und Wechselwirkungen auftreten.

▶

Die Pflegenden können zur Verbesserung solcher arzneimittelbezogener Probleme beitragen, indem sie
- Erinnerungshinweise an markanten Stellen anbringen, z. B. Aufkleber am Badezimmerspiegel,
- für den Patienten einen Arzneimittel-Pass führen,
- Tablettenbehälter verwenden, in welche die Arzneimittel (je nach den Fähigkeiten des Patienten) für einen Tag oder eine ganze Woche vorbereitet werden können und
- es kann auch nötig sein, dem Patienten die Medikamente immer persönlich zur entsprechenden Tageszeit zu verabreichen.

Unerwünschte Wirkungen

Bei allen Antidementiva kann es zu **Beschwerden im Magen-Darm-Trakt** (wie Durchfall, Übelkeit, Erbrechen und abdominale Schmerzen bzw. Krämpfe) kommen. Diese Symptome sind weitestgehend von der Dosis abhängig und treten nur vorübergehend auf. Bei einschleichender Dosierung sind sie meist vermeidbar.

Durch die **gefäßerweiternde und blutdrucksenkende Wirkung** von Nimodipin, Nicergolin und Dihydroergotoxin kommt es zu Hautrötung, Hitzegefühl, Erhöhung der Herzfrequenz (reflektorisch), Schwindel und Kopfschmerzen. Diese Symptome treten nur zu Beginn der Therapie auf. Die Pflegenden helfen dem Patienten durch geeignete Gegenmaßnahmen wie langsames Aufstehen oder Kaltwasseranwendungen.

Häufig sind auch **zentralnervöse Wirkungen** wie Schwindel, Appetitlosigkeit, Muskelkrämpfe oder -schmerzen, Müdigkeit, Schlaflosigkeit, motorische Unruhe, Erregung oder Aggressivität. Treten Schlafstörungen auf, ist eine Einnahme nach 16:00 Uhr zu vermeiden. Die Pflegenden sollten auch das Gewicht des Patienten prüfen, da es infolge der Appetitminderung zur Gewichtsabnahme kommen kann.

Bei Gabe von Arzneimitteln, welche die **Leber- oder Nierenfunktion** beeinträchtigen (z. B. bei Nimodipin oder Pyritinol), werden regelmäßige Kontrollen der entsprechenden Laborparameter durchgeführt.

4

▶

Häufig ist es schwierig, bei unbekannten Patienten zu unterscheiden, ob sie an Demenz erkrankt sind oder aufgrund der veränderten Umgebung, einer Operation o. Ä. „verwirrt" sind. Als Hilfsmittel zur Differenzierung sei hier z. B. die „Confusion Assessment Method" für Intensivstationen (CAM-ICU) genannt.

4.4 Antiepileptika

Epilepsie (Fallsucht): Spontanes und wiederholtes Auftreten von zerebralen Anfällen, die auf eine überschießende Aktivität der Nervenzellen zurückzuführen sind.
Antiepileptika (Antikonvulsiva): Arzneimittel zur Unterdrückung zerebraler Krampfanfälle bzw. zur Behandlung einer Epilepsie.

Antiepileptika verstehen

Antiepileptika (➤ Tab. 4.11) sollen die Krampfschwelle erhöhen, ohne die normale Funktionen des Gehirns zu beeinträchtigen. Sie wirken zentral dämpfend, deshalb ist die Sedierung eine häufige unerwünschte Wirkung. Antiepileptika können die **elektrische Reizleitung** an der Nervenzelle – z. B. die Ionenverteilung an der Nervenzellmembran oder die **chemische Reizleitung,** also die Übertragung der Erregung von Nervenzelle zu Nervenzelle (➤ 1.3.4) – durch Neurotransmitter beeinflussen. Hier spielen v. a. die Neurotransmitter γ-Aminobuttersäure (GABA), die hemmende Nervenimpulse überträgt, und die eher erregenden Neurotransmitter Glutaminsäure und Asparaginsäure eine Rolle.

Die elektrische Reizleitung beeinflussen:
• Carbamazepin
• Phenytoin
• Lamotrigin
• Ethosuximid
Die chemische Reizleitung beeinflussen:
• Phenobarbital
• Primidon
• Benzodiazepine wie Clonazepam
• Vigabatrin
• Tiagabin

Eine Beeinflussung sowohl der elektrischen als auch der chemischen Reizleitung erfolgt durch:
• Valproinsäure
• Topiramat
Ein Wirkstoff mit ungeklärtem Wirkungsmechanismus ist Gabapentin.

Langzeittherapie mit Antiepileptika
Bei den verschiedenen Epilepsieformen haben sich unterschiedliche Wirkstoffe bewährt. Wird mit einer Monotherapie keine Anfallsfreiheit erreicht, können mehrere Wirkstoffe kombiniert werden.

Um unerwünschte Wirkungen zu vermeiden, müssen Antiepileptika einschleichend und so niedrig wie möglich dosiert werden. Die Dosis darf jedoch auch nicht zu gering sein, damit Anfälle sicher vermieden werden. Es ist erforderlich, den Plasmaspiegel der Antiepileptika, das Blutbild, den Urin und die Leberwerte des Patienten sorgfältig zu überwachen. Nach 3-jähriger Therapie kann bei Anfallsfreiheit ein Versuch zur Beendigung der Therapie gemacht werden. Dabei wird die Dosierung der Antiepileptika unter EEG-Kontrolle über einen Zeitraum von mindestens 6–12 Monaten stufenweise erniedrigt. Durch abruptes Absetzen der Arzneimittel können Anfälle provoziert werden.

Therapie des Status epilepticus
Dieser stets lebensbedrohliche Zustand erfordert eine sofortige und ausreichend hoch dosierte medikamentöse Therapie. Er muss so rasch wie möglich unterbrochen werden. Mittel der ersten Wahl sind Benzodiazepine wie Clonazepam und Diazepam sowie Phenytoin. Sie werden langsam intravenös injiziert oder als Dauertropfinfusion gegeben. Bei starker Atemdepression muss beatmet werden. Bei unzureichender Wirkung kann zusätzlich Phenobarbital gegeben werden. Als letzte Maßnahme bleibt nur eine Injektionsnarkose mit Thiopental.

Antiepileptika in der Pflege

Die Pflegenden fordern den Patienten auch zur Selbstbeobachtung auf. Ein Epileptiker, der mit seiner Erkrankung und der Arzneimitteltherapie vertraut ist, kann durchaus ein völlig normales Leben führen. Größere Einschränkungen in Alltag und Beruf sind meistens nicht erforderlich. Jedoch muss er

Tab. 4.11 Antiepileptika und ihr bevorzugter Einsatz je nach Epilepsieform.

Epilepsieform	Antiepileptikum der Wahl	Handelspräparate	Mittlere Tagesdosis
Grand-mal-Anfälle	Valproinsäure	Convulex®, Orfiril®	1,2–1,8 g
	Phenobarbital	Luminal®	0,05–0,2 g
	Primidon	Liskantin®	0,75–1,5 g
Absencen	Valproinsäure	Convulex®, Orfiril®	1,2–1,8 g
	Ethosuximid	Petnidan®	0,5–1,2 g
Myoklonisch-astatische Anfälle	Valproinsäure	Convulex®, Orfiril®	1,2–1,8 g
	Clonazepam	Antelepsin®	0,001–0,02 g
Myoklonische Anfälle	Valproinsäure	Orfiril®	1,2–1,8 g
	Primidon	Liskantin®	0,75–1,5 g
Blitz-Nick-Salaam-Anfälle	Valproinsäure	Convulex®, Orfiril®	1,2–1,8 g
	Vigabatrin	Sabril®	1–3 g
	Clonazepam	Antelepsin®	0,001–0,02 g
Einfache fokale Anfälle	Carbamazepin	Tegretal®, Finlepsin®	0,8–1,2 g
	Levetirazetam	Keppra®	2 g
	Lamotrigin	Lamictal®	0,2–0,4 g
	Gabapentin	Neuronin®	0,9–2,4 g
Komplexe fokale Anfälle	Carbamazepin	Tegretal®, Finlepsin®	0,8–1,2 g
	Lamotrigin	Lamictal®	0,2–0,4 g
Sekundär generalisierte Anfälle	Carbamazepin	Tegretal®, Finlepsin®	0,8–1,2 g
	Phenytoin	Phenhydan®	0,2–0,5 g
	Lamotrigin	Lamictal®	0,2–0,4 g
	Gabapentin	Neuronin®	0,9–2,4 g

sich selbst bei allem, was er tut, richtig einschätzen. Dem Patienten wird geraten, einen **Anfallskalender** zu führen und darin auch besondere Vorkommnisse und Belastungen einzutragen. Er wird dazu ermuntert, seine Lebensführung zu hinterfragen: „Wie leistungsfähig bin ich? Kann ich die mir bevorstehende Aufgabe bewältigen oder sollte ich die Anforderungen senken?" Der Patient wird darin bestärkt, sich nicht von Außenstehenden zu Handlungen (z. B. Alkoholgenuss oder enorme körperliche Anstrengungen) überreden lassen, denen er nicht gewachsen ist.

Besonders wichtig ist die Selbsteinschätzung bei der Frage der Fahrtauglichkeit. Menschen mit Epilepsie sind im Grunde **nicht fahrtauglich**. Durch das plötzliche Auftreten eines epileptischen Anfalls, bei dem Bewusstsein und koordinierte Bewegungen ausfallen, kann das Fahrzeug nicht mehr beherrscht werden. Antiepileptika beeinträchtigen mit ihrer zentral dämpfenden Wirkung ebenfalls die Fahrtauglichkeit, da sie Konzentration und Reaktionszeit

verschlechtern. Einem gut eingestellten Patienten mit Epilepsie kann aber prinzipiell – meist erst nach einigen anfallsfreien Jahren – die Erlaubnis zum Führen eines Kraftfahrzeugs erteilt werden.

Unerwünschte Wirkungen

Bei exakter und einschleichender Dosierung werden die unerwünschten Wirkungen der Antiepileptika so gering wie möglich gehalten. Da bei manchen Patienten jedoch bis an die Nebenwirkungsgrenze dosiert werden muss, um die Anfälle zu beherrschen, ist der Patient oft gezwungen, unerwünschte Wirkungen in Kauf zu nehmen, damit die in jedem Fall gefährlicheren Anfälle vermieden werden.

Bei fast allen Antiepileptika kommt es zu zentralnervösen Erscheinungen. Die Pflegenden beobachten häufig **Müdigkeit, Schläfrigkeit, Schwindel, Schwäche, Sehstörungen, Kopfschmerzen,** aber auch **Verwirrtheit** oder **Unruhe**. Bei einigen Antiepileptika kommt es zu Bewegungsstörungen wie

Ataxie (Koordinationsstörung bestimmter Bewegungsabläufe) oder **Nystagmus** (unwillkürliche Augenbewegungen; bei hohen Dosen von Phenytoin). Auf zentralnervöse Symptome achten die Pflegenden besonders. Der Patient sollte gegen die Müdigkeit, die durch die Arzneimittel hervorgerufen wird, nicht mit großen Mengen Kaffee ankämpfen. Im schlimmsten Fall kann durch extremen Koffeeingenuss ein Anfall ausgelöst werden.

Treten **Magen-Darm-Beschwerden** wie Übelkeit, Appetitlosigkeit, Erbrechen oder Gewichtszunahme auf, die auch zu den häufigeren unerwünschten Wirkungen der Antiepileptika gehören, klären die Pflegenden den Patienten darüber auf, dass hier wohl eben keine Magen-Darm-Erkrankung vorliegt und die unangenehmen Begleiterscheinungen bei länger dauernder Einnahme meist verschwinden.

Unangenehm für den Patienten sind auch **kosmetisch sehr störende Erscheinungen** wie die durch Phenytoin ausgelöste Zahnfleischwucherung (Gingivahyperplasie) oder Haarausfall, der bei Valproinsäure auftreten kann.

Pflegende achten weiterhin auf Anzeichen für **allergische Reaktionen**. Sind Hautreaktionen oder Atemnot zu beobachten, informieren sie den behandelnden Arzt, denn hier muss u. U. ein anderes Antiepileptikum gegeben werden.

Bei Benzodiazepinen wie Clonazepam kommt es bei Säuglingen und Kleinkindern zu vermehrtem **Speichelfluss oder Schleimbildung** in den Bronchien. Es kann zur Blockade der Atemwege mit Erstickungsgefahr kommen, deshalb überwachen die Pflegenden diese Kinder besonders aufmerksam.

Wechselwirkungen
Durch **ihre zentral dämpfende Wirkung** und die Eigenschaft vieler Antiepileptika, **Enzyminduktoren** (➤ 1.2.3) zu sein, kann es zu zahlreichen Wechselwirkungen mit anderen Arzneimitteln kommen, z. B. kann die Wirksamkeit oraler Kontrazeptiva beeinträchtigt sein. Der Arzt berücksichtigt bei der Arzneimitteltherapie diese möglichen Wechselwirkungen. Möchte der Patient sich selbst mit freiverkäuflichen Arzneimitteln behandeln, muss er unbedingt den Arzt bzw. die Pflegenden darüber informieren.

Epileptiker sollten **keine alkoholischen Getränke** zu sich nehmen, da durch Alkohol zum einen epi-

leptische Anfälle ausgelöst, zum anderen die unerwünschten Wirkungen, v. a. die zentral dämpfenden Wirkungen der Antiepileptika, verstärkt werden können.

Compliance
Die **Patientenmitarbeit** (Compliance, ➤ 2.6) ist ein für die Therapie der Epilepsie entscheidender Faktor. Die häufig auftretenden unerwünschten Wirkungen der Antiepileptika führen dazu, dass die Arzneimittel nicht regelmäßig eingenommen werden. Mit einer gelegentlichen Einnahme lassen sich jedoch die epileptischen Anfälle nicht beherrschen. Von entscheidender Wichtigkeit ist, dass der Patient die Arzneimittel genau nach Vorschrift einnimmt. Die Pflegenden ermutigen den Patienten dazu, indem sie ihm die Gefahren der Nichteinnahme erläutern und die Vorteile der Therapie herausstellen. Immerhin bleiben über 80 % der Epileptiker durch eine Arzneimitteltherapie anfallsfrei.

Auf keinen Fall darf der Patient das Arzneimittel abrupt absetzen. Es kann zu überschießenden Reaktionen (Rebound-Effekte) oder zur Auslösung eines epileptischen Anfalls kommen.

Schwangerschaft und Epilepsie
Familiengründung ist prinzipiell möglich. Allerdings sollten Frauen mit Epilepsie ihren Kinderwunsch vor Eintritt der Schwangerschaft dem Arzt mitteilen, damit dieser die antiepileptische Therapie auf Präparate umstellen kann, die sicher in Bezug auf eine teratogene Wirkung (➤ 2.4.5, ➤ 2.5.1) sind.

Bei einer ungewollt eingetretenen Schwangerschaft sollte die antiepileptische Therapie unbedingt nach Absprache mit dem Arzt weiterbestehen. Auf keinen Fall dürfen die Arzneimittel abrupt abgesetzt werden. Ein Grand-mal-Anfall der Schwangeren ist für das Ungeborene gefährlicher als die Einnahme der Antiepileptika. Spezielle pränatale Untersuchungsmaßnahmen geben Aufschluss darüber, ob und ggf. wie das Ungeborene geschädigt ist.

Das Risiko einer teratogenen Schädigung des Kindes ist bei unbehandelten Frauen mit Epilepsie deutlich höher als bei gesunden Frauen und auch die meisten Antiepileptika haben teratogene Effekte. Frauen mit Epilepsie und ohne Kinderwunsch sollten sicher verhüten. Da Antiepileptika einige Enzymindukoren sind (➤ 1.2.3), verringern sie die Wirksamkeit von oralen Kontrazeptiva. Hier muss die Dosis entsprechend erhöht werden, um einen sicheren Empfängnisschutz zu gewährleisten.

4.5 Anti-Parkinson-Mittel

Indikationen für Anti-Parkinson-Mittel sind das Parkinson-Syndrom und der durch Neuroleptika verursachte Parkinsonismus.

> **Parkinson-Syndrom** (Parkinsonsche Krankheit, Morbus Parkinson, Paralysis agitans, Schüttellähmung): degenerative Stammganglienerkrankung mit Symptomkombination aus Akinese, Rigor und Tremor.

Anti-Parkinson-Mittel verstehen

Beim Parkinson-Syndrom herrscht durch die Zerstörung der dopaminergen Neuronen folgendes Ungleichgewicht bei den Neurotransmitterwirkungen vor:
- Dopamin verringert
- Acetylcholin erhöht
- Glutaminsäure erhöht

Anti-Parkinson-Mittel wirken, indem sie die Dopaminwirkung erhöhen oder die Wirkung von Acetylcholin bzw. Glutaminsäure verringern. Folgende Wirkungsmechanismen gibt es:
- Erhöhung der Dopaminkonzentration durch
  – Gabe der Dopaminvorstufe **Levodopa**
  – Hemmung des Dopaminabbaus (**COMT-Hemmer, MAO-Hemmer**)
- Stimulation der Dopaminrezeptoren durch **Dopaminagonisten**
- Hemmung der Acetylcholin Rezeptoren durch **Anticholinergika**

- Hemmung der Glutaminsäure-Rezeptoren (NMDA-Rezeptoren) durch **NMDA-Antagonisten**

Levodopa

Dopamin selbst kann als Wirkstoff nicht gegeben werden, da es die Blut-Hirn-Schranke nicht überwinden kann. Die Aminosäure **Levodopa** ist eine Vorstufe des Dopamins, für die ein aktiver Transportmechanismus in das Gehirn existiert. Dort wird es in die eigentliche Wirkform Dopamin, den benötigten Neurotransmitter, umgewandelt (➤ Abb. 4.3).

Um unerwünschte Wirkungen durch peripher (außerhalb des Gehirns) wirkendes Dopamin zu vermeiden, v. a. aber um mehr Levodopa im Gehirn zur Verfügung zu haben, wird Levodopa immer zusammen mit **Decarboxylasehemmern** (wie **Benserazid** und **Carbidopa**) verabreicht. Handelspräparate mit Levodopa und einem Decarboxylasehemmer sind z. B. Madopar®, Isicom® und Nacom®.

Durch eine Hemmung des Dopaminabbaus im Gehirn kann die Dopaminkonzentration zusätzlich erhöht werden. Enzyme, die Dopamin abbauen, sind die Catechol-O-Methyl-Transferase (COMT) und die Monoaminooxidase (MAO). Durch den **COMT-Hemmer Entacapon** (Comtess®) oder den **MAO-Hemmer Selegilin** (Antiparkin®) kann die Wirkung von Levodopa verstärkt werden.

Dopaminagonisten

Dopaminagonisten stimulieren wie der Neurotransmitter Dopamin die Dopaminrezeptoren (➤ Tab. 4.12).

Anticholinergika

Die beim Parkinson-Syndrom eingesetzten **Anticholinergika** wie Biperiden (Akineton®) und Metixen (Tremant®) sind zentral wirksam. Dafür müssen sie in der Lage sein, die Blut-Hirn-Schranke zu überwinden. Sie hemmen die Acetylcholinrezeptoren und verringern so die Wirkung des Neurotransmit-

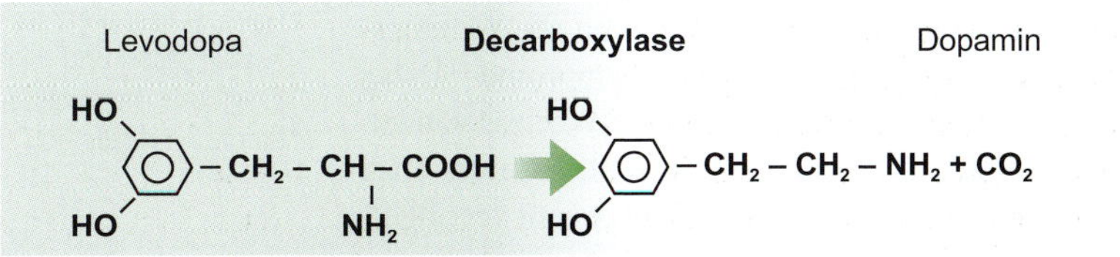

Abb. 4.3 Reaktionsgleichung für die Entstehung von Dopamin aus Levodopa. [L157]

Tab. 4.12 Dopaminagonisten als Anti-Parkinson-Mittel.

Wirkstoff	Handelspräparate	Mittlere Tagesdosis
Bromocriptin	Pravidel®, Kirim®	7,5–30 mg
Cabergolin	Cabaseril®	2–6 mg
Lisurid	Dopergin®	1,2–3 mg
Pergolid	Parkotil®	1,5–5 mg
Pramipexol	Sifrol®	1–3,1 mg

ters Acetylcholin, der beim Parkinson-Syndrom zu hoch ist.

NMDA-Antagonisten

NMDA-Antagonisten wie **Amantadin** (PK-Merz®) und **Budipin** (Parkinsan®) hemmen die NMDA-Rezeptoren und verringern so die beim Parkinson-Syndrom erhöhte Glutaminsäurewirkung. Budipin hat zusätzlich anticholinerge Eigenschaften.

Therapie des Morbus Parkinson

Um stärkere unerwünschte Effekte zu vermeiden, werden Anti-Parkinson-Mittel generell über mehrere Tage oder Wochen **einschleichend dosiert**. Die Dosierung wird unter sehr genauer Beobachtung der Parkinson-Symptomatik und der unerwünschten Wirkungen individuell durch vorsichtige, langsame Erhöhung festgelegt.

Standard-Anti-Parkinson-Mittel zur Monotherapie ist **Levodopa** (immer zusammen mit Decarboxylasehemmern). Es verbessert alle Symptome der Parkinson-Erkrankung, insbesondere die Akinese und psychische Störungen. Als unerwünschte Wirkungen treten bei Daueranwendung jedoch **Dyskinesien** (Störungen normaler Bewegungsabläufe) auf.

In den ersten Behandlungsjahren ist durch Levodopa eine anhaltend und weitgehend gleichmäßige Beweglichkeit gewährleistet. Nach ca. 3–5 Jahren kommt es bei den meisten Patienten zu Wirkungsschwankungen, den sog. On-Off-Symptomen. Dabei findet immer wieder ein plötzlicher Wechsel von guter Beweglichkeit und Akinese statt. Es muss auch vermehrt mit Dyskinesien und insgesamt verringerter Wirksamkeit gerechnet werden.

Alternativ zu Levodopa können auch **Dopaminagonisten** eingesetzt werden. Sie sind v. a. im Frühstadium der Parkinson-Erkrankung besser wirksam. Es treten weniger Dyskinesien, aber mehr psychische Störungen auf.

Leidet der Patient v. a. unter Rigor, Tremor und vermehrter Drüsentätigkeit (Talg-, Schweiß-, Speicheldrüsenüberfunktion) wendet man **Anticholinergika** an. Sind jedoch psychische Symptome wie Denkstörungen und psychotische Krankheitszeichen vorhanden, sollten sie nicht eingesetzt werden.

Amantadin wird bei leichten Fällen, in der Frühphase der Erkrankung v. a. bei Hypokinese eingesetzt. Bei **Tremor** ist Budipin sehr gut wirksam.

Kombinationstherapie

Durch eine frühzeitige Kombinationstherapie kann die Dosierung so gering wie möglich gehalten und unerwünschten Effekten entgegengewirkt werden. Zudem können Wirkungsschwankungen und -verlust nach langjähriger Therapie mit Levodopa teilweise verhindert oder zumindest verzögert werden. Es wird immer Levodopa (plus Decarboxylasehemmer) mit einem oder mehreren der folgenden Anti-Parkinson-Mittel kombiniert:

- Entacapon
- Selegilin
- Dopaminagonisten
- NMDA-Antagonisten

Therapie der akinetischen Krise

Bei der akinetischen Krise handelt es sich um eine relativ rasch einsetzende, vollständige Bewegungsstarre, die mit Schluckbeschwerden, Fieber, Exsikkose und Hypokaliämie einhergehen kann und lebensbedrohlich ist. Sie wird mit **Amantadin** als Dauertropfinfusion behandelt.

VORSICHT

Patienten mit **akinetischer Krise** bedürfen einer sofortigen stationären Behandlung, da die Regulierung des Flüssigkeits- und Elektrolythaushalts (vital bedrohende Exsikkose, Hypokaliämie) sowie die intravenöse Amantadingabe erforderlich sind.

Anti-Parkinson-Mittel in der Pflege

Der **Parkinson-Patient** ist bei fortgeschrittener Erkrankung nicht mehr fahrtauglich. Gefährlich sind beim Autofahren neben den Bewegungsstörungen durch die Krankheit auch die Dyskinesien und evtl. auftretende Sehstörungen durch die Arzneimitteltherapie. In der Frühphase der Erkrankung, wenn der Patient auf ein Arzneimittel eingestellt ist und keine gefährlichen unerwünschten Wirkungen aufgetreten sind, kann das Führen eines Kraftfahrzeugs noch möglich sein.

Der Patient sollte Alkohol meiden, da größere Mengen die Parkinson-Symptomatik verschlechtern oder unerwünschte Wirkungen der Arzneimittel verstärken können.

Spät einsetzende Wirkung

Durch die langsame Dosissteigerung werden unerwünschte Wirkungen zu Beginn der Behandlung vermieden, die Wirkung der Anti-Parkinson-Mittel setzt dadurch jedoch auch später ein. Mit einer ausreichenden Wirkung der meisten Anti-Parkinson-Mittel ist erst nach 2–3 Wochen zu rechnen. Bei Levodopa kommt es recht schnell zu einer Besserung der Parkinson-Symptomatik, die jedoch nicht sehr lange anhält. Erst nach Tagen oder Wochen merkt der Patient eine nachhaltige Beweglichkeitsverbesserung, gleichzeitig treten jedoch auch Dyskinesien auf. Der Patient wird von den Pflegenden über diese Zusammenhänge informiert und entsprechend motiviert.

Unerwünschte Wirkungen

Hyperkinetische Dyskinesien (überschießende Störungen des Bewegungsablaufs) sind zwar meist schmerzlos, können aber vom Patienten als äußerst störend empfunden werden. Die teilweise völlig unwillkürlich ablaufenden Bewegungen z. B. der Extremitäten sind sehr auffällig und stoßen bei den Mitmenschen oft auf Unverständnis. Es können jedoch auch **langsame Dyskinesien** auftreten, die mitunter sehr schmerzhaft sind. Dyskinesien belasten den Parkinson-Patienten oft schwer. Er fühlt sich durch sie vom Regen in die Traufe versetzt.

Bei **On-Off-Symptomen** wirkt der Parkinson-Patient besonders launisch, denn in der Phase guter Beweglichkeit fühlt sich auch der Patient gut. Kommt er plötzlich in eine akinetische Phase (Off-Phase), ist er deprimiert.

Die Pflegenden gehen auf die Besonderheiten der Therapie ein und motiviert den Patienten.

> ▶
> **Psychische Veränderungen**
> Sehr sensibel reagieren die Pflegenden auf psychische Auffälligkeiten des Patienten wie Schlaflosigkeit, Unruhe und Halluzinationen. Diese Erscheinungen sind als unerwünschte Wirkung der Arzneimitteltherapie und nicht als eigenständige Erkrankung zu bewerten. Nehmen sie eine starke Ausprägung an, insbesondere zu Beginn der Therapie, informieren die Pflegenden sofort den behandelnden Arzt, damit eine Dosisreduktion oder eine Umstellung auf einen anderen Wirkstoff vorgenommen werden kann.

Häufig sind auch unerwünschte Wirkungen wie **Pulsbeschleunigung** und **Kreislaufbeschwerden**. Hier helfen langsames Aufstehen und Kaltwasserbehandlung. Bei **Magen-Darm-Beschwerden** empfehlen Pflegende kleine Mahlzeiten und viel Flüssigkeitszufuhr.

Sie achten bei Dopaminagonisten auf **Durchblutungsstörungen**, die sich durch Kälte, Blässe und Taubheitsgefühl an Fingern und Zehen äußern.

Typische unerwünschte Wirkungen von **Anticholinergika** sind Mundtrockenheit, Sehstörungen, Obstipation und Harnverhalt. Meist können hier die Aufklärung des Patienten sowie eine ausreichende Flüssigkeitszufuhr hilfreich sein (➤ Tab. 4.2).

4.6 Suchttherapeutika

Um Suchtkranken zu helfen, können auch Arzneimittel eingesetzt werden. Dabei ist jedoch zu beachten, dass auch diese u. U. ein Abhängigkeitspotenzial besitzen.

Suchttherapeutika verstehen

Arzneimittel können das Verlangen nach einem Suchtmittel reduzieren oder als Ersatz für dieses gegeben werden.

Disulfiram

Disulfiram (Antabus®) erzeugt eine Alkoholunverträglichkeit. Bereits kleine Mengen Alkohol führen zu subjektiv unangenehmen Symptomen wie Gesichtsrötung, warme Haut, Übelkeit, Erbrechen, Atemnot, Beklemmungsgefühl, Tachykardie, Blutdruckschwankungen, Schwindel und Kopfschmerz. Disulfiram hemmt durch die Blockade der Aldehyddehydrogenase den Abbau von Alkohol und es entsteht vermehrt Acetaldehyd im Körper, der für die unangenehmen Erscheinungen verantwortlich ist (➤ Abb. 2.8).

VORSICHT
Da es bei gleichzeitigem Alkoholgenuss zu lebensgefährlichen Störungen wie Schock und Atemlähmung kommen kann, darf Disulfiram nicht ohne Zustimmung des Patienten verabreicht werden. Die Verabreichung von Disulfiram ohne Wissen des Alkoholkranken ist eine strafbare Körperverletzung.

Acamprosat

Acamprosat (Campral®) kann das Verlangen nach Alkohol und so die Rückfallrate um etwa 50 % verringern. Der genaue Wirkmechanismus ist noch unklar. Bei Alkoholikern liegt im Gehirn ein Ungleichgewicht verschiedener Neurotransmitter vor, das durch Acamprosat ausgeglichen werden kann. Ein Suchtpotenzial besteht nicht. Der Wirkstoff ist nicht zur Behandlung des Alkoholentzugs geeignet.

Clomethiazol

Clomethiazol (Distraneurin®) wird v. a. zur Behandlung des Delirs und des Alkoholentzugs eingesetzt. Weitere Indikationen sind Erregungs- und Unruhezustände, Störungen des Schlaf-Wach-Rhythmus, des Status epilepticus und akute manische Zustände. Es sollte jedoch nur ausnahmsweise angewendet werden, wenn andere Maßnahmen erfolglos bleiben. Clomethiazol besitzt selbst ein außerordentlich hohes Abhängigkeitspotenzial. Um zu vermeiden, dass der Patient von der einen in die andere Sucht gerät, sollte es nicht ambulant und keinesfalls vorbeugend eingesetzt werden.

Opioide und Opioidantagonisten

Levomethadon (L-Polamidon®) und **Buprenorphin** (Subutex®) sind zur **Substitutionstherapie** bei Opiatabhängigkeit im Rahmen eines speziellen Programms zugelassen. Beide Wirkstoffe gehören zu den Opioidanalgetika und haben ein Abhängigkeitspotenzial. Psychische und physische Abhängigkeit sowie Toleranzentwicklung sind häufig. Durch ihren relativ langsamen Wirkungseintritt und die lange Wirkdauer (und bei Buprenorphin durch eine teilweise Aufhebung der euphorisierenden Wirkungen) ist das Abhängigkeitspotenzial aber deutlich geringer als bei Heroin.

Zudem kann Buprenorphin unter bestimmten Bedingungen die Wirkung anderer Opioide aufheben. Im Gegensatz zu Morphin, Heroin und Levomethadon gibt es beim Buprenorphin ein Wirkmaximum (partieller Opioid-Agonist/Antagonist). Überdosierung und Missbrauch sind dadurch unwahrscheinlich.

Opioid-Antagonisten wie **Naltrexon** (Nemexin®) und **Naloxon**, welche die Wirkungen der Opioide vollständig aufheben, werden zur Diagnostik einer Opiatabhängigkeit und zur Therapie einer Opioidvergiftung eingesetzt. Da sie die Opioidrezeptoren besetzen, ohne einen Effekt zu bewirken, können Opioide nicht mehr angreifen. Bei Abhängigen treten dadurch schwerste Entzugserscheinungen auf. Naltrexon kann ehemaligen Opiatabhängigen zur Unterstützung gegeben werden.

Clonidin

Clonidin (Paracefan®) dämpft den Sympathikus und wird v. a. bei Hypertonie eingesetzt (➤ 6.2.1). Es kann jedoch auch erfolgreich zur Behandlung des opiatbedingten Entzugssyndroms und in der Intensivmedizin beim akuten Alkoholentzugssyndrom verwendet werden. Dabei ist sein Wirkungseintritt relativ rasch (nach 1,5 Stunden).

Doxepin

Leichte Entzugssyndrome bei Alkohol-, Arzneimittel- oder Drogenabhängigkeit können mit dem Antidepressivum (➤ 4.1.1) **Doxepin** (Espadox®) behandelt werden. Es besitzt selbst nur ein äußerst geringes Abhängigkeitspotenzial und wird gut vertragen. Günstige Wirkungen im Zusammenhang mit der Suchttherapie sind:
- Sedierende und antidepressive Wirkung
- Hemmung der Magensaftsekretion und dadurch verringerte Ulkusbildung

- Verhinderung einer Toleranz gegenüber Opiaten
- Unterdrückung der Entzündungserscheinungen bei Opiatabhängigkeit

Bei akuten Vergiftungen mit Schlafmitteln, Schmerzmitteln, Psychopharmaka oder Alkohol sowie bei akuten Delirien darf es jedoch nicht gegeben werden.

Nikotin und Nikotinagonisten

Nikotinhaltige Arzneimittel (Nicorette®, Nicotinell®) können durch Ersatz des anregenden Nikotins den Verzicht auf das Rauchen erleichtern. Da die negativen Folgen beim Rauchen v. a. durch den Rauch und seine schädlichen Inhaltsstoffe, nicht aber durch das Nikotin selbst hervorgerufen werden, ist eine Nikotinsubstitution zur Raucherentwöhnung empfehlenswert.

Vareniclin (Champix®) ist ein Partialagonist am Nikotinrezeptoren. Es stimuliert einerseits den Rezeptor teilweise, wodurch die Entzugssymptome der Raucherentwöhnung minimiert werden, und hemmt andererseits die Effekte extern zugeführten Nikotins, womit zusätzliches Rauchen effektlos wird.

Bupropion

Bupropion (auch **Amfebutamon**, Zyban®) kann erfolgreich zur Raucherentwöhnung eingesetzt werden. Es verringert das Verlangen nach der Zigarette. Problematisch ist es aber wegen seiner Neben- und Wechselwirkungen.

Therapieablauf bei Abhängigkeit und Sucht

In der **Kontaktphase** wird versucht, zu dem Suchtpatienten eine vertrauensvolle Beziehung aufzubauen, auf deren Basis Schritte zur Behandlung der Erkrankung eingeleitet werden können. Der Patient muss durch den Arzt motiviert werden, eine Therapie durchzuführen. Bei der **Entgiftungsphase** erfolgt der medizinisch überwachte Entzug der psychotropen Substanz unter stationären Bedingungen. Dabei können Clonidin, Clomethiazol, Benzodiazepine und Doxepin zur Unterdrückung der Entzugserscheinungen eingesetzt werden.

In der **Entwöhnungsphase**, die meist mehrere Monate dauert, sollen die individuellen, dem Suchtverhalten zugrunde liegenden Mechanismen aufge-

deckt und mit psycho- und soziotherapeutischen Verfahren behandelt werden. Unterstützend können in der Entwöhnungsphase Arzneimittel wie Acamprosat, Disulfiram, Naltrexon sowie zur Substitutionstherapie Levomethadon und Buprenorphin eingesetzt werden. Das Therapieergebnis muss anschließend durch eine ausreichend lange **Rehabilitationsphase** stabilisiert werden. Eine Suchterkrankung kann nur selten geheilt werden. Um Rückfälle zu vermeiden ist immer eine völlige Abstinenz von der psychotropen Substanz anzustreben.

Therapie der Alkoholkrankheit

Die Alkoholsucht zu therapieren bereitet große Schwierigkeiten. Eine vollständige Abstinenz ist fast nur während der Entziehungskur selbst zu erreichen. Die Rückfallquote liegt bei 70 %. Eingebettet in ein therapeutisches Gesamtkonzept kann eine medikamentöse Therapie zur Unterstützung sinnvoll sein. Der ernsthafte Wille des Patienten ist für einen Therapieerfolg unabdingbar.

Clomethiazol ist zur Behandlung des Alkoholdelirs und des Entzugssyndroms Mittel der Wahl. Es wird nur unter kontrollierten stationären Bedingungen eingesetzt. Die Dosierung wird individuell für jeden Patienten eingestellt.

Initial werden 384–768 mg Clomethiazol gegeben. Ist nach 30–60 Minuten keine Sedierung erreicht, können zusätzlich 384 mg gegeben werden. Eine weitere Dosiserhöhung kann bis auf maximal 1.152–1.536 mg innerhalb von 2 Stunden erfolgen. Der Patient sollte jedoch noch ansprechbar sein. Da bei mehrtägiger Anwendung immer ein erhebliches Risiko zur Entwicklung einer sekundären Abhängigkeit besteht, darf Clomethiazol bei Behandlung des Entzugs nur maximal 10 Tage gegeben werden. Bei einem Delir, das trotz Behandlung länger als 14 Tage besteht, muss der therapeutische Nutzen der Clomethiazolgabe gegen das Risiko einer Clomethiazolabhängigkeit abgewogen werden. Da bereits nach 2-wöchiger Therapie mit Entzugssymptomen gerechnet werden muss, wird Clomethizol generell ausschleichend über mehrere Tage abdosiert.

Auch **Benzodiazepine** sind zur Therapie akuter Entzugserscheinungen und des Alkoholdelirs geeignet. Wegen ihres Abhängigkeitspotenzials sind sie außerdem in dieser Indikation nicht unproblematisch. Bei leichten Entzugserscheinungen ist **Doxepin** günstig,

4

da es nur ein äußerst geringes Abhängigkeitspotenzial aufweist.

In der Intensivmedizin bei akutem Alkoholentzugssyndrom mit einer Überaktivität des sympathischen Nervensystems, bei dem v. a. Zittern, Tachykardie, Blutdruckerhöhung, Schwitzen und Unruhe zu beobachten sind, wird **Clonidin** i. v. verabreicht. Zur weiteren Behandlung des Entzugs ist es jedoch nicht geeignet.

Unmittelbar nach einer Entgiftung, wenn der Patient 2–3 Wochen abstinent war, kann **Acamprosat** gegeben werden. Die Behandlungsdauer beträgt 1 Jahr. Tritt ein Rückfall auf, darf die Behandlung nicht abgebrochen werden. Die mittlere Dosierung beträgt 1.998 mg und wird auf 3 Dosen am Tag verteilt.

Die abschreckende Therapie mit **Disulfiram** wurde wegen der starken unerwünschten Wirkungen und des potenziellen Risikos bei einem Rückfall weitgehend verlassen.

Zu Beginn der Behandlung darf der Patient keinen Alkohol zu sich genommen haben. Am ersten Behandlungstag gibt man eine höhere Dosis, um einen schnellen Effekt zu erreichen (bis 1,5 g), innerhalb der nächsten 2–3 Tage reduziert man die Dosis wieder auf eine mittlere Tagesdosis von 0,2 bis 0,4 g. Die durch Disulfiram erzeugte Alkoholunverträglichkeit hält bis zu 14 Tage nach der Einnahme an.

Alternativ kann auch eine Entwöhnung mit **Naltrexon** versucht werden. Es vermindert wie Acamprosat das Verlangen nach Alkohol.

Therapie der Opioidabhängigkeit

Eine Entziehungskur bei Opiatabhängigkeit kann nur unter stationären Bedingungen mit begleitenden psychotherapeutischen und resozialisierenden Maßnahmen durchgeführt werden. Eine Alternative stellt die Substitutionstherapie dar.

Schwere Entzugssymptome lassen sich durch **Clonidin** verringern. Die Behandlung erfolgt stationär.

Clonidin wird nur für die Dauer des Entzugs gegeben. Dieser kann unterschiedlich lang (bei Heroin 4–7 Tage, Methadon bis 14 Tage) sein. Nach Beseitigung der Entzugsbeschwerden wird das Clonidin stufenweise abgesetzt. Die Dosis wird dabei innerhalb von 3 Tagen um je ein Drittel reduziert.

Nach einer erfolgreichen Entgiftung kann die Entwöhnung von Opioiden mit dem Opiatantagonisten **Naltrexon** unterstützt werden. Der Patient muss hierfür mindestens 7–10 Tage opioidfrei sein (Urinkontrolle).

Zum sicheren Ausschluss eines Opioidkonsums wird vor der Therapie ein Test mit Naloxon durchgeführt. Hierfür werden 0,2 mg i. v. gegeben. Treten nach 30 Minuten keine Entzugssymptome auf, werden weitere 0,6 mg gegeben. Bleibt der Patient symptomfrei, kann Naltrexon gegeben werden. Zu Beginn werden 25 mg eingenommen. Nach einstündiger Beobachtung und dem Fehlen von Entzugserscheinungen gibt man weitere 25 mg. Die Tagesdosis von 50 mg kann dann im weiteren Verlauf einmal morgens genommen werden.

Bei regelmäßiger und ausreichend langer Gabe ist die Therapie erfolgreich, da selbst hohe Dosen missbräuchlich angewendeter Opioide keinen euphorisierenden Effekt bewirken.

Die **Substitutionstherapie**, als sog. **Methadonprogramm** in Deutschland eingeführt, soll in erster Linie eine Möglichkeit für den Süchtigen sein, aus seiner sozialen Randsituation herauszukommen und seine beschaffungskriminelle Tätigkeit aufzugeben. Ihm soll so ein relativ normales, geregeltes Leben ermöglicht werden. Auch einige gesundheitliche Schäden, v. a. das hohe Infektionsrisiko sowie das Risiko für die Gesellschaft werden minimiert. Das Endziel der Behandlung ist jedoch die vollständige Drogenabstinenz.

Levomethadon ist dabei Mittel der Wahl. Bei Abhängigen mit kürzerer Dauer der Suchterkrankung und einer weniger verfestigten Suchterkrankung ist die Anwendung von **Buprenorphin** günstig. Eine Substitutionsbehandlung ist nur für Erwachsene (ab 18 Jahre) möglich. Sie wird von einem in der Substitutionstherapie erfahrenen Arzt, vorzugsweise aber in speziellen Zentren durchgeführt. Eine umfassende medizinische, soziale und psychologische Versorgung muss gewährleistet sein.

Buprenorphin und Levomethadon dürfen niemals kombiniert werden.

Raucherentwöhnung

Die Anwendung von nikotinhaltigen Präparaten zur Unterstützung der **Raucherentwöhnung** hat sich v. a. bei stärkeren Rauchern bewährt. Hierbei wird die Zigarette durch die entsprechenden Zubereitungen ersetzt.

Da **Bupropion** das Verlangen nach der Zigarette verringert, diese aber nicht ersetzt, wird es gegeben, noch bevor mit dem Rauchen aufgehört wird. Vor der

Behandlung wird festgelegt, wann der Tag sein soll, an dem nicht mehr geraucht wird. Er sollte in der zweiten Behandlungswoche liegen. Die Anfangsdosis ist einmalig 150 mg. Ab dem siebten Tag wird sie auf 2-mal 150 mg erhöht. Häufige unerwünschte Wirkungen sind Übelkeit, Erbrechen, Obstipation, trockener Mund und Kopfschmerzen. Auch Depressionen können auftreten, weshalb Bupropion als Reservemittel gilt.

Sowohl bei Nikotin als auch bei Bupropion ist die Entstehung einer Abhängigkeit unwahrscheinlich. Die medikamentös unterstützte Raucherentwöhnung ist nur für Erwachsene zugelassen.

Suchttherapeutika in der Pflege

Der Umgang mit Suchtpatienten ist schwierig. Die Pflegenden sollten den Betroffenen immer als krank ansehen und seine Sucht nicht als Willensschwäche interpretieren. Da die Sucht den Patienten stark in seiner Persönlichkeit verändert und der Zwang zur Beschaffung der Droge äußerst stark sein kann, ist ihm mitunter jedes Mittel recht, um die Droge zu erhalten. Das reicht von Halbwahrheiten und Lügen bis hin zu schweren kriminellen Handlungen. Ein gewisses Misstrauen ist darum immer angebracht. Dies sollte man dem Patienten jedoch nicht vor Augen halten. Dieser muss kontrolliert werden, er darf sich aber nicht gegängelt fühlen.

Die Bereitschaft des Patienten zur Therapie ist die wichtigste Voraussetzung für deren Gelingen. Ein Überreden oder Zwingen, sich in Therapie zu begeben, hat darum keinen Zweck. Auch das heimliche Verabreichen von Arzneimitteln zur Entwöhnung ist unsinnig und bei Disulfiram sogar gefährlich.

Anwendungsformen zur Opiatsubstitution
Die Einnahme von Levomethadon oder Buprenorphin zur Substitution darf generell nur unter Aufsicht des Arztes oder einer beauftragten Person, z. B. eines Pflegers oder eines Apothekers (in der Apotheke) erfolgen. Sind die Patienten gut eingestellt, frei von Nebenkonsum und zuverlässig, können sie einzelne Dosen als sog. **Take-home-Zubereitungen** erhalten. Die Abmessung der Einnahmemenge erfolgt jedoch nie durch den Patienten selbst. Die Einzeldosen werden in der Praxis oder Apotheke bereitgehalten und dem Patienten zum unmittelbaren Gebrauch

überlassen oder bei Take-home-Zubereitungen in speziellen Gefäßen als Einzeldosen mitgegeben.

Levomethadon steht als Lösung zur Verfügung (L-Polamidon®), die in Wasser oder Fruchtsaft eingenommen wird. Für eine Take-home-Zubereitung wird sie, um die i. v.-Applikation zu verhindern, in der Apotheke 1:1 mit Sirup oder anderen dickflüssigen Trinklösungen verdünnt. Buprenorphin gibt es als Sublingualtablette, die unter die Zunge gelegt wird. Nach 5–10 Minuten ist die Tablette aufgelöst.

Die Pflegenden überzeugen den Patienten davon, dass diese Anwendungsformen die einzig wirksamen und sicheren darstellen.

VORSICHT
Opioide zur Substitution, v. a. Take-home-Zubereitungen, müssen sehr sorgfältig und vor Kinderhänden **sicher aufbewahrt** werden. Schon die Einnahme einer Einzeldosis kann bei nicht opiatabhängigen Personen (auch Erwachsenen) lebensgefährlich sein und zum Tod durch Atemstillstand führen. Zubereitungen mit Opioiden zur Substitution dürfen **nur peroral** angewendet werden. Missbräuchliche i. v.-Injektionen sind sehr gefährlich. Es drohen Sepsis, Venenentzündung und Lungenembolien. Auch ein Nebenkonsum mit Sedativa, Tranquilizern und Antidepressiva kann sehr riskant sein, da ein erhöhtes Risiko für eine Überdosierung besteht!

Anwendungsformen zur Nikotinsubstitution
Die Mindestanwendung von nikotinhaltigen Zubereitungen beträgt 3–4 Wochen. Eine Dosisreduktion erfolgt stufenweise in wöchentlichen Intervallen. Die Dosierung richtet sich nach dem Zigarettenkonsum.

Es gibt **Pflaster** (trandermale therapeutische Systeme: TTS), **Kaugummis, Lutschtabletten** und **Nasensprays**, die Nikotin enthalten. Welche Arzneiform individuell am günstigsten ist, hängt vom Rauchverhalten und anderen Gegebenheiten ab.

Bei **Nikotinpflastern** wird das Nikotin langsam und kontinuierlich über die Haut resorbiert. Deshalb sind sie für Raucher, die in relativ regelmäßigen Abständen rauchen, besonders geeignet. Ein Pflaster wird einmal täglich auf eine gesunde, unbehaarte, trockene und saubere Hautstelle (z. B. an Oberarm, Schulter oder Hüfte) aufgeklebt. Danach sind die Hände gründlich zu reinigen. Die Klebestelle muss täglich gewechselt werden. Eine Pflasterstärke sollte mindestens 1 Woche angewendet werden, ehe die Dosis reduziert werden kann. Die

Therapie mit Nikotinpflastern dauert bis zu 4,5 Monate.

Bei **Kaugummis** und **Lutschtabletten** wird Nikotin über die Mundschleimhaut aufgenommen. Da Kaugummikauen dem Verhaltensmuster beim Rauchen ähnelt, kann so auch die fehlende Handlungsgewohnheit überbrückt werden. Es ist auch zur Vorbeugung von Rückfällen geeignet.

Die Kaugummis sollten jedoch langsam mit Pausen gekaut werden und mindestens 30 Minuten im Mund verbleiben. Nach 4–6 Wochen kann bei Kaugummis eine Dosisreduktion versucht werden, indem der Abstand zwischen den Anwendungen auf mehr als 1 Stunde erweitert wird. Werden nur noch 1–2 Kaugummis pro Tag gekaut, sollte die Therapie beendet werden.

Die Anwendung von Kaugummis sollte nur maximal 3 Monate betragen. Lutschtabletten dürfen nicht zerkaut oder geschluckt werden. Sie müssen so lange im Mund verbleiben, bis sie sich vollständig aufgelöst haben. Auch sollte man nicht gleichzeitig essen oder trinken. Nach 6 Wochen reduziert man die Anwendung auf alle 2–4 Stunden, nach 9 Wochen auf alle 4–8 Stunden, nach 12 Wochen auf 1–2 Lutschtabletten am Tag. **Lutschtabletten** sollten nur maximal 6 Monate angewendet werden.

Bei nikotinhaltigen **Nasensprays** wird Nikotin über die Nasenschleimhaut resorbiert. Bei der Applikation wird jeweils ein Sprühstoß in jedes Nasenloch gegeben. Die Dosierung sollte über 3 Monate konstant gehalten und dann langsam reduziert werden. Die maximale Therapiedauer beträgt 6 Monate.

Unerwünschte Wirkungen

Meist kann unerwünschten Wirkungen durch Arzneimittel zur Suchttherapie (> Tab. 4.13) mit einer vorsichtigen stufenweisen Dosierung sowohl zu Beginn als auch am Ende der Therapie entgegengewirkt werden.

Da die negativen Wirkungen der psychotropen Substanzen zumeist wesentlich stärker sind als die unerwünschten Wirkungen der entsprechenden Arzneimittel, tolerieren sie die Patienten nach entsprechender Aufklärung durch den Arzt und die Pflegenden oft recht gut.

Zu Beginn einer Substitutionsbehandlung treten häufig Entzugsymptome wie Angst, Zuckungen, Magen-Darm-Beschwerden, Fieber, Frösteln, Schwitzen und Zittern auf. Ein weiteres Problem für den Süchtigen ist, dass der bei Heroin gewohnte „Kick" (plötzlich eintretendes übermäßiges Glücksgefühl) ausbleibt, da die Wirkung der Substitutionsopioide sehr langsam einsetzt.

Unerwünschte Wirkungen von **Nikotinzubereitungen** sind oft durch die spezielle Anwendungsform bedingt. Da Nikotin Haut und Schleimhäute reizt, kommt es entsprechend zu Hautreizungen bei Pflastern, zu Geschmacksanomalien, Rachenreizungen, Schluckauf und Sodbrennen bei Kaugummis und Lutschtabletten sowie zu Schnupfen, Nasenbluten und starken Reizungen an der Nasenschleimhaut bei Nasenspray.

Unabhängig davon, welches Arzneimittel zur Therapie eingesetzt wird oder von welcher Substanz der Patient abhängig ist, sollten in der Entwöhnungsphase **keine alkoholischen Getränke** (auch nicht kleinere Mengen) genossen werden.

V O R S I C H T

Rauchverbot

Mit Beginn der Nikotinersatzbehandlung darf nicht mehr geraucht werden, sonst kann es zu verstärkten Nikotinwirkungen kommen, v. a. zu gefährlichen Herz-Kreislauf-Reaktionen wie Angina-pectoris-Anfällen oder Reinfarkten. Besonders problematisch ist das Rauchen bei Anwendung von Pflastern, da trotz einer Entfernung der Pflaster die Wirkung noch über Stunden bestehen bleibt.

Tab. 4.13 Unerwünschte Wirkungen von Arzneimitteln zur Suchtbehandlung und Möglichkeiten der Gegenbehandlung.

Wirkstoff	Unerwünschte Wirkung	Gegenmaßnahmen
Opioide zur Substitution	Verstopfung, Schwitzen	Gabe von Laktulose oder Macrogol, Gabe von Salbeizubereitungen
Naltrexon	Magenbeschwerden	Gabe von Antazida
Clonidin	Starke Blutdrucksenkung und Sedierung, Mundtrockenheit	Tägliche Kontrolle von Puls und Blutdruck, Bettruhe, viel trinken, Kaugummi kauen

Wiederholungsfragen

1. Wie wirken Antiepileptika und welche unerwünschte Wirkung ist sehr häufig? (> 4.4)
2. Warum wird bei der Parkinson-Erkrankung Levodopa immer gemeinsam mit Decarboxylasehemmern gegeben? (> 4.5)
3. Wie wirken Antidepressiva allgemein und wodurch unterscheiden sich die verschiedenen Wirkstoffe in ihrer Wirkung? (> 4.1.1)
4. Was ist bei suizidgefährdeten Patienten unter Therapie mit Antidepressiva zu beachten? (> 4.1.1)
5. Welches sind die Symptome einer Lithiumintoxikation und wie kann es dazu kommen? (> 4.1.2)
6. Welche Vorteile haben atypische Neuroleptika gegenüber klassischen Neuroleptika? (> 4.1.3)
7. Welche unerwünschten Wirkungen sind typisch für Neuroleptika und wie kann ihnen begegnet werden? (> 4.1.3)
8. Welche Probleme bringt die Anwendung von Hypnotika mit sich? (> 4.2)
9. Wie wirken Tranquilizer und bei welchen Erkrankungen werden sie eingesetzt? (> 4.1.4)
10. Wie wirken Psychostimulanzien bei ADHS? (> 4.1.5)

4

5 Arzneimittel im Hormonsystem

Hormonsystem (Endokrinium): Gesamtheit der endokrinen Gewebe bzw. Drüsen einschließlich ihrer Steuerungszentren.

Endokrinologie: Teilgebiet der Inneren Medizin, das sich mit der Funktion hormonproduzierender Drüsen sowie der Diagnostik und Behandlung von Störungen des Hormonsystems beschäftigt.

Behandlungsstrategien bei Hormonstörungen

Im Hormonsystem gibt es verschiedene Angriffsmöglichkeiten für Medikamente.

Beeinflussung des hormonalen Regelkreises

Der **hormonale Regelkreis** ist durch Arzneimittel regulierbar und somit können Hormonstörungen behoben bzw. der endokrine Status des Organismus verändert werden.

Durch Gabe von Gonadotropinen oder Gonadoliberinen ist z. B. die Behandlung mangelnder **Fertilität** (Fruchtbarkeit) bzw. Ovulation möglich (> 5.3.1). Verabreicht man dagegen einer gebärfähigen Frau effektorische Sexualhormone, wird dem Körper eine Schwangerschaft „vorgetäuscht" und eine weitere Ovulation unterbleibt. Dies ist der Wirkmechanismus vieler Kontrazeptiva, die zur hormonalen **Empfängnisverhütung** eingesetzt werden (> 5.3.4).

Ähnliches bewirken Hormone, die bei **Krebserkrankungen** der Geschlechtsorgane appliziert werden. Derartige Tumoren sind zumeist abhängig vom Einfluss entsprechender Sexualhormone. Wenn durch hormonale Arzneimittel über eine negative Rückkopplung in den Regelkreis so eingegriffen wird, dass weniger Sexualhormon ausgeschüttet wird, kann das Tumorwachstum gestoppt werden (> 13.1.2).

Eine Unterdrückung der körpereigenen Hormonsynthese durch negative Rückkopplung stellt auch die Therapie einer **Strumaerkrankung** (> 5.2.1) mit Levothyroxin dar. Aus der Gabe des effektorischen Schilddrüsenhormons resultieren geringere Thyrotropinspiegel, sodass eine weitere Schilddrüsenvergrößerung unterbleibt.

Hormonsubstitution

Eine mangelnde Produktion von Hormonen kann durch Applikation dieser endokrinen Stoffe als Arzneimittel ausgeglichen werden. Beispielsweise wendet man Levothyroxinpräparate an, wenn dieses Hormon aufgrund einer **Schilddrüsenunterfunktion** (Hypothyreose) nur unzureichend produziert wird (> 5.2.1).

Unterdrückung der Hormonsynthese

Eine Hemmung der Hormonsynthese bietet sich bei übermäßiger Hormonproduktion an. Dies bewirken z. B. **Thyreostatika** bei der **Schilddrüsenüberfunktion** (Hyperthyreose, > 5.2.3). Die Synthese des iodhaltigen Schilddrüsenhormons Levothyroxin kann an mehreren Stellen gehemmt werden. So blockieren Iodinationshemmer wie Perchlorate die Aufnahme von Iodid in die Schilddrüse, während Iodisationshemmer wie Propylthiouracil die nötige Oxidation von Iodid zu Iod unterbinden.

Antagonisierung der Hormoneffekte

Hormonwirkungen können über strukturspezifische Rezeptorblockaden durch Arzneimittel gehemmt werden. Dies wird besonders im Bereich der Geschlechtshormone therapeutisch genutzt (> 5.3).

5.1 Arzneimittel für Hypothalamus und Hypophyse

Zur Beeinflussung von Hypothalamus und Hypophyse werden häufig Hormone/Hormonanaloga bzw. Antagonisten/Hemmstoffe eingesetzt, um die Wirkung der körpereigenen Hormone nachzuahmen bzw. zu unterdrücken.

Arzneimittel für Hypothalamus und Hypophyse verstehen

Hormone bzw. Analoge zur Substitution bei mangelnder körpereigener Hormonproduktion sind **Adiuretinanaloga** (➤ Tab. 5.1) sowie gentechnisch gewonnenes **Somatotropin**.

Hemmstoffe natürlicher Hormone sind **Somatostatinanaloga** oder Prolaktininhibitoren wie **Dopaminagonisten**.

Therapie des Diabetes insipidus (Wasserharnruhr)
Die mangelnde Adiuretinsekretion kann durch Hormonsubstitution ausgeglichen werden. Dies ist dann notwendig, wenn die erhöhten Wasserverluste des Körpers über verstärktes Trinken nicht mehr kompensiert werden können. Adiuretin selbst wird wegen relativ geringer Wirkdauer jedoch kaum noch angewendet. Günstiger sind **Adiuretinanaloga** wie **Desmopressin**.

In peroralen Zubereitungen ist eine wesentlich höhere Dosis nötig als bei nasaler oder intravenöser Applikation. Ursache hierfür ist die Zerstörung der Peptidstruktur der Hormone im Gastrointestinaltrakt, wodurch nur ein geringer Anteil der verabreichten Dosis resorbiert werden kann.

Die weiteren Indikationen von **Adiuretin** bzw. seiner Analoga erscheinen plausibel, wenn man die Wirkungen des Hormons im Organismus betrachtet. Neben seiner antidiuretischen (wasserzurück-haltenden) Effekte bewirkt Adiuretin außerdem eine Vasokonstriktion (Gefäßverengung) und kann somit Blutverluste bei Gefäßverletzungen vermindern.

▶

> Die Pflegenden achten bei Patienten mit einer vorliegenden zerebralen Schädigung (Trauma, Entzündung, Tumor) besonders auf die Urinausscheidung und bestimmen regelmäßig das spezifische Gewicht des Urins. Ist dieses stark vermindert, wird der Arzt darüber informiert.

Therapie der Hypophysenvorderlappenunterfunktion
Neben ursächlichen Therapiemöglichkeiten wie Tumorentfernung steht die Substitution vermindert gebildeter Hormone im Vordergrund. Dies sind hauptsächlich:

- Hormone der Nebennierenrinde (Glukokortikoide, ➤ 5.4.1)
- Hormone der Schilddrüse (➤ 5.2.1)
- Sexualhormone (➤ 5.3)
- Somatotropin (Genotropin®) als Wachstumshormon
  - Bei Kindern zur Verhinderung des Kleinwuchses.
  - Bei Erwachsenen wird das körperliche Wohlbefinden positiv beeinflusst, wobei der Einsatz nur bei Somatotropinmangel medizinisch begründbar ist.

Mineralokortikoide müssen im Allgemeinen nicht ergänzt werden.

Therapie der Hypophysenvorderlappenüberfunktion
Häufige Form einer Hypophysenvorderlappenüberfunktion ist das **Prolaktinom** – ein Tumor, der durch verstärkte Prolaktinsekretion charakterisiert

Tab. 5.1 Adiuretinanaloga.

Wirkstoff	Handelspräparate	Indikation	Applikation
Desmopressin	Minirin®	Diabetes insipidus, nächtliches Bettnässen	Intranasal oder per-oral, s. c./i. v.
		Blutungsprophylaxe bei OP hämophiler Patienten	I. m.
Terlipressin	Glycylpressin®	Ösophagusvarizenblutungen	I. m.

ist. Neben operativen Maßnahmen gibt es einige Möglichkeiten zur Arzneimitteltherapie:

- Applikation von Dopaminagonisten wie **Bromocriptin** (Pravidel®), **Lisurid** (Dopergin®).
  - Dopamin wirkt inhibitorisch gegenüber Prolaktin, sodass Stoffe, die am Dopaminrezeptor agonistisch wirken, übermäßigen Prolaktineinflüssen gegensteuern können.
  - Dopaminagonisten werden darüber hinaus als Parkinson-Therapeutika (➤ 4.5) sowie zum Abstillen (➤ 5.3.3) eingesetzt.
- Die Gabe des Somatostatin-Analogons **Octreotid** (Sandostatin®). Somatostatin und sein Analogon Octreotid wirken inhibitorisch gegenüber Wachstumshormonen. Octreotid kann somit zu einer Tumorverkleinerung und Behandlung akromegalieartiger Symptome eingesetzt werden.

Arzneimittel für Hypothalamus und Hypophyse in der Pflege

Patienten mit Hypothalamus-/Hypophysenerkrankungen sollten zur Sicherheit einen Notfallausweis mit Informationen zu Erkrankung, Arzneimitteltherapie und Erste-Hilfe-Maßnahmen bei sich tragen.

Bei Einhaltung der Therapievorgaben werden auch die das Körperbild beeinträchtigenden Symptome gebessert. Eine entsprechende Aufklärung über die Behandlung erhöht die Compliance der Patienten. Dabei müssen die Pflegenden sensibilisiert gegenüber den seelischen Bedürfnissen der Patienten sein.

Anwendung und Lagerung

Lagerung von Adiuretinanaloga
Patienten mit Diabetes insipidus werden von den Pflegenden über die sachgerechte Lagerung und Anwendung von (nasalen) Zubereitungen mit Adiuretinanaloga informiert. Diese sind kühl zu lagern.

Applikation von Wachstumshormonen
Die beste Wirksamkeit entfaltet Somatotropin bei abendlicher Gabe. Die Injektionsstellen sind täglich zu wechseln, um eine Rückbildung subkutanen Fettgewebes (Lipatrophie) zu vermeiden.
Einnahmehinweise für Octreotid
• Octreotid sollte zwischen den Mahlzeiten bzw. vor dem Schlafengehen und möglichst in Anteilen appli-

ziert werden. Dies vermindert unerwünschte Wirkungen wie Magen-Darm-Beschwerden und Schwankungen des Blutzuckerspiegels.
• Um Schmerzen an der Injektionsstelle vorzubeugen, sollte die Octreotidzubereitung temperiert (Raumtemperatur) angewendet werden.

Unerwünschte Wirkungen

An unerwünschten Wirkungen können bei **Adiuretinanaloga** neben gastrointestinalen Beschwerden auch Veränderungen im kardiovaskulären System auftreten. Die ausgeschiedene Harnmenge sollte überwacht werden. Die Pflegenden informieren über die Wichtigkeit einer angepassten, erhöhten Trinkmenge sowie geeignete Getränke. Bei Patienten, die Hilfestellung bei der Ernährung benötigen, sorgen die Pflegenden dafür, dass die notwendige Trinkmenge erreichbar ist oder helfen beim Trinken. Zum Überblick ist ein Trinkprotokoll anzulegen. Ungeeignet sind ausschwemmende Getränke wie Kaffee, Schwarztee oder Alkohol.

VORSICHT
Adiuretin und seine Analoga führen durch Vasokonstriktion und Wasserretention zu Blutdrucksteigerungen. Eine Anwendung bei Hypertonikern, Patienten mit fortgeschrittener Arteriosklerose oder Koronarerkrankungen verbietet sich.

Adiuretinanaloga können außerdem vereinzelt zu Unverträglichkeitsreaktionen führen. Bei nasaler Applikation kommt es zu lokalen unerwünschten Wirkungen wie Nasenbluten.

Somatotropin wirkt in höherer Dosierung diabetogen und beschleunigt die Zellteilung. Eine Anwendung darf daher bei Diabetikern und Tumorpatienten nicht erfolgen.

Auf Anzeichen eines hypophysären Komas ist zu achten. Die Pflegenden überwachen die Vitalfunktionen der Patienten.

Bei Gabe von **Octreotid** treten neben Schmerzen an der Injektionsstelle und gastrointestinalen Beschwerden Störungen des Blutzuckerspiegels auf.

Bei Therapie mit Octreotid ist eine regelmäßige Kontrolle des Blutzuckerspiegels notwendig.

5.2 Schilddrüsentherapeutika

Schilddrüsentherapeutika sind entweder selbst Hormone, greifen in die Hormonsynthese ein oder beeinflussen das Schilddrüsengewebe.

5.2.1 Schilddrüsenhormone

Einsatz finden die stoffwechselaktiven Hormone **L-Thyroxin** (T4) und **Triiodthyronin** (T3) v. a. bei der Hypothyreose (Schilddrüsenunterfunktion).

Schilddrüsenhormone als Arzneimittel verstehen

Ihre Wirkungen sind:
- Steigerung von Energieumsatz und Wärmeentwicklung des Körpers
- Förderung der Glukosebildung, Steigerung der Fettverstoffwechslung und des Eiweißaufbaus (in höheren Dosen eiweißabbauende Wirkung)
- Stimulation von Längenwachstum sowie Organentwicklung (besonders des Gehirns) in Wachstumsphasen des Organismus

L-Thyroxin besitzt im Vergleich mit Triiodthyronin eine deutlich längere Plasmahalbwertszeit von ca. 7 Tagen. Aufgrund der langen Wirkdauer lässt sich T4 besser steuern als T3 und wird bevorzugt angewendet. Allerdings wird deshalb auch eine einschleichende Dosierung bis zum Erreichen der Erhaltungsdosis notwendig. Die Therapie ist häufig lebenslang durchzuführen.

In der Schwangerschaft besteht ein deutlich erhöhter Bedarf an Schilddrüsenhormonen.

Therapie der Hypothyreose

Die Hypothyreose wird über andauernde Substitution mit **L-Thyroxin** (Berlthyrox®, Eferox®, Euthyrox ®) behandelt. Die Therapie erfolgt einschleichend, um einer Kumulation sowie stärkeren unerwünschten Wirkungen wie Tachykardie, Zittern und Schlaflosigkeit vorzubeugen. Die mittlere Erhaltungsdosis beträgt 100–200 µg pro Tag. In der Schwangerschaft ist der erhöhte Bedarf zu berücksichtigen.

Schilddrüsenhormone in der Pflege

▶
Einnahmehinweise
L-Thyroxin sollte morgens nüchtern (30 Minuten vor dem Frühstück) eingenommen werden. Dies erhöht die Bioverfügbarkeit. Auf Milch und Milchprodukte sollte zum Frühstück weitestgehend verzichtet werden, da das enthaltene Kalzium mit L-Thyroxin Komplexe bildet. Geringe Mengen wie Kaffeesahne oder eine Scheibe Käse sind unkritisch.
In der häuslichen Pflege sollten für das Richten der Arzneimittel genaue Absprachen getroffen werden. Die üblichen Tagesdosetten (morgens, mittags, abends, nachts) sind dafür nicht geeignet. Eine Möglichkeit kann sein, einen beschrifteten Becher bereitzustellen, in den das L-Thyroxin für die Einnahme vor dem Frühstück gerichtet werden kann.

Unerwünschte Wirkungen

Die unerwünschten Wirkungen von L-Thyroxin entsprechen den Symptomen einer Hyperthyreose und zeigen eine Überdosierung an.

V O R S I C H T
Bei Tachykardien, Angina pectoris sowie Kardiomyopathien sollte L-Thyroxin nicht bzw. sehr vorsichtig angewendet werden.

5.2.2 Iodid

Zur Therapie der euthyreoten Struma (Vergrößerung der Schilddrüse bei normaler Schilddrüsenfunktion) sowohl zur Prophylaxe als auch zur Therapie und Stabilisierung des Therapieerfolges ist die Gabe von **Iodid** angezeigt (➤ Tab. 5.3). Innerhalb eines Zeitraums von 6–12 Monaten lässt sich gerade

Tab. 5.2 Fertigarzneimittel zur Behandlung der euthyreoten Struma.

Handelspräparate mit Iodid	Handelspräparate mit Iodid/L-Thyroxin
Jodetten®	Jodthyrox®
Jodid (Merck)®	Thyreocomb® N
Jodid-ratiopharm®	Thyronajod®
Kaliumiodid BC®	

Tab. 5.3 Empfehlungen zur Therapie der euthyreoten Struma durch Iodzufuhr (modifiziert nach Fülgraff und Palm 1995).

Medikamentöse Therapie der Iodmangelstruma (Tagesdosen)	
Schulkinder	100–200 µg Iodid
Jugendliche/junge Erwachsene	200(–300) µg Iodid
Erwachsene < 40 Jahre	200–300 µg Iodid oder 100–200 µg Iodid + 50–100 µg Levothyroxin oder 75–150 µg Levothyroxin
Behandlungsdauer durchschnittlich 1 Jahr, anschließend Rezidivprophylaxe mit 100 µg Iodid	

bei Kindern und Jugendlichen ein deutlicher Rückgang des Schilddrüsenvolumens erreichen.

Bei älteren Patienten sowie Schwangeren bevorzugt man die kombinierte Gabe von **Iodid** (100–150 µg)/**L-Thyroxin** (50–100 µg, ➤ Tab. 5.2).

Iodid als Arzneimittel verstehen

Iodid ist nötig zur Synthese der Schilddrüsenhormone L-Thyroxin und Triiodthyronin. Meist wird es als **Kaliumiodid** zugeführt. Anwendungsgebiete sind Prophylaxe und Therapie der euthyreoten Struma. Zu beachten ist der erhöhte Iodidbedarf in Wachstumsperioden wie der Schwangerschaft oder in Gebieten mit massiver Iodunterversorgung (küstenferne Regionen).

Bei hoher Dosierung wirken Iodidsalze kurzfristig hemmend auf die Freisetzung von Schilddrüsenhormonen. Dies kann in Vorbereitung operativer Eingriffe ausgenutzt werden.

Iodid in der Pflege

Der Iodgehalt der Nahrung sollte durch die Pflegenden berücksichtigt und den Patienten nahegebracht werden. Während Strumapatienten, Hypothyreotiker und „Risikogruppen" wie Schwangere auf eine iodreiche Ernährung achten sollten, ist eine übermäßige Zufuhr von Iod durch Hyperthyreotiker zu vermeiden.

▶

Iodgehalt der Nahrung
Der Iodgehalt der meisten Lebensmittel ist recht gering. Er liegt für viele Teig- und Brotwaren bei 1–2 µg und für viele Obst- und Gemüsesorten bei ca. 5 µg pro Portion. Etwas iodreicher sind Milch und Milchprodukte sowie ausgewählte Gemüse wie etwa Broccoli oder Möhren. Iodreich sind z. B. Kabeljau und Schellfisch mit über 20 µg pro Portion. Mediziner empfehlen, durch Verwendung iodierten Kochsalzes (15–25 mg Iod/kg Kochsalz) sowohl im Haushalt als auch bei Fertigprodukten, häufige Fischmahlzeiten und ggf. Iodidtabletten eine ausreichende Iodzufuhr sicherzustellen und so der Entwicklung einer Struma vorzubeugen.

Unerwünschte Wirkungen
Unerwünschte Wirkungen von Iodid äußern sich in Form von Haut- und Schleimhautreizungen.

VORSICHT
Iodsalze können tuberkulöse Prozesse aktivieren und sind bei entsprechenden Patienten kontraindiziert.

5.2.3 Thyreostatika

Thyreostatika (schilddrüsenhemmende Stoffe): Arzneistoffe, welche die Synthese, den Einbau von Iod in Schilddrüsenhormonvorstufen bzw. die Freisetzung von Schilddrüsenhormonen blockieren.

Thyreostatika sind besonders bei der immunogenen Hyperthyreose (Schilddrüsenüberfunktion) – dem Morbus Basedow – indiziert. Nach einer Therapiedauer von etwa 1 Jahr ist bei vielen Patienten die Erkrankungssymptomatik dauerhaft behoben.

Thyreostatika werden auch bei der **thyreotoxischen Krise**, der lebensbedrohlichen Entgleisung einer Hyperthyreose, angewendet.

Operative Maßnahmen oder die Radioiodtherapie sind angezeigt bei Schilddrüsenautonomie (die Schilddrüse reagiert nicht mehr auf die Signale des Regelkreises, sondern produziert ohne Regulation zu viel Schilddrüsenhormon) sowie Rezidiven des Morbus Basedow. Zur Operationsvorbereitung oder

5

Tab. 5.4 Thyreostatika.

Wirkstoffe	Handelspräparate
Thiamazol/Methimazol	Favistan®, Methizol®
Carbimazol	Carbimazol Henning®
Propylthiouracil	Propycil®
Perchlorat	Irenat®

Überbrückung der Latenzzeit bis zum Wirkeintritt einer Radioiodtherapie werden Thyreostatika (➤ Tab. 5.4) gegeben.

Thyreostatika verstehen

Während eine kurzfristige, präoperative Hemmung der Hormonfreisetzung durch hohe Dosen an Iodid erreicht wird, gehören **Iodinationshemmer** und **Iodisationshemmer** zu den auch dauerhaft verabreichten **Thyreostatika**.

Iodinationshemmer wie **Perchloratsalze** unterdrücken die Aufnahme von Iodid in die Schilddrüse durch Konkurrenz um die Transportmöglichkeiten (➤ Abb. 5.1).

Aufgrund der Möglichkeit ernst zu nehmender Nebenwirkungen wie Blut- und Nierenschäden werden Perchlorate nur bei Unverträglichkeit der Iodisationshemmer zur Dauertherapie eingesetzt.

Typischer ist die Anwendung bei Patienten, bei denen eine Diagnosestellung mittels iodhaltiger Kontrastmittel (z. B. Hirnszintigrafie) unumgänglich ist und gleichzeitig die Gefahr einer thyreotoxischen Krise besteht. Diese könnte über Verwertung von Iod aus dem Kontrastmittel ausgelöst werden. Durch Gabe von Perchlorat wird nun die Aufnahme von Iod in die Schilddrüse verhindert und damit einer thyreotoxischen Krise vorgebeugt.

> ### VORSICHT
> Auch unmittelbar nach Absetzen von Perchloraten kann die Wirkung iodhaltiger Präparate beeinträchtigt sein, denn diese haben eine lange Wirkdauer. Perchlorate sind in Schwangerschaft und Stillzeit kontraindiziert.

Iodisationshemmer unterbinden die Oxidation von Iodid zu Iod in der Schilddrüse. Dieser Vorgang stellt jedoch eine Voraussetzung für die Synthese von L-Thyroxin und Triiodthyronin dar, sodass deren Bildung vermindert wird (➤ Abb. 5.1). Die Wir-

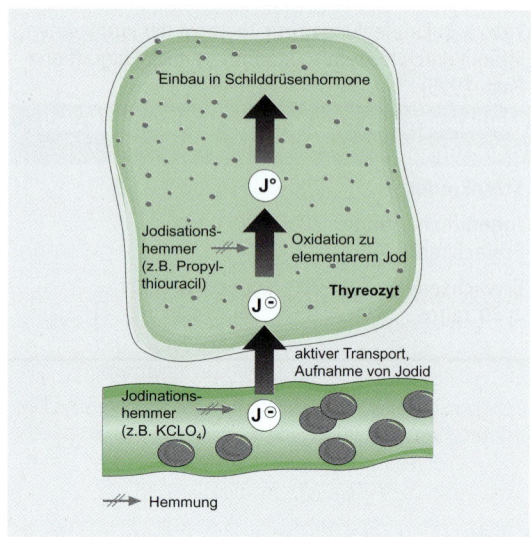

Abb. 5.1 Wirkweise von Thyreostatika: Iodinationshemmer blockieren die Aufnahme von Iodid in die Schilddrüse. Iodisationshemmer unterdrücken die Oxidation zu Iod. [L157]

kung – ein verminderter Hormongehalt in Blut und Schilddrüse – tritt nach ca. 1–2 Wochen ein.

Die Iodisationshemmer sind plazentagängig. Um eine Hypothyreose zu vermeiden, sind in der Schwangerschaft, aber auch der Stillzeit Niedrigstdosen einzusetzen.

Therapie der Hyperthyreose

Zur Behandlung der Hyperthyreose stehen prinzipiell 3 Möglichkeiten zur Verfügung. Sowohl die **Radioiodtherapie** als auch **operative Maßnahmen** verringern hormonproduzierendes Schilddrüsengewebe. Demgegenüber führen **Thyreostatika** zu einer verminderten Hormonsynthese bzw. -freisetzung ohne Gewebsentfernung.

Radioiod

Radioiod (^{131}I) wird analog dem nicht radioaktiven Iod in der Schilddrüse gespeichert und zerfällt unter Abgabe von β- sowie γ-Strahlung. Über eine Zerstörung von Schilddrüsengewebe vermindert sich im Verlauf von 2–4 Monaten die Hormonproduktion. Die Latenzzeit bis zum Wirkeintritt muss evtl. mit Thyreostatika überbrückt werden. Nachbargewebe ist aufgrund der geringen Strahlenreichweite kaum betroffen.

Die gut verträgliche Therapie wird bei Personen ab 25 Jahren durchgeführt, ist jedoch in Schwangerschaft, Stillzeit sowie Wachstumsperioden kontraindiziert. Als Spätfolge tritt in wenigen Fällen, evtl. auch erst Jahre nach der Therapie, eine Hypothyreose auf.

In niedriger Dosierung wird Radioiod auch als Funktionsdiagnostikum der Schilddrüse eingesetzt.

Thyreostatika in der Pflege

V O R S I C H T

Keine Selbstmedikation bei Hyperthyreose!
Der Patient mit einer Hyperthyreose soll keine Arzneimittel eigenmächtig einnehmen. Das „banale" Schmerzmittel Aspirin® z. B. kann durch Verdrängung der Schilddrüsenhormone aus ihrer Bindung an die Bluteiweiße die Hyperthyreose verstärken. Auch das ansonsten sinnvolle Iodsalz sollte er nicht zu sich nehmen, da Iodzufuhr eine thyreotoxische Krise auslösen kann.

Anwendung von Radioiod

Nach der Anwendung von Radioiod zur Therapie einer Schilddrüsenüberfunktion werden die Patienten zu ihrer eigenen Sicherheit und zum Schutz ihrer Umgebung über Verhaltensregeln im Alltag aufgeklärt.

Iodisationshemmer

Bei zu hoher Dosierung von Iodisationshemmern besteht die Gefahr der Kropfbildung (iatrogene Struma). Neben Übelkeit, allergischen Reaktionen und Geruchsstörungen sind auch Knochenmarksschaden möglich.

▶ Bei der Mundpflege achten die Pflegenden auf die Anzeichen einer Knochenmarksschädigung, wie Entzündungen im Mund-Rachen-Raum, und leiten die Patienten zur Selbstbeobachtung an.

5.2.4 Arzneimittel bei Nebenschilddrüsenerkrankungen

Bei Erkrankungen der Nebenschilddrüse kommt es zu Störungen im Kalziumhaushalt, zu Hypo- oder Hyperkalzämien.

Arzneimittel bei Nebenschilddrüsenerkrankungen verstehen

Zur Behandlung des **Hypoparathyreoidismus** (Parathormonmangel) dienen **Colecalciferol** (Viganto-

letten®) oder auch **Dihydrotachysterol** (Tachystin®). Diese haben gegenüber dem Parathormon den Vorteil der peroralen Applizierbarkeit und geringerer Kosten. Die Dosen müssen individuell anhand des Blutkalziumspiegels ermittelt werden.

Diese Stoffe bewirken dessen Erhöhung. Dies resultiert aus einer Förderung der Kalziumresorption aus dem Darm, aber auch aus den Nierenkanälchen. Außerdem wird Kalzium vermehrt aus den Knochen ans Blut abgegeben, allerdings überwiegt im Endergebnis die Förderung des Knochenaufbaus, da dieser an einen ausreichenden Blutkalziumspiegel gebunden ist.

Darüber hinaus wirkt Vitamin D_3 immunmodulierend und proliferationsfördernd auf die Haut. Vitamin D_3 wird inzwischen auch zu den hormonartigen Stoffen gezählt. Dies rührt daher, dass Vitamin D_3 im Körper eigenständig synthetisiert werden kann, ins Blut abgegeben wird und entfernt vom Bildungsort seine Wirkungen entfaltet.

Dihydrotachysterol besitzt im Vergleich mit Colecalciferol eine kürzere Halbwertszeit und ist daher besser steuerbar.

Beim primären **Hyperparathyreoidismus** ist die operative Entfernung der Tumoren angezeigt. Präoperativ kann dabei die Senkung eines erhöhten Blutkalziumspiegels mittels intravenöser Flüssigkeitszufuhr, Kalzitonin (➤ 3.3.3), Diuretika (z. B. Furosemid, ➤ 10.1) oder auch Bisphosphonaten (➤ 3.3.3) nötig sein. Postoperativ kann sich dagegen eine **Hypokalzämie** einstellen, die mittels Kalziumgabe behandelt werden muss.

Ein sekundärer Hyperparathyreoidismus ist oft die Folge eines erniedrigten Blutkalziumspiegels, z. B. im Rahmen einer Niereninsuffizienz. Hier hat sich die Gabe von 2–3 g Kalziumkarbonat pro Tag bewährt. Kalziumkarbonat dient als Phosphatbinder und der Zufuhr von Kalziumionen.

Arzneimittel bei Nebenschilddrüsenerkrankungen in der Pflege

Die Dosierung von Vitamin D und entsprechenden Analoga muss durch ständige Kontrolle des Blutkalziumspiegels gefunden werden.

Die Pflegenden achten auf die möglichen Anzeichen einer Elektrolytverschiebung, besonders auf Unregelmäßigkeiten des Kalziumhaushalts. Diese könnte sich in verändertem Ausscheidungsverhalten von Harn und Stuhl äußern.

VORSICHT

Eine **Hypokalzämie** äußert sich in Muskelkrämpfen, erhöhter Krampfbereitschaft, abnormer Psyche oder Bewusstseinstrübungen.
Anzeichen einer **Hyperkalzämie** sind Obstipation, Appetitlosigkeit, Arrhythmien, Polyurie, psychotische Zustände sowie Koma. Zu beachten ist die erhöhte Gefahr der Nierensteinbildung.

Bei Patienten mit Niereninsuffizienz ist eine besonders engmaschige Krankenbeobachtung nötig. Generell muss beim Hyperparathyreoidismus auf das Auftreten einer **hyperkalzämischen Krise** geachtet werden.

▶ **Patientenbeobachtung**
Ein unbehandelter Hyperparathyreoidismus kann zu einer **hyperkalzämischen Krise** führen. Um diese frühzeitig zu erkennen, sind engmaschige Kalziumkontrollen im Blut und eine gezielte Beobachtung des Patienten auf Warnsymptome hin erforderlich: massive Polyurie, Polydipsie, Erbrechen, Exsikkose, Fieber und Bewusstseinstrübung. Bei einer hyperkalzämischen Krise wird der Patient auf die Intensivstation verlegt.

5.3 Sexualhormone und Arzneimittel, die diese beeinflussen

Sexualhormone werden in den Keimdrüsen (Gonaden) produziert. Diese können bei krankhaften Veränderungen zu viel oder zu wenig Sexualhormone ausschütten.

Sexualhormone und diese beeinflussende Arzneimittel verstehen

Bei Erkrankungen, die im Zusammenhang mit den Sexualhormonen stehen, gibt es verschiedene medikamentöse Therapieansätze.

Hormonsubstitution oder Hormontherapie
Eine **Gabe von Hormonpräparaten** kann aus mehreren Gründen angezeigt sein. Mögliche Indikationen sind:

- Hormonmangel, z. B. aufgrund von Hypogonadismus, Einsetzen der Wechseljahre (Klimakterium, Menopause), Zyklusstörungen
- Störungen bei der Ausprägung der Sexualmerkmale wie Virilisierung (Vermännlichung) der Frau, Vergrößerung der männlichen Brustdrüsen (Gynäkomastie)
- Empfängnisverhütung
- Hauterkrankungen wie Akne (➤ 14.1)
- Maligne Erkrankungen (➤ 13.1.2)
- Osteoporose (➤ 3.3.3)

Da Hormone hoch wirksame Substanzen sind, ist die Festlegung der individuell benötigten Dosis von höchster Bedeutung, um unerwünschten Wirkungen vorzubeugen. Auch die Auswahl einer geeigneten Arzneiform kann zur Optimierung der Hormontherapie beitragen. So genügt die Lokaltherapie mit einem hormonhaltigen Gel, um zyklusbedingte Brustbeschwerden zu behandeln. Für die systemische Therapie bei klimakterischen Beschwerden bieten sich dagegen „Hormonpflaster" bzw. TTS (transdermale therapeutische Systeme, ➤ 2.3.4) mit gleichmäßiger Wirkstofffreisetzung und geringerer Nebenwirkungsrate als perorale Hormontherapeutika an.

Beeinflussung der Hormonsynthese und Hormonantagonisten
Die **Verringerung der Hormonbildung** ist ein Ziel bei der Therapie von Erkrankungen mit unerwünscht starker Hormonwirkung oder -bildung. Beim Hypergonadismus liegt eine übermäßige Hormonproduktion vor, die gebremst werden soll. Bei einigen Tumoren der Sexualorgane wirken die normal gebildeten Hormone begünstigend auf die Zellteilung. Beispielsweise wirken Östrogene als weibliche Sexualhormone förderlich auf die Entstehung und das Wachstum von Brustkrebs. Durch Gabe sog. **Aromatasehemmer** erfolgt eine Hemmung der Östrogensynthese, sodass das Fortschreiten der Erkrankung verlangsamt wird.

Bei Erkrankungen mit unerwünschtem Hormoneinfluss, wie dies bei einigen Tumoren der Fortpflanzungsorgane der Fall ist, kann der Effekt des Sexualhormons durch Gabe entsprechender **Rezeptorantagonisten** gemindert werden.

Antiöstrogene (➤ 13.1.2) blockieren die Wirkung der Östrogene und können zur Brustkrebstherapie genutzt werden.

Tab. 5.5 Östrogene.

Genitale Wirkungen	Extragenitale Wirkungen	Indikationen	Vertreter	Handelspräparate
• Wachstum von Vulva, Vagina, Uterus, Zervix, Scheidenepithel, Mamma (primäre Geschlechtsmerkmale) • Vermehrte Sekretion von dünnflüssigem Zervixschleim • Proliferation (Wachstum) der Uterusschleimhaut, Vorbereitung der Nidation (Eieinnistung) • Bildung Graafscher Follikel im Ovar, Eisprung • Stimulation des Brustdrüsenwachstums • Zunahme von Libido und Kinderwunsch	• Anabole Wirkungen auf Eiweiß- und Knochenstoffwechsel, Kalziumeinlagerung in den Knochen • Erhöhte Produktion von Transportproteinen, Gerinnungsfaktoren und Enzymen • Retention (Zurückhalten) von Natrium und Wasser • Charakteristische Verteilung des subkutanen Fettgewebes (Oberschenkel, Hüften, Mamma) • Erhöhung des Parasympathikotonus, Temperatursenkung, Blutdrucksenkung • Vermehrung der Pigmentierung, Hemmung der Talgsekretion	• Unterentwicklung (Hypoplasie) des Uterus • Östrogenmangel aufgrund Ovarialinsuffizienz • Abstillen • Zyklusstörungen • Klimakterische Beschwerden • Wechseljahrsbedingte Osteoporose • Zur Empfängnisverhütung in Kombination mit Gestagenen	**Natürliche Östrogene**	
			Estradiol (hoher First-Pass-Effekt)	Estraderm TTS®
			Estriol (Estradiolmetabolit, besonders lokal anwendbar)	Ovestin®
			Konjugierte Östrogene (vom Pferd gewonnen, länger wirksam)	Presomen®

Tab. 5.6 Gestagene.

Genitale Wirkungen	Extragenitale Wirkungen	Indikationen	Vertreter	Handelspräparate
• Viskositätserhöhung (Schleim wird dickflüssiger) des Schleimes in Tuben, Uterus und Zervix • Verlangsamung der Tubenperistaltik • Abschilferung des Vaginalepithels, Veränderung des Karyopyknose-Index, d.h. die Zahl der kernhaltigen Zellen im Epithel nimmt zu • Engstellung von Muttermund und Zervikalkanal • Erhaltung der Schwangerschaft. Bei Progesteronmangel kommt es zum Abort	• Temperaturerhöhung in der zweiten Zyklushälfte • Hemmung von Aldosteron und Natriurese (Ausscheiden von Natrium) • Hemmung der Gonadotropinausschüttung, besonders von luteinisierendem Hormon (LH)	• Empfängnisverhütung • Klimakterische Beschwerden • Hemmung von Uterusblutungen • Zyklusstörungen • Vorkommen von Uterusschleimhaut außerhalb der Gebärmutter (Endometriose) • Uterus-, Mamma-, Nierenkarzinom	**Natürliches Gestagen**	
			Progesteron (schnell verstoffwechselt)	
			Gestagenderivate (für orale und Depotanwendungen)	
			Levonorgestrel, Norethisteron (beide mit androgener Wirkung)	Microlut®
			Lynestrenol, Desogestrel (Prodrugs zu androgenartigen Gestagenen)	Bestandteil von Lovelle®
			Dienogest (keine Androgenwirkung)	Bestandteil von Valette®
			Cyproteronacetat, Chlormadinonacetat (beide mit antiandrogener Wirkung)	Androcur®, Chlormadinon®, Jenapharm®
			Medroxyprogesteronacetat (antiöstrogene Wirkung)	Clinovir®

Tab. 5.7 Androgene.

Wirkungen	Indikationen	Vertreter	Handelspräparate
• Ausbildung der sekundären Geschlechtsmerkmale beim männlichen Jugendlichen. Bartwuchs, Stimmbruch durch Kehlkopfwachstum, Zunahme von Libido, Knochenreifung mit Längenwachstum und Epiphysenschluss • Förderung des Wachstums von Prostata und Samenblasen (aber auch Wachstumsförderung von Prostatatumoren) • Förderung der Spermiogenese in den Hoden. • Vermehrung der Muskelproteine und des Eiweißstoffwechsels (anaboler Effekt) • Positive Bilanz von Stickstoff, K^+, Ca^{2+}, Phosphat, Sulfat und Chlorid. Retention von Mineralien und Einbau der Mineralien in den Knochen • Steigerung des Gefühls von Leistungsfähigkeit. Höhere Dosen von Testosteron erhöhen Libido, aber nicht Fertilität • Stimulation der Erythropoese durch Freisetzung von Erythropoetin	• Beim Mann zur Substitution bei Androgenmangel und Oligospermie • Bei Frauen als Reservetherapeutika bei Mammakarzinom • Als „Anabolika" nur zur Behandlung der aplastischen Anämie, sonstige Indikationen sind obsolet (nicht mehr geräuchlich), z. B. bei Osteoporose, reduziertem Allgemeinzustand • Illegaler Einsatz zum Doping	**Natürliches Androgen**	
		Testosteron (schnell verstoffwechselt)	
		Testosteronderivate (für orale und Depot-Anwendungen)	
		Nandrolondecanoat	Durabolin®

Dementsprechend finden **Antiandrogene** (➤ 13.1.2) Einsatz in der Behandlung des Prostatakarzinoms.

Sexualhormone in der Therapie

Hormone sind hoch wirksame Stoffe, die individuell dosiert und appliziert werden. Meist erfolgt eine Therapie mit Sexualhormonen in möglichst geringer Dosis über einen längeren Zeitraum.

Östrogene sind die weiblichen Sexualhormone und werden physiologisch in den Ovarien und in der Plazenta gebildet. Verschiedene natürliche Östrogene und Östrogenderivate werden therapeutisch oder in Kontrazeptiva angewendet (➤ Tab. 5.5, ➤ 5.3.4).

Gestagene sind v. a. für den Erhalt einer Schwangerschaft wichtig. Sie werden physiologisch in den Ovarien und in der Plazenta gebildet und kommen bei Männern nicht vor. Verschiedene natürliche Gestagene und Gestagenderivate werden therapeutisch oder als Kontrazeptiva angewendet (➤ Tab. 5.6, ➤ 5.3.4).

Androgene sind die männlichen Sexualhormone und werden in den Testes (Hoden) und gering in der Nebennierenrinde gebildet. Androgene und die von ihnen abgeleiteten Anabolika werden substituierend oder therapeutisch angewendet (➤ Tab. 5.7).

5.3.1 Arzneimittel in der Schwangerschaft

Eisprung (Ovulation): Ausstoßen eines reifen Eis aus dem geplatzten Graafschen Follikel des Eierstocks.

Schwangerschaft (Gravidität): Zustand der Frau von der Empfängnis (Konzeption, Befruchtung) bis zur Geburt (Partus).

Wochenbett (Puerperium): Zeitraum von ca. 6–8 Wochen nach der Geburt (post partum), in dem die Rückbildung der schwangerschaftsbedingten Körperveränderungen erfolgt.

Unfruchtbarkeit (Sterilität): Zustand der ungewollten Kinderlosigkeit, da keine Befruchtung stattfindet. Liegt die Unfähigkeit vor, nach der Konzeption die Schwangerschaft bis zur Geburt eines lebensfähigen Kindes auszutragen, spricht man von Infertilität.

Arzneimittel in der Schwangerschaft verstehen

Zur Therapie der Sterilität werden Hormone eingesetzt, die den Eisprung auslösen. Um eine Schwan-

Tab. 5.8 Gonadotropine des Menschen.

Hormon	Name	Bildungsort	Bemerkung
FSH	Follikelstimulierendes Hormon, Follitropin	HVL	
LH	Luteinisierendes Hormon	HVL	Identisch mit ICSH
HMG	Postmenopausengonadotropin	HVL	Gemisch aus LH plus FSH
HCG	Choriongonadotropin	Plazenta	Schwangerschaft
HVL: Hypophysenvorderlappen			

gerschaft vorzeitig zu beenden, benutzt man meist Hormonantagonisten.

Behandlung der Sterilität

Vor Therapiebeginn muss der Grund der ungewollten Kinderlosigkeit ermittelt werden. Dies gelingt nicht in allen Fällen. Diagnostische Methoden sind neben der Untersuchung der Sexualorgane sowie von Sperma, Vaginalsekret und Schleimhautproben auch Hormontests. Werden bei einer Frau z. B. Abnormitäten des Aufbaus der Gebärmutterschleimhaut in Folge eines gestörten Hormonhaushaltes als Sterilitätsursache vermutet, verabreicht man der Patientin Hormone in Konzentrationen, wie sie für den weiblichen Zyklus typisch wären. Ergibt sich durch die Applikation von Östrogenen und Gestagenen der natürliche Auf- und Umbau der Gebärmutterschleimhaut, gilt der Hormonmangel als Ursache der Sterilität als erwiesen.

Ein Hormonmangel kann auf primärem oder sekundärem Hypogonadismus beruhen. Liegt ein reiner Mangel an effektorischen Sexualhormonen vor, werden diese substituiert (➤ Tab. 5.6, ➤ Tab. 5.7). Geht der Ausfall der effektorischen Sexualhormone jedoch auf eine gestörte Funktion von Hypothalamus bzw. Hypophysenvorderlappen zurück, bietet sich die Therapie mit Gonadoliberinen bzw. Gonadotropinen an. **Gonadoliberin** (Lutrelef®) wird zur Ovulationsauslösung bei Fertilitätsstörungen angewendet. Zu den **Gonadotropinen** (➤ Tab. 5.8) gehören Follitropin (FSH: follikelstimulierendes Hormon), Lutropin (LH: entspricht dem ICSH des Mannes – Interstitial Cell Stimulating Hormone), Postmenopausengonadotropin (HMG) und Choriongonadotropin (HCG).

HCG und HMG können aus dem Urin schwangerer bzw. postmenopausaler Frauen gewonnen werden, reines Follitropin auch auf gentechnischem Wege. Aufgrund der besseren Verfügbarkeit werden vorwiegend HCG und HMG zu therapeutischen

Zwecken eingesetzt. Beide sind indiziert zur Behandlung der Sterilität des Mannes in Folge von Hypogonadismus bzw. zur Follikelreifung und Ovulationsauslösung bei sterilen Frauen.

▶

Frauen mit Fertilitätsstörungen haben aufgrund ihres Kinderwunsches häufig psychische Probleme. Einfühlsame Gespräche, auch mit den Angehörigen bzw. dem Partner, kann ihnen helfen, mit der Situation besser klarzukommen.

Arzneimittel zur Auslösung eines Aborts

Prostaglandine können aufgrund ihrer uteruskontrahierenden Wirkung in höheren Dosen zur Abortauslösung genutzt werden. Die Anwendung erfolgt intrauterin.

Antigestagene sind Stoffe, die antagonistisch zum natürlichen Gestagen Progesteron wirken. Dieses dient dem Erhalt der Uterusschleimhaut. Antagonisten wie **Mifepriston** (Mifegyne®) bewirken einen Abbau der Schleimhaut und können daher zur Abortauslösung in der Frühschwangerschaft eingesetzt werden. Mifepriston ist als Abortivum bis zum 49. Schwangerschaftstag zugelassen.

Arzneimittel in der Schwangerschaft in der Pflege

Auch **Gonadotropine** und **Gonadoliberin** müssen parenteral appliziert werden. Die Applikation von **Gonadoliberin** erfolgt als intervallweise Infusion, indem alle 90 Minuten 5–20 µg Gonadoliberin in die Vene verabreicht werden. Diese stoßweise Dosierung ahmt die natürlichen Sekretionsverhältnisse nach.

Strenge Indikation für alle Arzneimittel in der Schwangerschaft

Die **Gabe von Arzneimitteln während der Schwangerschaft** ist immer erst nach einer strengen Nutzen-Risiko-Analyse möglich. Viele Arzneistoffe sind erwiesenermaßen teratogen bzw. embryotoxisch oder überwinden zumindest die Plazentaschranke bei noch nicht belegter Unbedenklichkeit für das Ungeborene (> 2.5.1, > 2.4.5).

Allerdings gibt es auch Arzneistoffe, deren Anwendung in der Schwangerschaft typisch ist. Um dem erhöhten Bedarf Rechnung zu tragen, ist eine Substitutionsbehandlung mit Folsäure, Iodid, Eisen- und Kalziumsalzen häufig notwendig. Außerdem erfordern schwangerschaftstypische Beschwerden wie Ödeme, Sodbrennen, Verstopfung neben einer angepassten Lebensweise durchaus auch eine entsprechende medikamentöse Therapie.

> Die Pflegenden achten in der Betreuung Schwangerer auf deren Arzneimittelanwendungen, denn auch Arzneimittel der Selbstmedikation können während der Gravidität kontraindiziert sein. Jegliche Einnahme von Arzneimitteln ist von der Patientin mit dem Arzt abzusprechen.

In der Schwangerschaft ist unbedingt auf **ausreichende Zufuhr der Mineralstoffe** Kalzium und Magnesium, der Spurenelemente Iod, Eisen und Zink sowie der Vitamine A, C, D, E und Folsäure zu achten. Mangelerscheinungen können zu Störungen sowohl des mütterlichen als auch des kindlichen Organismus führen. Folsäuredefizite sind hierbei mögliche Auslöser von Missbildungen und verminderte Magnesium- oder auch Kalziumspiegel erhöhen das Auftreten von Schwangerschaftskomplikationen wie Hypertonie und Präklampsie.

Unerwünschte Wirkungen

⚠ Eine Gonadotropingabe zur Behandlung der Sterilität bei Frauen führt häufig zu Mehrlingsschwangerschaften.

An unerwünschten Wirkungen sind bei **Mifepriston** (Mifegyne®) neben schweren Blutungen auch gastrointestinale Beschwerden und Müdigkeit bekannt.

> Patientinnen werden nach einer Schwangerschaftsunterbrechung auf schwere Blutungen hin beobachtet. Die Pflegenden berücksichtigen außerdem den sensiblen Umgang mit den emotional stark belasteten Patientinnen.

5.3.2 Arzneimittel während des Geburtsvorganges

Vor, während und nach der Geburt können Hormone und hormonell wirksame Arzneimittel indiziert sein.

Arzneimittel während des Geburtsvorganges verstehen

Man nutzt bei diesen Arzneimitteln deren Einfluss auf die Kontraktion des Uterus. Um die Geburt einzuleiten, werden Oxytocin oder Prostaglandine gegeben.

Oxytocin

Oxytocin (Syntocinon®) ist ein Hormon, welches natürlicherweise aus dem Hypophysenhinterlappen ausgeschüttet wird. Es wirkt kontraktionsfördernd auf den Uterus und die Milchdrüsen. Unterstützt wird die kontrahierende Wirkung durch einen ausreichend hohen Östrogenspiegel, der physiologischerweise zum Ende der Schwangerschaft vorliegt. Indikationen für Oxytocin in Zusammenhang mit dem Geburtsvorgang sind:

• Notwendigkeit der Geburtseinleitung
• Wehenschwäche
• Nach Kaiserschnitt zur Uteruskontraktion
• In der Nachgeburtsperiode zur Plazentalösung, zur Verminderung von Blutverlusten bzw. um einer Uterusatonie (Uterus zieht sich nicht wieder zusammen) entgegenzuwirken

Prostaglandine

Prostaglandine gehören ebenfalls zu den natürlich vorkommenden uteruskontrahierenden Stoffen. Die Ausschüttung ist physiologischerweise gegen Ende der Schwangerschaft sowie zu Menstruationsbeginn erhöht. Vertreter der Prostaglandine (PG) und PG-Derivate sind:

• PG F_{2a} (Dinoprost; Minprostin® F_{2a})
• PG E_2 (Dinoproston; Minprostin® E_2)
• Sulproston (Nalador®)
• Gemeprost (Cergem®)

Eingesetzt werden Prostaglandine zur Geburtseinleitung sowie bei atonischen Nachblutungen (wenn sich der Uterus nach der Geburt nicht wieder zusammenzieht) und außerdem zur Abortauslösung.

Mutterkornalkaloide

Mutterkornalkaloide werden aufgrund ihrer uteruskontrahierenden Wirkungen in der Nachgeburtsperiode eingesetzt, um die Plazentaablösung bei geringer Blutungsneigung zu fördern oder auch um die Uterusrückbildung während des Wochenbettes zu unterstützen. **Methylergometrin** (Methergin®) wird bevorzugt angewendet, da es im Unterschied zu anderen Mutterkornalkaloiden keine Vasokonstriktion (Gefäßverengung) bewirkt.

Tokolytika

> **Tokolytika** (Wehenhemmer): uteruserschlaffende Stoffe.

Indikationen für **Tokolytika** sind:
- Drohende Frühgeburt bzw. vorzeitig oder zu stark einsetzende Wehen
- Geburtshilfliche Notfälle und operative Eingriffe in der Schwangerschaft

Als Tokolytika können β_2-Sympathomimetika (➤ 1.3.4) eingesetzt werden, da sie erschlaffend auf die glatte Muskulatur des Uterus wirken. Angewandt wird v. a. **Fenoterol** (Partusisten®).

Arzneimittel während des Geburtsvorganges in der Pflege

Viele Patientinnen haben Angst vor dem „Wehentropf" mit Oxytocin. Die Pflegenden beruhigen die Patienten und erläutern, das Oxytocin ein natürliches Hormon ist und durch die Gabe ein natürlich ablaufender Prozess unterstützt wird.

Unerwünschte Wirkungen

VORSICHT

- Bei Überdosierung führt Oxytocin zur Dauerkontraktion des Uterus. Eine gleichzeitige Gabe von Prostaglandinen ist wegen verstärkter Uteruskontraktionen kontraindiziert.
- Auch eine Überdosierung von Prostaglandinen bewirkt eine Dauerkontraktion des Uterus.
- Bei Patientinnen mit Asthma, Glaukom, Krampfleiden und akuten Magenreizungen dürfen Prostaglandine nur mit größter Vorsicht angewendet werden.

Die **Dosierung von Methergin** beträgt 0,1–0,2 mg mittels peroraler oder auch parenteraler Applikation. Bei der Anwendung zur Plazentaablösung ist auch eine Kombination mit Oxytocin möglich.

VORSICHT

Auch bei geringen Dosisüberschreitungen besteht bei Mutterkornalkaloiden die Gefahr der Uterusdauerkontraktion.

Bei der Anwendung von **Fenoterol als Tokolytikum** können Auswirkungen auf das kardiovaskuläre System (wie Blutdrucksteigerung und Tachykardie) nicht ausgeschlossen werden. Blutdruck und Puls werden durch die Pflegenden laufend überwacht.

5.3.3 Arzneimittel bei der Laktation

> **Stillzeit** (Laktation): natürliche Säuglingsernährung an der Mutterbrust.

Arzneimittel zur Beeinflussung der Laktation verstehen

Oxytocin (Syntocinon®) wirkt nicht nur uteruskontrahierend, sondern fördert auch den Milchfluss und kann daher zur Auslösung bzw. Förderung des Stillvorganges eingesetzt werden (➤ Abb. 5.2).

Das **Abstillen** wird durch Östrogene und Prolaktininhibitoren gefördert. **Östrogene** werden eher zum primären Abstillen eingesetzt. Dies bedeutet, dass noch keine Milchsekretion stattgefunden hat. Primäres Abstillen ist angezeigt bei Fehl- und Totgeburten, großen Brustoperationen, HIV-Infektionen oder massivem Nikotinmissbrauch.

Prolaktininhibitoren sind Stoffe wie Dopamin bzw. **Dopaminagonisten** (➤ 4.5). Dopamin ist der natürliche Hemmstoff des milchbildungsfördernden Hypophysenvorderlappenhormons Prolaktin. Eingesetzt werden die synthetischen Dopaminagonisten besonders zum sekundären Abstillen (nachdem die Milchsekretion schon stattgefunden hat). Dies ist z. B. notwendig, wenn die Mutter mit Arzneimitteln behandelt werden muss, die dem Kind gefährlich werden könnten.

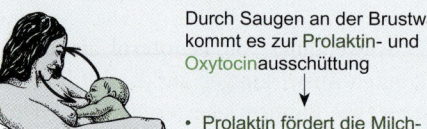

Vorbereitung der Brustdrüse

In der Schwangerschaft
stimulieren hohe Östrogen-
und Progesteronspiegel das
Drüsenwachstum

**Milchbildung und Milchent-
leerung**

Durch Saugen an der Brustwarze
kommt es zur Prolaktin- und
Oxytocinausschüttung

↓

• Prolaktin fördert die Milchbildung
• Oxytocin führt zur Milch-
  entleerung

Abb. 5.2 Die Laktation wird hormonell gesteuert und kann auch über Arzneimittel beeinflusst werden. Oxytocin fördert den Milchfluss, während Hemmstoffe des Prolaktins die Milchbildung unterdrücken. [L190]

Vertreter der Dopaminagonisten sind:
• Bromocriptin (Pravidel®)
• Lisurid (Dopergin®)
• Metergolin (Liserdol®)

Arzneimittel zur Beeinflussung der Laktation in der Pflege

Oxytocin wird zumeist als **Nasenspray** appliziert. Dazu werden kurz vor dem Anlegen des Kindes 1–2 Sprühstöße in die Nase appliziert.

Unterstützend ist das Trinken von „Stilltee" zu empfehlen. V. a. Anis- und Fenchelfrüchte, welche die Milchbildung anregen.

▸
• Stillfördernde Maßnahmen sind eine ausreichende Flüssigkeitsaufnahme durch die Mutter (mindestens 2,5 l am Tag), das regelmäßige Anlegen des Kindes sowie das Leertrinken der Brüste.
• Enthält der Stilltee ätherische Ölfrüchte (wie Anis und Fenchel), werden die Pflanzenteile vor der Zubereitung von den Pflegenden zerstoßen oder gequetscht, um die Inhaltsstoffe besser freizugeben.
• Bei Trinkschwäche des Kindes kann die Milch abgepumpt und mittels Fläschchen verabreicht werden.

Strenge Indikation für alle Arzneimittel in der Stillzeit

In der **Stillzeit** ist eine **Arzneimitteltherapie** zwingend auf Notwendigkeit und Unbedenklichkeit zu prüfen, da viele Arzneimittel in die Muttermilch übergehen und damit das Kind schädigen können (➤ 2.3). In vielen Fällen muss bei Anwendung von Arzneimitteln abgestillt oder eine Stillpause eingelegt werden (➤ 2.5.2).

Unerwünschte Wirkungen

Typische unerwünschte Wirkungen der **Dopaminagonisten** sind Übelkeit und Erbrechen, Obstipation, Schlafbeeinträchtigung, Halluzinationen sowie motorische Störungen, selten auch Blutdrucksenkung sowie Bradykardie. Zufuhr von Alkohol verstärkt die Ausprägung der unerwünschten Wirkungen.

▸
Maßnahmen, die das Abstillen zusätzlich fördern, sind eine eingeschränkte Flüssigkeitszufuhr sowie das Tragen eines straffen BHs. Auch Salbeitee verringert die Milchbildung.

5.3.4 Hormonale Kontrazeptiva

Kontrazeptiva (Antikonzeptiva): empfängnisverhütende Mittel. Hormonale Kontrazeptiva werden umgangssprachlich als „Pille" bezeichnet.

Die **Kontrazeption** (Empfängnisverhütung) kann auf hormonellem Wege, aber auch mithilfe von Medizinprodukten (z. B. Kondom, Intrauterinpessar) bzw. Spermiziden vorgenommen werden. **Hormonale Kontrazeptiva** sind allerdings die sichersten Verhütungsmittel. Dies spiegelt auch der **Pearl-Index** wider.

Pearl-Index: gibt die Anzahl der Schwangerschaften an, die eintreten, wenn 100 Frauen die jeweilige Methode 1 Jahr lang anwenden („100 Frauenjahre").

Tab. 5.9 Zuverlässigkeit verschiedener Kontrazeptiva, gemessen nach dem Pearl-Index. Ohne Empfängnisverhütung liegt der Pearl-Index bei ungefähr 80.

Verhütungsmethode	Pearl-Index
Sterilisation	< 0,2
„Pille"	0,2–0,5
„Minipille"	0,3–3
Intrauterinpessar	0,3–3
Depotgestagene	0,3–3,6
Temperaturmethode	1–3
Diaphragma plus Spermizid	2–6
Kondom	3–7
Periodische Enthaltsamkeit	15–20
Coitus interruptus	ca. 25

Kondome weisen einen Pearl-Index von 3–7 auf, während hormonale Kontrazeptiva (je nach Präparat) Werte zwischen 0,2 und 0,5 aufweisen (➤ Tab. 5.9).

Hormonale Kontrazeptiva beeinflussen den Zustand des Organismus und entsprechen daher durchaus dem Arzneimittelbegriff, obwohl sie gelegentlich auch zu therapeutischen Zwecken verordnet werden. So können bestimmte Präparate lindernde Eigenschaften auf die Akne junger Frauen oder auch bei Zyklusstörungen haben.

Hormonale Kontrazeptiva verstehen

Die **hormonale Empfängnisverhütung** (➤ Tab. 5.10) besteht in der Gabe von Gestagenen in Kombination mit Östrogenen (**Ovulationshemmer**, „Pille") oder nur von Gestagenen als Monopräparat („Minipille").

Die schwangerschaftsverhütende Wirkung oraler Antikonzeptiva beruht vor allem auf der Ovulationshemmung und der Veränderung des Zervixsekrets. Nach Gabe von hormonalen Antikonzeptiva werden Follikelreifung und Eisprung unterdrückt und die präovulatorische Verflüssigung des Zervixsekrets bleibt aus, sodass die Spermien den Zervixpropf nicht durchdringen können. Zusätzlich werden die für die Eipenetration zuständigen Spermienenzyme gehemmt. Die Tubenperistaltik wird beschleunigt.

Eine Ausnahme bildet die Minipille, bei der durch die alleinige Gabe von Gestagenen die Ovulation nicht sicher verhindert wird. Die kontrazeptive Wirkung wird durch die anderen Mechanismen, v. a. die Veränderung des Zervixsekretes, erzielt.

Östrogen-Gestagen-Kombinationen

Die **Ein-Phasen-Präparate** oder Kombinationspräparate enthalten in jeder Tablette Östrogen und Gestagen in gleicher Zusammensetzung (alle Tabletten einer Packung sind identisch). Sie gelten als die sichersten Antikonzeptiva, sind aber meist höher dosiert als andere. Eine Monatspackung enthält 21 Wirkstoffpillen. **Mikropillen** sind Kombinationspräparate mit besonders niedrigem Wirkstoffgehalt. Wenn die 21 Wirkstoffpillen aufgebraucht sind, kommt es durch den Hormonabfall zu einer Entzugsblutung.

Drei-Phasen-Präparate sind dem weiblichen Hormonzyklus angepasst und werden auch am besten vertragen. Frauen, die bei der Einnahme von Ein-Phasen-Präparaten über unerwünschte Wirkungen klagen, vertragen die Drei-Phasen-Präparate meist gut. Diese enthalten 3 verschiedene Pillen unterschiedlicher Zusammensetzung. Der Östrogenanteil ist in allen fast gleich, der Gestagenanteil steigt im Laufe des Zyklus an.

Gestagenpräparate

Die **„Minipille"** (Microlut®) enthält nur Gestagen und ist das unsicherste orale Antikonzeptivum, da nur in 30 % der Fälle die Ovulation unterdrückt wird. Hauptwirkung ist die Schleimverdickung im Zervikalkanal. **Depotgestagene** (Depot Clinovir®) wirken für 8–12 Wochen, sind dem Zyklus aber nicht angepasst und führen häufig zu Schmierblutungen. Es erfolgt eine Rückbildung des Endometriums mit Amenorrhoe.

Die **„Pille danach"** (Morning After Pill) verhindert durch hohe Hormonmengen nicht die Befruchtung, sondern die Einnistung des befruchteten Eis und zählt daher streng genommen nicht mehr zu den empfängnisverhütenden Mitteln. Die Frau muss bis maximal 72 Stunden nach dem ungeschützten Geschlechtsverkehr eine Tablette eines (verschreibungspflichtigen) Standardpräparats (z. B. PiDaNa®) einnehmen. Die „Pille danach" kann zu Übelkeit und Zyklusstörungen führen und ist nur als Notlösung, z. B. nach Reißen eines Kondoms (aber etwa auch nach einer Vergewaltigung), geeignet.

Hormonale Kontrazeptiva in der Pflege

Sowohl die Zuverlässigkeit der erwünschten Wirkung als auch die Minimierung unerwünschter Ef-

5

Tab. 5.10 Auswahl kontrazeptiver Präparate mit ihren Dosierungen.

Wirkstoffe	Handelspräparate	Tagesdosis (µg)	
		Östrogen	Gestagen
Ein-Phasen-Präparate			
Ethinylestradiol + Levonorgestrel	Microgynon®	30	20
	Leios®	150	100
Ethinylestradiol + Desogestrel	Lovelle®	20	150
Drei-Phasen-Präparate			
Ethinylestradiol + Levonorgestrel	Triquilar®	30/40/30	50/75/125
Gestagene			
Levonorgestrel	Microlut®	–	30
Desogestrel	Cerazette®	–	75
Depotgestagene			
Medroxyprogesteronacetat	Depo-Clinovir®	–	150 mg/3 Monate

fekte sind entscheidend von der **korrekten Anwendung durch den Patienten** abhängig. Die Mehrzahl sog. Pillenversager – das Eintreten einer Schwangerschaft trotz Einnahme empfängnisverhütender Mittel (Kontrazeptiva) – ist auf inkorrekte Applikation oder Missachtung von Hinweisen zur Wirksamkeitsbeeinträchtigung zurückzuführen.

> **Patienteninformation**
> • Um den kontrazeptiven Schutz zu gewährleisten, weisen die Pflegenden die Anwenderinnen auf die pünktliche Einnahme ihres Präparats hin. Bei Minipillen genügen teilweise schon 2 Stunden Abweichung zur normalen Einnahmezeit, um den Empfängnisschutz zu gefährden.
> • Um Langzeitschäden wie Herz-Kreislauf-Erkrankungen, Leberschäden oder Tumoren vorzubeugen, werden die Anwenderinnen zur Wahrnehmung regelmäßiger Vorsorgeuntersuchungen motiviert.

Unerwünschte Wirkungen

Zu den eher **subjektiven Beschwerden**, die mit der Einnahme oraler Kontrazeptiva in Verbindung gebracht werden, gehören Übelkeit, Erbrechen, Schmerzen der Brüste, Ziehen im Unterleib, Kopfschmerzen und Nervosität sowie depressive Verstimmungen und Störungen der Libido. Die Übelkeit nach Einnahme der Tabletten kann durch abendliche Einnahme verringert werden. Erfahrungsgemäß gehen die meisten dieser Beschwerden in den ersten Monaten der Behandlung zurück.

Zyklusstörungen, v. a. zu Beginn einer Einnahme hormonaler Kontrazeptiva (in den ersten Zyklen), äußern sich oft in Durchbruchsblutungen (Schmierblutungen). Meist stabilisiert sich der Zyklus nach einigen Zyklen. Die Blutungsstärke kann im Vergleich zu den normalen Menstruationsblutungen vermindert sein.

Bei ca. einem Fünftel bis der Hälfte der Frauen kommt es zu leichten **Leberfunktionsstörungen** mit einer abnormen Retention (Zurückbehalten) gallenpflichtiger Substanzen. Selten (1 Fall auf 10.000 Frauen) tritt ein cholestatischer Ikterus auf. Es können ganz selten gutartige Leberzelladenome entstehen.

Bei Einnahme von oralen Kontrazeptiva kann der **Blutdruck gesteigert** werden. Deshalb sind v. a. in den ersten 3 Monaten der Einnahme häufige Blutdruckkontrollen notwendig, später in halbjährigem Abstand. Steigt der Blutdruck schon in den ersten Monaten an, ist eine weitere Einnahme nicht vertretbar.

Die schwersten Zwischenfälle, die nach Einnahme von oralen Kontrazeptiva auftreten können, sind **Thrombosen**, Embolien und Herzinfarkte. Rauchen bewirkt eine zusätzliche Erhöhung des Thromboserisikos. Dies hat zu der Empfehlung geführt, dass Raucherinnen über 35 Jahre keine oralen Kontrazeptiva einnehmen sollten.

Langjährige Pillenanwenderinnen haben häufig einen **Folsäuremangel**. Dies wirkt sich bei Kinderwunsch nach Absetzen der Pille negativ auf das Einsetzen und den Verlauf einer Schwangerschaft aus.

▶
Vitaminmangel ausgleichen
Neben der allgemeinen Empfehlung, sich abwechslungsreich und vollwertig zu ernähren, um den erhöhten Bedarf an Vitaminen und Mineralien zu decken, sollte auch der veränderte Energieumsatz berücksichtigt werden. Hinsichtlich der Zufuhr von Vitaminen und Mineralien muss geprüft werden, ob diese über die Nahrung erbracht werden kann oder ob evtl. über Präparate substituiert werden muss.

5.3.5 Arzneimittel bei Zyklusstörungen

Zyklusstörungen können Symptom ernst zu nehmender Erkrankungen sein, sodass vor einer Therapie zunächst die möglichen Ursachen geklärt werden müssen.

Unter dem **prämenstruellen Syndrom** (PMS) versteht man die Missempfindungen vor Einsetzen der monatlichen Regelblutung wie Spannungsgefühl der Brüste, Kopfschmerzen, Gewichtszunahme und Reizbarkeit. Unmittelbar nach Einsetzen der Regelblutung normalisiert sich das Befinden wieder.

Klimakterium (der Frau): Wechseljahre (der Frau). Lebensphase der Frau zwischen dem Ende der Fortpflanzungsfähigkeit (also mit Beginn der nachlassenden Ovarialfunktion, etwa ab dem 45. Lebensjahr) und dem Senium (Greisenalter, etwa ab dem 60. Lebensjahr).

Arzneimittel bei Zyklusstörungen verstehen

Zur Anwendung gelangen bei diesen Beschwerden **Östrogene** und **Gestagene** sowie deren Kombinationen. Durch die Hormongabe wird ein ausgeglichener Zyklus erreicht bzw. ein Hormonmangel ausgeglichen.

Unterstützend oder auch zur alleinigen Therapie möglich sind außerdem Phytopharmaka wie Extrakte aus Mönchspfeffer oder Traubensilberkerze.

Mönchspfeffer (Vitex agnus castus) ist eine alte Heilpflanze mit Einfluss auf das Hormonsystem – speziell auf LH (luteinisierendes Hormon), FSH (follikelstimulierendes Hormon) sowie Prolaktin. Extrakte des Mönchspfeffers sind gut wirksam bei PMS und Dysmenorrhoe sowie Rhythmusanomalien der Menstruation. Besonders bei Schmerzen und Spannungsgefühl in den Brüsten (Mastodynie) werden Mönchspfefferzubereitungen wie Agnolyt® empfohlen.

Extrakte der **Traubensilberkerze** (Cimicifuga racemosa) haben östrogenartige Wirkungen und werden traditionell bei PMS, Dysmenorrhoe sowie klimakterischen Beschwerden eingesetzt.

Arzneimittel bei Zyklusstörungen in der Pflege

Sowohl bei der Therapie mit Hormonen als auch bei der Therapie mit Phytopharmaka ist die **Patientenmitarbeit** von entscheidender Bedeutung. Die Arzneimittel müssen regelmäßig eingenommen werden, sonst bleibt die Wirkung aus. Pflegende wirken auf die Einnahmedisziplin der Patientinnen ein und klären über die verzögert einsetzende Wirkung (6–8 Wochen) auf.

Bei der Anwendung von **transdermalen therapeutischen Systemen** (TTS) achten die Pflegenden auf das Wechseln der Hautareale sowie auf deren Beschaffenheit. Die Applikationsstelle sollte unbehaart und sauber sein und darf keine Verletzungen oder Veränderungen aufweisen (> 2.3.4).

5.4 Kortikoide

Die Hormone der Nebennierenrinde werden in Glukokortikoide und Mineralokortikoide unterschieden.

5.4.1 Glukokortikoide

Physiologische **Glukokortikoide** sind das **Kortison** und das **Hydrokortison** (Kortisol). Letzteres besitzt die größte Bedeutung als natürliches Glukokortikoid.

Glukokortikoide verstehen

Die Glukokortikoidausschüttung unterliegt dem hypothalamisch-hypophysären Regelkreis und ist einem zirkadianen Rhythmus (tageszeitenabhängig) unterworfen.

Tab. 5.11 Glukokortikoidwirkungen in normalen und erhöhten Konzentrationen.

Glukokortikoid-wirkungen bei Normalkonzentra-tion	Glukokortikoidwirkungen bei erhöhtem Spiegel (in Belastungssituationen)
• Erhöhung des Blutzuckerspiegels und der Glykogen-bildung in Verbindung mit verstärktem Eiweißabbau • Retention (Zurückhalten) von Natriumionen, verstärkte Ausscheidung von Kalium- und Kalziumionen • Verminderte Sekretion von Aldosteron • Verstärkte Spaltung von Fetten (lipolytische Wirkung)	• Antiproliferative Wirkung (es wird weniger Binde- und Stützgewebe gebildet) • Antiphlogistische Eigenschaften durch Blockade der Immunabwehr (immunsuppressiv) • Kreislaufstabilisierend in Schocksituationen durch verbessertes Ansprechen der Gefäße auf Noradrenalin/Adrenalin • Zunahme der Thrombozyten • Unterdrückung der Gonadenfunktion • Gesteigerte Hirnerregbarkeit mit Erhöhung der Krampfbereitschaft • Psychotrope Eigenschaften von euphorisierend (stimmungsaufhellend) bis deprimierend

Da die Glukokortikoidkonzentration natürlicherweise morgens zwischen 6 und 9 Uhr am höchsten ist, sollten auch systemische Glukokortikoidpräparate morgens eingenommen werden.

Glukokortikoide (> Tab. 5.11) werden auch als „Stresshormone" bezeichnet, da sie dem Körper helfen, schwierige Situationen wie Schock, Traumen und Infektionen zu überstehen, dargestellt.

Für die **therapeutische Anwendung von Glukokortikoiden** spielen die antiphlogistischen, antiallergischen und immunsuppressiven Eigenschaften die größte Rolle neben dem substitutiven Einsatz bei man-gelnder körpereigener Produktion. Die einzelnen Wirkstoffe unterscheiden sich in ihrer Wirkstärke und der vergleichsweise mehr oder weniger stark ausgeprägten mineralokortikoiden Wirkung (> Tab. 5.12).

Glukokortikoide eignen sich zur Behandlung von Allergien (> 9.2), chronischen Entzündungen (z. B. chronische Polyarthritis und einige Darmentzündungen) sowie Autoimmunerkrankungen (> 9.1). Auch in der Transplantationsmedizin haben die Glukokortikoide ihren festen Platz.

Die Derivate des Hydrokortisons unterscheiden sich von diesem z. B. durch eine verlängerte Plasmahalbwertszeit.

Glukokortikoide in der Pflege

Der Patient sollte einen **Notfallausweis** erhalten, aus dem Indikation, Dauer und Dosierung der Glukokortikoidtherapie hervorgehen. Pflegende verdeutlichen dem Patienten, wie notwendig und sinnvoll es ist, den Ausweis stets bei sich zu tragen, damit etwa bei Unfällen keine zusätzliche Gefährdung durch die sekundäre Nebennierenrindenunterfunktion entsteht.

▶

Essen und trinken
Die Ernährung soll der katabolen Wirkung der Kortikoide und den evtl. Elektrolytverschiebungen entgegensteuern. Daher sorgen die Pflegenden für eine eiweiß-, kalzium- und kaliumreiche, aber salzarme Kost. Bei vielen Patienten führt die Kortikoidgabe zu einer deutlichen Appetit- und Gewichtssteigerung; dann kann es notwendig sein, den Kaloriengehalt der Nahrung zu reduzieren.
Patienten werden aber auch zur Selbstkontrolle angehalten, um eine übermäßige Gewichtszunahme zu verhindern. Wegen der Gefahr der Flüssigkeitsretention überprüfen die Pflegenden täglich das Gewicht und achten auf das Auftreten von Ödemen.

Tab. 5.12 Häufig eingesetzte Glukokortikoide.

Substanz	Relative Gluko-kortikoidwirkung	Relative Mineralo-kortikoidwirkung	Cushing-Schwelle (mg/Tag)
Hydrokortison (z. B. Hydrokortison „Hoechst"®)	0,8	0,8	40
Kortison	1	1	30
Prednison (z. B. Decortin®)	4	0,6	7
Prednisolon (z. B. Decortin H®)	4	0,6	7
Dexamethason (z. B. Fortecortin®)	30	0	2
Methylprednisolon (z. B. Urbason®)	5	0	6

Unerwünschte Wirkungen

Die pharmakologische Glukokortikoidtherapie, z. B. bei Autoimmunprozessen, muss von der Substitutionstherapie bei Glukokortikoidmangel unterschieden werden. Durch den lang dauernden, hoch dosierten Einsatz von Glukokortikoiden zusätzlich zur körpereigenen Produktion wird die Funktion der Nebennierenrinde (Nebennierenrindenatrophie) unterdrückt. Bei Absetzen der Therapie besteht dann eine mangelnde körpereigene Glukokortikoidproduktion.

Weitere unerwünschte Wirkungen, die aus einer Glukokortikoidtherapie resultieren können, sind:

- Ausbildung eines Cushing-Syndroms (Schwellenwerte zur Ausbildung des Cushing-Syndroms ➤ Tab. 5.12).
- Erhöhte Infektanfälligkeit, Infektionen können maskiert sein. Die Pflegenden kontrollieren regelmäßig die Temperatur des Patienten und achten auf Entzündungszeichen.
- Magen-Darm-Geschwüre, auch ohne dass der Patient nennenswerte Beschwerden hat. Daher achten die Pflegenden auf Teerstuhl und führen ggf. einen Test auf okkultes Blut durch.
- Verzögerte Wundheilung, Atrophie von Muskulatur und Haut (Striaebildung, Pergamenthaut), Fettumverteilung.
- Osteoporosegefahr.
- Diabetogene Eigenschaften.
- Wachstumsstörungen bei Kindern.
- Ödemneigung, erhöhte Thromboseneigung und Blutdruckanstieg.
- Zentralnervöse Störungen wie Schlaflosigkeit, Antriebshemmung, Depressionen, Reizbarkeit und Halluzinationen.
- Erhöhung des Augeninnendrucks mit Glaukomneigung und Erblindungsgefahr.

V O R S I C H T

Kontraindikationen und unerwünschte Wirkungen
- Relative Kontraindikationen für die Anwendung von Glukokortikoiden sind gastrointestinale Ulzera, verschiedene Infektionserkrankungen, Psychosen, Glaukom sowie schwere Osteoporose.
- Die Wirkung von Herzglykosiden wird durch viele Glukokortikoide verstärkt, die Wirkung von Antikoagulanzien und Antidiabetika vermindert.

Individuelle Applikation und Dosierung von Glukokortikoiden zur Vermeidung einer Nebennierenrindenatrophie
- Hohe Einzeldosen bzw. alternierende Gaben sind unproblematischer als Dauertherapien und der Einsatz lang wirksamer Stoffe wie Dexamethason.
- Glukokortikoide werden frühmorgens gegeben, um die körpereigene Produktion zu simulieren.
- Ist eine Dauertherapie mit mehrmaliger täglicher Applikation nötig, empfiehlt es sich, neben der morgendlichen Anwendung die zweite Dosis am frühen Abend zu verabreichen.
- Nach einer längeren Glukokortikoidtherapie wird die Arzneimittelgabe nicht abrupt abgesetzt, sondern über einige Zeit ausschleichend reduziert.

5.4.2 Mineralokortikoide und Aldosteronantagonisten

Die primäre Nebennierenrindeninsuffizienz wird durch parallele Gabe von Gluko- und Mineralkortikoiden therapiert. Als Glukokortikoide eignen sich besonders **Hydrokortison** und **Kortison**. **Fludrokortison** wird als mineralokortikoide Komponente verabreicht.

Mineralokortikoide und Aldosteronantagonisten verstehen

Aldosteron ist das natürliche **Mineralkortikoid** und sorgt für vermehrte Rückresorption von Wasser sowie Natrium aus den Nierenkanälchen. Gleichzeitig erhöht sich die Ausscheidung von Kalium. Über diese Effekte steigt der Blutdruck. Gesteuert wird die Ausschüttung von Aldosteron durch Veränderungen der Durchblutung und der Natriumkonzentration in den Nieren. Ein teilsynthetisches Mineralokortikoid mit therapeutischer Verwendung ist **Fludrokortison**.

Spironolacton ist ein **Aldosteronantagonist** und wirkt daher diuretisch und zugleich kaliumsparend. Die Wirkung setzt allerdings erst allmählich – häufig erst am zweiten Anwendungstag – ein. Es wird zur Therapie des Hyperaldosteronismus und als kaliumsparendes Diuretikum bei Hypertonie (➤ 6.2.1) eingesetzt. Bei einer Nebennierenrindenhyperplasie muss die Aldosteronwirkung mit **Spironolacton** (Aldactone®) dauerhaft unterdrückt werden.

Mineralokortikoide und Aldosteronantagonisten in der Pflege

V O R S I C H T

Addison-Krise

Als typische Erstmanifestation einer Nebennierenrindeninsuffizienz, aber auch während der Substitutionsbehandlung, kann eine **Addison-Krise** auftreten. Sie wird bei bis dahin (gerade noch) kompensierter Insuffizienz durch zusätzliche Belastungen (z. B. Infekte, Unfälle) ausgelöst. Gefährlich sind dabei Exsikkose, ein Schock mit Oligurie und Bewusstseinsstörungen bis zum Koma und evtl. auch Erbrechen und Durchfälle. Lebensrettend ist dann die Intensivtherapie mit Kortisongabe und Volumensubstitution.

▶

Patientenbeobachtung und -information
- Die Pflegenden beobachten Patienten mit Verdacht auf eine Nebennierenrindeninsuffizienz auf die Warnsymptome einer Addison-Krise. In den Anfangsstadien sind dies insbesondere zunehmende Schwäche bei gleichzeitiger Unruhe, Übelkeit, Erbrechen und Verminderung der Urinmenge. Das Auftreten möglicher Hypotonien erfordert regelmäßige Blutdruckkontrollen.
- Sie klären die Patienten darüber auf, viel zu trinken und sich eher kochsalzreich zu ernähren.

Unerwünschte Wirkungen

Mögliche unerwünschte Wirkungen von **Mineralokortikoiden** sind Ödeme sowie Kaliumverluste. Bei **Spironolacton** ist, da es als Antagonist wirkt, eher das Gegenteil der Fall.

V O R S I C H T

Die Pflegenden achten auf die Anzeichen einer drohenden Hyperkaliämie wie Muskelschwäche, Apathie, EKG-Veränderungen und Magen-Darm-Beschwerden.

Neben gastrointestinalen Beschwerden und Hautausschlag können Veränderungen im Bereich der Geschlechtsmerkmale auftreten, etwa Stimmveränderung, Potenz- bzw. Zyklusstörungen sowie Veränderungen der Brust und der Behaarung.

▶

Kosmetische und psychische Probleme ergeben sich für die Patienten aus Veränderungen der Haut sowie der Sexualmerkmale. Die Pflegenden nehmen darauf Rücksicht durch eine sorgfältige Körperpflege und einfühlende Betreuung des Patienten.

───── **Wiederholungsfragen** ─────

1. Welche Arzneistoffe werden zur Therapie der Hyperthyreose eingesetzt? (➤ 5.2.3)
2. Welches sind die 3 wichtigsten effektorischen Sexualhormone bei Mann und Frau? (➤ 5.3)
3. Was sind Tokolytika? Bei welchen Indikationen werden sie eingesetzt? (➤ 5.3.2)
4. Mit welchen Wirkstoffen kann das Abstillen eingeleitet werden? (➤ 5.3.3)
5. Warum muss der Einnahmezeitpunkt bei der „Minipille" sehr genau eingehalten werden? (➤ 5.3.4)
6. Wie ist die Wirkungsweise der „Pille danach"? (➤ 5.3.4)
7. Welche unerwünschten Wirkungen können bei der Anwendung von hormonalen Kontrazeptiva auftreten? (➤ 5.3.4)
8. Welche Nebenwirkungen können bei einer Kortisontherapie auftreten? (➤ 5.4.1)
9. Welche Indikationen gibt es für die Verabreichung von Glukokortikoiden? (➤ 5.4.1)
10. Warum sind die Nebenwirkungen von Spironolacton denen der Mineraolkortikoide entgegengesetzt? (➤ 5.4.2)

6 Arzneimittel im Herz-Kreislauf-System

Herz-Kreislauf-Pharmaka sind eine sehr heterogene Gruppe von Arzneimitteln, die formal in Kardiaka (Herzmittel), Kreislaufpharmaka und Arzneimittel bei Bluterkrankungen eingeteilt werden können. Sie beeinflussen die Funktion des Herzens, des Kreislaufs und des Blutes, können bei verschiedenen Herz-Kreislauf-Erkrankungen indiziert sein oder sind an den unterschiedlichsten Bereichen von Herz und Blutkreislauf wirksam.

6.1 Kardiaka

> **Kardiaka** (Herzmittel): Arzneimittel, die bei Herzerkrankungen eingesetzt werden.

Um das Herz bei den verschiedenen Herzerkrankungen zu entlasten, kann es sinnvoll sein, die Vor- oder Nachlast zu senken.

> **Vorlast** (Preload): mechanische Vorbelastung des Herzens, z. B. durch hohen Blutrückstrom aus dem Körper zum Herzen, messbar als Dehnung der Muskelfasern der linken Herzkammer.
> **Nachlast** (Afterload): Auswurfwiderstand; Widerstand, den die Herzmuskulatur bei Kammerentleerung überwinden muss, z. B. bei erhöhtem Blutdruck in der Aorta.

6.1.1 Arzneimittel bei Herzinsuffizienz

> **Herzinsuffizienz** (Herzmuskelschwäche): Unvermögen des Herzens, das zur Versorgung des Körpers erforderliche Blutvolumen zu fördern.

Arzneimittel bei Herzinsuffizienz verstehen

Die medikamentöse Behandlung der Herzinsuffizienz (➤ Tab. 6.2) erfolgt über verschiedene Wirkmechanismen, die von verschiedenen Arzneimitteln erbracht werden (➤ Abb. 6.1).
- Positiv inotrope (herzkraftverstärkende) Wirkung: Herzglykoside
- Vor- und nachlastsenkende Wirkung: Diuretika (➤ 10.1), Nitrate (➤ 6.1.2), ACE-Hemmer, AT_1-Rezeptorantagonisten (➤ 6.1.1)
- Entgegenwirken der schädlichen Kompensationsmechanismen (bei längerer Krankheitsdauer werden die Katecholaminrezeptoren am Herzmuskel herunterreguliert): Betablocker

Die Therapie der Herzinsuffizienz richtet sich nach den Beschwerden des Patienten und nach dem Erkrankungsstadium. Es stehen verschiedene Arzneistoffklassen zur Verfügung.

Bei einer leichten Herzinsuffizienz der **Stadien I oder II** erfolgt die **Monotherapie** mit nur einem Wirkstoff.
- Diuretika: niedrig dosierte Thiaziddiuretika oder kaliumsparende Diuretika
- ACE-Hemmer: z. B. Captopril, Enalapril, Ramipril

Bei schwereren Formen der Herzinsuffizienz (**Stadium III oder IV**) wird eine **Kombinationstherapie** mehrerer verschiedener Wirkstoffe notwendig. Zur Auswahl stehen: ACE-Hemmer, Herzglykoside, Diuretika (es können auch mehrere Diuretika mit unterschiedlichen Wirkungsmechanismen kombiniert

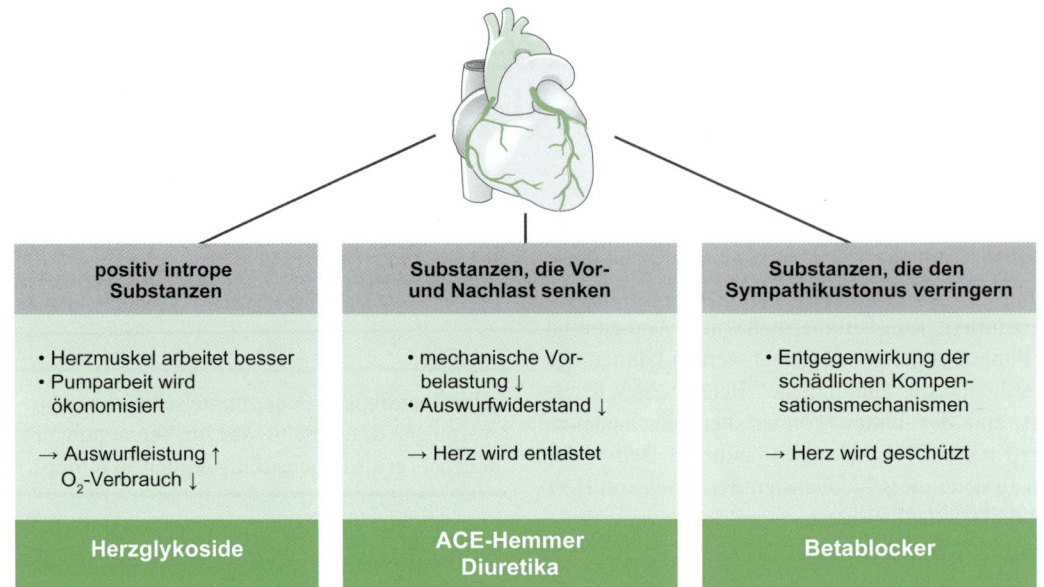

Abb. 6.1 Wirkweise verschiedener Wirkstoffgruppen bei Herzinsuffizienz [L157].

werden), AT_1-Antagonisten und Betablocker. Die zu kombinierenden Wirkstoffe werden nach den Beschwerden und evtl. Begleiterkrankungen ausgewählt. So können z. B. bei einem Asthmatiker keine Betablocker eingesetzt werden.

Herzglykoside
Um der Herzschwäche entgegenzuwirken, setzt man Arzneistoffe mit stimulierender Wirkung auf die Kontraktionskraft des Herzens (positiv inotrope Arzneistoffe) wie **Herzglykoside** ein.

Roter Fingerhut wird als natürliche Quelle von Herzglykosiden schon seit Jahrhunderten zur Herzkraftstärkung eingesetzt. Heute werden in der Medizin nicht mehr die Pflanzenauszüge, sondern synthetische Reinsubstanzen verwendet.

Zu den Herzglykosiden zählen Digoxin, β-Acetyldigoxin (z. B. Novodigal®), Metildigoxin (z. B. Lanitop®) und Digitoxin (z. B. Digimerck®).

Durch Hemmung einer Ionenpumpe am Herzen wird die Kontraktilität des Herzmuskels erhöht und die Herzarbeit ökonomisiert. Die Auswurfleistung des Herzens wird verbessert und der kardiale Sauerstoffverbrauch sinkt.

Die herzwirksamen Glykoside besitzen **4 wichtige Wirkqualitäten**:
- Positiv inotrope Wirkung (Stärkung der Herzkraft)
- Negativ chronotrope Wirkung (Senkung der Herzfrequenz)
- Negativ dromotrope Wirkung (Verlängerung der atrio-ventrikulären Überleitung)
- Positiv bathmotrope Wirkung (Zunahme der Erregbarkeit)

Digitoxin wird am wenigsten über die Niere ausgeschieden. Deshalb wird es von vielen Ärzten bei älteren Patienten bevorzugt, da bei diesen häufig eine zumindest latente Niereninsuffizienz vorliegt. Allerdings braucht es am längsten, bis es seine Wirkung erreicht hat, und bei einer Überdosierung klingen die Erscheinungen aufgrund der langen Halbwertszeit von ca. 1 Woche nur langsam ab. Bei Funktionsstörungen der Leber (z. B. Stauungsleber bei Herzinsuffizienz) darf Digitoxin wegen der Kumulationsgefahr nicht eingesetzt werden.

Digoxin und -abkömmlinge (Metildigoxin, β-Acetyldigoxin) werden zu einem Großteil über die Nieren ausgeschieden. Ihre Wirkung tritt schneller ein und klingt auch rascher wieder ab als die des Digitoxins. Aus diesem Grund ist die Behandlung mit Digoxinpräparaten besser steuerbar,

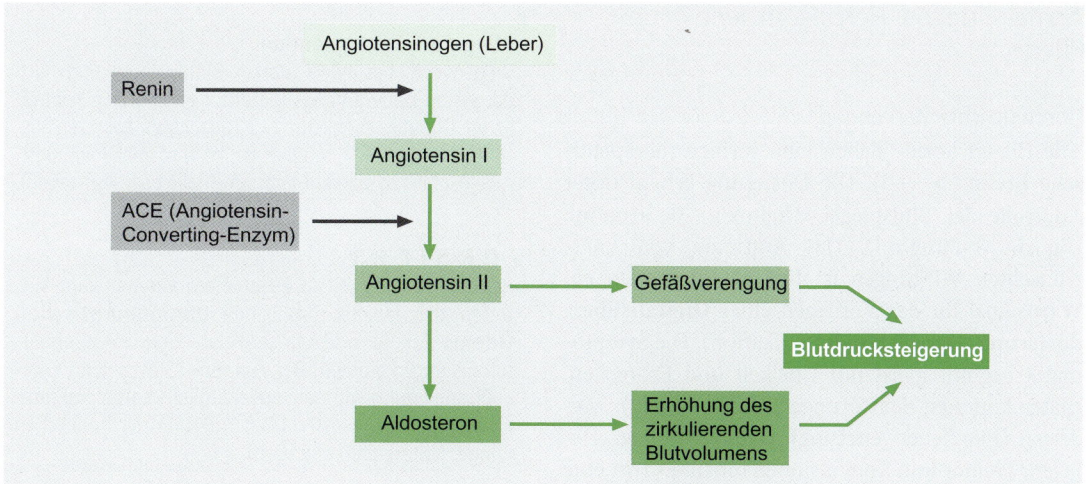

Abb. 6.2 Renin-Angiotensin-System. [L157]

Tab. 6.1 Dosierung der ACE-Hemmer bei Hypertonie und Herzinsuffizienz.

ACE-Hemmer	Mittlere Tagesdosis bei Hypertonie	Tageshöchstdosis	Tagesdosis bei Herzinsuffizienz
Captopril	2-mal 25 mg	150 mg	2-mal 25–75 mg
Enalapril	1-mal 10 mg	40 mg	1–2-mal 5–10 mg
Ramipril	1-mal 2,5 mg	10 mg	2-mal 1,25–2,5 mg
Lisinopril	1-mal 10 mg	35 mg	1-mal 5–10 mg
Fosinopril	1-mal 10 mg	40 mg	1-mal 10 mg

allerdings für Patienten mit eingeschränkter Nierenfunktion wegen der Kumulationsgefahr ungeeignet.

ACE-Hemmer

Zu den **ACE-Hemmern** gehören die Wirkstoffe Captopril (z. B. Tensobon®), Enalapril (z. B. Xanef®), Lisinopril (z. B. Acerbon®), Ramipril und Fosinopril.

ACE-Hemmer sind Hemmstoffe des **A**ngiotensin **C**onverting **E**nzyme. Dieses Enzym ist für die Bildung des blutdrucksteigernden Angiotensin II zuständig. Infolge der Enzymhemmung wird das vasokonstriktorisch aktive Angiotensin II nur noch vermindert gebildet (➤ Abb. 6.2).

Zusätzlich wird der Abbau des vasodilatorischen Peptides Bradykinin verhindert, was ebenfalls zur Minderung des Blutdrucks führt. Der Blutdruck wird gesenkt, ohne dass eine kompensatorische Herzfrequenzerhöhung auftritt. Die ACE-Hemmer reduzieren den peripheren arteriellen Widerstand (Nachlastsenkung) und führen zu einer Erhöhung der venösen Kapazität (Vorlastsenkung). Die maximale Blutdrucksenkung tritt nach 3–4 Wochen ein (➤ 6.2.1). ACE-Hemmer werden je nach Indikation – Hypertonie oder Herzinsuffizienz – unterschiedlich dosiert (➤ Tab. 6.1).

Betablocker

Betablocker dämpfen die Wirkung der Stresshormone Adrenalin und Noradrenalin am Herzen. Früher galten sie bei Herzinsuffizienz als kontraindiziert, weil sie die Kontraktionskraft senken. Heute weiß man, dass Betablocker die Überlebenswahrscheinlichkeit von Patienten mit Herzinsuffizienz steigern können, wenn sie in vorsichtig einschleichender Dosierung zusätzlich zu anderen Wirkstoffen gegeben werden.

Verwendet werden z. B. Wirkstoffe wie Carvedilol (Dilatrend®), Bisoprolol (Concor®) oder Metoprolol (Belok-ZOK®).

Arzneimittel bei Herzinsuffizienz in der Pflege

Unerwünschte Wirkungen

Alle Herzglykoside haben eine geringe therapeutische Breite (➤ 1.3). Die Dosierung erfolgt unter Kontrolle der Blutspiegel (Digitoxin 10–30 ng/ml, Digoxin 8–20 ng/ml). Das Auftreten von unerwünschten Wirkungen ist für die Pflegenden ein Warnsignal für das Vorliegen einer **Digitalisüberdosierung** (Herzglykosidintoxikation). Die Symptomatik beginnt meist mit Übelkeit und Erbrechen, später kommen Sehstörungen (Farbensehen), Mydriasis (Pupillenerweiterung), Halluzinationen, Delirien, Tremor und Konvulsionen hinzu. Es tritt eine Vielzahl verschiedener Herzrhythmusstörungen auf, die tödlich verlaufen können.

▶
Pflege bei Anwendung von Digitalis
Die Pflegenden achten bei digitalisierten Patienten auf die Alarmzeichen einer Überdosierung. Sie fragen die Patienten gezielt nach den Symptomen, z. B. nach Änderungen des Sehens. Beim geringsten Verdacht wird der Arzt informiert.

▶
Pflege bei Erstanwendung
Wegen evtl. besonders starker Blutdrucksenkung nach der ersten Gabe anfangs Blutdruck engmaschig kontrollieren, Diuretika möglichst 1–2 Tage vorher absetzen (lassen). Falls dies nicht möglich ist, zu Therapiebeginn Bettruhe (Gefahr zu starker Blutdruckabfälle beim Aufstehen).

VORSICHT
Bei der Therapie mit ACE-Hemmern kann es zum Auftreten des lebensbedrohlichen **angioneurotischen Ödems** (akute ödematöse Haut- und Schleimhautschwellung) kommen. Bei Zungen-, Glottis- und Kehlkopfbeteiligung müssen unverzüglich Notfallmaßnahmen eingeleitet werden (Arzt rufen; in der häuslichen Pflege: Notarzt verständigen).

Wechselwirkungen

Bei einer Digitalistherapie sind alle Einflüsse zu vermeiden, die zu Störungen des Säure-Basen- und des Elektrolythaushalts führen können (➤ Tab. 6.3). Diese Arzneistoffe führen zu veränderten Elektrolytspiegeln, was die Wirkung der Herzglykoside beeinflussen kann. Bei Hypokaliämie erfolgt eine Wirkverstärkung der Herzglykoside bis hin zu Vergiftungserscheinungen. Bei einer bestehenden Hypokaliämie oder Hyperkalzämie dürfen keine Herzglykoside gegeben werden.

Tab. 6.2 Arzneimittel bei Herzinsuffizienz.

Arzneimittel	Einnahmehinweise	Unerwünschte Wirkungen
ACE-Hemmer	• Captopril in 2–3 Tagesgaben; alle anderen ACE-Hemmer i. d. R. morgens als Einmalgabe, unabhängig von den Mahlzeiten • Übermäßige Sonnenbäder vermeiden • Einschleichende Dosierung, um plötzliche starke Blutdruckabfälle zu vermeiden	• In ca. 10 % der Fälle trockener, z. T. quälender Reizhusten • Beim Auftreten von schwerwiegenden Hautreaktionen, bei Fieber und Lymphknotenschwellungen Arzt aufzusuchen • Angioneurotisches Ödem kann auftreten • Auf Zeichen einer Hyperkaliämie achten
Herzglykoside	• Einnahme unzerkaut nach den Mahlzeiten • Es wird bei jedem Patienten eine individuelle Dosierung festgelegt, die bei älteren Patienten häufig reduziert werden muss	• In erster Linie gastrointestinale Beschwerden wie Übelkeit, Erbrechen, Durchfall • Bradykardien oder Arrhythmien • Zentrale unerwünschte Wirkungen mit Verwirrtheit, motorische Unruhe, Kopfschmerzen, Müdigkeit und Schlaflosigkeit • Veränderungen im Farbsehen und allgemeine Sehstörungen sind Zeichen der Überdosierung
Betablocker	• Einnahme erfolgt unabhängig von der Mahlzeit, aber zu einem festgelgten Zeitpunkt; Sotalol, Talinolol, Atenolol werden vor dem Essen besser resorbiert	• Blutdruckabfall mit Schwindel und Übelkeit (v. a. bei Therapiebeginn) • Abnahme der Herzfrequenz • Bronchospasmen v. a. bei vorbelasteten Patienten

6

Tab. 6.3 Arzneistoffe, die bei digitalisierten Patienten nur mit Vorsicht anzuwenden sind.

Wirkstoff	Elektrolytstörung
Amphotericin B	K^+-Verlust
Glukose i. v.	Hypokaliämie
Thiazide	Verlust von K^+ und Mg^{2+}
Schleifendiuretika	Verlust von K^+, Ca^{2+} und Mg^{2+}
Aldosteronanta-gonisten	K^+-Anstieg
Laxanzien	Verlust von K^+ und Mg^{2+}
Glukokortikoide	K^+-Verlust
Alkalose	Hypokaliämie
Heparin	K^+-Erhöhung

V O R S I C H T

Digitalis und Kalzium dürfen nie gleichzeitig gegeben werden, da sie sich in ihrer Wirkung verstärken (Synergismus). Die Kaliumwerte müssen im Normbereich liegen, da bei erniedrigten Werten die Empfindlichkeit gegenüber den Herzglykosiden erhöht und damit das Auftreten von Nebenwirkungen wahrscheinlicher ist.

Das Digitalisantidot ist ein Antitoxin, das sich nach i. v.-Gabe an Digoxin und Digitoxin bindet.

▶ Übergewichtige Patienten leiden häufig unter einer Herzinsuffizienz. Eine gezielte Diät ist oft schon ein erster Schritt der Therapie. Symptome einer leichten Herzinsuffizienz verschwinden i. d. R. nach erfolgreicher Diät.

6.1.2 Koronartherapeutika

Koronartherapeutika sind Medikamente zur Behandlung der koronaren Herzkrankheit (KHK). Leitsymptom der KHK ist die Angina pectoris (Brustenge). Sie äußert sich durch stechende Schmerzen hinter dem Brustbein. Ursache ist ein Missverhältnis zwischen der Sauerstoffzufuhr über die Koronargefäße und dem Sauerstoffbedarf des Herzmuskels.

Koronare Herzkrankheit (KHK): Mangeldurchblutung (Ischämie) und dadurch Sauerstoffmangel (Hypoxie) des Herzmuskels durch verengte (stenosierte) oder verschlossene Koronararterien.

Koronartherapeutika verstehen

2 Grundprinzipien umfassen die medikamentöse Therapie der KHK:
- Senkung des Sauerstoffbedarfs des Herzmuskels
- Erhöhung des Sauerstoffangebots über die Koronargefäße

Diese Effekte werden durch verschiedene Substanzgruppen mit unterschiedlichen Wirkprofilen erreicht (➤ Abb. 6.3). Die **Senkung des Sauerstoffbedarfs** erfolgt über eine Senkung der Herzfrequenz (Betablocker), eine Senkung der Kontraktilität (Betablocker + Ca-Antagonisten), ein Senken der Nachlast bzw. Vorlast (Kalziumantagonisten + Nitrate). Dies kann durch eine Erweiterung der Koronargefäße und damit einer Senkung des Koronargefäßwiderstandes und einer Beseitigung evtl. Gefäßspasmen (Nitrate, Kalziumantagonisten) oder einer Senkung der Herzfrequenz und somit einer Verlängerung der Diastolendauer (Betablocker) erreicht werden.

Nitrate

Aus den **Nitraten** wird im Körper Stickstoffmonoxid (NO) freigesetzt, das eine Erweiterung der Gefäße bewirkt, besonders der Koronararterien und der venösen Kapazitätsgefäße. Die Venen können ein größeres Blutvolumen aufnehmen. Diese Erscheinung bezeichnet man als **„venöses Pooling"**. Der verminderte Blutrückstrom zum Herzen bewirkt eine Senkung der Vorlast (➤ 6.1). In der Folge nehmen das Herzvolumen und der Füllungsdruck ab. In der Austreibungsphase pumpt das Herz das Blut in die Arterien. Sind diese verengt, setzen sie dem Blut einen Widerstand entgegen, gegen den das Herz ankämpfen muss. Die Nitrate erweitern auch diese Gefäße und senken somit den Auswurfwiderstand (Nachlastsenkung) (➤ 6.1).

In der Therapie und der Prophylaxe der Angina pectoris und der KHK werden die folgenden Nitrate angewandt:
- **Glyzeroltrinitrat** (Nitroglyzerin), z. B. Nitrolingual®, Corangin®, Nitrangin liquidum®: sehr kurze Halbwertszeit (HWZ) von nur 2 Minuten. Es eignet sich deswegen besonders für die Anfallsbehandlung der Angina pectoris.
- **Isosorbiddinitrat**, z. B. ISDN®, Isoket®: HWZ 0,5–0,7 Stunden, wird aber im Körper in das Mononitrat umgewandelt.

6

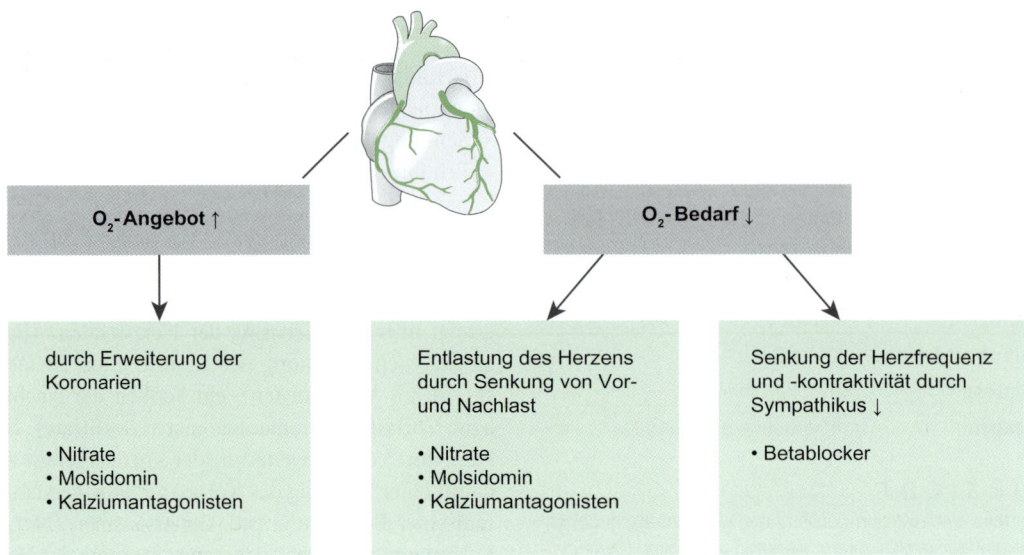

Abb. 6.3 Wirkungsweise der Koronartherapeutika [L157].

- **Isosorbidmononitrat**, z. B. Corangin®, ISMN®, Monolong®, Mono Mack®: HWZ 4–5 Stunden.

Molsidomin

Die pharmakologischen Wirkungsmechanismen des **Molsidomins** sind ähnlich denen der Nitrate. Auch aus Molsidomin (z. B. Corvaton®) wird Stickstoffmonoxid (NO) freigesetzt, das die gleichen Mechanismen auslöst, wie bei den Nitraten beschrieben. Der Unterschied besteht in dem Mechanismus der Stickstoffmonoxidfreisetzung. Während bei den Nitraten Enzyme beteiligt sind, geschieht die Freisetzung beim Molsidomin enzymunabhängig. Da bei der enzymatischen Freisetzung eine Gewöhnung einsetzt, die zur „Nitrattoleranz" führt, bleibt die Wirkung beim Molsidomin auch bei einer kontinuierlichen Gabe erhalten.

Kalziumkanalblocker

Die **Kalziumkanalblocker** (Kalziumantagonisten, Ca^{2+}-Antagonisten) erweitern die peripheren Blutgefäße und senken dadurch den Widerstand in den Gefäßen und den Blutdruck. Sie verringern die Herzkraft und führen zu einer Abnahme der Herzarbeit und des Sauerstoffverbrauchs des Herzens. Die Kalziumkanalblocker unterteilt man nach ihrer chemischen Struktur in 3 verschiedene Typen: die **Di-**hydropyridine (z. B. Nifedipin), die **Benzothiazepine** (z. B. Diltiazem) und die **Phenylalkylamine** (z. B. Verapamil). Sie binden an den unterschiedlichen Kalziumkanälen. Dadurch wird die Konzentration der Kalziumionen in der Zelle gesenkt, was zu einer Erweiterung der Koronararterien und der peripheren Gefäße führt (➤ Abb. 6.4). Die Kalziumkanalblocker vom Benzothiazepin-Typ und vom Phenylalkylamin-Typ werden auch bei Herzrhythmusstörungen angewandt.

Betablocker

Die **Betablocker** besitzen Affinität zu den β-Rezeptoren des Sympathikus (➤ 1.3.4), die am Herzen, an den Bronchien und den Gefäßen lokalisiert sind. Die $β_1$-Rezeptoren befinden sich vorwiegend am Herzen und werden von einigen Arzneistoffen aus der Gruppe der Betablocker selektiv blockiert. Man spricht in diesem Sinne von einer $β_1$-**Selektivität** oder auch „Kardioselektivität". Diese kardioselektive Wirkung ist zur Vermeidung von unerwünschten Wirkungen vorteilhaft. Erst bei der Gabe höherer Dosen wird die selektive Herzwirkung aufgehoben und es erfolgt auch die Blockade der an den Gefäßen und den Bronchien lokalisierten $β_2$-Rezeptoren. Aufgrund der β-Blockade wird die Reizübertragung im AV-Knoten (Teil des Erregungslei-

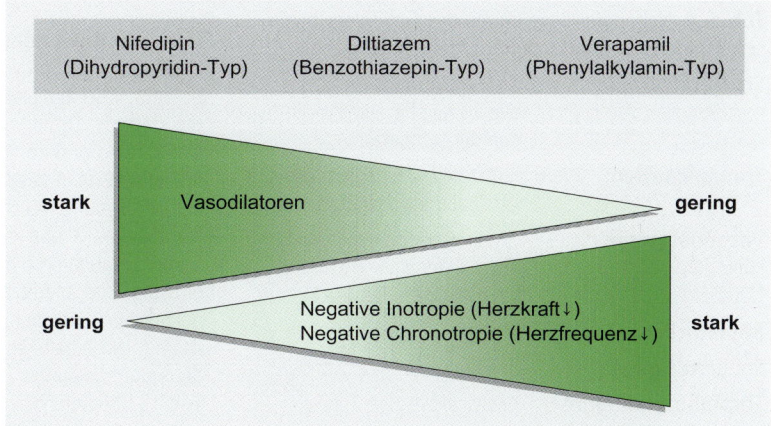

| Nifedipin (Dihydropyridin-Typ) | Diltiazem (Benzothiazepin-Typ) | Verapamil (Phenylalkylamin-Typ) |

Abb. 6.4 Wirkprofile der verschiedenen Kalziumkanalblocker [L157].

tungssystems im Herzen) verzögert, die Herzfrequenz reduziert und das Schlagvolumen vermindert, sodass das Herz weniger Arbeit zu leisten hat. Der periphere Widerstand bleibt i. d. R. unverändert. Betablocker zeigen außerdem eine organprotektive Wirkung, d. h. sie beeinflussen eine Linksherzinsuffizienz und Gefäßschäden positiv.

Oft eingesetzte Substanzen sind:
- Atenolol (z. B. Tenormin®)
- Metoprolol (z. B. Beloc®, Lopresor®)
- Pindolol (z. B. Visken®)
- Propranolol (z. B. Dociton®)

Carvedilol (z. B. Dilatrend®) wirkt sowohl als Betablocker als auch als (peripherer) α_1-Blocker, sodass es zusätzlich zu einer Vasodilatation kommt.

Betablocker werden in der Therapie der Hypertonie, der KHK, der Angina pectoris, bei Herzrhythmusstörungen und der Herzinsuffizienz eingesetzt.

Arzneimittel bei Herzinfarkt

Die Mortalität und die entstehende Herzinsuffizienz eines Infarkts ist umso geringer, je früher das verschlossene Gefäß wieder durchgängig ist. Deswegen ist die sofortige Einleitung der Therapie unbedingt notwendig (innerhalb von 6 Stunden). Initial werden 5.000–10.000 IE **Heparin** gegeben und nach Möglichkeit einige Laboruntersuchungen zur Bestimmung des Gerinnungsstatus durchgeführt.

Um schnellstmöglichst mit der Therapie zu beginnen, wird in vielen Städten schon vom Notarzt die erforderliche Therapie eingeleitet.

Die Wiedereröffnung des verschlossenen Gefäßes wird entweder im **Herzkatheterlabor** oder mittels einer systemischen **Lysetherapie** durchgeführt. Zur Lyse des Blutgerinnsels in dem verschlossenen Koronargefäß werden **Gewebeplasminogenaktivatoren (rt-PA)** (Actilyse®, Rapilysin®, Metalyse®), **Streptokinase** (Streptase®) oder **Urokinase** (rheotromb®Actavis) verwendet. Beim Myokardinfarkt sind außer der Lysetherapie noch weitere medikamentöse Maßnahmen notwendig (> Tab. 6.4).

Koronartherapeutika in der Pflege

Zur **Langzeittherapie der KHK** soll ein möglichst gleichmäßiger Wirkstoffspiegel der Nitrate erzielt werden. Dies erreicht man am besten, indem man retardierte Arzneiformen einsetzt. Die Dosis wird für jeden Patienten individuell festgelegt. Es gibt auch Pflaster (z. B. Nitroderm® TTS), die auf die Haut aufgeklebt werden und aus denen der Wirkstoff gleichmäßig resorbiert wird.

Nitrattoleranz
Bei wiederholter Gabe von Nitraten tritt bereits nach wenigen Tagen eine Gewöhnung ein und die Wirkung auf das Herz lässt nach. Eine nächtliche „Nitratpause" reicht zumeist aus, um die Wirksamkeit wiederherzustellen. Auch bei den Pflastern muss die Nitratpause eingehalten werden, d. h. das Pflaster wird nach 12 Stunden (abends) wieder abgezogen. Eine bereits bestehende Nitrattoleranz klingt nach 24 Stunden Therapiepause wieder ab. Wird eine intermittierende (unterbrochene) Gabe eingehalten, tritt keine Nitrattoleranz auf. Unter den verschiedenen Nitratpräparaten besteht eine Kreuztoleranz.

6

Tab. 6.4 Neben der Beseitigung des Gefäßverschlusses erfordert der Infarkt weitere Arzneimittelgaben.

Schmerztherapie	3–5 mg Morphin i. v. jeweils alle 10 min bis zum Abklingen der Schmerzen
Tranquillanzien	5–10 mg Diazepam langsam i. v. (bei unruhigen Patienten)
Vasodilatatoren (Senkung der Vorlast und der Nachlast)	Glyzeroltrinitrat sublingual, anschließend i. v. (Achtung bei niedrigem Blutdruck)
Betablocker	Metoprolol oder Atenolol i. v.
Sauerstoffgabe	3–6 l/min per Nasensonde
Thrombozytenaggregationshemmer	Acetylsalicylsäure 1 g i. v.
Antikoagulanzien	Heparin 5.000–10.000 IE i. v. als Bolus mit anschließender Heparinisierung
ACE-Hemmer	Bei stabilen Blutdruckverhältnissen nach Abschluss der Lysetherapie (z. B. Captopril)
Antiarrhythmika	• Bei Bradykardie 0,5–1 mg Atropin i. v. zur Frequenzbeschleunigung • Bei ventrikulären Arrhythmien wird Lidocain in einer Dosierung von 1–2 mg/kg langsam i. v. gegeben (Achtung: Die Lidocainkonzentration in den Präparaten ist unterschiedlich, z. B. 1 oder 2 %)

Therapie des Angina-pectoris-Anfalls

In der **Therapie des Angina-pectoris-Anfalls** werden **Nitrate** in einer über die Mundschleimhaut resorbierbaren galenischen Form eingesetzt. Hierzu gehören z. B. Glyzeroltrinitrat-Sublingual-Kapseln (Nitrolingual® Kapseln), die zerbissen werden und deren Wirkstoff im Mund resorbiert wird. In gleicher Weise wirken das in den Mund zu sprühende Nitrolingual-Spray® und Nitrangin®-Tropfen. Man gibt 1–3 Kapseln bzw. 1–3 Sprühstöße; die nach etwa 30 Sekunden einsetzende Wirkung erkennt man an dem Rückgang der Angina-pectoris-Symptomatik. Alternativ können **Kalziumantagonisten** wie Nifedipin 10 mg als Tropfen eingesetzt werden.

▶
Korrekte Anwendung eines Nitrosprays
Das Ventil des Sprays wird vor dem Benutzen solange betätigt, bis Flüssigkeit austritt. Somit wird gewährleistet, dass die Dosierkammer ordnungsgemäß gefüllt ist. Der Sprühkopf wird sorgfältig und vollständig durchgedrückt und dann wieder losgelassen. Das Spray wird vor der Anwendung nicht geschüttelt. Die Flasche wird senkrecht gehalten und die Öffnung möglichst nah an den Mund herangeführt. Die Sprühöffnung lässt sich leicht ertasten und bietet somit eine Orientierungshilfe bei nächtlichen Attacken. Man sprüht mit angehaltenem Atem (nicht inhalieren) in einem Abstand von 30 Sekunden unter die Zunge.
Tritt 15 Minuten nach der Applikation der Notfallmedikamente keine Beschwerdefreiheit ein, muss ein Arzt verständigt werden.

Unerwünschte Wirkungen

Bei der Einnahme von Nitraten kommt es v. a. zu Therapiebeginn häufig zu **„Nitratkopfschmerzen"**, die durch eine einschleichende Dosierung abgeschwächt werden können. Sie lassen bei einer Dauertherapie nach einigen Tagen bis Wochen nach.

Die häufigsten unerwünschten Wirkungen der **Betablocker** sind Bradykardien, AV-Block, Durchblutungsstörungen, Hypoglykämien bei Diabetikern, Übelkeit, Diarrhöen und Müdigkeit. Eine latente (versteckte) Herzinsuffizienz kann sich unter der Therapie manifestieren. Betablocker erhöhen den Bronchialwiderstand und können dadurch zur Auslösung eines Asthmaanfalls führen. Deswegen dürfen sie beim **Asthma bronchiale**, aber auch bei Bradykardien und Überleitungsstörungen *nicht* eingesetzt werden. Es müssen **Pulskontrollen** und bei Diabetikern **Blutzuckermessungen** durchgeführt werden (➤ Tab. 6.5).

V O R S I C H T
Überdosierung mit Betablockern
Die ersten Anzeichen treten 2 Minuten bis 2 Stunden nach Einnahme des Betablockers auf. Zu den wichtigsten Vergiftungszeichen gehören eine schwere Hypotonie, ein AV-Block, eine Herzinsuffizienz, der kardiogene Schock, eine Bradykardie bis zum Herzstillstand, generelle Atembeschwerden, ein Bronchospasmus sowie Übelkeit, Erbrechen, Zyanose, Bewusstseinsstörungen und generalisierte Krampfanfälle.

Beim abrupten Absetzen der Arzneimittel (z. B. Betablocker) können pektanginöse Beschwerden auf-

Tab. 6.5 Wichtige Einnahme- und Anwendungshinweise zu Koronartherapeutika.

Präparate	Einnahmehinweise	Unerwünschte Wirkungen und Warnhinweise
Nitrate (z. B. Isosorbiddinitrat, Isosorbidmononitrat, Glyzeroltrinitrat)	• Behandlung mit niedrigen Dosen beginnen, langsam steigern, nicht abrupt absetzen, sondern ausschleichen • Retardtabletten unzerkaut mit ausreichend Flüssigkeit einnehmen • Bei einer 2-mal täglichen Dosierung wird die zweite Dosis spätestens 8 Stunden nach der ersten eingenommen, um eine Toleranz zu vermeiden	• Bei lang anhaltenden und starken Kopfschmerzen den Arzt informieren • Unter einer Nitrattherapie können Kollapszustände und Synkopen auftreten
Molsidomin (Corvaton®)	• Retardtabletten morgens und abends unzerkaut einnehmen • Molsidominhaltige Ampullen sind lichtempfindlich, erst unmittelbar vor der Anwendung aus der Verpackung entnehmen, rasche Herstellung der Molsidomininfusionen unter möglichst geringer Lichteinwirkung, Infusion in einem lichtundurchlässigen System	• Nicht geeignet zur Kupierung des akuten Anfalles (verzögerter Wirkungseintritt) • Vorrangig zu Therapiebeginn treten Kopfschmerzen auf, die sich in den ersten Wochen bessern • Starke Senkung des Blutdrucks mit Kollaps oder Schock möglich
Kalziumantagonisten, z. B. Amlodipin (Norvasc®), Felodipin (Modip®), Nifedipin (Adalat®, Corinfar®, Nifehexal®)	• Retardtabletten sollten ganz eingenommen werden, möglichst morgens • Lang wirkende Kalziumantagonisten 1-mal täglich geben, Nifedipin 2-mal täglich, gleichzeitige Nahrungsaufnahme verzögert die Aufnahme	• Knöchelödeme • Flushsymptome, Hitzegefühle, Schwindel • Allergische Reaktionen
Betablocker, z. B. Metoprolol (Beloc ZOK®, Metoprolol®), Atenolol (Tenormin®, Atenolol®), Bisoprolol (Concor®, Bisoprolol®)	• Retardtabletten unzerkaut einnehmen • Therapie nie plötzlich abbrechen, sondern ausschleichen (Ischämie- und Infarktgefahr)	• Bradykardien, AV-Block, Durchblutungsstörungen, Hypoglykämien bei Diabetikern • Übelkeit, Müdigkeit • Auslösung eines Asthmaanfalls möglich

treten. Deshalb wird die Therapie immer ausschleichend beendet.

Wechselwirkungen
Nitrate und Molsidomin nicht mit Phosphodiesterase-5-Hemmern (Viagra®, Cialis®) zusammen geben. Ein starker Blutdruckabfall und lebensgefährliche Synkopen bzw. ein Infarkt können auftreten.

Bei der gleichzeitigen Anwendung von Betablockern und sympathomimetisch wirkenden Substanzen (z. B. in Hustenmitteln, Nasen- und Augentropfen) kann es zu einem beträchtlichen Blutdruckanstieg kommen, da sie die Wirkung der Betablocker abschwächen.

Die gleichzeitige Anwendung mit Kalziumantagonisten vom Verapamil- und Diltiazem-Typ sollte unterbleiben. Es besteht die Gefahr eines Blutdruckabfalls, einer Pulsverlangsamung und von Herzrhythmusstörungen. Bei gleichzeitiger Insulintherapie oder einer Gabe von oralen Antidiabetika kann deren Wirkung verstärkt werden. Dies hat einen Blutzuckerabfall und eine Pulsbeschleunigung zur Folge.

VORSICHT
Bei einer Therapie mit Betablockern sollte unbedingt der Blutzucker kontrolliert werden, da sich einerseits die Wirkung von Insulin und oralen Antidiabetika verstärkt und andererseits die Symptome einer Hypoglykämie verschleiert sind.

6.1.3 Antiarrhythmika

Bei Herzrhythmusstörungen können **Antiarrhythmika** zur Stabilisierung des Herzschlages gegeben werden. Da die medikamentöse Therapie von Herzrhythmusstörungen nicht unproblematisch ist und

Antiarrhythmika selbst auch Rhythmusstörungen auslösen können, werden sie nur eingeschränkt eingesetzt.

Antiarrhythmika verstehen

Eine **Therapie von Herzrhythmusstörungen** ist notwendig, wenn subjektive Beschwerden vorliegen, wenn hämodynamische Symptome (wie Synkopen und Schwindel) auftreten oder wenn die Arrhythmie zu lebensbedrohlichen Situationen führen kann, wie z. B. zum plötzlichen Herztod.

Antiarrhythmika sind Substanzen mit einem hohen Gefährdungspotenzial:
- Wegen ihrer potenziell pro-arrhythmogen (Rhythmusstörungen begünstigenden) Wirkung und einer oft ungünstigen Langzeitprognose gilt eine strenge Indikationsstellung für die medikamentöse Therapie mit Antiarrhythmika.

- Fast alle Antiarrhythmika haben eine negativ inotrope Wirkung.
- Es gibt zahlreiche Interaktionen mit anderen Wirkstoffen.
- Es treten viele extrakardiale Wirkungen auf (Leber-, Schilddrüsenfunktion, Blutbild), deshalb sind engmaschige Kontrollen notwendig.

Therapie tachykarder Störungen

Klasse-I–IV-Antiarrhythmika (Einteilung nach Vaughan und Williams) sind Arzneistoffe zur Therapie tachykarder Störungen (➤ Tab. 6.6). Die Klassen I–IV unterscheiden sich in ihren subzellulären Angriffspunkten. Gemeinsam ist ihnen, dass sie Ionenströme hemmen und darüber die Reizleitung blockieren. An welchen Ionenkanälen sie genau angreifen, entscheidet darüber, welcher Klasse sie angehören.

Herzglykoside wirken verlangsamend auf Herzfrequenz und Erregungsleitung und senken die Reiz-

Tab. 6.6 Antiarrhythmika bei tachykarden Herzrhythmusstörungen.

Wirkstoffgruppe		Wirkstoffe	Wirkung	
Bei brady-karden Herz-rhythmusstörungen	Parasympatholytika	Ipratropium (Itrop®)	Blockade des Parasympathikus	Herzfrequenz- und Kontraktionskraft ↑
	β-Sympathomimetika	Adrenalin	Erregung der β-Rezeptoren	
Bei tachykarden Herz-rhythmusstörungen	Klasse-I-Antiarrhythmika (Natriumkanalblocker)	**Ia**: Chinidin, Ajmalin (Gilurytmal®), Prajmaliumbitartrat (Neo-Gilurytmal®)	Hemmung des Natriumeinstroms in die Herzmuskelzelle: Verringerung der Leitungsgeschwindigkeit, Kontraktionskraft ↓	
		Ib: Lidocain (Lidocard®)		
		Ic: Flecainid (Tambocor®), Propafenon (Rytmonorm®)		
	Klasse-II-Antiarrhythmika (Betablocker)	Propranolol (Obsidan®), Metoprolol (Beloc ZOK®), Atenolol (Tenormin®), Sotalol (Sotalex®)	Blockade der β_1-Rezeptoren: Herzfrequenz und Kontraktionskraft ↓	
	Klasse-III-Antiarrhythmika (Kaliumkanalblocker)	Amiodaron (Cordarex®), Dronedaron (Multaq®), Sotalol (Sotalex®), Adenosin (Adrekar®)	Blockade von Kaliumkanälen: Aktionspotenzialdauer an der Herzmuskelzelle verlängert	
	Klasse-IV-Antiarrhythmika (Kalziumkanalblocker)	Verapamil (Isoptin®mite), Diltiazem (Dilzem®)	Hemmung des Kalziumeinstroms in die Herzmuskelzelle: Verzögerung der Erregungsbildung in Sinus- und AV-Knoten und Verringerung der Leitungsgeschwindigkeit	
	Herzglykoside	Digitoxin (Digimerck®), Digoxin (Dilanacin®)	Positiv inotrop: Kontraktionskraft ↑, negativ chronotrop: Herzfrequenz ↓, negativ dromotrop: Erregungsleitung erschwert, positiv bathmotrop: Senkung der Reizschwelle	

schwelle zur Erregungsbildung. Sie werden bei supraventrikulären Tachykardien eingesetzt.

Therapie bradykarder Störungen

Die bradykarden Rhythmusstörungen werden in den meisten Fällen mit einer Schrittmacherimplantation therapiert. Seltener wird eine medikamentöse Therapie angestrebt. Bei Gabe von Arzneistoffen aus der Gruppe der Antiarrhythmika, der Herzglykoside, der Kalziumantagonisten oder der Betablocker können diese für die Bradykardie verantwortlich sein. In diesem Fall ist zu prüfen, ob der Arzneistoff abgesetzt oder die Dosis reduziert werden kann.

Medikamentöse Maßnahmen bei einer behandlungsbedürftigen Bradykardie sind:

- **Atropin**: bei einer akuten Bradykardie 0,5–2 mg i. v.
- **Adrenalin**: im kardiogenen Schock oder zur Reanimation
- **Ipratropiumbromid**: bei chronischer Bradykardie (mit Synkopen)

Ipratropiumbromid und Atropin sind ein spezifisch an den sog. muskarinergen Rezeptoren des Acetylcholins angreifendes Anticholinergika (Parasympatholytikum, ➤ 4.2). Sie führen zu einer Frequenzbeschleunigung, die v. a. auf eine Abnahme der Erholungszeit des Sinusknotens und eine beschleunigte AV-Überleitung zurückzuführen ist. Die Kontraktionskraft des Herzens nimmt zu. Ipratropiumbromid zeigt im Gegensatz zu Atropin keine Wirkungen auf das zentrale Nervensystem, sodass auch bei Überdosierung keine Erregungszustände und Halluzinationen auftreten. Ipratropriumbromid wird v. a. bei vagal bedingten Sinusbradykardien, bei Bradyarrhythmien und bei AV-Blockierungen sowie bei Überleitungsstörungen angewendet. **Atropin** wird bei einer Bradykardie oder einem hochgradigen AV-Block gegeben.

Therapie des Herzstillstands

Die Ursachen eines **plötzlichen Herzstillstandes** können in einem Kammerflimmern oder einer Asystolie liegen. Die Pflegenden rufen sofort den Arzt oder das Notfallteam und beginnen mit der Reanimation.

VORSICHT
Herzstillstand
- Herzdruckmassage mit gleichzeitiger Beatmung durchführen. Beachten: harte Unterlage!
- Arzt/Notfallteam rufen (lassen)
  - Beim Kammerflimmern: transthorakale Defibrillation (wenn nötig, mehrmals)
  - Bei Asystolie: 1 mg Adrenalin injizieren
  - Bei Kammertachykardie: Amiodaron
- Wiederholung der Maßnahmen bei Erfolglosigkeit
Vorsicht beim Tasten der Halsschlagadern
Niemals sollen beide Halsschlagadern gleichzeitig getastet werden; die Zufuhr von Blut zum Gehirn wird dadurch evtl. eingeschränkt. Auch ein zu starkes Drücken auf die Halsschlagader ist gefährlich – es können bedrohliche Kreislaufreflexe ausgelöst werden, die im Extremfall zum Herzstillstand führen.

▶ Der Herzstillstand muss nach Eintreffen innerhalb von 10 Sekunden festgestellt werden. Die Herzmassage hat immer vorrang gegenüber der Beatmung: Richtlinien des German Resuscitation Council (GRC, www.grc-org.de) und des European Resuscitation Council (ERC, www.erc.edu).

Antiarrhythmika in der Pflege

Bei der Therapie von Herzrhythmusstörungen müssen die Behandlungsindikationen und die Therapieziele streng abgewogen werden. Nur für wenige Antiarrhythmika ist eine günstige Langzeitprognose erwiesen. Die Antiarrhythmika besitzen selbst ein pro-arrhythmogenes Potenzial und meist eine negativ inotrope Wirkung.

VORSICHT
Die Einstellung auf eine antiarrhythmische Therapie bedarf einer sorgfältigen kardiologischen Überwachung. Es sollte eine kardiologische Notfallausrüstung zur Verfügung stehen.

Unerwünschte Wirkungen

Die Antiarrhythmika sind eine Arzneistoffgruppe mit zahlreichen unerwünschten Wirkungen, die neben dem Herzen auch das zentrale und vegetative Nervensystem, die Hämatopoese (Blutbildung), die Leber, den Gastrointestinaltrakt und die Haut beeinflussen können (➤ Tab. 6.7).

Bei allen Antiarrhythmika können neue Arrhythmien auftreten und die bereits bestehenden Arrhythmien können in Häufigkeit und Dauer zunehmen. Es kann nicht vorhergesagt werden, bei welchen Patienten die pro-arrhythmogene Wirkung auftritt.

Tab. 6.7 Nebenwirkungen und Patientenbeobachtungen zu wichtigen Antiarrhythmika.

Wirkstoff	Unerwünschte Wirkungen	Hinweise, Notfallsituationen und Pflegemaßnahmen
Parasympatholytika	• Gastrointestinale Störungen, Sehstörungen (Akkommodationsstörungen, Glaukomanfälle), Wärmestau (wegen der verminderten Schweißsekretion), Harnblasenentleerungsstörungen • **Verkehrsteilnehmer**: Sehleistung und Reaktionsvermögen evtl. beeinträchtigt • **Atropin** zusätzlich zentrale unerwünschte Wirkungen (Unruhe, Halluzinationen)	• Kontrolle von Puls, Blutdruck und EKG, auf ZNS-Symptome (z. B. Tremor) achten • Bei Intoxikation **Symptome einer anticholinergen Vergiftung**: Tachykardie, Miktionshemmung, Darmatonie; Gabe von peripheren Cholinergika (z. B. Pyridostigmin) • Bei Hyperthermie physikalische Maßnahmen (Wadenwickel)
Amiodaron	• Schilddrüsenstörungen (Iodgehalt von 37 %) • Sehstörungen (Korneatrübungen) • Photosensibilisierung • Nervenschädigungen • Lungeninfiltrate und -funktionsstörungen • Bläuliche Verfärbung der Haut	• Sonnenstrahlung und Solarien sind zu meiden bzw. eine starke Lichtschutzsalbe zu verwenden (auch nach Beendigung der Therapie noch einige Tage) • Sehstörungen klingen meist 6–12 Monate nach Beendigung der Therapie wieder ab; regelmäßig ophthalmologische Untersuchungen • Bei Atemproblemen: mögliche lungentoxische Wirkung
Lidocain (Lidocard®)	Schwindel, Parästhesien, Benommenheit, Blutdruckabfall, Arrhythmien	• 1-prozentige Lösung in einer Dosis von 1–1,5 mg/kg KG langsam i. v. • **Überwachung**: EKG, Blutdruck und Atmung permanent
Chinidin	• Gastrointestinale unerwünschte Wirkungen • Lichtempfindlichkeit, Seh- und Hörstörungen	• Symptomatische Therapie bei Intoxikation • Herzüberwachung, Bettruhe, Sauerstoff
Ajmalin (Gilurytmal®), **Prajmaliumbitartrat** (Neo-Gilurytmal®)	• Kardiale unerwünschte Wirkungen (Herzinsuffizienz, Arrhythmien) • Wärmegefühl, Flush, Parästhesien	• Intensivüberwachung bei Intoxikation • Bei Tachyarrhythmie: Natriumionen infundieren • Bei Bradyarrhythmien: Dopamin bzw. Orciprenalin geben
Flecainid (Tambocor®)	• Hypotonien, Gleichgewichtsstörungen, Sehstörungen, Kurzatmigkeit • Geschmacksstörungen, Verwirrung, Missempfindungen	Bei Intoxikation symptomatische Therapie
Propafenon (Rytmonorm®)	• Übelkeit, Mundtrockenheit, bitterer Geschmack • Fieber, Kreislaufreaktionen	Bei Intoxikation vitale Parameter sichern und intensivmedizinische Überwachung
Sotalol (Sotalex®)	• Müdigkeit, Schwindel, Fieber, Verwirrtheit • Geschmacks- und Sehstörungen • Mundtrockenheit, Muskelkrämpfe	Bei Intoxikation vitale Parameter sichern und intensivmedizinische Überwachung
Adenosin (Adrekar®)	Gesichtsröte, Bronchospasmus, Schwindel, Schwitzen, Hitzegefühl, metallischer Geschmack	• Bei Überdosierung treten Bradykardien auf, die nicht mit Atropin behandelbar sind • Durch die sehr kurze HWZ von unter 10 Sekunden sind die Intoxikationen selbstlimitierend

6

▶ Patienten mit Herzrhythmusstörungen haben häufig psychische Probleme, da diese eine letale Bedrohung darstellen. Pflegende müssen Patienten unterstützen und bei stärkeren Störungen den Arzt informieren.

6.2 Kreislaufpharmaka

Kreislaufpharmaka wirken v. a. auf den Blutdruck und bei Durchblutungsstörungen.

6.2.1 Antihypertensiva

Arterielle Hypertonie (Bluthochdruck): dauerhafte, nicht situationsabhängige Blutdruckerhöhung über 140/90 mmHg; eine der häufigsten Erkrankungen überhaupt.
Antihypertensiva (Antihypertonika): Arzneimittel gegen Hypertonie, senken den Blutdruck

Antihypertensiva verstehen

▶ Der Blutdruck kann durch nichtmedikamentöse Maßnahmen beeinflusst werden. Hierzu zählt man bei Übergewicht eine Gewichtsreduktion, eine eingeschränkte Kochsalzzufuhr und eine verminderte Flüssigkeitsaufnahme. Außerdem kann der Blutdruck durch körperliches Training stabilisiert werden. Häufig verschlechtert eine ungesunde Lebensweise (Stress, Hektik, Nikotin, Alkohol) die Blutdruckwerte. Außerdem wirken sich entspannende Übungen zum psychischen und physischen Ausgleich im Alltagsleben positiv auf die Hypertonie aus. Omega-3-Fettsäuren, wie sie in Seefisch enthalten sind, wirken infolge ihrer positiven Eigenschaften auf die Blutfettwerte auch der Hypertonie entgegen.

Eine medikamentöse Therapie der Hypertonie ist erst angezeigt, wenn trotz nichtmedikamentöser Maßnahmen nach 3 Monaten kein Behandlungserfolg zu erzielen ist.

Antihypertensiva können an ganz unterschiedlichen Stellen im Körper eingreifen, durch die Kombination mehrerer Wirkstoffe mit verschiedenen Wirkungsmechanismen kann der Blutdruck effektiv gesenkt werden (➤ Abb. 6.5).

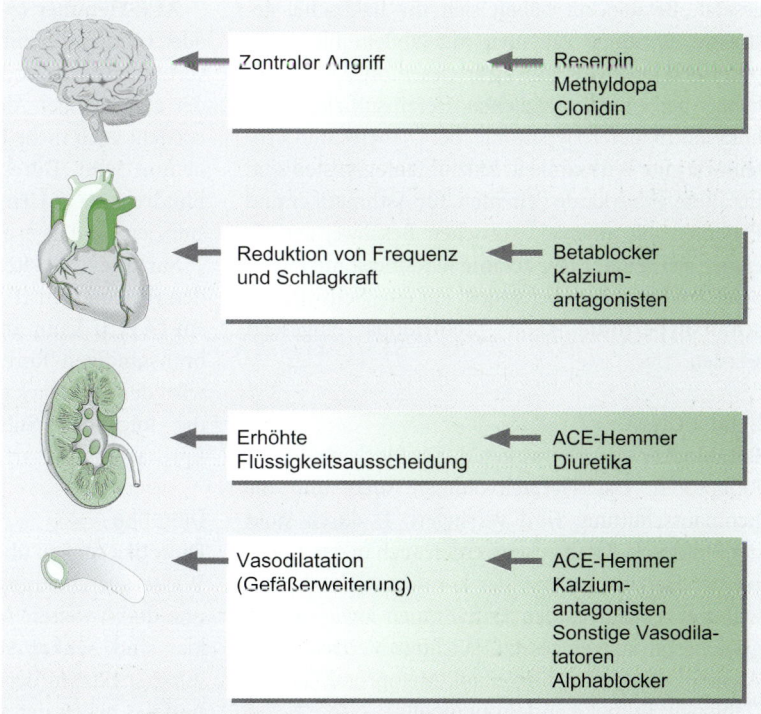

Abb. 6.5 Angriffsorte der Antihypertensiva. [L157]

Tab. 6.8 Stufenschema der Deutschen Liga zur Bekämpfung des Bluthochdrucks mittels blutdrucksenkender Arzneistoffe (Antihypertensiva).

Stufe 1	Monotherapie	Diuretikum, Betablocker, ACE-Hemmer, Kalziumantagonist, AT_1-Antagonist
Stufe 2	Zweierkombination	Diuretikum + Betablocker oder Kalziumantagonist oder ACE-Hemmer oder AT_1-Antagonist oder Kalziumantagonist + Betablocker oder ACE-Hemmer oder AT_1-Antagonist
Stufe 3	Dreierkombination	Zahlreiche Kombinationsmöglichkeiten (z. B. Diuretikum + ACE-Hemmer + Kalziumantagonist), evtl. zusätzliche Stoffgruppen wie Alphablocker oder Vasodilatatoren
Stufe 4	Viererkombination	Zahlreiche Kombinationsmöglichkeiten, zusätzlich Clonidin oder Moxonidin
Stufe 5	Minoxidil	Minoxidil zusammen mit anderen Substanzen in Dreier- oder Viererkombination

Die Therapie der **essenziellen** (primären) **Hypertonie** richtet sich nach dem Stufenschema der Deutschen Liga zur Bekämpfung des Bluthochdrucks (➤ Tab. 6.8).

Bei der Auswahl der zu verwendenden Substanzen spielen Faktoren wie der Schweregrad, die unerwünschten Wirkungen und die Wirksamkeit bei einer möglichen früheren Behandlung eine Rolle. Daneben besitzen einige Substanzen beim Vorhandensein einer Zweiterkrankung günstige Begleiteffekte. So werden Thiaziddiuretika bei allen unkomplizierten Hypertonien, wenn keine Kontraindikationen vorliegen, eingesetzt. Betablocker haben sich für hektische, gestresste, unruhige Patienten mit labilem Blutdruck und Herzklopfen als günstig erwiesen. ACE-Hemmer haben bei einer zusätzlichen Herzinsuffizienz, bei linksventrikulärer Hypertonie, bei Diabetes und Proteinurie gute Wirksamkeit. Kalziumantagonisten sind für ältere, bradykarde Patienten, für Asthmatiker und Patienten mit atherosklerotischen Beschwerden geeignet. Bei **renaler Hypertonie** wird meist mit einem Schleifendiuretikum behandelt. Für eine **Schwangerschaftshypertonie** kann Methyldopa eingesetzt werden.

Betablocker

Betablocker (➤ 6.1) wirken durch Blockade der β_1-Rezeptoren. Das Herzzeitvolumen sinkt und die Reninausschüttung wird verringert. Dadurch sinkt der Blutdruck. Betablocker werden auch in der Therapie der Herzinsuffizienz, der koronaren Herzkrankheit und bei tachykarden Arrhythmien sowie zur Migräneprophylaxe eingesetzt. Wichtige Vertreter sind Atenolol, Bisoprolol, Carvedilol, Metoprolol, Sotalol, Nebivolol, Talinolol und Propranolol.

ACE-Hemmer und Sartane (AT_1-Rezeptorantagonisten)

Das Renin-Angiotensin-Aldosteron-System (RAAS) ist an der Blutdruckregulation beteiligt (➤ Abb. 6.2). Angiotensin II bewirkt eine Engstellung der peripheren Widerstandsgefäße. Außerdem wird aus der Nebennierenrinde Aldosteron freigesetzt, das zu einer vermehrten Rückresorption von Natriumionen führt. In der Folge erhöht sich das Plasmavolumen. Diese Mechanismen bewirken eine Blutdrucksteigerung. Ist der Blutdruck pathologisch erhöht, versucht man, diesen Regelkreis durch Arzneistoffe zu beeinflussen.

ACE-Hemmer (➤ 6.1.1) wie Captopril, Enalapril oder Lisinopril hemmen das ACE (Angiotensin Converting Enzyme), sodass weniger Angiotensin II gebildet und weniger Aldosteron ausgeschüttet wird. Es entsteht auch mehr Bradykinin, da dessen Abbau gehemmt wird. Durch diese Mechanismen sinkt der Blutdruck. ACE-Hemmer werden auch bei der Herzinsuffizienz und nach einem Myokardinfarkt eingesetzt.

Sartane (AT_1-Rezeptorantagonisten) blockieren den Angiotensin-II-Rezeptor vom Typ 1. Angiotensin (AT) II kann an seinem spezifischen zellmembranständigen Rezeptor nicht mehr angreifen. So wird der Blutdruck gesenkt. Zu den Sartanen zählen die folgenden Substanzen: Losartan, Valsartan, Eprosartan, Irbesartan, Candesartan.

Diuretika

Diuretika senken über eine vermehrte Natrium- und Wasserausscheidung das Blutvolumen. Dadurch und durch weitere Mechanismen, die z. T. noch unklar sind, senken sie den Blutdruck. Das Anwendungsspektrum der **Diuretika** (➤ 6.1.1, ➤ 10.1) umfasst neben der arteriellen Hypertonie die Herz-

Tab. 6.9 Wirkstoffgruppen der Antihypertensiva, die ab Stufe 3 gegen Hypertonie eingesetzt werden.

Stufe	Wirkstoffgruppe	Wirkstoffe	Wirkmechanismus
3	Alphablocker	Doxazosin, Terazosin Prazosin (α_1)	Blockade der α-Rezeptoren: Erweitern der Gefäße (Arterien und Venen) in der Peripherie: Blutdruck ↓
		Uradipil ($\alpha_1 + \alpha_2$)	
	Vasodilatatoren	Dihydralazin, Hydralazin	Direkte Wirkung auf die Gefäßmuskelzellen: Erweitern v. a. der Arteriolen: Blutdruck ↓
4	Antisympathotonika (α_2-Agonisten)	Clonidin, Moxonidin, Methyldopa	α_2-Rezeptoren im ZNS blockiert: Sympathikusaktivität vermindert: Blutdruck ↓
5	Vasodilatatoren	Minoxidil	Wirkung auf die Gefäßmuskelzellen (über Kaliumkanal, Erregbarkeit der Zelle herabgesetzt: Erweitern der Gefäße: Blutdruck ↓
	Antisympathotonika	Reserpin	Hebt Speichervermögen für Noradrenalin in den Speichervesikeln auf: Sympathikusaktivität vermindert: Blutdruck ↓

insuffizienz, Ödeme kardialer, hepatischer und nephrogener Genese und den Diabetes insipidus.

Kalziumkanalblocker

Kalziumkanalblocker (➤ 6.1.2, ➤ 6.1.3) hemmen den Einstrom von Kalziumionen in die Gefäßmuskelzellen. Dies führt zur Erweiterung der Gefäße und der Blutdruck sinkt. Sie werden auch bei Angina pectoris und Arrhythmien angewendet. Als Antihypertensiva werden v. a. Nifedipin und Nitrendipin verwendet.

Wirkstoffgruppen ab Stufe 3 des Stufenschemas

Antihypertensiva, die ab Stufe 3 des Stufenschemas als Kombinationspartner in Frage kommen, sind α_1-**Rezeptorblocker, Vasodilatatoren** und **Antisympathotonika** (➤ Tab. 6.9).

Gefäßerweiternd wirken **Dihydralazin** und **Hydralazin**, α_1-**Rezeptorblocker** und **Minoxidil**. Dadurch sinken der periphere Gefäßwiderstand und der Blutdruck. Minoxidil ist der Kombinationsbehandlung der schweren Formen der Hypertonie vorbehalten. Es wird außerdem zur Therapie des Haarausfalls eingesetzt.

Antisympathotonika senken den Sympathikustonus. Dadurch sinken der periphere Gefäßwiderstand und auch der Blutdruck ab. α_2-**Rezeptoragonisten**, die im zentralen Nervensystem angreifen, beeinflussen eine übergeordnete Steuerregion, die das periphere sympatische Nervensystem reguliert. **Clonidin** wird nicht nur zur Behandlung der Hypertonie, sondern auch in der Entzugsbehandlung bei Alkohol- und Opiatabhängigkeit und in der Glaukomtherapie genutzt. β-**Methyldopa** ist ein Antihypertensi-

vum der zweiten Wahl und wird in der Behandlung der Schwangerenhypertonie eingesetzt. **Reserpin** wird nur in Kombination und sehr selten eingesetzt.

Antihypertensiva in der Pflege

Die Bluthochdrucktherapie wird zunächst mit einer Einzelsubstanz in einer niedrigen Dosis begonnen. Die Dosierung wird nur langsam gesteigert und auf die endgültige Menge eingestellt. Die maximalen blutdrucksenkenden Effekte treten häufig erst nach Tagen oder Wochen auf. Die Bluthochdrucktherapie ist eine Langzeittherapie. Beim Beenden der Therapie wird die Medikation nur langsam verringert (Ausschleichen).

Die Tabletten werden i. d. R. am Morgen unzerkaut mit einem Glas Wasser eingenommen. Viele Arzneimittel besitzen eine für eine Einmalgabe genügend lange Wirkdauer. Diese wird entweder durch eine lange Plasmahalbwertszeit der Substanz oder durch Retardformen von kürzer wirkenden Substanzen realisiert. Einige Patienten müssen aber zusätzlich noch eine abendliche Gabe bekommen. Retardtabletten oder Kapseln dürfen nicht zerkaut, zerstoßen oder zerteilt werden. Bei manchen Präparaten (z. B. Diblocin® PP) findet man leere Tablettenrückstände im Stuhl. Solche Retardtabletten geben den Wirkstoff kontinuierlich ab. Die äußere Form der Tablette bleibt unverändert.

▶ Pflegende sollten bei übergewichtigen Patienten auf eine Diät achten und nach Möglichkeit einen Ernährungsplan erstellen.

Unerwünschte Wirkungen

▶

> **Problem Blutdruckabfall**
> Es kann bei allen Antihypertensiva v. a. **zu Beginn der Therapie** zu übermäßigen Blutdrucksenkungen kommen, die mit Schwindel, Schwächegefühl, Sehstörungen und Bewusstseinsverlusten einhergehen können. Nach einigen Wochen verschwinden diese unerwünschten Begleiterscheinungen. Um Schwindel und Synkopen zu minimieren, empfiehlt sich langsames Aufstehen und Lagewechseln. Der Patient soll sich möglichst festhalten. **Alkohol** verstärkt durch seine blutdrucksenkende Wirkung alle Antihypertensiva, deshalb sollte der Konsum größerer Mengen Alkohol unterbleiben. Die Patienten werden von den Pflegenden über die Beeinträchtigung bei der Teilnahme am **Straßenverkehr** aufgeklärt.

Neben den alle Antihypertensiva betreffenden Nebenwirkungen durch die eigentlich erwünschte Blutdrucksenkung können die einzelnen Wirkstoffgruppen andere für sie typische unerwünschte Wirkungen aufweisen (➤ Tab. 6.10).

Die Einnahme von **Diuretika** und **ACE-Hemmern** geht mit einer Störung der Flüssigkeits- und Elektrolytverhältnisse einher, die v. a. zu Hypo- oder Hyperkaliämien (➤ 8.5.2) führen können.

Bei der Einnahme von **ACE-Hemmern** kann sehr häufig ein unangenehmer **Reizhusten** auftreten. Dieser lässt meist nach einigen Wochen nach. Bleibt der Reizhusten bestehen, muss ein anderer Arzneistoff verwendet werden

Bei der Gabe von **Diuretika** tritt vermehrt ein **Harndranggefühl** auf. Diuretika sollten morgens zum Frühstück oder bei mehrmaliger Gabe spätestens am Nachmittag eingenommen werden, da bei einer abendlichen Gabe die Nachtruhe durch ständigen Harndrang gestört ist

Bei der Gabe von **Betablockern** kann eine zuvor noch nicht offenkundige **Zuckerkrankheit** auftreten bzw. eine bereits bestehende verschlechtert werden.

Tab. 6.10 Unerwünschte Wirkungen der Antihypertensiva.

Ab Stufe	Wirkstoffgruppe	Handelspräparate	Unerwünschte Wirkungen
1	Diuretika	Aquaphor®, Spirobeta®, Triam Lichtenstein®	Gastrointestinale Beschwerden, Dermatosen, hämodynamische Veränderungen, Nierenfunktionsstörungen, Elektrolytverschiebung
	Betablocker	Beloc ZOK®, Obsidan®, Bisoblock®	Rhythmusstörungen, Erhöhung des Bronchialwiderstandes (Asthmaanfälle), Hypoglykämien, Müdigkeit, Impotenz
	ACE-Hemmer	Captobeta®, Benalapril®, Acerbon®	Trockener Reizhusten (bei 5–15 % aller Patienten), Hypotonie, Schwindel, Kopfschmerzen, Angioödem (selten, aber lebensbedrohlich), Geschmacksstörungen
	AT$_1$-Blocker	Lorzaar®, Diovan®, Blopress®	Schwindel, Angioödem, Elektrolytstörungen
	Kalziumkanalblocker	Adalat®, Bayotensin®, Isoptin®	Flush, Hitzegefühle, allergische Reaktionen, Schwindel, Kopfschmerzen, Rhythmusstörungen, Knöchelödeme
3	Alphablocker	Adversuten®, Cardular®, Diblocin® (α_1)	Schwindel, Kopfschmerzen, Gastrointestinale Beschwerden, Müdigkeit, orthostatische Hypotonie
		Ebrantil® ($\alpha_1 + \alpha_2$)	Besonders gastrointestinale und zentralnervöse Nebenwirkungen
	Vasodilatatoren	Nepresol®	Sympathische Gegenregulation: Tachykardien, Herzklopfen und pektanginöse Beschwerden, Missempfindungen in den Beinen, Ödeme, Kopfschmerzen, selten Ikterus und Hepatitden
4	Antisympathotonika (α_2-Agonisten)	Haemiton®, Cynt®, Methyldopa Stada®	Weniger bei Moxonidin; Mundtrockenheit, Müdigkeit, Kopfschmerzen, Schwächegefühl, Angioödem, Hautreaktionen, Potenzstörungen, Gynäkomastie, Galaktorrhö; Methyldopa: Dunkelfärbung des Urins
5	Vasodilatatoren (Minoxidil)	Lonolox®	Salz- und Wasserretention, Tachykardie, Angina pectoris, pulmonale Hypertonie, Perikarderguss, starker Haarwuchs
	Antisympathotonika	Reserpin in Briserin®	Depressionen, Müdigkeit, Mundtrockenheit, Appetitlosigkeit, Potenzstörungen

Durch die frequenzsenkende Wirkung der Betablocker können die Symptome eines erhöhten Blutzuckers, wie z.B. ein schneller Puls, verschleiert werden. Im umgekehrten Sinne wird die Wirkung von Insulin und oralen Antidiabetika bei gleichzeitiger Gabe eines Betablockers verstärkt, sodass eine Hypoglykämie auftreten kann. Zentral wirksame Antihypertonika wie **Clonidin** und **Moxonidin** können stark **sedierend** wirken und verstärken die Wirkung von Schlaf- und Beruhigungsmitteln, besonders die der Benzodiazepine.

Mangelnde Patientenmitarbeit (Compliance)
Die Therapie der Hypertonie wird oft nur inkonsequent durchgeführt. Dies liegt in der mangelnden Compliance der Patienten, den anfänglich fehlenden oder nur geringen Beschwerden und dem zu Therapiebeginn häufig gemindertem Wohlbefinden der Patienten begründet.

Hypertoniker fühlen sich ohne eine Therapie wohl, vital, ohne körperliche Einschränkungen. Jedoch treten nach Therapiebeginn mit Antihypertensiva oft Kreislaufbeschwerden, Müdigkeit, Schlaflosigkeit, Schwindel, Sehstörungen und Schwäche auf. Die Lebensqualität ist beeinträchtigt. Allerdings verschwinden diese Symptome meist nach 2–3 Wochen Therapiedauer wieder. Dem Patienten sind aber die Langzeitfolgen der Hypertonie (Herzinfarkt, Schlaganfall, Organveränderungen) oft nicht bewusst, weshalb die Therapie bei Auftreten der un erwünschten Wirkungen häufig abgebrochen wird.

▶ Die Pflegenden informieren die Patienten über die Wichtigkeit einer konsequenten Therapie und darüber, dass unerwünschte Wirkungen im Allgemeinen vorübergehender Natur sind. Blutdrucksenkende Medikamente müssen, um effektiv zu wirken, dauerhaft und regelmäßig eingenommen werden. Deswegen sollten die Patienten zur Einhaltung der nichtmedikamentösen Therapie angehalten werden.

6.2.2 Kreislaufstimulanzien

Kreislaufstimulanzien: Wirkstoffe, die den Blutdruck erhöhen und die Herztätigkeit aktivieren.
Antihypotonika: Medikamente gegen Hypotonie (niedrigen Blutdruck).

Kreislaufstimulanzien verstehen

Ein Mensch, der sich bei hypotonen Blutdruckwerten wohl fühlt, ist nicht behandlungsbedürftig. Hypotonien, welche die Lebensqualität beeinträchtigen, die im Rahmen einer anderen Erkrankung auftreten oder bei Vorliegen von Risikofaktoren (z.B. für eine verminderte Hirndurchblutung) und in Schocksituationen sollten medikamentös behandelt werden. Die eingesetzten Substanzen wirken über eine Erhöhung des **Venentonus** (Dihydroergotamin) oder über eine Stimulation des **Sympathikus** (Etilefrin, Epinephrin, Dobutamin, Midodrin).

Sympathomimetika
Epinephrin (Adrenalin, Suprarenin®) und **Etilefrin** (Effortil®) stimulieren im Sympathikus sowohl α- als auch β-Rezeptoren. Dadurch verengen sie die Gefäße und besitzen positiv inotrope (herzkraftverstärkende) Effekte, die zu einem Anstieg des Herzzeitvolumens führen. Beide Effekte bewirken letztendlich eine Blutdruckerhöhung. **Etilefrin** wird bei essenzieller Hypotonie eingesetzt. **Epinephrin** ist das biologisch aktive, physiologische Hormon Adrenalin. Es reguliert die Herzfrequenz, die myokardiale Kontraktilität, den Tonus der glatten Muskulatur, die Drüsenfunktionen und die Stoffwechselreaktionen bei Belastung. **Epinephrin** wird in der Notfalltherapie bei verschiedenen Formen des Schocks, bei Herzstillstand, bei Asthma bronchiale und bei angioneurotischen Ödemen eingesetzt.

Midodrin (Gutron®) wirkt nur auf die α-Rezeptoren und verengt die venösen und die arteriellen Gefäße. Zum einen wird der periphere Widerstand erhöht und zum anderen der venöse Rückstrom zum Herzen verbessert, sodass der Kreislauf stabilisiert und die Blutdruckabfälle bei Lagewechsel verhindert werden.

Dobutamin hat eine ausgeprägte β_1-Wirkung. Es führt zur Steigerung der Kontraktilität des Herzens (positive Inotropie) und somit zur Erhöhung von Schlag- und Herzzeitvolumen. Dobutamin ist indiziert bei akuter Herzinsuffizienz und kardiogenem Schock.

Mutterkornalkaloide
Dihydroergotamin (DET MS®) bewirkt an den Venen eine dosisabhängige, lang anhaltende Tonussteigerung. Dies führt zu einem verbesserten venösen

Tab. 6.11 Je nach Schockursache ergeben sich darauf abgestimmte Therapieansätze.

Schockform	Maßnahmen
Volumenmangel-schock (hypovolämi-scher Schock)	Ausreichende Flüssigkeitszufuhr (z. B. HAES®), Kreislaufkontrolle, Erythrozytenkonzentrate
Kardiogener Schock	Nitrate (als Sprühstoß bzw. Perfusor), Dopamin, Dobutamin, Noradrenalin, Schleifendiuretika
Septischer Schock	Antibiotika, Vollheparinisierung
Anaphylaktischer Schock	Stoppen der Allergenzufuhr, Volumenauffüllung, Adrenalin, Glukokortikoide, Antihistaminika, Theophyllin beim Bronchospasmus (Bronchodilatation)

Therapie des Schocks

Die verschiedenen Schockformen stellen akute lebensbedrohliche Ereignisse dar. Es kommt zu einer kritischen Verminderung der Organdurchblutung, wodurch die Zellfunktionen geschädigt werden. Es müssen sofort Notfallmaßnahmen eingeleitet werden (➤ Tab. 6.11).

Für die verschiedenen Schockformen existieren einige lebensrettende Erstmaßnahmen. Der Patient wird **hingelegt** und die **Beine** werden **hochgelagert**. Als **Ausnahme** gelten die Herzinsuffizienz, der Herzinfarkt und Blutungen im Kopf-, Lungen- oder Magen-Darm-Bereich. In diesen Situationen wird der Oberkörper hochgelagert. Man gibt **Sauerstoff** (4–15l), evtl. ist eine **Intubation** und **Beatmung** notwendig. Es werden großlumige und evtl. zentrale **Zugänge** gelegt. Zur **Schmerzbekämpfung** gibt man Opioide (außer beim anaphylaktischen Schock wegen des Erbrechens), zur **Sedierung** Diazepam. Elektrolytstörungen werden korrigiert. Bei Herz-Kreislauf-Stillstand wird reanimiert. Beim Volumenmangelschock erfolgt eine ausreichende Flüssigkeitszufuhr (Plasmaexpander) unter Kontrolle des ZVD (zentral-venöser Druck).

Therapie des Kreislaufversagens

Eine hochgradig reduzierte Pumpleistung des Herzens kann zu einem **akuten Kreislaufversagen** füh-

ren. Die Letalität ist mit über 50 % sehr hoch. Es werden endogene Katecholamine freigesetzt, die zu einem Anstieg der Herzfrequenz und einer Vasokonstriktion führen, um die Vitalfunktion aufrechtzuerhalten. Im manifesten Schock reichen die Kompensationsmechanismen nicht aus.

VORSICHT

Akute Herzinsuffizienz
- Sauerstoffgabe, Oberkörperhochlagerung
- Arzt verständigen, medikamentöse Therapie nach Anweisung:
  - Diuretika, Vasodilatatoren
  - Dopamin, Dobutamin, Noradrenalin
  - Adrenalin

Sowohl beim Herz-Kreislauf- als auch beim Lungenversagen ist die Sauerstoffversorgung der Körperzellen lebensbedrohlich eingeschränkt. Die rasche Bereitstellung hoher Sauerstoffkonzentrationen in der eingeatmeten Luft erhöht den Sauerstoffpartialdruck im Blut und verbessert dadurch das Sauerstoffangebot an die Zelle. Aus diesem Grunde sollte bei allen Notfällen mit eingeschränkter Herz-Kreislauf- oder Atemfunktion für eine effektive Erhöhung der Sauerstoffkonzentration in der Einatemluft gesorgt werden.

▶ **Sauerstoffgabe durch die Pflegenden**
Sauerstoff (O_2) ist ein Arzneimittel und bedarf daher ärztlicher Anordnung. Haben die Pflegenden an einer Reanimationsfortbildung teilgenommen und hat ein Arzt ihre Kenntnisse über die Komplikationen einer Sauerstofftherapie bestätigt, dürfen sie dem Patienten bis zum Eintreffen des Arztes Sauerstoff geben.

Kreislaufstimulanzien in der Pflege

Die Pflegenden vermitteln dem Patienten, dass eine Hypotonie oftmals eine harmlose Erscheinung ist, die sehr gut mit physikalischen Maßnahmen behandelt werden kann. Hierzu gehören v. a. kreislaufstärkende Wechselduschen, Bürstenmassagen, Kneippanwendungen und körperliches Training. Auf eine ausreichende Flüssigkeits- und Salzzufuhr (10–15 g pro Tag) ist zu achten. Am Morgen möglichst Kaffee trinken. Einen guten Erfolg verspricht auch eine Gewichtszunahme bei untergewichtigen Patienten. Neben physikalischen Maßnahmen und einer geeigne-

(linke Spalte, vor Therapie des Schocks)

Rückstrom des Blutes zum Herzen. Die Leistung des Herzens wird gesteigert. Die den Mutterkornalkaloiden zugeschriebene uteruserregende Wirkung ist beim Dihydroergotamin nicht vorhanden.

6

ten Lebensweise können Antihypotonika bei zu niedrigem Blutdruck Abhilfe schaffen. Dabei ist auf die sachgerechte Anwendung zu achten.

Neben den Injektionszubereitungen für die Anwendung in der Klinik kommen folgende Arzneiformen vor: Tabletten, Depotkapseln, Tropfen und Dragees. Bei einer Einnahme vor dem Essen wirken die Antihypotonika besonders schnell. Dragees und Kapseln werden unzerkaut mit einem Glas Wasser eingenommen. Tropfen können auf Zucker oder in etwas Flüssigkeit genommen werden. Da Kreislaufbeschwerden morgens besonders häufig auftreten, empfiehlt sich die Einnahme kurz nach oder 15 Minuten vor dem Aufstehen.

V O R S I C H T

Hypotoniepatienten können beim längeren Stehen kollabieren. Häufig verspüren die Patienten vorher einen Schwindel, ihnen wird schwarz vor Augen und sie sacken langsam zu Boden. Beim Anwenden der folgenden Maßnahmen kommt der Patient meist innerhalb kürzester Zeit wieder zum Erwachen:
• Patienten hinlegen und die Beine hochlagern, nicht hinsetzen.
• Arzt benachrichtigen.
• Vitalzeichen kontrollieren.
• Evtl. Sympathomimetika nach ärztlicher Anweisung geben.
• Bei Diabetikern und Alkoholikern kann eine Hypoglykämie vorliegen. Zur Vorsicht den Blutzucker messen.

Patientenüberwachung bei kardiovaskulären Notsituationen

Bei allen lebensbedrohlichen Zuständen werden die **Vitalzeichen** des Patienten engmaschig oder kontinuierlich überwacht. Besonders ist auf den Bewusstseinszustand, den Blutdruck, den Puls und die Atemfunktion zu achten. Die Haut gibt in Form von Blässe und Zyanose Auskunft über die Sauerstoffversorgung. Die Körpertemperatur muss überwacht und der Patient ggf. gewärmt oder die Temperatur gesenkt werden. Die Flüssigkeit wird bilanziert und die Urinausscheidung überprüft. Die Kreislauffunktion wird durch Messen des zentralen Venendrucks überwacht.

Dosierung des Epinephrins

• **Herzstillstand**: 1 ml Epinephrinlösung wird auf das 10-Fache verdünnt, davon injiziert man 10 ml (1 mg Epinephrin i. v.). Nach 3–5 Minuten kann die Injektion, falls nötig, wiederholt werden.

Epinephrin kann auch – bei Fehlen eines intravenösen Zugangs – intraossär injiziert werden. Hierzu werden 2–3 ml Epinephrinlösung auf ca. 20 ml verdünnt (2–3 mg Epinephrin).

• **Schwere anaphylaktische Reaktionen (Schock)**: 1 ml Epinephrinlösung wird auf das 10-Fache verdünnt und davon 1 ml (0,1 mg Epinephrin) unter Puls- und Blutdruckkontrolle langsam injiziert. Achtung: Herzrhythmusstörungen. Die Gabe kann nach einigen Minuten bis zur Kreislaufstabilisierung wiederholt werden.
• **Andere Schockformen**: 0,25–0,5 ml Epinephrinlösung werden auf 10 ml verdünnt (25–50 μg Epinephrin) und langsam i. v. injiziert. Achtung: Herzrhythmusstörungen. Die Gabe kann nach einigen Minuten wiederholt werden.
• **Akute allergische Reaktionen, Schockprophylaxe**: Besteht noch keine Schocksituation, kann Epinephrin auch i. m. oder s. c. appliziert werden. Zur Resorptionsverzögerung und zur Prophylaxe anaphylaktischer Reaktionen (z. B. bei Wespenstichen) wird die Einstichstelle mit 0,3 ml der Lösung (0,3 mg Epinephrin) um- und unterspritzt. Bei akuten allergischen Reaktionen werden 0,3–0,5 ml Epinephrinhydrochlorid (0,3–0,5 mg Epinephrin) i. m. injiziert. Die Injektion kann nach 15 Minuten wiederholt werden.

V O R S I C H T

Ein bestehender Volumenmangel oder eine Azidose sind vor der Epinephringabe auszugleichen.
Es sind nur klare und farblose Lösungen zu verwenden, da bereits geringe Verfärbungen und Trübungen auf einen beginnenden Abbau des Wirkstoffmoleküls hinweisen. Die hergestellten Injektions- und Infusionslösungen sind innerhalb von 24 Stunden zu verbrauchen.

Unerwünschte Wirkungen

Bei der Einnahme von **Etilefrin** und **Midodrin** kann es dosisabhängig zu Herzdruck, Druckgefühl im Hals, Hitzegefühl, Kopfschmerzen, Erregungs- und Angstzuständen und zu Schlafstörungen kommen. **Dihydroergotamin** kann zu Schwindel, Übelkeit, Erbrechen und allergischen Reaktionen führen. Selten können Spasmen in den Gefäßen verbunden mit einem Taubheitsgefühl in den Extremitäten, einem Kältegefühl und Muskelschmerzen auftreten. In diesen Fällen ist das Dihydroergotaminpräparat sofort abzusetzen.

6

Tab. 6.12 Mögliche unerwünschte Wirkungen von Epinephrin und Dobutamin.

Arzneistoff	Wichtige unerwünschte Wirkungen
Epinephrin (Adrenalin, Suprarenin®)	• Vasokonstriktion (Haut, Schleimhaut, Niere), Anurie, Blutdruckanstieg, Gefahr für zerebrale Blutungen, Myokardschädigung, Herzrhythmusstörungen, Krämpfe • Vorsicht bei einer diabetischen Stoffwechsellage, einer Hyperkalzämie oder Hypokaliämie. Durch eine Stimulation der β-Rezeptoren können Herzrhythmusstörungen, Herzklopfen und pektanginöse Beschwerden auftreten. Die Insulinfreisetzung im Pankreas wird gehemmt und der Glykogenabbau in der Leber gefördert, sodass mit einer Hyperglykämie gerechnet werden muss • Epinephrin enthält Sulfit, das bei Asthmatikern zu allergischen Reaktionen bis hin zum Schock führen kann
Dobutamin (Dobutamin®)	Herzfrequenzanstieg, Blutdruckanstieg, Hemmung der Thrombozytenaggregation, Thoraxschmerzen, Herzklopfen

Dobutamin und **Epinephrin**: Die Pflegenden überwachen Herzfrequenz, -rhythmus, Blutdruck, Urinfluss und die Infusionsgeschwindigkeit. Bei diabetischen Patienten kann es zu einem erhöhten Bedarf an Insulin kommen. Dopamin und Dobutamin sind inkompatibel mit alkalischen Lösungen (Natriumhydrogenkarbonat), mit Natriumsulfit und alkoholhaltigen Lösungen sowie mit vielen Elektrolyt- und Arzneistofflösungen. Epinephrin ist empfindlich gegenüber Sauerstoff, Metallionen und pH-Werten über 5 (> Tab. 6.12).

6.2.3 Arzneimittel gegen Durchblutungsstörungen

Durchblutungsstörungen können durch Gehtraining oder Wechselduschen oder andere sog. rheologische Maßnahmen, die zu einer Verbesserung der Fließeigenschaften des Blutes führen, therapiert werden. Außerdem kann eine lytische Therapie, durch die Blutgerinnsel aufgelöst werden, durchgeführt werden. Die lokale Lyse von Thromben oder auch eine Angioplastie (Gefäßrekonstruktion) gehören zu den revaskularisierenden (das Gefäß wiedereröffnende) Maßnahmen. Darüber hinaus versucht man auch medikamentös eine Verbesserung des Fließverhaltens des Blutes zu erreichen. Die Thrombenbildung wird durch die Gabe von Thrombozytenaggregationshemmern und durch die Gabe von Heparin oder oralen Gerinnungshemmern verhindert (> 6.3.1).

Arzneimittel bei Durchblutungsstörungen verstehen

Arzneimittel bei Durchblutungsstörungen verbessern die Fließeigenschaften des Blutes und die Mirkozirkulation. Venentonika besitzen zudem eine kapillarabdichtende und ödemprotektive Wirkung.

Arzneimittel bei arteriellen Durchblutungsstörungen

Nimodipin ist ein Kalziumantagonist aus der Gruppe der Dihydropyridine (> 6.1.2). Nimodipin überwindet aufgrund seiner hohen Lipophilie die Blut-Hirn-Schranke, erweitert dort die Hirngefäße, verbessert die Funktionsfähigkeit des Gehirns und wirkt der Hirnischämie entgegen. Es übt positive Einflüsse auf Lern- und Gedächtnisdefizite aus.

Naftidrofuryl senkt den Tonus in den Arteriolen. Außerdem blockiert es Serotoninrezeptoren. Damit wirkt es selektiv den thrombozytenaggregierenden und vasokonstriktorischen Wirkungen des Serotonins im Gewebe entgegen. Der normale Zellstoffwechsel kann trotz des lokalen Sauerstoffmangels aufrechterhalten werden.

Pentoxifyllin erhöht die Gewebsdurchblutung durch Besserung der Fließeigenschaften des Blutes. Es besitzt antithrombotische Eigenschaften. Diese sind durch die Wirkung auf die Thrombozytenverformbarkeit, die Thrombozytenaggregation, den Fibrinogenspiegel, die Leukozyten und die Blutviskosität zu erklären.

Acetylsalicylsäure und **Clopidogrel** hemmen die Thrombozytenaggregation (> 6.3.1).

Gingko (*Gingko biloba*) steigert die Toleranz des Hirngewebes gegen ischämische Zustände. Er verbessert die Gedächtnisleistung und die Lernfähigkeit, inaktiviert toxische Sauerstoffradikale und übt eine neuroprotektive Wirkung aus. Der Extrakt bewirkt besonders im Bereich der Mikrozirkulation eine Durchblutungsförderung, verbesserte Fließeigenschaften des Blutes und eine Hemmung der Thrombozytenaggregation.

Venenmittel

Die Durchlässigkeit der Gefäße für Wasser und Proteine wird durch gefäßstabilisierende Venenmittel vermindert. Somit wird der Entstehung von Ödemen vorgebeugt und die mikrovaskuläre Funktion gebessert. **Aescin**, ein Saponingemisch aus der Rosskastanie, greift an der Gefäßwand an und vermindert eine Exsudation (Absonderung) von Flüssigkeit in das Gewebe, d. h. die Bildung von Ödemen wird verhindert bzw. das Abfließen beschleunigt. Darüber hinaus hemmt Aescin entzündliche Prozesse und verbessert die Mikrozirkulation.

Kalziumdobesilat ist ein sog. kapillarabdichtendes Mittel, das Gefäßschäden bei einer erhöhten Kapillarbrüchigkeit oder -durchlässigkeit (z. B. bei diabetischer Retinopathie und Mikroangiopathien) verhindern soll. Bei venöser Insuffizienz und deren Folgeerscheinungen wird es systemisch zur Besserung der Symptome eingesetzt. Pharmakologisch vermindert es eine erhöhte Thrombozytenaggregationsneigung und die Blutviskosität.

Therapie der akuten Phlebothrombose

Bei einer **akuten Phlebothrombose** ist eine Klinikeinweisung erforderlich. Es muss strenge Bettruhe eingehalten werden. Die Beine werden hochgelagert, ein Kompressionsverband wird angelegt und eine Antikoagulation mit Heparin durchgeführt. Bei frischen Oberschenkel- und Beckenvenenthrombosen führt man eine thrombolytische Therapie oder eine Thrombektomie (operative Entfernung des Thrombus) durch. Es kann sich in der Folge ein postthrombotisches Syndrom entwickeln, das v. a. durch eine Beinschwellung, Fibrosen und eine Hyperpigmentation gekennzeichnet ist.

Die **Thrombolyse** mit Streptokinase, Urokinase oder rt-PA (> 6.3.1) sollte nur in der Frühphase bei frischen Thromben durchgeführt werden. Die Wiedereröffnungsraten sind bei einer thrombolytischen Therapie höher als unter einer Antikoagulationstherapie mit Heparinen. Allerdings besteht auch ein ca. 3-fach erhöhtes Blutungsrisiko. Eine **Antikoagulation mit Heparin** wird entweder bei einer fehlenden Indikation zur Thrombolyse oder im Anschluss an diese durchgeführt. Dabei werden 5.000 IE Heparin als Bolus verabreicht und danach unter Kontrolle der partiellen Thromboplastinzeit (pTT) dosiert. Häufig werden statt der unfraktionierten Heparine die niedermolekularen Heparine eingesetzt (> 6.3.1).

Eine **Sekundärprophylaxe** wird i. d. R. mit Kompressionsstrümpfen und oralen Antikoagulanzien durchgeführt. Dabei wird ein therapeutischer Quick-Wert von 25–30 % angestrebt. Die Therapiedauer beträgt in Abhängigkeit von der Lokalisation der Thrombose 3–12 Monate.

Arzneimittel bei Durchblutungsstörungen in der Pflege

In der **nichtmedikamentösen Therapie** der **chronisch venösen Insuffizienz** stehen das körperliche Training der Muskelpumpe, das Vermeiden von stehenden Tätigkeiten, eine Hochlagerung der Beine, bei Übergewicht eine Gewichtsreduktion und eine effiziente Kompressionsbehandlung mit medizinischen Strümpfen im Vordergrund. Es sollten keine einschnürenden Strümpfe und Schuhe getragen werden. Kleine Varizen können verödet und größere gestrippt werden. Die Therapieart richtet sich nach dem Erkrankungsstadium.

Bei der **Thrombophlebitis** wird zuerst nichtmedikamentös mittels eines straffen Kompressionsverbands therapiert. Zur Schmerzlinderung werden NSAR (> 3.1.2) mit lokalen Maßnahmen wie kühlenden Umschlägen und antiphlogistischen Salben kombiniert.

Adjuvante Maßnahmen

Die Patienten sollen bei Venenschwäche so oft wie möglich die Beine hochlagern, damit der Rückfluss des Blutes aus den Beinen begünstigt wird. Langes Stehen ist zu vermeiden und es sollten Kompressionsstrümpfe getragen werden. Bei Hämatomen (Blutergüssen) empfiehlt sich die Anwendung von Heparinsalben und kühlenden Umschlägen.

6

Tab. 6.13 Arzneistoffe zur Behandlung von Durchblutungsstörungen.

Wirkstoff	Handelspräparate	Anwendungshinweise und wichtige unerwünschte Wirkungen
Nimodipin	Nimotop®	Wärme- und Hitzegefühl, Flush, Tachykardie, Schwindel, Übelkeit, Schwäche, depressive Verstimmung, Schwitzen
Naftidrofuryl	Dusodril®	Schlaflosigkeit, Unruhe, Übelkeit, Ösophagitis, orthostatische Beschwerden
Pentoxifyllin	Trental®	Übelkeit, Erbrechen, Durchfall, Flush, Herzrhythmusstörungen, Überempfindlichkeitsreaktionen, Blutungen
Acetylsalicylsäure (ASS)	Aspirin protect®	Magenbeschwerden, Mikroblutungen, Magenulzera, bei Asthmatikern Atemnot und Hautreaktionen
Clopidogrel	Plavix®	Vorsicht bei einer erhöhten Blutungsgefahr (Operationen, Verletzungen); Nasenbluten, Hämatome, gastrointestinale Beschwerden, Kopfschmerzen, Parästhesien
Gingko	Rökan®	Gut verträglich; Behandlungserfolg lässt sich nach 6 Wochen bis 3 Monaten beurteilen
Heparin	Thrombareduct®, Vetren®	• Nicht auf Schleimhäuten, offenen Wunden oder nässenden Ekzemen anwenden • Bei hoch dosierten Zubereitungen (180.000 IE) und der gleichzeitigen Anwendung von Antikoagulanzien besteht ein lokales Blutungsrisiko, Hämatome können auftreten
Rosskastanienextrakt	Venostasin®	Magenunverträglichkeit

Die Pflegenden informieren den Patienten, dass Saunabesuche und Sonnenbäder zu einer Überwärmung und zu einer Erweiterung der Venen führen und daher nicht erlaubt sind.

VORSICHT
Venenerkrankungen und Diuretika: Bei Patienten, die an Venenerkrankungen leiden, ist das Risiko für das Auftreten von Thrombosen bei einer Diuretikagabe (v. a. bei hoher Dosierung) erhöht.

▶ **Thrombosepräventionsmaßnahmen werden nach Anweisung des Arztes durchgeführt**
• Nach Operationen eine Frühmobilisierung
• Bei medizinischer Indikation Heparinisierung oder Gabe von oralen Antikoagulanzien
• Krankengymnastik, Antithrombosestrümpfe, Kompressionsbehandlung, Ausstreichen der Beine in Herzrichtung

Unerwünschte Wirkungen
Die bei Durchblutungsstörungen angewandten Wirkstoffe wirken über unterschiedliche Mechanismen und zeigen daher auch unterschiedliche unerwünschte Wirkungen (➤ Tab. 6.13). Sie sind aber insgesamt relativ gut verträglich.

6.3 Arzneimittel bei Bluterkrankungen

Bei Bluterkrankungen kann ein Mangel an bestimmten physiologischen oder essenziellen Stoffen auftreten, der durch Arzneimittel ausgeglichen werden kann (z. B. Vitamine oder Eisen), aber auch Gerinnungsfaktoren, Blutplasma oder bestimmten Blutzellen. Es gibt einige Arzneistoffklassen, die zur Beeinflussung der Hämostase bzw. Fibrinolyse eingesetzt werden können.

6.3.1 Arzneimittel gegen Gerinnungsstörungen

Störungen in der Gerinnung (**Hypokoagulopathie**) führen zu einer **erhöhten Blutungsneigung**.

Die Gefahr einer zu starken Gerinnungsneigung (**Hyperkoagulabilität**) liegt demgegenüber im **erhöhten Thrombose- und Embolierisiko**.

Thrombose: lokale, intravasal stattfindende Blutgerinnung und Pfropfbildung, v. a. im venösen System.
Phlebothrombose (tiefe Venenthrombose): Verschluss einer tiefen Vene durch eine Thrombose. Meist sind die tiefen Bein- oder Beckenvenen betroffen.
Embolie: Gefäßverlegung durch ein in die Blutbahn verschlepptes Gebilde (arteriell, Embolus).
Disseminierte intravasale Gerinnung (DIC oder Verbrauchskoagulopathie): erworbene Störung der Blutgerinnung mit erhöhter Blutungsneigung durch Aktivierung des Fibrinolysesystems nach Thrombenbildung in Mikrogefäßen und Verbrauch von Thrombozyten und Gerinnungsfaktoren. Einblutungen in Gewebe und Organe und schwer stillbare Blutungen sind die Folge.
Hämophilie: angeborene Gerinnungsstörung, bei der einzelne Gerinnungsfaktoren nicht oder in nicht ausreichendem Maße gebildet werden.

Arzneimittel gegen Gerinnungsstörungen verstehen

Thrombozytenaggregationshemmer (Thrombozytenfunktionshemmer): hemmen in Arterien die Zusammenballung von Thrombozyten. Die primäre Hämostase wird gestört.
Antikoagulanzien: unterdrücken durch verminderte Fibringerinnselbildung den endgültigen Wundverschluss. Die sekundäre Hämostase wird gehemmt.

Thrombozytenaggregationshemmer

Acetylsalicylsäure (ASS, z. B. in Aspirin protect®, ➤ 3.1.2) wird nicht nur als Analgetikum, sondern auch zur Thrombozytenaggregationshemmung eingesetzt. Sie gilt als Mittel der Wahl für die Sekundär-

prophylaxe des Myokardinfarkts und zerebraler Insulte. Die Dosierung für eine thrombozytenaggregationshemmende Wirkung ist mit 100 mg pro Tag wesentlich geringer als die analgetische.

Clopidogrel (Plavix®) und **Ticlopidin** (Tiklid®) sind Antagonisten am ADP-Rezeptor der Thrombozyten und verhindern damit die Plättchenaggregation. Die maximale Wirkung tritt nach ca. 3–5 Tagen ein. Nach Beendigung der Therapie normalisieren sich die Thrombozytenaggregation und die Blutungszeit ebenfalls innerhalb von 3–5 Tagen.

Dipyridamol (Aggrenox® N) wird in Kombination mit Acetylsalicylsäure zur Prophylaxe von thrombotisch bedingten Schlaganfällen eingesetzt. Das Dipyridamol wirkt über eine Hemmung der Aufnahme von Adenosin in die Erythrozyten.

Abciximab (ReoPro®) ist ein monoklonaler Antikörper gegen den GP-IIb/IIIa-Rezeptor, der sich auf der Oberfläche der menschlichen Thrombozyten befindet. Damit wird die Thrombozytenaggregation gehemmt. Abciximab wird zur Vermeidung von ischämischen Komplikationen bei Eingriffen am Herzen und zur kurzfristigen Herzinfarktprophylaxe bei einer instabilen Angina pectoris eingesetzt.

Antikoagulanzien

Antikoagulanzien senken wie die Thrombozytenaggregationshemmer das Thrombose- und Embolierisiko und werden hauptsächlich prophylaktisch angewendet. Sie dienen besonders der venösen Thromboseprophylaxe, z. B. nach Operationen.

Nach dem genauen Wirkungsmechanismus unterteilt man direkte und indirekte Antikoagulanzien:
Direkte Antikoagulanzien wie Heparin greifen unmittelbar hemmend in die Gerinnungskaskade ein.
Indirekte Antikoagulanzien wie die Cumarine (Vitamin-K-Antagonisten) erreichen mit einer Latenzzeit ihre gerinnungshemmende Wirkung durch eine verminderte Bildung des Gerinnungsfaktors Prothrombin.

Orale Antikoagulanzien (Cumarine), z. B. Phenprocoumon, hemmen als **Vitamin-K-Antagonisten** die Bildung von aktiven Gerinnungsfaktoren. Mithilfe von Vitamin K werden in der Leber die Blutgerinnungsfaktoren II, VII, IX und X gebildet. Bei der Gabe indirekter Antikoagulanzien wird die maximale gerinnungshemmende Wirkung erst nach 2–3 Tagen erreicht, die Halbwertszeit beträgt

Tab. 6.14 Niedermolekulare Heparine und ihre Anwendung.

Niedermoleku-lares Heparin	Handelspräparate	Dosierung und Anwendung
Certoparin	Mono Embolex®	• Zur Prophylaxe von Gefäßverschlüssen nach Hüftgelenksoperationen und allgemeinchirurgischen Eingriffen im Bauchraum • 3.000 IE pro Tag beginnend 1–2 Stunden vor Operation
Enoxaparin	Clexane®	• 20 mg, 40 mg pro Tag je nach Risikoeinstufung • Zur Prophylaxe tiefer Venenthrombosen (alle Risikostufen) • Bei internistischen Erkrankungen mit hohem thromboembolischen Risiko
Dalteparin	Fragmin®	• Zur Prophylaxe tiefer Venenthrombosen bei niedrigem, mittleren und hohen Risiko • Je nach Risiko 2.500 IE oder 5.000 IE pro Tag
Nadroparin	Fraxiparin®	• Zur Prophylaxe von tiefen Venenthrombosen mit niedrigem, mittleren und hohen Risiko • Zur Therapie tiefer Venenthrombosen • Dosierungsschema des Beipackzettels beachten
Reviparin	Clivarin®	• Zur Prophylaxe tiefer Venenthrombosen mit niedrigem und mittleren Risiko • 0,25 ml pro Tag

6,5 Tage, sodass auch nach dem Absetzen ein erhöhtes Blutungsrisiko besteht. Cumarine werden zur Langzeitantikoagulation eingesetzt, beispielsweise bei Vorhofflimmern oder Thromben in den Herzhöhlen, nach Herzklappenersatz, nach tiefen Bein- oder Beckenvenenthrombosen oder nach Lungenembolien.

Heparin ist ein körpereigener Stoff. Für therapeutische Zwecke wird es aus Schweinen oder Rindern gewonnen. Heparin unterdrückt über eine Aktivierung von Antithrombin III die Blutgerinnung. Die Gerinnungsfaktoren XIIa, XIa, Xa, VIIa und in besonderem Maße IIa (Thrombin) werden gehemmt. Bereits mit einer niedrigen Dosierung („Low-dose-Heparinisierung") kann eine Prophylaxe vor thromboembolischen Erkrankungen erzielt werden.

⚠ Die Low-dose-Heparinisierung ist die sicherste einzelne Vorbeugungsmaßnahme gegen Thrombosen bei Immobilisation. Sie ist deshalb bei allen Patienten indiziert, die täglich weniger als 6 Stunden das Bett verlassen.

Die **niedermolekularen Heparine** (NMH) besitzen aufgrund einer Spaltung ein niedrigeres Molekulargewicht als die sog. unfraktionierten natürlichen Heparine. Dadurch verändert sich die Affinität zur Bindung an die aktivierten Gerinnungsfaktoren. Die NMH richten sich in ihrer Wirkung v. a. gegen den Faktor Xa (aktiver Faktor X).

Ein therapeutischer Vorteil liegt in ihrer längeren Wirkungsdauer, sodass im Allgemeinen die Einmalgabe pro Tag eine ausreichende Thromboseprophylaxe bewirkt (➤ Tab. 6.14).

Heparinüberdosierung
Zur Therapie einer Heparinüberdosierung ist **Protamin** geeignet. Protamin verbindet sich mit Heparinen zu Salzen, die keine hemmende Wirkung auf die Blutgerinnung mehr haben. Protamin ist also ein **Antidot** für Heparin. Dieses wird z. B. bei einer Überdosierung der Heparine benötigt, da es sonst zu Blutungen (Hämorrhagien) kommen kann. Im Blut wird Protamin viel schneller als die Heparine abgebaut und es kann zu einer erneuten Heparinaktivität kommen. Protamin muss deshalb nachdosiert werden. Bei einer Therapie mit niedermolekularen Heparinen ist die Gabe von Protamin zur Wirkungsaufhebung nur teilweise möglich.

Fibrinolytika

Fibrinolytika (Thrombolytika): Stoffe, welche die Gerinnselauflösung (Fibrinolyse) fördern.

Fibrinolytika können bei rechtzeitigem Einsatz schon gebildete Gerinnsel auflösen, z. B. bei einem Herzinfarkt, einer massiven Lungenembolie, einer tiefen Bein-

oder Beckenvenenthrombose oder bei einem akuten Arterienverschluss. Die Fibrinolysestimulation bewirken die Substanzen durch Aktivierung der Vorstufe Plasminogen zum fibrinspaltenden Plasmin.

Alteplase, Reteplase und **Tenecteplase** binden sich an das Fibrin in einem Thrombus. Dadurch kommt es zu einer Aktivierung des Plasminogens zu Plasmin. Dieses wiederum baut das Fibringerüst ab, d. h. es kommt zu einer Auflösung des Fibringerinnsels und das verschlossene Blutgefäß wird wieder durchlässig. Wegen der Aktivierung des Plasminogens im Gewebe nennt man diese Arzneistoffe auch Gewebsplasminogenaktivatoren (engl. tissue: t-PA). Der Zusatz „rekombinant" deutet auf ihre gentechnologische Herstellung hin. Die Abkürzung von **rekombinanten Gewebeplasminogenaktivatoren** ist **rt-PA**.

Streptokinase bildet einen Komplex mit Plasminogen, wodurch Plasminogen zu Plasmin aktiviert wird. **Urokinase** wandelt Plasminogen in Plasmin um, welches fibrinhaltige Thromben auflöst. Auch 12–24 Stunden nach Beendigung der Infusion bleibt die Wirkung der Urokinase noch erhalten, obwohl die eigentliche Halbwertszeit der Urokinase nur 9–16 Minuten beträgt. Die klinische Wirkdauer ist abhängig vom Vorhandensein des aktivierten Plasmins.

APSAC (Eminase®) bedeutet „p-anisoylierter Human-Plasminogen-Streptokinase-Aktivator-Komplex". Es ist ein Thrombolytikum zur Wiedereröffnung der Koronargefäße bei Herzinfarkt.

Antifibrinolytika

Antifibrinolytika: Stoffe, welche die Fibrinolyse unterdrücken.

Antifibrinolytika können bei Überdosierung von Fibrinolytika innerhalb einer Lysetherapie die bestehende Blutungsgefahr eindämmen:

- **Tranexamsäure** und **p-Aminomethylbenzosäure** hemmen die Umwandlung von Plasminogen in Plasmin.
- **Aprotinin** wird aus Rinderlungen gewonnen. Es ist ein Protein, das mit Plasmin einen Komplex bildet und dessen Wirkung blockiert.

Antihämorrhagika

Antihämorrhagika: Arzneistoffe, welche die Hämostase (Blutgerinnung) fördern.

Zu den **Antihämorrhagika** zählen **Vitamin K**, das die Synthese von Gerinnungsfaktoren (v. a. Prothrombin) steigert, sowie Zubereitungen mit **Gerinnungsfaktoren**.

Vitamin K (Konakion®) wird eingesetzt bei Vitamin-K-Mangel-Zuständen und bei Überdosierung mit Vitamin-K-Antagonisten. Vitamin K ist im Körper notwendig, damit die Leber Blutgerinnungsfaktoren bilden kann. Die Synthese der Gerinnungsfaktoren II, VII, IX und X ist Vitamin-K-abhängig. Auch die gerinnungshemmenden Faktoren C und S werden Vitamin-K-abhängig gebildet.

Die Gerinnungsfaktoren VIII und IX finden Anwendung bei der Hämophilie (Bluterkrankheit). Zur Behandlung gibt es **Faktor-VIII- und Faktor-IX-Präparate**, die zum Schutz vor der Übertragung von Viruserkrankungen virusinaktiviert werden. Teilweise werden die Präparate auch bereits gentechnisch hergestellt. Der **Blutgerinnungsfaktor VIII** (z. B. Beriate®) wird bei der Hämophilie A zur Prophylaxe und Therapie von Blutungen eingesetzt. Das Präparat Haemate® enthält neben dem Blutgerinnungsfaktor VIII auch den **Von-Willebrand-Faktor**. Dieser dient als Trägerprotein für den Faktor VIII und wird außerdem beim Von-Willebrand-Jürgens-Syndrom angewendet. Der **Blutgerinnungsfaktor XIII** (z. B. Fibrogammin®) greift in der Endphase der Gerinnungskaskade an. Er führt zu einer Quervernetzung der Fibrinfasern. Dadurch kommt es zu einer Stabilisierung des Blutgerinnsels. Außerdem bewirkt der Faktor XIII eine verbesserte Wundheilung. Daraus leiten sich auch die Einsatzgebiete, z. B. hämorrhagische Syndrome, Blutungen, Wundheilungsstörungen und Unterstützung der Knochenbruchheilung, ab. **Fibrinogen** (z. B. in Haemocomplettan P®) ist der Gerinnungsfaktor I. Es wird durch Thrombin gespalten und unter dem Einfluss von aktiviertem Faktor XIII und Kalziumionen zu einem festen, dreidimensionalen Netzwerk umgewandelt. Dieser Mechanismus stellt die Basis der plasmatischen Gerinnung dar.

Bei schweren Blutungen werden Prothrombinkomplexkonzentrate (PPSB) eingesetzt. Darin sind die plasmatischen Blutgerinnungsfaktoren II, VII, IX und X (**P**rothrombin + **P**rokonvertin + **S**tuart-Prower-Faktor + antihämophiles Globulin **B**) in einer konzentrierten Form enthalten (**Prothrombinkomplex**). PPSB wird bei angeborenen und erworbenen Gerinnungsstörungen, z. B. bei dekompensierter Leberzirrhose, Leberversagen oder Überdosierung mit Vitamin-K-Antagonisten, eingesetzt.

> PPSB enthält Heparin und darf deswegen bei bereits aus der Vorgeschichte bekannter heparininduzierter Thrombozytopenie Typ II (HIT II) nicht eingesetzt werden.

Bei massiven Blutungen findet auch Frischplasma (**FFP**: Fresh Frozen Plasma, gefrorenes Frischplasma) Anwendung. FFP ist ein durch Zitrat ungerinnbar gemachtes Plasma eines Spenders, das Plasmaproteine und Gerinnungsfaktoren in physiologischer Konzentration enthält. Es wird bei klinisch relevanten Gerinnungsstörungen (wie z. B. Leberinsuffizienz oder der Verbrauchskoagulopathie, bei massiven Blutverlusten oder zur Substitution der Gerinnungsfaktoren V und XI) gegeben. Zur alleinigen Auffüllung des Blutvolumens ist FFP nicht geeignet.

Hämostyptika

Lokale Blutstiller, die in direkten Kontakt mit einer oberflächlichen Wunde gebracht werden, nennt man Hämostyptika. Dabei handelt es sich um zusammenziehende (adstringierende) Zubereitungen (wie Alaunstifte) oder um Polymere (wie Gelatineschwämme), die über den Flächenkontakt zu einem schnelleren Verschluss kleinerer Wunden führen. Als Gazestreifen gibt es Tabotamp®.

Therapie der Lungenembolie

Bei einer **Lungenembolie** kommt es zu einem Verschluss von Arterien in den Lungen. Meist entstehen die Thromben in den Beinvenen und gelangen über den Blutkreislauf in die Lungenarterien. Klinisch äußert sich eine Lungenembolie in Form von Husten, Dyspnoe (Atemnot), Hämoptysen (Bluthusten), Thoraxschmerzen, Tachypnoe (schnelle Atmung), Zyanose, Hypotonie, Synkopen, Schweißausbrüchen und weiteren Symptomen des Schocks. Der Patient

muss strenge **Bettruhe** einhalten. Es wird **Sauerstoff** über eine Nasensonde gegeben, ggf. muss der Patient beatmet werden. Je nach Schweregrad der Embolie und dem klinischen Zustand des Patienten wird mit **Heparin** antikoaguliert oder mit **rt-PA** lysiert. Durch die Therapie versucht man, ein weiteres Wachsen des Thrombus zu verhindern, den bestehenden Embolus aufzulösen und ein erneutes Entstehen zu verhindern.

> **VORSICHT**
> **Lungenembolie**
> Bei verdächtiger Symptomatik Arzt verständigen!
> - Sedierung mit 5–10 mg Diazepam
> - Schmerzbekämpfung mit 5–10 mg Morphin
> - Antikoagulation: 10.000 IE Heparin als Bolus, dann nach pTT
> - Lyse: mit Alteplase, Streptokinase oder Urokinase
> - Kreislaufstabilisierung: Nitrate, Katecholamine (Dopamin, Dobutamin, Noradrenalin)

Therapie der Verbrauchskoagulopathie

Bei der Behandlung der **Verbrauchskoagulopathie** spielt die Therapie des Schocks und der Grunderkrankung eine entscheidende Rolle. Man kann im Frühstadium Heparin zur Verhinderung der Thrombenbildung geben, im späteren Stadium ist Heparin kontraindiziert, weil es die Blutungen verstärkt. Es müssen Gerinnungsfaktoren und Thrombozyten substituiert werden.

Therapie zentraler arterieller Durchblutungsstörungen

Die **Therapie der embolisch bedingten zerebralen Ischämien** hängt vom Schweregrad und vom klinischen Zustand des Patienten ab. In Stadium I therapiert man meist konservativ mit Thrombozytenaggregationshemmern, manchmal auch operativ. Das Stadium II, die sog. TIA (transitorisch ischämische Attacke), sollte gefäßchirurgisch angegangen werden. In Stadium III kann nur bei bewusstseinsklaren Patienten operiert werden, wenn trotz Vollheparinisierung der Insult fortschreitet. In Stadium IV liegt ein kompletter Insult vor, wo durch konservative Therapie eine weitere Stenosierung verhindert werden soll.

Therapeutisch führt man eine **Thrombozytenaggregationshemmung** mit Acetylsalicylsäure, Dipyridamol und Clopidogrel durch. Die Gabe von Heparinen gehörte früher zur Standardtherapie, wird heute aber wegen der möglichen Blutungskomplikationen kritisch beurteilt. Der **Blutzuckerspiegel** sollte bei Abweichungen unbedingt normalisiert werden. Der **Blutdruck** sollte hoch sein bzw. im hochnormalen Bereich liegen, um die evtl. noch bestehende Perfusion (Durchblutung) des Hirnareales nicht zu verschlechtern. Bei einem frischen thromboembolischen Insult wird innerhalb der ersten 3 Stunden eine systemische **Lysetherapie** mit Gewebsplasminogenaktivatoren (rt-PA) durchgeführt.

Arzneimittel gegen Gerinnungsstörungen in der Pflege

Unabhängig von der Ursache, die sehr unterschiedlich sein kann, gilt für die Pflege von Patienten mit einer **erhöhten Blutungsneigung**:
- Bei akuten Blutungen genaue Beobachtung des Patienten auf Aussehen und Bewusstsein sowie Beobachtung seiner Ausscheidungen (Blut im Stuhl, Urin oder Erbrochenem?). Je nach Anordnung häufige Kontrollen der Vitalzeichen, insbesondere von Blutdruck und Puls. Dabei beim Blutdruckmessen die Manschette nur so weit und so lange aufpumpen, wie unbedingt nötig, da das Aufpumpen Hauteinblutungen provozieren kann
- Lokale Maßnahmen zur Blutstillung, z. B. Ruhigstellung und Hochlagerung der betroffenen Extremität, evtl. Druckverband, Kälteanwendung oder Tamponaden
- Keine i. m.-Injektionen, bei schwerer Thrombozytopenie auch keine s. c.-Injektionen
- Keine Arzneimittel, die eine Blutungsgefahr weiter erhöhen, z. B. Acetylsalicylsäure (etwa Aspirin®), welche die Thrombozytenaggregation hemmt
- Sturzprophylaxe bei verwirrten Patienten, z. B. Bett ganz tief stellen, Matratze vor das Bett legen (Expertenstandard des DNQP: „Sturzprophylaxe in der Pflege")
- Ausschluss von „Stolperfallen" (z. B. keine bodennahen Kabel). Bei hoher Gefährdung Bettruhe
- Keine rektalen Temperaturmessungen, keine Klysmen oder Einläufe, keine Zäpfchen
- Je nach Ausmaß der Gefährdung weiche Kost, Verzicht auf harte und scharfkantige Nahrungsmittel wie etwa Krustenbrot, Nüsse oder grätenhaltigen Fisch

- Weiche Zahnbürste (möglichst nur die Zähne bürsten und nicht das Zahnfleisch). Bei hochgradiger Blutungsneigung u. U. gar keine Zahnbürste benutzen, sondern die Mundreinigung mit Watteträgern, durch Mundduschen oder Mundspülungen durchführen
- Kürzen der Finger- und Zehennägel nur, wenn unbedingt notwendig, möglichst durch die medizinische Fußpflege
- Bei Männern Trockenrasur mit Elektrorasierer statt Nassrasur
- Obstipationsprophylaxe, um Verletzungen und Einblutungen beim Pressen zu vermeiden, ggf. auf Arztanordnung Laxanzien verabreichen
- Kein „festes Schnäuzen" wegen der Gefahr von Nasenbluten, Pflege der Nasenschleimhaut mit einer Nasensalbe

Leben mit oralen Antikoagulanzien
Für die Pflege von Patienten unter **oralen Antikoagulanzien** gelten folgende Richtlinien:
- Wegen der Blutungsgefahr sind i. m.-Injektionen kontraindiziert.
- Patienten informieren, dass er sorgfältig auf Blutungen achten und jede Blutung sofort den Pflegenden oder dem Arzt mitteilen muss.
- Der Patient wird noch während des Krankenhausaufenthaltes sorgfältig über die notwendigen Vorsichtsmaßnahmen bei Langzeitantikoagulation informiert, denn ein gut aufgeklärter Patient ist i. d. R. kooperativer und die Komplikationsgefahr ist geringer als bei einem unzureichend informierten Patienten.

> **Patienteninformation: Leben mit Marcumar®** oder Falithrom®
> Die Blutungsgefahr ist unter Langzeitantikoagulation erhöht. Deshalb sind besondere Schutzmaßnahmen nötig:
> - Hierzu gehören der Verzicht auf Sportarten mit hohem Verletzungsrisiko, aber auch die Trocken- statt der Nassrasur. Fernreisen in Länder, in denen Blutkonservengaben nicht gewährleistet oder risikoreich sind, sind verboten.
> - Schwarzer Stuhl kann durch Blut im Stuhl bedingt sein und erfordert eine sofortige Vorstellung beim Arzt. Auch gehäuft auftretende „blaue Flecke" können auf eine zu starke Hemmung der Blutgerinnung hinweisen.

- Bei jedem (neuen) Arztkontakt muss der Arzt über die Medikation mit Marcumar® informiert werden. Dies gilt insbesondere auch für Zahnarztbesuche. Umgekehrt sollte der Arzt, der die Marcumar®-Behandlung steuert, über alle weiteren Erkrankungen und Arzneimittel informiert werden, da evtl. Gerinnungskontrollen notwendig sind.
- Der Patient erhält noch im Krankenhaus einen **Marcumar®-Pass**, den er immer bei sich tragen sollte.
- Der Patient soll seine Marcumar®-Tabletten immer zur gleichen Tageszeit nehmen. Hat er die Einnahme vergessen, darf er auf keinen Fall am Tag darauf die Dosis „nachholen", sondern soll seinen Arzt aufsuchen.
- Da die Marcumar®-Wirkung von dem Verhältnis zwischen Vitamin K und seinem Antagonisten Marcumar® abhängt, ist eine möglichst konstante Vitamin-K-Zufuhr wichtig. Dies bedeutet, die besonders Vitamin-K-haltigen grünen Gemüse und Salate sowie Kohl nur in Normalportionen zu verzehren. Eine besondere Diät ist aber nicht erforderlich (➤ 2.4.7, ➤ Abb. 2.10).
- Viele auch frei verkäufliche Arzneimittel beeinflussen die Wirkung des Marcumar®. Der Patient soll keinerlei Arzneimittel eigenmächtig einnehmen, sondern auch bei scheinbar leichten Befindlichkeitsstörungen beim behandelnden Arzt anrufen und fragen, was er machen kann und worauf er zu achten hat.
- Ganz wichtig sind auch die regelmäßigen Kontrollen der Blutgerinnung zur individuellen Dosierung der Tabletten nach dem aktuell gemessenen Quick- bzw. INR-Wert. In der Anfangszeit sind sie ca. 2-mal pro Woche erforderlich, später wird das Intervall meist auf eine Kontrolle wöchentlich verlängert. Bei sehr stabilen Werten und zuverlässigen Patienten reichen Kontrollen alle 2 Wochen aus. Zunehmende Bedeutung, insbesondere bei jüngeren Patienten, erlangt die Selbstkontrolle der Blutgerinnung mit kleinen Testgeräten, die ohne Labor auskommen (z. B. CoaguCheck®), vergleichbar der Blutzucker-Selbstkontrolle des Diabetikers.
- Die „Pille" (hormonale Kontrazeption, Ovulationshemmer) ist kontraindiziert, da sie ganz erheblich das Thromboserisiko erhöht.
- Der Patient sollte für den Notfall Vitamin K (Konakion®) bereithalten.

Dosierung und Applikation von oralen Antikoagulanzien

Die Wirkung von **Phenprocoumon** setzt erst nach einigen Tagen ein, da zu Beginn der Behandlung noch genügend funktionsfähige Gerinnungsfaktoren im Blut vorhanden sind. In den ersten Tagen der Cumarintherapie kann die Blutgerinnbarkeit sogar gesteigert sein, weshalb in der Anfangsphase stets Heparin

zusätzlich gegeben wird. Am ersten Tag werden 4 Tabletten Marcumar® zu je 3 mg (also 12 mg Phenprocoumon), am zweiten 3 Tabletten und am dritten Tag 2 Tabletten Marcumar® gegeben. Die weitere Dosierung richtet sich nach dem **Quick-Wert** (Zielbereich laborabhängig: 20–25 %) bzw. **INR-Wert** (Zielwert je nach Grunderkrankung: 2,0–4,5). Die Erhaltungsdosis liegt meist bei 0,3–2,5 Tabletten Marcumar® täglich.

Quick und INR
Der **Quick-Test** ist ein Globaltest für die Blutgerinnung über die exogene Kaskade, in dem besonders die Faktoren I, II, V, VII und X berücksichtigt werden. Der Normalwert liegt zwischen 70 und 120 %. Der Quick-Wert kann auf verschiedene Art und Weise bestimmt werden und hat in diversen Laboratorien verschiedene Werte. Um die Werte miteinander vergleichen zu können, wurde ein Korrekturfaktor eingeführt, mit dessen Hilfe man die **International Normalized Ratio** (INR) berechnet. Der Normalwert der INR ist 1,0 und erhöht sich, wenn die Blutgerinnung herabgesetzt wird.

Bei **Überdosierung** von Phenprocoumon oder z. B. vor geplanten Operationen wird das Arzneimittel abgesetzt und **Vitamin K** (z. B. Konakion®) gegeben. Bei behandlungsbedürftigen Blutungen gibt man 5–10 mg oral, bei lebensbedrohlichen Blutungen 10–20 mg intravenös. Die Wirkung setzt aber erst nach 6–12 Stunden ein, da die Gerinnungsfaktoren erst in der Leber synthetisiert werden müssen. Es können anaphylaktische Reaktionen auftreten. Ist ein sofortiger Wirkungseintritt erforderlich (etwa bei schweren Blutungen oder einer Notfalloperation), muss PPSB i. v. gegeben werden.

Dosierung und Applikation von Heparinen

Bei intravenöser Applikation setzt die Wirkung der **Heparine** sofort ein, bei subkutaner Gabe nach 30 Minuten. Die subkutane Gabe der **niedermolekularen Heparine** (NMH) sollte vorzugsweise am liegenden Patienten vorgenommen werden. Ein evtl. an der Injektionsnadel anhaftender Tropfen muss vor der Applikation entfernt werden, da das in den Einstichkanal gelangende NMH zu Blutergüssen und einer Allergisierung führen kann. Zur Injektion wird eine Hautfalte der Bauchwand oder des Oberschenkels mit 2 Fingern abgehoben. Während der Applikation darf die Hautfalte nicht gelockert werden.

VORSICHT

Niedermolekulare Heparine dürfen nicht i. m. appliziert werden.

Die **Low-dose-Heparinisierung** (prophylaktische Heparinisierung) dient der Vorbeugung venöser Thrombosen nach Operationen oder bei (überwiegend) bettlägerigen Patienten. Eine weitere Indikation ist die Embolieprophylaxe (z. B. bei Vorhofflimmern oder Herzklappenerkrankungen), falls keine Cumarine gegeben werden dürfen.

Bei **unfraktionierten Heparinen** müssen 3-mal täglich 5.000 IE s. c. gespritzt werden. **Niedermolekulare Heparine** (z. B. Fraxiparin®) erfordern dagegen nur eine Injektion täglich mit 2.500–5.000 IE. Das Heparin wird am günstigsten s. c. in die Bauchdecke oder den Oberschenkel gespritzt. Dabei wird ein Sicherheitsabstand von ca. 5 cm zum Bauchnabel eingehalten (dort ist die Gefahr, ein Gefäß zu treffen, größer).

Die **High-dose-Heparinisierung** (Vollheparinisierung, therapeutische Heparinisierung) ist angezeigt z. B. bei thromboembolischen Erkrankungen (frische Venenthrombose, Lungenembolie), Herzinfarkt, Verbrauchskoagulopathie oder extrakorporaler Zirkulation (Dialyse, Herz-Lungen-Maschine). Normalerweise wird das Heparin intravenös appliziert. Zu Beginn wird meist ein Bolus von 10.000 IE unfraktioniertem Heparin (z. B. Liquemin®) gespritzt. Dann wird die Behandlung über eine Dauerinfusion mittels Perfusor fortgesetzt (z. B. 20.000 IE unfraktioniertes Heparin auf 50 ml NaCl 0,9 % entsprechend 200 IE/ml). Die Wirkung setzt praktisch sofort ein. Therapieziel ist eine Verlängerung der pTT auf das 1,5–2-Fache, alternativ – je nach Labor – der Thrombinzeit (TZ) auf das 2–4-Fache des Ausgangswertes. Daher müssen diese Gerinnungsparameter anfangs alle 4–8 Stunden und später 1–2-mal täglich kontrolliert werden. Bei einer zu starken Hemmung der Blutgerinnung ist eine Therapiepause von 1–2 Stunden mit nachfolgender Dosisreduktion erforderlich.

▶ Wichtigste Aufgabe der Pflegenden: Achten auf Blutungen (auch auf Blut im Stuhl)!

Die Blutproben für die 8-, 12- oder 24-stündlichen Gerinnungskontrollen dürfen nicht aus der Extremi-

tät mit dem Heparinperfusor (und erst recht nicht aus dem Zugang selbst) entnommen werden. Nach der Blutabnahme wird die Punktionsstelle wegen der Gerinnungshemmung über mehrere Minuten komprimiert.

VORSICHT

Blutung bei Heparinisierung

Bei einer Blutung, die auf eine erhöhte Heparindosis zurückzuführen ist und bei der andere Ursachen ausgeschlossen (Verbrauchskoagulopathie, Faktorenmangel) sind, kann **Protamin** zur Antagonisierung langsam i. v. gegeben werden. Bei einer vollständigen Neutralisierung des Heparins durch Protamin besteht Thrombosegefahr.

VORSICHT

Bei Schmerzen darf keine Acetylsalicylsäure gegeben werden, da die Wirkung des Heparins verstärkt wird.

Zur Herstellung der fertigen PPSB-Lösung sollte das Lösungsmittel zunächst auf 37 °C erwärmt werden. Die enthaltenen Gerinnungsfaktoren lösen sich nach spätestens 10 Minuten auf, wobei die Pflegenden ein zu starkes Schütteln vermeiden. Die Lösung darf nicht trüb sein und keine Partikel oder Rückstände enthalten. Bei der intravenösen Applikation darf kein Blut in die Spritze gelangen, da es dort sofort gerinnen würde und Blutgerinnsel injiziert werden könnten. Die Dosierung richtet sich immer nach dem Grad der Gerinnungsstörung und nach dem klinischen Zustand des Patienten.

Unerwünschte Wirkungen

Häufigste unerwünschte Wirkungen bei der Anwendung von **Thrombozytenaggregationshemmern** sind **Magen-Darm-Beschwerden** bis hin zu Geschwüren oder Magen-Darm-Blutungen, **Allergien** und **Verengungen der Atemwege**. Thrombozytenaggregationshemmer sind daher bei Asthmatikern nur eingeschränkt einsetzbar.

Da die Wirkstoffe **Clopidogrel** und **Ticlopidin** keinen Einfluss auf den Prostaglandinstoffwechsel haben, sind unerwünschte Wirkungen am Gastrointestinaltrakt seltener als bei Anwendung der Acetylsalicylsäure. Es treten unerwünschte Wirkungen in Form von Hämatomen, Hämaturie, Blutbildveränderungen, Hautausschlägen, Kopfschmerzen und Schwindel auf.

6

Die Gabe von **Acetylsalicylsäure** ist kontraindiziert bei Magen-Darm-Ulzera, asthmatisch-allergischen Erkrankungen, Kindern und Schwangeren. Vorsicht ist auch geboten bei einer Beeinflussung der Hämostase durch operative Eingriffe oder andere Blutverdünner.

▶

Bei Patienten, die **Ticlopidin** (Tiklid®) einnehmen, achten die Pflegenden auf Symptome und Anzeichen einer Neutropenie (Fieber, Halsentzündung, Mundgeschwüre), einer Thrombopenie und gestörten Hämostase (Blutungen, Hämatome, Purpura, Teerstuhl). Die Ausscheidungen werden auf Symptome einer Gelbsucht kontrolliert (heller Stuhl, dunkler Urin).

Unerwünschte Wirkungen der **oralen Antikoagulanzien** sind v. a. Blutungen, Allergien, „Marcumarnekrosen" (Hautnekrosen, meist in der ersten Woche der Cumarinbehandlung und vorzugsweise an Brüsten, Hüften, Gesäß und Oberschenkeln lokalisiert), Ikterus und Haarausfall. Besonders bei Traumen besteht eine erhöhte Blutungsgefahr.

Orale Antikoagulanzien sind in der Schwangerschaft kontraindiziert. Sie sind plazentagängig und wirken teratogen. Eine Alternative ist die Thrombose- und Embolieprophylaxe mittels Heparin.

Die gefürchtetsten Komplikationen bei einer Überdosierung mit **Heparinen** sind bedrohliche Blutungen (Haut, Schleimhaut, Wunden, Magen-Darm-Trakt, Urogenitaltrakt, Nasenbluten, Hämatome).

Als weitere unerwünschte Wirkungen treten **heparininduzierte Thrombozytopenien Typ I** (HIT I, vorübergehend aufgrund der Aktivierung) oder **Typ II** (HIT II), allergische Reaktionen, Transaminasenanstieg, Osteoporose und Alopezie (Haarausfall) auf.

Heparininduzierte Thrombozytopenie Typ II (HIT II)
Nach Beginn der Heparintherapie kommt es zu einem Abfall der Thrombozyten unter 100.000/µl Blut oder einem plötzlichen Abfall auf unter 50 % des Ausgangswertes. Die Thrombozytopenie ist antikörpervermittelt, tritt plötzlich und i. d. R. 6–14 Tage nach Behandlungsbeginn, bei Sensibilisierten u. U. innerhalb von Stunden auf. Es kommt zu arteriellen und venösen Thrombosen und Embolien, zu einer Verbrauchskoagulopathie, zu Hautnekrosen an der Injektionsstelle, zu Petechien, Purpura, Meläna (Blutstuhl) und zu einer veränderten Empfindlichkeit gegenüber Heparinen (Heparintoleranz).

Daher sollte schon vor der ersten Heparinapplikation die Thrombozytenzahl bestimmt werden. Danach bestimmt man die Thrombozyten am ersten Tag der Therapie und in den ersten 3 Wochen jeden dritten bis vierten Tag sowie nach Beendigung der Therapie.

Im Rahmen einer **Lysetherapie** sind Arrhythmien, Embolien und bei älteren Patienten zerebrale Blutungen möglich.

V O R S I C H T
Bei der Gabe von Alteplase treten z. B. Blutungen mit Hämatokritabfall auf. Bei einer bedrohlichen Blutung muss die Infusion abgebrochen werden.

▶

Pflege bei Lysetherapie
• Medikament in verordneter Verdünnung über Perfusor geben (hausinterne Richtlinien beachten).
• Patienten während der Infusion nicht alleine lassen und genau auf unerwünschte Wirkungen beobachten. Dies sind insbesondere allergische Reaktionen (z. B. Hautrötung), Blutungen (Bewusstseinsstörungen als Zeichen einer Hirnblutung) und Temperaturanstieg. Bei Verdacht auf unerwünschte Wirkungen sofort Arzt informieren.
• Täglich Stuhl und Urin auf Blut untersuchen.
• Wegen der Gefahr lebensbedrohlicher Blutungen keine i. m.-Injektionen und keine nichtsteroidalen Antiphlogistika bzw. Acetylsalicylsäure (z. B. Voltaren®, Aspirin®) bei Schmerzen verabreichen!

Bei einer Gabe von **PPSB** über mehrere Tage muss bei dem Patienten auf die Anzeichen einer Thrombose oder einer Verbrauchskoagulopathie geachtet werden.

Bei der Applikation von Gerinnungsfaktoren besteht neben der Gefahr von allergischen Reaktionen ein erhöhtes Risiko für einen Myokardinfarkt oder eine Verbrauchskoagulopathie. Generell steigt das Risiko für thromboembolische Komplikationen, weil es u. U. zu einer Aktivierung der Gerinnungskaskade kommt. Bei gefährdeten Patienten (z. B. mit KHK, Lebererkrankungen, nach Operationen) sollte gleichzeitig der Gerinnungsinhibitor Antithrombin III gegeben werden, um das Gerinnungssystem im Gleichgewicht zu halten.

Wechselwirkungen

> Es tritt eine Vielzahl von Wechselwirkungen mit anderen Arzneimitteln auf, die zu einer Erhöhung oder einer Erniedrigung der Gerinnung führen kann. Die Wirkung der oralen Antikoagulanzien wird durch zahlreiche Arzneimittel verstärkt oder abgeschwächt. Auch durch massive Zufuhr Vitamin-K-reicher Kost kann die Wirkung vermindert werden.

Orale Antikoagulanzien werden **verstärkt,** woraus eine erhöhte Blutungsgefahr resultiert, durch
- Wirkstoffe mit synergistischer Wirkung wie Salicylate, NSAR, Pentosiphyllin und Ginkgoextrakte
- Wirkstoffe, die ihren Abbau hemmen wie Allopurinol, Tramadol, Chloralkydrat und verschiedene Antibiotika

Orale Antikkoagulanzien werden **abgeschwächt,** woraus ein erhöhtes Thromboserisiko resultiert durch Wirkstoffe, die ihren Abbau beschleunigen, wie Antiepileptika, Griseofulvrin und Johanniskraut.

6.3.2 Antianämika

> **Antianämika**: Arzneimittel gegen Anämien.
> **Anämie** (Blutarmut): Verminderung der Hämoglobinkonzentration (Hb) bezogen auf normales Blutvolumen. Bei Frauen liegt eine Anämie bei einem Hb < 12 g/dl und bei Männern bei einem Hb < 13 g/dl vor.

Antianämika verstehen

Die **Eisenmangelanämie** ist mit 80 % aller Anämien die häufigste Anämieform überhaupt. Therapiert wird neben den ursachenbezogenen Maßnahmen (z. B. Stillen von Blutungsquellen) über eine perorale oder eine parenterale Eisensubstitution.

Eisensalze

Eisen wird peroral in zweiwertiger Form (Fe^{2+}) verschiedener **Eisensalze** wie Eisenaspartat, -fumarat, -glukonat, -glycinsulfat u. a. (z. B. Eryfer® 100, ferro sanol® duodenal) bei Eisenmangel eingesetzt. Bei einer Anämie aufgrund einer schweren Nierenerkran-

kung sollten Eisen und Erythropoetin gemeinsam verabreicht werden. Die Eisentherapie wird so lange fortgesetzt, bis die Eisenspeicher im Körper aufgefüllt sind. Bei einer zu großen Eisenzufuhr oder einer Eisenvergiftung steht als spezifisches **Antidot Deferoxamin** zur Verfügung. Die parenterale Gabe von Eisen-III-Salzen (z. B. Ferrlecit®) führt man nur bei einigen speziellen Indikationen durch (z. B. Resorptionsstörungen, bei Unverträglichkeit von oralem Eisen, akut-entzündlichen Erkrankungen des Gastrointestinaltrakts, schwerer enteraler Unverträglichkeit), da es häufig zu unerwünschten Wirkungen kommt.

Folsäure

Bei einem Mangel an **Folsäure** können die roten Blutkörperchen im Knochenmark nicht regelgerecht ausreifen. Es kommt zu einer Megaloblastenanämie (Megaloblasten: abnorme Erythrozytenvorstufen). Die täglich empfohlene Bedarfsmenge an Folsäure liegt bei 400 µg für den gesunden Erwachsenen. Lieferanten sind Blattgemüse, Leber, Hefe und Milch. Ein Folsäuremangel oder ein erhöhter Bedarf besteht bei chronischem Alkoholmissbrauch, bei Mangel- oder Fehlernährung, bei gastrointestinalen Erkrankungen, in der Schwangerschaft und Stillzeit und bei chronischen Blutverlusten. Auch bei einer Therapie mit sog. Folsäureantagonisten (z. B. Trimethoprim ➤ 12.1.2, Methotrexat, ➤ 13.1), mit Antiepileptika (z. B. Barbiturate, Phenytoin, Primidon, ➤ 4.4) oder bei lang dauernder Anwendung von hormonalen Kontrazeptiva (➤ 5.3) kann ein Folsäuremangel auftreten.

Vitamin B$_{12}$

Die durch Vitamin-B$_{12}$-Mangel hervorgerufene Anämie wird **„perniziöse“ Anämie** genannt.

Vitamin B$_{12}$ (Cyanocobalamin) nimmt Einfluss auf die Nukleinsäuresynthese, insbesondere bei der Hämatopoese, und auf andere Vorgänge bei der Zellreifung. Therapeutisch eingesetzt werden das Cyanocobalamin, das Hydroxocobalamin und das -acetat. Sie werden als *Prodrugs* erst im Körper in die eigentliche Wirkform überführt. Bei einem Vitamin-B$_{12}$-Mangel sollte man besonders Nahrungsmittel wie z. B. Leber, Niere, Herz, Fisch, Austern, Milch, Eigelb und Muskelfleisch zu sich nehmen. Damit das Vitamin B$_{12}$ im Dünndarm resorbiert werden kann, bedarf es eines sog. **intrinsischen Faktors** aus der Magenschleimhaut. Dieser Faktor bildet mit dem Vitamin B$_{12}$ einen

Komplex, der vom Körper aufgenommen werden kann. Fehlt der intrinsische Faktor, z. B. bei Erkrankungen des Magens, macht die perorale Zufuhr wegen der ungenügenden Resorption keinen Sinn. Daher appliziert man das Vitamin häufig parenteral. Die täglich notwendige Menge an Vitamin B_{12} beträgt 1 µg und der Speicher des Körpers reicht für mehrere Monate.

Erythropoetin

Im gesunden Organismus produziert die Niere das Hormon **Erythropoetin**, das im roten Knochenmark die Bildung von roten Blutkörperchen induziert. Patienten mit chronischem Nierenversagen entwickeln häufig bereits in einem frühen Stadium ihrer Erkrankung eine **renale Anämie**. Es kommt zu einem Mangel an Erythropoetin und an Eisen, wodurch normo- bis hypochrome Anämien entstehen.

Erythropoetin (Erypo®) stimuliert die Bildung und Differenzierung von Erythrozyten aus den Vorläuferzellen des Stammzellkompartiments im Knochenmark (Erythropoese), während die Bildung der weißen Blutkörperchen (Leukopoese) nicht beeinflusst wird. Um es therapeutisch einsetzen zu können, wird es gentechnologisch hergestellt und ist mit dem körpereigenen, in der Niere gebildeten Erythropoetin identisch.

Darbepoetin (Aranesp®) ist ein ebenfalls gentechnisch hergestelltes Erythropoetinanalogon. Es besitzt zum endogenen Erythropoetin eine etwas abgewandelte Struktur. Der Vorteil dieses Präparats liegt darin, dass sich die Gabe, im Vergleich zu Erythropoetin, von vorher 2–3-mal auf 1-mal pro Woche reduziert. Die Patienten benötigen weniger Spritzen, sind dadurch flexibler und gewinnen an Lebensqualität.

Antianämika in der Pflege

Applikation und Dosierung

Die **oralen zweiwertigen Eisenverbindungen** besitzen eine Bioverfügbarkeit von 10–20 %. Man gibt anfangs 2–3-mal täglich 50 mg, dann 2–3-mal täglich 100 mg, möglichst auf leeren Magen. Nach 1–2 Wochen ist der Anstieg der Erythrozytenvorstufen (Retikulozyten) zu beobachten, danach folgt der Anstieg des Hb-Spiegels um 0,1–0,2 g/dl pro Tag. Nachdem sich der Hb-Spiegel normalisiert hat, gibt man noch 3 Monate lang 100 mg Eisen täglich, um die Eisenspeicher aufzufüllen.

Wird Eisen auf **parenteralem Wege** verabreicht, so werden die **dreiwertigen Formen** verwendet. Da die i. v.-Gaben schmerzhaft sind und zu Thrombophlebitiden und anaphylaktischen Reaktionen führen können, ist die parenterale Applikation auf seltene Indikationen beschränkt. Die Eisensalze werden sehr langsam oder besser in 0,9 % Kochsalz verdünnt appliziert. Bei der parenteralen Eisenapplikation werden prinzipiell keine Mischspritzen verwendet, da es zu zahlreichen Unverträglichkeiten kommen kann.

Der erniedrigte Plasmaspiegel an **Folsäure** oder **Vitamin B_{12}** wird durch eine entsprechende Substitution beseitigt. Dazu gibt man 5 mg Folsäure oral pro Tag, bis sich die Blutwerte normalisiert haben. Anschließend kann niedriger dosiert werden. Bei der isolierten perniziösen Anämie wird Vitamin B_{12} einmal wöchentlich 0,5 mg intramuskulär für die Dauer von 3 Monaten injiziert. Dann reduziert man die Gaben auf eine Injektion alle 3 Monate. Kommt es aufgrund des Vitamin-B_{12}-Mangels zu neurologischen Störungen, wird die Dosis auf 1 mg täglich für 2 Wochen erhöht. Danach reduziert man die Gabe auf 1 mg 2-mal in der Woche, bis sich der Hämatokrit normalisiert hat. Zur Dauersubstitution genügt 1 mg alle 2–3 Monate. Sollte aufgrund der Symptomatik eine höhere Dosis benötigt werden, wird die Häufigkeit der Injektionen erhöht, nicht die Dosis pro Applikation.

Sowohl beim Folsäuremangel als auch beim Vitamin-B_{12}-Mangel ist die gleichzeitige Gabe von Eisenpräparaten sinnvoll, da durch die rasche Erythrozytenneubildung nach Behandlungsbeginn ein Eisenmangel entstehen kann.

Einnahmehinweise

- Flüssige **Eisenpräparate** führen zu einer Verfärbung der Zähne. Dies kann u. U. durch die Verwendung eines Trinkhalms bei der Einnahme verhindert werden.
- Die Einnahme sollte zwischen den Mahlzeiten mit Wasser (nicht mit Milch!) erfolgen, da die Aufnahme durch Komplexbildung mit z. B. Kalziumionen verhindert wird.
- Wegen der vielfältigen Interaktionen mit anderen Arzneimitteln werden Eisentabletten grundsätzlich nicht gemeinsam mit anderen Arzneimitteln gegeben, auf keinen Fall jedoch zusammen mit Antazida, Tetrazyklinen oder Colestyramin (➤ 2.4.7).

Unerwünschte Wirkungen

Häufig ist eine orale Medikation durch unerwünschte Wirkungen am Magen-Darm-Trakt begleitet. Besonders bei Therapie mit Eisenpräparaten treten **Übelkeit, Magenschmerzen, Durchfälle, Blähungen** und auch **Verstopfung** auf.

In einigen Fällen lässt sich die gastrointestinale Verträglichkeit verbessern, indem man das Arzneimittel wechselt. So können Blähungen oder Durchfälle auch durch die in den Tabletten, Tropfen oder Kapseln verwendeten Hilfsstoffe hervorgerufen werden. Auch die Einnahme mit den Mahlzeiten verbessert häufig die Verträglichkeit. Bei Eisenpräparaten senkt dies jedoch die Resorptionsquote (➤ 2.4.7).

Speziell bei der Einnahme von Eisensalzen tritt häufig eine **Schwarzverfärbung des Stuhles** auf. Diese ist ungefährlich, die Patienten werden aber von den Pflegenden bei Behandlungsbeginn darüber aufgeklärt, weil sie über das Aussehen ihres Stuhles oft beunruhigt sind. Durch die Dunkelfärbung des Stuhles kann eine Blutung im Magen-Darm-Trakt verdeckt werden.

VORSICHT

Tritt eine Schwarzfärbung des Stuhls auf, ohne dass Eisensalze gegeben wurden, deutet dies auf eine gastrointestinale Blutung hin, deren Ursache abgeklärt werden muss.

Bei der **parenteralen Eisengabe** treten als unerwünschte Wirkungen Gesichtsrötungen, Herzklopfen, Schwindel, Schmerzen, Blutdruckabfälle und Kollapszustände auf.

▶

Um die unerwünschten Begleiterscheinungen der parenteralen Eisentherapie zu mildern, wird die Injektion stets **sehr langsam** verabreicht. Bei einer Überdosierung treten schwere körperliche Reaktionen wie z. B. ein Kreislaufkollaps, Schockzustände, Blässe und Atemnot auf.

▶

Die i. m.-Injektion von Vitamin B_{12} ist schmerzhaft. Auch nach der Injektion klagen die Patienten über brennende Schmerzen. Die Pflegenden teilen dies dem Patienten mit und achten auf eine langsame Verabreichung.

Bei der Anwendung von **Erythropoetin** kann es zu einem Blutdruckanstieg kommen. Die Pflegenden überwachen daher den Blutdruck. Als Symptome einer hypertensiven Krise können Schwindel, Konfusion, Krampfanfälle und grippeähnliche Symptome auftreten. Um ein Eindicken des Blutes zu verhindern, achten die Pflegenden auf eine ausreichende Flüssigkeitszufuhr.

6.3.3 Wachstumsfaktoren

Die im Knochenmark stattfindende **Hämatopoese** (Blutzellbildung) ist außerordentlich kompliziert. Alle Blutzellen entwickeln sich höchstwahrscheinlich aus einer hämatopoetischen Stammzelle. Sie ist pluripotent, d. h. noch nicht auf eine Entwicklungsrichtung festgelegt. Aus ihr entwickeln sich über Vorläuferzellen die verschiedenen Blutzellen. Gesteuert wird die Hämatopoese durch verschiedene **Wachstumsfaktoren** (auch koloniestimulierende Faktoren oder kurz „CSF" genannt), wobei die genauen Mechanismen der Steuerung noch unbekannt sind.

Der Mangel einer Zellfamilie wird als „-penie" (Leukozyto-, Erythrozyto-, Thrombozytopenie), ein Überschuss als „-zytose" (Leuko-, Erythro-, Thrombozytose) und eine Funktionsstörung als „-pathie" (Thrombozytopathie) bezeichnet.
Leukozytopenie (Leukopenie): Verminderung der weißen Blutkörperchen. Normwert 4–10/nl (4.000–10.000/µl). Weiße Blutkörperchen sind für die Immunabwehr und die Entzündungsreaktion von entscheidender Bedeutung.
Agranulozytose: sehr starke, lebensbedrohliche Verminderung der weißen Blutkörperchen unter 1.000/µl mit fast völligem Fehlen der Granulozyten.

Bei einer **Leukozytopenie** sind die weißen Blutkörperchen vermindert. Ursachen können z. B. eine Bildungsstörung im Knochenmark, ein vermehrter Abbau oder Verteilungsstörungen sein. Auch durch bestimmte Arzneimittel (z. B. Zytostatika) können als unerwünschte Wirkungen Blutbildungsstörungen auftreten. Die Patienten sind im Stadium der Leukozytopenie besonders anfällig für Infektionen, da die zelluläre Abwehr beeinträchtigt ist.

Bei der **Agranulozytose** kommt es zu einer Verminderung der Granulozyten und evtl. der Thrombozyten. Diese kann sich sehr schnell (innerhalb von Stunden) entwickeln und mit schweren Krankheitssymptomen einhergehen. Es kommt zu Schüttelfrost, Fieber, Tachykardien, Schleimhautnekrosen und Lymphknotenschwellungen. Früher kam es häufig zu eiem septischen Verlauf mit letalem Ausgang.

Eine Agranulozytose entsteht einerseits durch eine **toxische Knochenmarksschädigung**, z. B. bei Zytostatikatherapie (> 13.3), oder andererseits **allergisch** bedingt nach Einnahme bestimmter Arzneimittel (Thyreostatika, Metamizol, Chloramphenicol, Analgetika).

Wachstumsfaktoren verstehen

Zytokine sind hormonartige Botenstoffe, die v. a. reife T- und B-Zellen zur Vermehrung und Differenzierung anregen und als Wachstumsfaktoren der Blutbildung im Knochenmark (koloniestimulierende Faktoren: **CSF**) wirken. In der Hämatologie besitzen der **G-CSF** (Granulozyten-koloniestimulierender Faktor), der **GM-CSF** (Granulozyten-Makrophagen-koloniestimulierender Faktor), das **Erythropoetin** (Bildung von Erythrozyten), das **Thrombopoetin** und der **megakaryozytenstimulierende Faktor** (Bildung von Thrombozyten) eine große Bedeutung.

Granulozyten-koloniestimulierender Faktor
Filgrastim ist ein sog. **Granulozyten-koloniestimulierender Faktor** (G-CSF). Dieses Glykoprotein bewirkt die Entstehung von neutrophilen Granulozyten. Bereits 24 Stunden nach Verabreichung steigt die Zahl der neutrophilen Granulozyten im peripheren Blut an. Wird die Behandlung beendet, fällt ihre Zahl nach 1–2 Tagen ab und erreicht nach 1–7 Tagen normale Werte. Filgrastim wird eingesetzt, wenn ein Mangel an neutrophilen Granulozyten auftritt. Dies ist häufig im Anschluss an eine Zytostatikagabe im Rahmen der Therapie von malignen Erkrankungen der Fall.

Pegfilgrastim (Neulasta®) ist ein retardiertes Filgrastim, das auch zu einer vermehrten Bildung von neutrophilen Granulozyten führt. Es hat eine längere Wirkungsdauer und wird nur 1-mal pro Therapiezyklus gegeben.

Der dritte Vertreter in der Gruppe der G-CSF ist das **Lenograstim** (Granozyte®). Dabei handelt es sich um eine von Hamsterovarialzellen produzierte Form des G-CSF.

Molgramostim bewirkt eine Steigerung der Bildung der Granulozyten, der Makrophagen und T-Lymphozyten.

> Bei myeloischer Leukämie sind koloniestimulierende Faktoren kontraindiziert (ungewünschte Beeinflussung des Knochenmarks möglich).

Therapie von Leukozytopenie und Agranulozytose
Bei der **Agranulozytose** wird der Patient innerhalb weniger Tage schwer krank. Man setzt sofort das auslösende Agens und alle verdächtigen Medikamente ab und therapiert mit Glukokortikoiden. Um die Granulozytenbildung anzuregen, gibt man Wachstumsfaktoren (G-CSF). Ist die akute Phase überstanden, sind die Chancen des Patienten gut.

Bei zytostatikabedingter **Leukozytopenie** sollte die Behandlung mit Wachstumsfaktoren frühestens 24 Stunden nach der Applikation der Zytostatikatherapie begonnen werden und so lange fortgesetzt werden, bis der Nadir (tiefster Wert der Granulozyten) durchschritten ist und die Anzahl der neutrophilen Granulozyten wieder den normalen Bereich erreicht hat. Die Behandlung kann sich über 14 Tage erstrecken.

Wachstumsfaktoren in der Pflege

Bei niedrigen Leukozytenzahlen sind die Patienten sehr anfällig für Infektionen. Es werden je nach Ausmaß der Leukozytopenie Maßnahmen zur Infektionsprophylaxe bis hin zur völligen Isolierung des Patienten notwendig.

Vorbeugende Maßnahmen zur Infektionsprophylaxe bei Leukozytopenie:
- Meiden von Menschenansammlungen (z. B. U-Bahn)
- Infektiöse Personen meiden, auch frisch geimpfte Personen
- Keine keimhaltigen Lebensmittel wie Obst, Gemüse, Salate, Nüsse, Trockenobst, rohen Schinken, schimmelhaltigen Käse und Joghurt verzehren
- Pflanzen aus der Umgebung entfernen
- Gründliche Körperhygiene
- Haut- und Schleimhautläsionen vermeiden, Zähneputzen nur mit einer weichen Bürste

Unerwünschte Wirkungen

Bei Gabe von Wachstumsfaktoren können Knochen- und Muskelschmerzen in der Sternal-, Becken- und unteren Rückenregion sowie ein Hautausschlag auftreten. Bei Molgramostin treten unerwünschte Wirkungen in Form von Fieber, Dyspnoe, Schüttelfrost und allergischen Reaktionen auf.

6.3.4 Blutprodukte

Das **Blut** (➤ Abb. 6.6) setzt sich zusammen aus festen Bestandteilen, den Blutzzellen (Erythro-, Leuko- und Thrombozyten) sowie flüssigen Anteilen (Wasser, Proteine und Elektrolyte).

Störungen der Blutzusammensetzung haben wegen der vielfältigen und sehr wichtigen Funktionen des Blutes (z. B. Sauerstofftransport, Infektionsabwehr, Transport von Nährstoffen und Abdichtung von Gefäßverletzungen) große Auswirkung auf den gesamten Körper.

Blutprodukte verstehen

Heute können viele Patienten durch Gabe von **Blutprodukten** (Blutpräparate, ➤ Tab. 6.15) gerettet werden. Die hierfür gebräuchliche Bezeichnung **„Transfusion"** (lat. transfusio: das Hinübergießen) stammt aus einer Zeit, als Vollblut direkt vom Spender auf den Empfänger übertragen wurde.

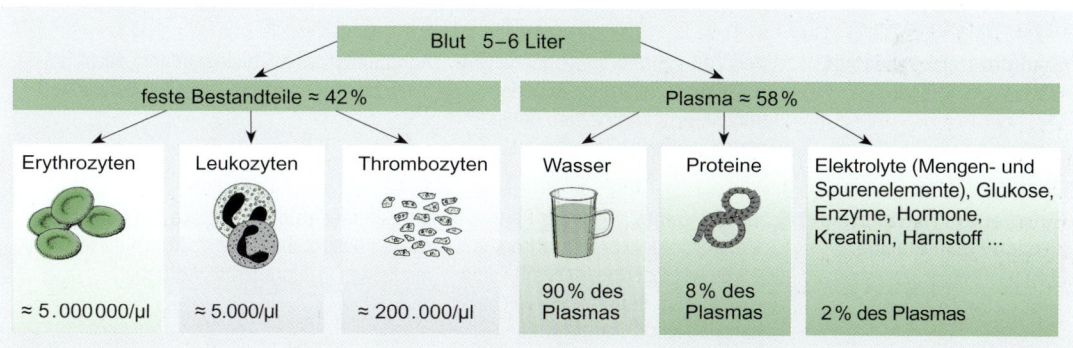

Abb. 6.6 Übersicht über die Bestandteile des Blutes. [L190]

Tab. 6.15 Überblick über die wichtigsten Blutprodukte.

Präparate	Beschreibung	Indikation
Ersatz von Erythrozyten		
Buffy-coat-freie EK	Abzentrifugierte Erythrozyten, aufgeschwemmt in additiver Lösung, Buffy-coat (Leukozyten und Thrombozyten) mechanisch entfernt	„Routinetransfusion" bei akutem Blutverlust oder Anämie
Leukozytendepletierte EK (gefilterte EK)	Durch Filterung von buffy-coat-freien EK gewonnene leuko- und thrombozytenreduzierte EK (Restleukos < 5 Mio./Einheit). Geringer immunogen, damit geringeres Risiko von Unverträglichkeitsreaktionen	Transfusionen bei Patienten, die bereits Antikörper gegen Leuko- oder Thrombozytenantigene gebildet haben, und Patienten, bei denen eine solche Immunisierung möglichst vermieden werden muss, z. B. vor Knochenmarkstransplantation oder bei Leukämie, transplantierte Patienten
Gewaschene EK	Durch wiederholtes Aufschwemmen und Abzentrifugieren („Waschen") der Erythrozyten in geeigneten Lösungen leuko-, thrombozyten- und plasmareduzierte EK	Nur bei speziellen Indikationen (z. B. Unverträglichkeit auf Gabe leukozytendepletierter EK, Antikörper gegen Plasmaproteine)

Tab. 6.15 Überblick über die wichtigsten Blutprodukte. (Forts.)

Präparate	Beschreibung	Indikation
Ersatz von Thrombozyten		
Pool-TK	Aus Poolen von bis zu 8 blutgruppenkompatiblen Einzelspender-TK gewonnene TK	Thrombozytopenie, insbesondere bei Thrombozytenbildungsstörung, „Routine"-Präparat
Einzelspender-TK	Aus einer Vollblutspende isolierte Thrombozyten in ca. 50 ml Plasma. Enthalten Restleukozyten und -erythrozyten, daher blutgruppengleiche Transfusion	Thrombozytopenie, insbesondere bei Thrombozytenbildungsstörung
Thrombozytapherese-TK (Zellseparator-TK)	Mittels Zellseparator gewonnene TK eines einzelnen Spenders, damit weniger immunogen	Bspw. Patienten mit Immunisierung gegen HLA oder Plättchenantigene (nach Antigenen ausgewählte Einzelspender)
Leukozytendepletierte TK	Durch Filterung um 99 % leukozytenreduzierte TK	Bspw. Patienten mit längerer Substitution, Patienten mit früheren Unverträglichkeitsreaktionen
Ersatz von Granulozyten		
Granulozytenkonzentrat	Mittels Zellseparator gewonnene Granulozyten von nur einem Spender. Enthalten Resterythrozyten, daher blutgruppengleiche Transfusion	Agranulozytose bei gleichzeitigem, nicht beherrschbaren Infekt (heute selten verwendet)
Ersatz von Plasma		
Gefrorenes Frischplasma (Frozen Fresh Plasma: FFP)*	Schockgefrorenes, zellarmes Plasma (Resterythro-, -leuko- und -thrombozyten) eines Einzelspenders mit Gerinnungsfaktoren. Blutgruppengleiche Transfusion sofort nach Auftauen	Massentransfusion, komplexe Gerinnungsstörungen, Faktorenmangel V, XI (für diese Faktoren keine Einzelpräparate verfügbar)
Ersatz einzelner Plasmabestandteile (Fertigarzneimittel, die unabhängig von der Blutgruppe infundiert werden)		
Humanalbumin	Humanalbumin	Akuter Volumenersatz (als Teilkomponente), chronische Hypoalbuminämie
Immunglobuline	Immunglobulin G, Restgehalt anderer Proteine, v. a. anderer Immunglobuline	Passive Immunisierung bei erhöhter Infektions- oder Komplikationsgefährdung
„Normale" Immunglobuline	„Antikörperquerschnitt" entsprechend den in der Bevölkerung üblichen Antigenen, z. B. Sandoglobulin®	Hepatitis-A-Prophylaxe, Rötelnprophylaxe bei Exposition einer nichtimmunen Schwangeren in der Frühschwangerschaft, Immundefekte mit Antikörpermangel
Spezifische Immunglobulinpräparate (Hyperimmunglobulin)	Durch geeignete Spenderauswahl ca. 10-mal höherer Gehalt bestimmter Antikörper, z. B. Hepatitis-B-Immunglobulin S Behring, Tetagam®/-S, Rhesonatix®	Prophylaxe nach Kontakt Nichtimmuner mit bestimmten Erregern, z. B. Hepatitis A, Hepatitis B, Röteln, Tetanus, Tollwut, Varizellen, Zytomegalie; Rhesusprophylaxe
PPSB	Prothrombin-Komplex reich an Faktoren II, VII, IX, X, z. B. Beriplex® HS	Blutungen bei Lebererkrankungen, Marcumar®-Überdosierung, DIC (➤ 17.1), Hämophilie B
Einzelfaktorkonzentrate	Faktor VIII bzw. Faktor VIII/Von-Willebrand-Faktor	Einzelfaktormangel

EK: Erythrozytenkonzentrat, TK: Thrombozytenkonzentrat
* Quarantänelagerung

Therapie des akuten Blutverlustes

Bei **akuten Blutungen** unterschiedlicher Genese kommt es durch den massiven Volumenverlust zu einem hypovolämischen Schock. Die Kreislauf- und Atmungssituation ist instabil und muss notfallmäßig behandelt werden. Man sichert zuerst die Vitalfunktionen und versucht die Größe des Flüssigkeitsverlustes einzuschätzen. Dabei unterscheidet man zwischen Verlusten unter oder über 30 % des Blutvolumens. Bei geringeren Verlusten genügt es, Volumen in Form von Ringer-Lösung, kolloidalen Plasmaersatzmitteln (➤ 8.5) und Elektrolyten zu substituieren, während bei größeren Verlusten zusätzlich Erythrozytenkonzentrate, Sauerstoff und evtl. Sympathomimetika (➤ 6.2.2) gegeben werden müssen.

Blutprodukte in der Pflege

Die Vorbereitung einer Blutkonserve zur Transfusion ist Aufgabe des Arztes. Er kann diese Tätigkeit aber an die Pflegenden delegieren. Bei Blutprodukten muss i. d. R. eine Chargendokumentation durchgeführt werden mit Name, Charge, Dosierung, Hersteller, Datum der Anwendung und Empfängerdaten.

Durchführung einer Bluttransfusion

Die Konserven werden meist gekühlt von der Blutbank (Labor) an die Stationen ausgegeben. Normalerweise kann man kalte Blutkonserven verabreichen, aber nicht, wenn Kälteagglutinine vorhanden sind. Werden Konserven auf Station im Kühlschrank gelagert, muss dieser besonders erschütterungsfrei sein.

Bei Notfällen kommt es vor, dass eine Transfusion sofort erfolgen muss. Ist die Konserve dann zu kalt, muss sie auf Station erwärmt werden (Arztanordnung). Dazu empfehlen sich spezielle Blut-Aufwärmgeräte nach dem Wasserbad-Prinzip oder besser Durchlauferwärmer, da bei einem „Improvisieren" die Gefahr einer Temperaturüberschreitung zu groß ist. Bei zu hohen Temperaturen kann es zur Hämolyse des Blutes und zur Proteindenaturierung kommen, die Konserve ist damit unbrauchbar.

Hat die Konserve die richtige Temperatur, wird das **Transfusionsbesteck angeschlossen** und dabei eine Sicherheitsüberprüfung durchgeführt:
- Arbeitsfläche desinfizieren.
- Benötigte Materialien bereitlegen. Händedesinfektionsmittel, alkoholisches Sprühdesinfektionsmittel, Infusionsständer, Blutkonserve mit Begleitpapieren, Transfusionsbesteck (mit Filter in der Tropfkammer), evtl. NaCl 0,9 % zum Verdünnen des Erythrozytenkonzentrats (z. B. Ery-Set®).
- Sicherheitsüberprüfung durchführen (von 2 Personen). Angaben auf der Konserve mit denen der Begleitpapiere und mit den Patientenunterlagen vergleichen (Personalien des Patienten, Blutgruppe und Rhesusfaktor, Ergebnis der Kreuzprobe, Registriernummer der Konserve und der Begleitpapiere, Herstellungsdatum der Konserve und Verfallsdatum, besondere Anforderungen wie etwa Bestrahlung oder negative Testung auf das Zytomegalievirus). Evtl. Unstimmigkeiten müssen erst zweifelsfrei geklärt werden, bevor die Konserve verwendet werden darf. Danach Konservenbeutel auf Beschädigungen und Konserve auf Farbveränderungen (z. B. hellrot oder fast schwarz) prüfen. Der Arzt entscheidet über die Freigabe der Konserve.
- Hygienische Händedesinfektion durchführen.
- Blutkonserve durch Kippen, nicht Schütteln, vorsichtig durchmischen.
- Ggf. Folienkappe bzw. Lasche am Konservenbeutel öffnen, mit Sprühdesinfektionsmittel benetzen (Einwirkzeit beachten) und die vom Labor beigelegte physiologische Kochsalzlösung zur Konserve hinzufügen und durchmischen. Das geleerte Ery-Set® verbleibt am Beutel.
- Zweite Folienkappe bzw. Lasche am Konservenbeutel öffnen, mit Sprühdesinfektionsmittel benetzen (Einwirkzeit beachten) und den Dorn des Transfusionsbestecks in den Konservenbeutel einstechen.
- Rollenklemme schließen.
- Transfusionsbesteck füllen, z. B. Beutel flach hinlegen, Transfusionsbesteck schräg nach oben halten (Tropfkammer steht auf dem Kopf), durch sanften Druck auf den Beutel Tropfkammer füllen, bis Filter benetzt ist.
- Transfusion am Infusionsständer aufhängen. Rollenklemme öffnen und Transfusionsbesteck komplett entlüften.
- Transfusionsprotokoll vorbereiten.
- Evtl. Material für großlumigen venösen Zugang bereitstellen.

Die Aufklärung des Patienten ist Sache des Arztes. Die Pflegenden informieren den Patienten über die bevorstehende Transfusion und bitten ihn, noch einmal zur Toilette zu gehen.

Vor der Transfusion werden die **Vitalzeichen** kontrolliert und dokumentiert (Ausgangslage). Das Anlegen einer Transfusion ist ausschließlich Aufgabe des Arztes. Es ist empfehlenswert, bei Erythrozytenkonzentraten ca. 50 ml Blut zügig einlaufen zu lassen und das Befinden des Patienten über 10 Minuten zu kontrollieren (Oelecker-Probe). Die normale Tropfgeschwindigkeit der Transfusion beträgt dann 40–60 Tropfen pro Minute, d. h. ein Erythrozytenkonzentrat läuft in etwa 1 Stunde ein. Bei Patienten mit einer Herzinsuffizienz muss die Durchlaufzeit auf 3–4 Stunden verlängert werden. Für Transfusionen anderer Blutprodukte gelten andere Richtlinien, z. B. sollte ein Thrombozytenkonzentrat nach ca. 30 Minuten eingelaufen sein.

Bei Vorliegen eines hämorrhagischen Schocks kann es notwendig sein, eine Massivtransfusion durchzuführen. Dazu wird ein Druckbeutel um das Erythrozytenkonzentrat aufgeblasen, um möglichst viel Blut in möglichst kurzer Zeit zu substituieren. Normalerweise müssen dann auch Gerinnungsfaktoren (z. B. FFP) substituiert werden.

Nach unauffälliger Einleitung einer Transfusion liegt die **weitere Überwachung** i. d. R. bei den Pflegenden. Durch die engmaschige Überwachung des Patienten lassen sich etwaige Transfusionsreaktionen frühzeitig erkennen. Dies bedeutet:

- Erkundigung nach dem Befinden des Patienten (Kopf-, Gelenk- oder Gliederschmerzen? Übelkeit? Hitzewallungen? Juckreiz?)
- Beobachtung der Haut auf Rötungen und Quaddelbildung
- Regelmäßige Kontrolle von Puls, Blutdruck, Atmung und Bewusstseinslage
- Kontrolle von Transfusionssystem und Füllungszustand des Konservenbeutels, Inspektion der Einstichstelle
- Dokumentation aller Befunde im Transfusionsprotokoll

VORSICHT

Auch diffuse Beschwerden können auf einen Transfusionszwischenfall hinweisen

Auch unklare Beschwerden des Patienten wie etwa „Mir wird so komisch" oder „Irgendwie habe ich ein flaues Gefühl" sind unbedingt ernst zu nehmen. In solchen Fällen wird die Transfusion gestoppt, der Patient kontinuierlich überwacht und der Arzt benachrichtigt. Der Venenzugang muss belassen werden, um bei Bedarf schnell Arzneimittel injizieren zu können.

Venenkatheter verstopfen leicht nach Transfusionen. Deshalb werden sie nach einer Transfusion gut durchgespült, ggf. wird sogar eine Folgeinfusion angehängt (z. B. NaCl 0,9 % nach Anordnung).

Wenn die Blutkonserve bis auf einen Rest von ca. 10 ml eingelaufen ist, wird die Transfusion beendet:

- Der Venenzugang wird mit NaCl 0,9 % durchgespült und sollte – auch wenn keine weiteren Infusionen geplant sind – zunächst noch belassen werden (Mandrin), um Spätkomplikationen medikamentös behandeln zu können.
- Der Patient wird nach der Transfusion noch ca. 1 Stunde engmaschig überwacht.
- Das gebrauchte Transfusionssystem, inklusive dem Blutrest, wird gut verpackt (Infektionsgefahr) für 24 Stunden im Labor oder im Kühlschrank auf Station aufbewahrt, damit bei etwaigen Spätkomplikationen noch Blut für Nachuntersuchungen vorhanden ist.
- Das Transfusionsprotokoll wird abgeschlossen und den Patientenunterlagen hinzugefügt.

Unerwünschte Wirkungen

Dank der Gabe von **Blutprodukten** lassen sich Leben retten, doch birgt eine Transfusion auch Risiken für den Patienten:

- Blutpräparate bestehen in erster Linie aus Zellen und Eiweißstoffen fremder Spender. Bis heute ist nur ein Teil der zu **Unverträglichkeitsreaktionen** führenden Antigene bekannt, und von diesen können wiederum nur die wichtigsten vor der Gabe von Blutpräparaten getestet werden. Unverträglichkeitsreaktionen gefährden den Patienten nicht nur unmittelbar. Vielmehr besteht bei jeder Gabe von Blutpräparaten auch die Gefahr einer Immunisierung, die den Erfolg späterer Transfusionen, aber auch die Erfolgschancen einer späteren Organtransplantation vermindert.
- Bei einigen Blutprodukten besteht die Gefahr, **Infektionserreger** zu übertragen. Besonders bedrohlich sind die Hepatitiserreger und das HI-Virus. Auch die vorherige Testung aller Blutspender erfasst, u. a. wegen der diagnostischen Lücken, nie alle Infizierten. Bei einem Teil der Blutprodukte können die Viren heute mit einem Höchstmaß an Sicherheit inaktiviert werden.
- Auch **Stoffwechselentgleisungen**, z. B. eine Zitratvergiftung mit Azidose durch das in den Blutkon-

serven enthaltene Zitrat oder eine Hyperkaliämie und Gerinnungsstörungen durch Hämolyse, können auftreten, insbesondere nach der Übertragung größerer Mengen von Plasma oder Erythrozytenkonzentraten. Bei Massivtransfusionen kommt es auch häufig zu einer akuten Niereninsuffizienz.

Blutgruppenunverträglichkeiten

Die Erythrozyten besitzen auf ihren Oberflächen unterschiedliche antigene Eigenschaften, die man als Blutgruppensysteme (AB0- und Rhesusfaktor-System) klassifiziert. Das AB0-System ist besonders bei Bluttransfusionen von entscheidender Bedeutung. Bei einem Kontakt von ungeeignetem Blut mit den Antikörpern des Empfängers kommt es zu einer Antigen-Antikörper-Reaktion. Diese führt zu einer lebensgefährlichen Zerstörung der Erythrozyten und zu einer anaphylaktischen Reaktion. Deswegen muss vor jeder Bluttransfusion die Blutgruppe des Spenders und des Empfängers ermittelt werden.

Transfusionszwischenfälle

Häufigste Ursache von **Transfusionszwischenfällen** (Transfusionsreaktionen) sind Unverträglichkeitsreaktionen des Patienten gegen mittransfundierte weiße Blutkörperchen, ohne dass es dabei zur Hämolyse kommt. Seltene, aber ernste Komplikationen

sind Hämolyse und bakteriell verursachte Reaktionen durch kontaminierte Transfusionen bis hin zum Schock mit Verbrauchskoagulopathie.

Bei Transfusionen muss der Notfallkoffer oder -wagen immer bereitstehen. Bei allen Transfusionszwischenfällen bleibt immer eine Pflegekraft beim Patienten. Symptomatisch sind eine Schocklagerung des Patienten und Sauerstoffgabe nach Arztanordnung möglich.

▶

Eigenblutspende
In bestimmten Fällen stellt auch die Eigenblutspende eine geeignete Maßnahme dar, um Transfusionsrisiken zu minimieren. Möglich ist eine Eigenblutspende z. B. bei geplanten Operationen, wobei dem Patienten sein eigenes, 4–6 Wochen vor der Operation entnommenes Blut bei Bedarf wieder transfundiert wird. Voraussetzung ist, dass der Patient keine Erkrankungen hat, die eine Blutspende ausschließen, z. B. eine Anämie.

6

——————— **Wiederholungsfragen** ———————

1. Was bedeutet im Zusammenhang mit Herz-Kreislauf-Erkrankungen „Vorlast" und „Nachlast"? (➤ 6.1)
2. Was bedeutet „ACE"? Wie funktioniert der Wirkungsmechanismus der ACE-Hemmer? (➤ 6.1.1)
3. Welches sind die Symptome einer Digitalis-überdosierung? (➤ 6.1.1)
4. Wie wirken Nitrate bei der Therapie der koronaren Herzkrankheit? (➤ 6.1.2)
5. Warum sind bei der Therapie mit Betablockern Kontrollen des Blutzuckers notwendig? (➤ 6.1.2)
6. Welche unerwünschten Wirkungen treten häufig zu Beginn einer antihypertensiven Therapie auf? Gibt es pflegerische Möglichkeiten, diese unerwünschten Wirkungen zu mildern? (➤ 6.2.1)
7. Welche Maßnahmen dienen zur Prävention einer Thrombose? (➤ 6.2.3, ➤ 6.3.1)
8. Welche Arzneimittel werden zur Therapie von Anämien (Eisenmangel-, megaloblastäre Anämie, renale Anämie) angewendet? (➤ 6.3.2)
9. Wie wirken orale Antikoagulanzien im Vergleich zu Heparinen? (➤ 6.3.1)
10. Wozu dienen Fibrinolytika? (➤ 6.3.1)

7 Arzneimittel im Magen-Darm-Trakt

Die Therapie von Erkrankungen des Magen-Darm-Trakts muss zunächst die Beseitigung der Ursachen verfolgen. Meist können über eine medikamentöse Therapie nur die Symptome beeinflusst, nicht jedoch die Erkrankung an sich geheilt werden.

7.1 Arzneimittel bei Magenerkrankungen

> **Stomachikum**: Magenmittel; Arzneimittel, die bei Magenbeschwerden angewendet werden.

Magenerkrankungen sind häufig durch Symptome wie Übelkeit, Erbrechen, Sodbrennen, Völlegefühl und Bauchschmerzen gekennzeichnet. Solche Symptome sind durch Arzneimittel gut zu therapieren.

7.1.1 Antiemetika

> **Übelkeit** (Nausea): flaues Gefühl in der Magengegend mit Brechreiz; verschwindet oft nach Erbrechen.
> **Erbrechen** (Emesis, Vomitus): schwallartige Entleerung des Mageninhalts entgegen der natürlichen Richtung durch die Speiseröhre und den Mund.
> **Antiemetika**: Arzneimittel, die Brechreiz und Erbrechen unterdrücken.

Antiemetika verstehen

Das Erbrechen wird durch eine sehr empfindliche Neuronenansammlung im Hirnstamm (Brechzentrum, Area postrema) reguliert.

Das Brechzentrum kann über 3 Wege stimuliert bzw. gehemmt werden:

- Direkt über die Neurotransmitter Acetylcholin und Serotonin (5-Hydroxytryptamin); bedeutsam bei Dehnungen von viszeralen Hohlorganen, entzündlichen Erkrankungen wie Peritonitis, Hepatitis, Cholangitis, Pankreatitis
- Indirekt über eine das Brechzentrum umgebende v. a. dopaminerge Triggerzone (durch den Neurotransmitter Dopamin vermittelt); die Triggerzone wird z. B. durch Schwangerschaft, Toxine, Arzneimittel, Alkohol und Bestrahlung erregt
- Indirekt über ZNS-Einflüsse; hierzu gehören gesteigerter Hirndruck, Migräne, ZNS-Infektionen wie Meningitis und Enzephalitis

Histamin spielt eine Rolle bei Übelkeit, die mit einer Störung des Gleichgewichtsorgans in Zusammenhang steht, z. B. bei Reisekrankheit (Kinetosen).

Antiemetika wirken über unterschiedliche Mechanismen:

Zentral wirksame Antiemetika

H_1-Antihistaminika hemmen die H_1-Rezeptoren des Histamins und können so vestibuläre Störungen (vom Gleichgewichtsorgan ausgelöst) beeinflussen. Ihr Haupteinsatzgebiet sind also Kinetosen (Reise- und Bewegungskrankheiten). Eingesetzt werden **Diphenhydramin** (Emesan®) und sein Chlortheophyllinsalz **Dimenhydrinat** (z. B. Reisetabletten ratiopharm®, Vomacur®, Vomex A®, Superpep®) und **Chlorphenoxamin** (in Rodavan®). **Dopaminantagonisten** blockieren die Dopaminrezeptoren Area postrema (Teil des Brechzentrums). Hierzu gehören Neuroleptika (➤ 4.1.3) wie **Droperidol** (Xymolix®), das zur Prophylaxe und Therapie von postoperativem Erbrechen und durch Opioide verursachtem Erbrechen zugelassen ist.

Serotoninantagonisten (5-HT$_3$-Antagonisten) blockieren die 5-HT$_3$-Rezeptoren im Brechzentrum und der Triggerzone. **Granisetron** (Kevatril®), Ondansetron (Zofran®) und **Tropisetron** (Navoban®) werden in der Onkologie zur Bekämpfung des Erbrechens durch Zytostatika und Bestrahlung eingesetzt und sind ein großer Fortschritt für die Lebensqualität der betroffenen Patienten (➤ 13.1.1). Granisetron wird nur i. v. appliziert, Ondansetron und Tropisetron werden auch nach oraler Gabe rasch resorbiert.

Scopolamin ist ein Parasympatholytikum (➤ 1.3.4), dessen antiemetische Wirkung in einer Dosierung von 1 mg in einem transdermalen therapeutischen System (Scopoderm®-Reisepflaster) genutzt wird.

Aprepitant wirkt als Antagonist am Neurokinin-Rezeptor und blockiert im Brechzentrum im Hirnstamm die Wirkung von Substanz P, die an der Entstehung von Erbrechen beteiligt ist.

Tab. 7.1 Therapie der Emesis.

Ursache des Erbrechens	Therapie
Kinetose	Scopolamin, Dimenhydrinat
Gastrointestinale Ursache	Metoclopramid, Domperidon
Zytostatikainduziertes Erbrechen	Ondansetron (wirkt auf das frühe Erbrechen), Glukokortikoide (wirken auf das späte Erbrechen)
Prä- und postoperatives Erbrechen	Droperidol, Alizaprid
Zentrales Erbrechen	Diphenhydramin, Metoclopramid, Ondansetron
Schwangerschaft	Nur Flüssigkeits- und Elektrolytausgleich, ausnahmsweise Antihistaminika

Prokinetika

> **Prokinetika**: Arzneimittel, welche die Magen- und Darmmotilität fördern.

Die Beschleunigung der Magenentleerung und gleichzeitig der Dünndarmpassage durch **Prokinetika** ist bei funktionellen Magen-Darm-Beschwerden und bei Magenentleerungsstörungen (z. B. bei diabetischer autonomer Neuropathie oder im Migräneanfall, ➤ 3.3.4) erwünscht.

Prokinetika wirken über eine Blockade der peripheren Dopaminrezeptoren anregend auf die Motilität von Magen und Darm. **Metoclopramid** (MCP, Paspertin®) und **Alizaprid** (Vergentan®) haben auch eine zentral brechreizhemmende Wirkung. Sie bewirken eine Blockade der Dopaminrezeptoren und der HT_3-Rezeptoren der Area postrema (Teil des Brechzentrums).

Die meistverwendete Substanz dieser Gruppe ist **Metoclopramid. Domperidon** (Motilium®) hat im Gegensatz zu MCP keine zentralen Effekte und dadurch auch keine zentralen Nebenwirkungen wie Sedierung oder Bewegungsstörungen. **Alizaprid** wird hauptsächlich als Antiemetikum bei zytostatikabedingtem und prä- und postoperativem Erbrechen eingesetzt.

Phytopharmaka

Ingwerwurzelstock ist ein gut verträgliches pflanzliches Antiemetikum, das in Kapselform zur Verfügung steht (Zintona®). Als Hausmittel gegen Übelkeit ist Pfefferminztee zu empfehlen.

Therapie von Übelkeit und Erbrechen

So unterschiedlich wie die Ursachen des Erbrechens sind, so verschieden ist auch seine Therapie (➤ Tab. 7.1).

Therapiebestimmend ist, wie häufig erbrochen wird und wie lange der Zustand anhält. Während kurzzeitiges Erbrechen folgenlos bleibt, können bei anhaltendem Erbrechen Wasser- und Elektrolytstoffwechselstörungen mit hypochlorämischer Alkalose, Oligurie, Exsikkose, Temperaturanstieg und evtl. Koma auftreten.

Für die medikamentöse Therapie des **zytostatikainduzierten Erbrechens** stehen Anticholinergika, Neuroleptika, Benzodiazepine, 5-HT_3-Rezeptorantagonisten und Glukokortikoide zur Verfügung.

Zur Therapie werden Antiemetika oft schon prophylaktisch gegeben. Die meisten Zytostatika (➤ 13.1.1) führen durch direkten Angriff in der Chemorezeptor-Triggerzone bzw. über vegetative Impulse aus dem Magen-Darm-Trakt zu Appetitlosigkeit, Übelkeit (Nausea) und Erbrechen (**ANE-Syndrom**). Meist treten die Beschwerden präparatabhängig ca. 1–5 Stunden nach der Gabe auf. Besonders stark emetogen (Erbrechen hervorrufend) wirken z. B. Cisplatin sowie höher dosiertes Cyclophosphamid und Ifosfamid. Seltener ist die verzögerte Übelkeit bis zu mehreren Tagen nach der Behandlung.

▶ Nüchtern zu bleiben hat bei zytostatikabedingtem Erbrechen keinen antiemetischen Effekt.

Unbedingt erforderlich ist eine ausreichende Prophylaxe von Übelkeit und Erbrechen bereits vor der ersten Zytostatikagabe, da es sonst durch die Erwartungsangst bei späteren Zyklen zu psychisch verursachtem Erbrechen noch vor der Zytostatikagabe kommen kann (antizipatorisches Erbrechen):

- Bei zu erwartender leichter Übelkeit ist Metoclopramid **oral** (z. B. Paspertin®) 0,5–1 Stunde vor Therapiebeginn sowie vor den Mahlzeiten das Arzneimittel der Wahl. Als Alternative kommt Alizaprid (Vergentan®) in Betracht.
- **Standard** bei zytostatikainduzierten Erbrechen sind **Serotoninantagonisten**, etwa Ondansetron (Zofran®) oder Tropisetron (Navoban®), die mit Glukokortikoiden (z. B. Dexamethason) kombiniert werden.
- Der neuartige Wirkstoff **Aprepitant** (Emend®) aus der Gruppe der Neurokinin-Rezeptorantagonisten wird meist auch in Kombination mit Serotoninantagonisten und Glukokortikoiden eingesetzt.

Antiemetika in der Pflege

Bei Erbrechen infolge von Störungen des Magen-Darm-Trakts ist zunächst einige Stunden Nahrungskarenz anzustreben, anschließend Beginn mit Schonkost. Wichtig ist eine ausreichende Flüssigkeitszufuhr, besonders geeignet ist Tee. Bei lang anhaltendem Erbrechen drohen Störungen des Wasser- und Elektrolythaushalts ähnlich wie bei lang anhaltendem Durchfall.

▶ Hält das Erbrechen über einen längeren Zeitraum an, empfiehlt es sich, eine parenterale Ernährung in Betracht zu ziehen. Eine katabole Stoffwechsellage sollte unbedingt vermieden werden.

Einnahmehinweise

Prokinetika werden ca. 30 Minuten vor den Mahlzeiten eingenommen.

Reisetabletten mit **H$_1$-Antihistaminika** sollten ca. eine halbe Stunde vor Reiseantritt geschluckt werden, ihre Wirkung hält dann etwa 4 Stunden an, sodass bei langen Reisen ggf. eine weitere Gabe erforderlich ist. Reisekaugummis können dagegen auch erst bei den ersten Symptomen angewendet werden, da sie schneller wirken.

Das **Scopoderm®-Pflaster** wird 5–6 Stunden vor der Reise (oder am Abend vor Reiseantritt) an einer trockenen, unbehaarten Stelle hinter dem Ohr aufgeklebt. Seine Schutzwirkung hält 72 Stunden an. Um zu verhindern, dass Wirkstoffreste in die Augen gelangen (mögliche Pupillenerweiterung!) sollten nach der Berührung mit dem Pflaster die Hände gewaschen werden.

Bei der Gabe von Antiemetika in Zusammenhang mit einer Zytostatikatherapie hängen die Dosierung und der Einnahmezeitpunkt vom emetogenen Potenzial des Zytostatikums ab. **Ondansetron** kann vor Beginn der Therapie in einer Dosis von 8–32 mg i. v. gegeben oder 15 Minuten infundiert werden. Anschließend ist in jedem Fall eine Erhaltungsdosis von 2-mal täglich (alle 12 Stunden) 8 mg oral üblich. **Granisetron** kann nur i. v. eingesetzt werden. **Aprepitant** ist in Form von Hartkapseln erhältlich, die unzerkaut mit reichlich Flüssigkeit eingenommen werden.

Unerwünschte Wirkungen

- **Metoclopramid** kann wegen der Blockade dopaminerger Rezeptoren im Zentralnervensystem (ZNS) neben Müdigkeit und Schwindel auch extrapyramidal-motorische Störungen hervorrufen.
- Bei **H$_1$-Antihistaminika** ist eine häufige unerwünschte Wirkung Müdigkeit, welche die Fahrtüchtigkeit beeinträchtigen kann.
- Bei **Dopaminantagonisten** können Dyskinesie und Parkinsonsyndrom auftreten.
- **Serotoninantagonisten** führen häufiger zu Kopfschmerzen oder Obstipation. Patienten mit schwerer Beeinträchtigung der Darmmotilität dürfen daher keine Seroroninantagonisten erhalten.
- Der neuartige Wirkstoff **Aprepitant** ist sehr gut verträglich, weist aber viele Wechselwirkungen auf, die es zu beachten gilt.

7

7.1.2 Magenschutzmittel

Magenerkrankungen wie Gastritis, Ulkus (> Abb. 7.1) und Reflux stehen in Zusammenhang mit einer **Hyperazidität**, einer vermehrten Bildung von Magensäure.

> **Gastritis**: Magenschleimhautentzündung, die oft zu Erosionen (fleckförmigen, oberflächlichen Defekten) führt.
> **Ulkus**: Geschwür, d. h. Wunde in der Schleimhaut und der Wand des Magens (Ulcus ventriculi) oder des Zwölffingerdarms (Ulcus duodeni).
> **Refluxösophagitis**: Entzündung der Schleimhaut der Speiseröhre durch Zurückfließen von saurem Speisesaft aus dem Magen in die Speiseröhre (Reflux).

Magenschutzmittel verstehen

Die einfachste Beeinflussung der Magensäuremenge ist die Bindung von (zu viel) freigesetzter Magensäure durch eine Neutralisationsreaktion mithilfe von **Antazida**.
   Um die Säuresekretion zu hemmen, kann
- die Protonenpumpe im Magen gehemmt werden (**Protonenpumpenhemmer**),
- die Aktivierung der Belegzellen durch Histamin (**H_2-Blocker**) oder Acetylcholin (**Parasympatholytika**) verringert werden.

Durch **Schleimhautprotektiva** (z. B. Prostaglandine) kann die Schutzwirkung des Magenschleims unterstützt werden.

Antazida

> **Antazida**: Substanzen, welche die Magensäure neutralisieren oder binden können.

Besonders häufig werden **Magnesiumverbindungen** (Magnesiumoxid, -hydroxid), **Aluminiumverbindungen** (Aluminiumhydroxid) oder **Aluminium-Magnesium-Silikate** als **Antazida** eingesetzt (> Tab. 7.2). **Kalziumkarbonat** und **Natriumbikarbonat** (Bullrich Salz®) haben kaum noch Bedeutung und gelten aufgrund möglicher unerwünschter

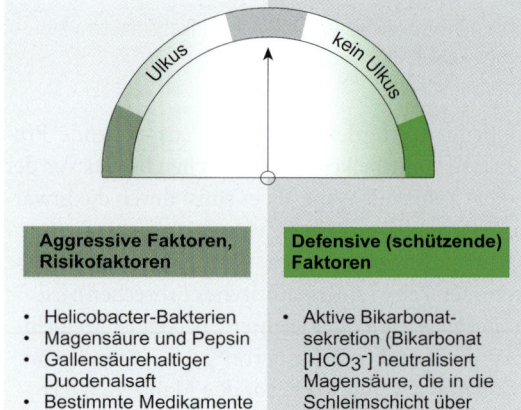

Aggressive Faktoren, Risikofaktoren	Defensive (schützende) Faktoren
• Helicobacter-Bakterien • Magensäure und Pepsin • Gallensäurehaltiger Duodenalsaft • Bestimmte Medikamente (Glukokortikoide, nicht-steroidale Antiphlogistika, ASS) • Nikotin • Unguter körperlicher und psychischer Stress • Familiäre Disposition	• Aktive Bikarbonatsekretion (Bikarbonat [HCO_3^-] neutralisiert Magensäure, die in die Schleimschicht über der Mukosaoberfläche eindringt) • Gut durchblutete Magenschleimhaut • Ausreichende Bildung von Magenschleim

Abb. 7.1 Faktoren, die zur Ulkusentstehung im Magen beitragen oder die Magenschleimhaut davor schützen. [L190]

Effekte nicht als Mittel der Wahl. Der Vorteil von Antazidakombinationen kann darin bestehen, dass sich unerwünschte Wirkungen ausgleichen (z. B. wirken Aluminumverbindungen obstipierend, Magnesiumzubereitungen dagegen laxierend). Die Wirkung der Antazida beruht darauf, dass sie die überschüssige Magensäure durch Neutralisationsreaktionen bindet. Da Antazida relativ schnell wirken, sind sie zur raschen Beseitigung von gelegentlichem Sodbrennen oder bei akuter Gastritis gut geeignet.

Tab. 7.2 Bekannte Antazida.

Inhaltsstoffe	Handelspräparate
Kalziumkarbonat, Magnesiumkarbonat	Rennie®
Aluminumoxid, Magnesiumhydroxid	Maaloxan®
Aluminium-Magnesium-Silikathydrat (Almasilat)	Simagel®
Aluminium-Natriumkarbonat-Dihydroxid	Kompensan®
Aluminium-Magnesiumhydroxid-Karbonathydrat (Hydrotalcit)	Talcid®, Talidat®
Aluminium-Magnesiumhydroxid-Sulfathydrat (Magaldrat)	Riopan®

Antazida können den pH-Wert nur kurzzeitig (1–2 Stunden) anheben, sie sind daher zur Heilung von Ulzera nicht geeignet.

Protonenpumpenhemmer

> **Protonenpumpenhemmer**: Wirkstoffe, die durch Blockade der H^+/K^+-ATPase (Protonenpumpe) eine fast vollständige Unterdrückung der Magensäuresekretion bewirken.

Protonenpumpenhemmer (> Tab. 7.3) sind Prodrugs (> 1.2.3), die im sauren Milieu in die aktiven Substanzen umgewandelt werden. Sie werden im Dünndarm resorbiert und gelangen über den Blutweg in die Belegzelle. Dort entsteht der eigentlich wirksame Metabolit, der die H^+/K^+-ATPase irreversibel blockiert. Da diese erst neu synthetisiert werden muss, kommt es zu einem lang anhaltenden Effekt. Protonenpumpenhemmer können den pH-Wert bis zu 24 Stunden anheben und sind somit die wirksamsten Arzneimittel bei Ulzera und Refluxösophagitis. Sie werden ebenfalls zum Schutz vor Nebenwirkungen bei Therapie mit nichtsteroidalen Antirheumatika (NSAR, > 3.1.2) eingesetzt.

H_2-Blocker

H_2-Blocker (> Tab. 7.3) sind den Protonenpumpenhemmern in ihrer Wirkung unterlegen und heute nur noch Mittel der zweiten Wahl. Verglichen mit den Protonenpumpenhemmern sind die Rezidive häufiger.

Tab. 7.3 Protonenpumpenhemmer und H_2-Blocker.

Protonenpumpenhemmer	Handelspräparate
Omeprazol	Antra®
Lansoprazol	Agopton®
Pantoprazol	Pantozol®, Rifun®
Rabeprazol	Pariet®
Esomeprazol	Nexium® mups
H_2-Blocker	
Cimetidin	Tagamet®
Ranitidin	Zantic®
Famotidin	Pepdul®

H_2-Blocker (H_2-Antihistaminika, Histamin-H_2-Rezeptorantagonisten) besetzen die H_2-Rezeptoren des Histamins in der Magenschleimhaut. Die Salzsäuresekretion wird durch kompetitive Blockade der H_2-Rezeptoren an den Belegzellen der Magenschleimhaut eingeschränkt.

Parasympatholytika

Parasympatholytika (Anticholinergika) unterdrücken durch kompetitive Blockade von Muskarinrezeptoren die Salzsäure-und Pepsinogensekretion. **Pirenzepin** (Gastrozepin®) verringert die Magensaftsekretion durch eine hohe Affinität zu bestimmten Muskarinrezeptoren (ganglionäre M1-Rezeptoren) besonders selektiv. Aufgrund wirksamerer und verträglicherer Substanzen wird Pirenzepin zur Ulkustherapie nur selten eingesetzt.

Schleimhautprotektiva

Sucralfat ist ein Aluminiumsalz, das sich über das Geschwür legt und damit die Schleimhaut als Schutzfilm vor weiteren Schädigungen schützt. Sowohl Ulci ventriculi als auch Ulci duodeni heilen besser ab.

Prostaglandine haben eine protektive Wirkung auf die Magenschleimhaut, indem sie
- die Schleimbildung fördern,
- die Durchblutung steigern,
- die Säuresekretion durch Hemmung der H^+/K^+-ATPase reduzieren.

Als Ulkustherapeutikum wird **Misoprostol** (Cytotec®) eingesetzt. Es wird auch als Begleittherapie von Patienten mit NSAR-Therapie (> 3.1.2) genutzt.

Bismutverbindungen schützen die Magenschleimhaut, binden Gallensäuren und wirken bakterientötend. Sie können allerdings nur in maximal 20 % der Fälle das Bakterium Helicobacter pylori beseitigen. Bismutsalze werden schon seit dem 18. Jahrhundert bei Magenerkrankungen eingesetzt. Ihre Anwendung wurde heute durch modernere Arzneimittel verdrängt.

Phytopharmaka

Kamillenblüten und Schafgarbenkraut haben antiphlogistische Wirkungen und sind bei Gastritis sowohl als Tee als auch als Tropfen empfehlenswert. Beide Heilpflanzen sind auch sehr gut krampflösend, Kamillenblüten auch reizlindernd, Schafgarbekraut appetitanregend.

Eradikation des Helicobacter pylori

In der Mehrzahl der Fälle kann eine Beteiligung von Helicobacter pylori an der Entstehung von Gastritis und Ulzera nachgewiesen werden. Es zeigte sich, dass eine **Eradikation**, also die vollständige Beseitigung des Bakteriums, i. d. R. ausreichend für eine anhaltende Heilung ist. Damit wurden früher übliche Operationen überflüssig.

Als Standardverfahren gelten Dreifachkombinationen (Triple-Therapien), die aus 2 Antibiotika und 1 Protonenpumpenhemmer bestehen und jeweils 7 Tage angewendet werden.

Französische Triple-Therapie
Omeprazol 2-mal 20 mg
Amoxicillin 2-mal 1.000 mg
Clarithromycin 2-mal 500 mg
Italienische Triple-Therapie
Omeprazol 2-mal 20 mg
Metronidazol 2-mal 400 mg
Clarithromycin 2-mal 500 mg
Quadruple-Therapie
Omeprazol 2-mal 20 mg, Tag 1–10
Bismutsalz 4-mal täglich, Tag 4–10
Tetrazyklin 4-mal 500 mg, Tag 4–10
Metronidazol 3-mal 400 mg, Tag 4–10

Magenschutzmittel in der Pflege

Zur Vermeidung von **Stress** als wichtigem Risikofaktor für die Entstehung von Magenerkrankungen ist häufig eine Änderung der Lebensführung anzustreben. Wichtig ist, wenn irgendmöglich, ein Tagesablauf mit regelmäßigen Mahlzeiten und gleichbleibenden Schlaf- und Ruhezeiten. Hilfreich können Entspannungsbäder z. B. mit Melisse oder Lavendel sein.

Sodbrennen tritt besonders **nachts** auf, da das Zurückfließen der Magensäure durch die waagerechte Lage begünstigt wird. Daher sollte der Oberkörper hochgelagert werden, z. B. durch ein Keilkissen am Kopfende. Die Einnahme der Medikamente sollte deshalb in diesen Fällen am Abend erfolgen.

Essen und trinken
Zu meiden sind alle Speisen, die „Säurelocker" sind, also insbesondere üppige, fette und stark gewürzte Mahlzeiten, Zitrusfrüchte, Alkohol und Kaffee. Auch Rauchen wirkt sich negativ aus.

Günstig sind häufige kleinere Speisen und die letzte Mahlzeit nicht nach 18 Uhr. Magensäure wird durch die Nahrung gebunden, daher machen sich die Beschwerden zwischen den Mahlzeiten bemerkbar. Dann kann ein Stück Brot Abhilfe schaffen.
Übergewichtige leiden häufiger unter Sodbrennen, da die größere Körpermasse auf den Magen drückt. Hier ist eine Gewichtsreduktion anzustreben.

Einnahmehinweise

Protonenpumpenhemmer sind immer als magensaftresistente Zubereitungen im Handel. Wichtig ist, dass sie nüchtern ca. 30 bis 60 Minuten vor dem Essen eingenommen werden.

Antazida werden 1–2 Stunden nach den Mahlzeiten und vor dem Schlafengehen eingenommen. Im Handel sind sie als Kautabletten und Suspensionen, die eine sehr schnelle Wirkung („schon beim Schlucken") aufweisen. Die Tabletten müssen gründlich gekaut bzw. gelutscht werden. Suspensionen werden unverdünnt eingenommen und vor Gebrauch geschüttelt. Häufigere Einnahmen nach Bedarf sind erforderlich.

Unerwünschte Wirkungen

Antazida wirken lokal und sind sehr gut verträglich. Allerdings führen Karbonate (z. B. Bullrichsalz® oder Kaisernatron®) zu übermäßiger Freisetzung von Kohlendioxid und damit zu Meteorismus (stark geblähter Bauchraum), evtl. aber auch zu Rupturen vorgeschädigter Magenschleimhaut. Von diesen klassischen „Hausmitteln" ist eher abzuraten.

Bei Niereninsuffizienz reichern sich Magnesium- und Aluminiumverbindungen im Körper an. In der Schwangerschaft sind aluminiumfreie Antazida (z. B. Rennie®) Mittel der Wahl.

Bei H_2-**Blockern** treten gelegentlich Diarrhö, Obstipation und Herzrhythmusstörungen, bei Cimetidin zusätzlich Gynäkomastie und Potenzstörungen auf.

Protonenpumpenhemmer sind gut verträglich, aber auch durch diese Wirkstoffe kann infolge der anhaltenden Säurereduktion eine bakterielle Besiedlung des Magens auftreten. Hierdurch können Atemwegsinfekte auftreten. Gelegentlich kommt es zu gastrointestinalen Störungen, Schwindel, Kopfschmerzen sowie einer Erhöhung der Leberenzyme.

Wechselwirkungen

Antazida sollten nie mit anderen Arzneimitteln gleichzeitig eingenommen werden. Mindestens 1 Stunde Abstand ist einzuhalten. Da sie mehrwertige Kationen enthalten, bilden sie mit Arzneimitteln wie z. B. Schilddrüsenhormonen (➤ 5.2), Tetracyclinen oder Gyrasehemmern (➤ 12.1) Komplexe, die dann nicht resorbiert werden können.

Protonenpumpenhemmer und **Cimetidin** hemmen das Enzym Cytochrom P450 und bewirken damit eine verzögerte Elimination etlicher Arzneistoffe (z. B. Phenytoin, Benzodiazepine, Carbamazepin, Nifedipin). Der Thrombozytenaggregationshemmer Clopidogrel wird durch Omeprazol in seiner Wirkung abgeschwächt, weil er nicht in seine Wirkform umgewandelt wird.

7.1.3 Amara

> **Amara**: Bittermittel; Stoffe, die durch ihren bitteren Geschmack wirken.
> **Amara pura**: reine Bittermittel (hauptsächlich Bitterstoffe).
> **Amara aromatica**: aromatische Bittermittel (Bitterstoffe + ätherische Öle).

Amara kommen v. a. bei dyspeptischen Beschwerden bzw. bei Reizmagen zum Einsatz.

> **Dyspeptische Beschwerden** (Reizmagen, funktionelle Magenbeschwerden, funktionelle Dyspepsie): Verdauungsstörungen mit Symptomen wie Appetitlosigkeit, Aufstoßen, Völlegefühl und Übelkeit durch funktionelle Störungen im Bereich des Oberbauches.

Amara verstehen

Die wichtigsten Magensaftlocker sind Gewürze. Sie erhöhen den Wohlgeschmack der Speisen, regen damit den Appetit an und fördern so die Magensaftsekretion und die Verdauung. Der bittere Geschmack spielt dabei eine wesentliche Rolle.

Bitterstoffe gelangen zu den Geschmacksknospen und sind dort ein Reiz für die Sinneszellen. Diese leiten den Reiz über die Nervenbahnen zum Gehirn. Dort wird der bittere Geschmack wahrgenommen. Über das vegetative Nervensystem kommt es reflektorisch zur Anregung von Speichel- und Magensaftsekretion sowie der Peristaltik. Dadurch wirken Bitterstoffe appetitanregend, verdauungsfördernd und galletreibend (choleretisch).

Da **Amara** nur wirken, wenn man sie schmeckt, werden sie als Teeaufguss oder Tinktur angewendet. Sie sind bei Erkrankungen mit verringerter oder gestörter Magensaftsekretion indiziert. Bei Magenerkrankungen, die mit erhöhter Säureproduktion einhergehen, sind sie ungeeignet. Sie wirken bei Appetitlosigkeit, Verdauungsbeschwerden und Reizmagen (dyspeptische Beschwerden). Reine Bittermittel sind Enzianwurzel und Tausendgüldenkraut, aromatische Bittermittel sind Wermutkraut und Angelikawurzel. Sie wirken oft auch spasmolytisch (krampflösend).

Amara in der Pflege

Pflanzliche Antidyspeptika werden als Tee, Tinktur oder Wein zur Appetitanregung und als Säurelocker etwa 20–30 Minuten vor den Mahlzeiten eingenommen. Bei der Zubereitung von Tees ist die jeweilige Gebrauchsanweisung unbedingt zu beachten, da die Wirkung von einer ausreichenden Extraktion der Inhaltsstoffe abhängt. Normalerweise wird die Droge mit heißem Wasser übergossen und eine festgelegte Zeit(meist 5–10 Minuten) zur ausreichenden Wirkstoffextraktion ziehen gelassen und anschließend durch ein Sieb gegossen. Einige wenige Drogen, meist Wurzeln, werden aber auch kalt angesetzt und anschließend erhitzt.

> ▶ Die Pflegenden leiten die Patienten v. a. in der häuslichen Pflege dazu an, ihre Mahlzeiten regelmäßig und in Ruhe einzunehmen. Für eine Mahlzeit ist mindestens eine halbe Stunde einzuplanen – ohne jeden Stress. Das Essen soll angenehm gewürzt und wohlschmeckend sein – ein Genuss, keine Pflicht zwischen anderen Pflichten.
> Bei älteren, allein lebenden Patienten, die sich selbst nicht mehr ausreichend versorgen können, kann evtl. das Bestellen von „Essen auf Rädern" oder ähnlichen Angeboten zu einer Verbesserung der Essgewohnheiten führen.

7

7.2 Arzneimittel bei Darmerkrankungen

Darmerkrankungen sind in ihrer Frühphase häufig sehr gut zu behandeln. Eine verspätete Diagnose erschwert die Therapie. Die Stuhlgewohnheiten sind von Mensch zu Mensch sehr unterschiedlich. Eine Veränderung der Stuhlgewohnheiten unter sonst gleichen Lebensbedingungen kann Zeichen einer ernsten Erkrankung sein.

7.2.1 Laxanzien

Obstipation (Verstopfung): verzögerte Darmentleerung, die sich durch geringe Stuhlfrequenz (alle 3–4 Tage) und harte Stuhlkonsistenz bemerkbar macht.
Laxanzien (Abführmittel): Arzneimittel zur Beschleunigung des Nahrungstransports im Darm und der Darmentleerung.

Laxanzien verstehen

Eine beschleunigte Darmentleerung kann über verschiedene Wirkmechanismen mithilfe von **Laxanzien** (Abführmittel, ➤ Tab. 7.4, ➤ Abb. 7.3) erreicht werden. Dabei führen Laxanzien letztendlich immer zu einer Vergrößerung der Stuhlmenge. Quellstoffe nehmen an Volumen zu, wenn sie mit viel Wasser eingenommen werden. Osmotische Laxanzien bewirken eine Flüssigkeitsretention im Darm. Hydragoge Laxanzien hemmen die Wasserresorption und fördern den Flüssigkeitseinstrom im Darmlumen. Lokale Laxanzien führen zu einer Volumenzunahme im Enddarm.

Bei der medikamentösen Therapie wird stufenweise vorgegangen, bis das optimale Arzneimittel in der optimalen Dosierung gefunden wird. Therapie der Obstipation nach Stufenplan:
1. Nichtmedikamentöse Maßnahmen
2. Quellmittel
3. Osmolaxanzien
4. Hydragoga

Osmolaxanzien

Osmolaxanzien sind schwer resorbierbare Substanzen, die im Darm osmotisch Wasser zurückhalten, wodurch der Stuhl weicher wird. Hierzu gehören Zucker wie **Laktose** und **Laktulose**, die Zuckeralkohole **Mannit** und **Sorbit** sowie die sog. salinischen Abführmittel **Bittersalz** (Magnesiumsulfat) und **Glaubersalz** (Natriumsulfat). Alle diese Substanzen müssen mit ausreichend Flüssigkeit eingenommen werden.

Die Zucker und Zuckeralkohole werden durch die Darmbakterien in Essig und Milchsäure umgewandelt, was die Darmmotilität zusätzlich anregt. Der Wirkungseintritt erfolgt nach 2–10 Stunden. Da Lactulose selbst nicht resorbierbar ist, eignet sie sich auch für Schwangere, Stillende und Kinder. Auch für bettlägerige ältere Patienten, die längerfristig Laxanzien be-

Tab. 7.4 Wichtige Laxanzien.

Arzneistoff		Dosis	Latenz bis zum Wirkungseintritt
Füll- und Quellstoffe	Flohsamenschalen	5 g	Mehrere Tage
Osmolaxanzien	Salinische Abführmittel	Glaubersalz, Bittersalz	10–20 g (1–2 Esslöffel)	2–8 h
	Laktulose	(Bifiteral®, Lactulose Stada®)	10–20 g	4–10 h
	Macrogol 4000	(Laxofalk®)	10–20 g	2–10 h
Hydragoge Laxanzien	Diphenylmethane	Bisacodyl (Dulcolax®)	10 mg	Dragee: 6–8 h Supp.: 0,5–1 h
		Natriumpicosulfat (Laxoberal®)	5–10 mg	4–6 h
	Anthrachinone	Bspw. Senna-Glykoside (Agiolax®)	Erwachsene: 24–48 mg Kinder: 12–24 mg	8–10 h
	Rizinusöl		1 Esslöffel	2–3 h

nötigen, ist die Laktulose aufgrund der geringen unerwünschten Wirkungen meist das Mittel der Wahl.

Die salinischen Abführmittel Bittersalz und Glaubersalz werden heute nur noch einmalig bei Fastenkuren eingesetzt, ansonsten kann zu viel Magnesium Blutdruckabfall und Muskelschwäche verursachen, zu viel Natrium eine Flüssigkeitsretention.

Ein weiteres osmotisches Laxans ist **Polyethylenglycol** (z. B. Macrogol 4000). Es bindet das Wasser, mit dem es eingenommen wird, und transportiert es in den Dickdarm. Dort wird es in das Darmlumen abgegeben. Da Polyethylenglycol weder metabolisiert noch resorbiert wird, sind keine unerwünschten Wirkungen zu befürchten und es kann bei chronischer Obstipation auch längerfristig eingesetzt werden.

Quellstoffe

Quellstoffe vermehren das Volumen im Darm und steigern dadurch die Peristaltik. **Leinsamen, Flohsamen** und die wirkungsvolleren **Flohsamenschalen** sind Produkte, die nicht verdaubare Polysaccharide enthalten. Diese können Flüssigkeit aufnehmen und dadurch das Volumen und die Füllung des Darms vergrößern. Die übliche Dosierung beträgt je nach Quellung mehrere Teelöffel 1–3-mal täglich.

▶ Bei der Gabe von Quellstoffen achten die Pflegenden auf eine gleichzeitige ausreichende Flüssigkeitsaufnahme, da sonst der Magen-Darm-Trakt verkleben und ein Darmverschluss (Ileus) auftreten kann.

Hydragoga

Hydragoga (Antiresorptiva, Sekretagoga) hemmen die Natriumionen- und Wasserresorption durch Blockade der Na^+/K^+-abhängigen ATPase, gleichzeitig wird der Einstrom von Elektrolyten und Wasser in das Darmlumen gefördert (hydragoge Wirkung).

Anthrachinone sind Pflanzenstoffe und kommen z. B. in der Aloe, der Faulbaumrinde, der Rhabarberwurzel und in Sennesblättern vor. Der Wirkungseintritt ist nach 6–10 Stunden, da die Wirkung erst nach Aufspaltung der Substanzen im Dickdarm einsetzt.

Ähnliche Wirkungen haben die synthetischen Wirkstoffe **Bisacodyl** und **Natriumpicosulfat**. Die Wirkung tritt bei peroraler Gabe erst nach 6–10 Stunden ein.

Rizinusöl wirkt sehr schnell, führt aber zu Krämpfen und Bauchschmerzen. Deshalb wird es nur noch selten verwendet.

VORSICHT

Der kurzfristige Gebrauch aller genannten Substanzen ist unbedenklich, bei einer Langzeitanwendung kommt es jedoch zu einer vermehrten Ausscheidung von Kalium- und Natriumionen, v. a. wenn der Stuhl nicht geformt, sondern durchfallartig ist. Die Niere reagiert auf den Natriumverlust mit einer zusätzlichen Natriumrückresorption, wodurch noch zusätzlich Kaliumionen ausgeschieden werden. Durch die entstandene Hypokaliämie werden Muskeln schwächer, was sich z. B. negativ auf den Herzmuskel auswirkt, aber auch auf die Darmmuskulatur selbst, sodass am Ende dieses Kreislaufs eine Dauerverstopfung steht.

Substanzen mit Wirkung auf den Defäkationsreflex Zäpfchen oder Mikroklysmen mit **Glyzerol** (Glicilax®), **Sorbit** (Microklist®) oder Karbonaten, die im Enddarm CO_2 freisetzen (Lecicarbon®), lösen durch die Volumenzunahme im Rektum den Defäkationsreflex aus. Die Wirkung tritt sehr schnell (schon nach ca. 30 Minuten) ein. Auch Bisacodyl erreicht bei rektaler Gabe nach 30–60 Minuten seine abführende Wirkung. Da keine Resorption der Substanzen erfolgt, sind rektale Laxanzien auch für Kleinkinder und Schwangere geeignet.

Laxanzien in der Pflege

Die Frequenz des Stuhlgangs hängt natürlich wesentlich von der **Ernährung** ab. Wichtig ist die ausreichende Zufuhr von natürlichen Quell- und Ballaststoffen, z. B. durch Obst, Gemüse, Müsli oder Vollkornprodukte. Eine ausreichende Flüssigkeitszufuhr von mindestens 2 Litern pro Tag sollte gewährleistet sein. Geeignet sind Mineralwässer, Obstsäfte oder Früchtetee, dagegen entziehen Kaffee, schwarzer und grüner Tee sowie alkoholische Getränke dem Körper zusätzlich Wasser. Günstig sind auch vergorene Molkeprodukte wie Buttermilch und Joghurt, da die darin enthaltene Milchsäure die Darmbewegung anregt.

Es herrschen häufig falsche Vorstellungen über die normale Frequenz des Stuhlgangs. Nach wissenschaftlichen Erkenntnissen gilt es als normal, wenn mindestens alle 3 Tage Stuhlgang vorliegt. Der Darm reagiert empfindlich auf Stress. So wirken sich Hektik, Ortswechsel, Zeitverschiebung und seelische Belastungen negativ auf die Verdauung aus.

Bei Obstipation kann auch ein **Darmtraining** hilfreich sein. Dabei wird der Darm an bestimmte Entleerungszeiten gewöhnt, z. B. morgens nach dem Frühstück. Unterstützt wird das Training durch das Trinken kühler Flüssigkeit (Wasser, Tee, Saft) morgens nach dem Aufstehen zur reflektorischen Anregung der Darmperistaltik und Darmentleerung. Der Betroffene sollte sich jeden Tag zur gleichen Zeit auf die Toilette begeben und sich mindestens 15 Minuten für die Stuhlentleerung Zeit nehmen. Dabei gilt es, sich nicht durch „Nebentätigkeiten", z. B. Zeitung lesen, abzulenken. Auch ein übermäßiges Pressen ist zu vermeiden. Unabhängig davon sollte man die Toilette aufsuchen, sobald man einen Defäkationsreiz verspürt, da sich der Stuhl in diesem Moment leichter entleeren lässt als bei fehlendem Reiz.

Körperliche Bewegung und Sport verbessern die Darmperistaltik wesentlich. Radfahren, Schwimmen und Spazierengehen sind zu empfehlen. Bei bettlägerigen Patienten erweisen sich eine Bauchmassage (Kolonmassage) oder ein feucht-warmer Bauchwickel als günstig.

Unerwünschte Wirkungen

Mit Ausnahme der Quellstoffe sollten Laxanzien nicht mehrere Tage hintereinander eingenommen werden. Die prophylaktische Einnahme von Hydragoga ist grundsätzlich abzulehnen Bei ständiger Einnahme wird ein Teufelskreis mit gesundheitlichen Schäden in Gang gebracht. Abführmittel führen zu einem Wasser- und Salzverlust und insbesondere der Kaliummangel macht den Darm träge, was vom Patienten mit einer zusätzlichen Laxanzieneinnahme beantwortet wird, die durch weiteren Kaliumentzug die Problematik verstärkt. Dies gilt besonders, wenn ungeformter Stuhl erzeugt wird. Viele Laxanzien wirken erst nach 8–10 Stunden. Nur wenn dann der Wirkungseintritt ausbleibt, ist eine weitere Einnahme zu erwägen. Laxanzien sind völlig ungeeignet, eine Schlankheitskur zu unterstützen.

Bei rektalen Laxanzien ist darauf zu achten, dass keine **Reizungen am After** bestehen. Diese können durch Zäpfchen oder Klistiere verstärkt werden.

> Wenn Pflegenden auffällt, dass Patienten vermehrt nach Abführmitteln fragen oder Personen im Umfeld vermehrt Abführmittel nehmen, sollten sie diejenigen über die Gefahren des Missbrauchs aufklären. Menschen, die unter Essstörungen leiden (Bullimie, Anorexie), benutzen auch häufig Laxantien. Hier wäre der Hinweis auf eine psychologische Betreuung angebracht.

7.2.2 Antidiarrhoika

Diarrhö (Durchfall): Darmerkrankung mit mehr als 3 ungeformten dünnen Stühlen täglich.
Antidiarrhoika: Arzneimittel zur Therapie der Diarrhö.

Antidiarrhoika verstehen

Bei der **Diarrhö** steht im Vordergrund der Therapie eine Rehydratation, d. h. eine Wiederherstellung des normalen Wasser- und Mineralstoffhaushalts durch Ersatz der verloren gegangenen Stoffe. Die Darmperistaltik kann auch durch eine Hemmung der peripheren Opioidrezeptoren des Dünndarms gehemmt werden, z. B. durch Loperamid (➤ Abb. 7.3).

Substitutionstherapeutika

Zum Ausgleich des Flüssigkeits- und Mineralstoffverlustes empfiehlt die WHO (World Health Organisation) eine orale Rehydratationslösung, die neben Kalium- und Natriumionen Glukose als Energielieferanten enthält (➤ Abb. 7.2).

Orale Rehydratationslösung der WHO
• Glukose: 20,0 g
• Natriumchlorid: 3,5 g
• Kaliumchlorid: 1,5 g
• Natriumhydrogenkarbonat: 2,5 g
• Wasser (abgekocht): ad 1.000,0 g

Glukose und Natrium gelangen über einen gekoppelten Transport in die Epithelzellen des Darms, Chlorid und Wasser folgen. Der Zusatz von Kaliumchlorid dient der Kaliumsubstitution und das Natriumhydrogenkarbonat soll die zumeist saure Stoffwechsellage ausgleichen. An dieser Zusammensetzung orientieren sich verschiedene Fertigprodukte

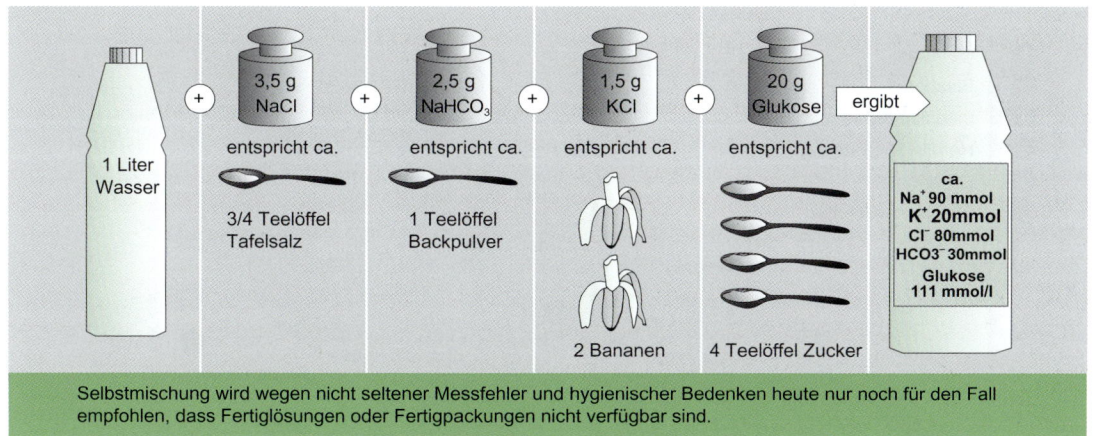

Abb. 7.2 Zusammensetzung der WHO-Lösung zur Rehydratation bei Diarrhö. [L157]

(Elotrans®und Oral-Pädon®). Es handelt sich jeweils um Portionsbeutel zum Auflösen in Wasser.

In schweren Fällen muss der Flüssigkeits- und Mineralstoffverlust durch Infusionen ausgeglichen werden (➤ 8.5).

Motilitätshemmer

Loperamid (Imodium®) ist der wichtigste Vertreter der **Motilitätshemmer**. Es greift an den Opioidrezeptoren des Dünndarms an und hemmt die Peristaltik. Loperamid darf jedoch nicht bei infektiöser Genese verabreicht werden, da die Ausscheidung der Erreger verzögert wird. Es darf bei Kleinkindern nicht und bei größeren Kindern nur mit Vorsicht angewendet werden. Bei schweren Durchfällen wird **Opiumtinktur**, die zusätzlich schmerzstillend und krampflösend wirkt, eingesetzt. Da sie relevante Mengen Morphin enthält, unterliegt sie dem BtM-Gesetz (➤ 2.1).

Unterstützende Arzneimittel

Arzneimittel dieser chemisch sehr unterschiedlichen Gruppe (➤ Abb. 7.3) haben eine relativ schwache antidiarrhoische Wirkung und werden eher unterstützend bzw. prophylaktisch eingesetzt.

Adsorbenzien sind Substanzen, die Stoffe durch ihre große Oberfläche physikalisch binden (adsorbieren). Die wichtigste Substanz ist **Aktivkohle** (Carbo medicinalis, Kohle-Compretten®), die ihren Haupteinsatz aber besonders bei Vergiftungen hat. Pektine (Diarrhoesan®) sind auch Adsorbenzien, zusätzlich wirken sie reizlindernd auf die Darmschleimhaut.

Adsorbenzien können **Arzneimittelinteraktionen** eingehen. Die Anwendung anderer Arzneimittel sollte daher zeitversetzt erfolgen.

Gerbstoffe (z. B. Tannalbin®) wirken stopfend, indem sie die Darmschleimhaut abdichten. Sie lindern dort die Entzündung und vermindern die Sekretion von Wasser und Salzen in das Darminnere. Auf diesem Mechanismus beruht auch die günstige Wirkung von schwarzem Tee bei Durchfall, da dieser ebenfalls Gerbstoffe enthält, die extrahiert werden, wenn man ihn mindestens 4–5 Minuten ziehen lässt.

Lyophilisate von **Saccharomyces boulardii** (Perenterol®) binden Bakterien und machen Toxine unwirksam.

Quellstoffe (z. B. Flohsamenschalen) binden das Wasser im Darm, wodurch der Stuhl eingedickt wird.

Alle Arzneimittel dieser Gruppe sind im Gegensatz zu Loperamid für Kleinkinder geeignet.

Antidiarrhoika in der Pflege

Bei starker, anhaltender Diarrhö steht der Ausgleich des oft enormen Flüssigkeits- und Mineralstoffverlustes im Vordergrund, sonst drohen Austrocknung und Kreislaufprobleme bis hin zum Schock. Erwachsene sollten 3–4 Liter Flüssigkeit pro Tag zu sich nehmen, geeignet sind Mineralwasser, gezuckerter Tee, klare fettfreie Gemüsebrühe oder kaliumhaltige Brausegetränke.

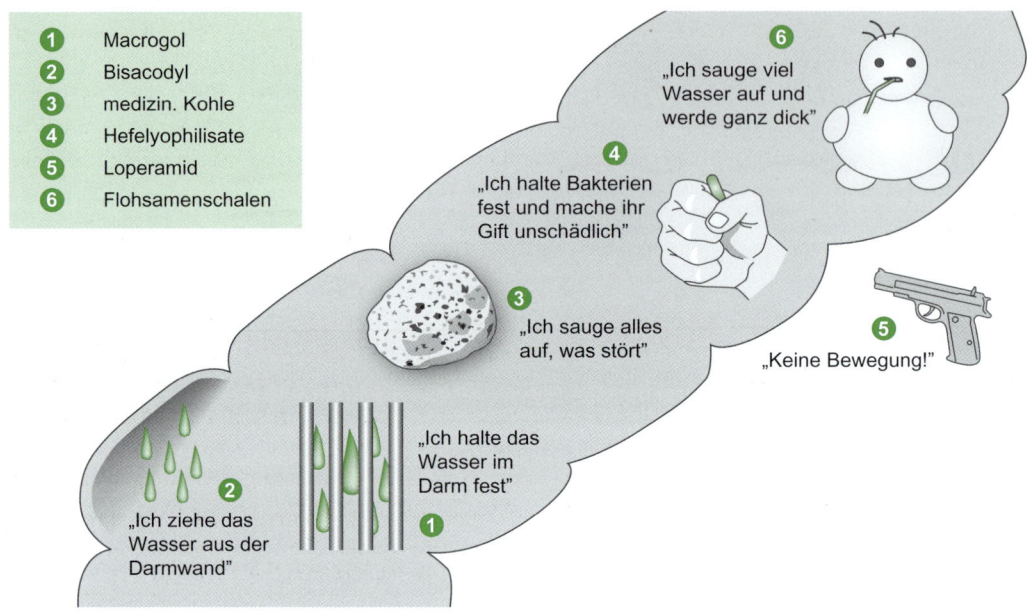

Abb. 7.3 Wirkprinzipien von Antidiarrhoika und Laxanzien [L157-1].

Orale Rehydratationslösungen sind wegen der enthaltenen Geschmackszusätze besonders für Kinder geeignet. Für die schnelle Hilfe im häuslichen Bereich ist auch die Herstellung einer vereinfachten Rehydratationslösung durch Lösung von 1 Teelöffel Salz und 1 Esslöffel Traubenzucker in einem Liter abgekochten Wassers möglich.

Günstig sind auch pektinreiche Nahrungsmittel, dazu gehören pürierte rohe Äpfel, Bananen und Heidelbeeren, auch Heidelbeertee. Normalerweise erholt sich der Darm sehr schnell und nur vorübergehend ist auf leicht verdauliche Nahrung (Reisbrei, Weißbrot, Reis, Kartoffelpüree) zu achten.

Unerwünschte Wirkungen

Unter Therapie mit **Loperamid** können gastrointestinale Beschwerden auftreten. Eine Obstipation deutet auf eine Überdosierung mit Loperamid hin. Zudem können Kopfschmerzen, Überempfindlichkeitsreaktionen sowie Benommenheit unerwünschte Wirkungen sein.

VORSICHT
Bei Obstipation, aufgetriebenem Bauch, Darmverschluss oder auch Anwendung über 48 Stunden ohne Besserung der Symptomatik ist Loperamid abzusetzen. Die Pflegenden verständigen in diesen Fällen den Arzt.

Gegenüber **Hefelyophilisaten** und **Adstringenzien** können Überempfindlichkeitsreaktionen auftreten. Die Anwendung von Hefelyophilisaten kann zudem zu Blähungen führen.

Gleichzeitig mit **Adsorbenzien** verabreichte Arzneimittel können in ihrer Wirksamkeit beeinträchtigt sein.

▸ Patienten die mit Sondenkost ernährt werden, neigen in der Anfangsphase der Ernährung zu Durchfällen, wenn die Dosis zu rasch gesteigert wird. Deshalb sollte mit der Therapie einschleichend begonnen werden.

7.2.3 Arzneimittel bei chronisch entzündlichen Darmerkrankungen

Bei chronisch entzündlichen Darmerkrankungen kommen verschiedene Arzneimittelgruppen mit unterschiedlichen Angriffspunkten zum Einsatz.

Arzneimittel bei chronisch entzündlichen Darmerkrankungen verstehen

Colitis ulcerosa: chronisch entzündliche Darmerkrankung, die ausschließlich das Kolon befällt.
Morbus Crohn: kann alle Passagen des Verdauungstrakts befallen, am häufigsten sind der letzte Abschnitt des Dünndarms (terminales Ileum) und der Anfang des sich anschließenden Dickdarms (Kolon) betroffen.

Beide Erkrankungen sind nicht heilbar und bedürfen einer lebenslangen Therapie. Zur Behandlung des akuten Schubs sind Glukokortikoide das Mittel der Wahl, zur Remissionserhaltung kommen 5-Aminosalicylsäure sowie Immunsuppressiva in Frage.

Aminosalicylate
Aminosalicylate wirken antiphlogistisch durch Beeinflussung der Prostaglandin- und Leukotriensynthese. Sie werden beim akuten Schub und zur Rezidivprophylaxe eingesetzt.

Da die **5-Aminosalicylsäure** (Mesalazin, 5-ASA) bereits im Dünndarm resorbiert wird, die antiphlogistische Wirkung jedoch erst in tiefer liegenden Darmregionen erwünscht ist, werden Retardpräparate eingesetzt, die erst im Dickdarm wirksam werden.

Sulfasalazin (Azulfidine®) ist eine Kombination von 5-ASA mit Sulfapyridin, das als Trägerprotein fungiert und gleichzeitig antibakterielle Wirkungen besitzt. Im Dickdarm wird es in 5-ASA und Sulfapyridin gespalten. Die Sulfonamidkomponente ist aber auch Ursache für unerwünschte Wirkungen wie Allergie und Blutbildveränderungen.

Der Wirkungseintritt ist erst nach 8–10 Wochen zu erwarten.

Sulfasalazin steht neben der Tablettenform auch lokal wirksam als Zäpfchen, Einlauf oder Schaum zur Verfügung

Olsalazin (Dipentum®) besteht aus 2 Molekülen 5-ASA und wird im Dickdarm bakteriell in diese beiden Moleküle aufgespalten. Es ist besser verträglich als Sulfasalazin.

Glukokortikoide
Bei akuten Schüben, die nicht durch 5-ASA allein beherrschbar sind, werden topische (lokal wirksame) **Glukokortikoide** eingesetzt. Besonders geeignet ist **Budesonid**, das nur im Darm wirksam ist und keine systemischen unerwünschten Wirkungen hat.

Bei schweren Verläufen muss auf systemische Glukokortikoide (➤ 5.4.1) zurückgegriffen werden. Besonders Prednisolon kommt zum Einsatz, initial hoch dosiert und dann langsam ausschleichend.

Immunsuppressiva und Immunmodulatoren
Bei chronisch aktiven Verläufen werden auch **Immunsuppressiva** (➤ 9.1.2) wie **Azathioprin** eingesetzt.

Eine neue Strategie bei Morbus Crohn ist der Einsatz von **Tumornekrosefaktor-α-Antikörpern** (Infliximab, Remicade®). Bei Morbus Crohn konnte nachgewiesen werden, dass proinflammatorische Zytokine wie der Tumornekrosefaktor-α (TNF-α) vermehrt gebildet werden. Durch den Antikörper wird TNF-α neutralisiert. **Infliximab** muss alle 8 Wochen gegeben werden. Seine Wirkung lässt nach mehreren Wochen nach, da vermutlich Antikörper gegen Infliximab gebildet werden.

Therapie des Morbus Crohn
Leichte bis mäßig aktive Formen werden mit 5-ASA-Derivaten oder Glukokortikoiden behandelt. Die Dauer der Therapie werden je nach Ansprechen auf die Arzneimittel individuell festgelegt. Zusätzlich werden bilanzierte Diäten verabreicht, um Darmabschnitte zu schonen.

Hoch aktive Verlaufsformen sind eine akute Gefahr für den Patienten. Normalerweise ist eine stationäre Behandlung mit i. v.-Gabe hoher Kortikosteroiddosen nötig. Zur Remissionstherapie ist 5-ASA Mittel der ersten Wahl. Bei Morbus-Crohn-Patienten, die nicht auf 5-ASA, Glukokortikoide und Azathioprin anspre-

7

chen, kann eine immunmodulierende Therapie mit dem TNF-α-Antikörper Infliximab versucht werden.

Therapie der Colitis ulcerosa

Die leichte bis mäßig schwere Form der Colitis ulcerosa wird in den meisten Fällen mit 5-ASA erfolgreich behandelt, ggf. sind zusätzliche Kortikoidgaben günstig.

Bei der hoch aktiven Colitis ist ein Klinikaufenthalt mit i. v.-Gabe von Kortikoiden erforderlich.

Im beschwerdefreien Intervall sind 5-ASA-Präparate Mittel der ersten Wahl. Bei Patienten, die darauf nicht genügend ansprechen, können Azathioprin und 6-Mercaptopurin zum Einsatz kommen.

Arzneimittel bei chronisch entzündlichen Darmerkrankungen in der Pflege

▶
Patientenberatung
Bei chronisch-entzündlichen Darmerkrankungen darf der Patient im Grunde genommen alles essen, was ihm bekommt, aber er sollte ein Ernährungstagebuch führen. Während eines akuten Schubs ist körperliche Ruhe notwendig. Zwischen den Schüben kann den normalen Tätigkeiten nachgegangen werden.

Vorbeugung von Mangelzuständen

Bei Erkrankungen, die mit Malabsorption, starkem Erbrechen oder lang anhaltendem Durchfall verbunden sind, kommt es im Laufe der Zeit zu Unterernährung (Kachexie), Untergewicht und Auswirkungen von Vitamin- und Mineralstoffmangel. Dem entgegenzuwirken ist ein wichtiger Bestandteil der Therapie, eine besondere Rolle spielt dies bei Morbus Crohn. Oft wird die Situation psychogen noch verschlimmert („ Angst vor dem Essen aus Angst vor Beschwerden"). Über die entzündeten Schleimhautbereiche geht auch verstärkt Eiweiß verloren.

⚠
Häufige Mangelzustände bei Morbus Crohn
- Vitamin A, D, E, K, B_{12} und Folsäure
- Eisen, Zink
- Magnesium
- Kalzium (bei zusätzlicher Laktoseintoleranz)
- Kalium (besonders bei Durchfall im akuten Schub)
- Eiweiß.

Nach einer professionellen Ernährungsanalyse werden nach ärztlicher Anweisung Vitamine und Mineralstoffe substituiert oder Trinknahrungen verordnet.

Ein guter Ernährungszustand wirkt sich bei chronisch entzündlichen Darmerkrankungen positiv auf den Allgemeinzustand aus. Der Körper eines optimal ernährten Patienten kann einem Entzündungsgeschehen besser begegnen als der Körper eines ohnehin schon mangelernährten Patienten. Deshalb gilt es besonders bei Patienten mit chronisch entzündlichen Darmerkrankungen im symptomfreien Intervall, das Normalgewicht zu erreichen bzw. sogar etwas zu überschreiten, um so Reserven aufzubauen.

Zu beachten ist auch, dass Patienten mit chronisch entzündlichen Darmerkrankungen mehr Eiweiß benötigen. Es wird mit einem Bedarf von 1,2 g Eiweiß pro kg/KG und Tag gerechnet. Der Eiweißgehalt der Nahrung kann über Nährwerttabellen ermittelt werden.

▶
Eiweißreiche Nahrungsmittel
- Fleisch: 20–25 g Eiweiß/100 g.
- Fisch: 20–28 g Eiweiß/100 g.
- Geflügel: 22–28 g Eiweiß/100 g.
- Eier: 1 Ei enthält 7 g Eiweiß.
- Milchprodukte: Sowohl 1 Glas Milch als auch 1 Becher Joghurt und 1 Scheibe Käse liefern jeweils ca. 5 g Eiweiß.

Ausscheiden

Bei chronisch-entzündlichen Darmerkrankungen gibt die Konsistenz des Stuhls Auskunft über den Erkrankungsverlauf, daher ist eine Beobachtung des Patienten wichtig. Zu achten ist auf Anzeichen einer Krankheitsverschlechterung, die sich als Blut im Stuhl, neu auftretende oder sich verändernde Schmerzen und unerklärliches Fieber bemerkbar machen. Oft lässt sich ein Krankenhausaufenthalt dadurch vermeiden, dass bei Verschlechterung des Zustands die normale Nahrung sofort durch Trinknahrung ersetzt wird.

Unerwünschte Wirkungen

Bei notwendiger systemischer Therapie sind die unerwünschten Wirkungen ein größeres Problem (Glukokortikoide ➤ 5.4.1, Immunsupressiva ➤ 9.1.2). Die lokale Therapie wird im Allgemeinen gut vertragen.

7

7.2.4 Karminativa

Karminativa: blähungstreibende Mittel, Arznei-mittel gegen Blähungen.

Karminativa verstehen

Schmerzen im Verdauungstrakt sind verbunden mit Symptomen wie z. B. Koliken, Blähungen, Entzün-dungen und verschwinden, wenn diese eigentlichen Ursachen bekämpft werden.

Aus diesem Grunde werden **Analgetika** hier sel-ten eingesetzt. Sind sie nötig, werden meist Parace-tamol und v. a. das gut spasmolytische Metamizol (➤ 3.1.2) genutzt. Alternativ kann Pethidin, das einzige Opioid ohne wesentliche spasmogene Wir-kung, verwendet werden.

Bei viszeralen Spasmen (z. B. bei einer akuten Gal-lensteinkolik) werden zur Minderung der akuten Beschwerden **Spasmolytika** (z. B. Butylscopolamin) mit Metamizol kombiniert.

Bei Blähungen genügt oft **Simeticon** als Mittel der Wahl zu geben. Auch **pflanzliche Karminativa** wir-ken sehr gut.

Spasmolytika: Arzneimittel, die Krämpfe (Spas-men) lösen können.

Spasmolytika führen über eine Wirkung an den glatten Muskelzellen bzw. über das vegetative Ner-vensystem zu einer Erschlaffung der glatten Musku-latur und lösen so Magen-Darm-Krämpfe (➤ 3.3.1). Neben den chemischen Wirkstoffen sind auch pflanzliche Extrakte und ätherische Öle gut spasmo-lytisch wirksam. Sie werden v. a. bei Blähungen an-gewendet (**pflanzliche Karminativa**, ➤ Tab. 7.5).

Fertigpräparate, die pflanzliche Karminativa ent-halten, sind z. B. Enteroplant®, Divalol®, Gastrove-getalin®, Kamillosan®, Kamillan®, Hingfong® und Iberogast®. Zusätzlich zu ihrer spasmolytischen Wir-kung auf die glatte Darmmuskulatur führen sie auch

Tab. 7.5 Pflanzliche Karminativa.

Droge	Inhaltsstoffe	Wirkungen	Indikationen
Anisfrüchte	2–3 % ätherisches Öl (80–90 % trans-Anethol)	Krampflösend, blähungstrei-bend	Krampfartige Magen-Darm-Be-schwerden, Blähungen
Fenchelfrüchte	4 % ätherisches Öl (trans-Anethol, Fenchon)	Krampflösend, blähungstrei-bend	Krampfartige Magen-Darm-Be-schwerden, Blähungen
Kamillenblüten	bis 0,4 % ätherisches Öl (Chamazulen, Bisabolol), Flavonoide, Schleim (10 %)	Entzündungshemmend, reiz-lindernd, antibakteriell, fun-gistatisch, krampflösend	Entzündungen und Spasmen im Ma-gen-Darm-Trakt, Gastritis, Übelkeit, Erbrechen, Durchfall, Krämpfe
Kümmelfrüchte, -öl	3–7 % ätherisches Öl (Carvon)	Krampflösend, blähungstrei-bend, galletreibend, antisep-tisch	Blähungen, Völlegefühl, Verdauungs-beschwerden, Gallenbeschwerden, Darminfektionen, Durchfall
Melissenblätter, -öl	0,2 % ätherisches Öl (Cit-ral, Citronellal), Gerbstoffe	Beruhigend, blähungstrei-bend, krampflösend, galle-treibend	Nervosität, nervöser Magen, krampf-artige Magen-Darm-Beschwerden, Blähungen
Pfefferminzblät-ter, -öl	0,5–3 % ätherisches Öl (Menthol), Flavonoide	Antiseptisch, verdauungsför-dernd, appetitanregend, blä-hungtreibend, krampflö-send, galletreibend	Krampfartige Beschwerden im Ma-gen-Darm-Bereich und in der Gallen-blase, Gastritis Appetitlosigkeit, Blä-hungen, Durchfall
Schafgarbenkraut	0,2–1 % ätherisches Öl (Chamazulen), Flavoniode, Bitterstoffe	Krampflösend, blähungstrei-bend, verdauungsfördernd, appetitanregend, galletrei-bend, entzündungshemmend	Magen-Darm-Beschwerden wie Gas-tritis, Durchfall, Krämpfe, Appetitlo-sigkeit, Reizmagen, Regelbeschwer-den
Rosmarinblätter	1–2,5 % ätherisches Öl, Gerbstoffe, Bitterstoffe	Appetitanregend, verdau-ungsfördernd, blähungstrei-bend, galletreibend	Appetitlosigkeit, Magen-Darm-Be-schwerden, Blähungen, Gallen-beschwerden

zu einer Steigerung der Durchblutung der Darm-schleimhaut. Ebenso der antimikrobielle Effekt mit der Verminderung der Bildung von Gärungsgasen durch die Darmflora unterstützt die karminative Wirkung.

Entschäumer: Arzneimittel, welche die Schaum-bildung im Magen-Darm-Trakt und damit auch Blähungen beseitigen.

Blähungen sind die Folge von Gasbildungen während der Verdauung. Normalerweise werden die Verdauungsgase durch die Darmwand aufgesaugt und über die Lunge ausgeschieden. Bei Blähungsbeschwerden sind die Darmgase schaumartig im Nahrungsbrei festgebunden. Sie können vom Körper nicht mehr aufgenommen werden und machen sich dann als unangenehme Winde bemerkbar.

Simeticon (z. B. Lefax®, Sab simplex®) führt als **Entschäumer** zu einer Trennung von festen Bestandteilen und Gas und stellt damit die normalen Verhältnisse im Darm wieder her.

Karminativa in der Pflege

Bei einer **Gallenkolik** sollte der Patient während des Anfalls bis zur völligen Beschwerdefreiheit nüchtern bleiben, da jeder Nahrungsreiz neue Kontraktionen verursachen kann. Auch kann es zu operationspflichtigen Komplikationen kommen. Die Ernährung bzw. Flüssigkeitszufuhr erfolgt parenteral.

Bei **Blähungen** kann durch bewusste Ernährung der Darm entlastet werden. Zu meiden sind Hülsenfrüchte, Zwiebeln, Kohl und kohlensäurehaltige Getränke. Günstig sind Joghurt, Obst, Reis, gekochtes Gemüse und mageres Fleisch. Durch gründliches Kauen kann „Luftschlucken" verhindert werden.

Einnahmehinweise
Simeticon wird zu den Mahlzeiten eingenommen, um sofort die entstehenden Gase zu binden, entweder als Tropfen (Dosierspray für Säuglinge) oder als Tabletten, die gründlich zerkaut werden.

Pflanzliche Karminativa kommen als Kapseln, Dragees, Tropfen oder Tee zum Einsatz. **Tee mit pflanzlichen Karminativa** sollte mit kochendem Wasser übergossen und abgedeckt ziehen gelassen werden, damit die ätherische Öle nicht verfliegen.

7.3 Arzneimittel bei Leber- und Pankreaserkrankungen

Früher wurden Patienten mit Erkrankungen an Leber, Gallenwegen und Pankreas spezielle Diäten abverlangt. Diese führen nach neuen wissenschaftlichen Erkenntnissen oft eher zu einer Fehlernährung als zu einem therapeutischen Nutzen. In einzelnen Fällen sind diätetische Maßnahmen aber nach wie vor berechtigt.

7.3.1 Hepatika

Hepatika sind Arzneimittel, die bei Lebererkrankungen eingesetzt werden. Die Möglichkeiten zur medikamentösen Beeinflussung von Lebererkrankungen sind begrenzt.

Hepatika verstehen

Hepatika wie die **Früchte der Mariendistel** enthalten Flavonoide mit dem Wirkstoffkomplex **Silymarin**. Silymarin (Legalon®) hat eine leberschützende Wirkung. Es stabilisiert die Zellmembranen und beschleunigt die Regeneration der Leberzellen. Es kann zur unterstützenden Behandlung bei chronisch entzündlichen Lebererkrankungen, Vergiftungen mit hepatotoxischen Stoffen z. B. Paracetamol oder Knollenblätterpilz und Leberzirrhose eingesetzt werden.

Hepatika in der Pflege

Sylimarinpräparate müssen oft über eine längere Zeit genommen werden. Da sie gut verträglich sind, stellt das kein Problem dar. Patienten mit akuten und chronischen Lebererkrankungen vertragen häufig keine fetthaltigen oder in Fett zubereiteten Speisen, Kohl und Hülsenfrüchte und sollten daher diese Nahrungsmittel meiden. Bei einer Leberzirrhose in einem fortgeschrittenen Stadium muss die Eiweiß- und Kochsalzzufuhr eingeschränkt werden

Ein großes diätetisches Problem ist der Alkohol, der bei allen Lebererkrankungen (egal welcher Ursache) absolut tabu ist.

7.3.2 Cholagoga

Cholagogum: Gallemittel.
Choleretika: Arzneistoffe, welche die Gallensaftsekretion an den Leberzellen erhöhen.
Cholekinetika: Arzneistoffe, welche die Entleerung der Gallenblase fördern.

Cholagoga verstehen

Zur Therapie der **Cholelithiasis** stehen die orale Litholyse (medikamentöse Gallensteinauflösung), die extrakorporale Stoßwellenlithotripsie (ESWL: Steinzertrümmerung durch Ultraschall) in Kombination mit der oralen Litholyse und die Operation (Cholezystektomie) zur Verfügung. Die Cholezystektomie ist dabei Methode der Wahl. Die medikamentöse Auflösung von Gallensteinen (orale Litholyse) kommt für Patienten in Frage, die inoperabel sind oder eine Operation ablehnen. Bessere Therapieerfolge als eine alleinige medikamentöse Steinauflösung ist eine vorausgegangene Stoßwellenlithotripsie, bei der die Gallensteine zertrümmert werden. Diese Steinbruchstücke können anschließend mit Ursodeoxycholsäure aufgelöst werden. Nach 18–24 Monaten beträgt die Erfolgsquote 80 %.

Nur Cholesterinsteine mit einer Steingröße von maximal 1,5 cm sind medikamentös auflösbar. Hierzu eignet sich **Ursodeoxycholsäure** (Ursofalk®). Die Wirkung beruht vornehmlich auf einer Hemmung der Cholesterolsekretion und -resorption. Bei einer Gabe von 10–15 mg Ursodesoxycholsäure täglich kommt es zu einer vollständigen Auflösungsrate von 60 % nach 6–24 Monaten. Die Rezidivgefahr liegt bei etwa 25 %, die dann entstehenden Steine können i. d. R. aber ebenfalls aufgelöst werden.

Choleretika und Cholekinetika
Choleretika sind nur indiziert, wenn ein vermehrter Gallefluss notwendig ist, z. B. bei Gallensteingrieß. Kontraindiziert sind sie dagegen bei mechanischem Verschluss der Gallenwege.

Cholekinetika werden bei Störungen des Gallenabflusses aus der Gallenblase und den Gallengängen sowie zur Diagnostik benötigt. Zum Einsatz kommen 10–30-prozentige Lösungen von Magnesiumsulfat und 80-prozentige Sorbitlösungen.

Gallensäuren können als Ochsengalle (Cholecysmon®) gegeben werden, um fettreiche Mahlzeiten besser zu verdauen.

Hymecromon ist ein Cumarinderivat mit papaverinartiger (> 3.3.1), erschlaffender Wirkung auf die glatte Muskulatur der Gallenblase und gleichzeitiger choleretischer Wirkung. Intravenös werden langsam 200–400 mg gegeben, auch eine orale Therapie von 2–3-mal 400 mg täglich ist möglich (Cholspasmin forte®, Chol-Spasmoletten®).

Pflanzliche Choleretika sind **Gelbwurzel**, die choleretische und cholekinetische Inhaltsstoffe besitzt.

Artischockenblätter mit dem Inhaltsstoff **Cynarin** fördern neben der Gallensekretion auch den Leberstoffwechsel und senken den Cholesterinspiegel.

Cholagoga in der Pflege

Choleretika werden ca. 30 Minuten vor, Präparate mit Gallensäuren während einer Mahlzeit eingenommen, damit der Gallensaft zum richtigen Zeitpunkt zur Verfügung steht.

> **VORSICHT**
> Die intravenöse Gabe von Hymecromon muss wegen möglichen Blutdruckabfalls langsam vorgenommen werden.

Patienten mit **Gallensteinen** sollten jene Speisen meiden, die bei ihnen Koliken auslösen. Dies sind v. a. solche Nahrungsmittel, die eine starke Kontraktion der Gallenblase bewirken und dadurch die Steine in die engen Gallenwege treiben, in denen sie sich festsetzen und zu Koliken führen können. Besonders häufig sind dies fetthaltige und gebratene Speisen, Eier, Kohl, Vollkornprodukte, Kaffee, aber auch rohes Obst.

7.3.3 Verdauungsenzyme

Enzymmangel kann durch eine orale Gabe der fehlenden Enzyme ausgeglichen werden. Therapeutisch ist dies jedoch heute nur noch bei Maldigestion durch Pankreasinsuffizienz von Bedeutung, wo Pankreasenzyme in physiologischem Verhältnis (Lipasen, Proteasen, Amylasen) zugeführt werden.

Verdauungsenzyme verstehen

Die wichtigsten **Pankreasenzyme** sind Lipasen (Enzyme für Fettabbau), Amylasen (Enzyme für Kohlenhydratabbau) und die Proteasen Trypsin, Chymotrypsin und Carboxypeptiasen (Enzyme für Eiweißabbau). Zur Substitution fehlender Pankreasenzyme wird **Pankreatin**, ein Pankreaspulver aus Schweinepankreas, eingesetzt. Es enthält alle genannten Pankreasenzyme in ausreichend hoher Menge (deklariert als FIP-Einheiten). Handelspräparate sind z. B. Kreon® und Pankreon®.

Die Gabe von Pankreasenzymen ist nötig bei exokriner Pankreasinsuffizienz, z. B. nach Pankreatektomie, bei chronischer Pankreatitis oder Mukoviszidose (➤ 11.5).

Therapie der Pankreatitis

Bei einer **akuten Pankreatitis** ist, um das Organ ruhigzustellen und die Produktion von Pankreassaft zu stoppen, absolute Nahrungskarenz und somit parenterale Ernährung nötig. Weiterhin wird der Magensaft abgesaugt und die Säuresekretion durch H_2-Blocker oder Protonenpumpenhemmer gemindert (➤ 7.1.2). Zur Schmerzbehandlung hat sich eine Infusion mit Procain (➤ 3.2.2) bewährt, bei sehr starken Schmerzen wird auf Pethidin (➤ 3.1.1) zurückgegriffen.

Bei nekrotisierendem Verlauf (Zerfall der Bauchspeicheldrüse) sind Antibiotika mit breitem Wirkungsspektrum angezeigt (Cephalosporine der dritten Generation, Gyrasehemmer ➤ 12.1).

Bei einer **chronischen Pankreatitis** müssen Enzyme und Insulin (➤ 8.1.1) substituiert werden.

Verdauungsenzyme in der Pflege

Pankreasenzyme werden zu den Mahlzeiten eingenommen, damit sie sich gut mit dem Speisebrei vermischen und die Nahrung gut verwertet werden kann. Wie bei Lebererkrankungen ist Alkohol auch bei Bauchspeicheldrüsenleiden streng zu meiden. Ist

in Arzneimitteln Alkohol enthalten, ist dies außen auf der Packung deklariert. Die Pflegenden achten darauf besonders bei flüssigen Zubereitungen wie Tinkturen.

Ist eine Nahrungskarenz bei der akuten Pankreatitis notwendig, achten die Pflegenden darauf, dass die Patienten überhaupt nichts oral zu sich nehmen. Sie werden vollständig parenteral ernährt. Bei Patienten mit chronischen Pankreaserkrankungen ist eine fettarme Kost unter Bevorzugung mehrfach ungesättigter Fettsäuren empfehlenswert. Evtl. gibt man spezielle Fette, sog. **mittelkettige Triglyzeride** (MCT) und fettlösliche Vitamine.

▶

Bei allen Erkrankungen des Magen-Darm-Trakts sollten die Pflegenden auf die besondere psychische Situation der Patienten eingehen. Besonders bei Erkrankungen, die durch Stress begünstigt werden, werden Entspannungsübungen empfohlen und ein gelassenerer Lebenswandel angestrebt.

Wiederholungsfragen

1. Wie wirken Antazida und wann werden sie eingesetzt? (➤ 7.1.2)
2. Warum sollen Antazida nicht mit anderen Arzneimitteln zusammen eingenommen werden? (➤ 7.1.2)
3. Wie wirken Protonenpumpenhemmer und H_2-Blocker und bei welchen Erkrankungen werden sie eingesetzt? (➤ 7.1.2)
4. Was versteht man unter einem Eradikationsverfahren? (➤ 7.1.2)
5. Was sind Prokinetika? (➤ 7.1.1)
6. Welche Wirkstoffe stehen zur Unterdrückung von starkem Erbrechen zur Verfügung? (➤ 7.1.1)
7. Welche Arzneimittel werden zur Behandlung der Obstipation eingesetzt und wie wirken sie jeweils? (➤ 7.2.1)
8. Welche Folgen hat ein Laxanzienmissbrauch? (➤ 7.2.1)
9. Wie sind chronisch-entzündliche Darmerkrankungen medikamentös beeinflussbar? (➤ 7.2.3)

8 Arzneimittel im Stoffwechsel

8.1 Antidiabetika

Antidiabetika werden bei Diabetes mellitus eingesetzt und verringern auf verschiedene Weise den Blutzuckerspiegel.

Diabetes mellitus (Zuckerkrankheit): durch Insulinmangel oder verminderte Insulinempfindlichkeit des Körpers bedingte chronische Störung des Glukosestoffwechsels mit Erhöhung des Blutzuckerspiegels bei erniedrigter intrazellulärer Blutzuckerverfügbarkeit.
Hyperglykämie: erhöhter Blutzuckerspiegel (> 7,8 mmol/l bzw. > 140 mg/dl; Überzuckerung).
Hypoglykämie: erniedrigter Blutzuckerspiegel (< 2,22 mmol/l bzw. < 40 mg/dl; Unterzuckerung).
Broteinheit (BE): entspricht 12 g Kohlenhydraten, die mit der Nahrung zugeführt werden.

8.1.1 Insuline

Die Gabe von **Insulin** entspricht dem Prinzip der Hormonsubstitution. Insulin ist das Hormon aus den B-Zellen der Bauchspeicheldrüse, welches den Blutzuckerspiegel durch mehrere Effekte abzusenken vermag:

- Insulin verbessert die Aufnahme von Blutglukose in die Zellen.
- Insulin steigert die Umwandlung von Glukose in das Speicherkohlenhydrat Glykogen.
- Insulin fördert die Lipogenese, also die Umwandlung von Glukose in Fette.

Zudem hat Insulin auch Einfluss auf den Eiweiß- und Fettstoffwechsel. Es verhindert die Lipolyse (Spaltung von Fett in Glyzerol und freie Fettsäuren) und ist anabol (fördert Eiweißaufbau in den Zellen).

Insuline verstehen

In allen Fällen des Typ-I-Diabetes (bei völligem Funktionsausfall des Pankreas) und beim schwer einstellbaren Typ-II-Diabetes erfolgt die Blutzuckereinstellung durch die subkutane Gabe von Insulin. Zur Diabetestherapie wird heute nur noch gentechnisch hergestelltes **Humaninsulin** verwandt.

Nach ihrer Wirkdauer unterscheidet man verschiedene Formen der Insuline:

- Kurz wirkende **Altinsuline:** Wirkungsgipfel 1–2 Stunden nach der Injektion, Wirkdauer ca. 4–6 Stunden
- **Verzögerungsinsuline:** Wirkungsgipfel 4–12 Stunden nach der Injektion, Wirkdauer bis 24 Stunden
- **Mischinsuline:** Mischungen aus kurz und lang wirksamen Insulinen

Insulintherapieformen

Es gibt verschiedene Ansätze zur Steuerung einer Insulintherapie (➤ Abb. 8.1).

- **Konventionelle Insulintherapie:** festgelegte Injektion meist mit Mischinsulin morgens (zwei Drittel der Tagesdosis) und abends (ein Drittel der Tagesdosis) vor dem Essen (erfordert genaue Einhaltung der Essenszeiten).
- **Intensivierte konventionelle Insulintherapie:** ein Teil der Tagesdosis wird in Form von Altinsulin als genau berechneter Bolus vor den Mahlzeiten gegeben, der Rest abends als Verzögerungsinsulin (erfordert Eigeninitiative, bessere Einstellung des Diabetes möglich).
- **Insulinpumpentherapie:** Eine subkutan eingebrachte Pumpe infundiert kontinuierlich Altinsulin, vor den Mahlzeiten wird ein Bolus injiziert (nur bei Typ-I-Diabetikern).
- **Basal unterstützte orale Therapie (BOT):** Eine einmalige Gabe von 24-Stunden-Insulin (Lan-

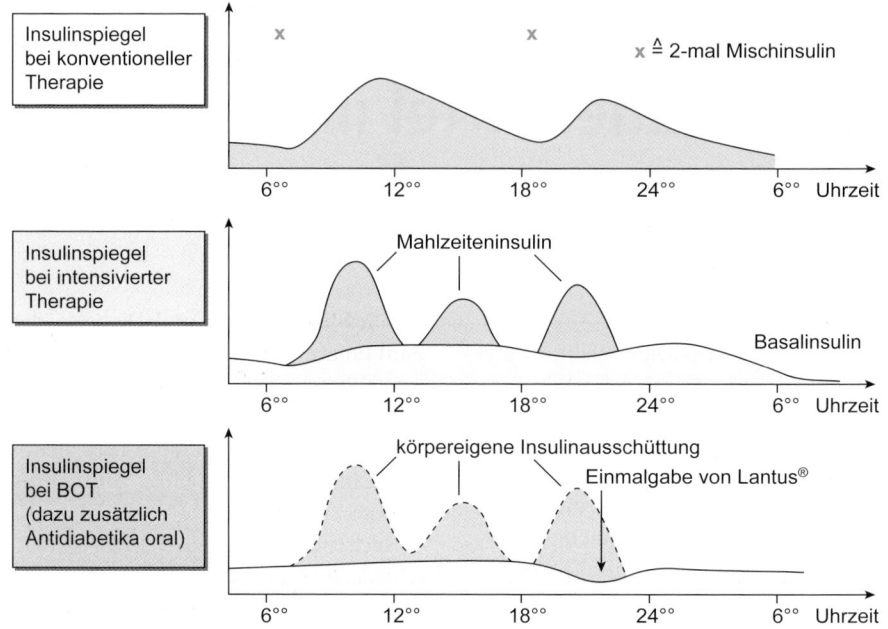

Abb. 8.1 Arten der Insulintherapie. [L157]

tus®) zur Nacht unterstützt die Therapie mit oralen Antidiabetika bei Typ-II-Diabetes.

Therapieziel beim Typ-I-Diabetiker ist immer ein möglichst normaler Blutzucker, um Wohlbefinden und Leistungsfähigkeit des Patienten wiederherzustellen und Langzeitschäden vorzubeugen. Erstrebenswert ist außerdem eine größtmögliche Flexibilität bei der Nahrungsaufnahme, um dem Patienten ein weitgehend normales Leben in Beruf und Freizeit zu ermöglichen. Deshalb wird hier die intensivierte Insulintherapie angewendet, die allerdings eine umfassende Schulung des Diabetikers erfordert. Sie bietet jedoch auch die Chance einer relativ freien Lebensgestaltung.

Die konventionelle Insulintherapie wird hauptsächlich bei insulinbedürftigen Typ-II-Diabetikern eingesetzt. Für Typ-I-Diabetiker ist die konventionelle Insulintherapie als Notlösung anzusehen, wenn der Patient zu täglich mehrfachen Blutzuckermessungen und Insulininjektionen nicht fähig oder bereit ist.

Bei schwer einstellbaren Diabetikern oder bei einer geplanten Schwangerschaft kann eine **Insulinpumpentherapie** sinnvoll sein. Diese ähnelt sehr der intensivierten konventionellen Insulintherapie, da auch hier das Basis-Bolus-Prinzip angewandt wird. Der Katheter liegt meist subkutan, die Pumpe selbst außerhalb des Körpers. Den ganzen Tag über wird eine fest einprogrammierte Basalrate von kurz wirksamem Insulin freigesetzt, die stündlich abgestuft vorgewählt werden kann. Zusätzlich ruft der Patient auf Knopfdruck vor Mahlzeiten einen Bolus ab, den er wie bei der intensivierten konventionellen Insulintherapie abhängig vom zuvor bestimmten Blutzuckerwert selbst aktuell berechnet.

Arten der Insuline

Altinsuline (Normalinsuline), wie z. B. Huminsulin Normal®, sind kurz wirksame Insuline, die gentechnisch (Humaninsulin) gewonnen werden. Sie sind Mittel der Wahl bei einer Neueinstellung des Diabetes. Durch i. v.-Gabe sind bei diesen Insulinen eine schnelle Anflutung und damit eine gute Steuerbarkeit gegeben. Altinsulin ist zwischen 4 und 8 Stunden wirksam.

Prinzipiell gibt es 2 Wirkstärken:

- 40 IE/ml (Spritze)
- 100 IE/ml (Patronen in Insulinpumpen und im Pen, z. B. Insulin Actrapid® Penfill)

Altinsuline werden v.a. zur Erst- und Neueinstellung des Diabetes, zur Insulinpumpentherapie, im Coma diabeticum, perioperativ und in der Intensivtherapie eingesetzt. Die Gabe von Altinsulinen ist s. c. und i. v. möglich.

Verzögerungsinsuline (Depotinsuline), wie z.B. Insuman basal® und Protaphane®, sind gekennzeichnet durch eine lang anhaltende, kontinuierliche Wirkstoffabgabe. Dazu werden die Insuline an Eiweiße oder an Protaminzink gekoppelt. Durch die Depotwirkung sind weniger Insulininjektionen erforderlich. Die Wirkdauer der Insuline beträgt 12–18 Stunden. Die lange Wirkdauer bedingt allerdings eine schlechtere Steuerbarkeit.

Mischinsuline, wie z.B. Actraphane® oder Insuman comb®, sind fixe Kombinationen von kurz wirksamen Insulinen mit Verzögerungsinsulinen. Dies wird im Namen des Präparats in Form von Zahlenkombinationen angegeben, z.B. Actraphane® HM 10/90. Hierbei steht „10" für 10 % Normal- und „90" für 90 % Verzögerungsinsulin. Ihr Hauptanwendungsgebiet ist die konventionelle Insulintherapie.

Verzögerungs- und Mischinsuline dürfen nur s. c. gespritzt werden.

Insulinanaloga unterscheiden sich chemisch geringfügig vom Normalinsulin und werden ebenfalls gentechnisch hergestellt. Einige wirken entweder deutlich schneller und kurzer als Normalinsulin, sodass kein Spritz-Ess-Abstand eingehalten werden muss. Andere Vertreter sind besonders lange (bis zu 24 Stunden) wirksam und können dadurch v.a. für Typ-I-Diabetiker zur Abdeckung der basalen Insulinrate eingesetzt werden.

Insulinanaloga sind z.B.:

- Insulin lispro, z.B. Humalog® (kurz wirksames Insulinanalogon)
- Insulin glargin, z.B. Lantus® (lang wirksames Insulinanalogon)

Insuline in der Pflege

Für die Insulintherapie gilt grundsätzlich:

- Die Insulintherapie ist unphysiologisch, da die Mahlzeit von der Insulininjektion abhängt und nicht die Insulinausschüttung von der Mahlzeit.
- Es besteht immer Hypoglykämiegefahr.
- 1 IE Normalinsulin senkt den BZ um ungefähr 30 mg/dl (tageszeitliche Schwankungen, erhöhte Insulinempfindlichkeit durch körperliche Aktivität).
- Die Insulintherapie erfordert eine angepasste Ernährung.
- Bei besonderen Belastungen (z. B. neue Arbeitsstelle, Sporturlaub, Operation) ist eine Neuanpassung der Insulindosis erforderlich.

Der Vorteil der **konventionellen Insulintherapie** ist, dass nur 2 Injektionen am Tag nötig sind, die auch vom ambulanten Pflegedienst verabreicht werden können, falls der Patient die Selbstinjektion nicht erlernt. Der Nachteil ist, dass der Tages- und Essensablauf des Patienten völlig an das Wirkprofil des Insulins angepasst werden müssen. Das Auslassen von Mahlzeiten bei Appetitlosigkeit oder Mahlzeitenverschiebungen, etwa bei Einladungen, sind wegen der Hypoglykämiegefahr kaum möglich. Außerdem gelingt die Blutzuckereinstellung meist nicht befriedigend.

Vorteilhaft ist die **intensivierte Insulintherapie** wegen der guten Stoffwechsellage und der tageszeitlichen Flexibilität des Patienten. Insbesondere Erwachsene mit unregelmäßigem Tagesablauf kommen mit der intensivierten Insulintherapie gut zurecht. Jedoch muss der Patient vor jeder Mahlzeit den Blutzucker messen und entsprechend Insulin spritzen, was bis zu 10 Nadelstiche pro Tag erfordern kann. Die Berechnung der jeweils notwendigen Insulindosis und die Korrektur von Blutzuckerschwankungen können nur von gut geschulten Patienten geleistet werden.

> **Spritz-Ess-Abstand und Zwischenmahlzeiten**
> Bei Mischinsulinen sind auf jeden Fall ein Spritz-Ess-Abstand (d. h. ein zeitlicher Abstand zwischen der Insulininjektion und der nachfolgenden Mahlzeit) und die Einnahme von Zwischenmahlzeiten erforderlich. Bei kurz wirksamen Insulinanaloga ist beides nicht nötig. Möchte der Diabetiker doch eine Zwischenmahlzeit einnehmen, muss meist nochmals Insulin gespritzt werden.
> Bei Altinsulin ist die Frage des Spritz-Ess-Abstandes umstritten, nicht wenige Wissenschaftler sind der Ansicht, dass die Insulininjektion zu Beginn der Mahlzeit ausreicht. Jeder Diabetiker wird nur durch regelmäßige und nach jeder Therapieumstellung verstärkte Blutzuckerselbstkontrollen herausfinden, wie er seine Stoffwechselführung optimieren kann.

8

Dosierung

Alle Insuline werden nach Internationalen Einheiten (kurz: **IE**) dosiert. In Deutschland sind zurzeit Insuline für Einmalspritzen in den Konzentrationen 40 IE/ml und 100 IE/ml im Handel.

Der Patient oder auch der Pflegende muss darauf achten, dass er die passende Spritze verwendet. Ampullen für Insulin-Pens enthalten immer 100 IE/ml und sind meist durch Zusatz „100", „Penfill" oder „für Pens" gekennzeichnet. Aus ihnen kann im Notfall in aller Regel auch in eine Spritze aufgezogen werden (Achtung: passende Spritze verwenden). Außerdem sind verschiedene Fertigspritzen und -Pens im Handel.

VORSICHT

Mit einer „normalen" Insulinspritze dürfen nicht gleichnamige Einheiten aus einer Pen-Patrone aufgezogen werden, da das Insulin höher konzentriert ist!

Insulininjektion

Insulin wird – abgesehen von der intravenösen Injektion durch den Arzt oder in der Intensivpflege – immer subkutan gespritzt. Dabei sind die Injektionsstellen systematisch zu wechseln, um Veränderungen des Unterhautfettgewebes zu verhindern (➤ Abb. 8.2). Diese sind nicht nur kosmetisch störend, sondern verändern auch die Insulinresorption. Eine Hautdesinfektion vor der Injektion ist im Krankenhaus, nicht aber zu Hause nötig. Ob eine Insulinspritze oder eine Injektionshilfe wie etwa ein Pen benutzt wird, richtet sich nach der individuellen Vorliebe. Pen-Benutzer sollten aber für den Fall eines Defekts Einmalspritzen sowie passendes Insulin zu Hause haben und damit auch umgehen können.

▶ Wird eine intravenöse Insulintherapie durchgeführt, muss der Blutzuckerspiegel zu Beginn stündlich, im Verlauf 2–4-stündlich gemessen werden, bei schwierigen Stoffwechselentgleisungen entsprechend häufiger.

▶ **Die richtige Technik: Schritt für Schritt**
- Verzögerungsinsulin vor dem Aufziehen durch mehrfaches Kippen (Pen) oder Rollen (Flaschen, Ampullen) durchmischen. Es sieht dann trüb aus.
- Nicht schütteln, da dies zur Schaumbildung und Schädigung des Insulins führen würde.

- Gummipfropfen mit Alkoholtupfern desinfizieren.
- Ampulle kippen, Insulin aufziehen, Luft zur Nadelspitze klopfen und Luftblasen sowie zu viel aufgezogenes Insulin in die Ampulle zurückspritzen.
- Da nach dem Aufziehen zur Injektion eine neue Kanüle genommen wird, müssen 2–3 IE mehr aufgezogen werden, um die neue Kanüle zu entlüften und trotzdem die korrekte Menge an Insulin zu injizieren.
- An der geplanten Injektionsstelle eine Hautfalte abheben und s. c. injizieren (nicht aspirieren).

Bei Pen-Injektionen ist folgendes zu beachten:
- Insulinpatronen für Pens enthalten U-100-Insulin (1 ml = 100 IE). „Normale" Insulinspritzen sind dagegen auf U-40-Insulin (1 ml = 40 IE) ausgelegt.
- Bei Insulin-Pens ist es üblich, dass die Einmalkanülen vom Patienten mehrfach verwendet werden. Da jedoch Injektionsnadeln gemäß dem Gesetz nur nach den Vorgaben der Hersteller verwendet werden dürfen, haftet bei daraus resultierenden Komplikationen (z. B. lokalen Infektionen) allein der Anwender. Wird das Insulin von den Pflegenden verabreicht, so wechseln sie die Injektionsnadel des Pens bei jedem Gebrauch.
- Bei Mehrfachverwendung der Injektionsnadeln muss vor jeder Injektion die Durchgängigkeit durch Abgabe von 1–2 IE Insulin geprüft werden.

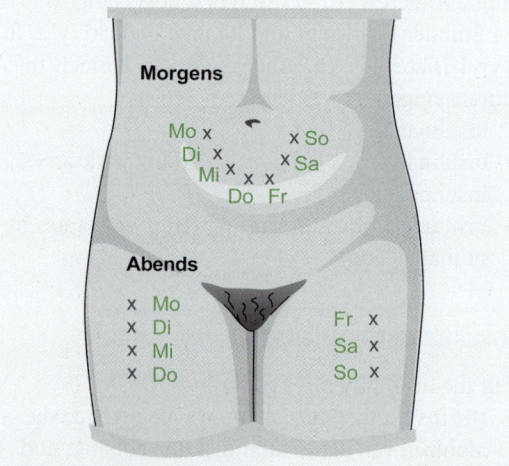

Abb. 8.2 Beispiel für einen Spritzenkalender für die Insulininjektion (2 Injektionen täglich). Bevorzugter Bereich ist das Unterhautfettgewebe des Bauches und des Oberschenkels, weil der Patient es bei der Selbstinjektion gut erreicht. [L157]

- Vor dem Einsetzen einer neuen Patrone muss der Kolben ganz zurückgedreht werden. Bei älteren Geräten erfolgt dies über den Dosierknopf.
- Nach der Injektion die Nadeln vom Pen abziehen, damit keine Luft in die Patrone gelangt.
- Kanülen sind Einwegprodukte und daher nach jedem Gebrauch sachgerecht zu entsorgen.

Wie schnell und wie lange das gespritzte Insulin wirkt, hängt von mehreren Faktoren ab. In den Bauch gespritztes Insulin wird schneller resorbiert als das in den Oberschenkel gespritzte. Deshalb sollte das Insulin nicht planlos, sondern nach einem festen Muster gespritzt werden. Altinsulin sollte man, um einen schnellere Wirkeintritt zu erzielen, s. c. in den Bauch spritzen. Meist ist es sinnvoll, die letzte Insulingabe des Tages (i. d. R. Verzögerungsinsulin) in den Oberschenkel zu injizieren. Bei der Injektion in den Bauch müssen rund 2 cm Abstand vom Nabel eingehalten werden. Wird in den Oberschenkel (immer in die Außenseite) gespritzt, sollte dies mindestens eine Handbreit über dem Knie erfolgen. Die Injektion in den Oberarm (nur in die Außenseite) ist problematisch, da eine versehentliche i. m.-Injektion relativ häufig ist. Manche Diabetiker spritzen aber ihr Normalinsulin bei drohender Hyperglykämie absichtlich i. m., um eine schnellere Wirkung zu erzielen. Nach Reiben der Injektionsstelle, Wärme (warmes Baden, Saunabesuch) oder Muskelarbeit tritt die Insulinwirkung schneller ein.

Insulinlagerung

Der Insulinvorrat wird bei einer Temperatur von 2–8 °C gelagert, z. B. im Butter- oder Gemüsefach des Kühlschranks. Tiefgefrieren verträgt das Insulin ebenso wenig wie Hitze, z. B. im Handschuhfach des Autos, weil es dann ausflockt und unwirksam wird. Wie bei allen Arzneimitteln ist das Haltbarkeitsdatum auf der Flasche zu beachten. Das Fläschchen, das der Patient gerade benutzt, kann aber zu Hause 3–4 Wochen bei Zimmertemperatur gelagert werden (Anbruchdatum auf die Flasche schreiben). Einmal in Gebrauch befindliche Pens dürfen wegen der Gefahr der Luftblasenbildung nicht im Kühlschrank aufgehoben werden.

Im Krankenhaus können angebrochene Insulinfläschchen wegen der Benutzung durch mehrere Personen und wegen der keimbelasteten Umgebung nur 2 Wochen bei Zimmertemperatur gelagert werden.

Auf Reisen gehören Insulin und Spritzbesteck in das Handgepäck (je nach Umgebungstemperatur am Körper tragen oder in einem Thermosbehälter aufheben).

Unerwünschte Wirkungen

- Abgesehen von lokalen Irritationen an der Einstichstelle sind an unerwünschten Effekten bei der Therapie mit Insulin vorrangig die Fehleinstellung des Blutzuckerspiegels zu nennen. Dies ist in der Form der Hyper- bzw. Hypoglykämie möglich. Die Pflegenden kontrollieren den Blutzuckerspiegel des Patienten sowie die Durchführung seiner Insulintherapie und achten auf die evtl. Anzeichen einer Entgleisung des Blutzuckerspiegels (➤ Tab. 8.1).
- Bei Hyperglykämie sind die Patienten müde und nicht leistungsfähig. Erfragt werden kann die Polyurie mit vermehrtem Durst. Bei zunehmender hyperglykämischer Entgleisung treten Übelkeit und eine allgemeine Verlangsamung bis zum Koma auf.
- Bei Hypoglykämie stehen Heißhunger, Unruhe, Schwitzen und Tachykardie im Vordergrund.

VORSICHT

Nächtliche Hypoglykämien

Die Hauptsymptome nächtlicher Hypoglykämien sind Unruhe, Schwitzen, Albträume sowie Auffälligkeiten in Gestik und Sprache des Patienten. Unter Therapie mit insulinotropen Substanzen oder Insulin treten solche Hypoglykämien relativ häufig auf.

Langjährige Diabetiker schlafen häufig trotzdem weiter, sodass den Pflegenden nur ein vermehrtes Schwitzen des Patienten auffällt:

- Die Pflegenden wecken dann den Patienten und kontrollieren den Blutzucker. Bei niedrigem Blutzucker soll der Patient Kohlenhydrate (z. B. 4 Plättchen Dextro-Energen oder Apfelsaft und Brot) zu sich nehmen (Traubenzucker und Apfelsaft wirken schnell, Brot hält länger vor).
- Lässt sich der Patient nicht wecken, benachrichtigen die Pflegenden *sofort* den Arzt. Danach wird der Blutzucker bestimmt.

▶ Die Pflegenden müssen Diabetiker darüber informieren, immer Traubenzucker in ihrer Nähe zu haben. Traubenzucker gehört wie das Insulin in die Reiseapotheke.

Tab. 8.1 Häufige Probleme bei der Blutzuckereinstellung und deren mögliche Ursachen.

Hyperglykämie	Hypoglykämie
Nüchtern: abendliches Insulin zu wenig oder Injektionszeitpunkt zu früh am Abend, Spätmahlzeit oder Abendbrot zu reichlich, nächtliche Hypoglykämie (mit Gegenregulation)	**Nüchtern**: Verzögerungsinsulin am Abend zu hoch, Spätmahlzeit zu gering, Alkoholgenuss, Sport
Morgendlicher Postprandial-Blutzucker: Spritz-Ess-Abstand zu kurz, zu viele Broteinheiten für die gespritzten Insulineinheiten, Broteinheiten-Zusammensetzung ungünstig (leicht resorbierbare Kohlenhydrate)	**Morgendlicher Postprandial-Blutzucker**: Frühstück zu gering, Insulin am Morgen zu hoch dosiert, Alkoholgenuss, Sport
Nachmittags: Mittags- oder Nachmittagsmahlzeit zu reichlich, morgendliches Verzögerungsinsulin zu gering, Normalinsulin zum Mittag zu gering	**Nachmittags**: Basalrate zu hoch, Normalinsulin am Mittag zu hoch, Mittags- bzw. Nachmittagsmahlzeit zu gering, Alkoholgenuss, Sport
Vor dem Schlafengehen: Abendbrot zu reichlich, Zusammensetzung ungünstig, Normalinsulin zum Abendbrot zu gering, Spritz-Ess-Abstand zu kurz	**Vor dem Schlafengehen**: Abendbrot zu gering, Normalinsulin zum Abendbrot zu hoch, Alkoholgenuss, Sport
Nachts: Spätmahlzeit zu reichlich, Basalrate zu gering	**Nachts**: Spätmahlzeit zu gering, Basalrate zu hoch, Alkoholgenuss, Sport

▶ **Therapiekontrolle: HbA$_{1c}$-Wert**
Die Bestimmung der **Glykohämoglobine HbA$_1$** bzw. **HbA$_{1c}$** (Untergruppe des HbA$_1$) im Blut erlaubt eine Aussage über den mittleren Blutzuckerspiegel der letzten 6–8 Wochen und damit eine Behandlungskontrolle. Dieser Test beruht darauf, dass sich in Abhängigkeit vom Blutzuckerspiegel Glukose fest an die Hämoglobinmoleküle anlagert und diese Verbindung bis zum normalen Abbau des Hämoglobinmoleküls bestehen bleibt. Der Anteil dieses „gezuckerten" Hämoglobins kann laborchemisch gemessen werden.
Beim Gesunden beträgt der Anteil des HbA$_1$ am Gesamt-Hb bis ca. 7,6 %, des genaueren HbA$_{1c}$ bis ca. 6,4 % (abhängig von der Bestimmungsmethode). Ein HbA$_1$ unter 8,5 % (HbA$_{1c}$ unter 6,5 %) spricht für eine sehr gute Stoffwechseleinstellung, ein HbA$_1$ über 10 % (HbA$_{1c}$ über 8 %) bedeutet eine unbefriedigende Stoffwechselführung.

Fahrtauglichkeit und Alkoholkonsum
Alkohol in kleinen Mengen in Verbindung mit einer Mahlzeit ist erlaubt.

VORSICHT
Alkohol senkt den Blutzucker. Unterzuckerungen können auftreten. Besonders bei gleichzeitiger Insulinapplikation.

Viele Patienten fragen sich: Beeinträchtigt Insulin die Fahrtauglichkeit? Insulin selbst macht nicht müde bzw. verringert das Reaktionsvermögen nicht. Bei Unterzuckerungen besteht jedoch durch Konzentrations-, Seh- bzw. Koordinationsstörungen keine

Fahrtauglichkeit. Bei starkem Absinken des Blutzuckers sollte man Traubenzucker oder zuckerhaltige Getränke zu sich nehmen.

VORSICHT
Bei Injektion in den Oberschenkel entsteht durch Gasgeben beim Autofahren eine stärkere Durchblutung und das Insulin wirkt schneller.

8.1.2 Orale Antidiabetika

Bei adipösen Patienten reicht häufig konsequentes Einhalten einer **kalorienreduzierten Kost**, die zur Gewichtsreduktion führt. Auf Ein- und Zweifachzucker sollte weitestgehend verzichtet werden. Unterstützend wirkt **körperliche Bewegung**. Erst wenn durch diese Maßnahmen keine ausreichende Senkung des Blutzuckers zu erzielen ist, wird eine medikamentöse Therapie mit **oralen Antidiabetika** begonnen.

Orale Antidiabetika verstehen

Orale Antidiabetika (➤ Tab. 8.2) entsprechen entweder dem insulinotropen oder nicht insulinotropen Wirktyp. Insulinotrope Antidiabetika steigern die Insulinsekretion aus der Bauchspeicheldrüse. Dies setzt allerdings eine sekretorische Restaktivität der Bauchspeicheldrüse voraus. Nicht insulinotrope

Tab. 8.2 Orale Antidiabetika und Inkretinmimetika.

Wirkstoffgruppe		Wirkstoffe (Handelspräparate)	Wirkprinzip
Insulinotrope Antidiabetika	Sulfonylharnstoffe	Glibenclamid (Euglucon®), Glimepirid (Amaryl®)	Verstärkung der Insulinausschüttung (längere Wirkung)
	Glinide	Repaglinid (Novonorm®)	Verstärkung der Insulinausschüttung (schnelle und kurze Wirkung)
Nicht insulinotrope Antidiabetika	Biguanide	Metformin (Glucophage®)	Verstärkung der Insulinwirkung an den peripheren Geweben
	α-Glukosidasehemmer	Acarbose (Glucobay®), Miglitol (Diastabol®)	Verminderte Glukoseresorption in der Dünndarmschleimhaut
	Insulinsesitizer	Pioglitazon (Actos®)	Verstärkung der Insulinwirkung an den peripheren Geweben
Inkretinverstärker	Inkretinmimetika	Exenatide (Byetta®), Liraglutide (Victoza®)	Agonisten am Inkretinrezeptor und dadurch bedarfsgerechte (glukoseabhängige) Insulinausschüttung
	Gliptine	Sitagliptin (Januvia®), Vildagliptin (Eucreas®)	Hemmung des Inkretinabbaus

Arzneistoffe verbessern meist die Wirkung des ausgeschütteten Insulins. Die neueren Inkretinverstärker stimulieren bedarfsgerecht also glukoseabhängig die Insulinbildung in den β-Zellen.

Eine Therapie mit **oralen Antidiabetika** ist bei den Typ-II-Diabetikern angezeigt, bei denen mit Diät, Bewegung und Gewichtsabnahme keine befriedigende Stoffwechseleinstellung erzielt werden kann.

Sulfonylharnstoffe stimulieren die Insulinfreisetzung aus den β-Zellen des Pankreas unabhängig von der Blutglukosekonzentration (insulinotrope Wirkung).

Biguanide vermindern die Zuckerneubildung in der Leber, fördern den Zuckereinstrom in die Muskulatur und scheinen auch die Resorption aus dem Darm zu vermindern. Wegen der möglichen, schwer behandelbaren Ausbildung einer Laktatazidose (Stoffwechselentgleisung mit Verschiebung des Blut- und Gewebe-pH-Wertes) müssen die Kontraindikationen von **Metformin** streng beachtet werden. Biguanide sind insbesondere bei stark adipösen Patienten unter 65 Jahren angezeigt. Von den Biguaniden ist in Deutschland lediglich Metformin (Glucophage®) zugelassen.

Die **α-Glukosidasehemmer** sind im Dünndarmepithel wirksam. Dort wird der Zucker in Glukosemoleküle gespalten, um anschließend resorbiert werden zu können. Für diesen Prozess ist die α-Glukosidase notwendig. Durch ihre Hemmung wird Glukose verzögert aufgenommen.

Glinide sind sog. prandiale Glukoseregulatoren. Sie steigern ähnlich wie die Sulfonylharnstoffe die Insulinfreisetzung aus der Bauchspeicheldrüse durch Blockade der Kaliumkanäle in den β-Zellen des Pankreas. Der Vorteil der Glinide ist, dass sie sehr schnell und kurz wirken. So verhindern sie v. a. den sehr starken Blutzuckeranstieg nach dem Essen (postprandial), der typisch für Typ-II-Diabetiker ist.

Insulinsensitizer (Glitazone) sind Agonisten am PPAR-γ-Rezeptor, der in Fettgewebe- und Muskelzellen den Kohlenhydrat- und Fettstoffwechsel reguliert. Wird der Rezeptor aktiviert, so speichert das Fettgewebe mehr Glukose, die Lipolyse wird gebremst und weniger freie Fettsäuren zirkulieren im Plasma. Die Zahl der Insulinrezeptoren steigt und die Insulinempfindlichkeit nimmt zu. Dadurch speichert das Muskelgewebe mehr Glukose, weshalb der Blutzuckerspiegel sinkt.

Eine neue Gruppe der Antidiabetika sind die **Inkretinverstärker**. Sie ahmen physiologische Effekte des Inkretinhormons GLP-1 (Glucagonlike Peptid 1) nach (Inkretinmimetika) oder verstärken seine Wirkung, indem sie dessen Abbau hemmen (Gliptine). Das im Darm zu den Mahlzeiten gebildete Inkretinhormon stimuliert bedarfsgerecht die Insulinbildung in den Betazellen. Die Insulinbildung erfolgt streng glukoseabhängig. Wird keine Glukose aufgenommen, wird auch kein Insulin ausgeschüttet.

8

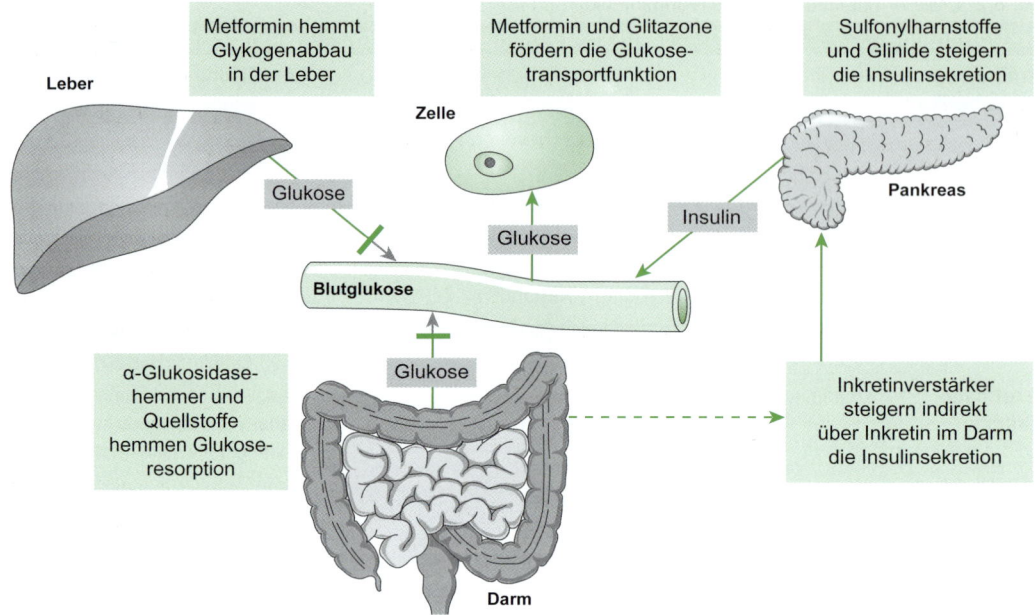

Abb. 8.3 Wirkungen von Insulin und oralen Antidiabetika. [L157]

Um eine optimale Wirkung zu erreichen, werden meist orale Antidiabetika mit verschiedenen Wirkprinzipien kombiniert (➤ Abb. 8.3).

Orale Antidiabetika in der Pflege

Die Pflegenden motivieren den Typ-II-Diabetiker, folgende allgemeinen Maßnahmen einzuhalten:
- Gewicht reduzieren bei Übergewicht
- So viel Bewegung wie möglich
- Achten auf abwechslungsreiche Ernährung
- Essen von Süßspeisen, Kuchen, Zucker nur in kleinen Mengen und zusammen mit anderen Nahrungsmitteln
- Achten auf versteckte Zucker
- Vorbeugung von Folgeerkrankungen des Diabetes (Vorsorgeuntersuchungen, professionelle Fußpflege etc.)

Einnahmehinweise

Die Einnahme oraler Antidiabetika sollte zum jeweils gleichen Zeitpunkt erfolgen. Einnahmefehler, z. B. Vergessen einer Einzeldosis, dürfen niemals durch eine anschließende erhöhte Einnahme ausgeglichen werden. Auch sollten Patienten die Dosie-

rung nicht eigenmächtig ändern bzw. die Einnahme nicht weglassen.

Je nach Wirkstoff gelten unterschiedliche Einnahmeempfehlungen (➤ Tab. 8.3).

Die wichtigsten Nebenwirkungen der oralen Antidiabetika sind:
- Gastrointestinale Störungen
- Allergische Reaktion
- Hypoglykämien durch Überdosierungen (v. a. durch die Sulfonylharnstoffe)
- Laktatazidose (selten bei Metformin)
- Ödeme (Insulinsensitizer)

Die häufigsten unerwünschten Wirkungen von **Metformin** sind Magen-Darm-Beschwerden wie Übelkeit, Erbrechen, Bauchschmerzen. Diese können jedoch auch Anzeichen einer beginnenden Laktatazidose sein.

Laktatazidose: stoffwechselbedingte (metabolische) Übersäuerung durch erhöhten Milchsäurespiegel im Blut (kann zum Tode führen).

Tab. 8.3 Einnahmehinweise für orale Antidiabetika und Inkretinmimetika.

Wirkstoffgruppe	Wirkstoffe (Handelspräparate)	Einnahmehinweis
Sulfonylharnstoffe und Kombinationen	Glibenclamid (Maninil®, Euglucon®)	15–30 min vor dem Essen
	Glimepirid (Amaryl®)	Unmittelbar vor dem Frühstück
Metformin und Kombinationen	Metformin (Siofor®, Glucobon®, Diabesin®), Metformin + Vildagliptin (Eucreas®), Metformin + Sitagliptin (Janumet®, Velmetia®), Metformin + Rosiglitazon (Avandamet®), Metformin + Pioglitazon (Competact®)	Nach dem Essen
α-Glukosidasehemmer	Acarbose (Glucobay®), Miglitol (Diastabol®)	Mit dem ersten Bissen der Mahlzeit
Glinide	Repaglinid (NovoNorm®)	Zu Beginn einer Mahlzeit

Bei heftigen Beschwerden und evtl. Durchfall sollte sofort der Arzt informiert werden. Es könnten erste Zeichen einer Laktatazidose sein. Selten treten Kopfschmerzen, Schwindel oder Blutbildveränderungen auf.

Bei den α-**Glukosidasehemmern** Acarbose (Glukobay®) und Miglitol (Diastabol®) sind Blähungen und Völlegefühl häufige unerwünschte Wirkungen und Folge der nicht resorbierten Kohlenhydrate im Dickdarm. Sie können durch eine einschleichende Dosierung vermindert werden. Verstärkt werden sie, wenn zu viele Kohlenhydrate, besonders Zucker, gegessen werden.

Wenn auch die Hypoglykämiegefahr nicht so hoch ist wie bei der Insulintherapie, so kann es doch bei den **Sulfonylharnstoffen** (Glibenclamid und Glimepirid) v. a. bei Überdosierung oder bei Gabe zur falschen Tageszeit bzw. Essen von zu wenig Kohlenhydraten zu ernsten und lang andauernden Hypoglykämien kommen. Wenn der Zuckerwert zu niedrig ist sollten sofort Glukose, Zucker oder zuckerhaltige Getränke verzehrt werden. Weitere unerwünschte Wirkungen der Sulfonylharnstoffe sind Magen-Darm-Beschwerden (Übelkeit, Erbrechen) und allergische Hautreaktionen.

Auch bei **Gliniden** können, wenn nach der Einnahme nichts gegessen wird, Hypoglykämien auftreten.

Den erwünschten Effekten der Glitazone stehen als wichtigste unerwünschte Wirkungen eine Gewichtszunahme, Leberschäden, eine Anämie und Ödeme – v. a. der Beine – gegenüber. Da Pioglitazon das Risiko für Blasenkrebs geringfügig erhöhen kann, darf es nur sehr eingeschränkt verordnet werden.

▶ Auch Patienten, die mit oralen Antidiabetika eingestellt sind, sollten immer Traubenzucker mit sich führen.

Wechselwirkungen
Die Wirkung oraler Antidiabetika wird durch viele andere Arzneimittel beeinflusst. Besonders die blutzuckersenkende Wirkung kann durch Enzymhemmung oder synergistische (gleichgerichtete) Wirkung verstärkt werden. Wichtige Beispiele für Arzneimittel, welche die Wirkung der oralen Antidiabetika (v. a. der Sulfonylharnstoffe) verstärken, sind Betablocker, Salicylate, orale Antikoagulantien und Fibrate, aber auch Alkohol.

Fahrtauglichkeit und Alkoholkonsum
Alkohol in kleinen Mengen in Verbindung mit einer Mahlzeit ist erlaubt. Er senkt den Blutzucker, Unterzuckerungen können auftreten (besonders bei Einnahme von Sulfonylharnstoffen: Glibenclamid, Glimepirid). Patienten mit Metformin sollten auf Alkohol verzichten, da mehr Nebenwirkungen auftreten können.

Orale Antidiabetika machen nicht müde bzw. verringern das Reaktionsvermögen nicht. Bei Unterzuckerungen durch Konzentrations-, Seh- oder Koordinationsstörungen besteht allerdings keine Fahrtauglichkeit. Hypoglykämien treten besonders bei Therapie mit Sulfonylharnstoffen (Glibenclamid, Glimepirid) auf, wenn nicht ausreichend Kohlenhydrate gegessen werden. Auch bei hohen Zuckerwerten kann die Fahrtauglichkeit, z. B. durch Müdigkeit oder Sehstörungen, beeinträchtigt sein.

8

▶ Eine wichtige Aufgabe in der Diabetestherapie fällt den Pflegenden zu. Speziell geschulte Diabetesmentoren schulen Patienten und Mitarbeiter im korrekten Umgang mit Erkrankung, Diät, Insulintherapie und Verhalten bei Hypo- bzw. Hyperglykämien. Patienten sollten darüber informiert werden, regelmäßig Diabetesschulungen aufzusuchen, die häufig in Arztpraxen angeboten werden.

8.2 Lipidsenker

Lipidsenker wirken bei Fettstoffwechselstörungen, eine sehr häufige Erkrankung mit enormer sozialer Bedeutung, da durch eine Hyperlipidämie die koronare Herzkrankheit mit Herzinfarkt, Schlaganfälle und die arterielle Verschlusskrankheit begünstigt werden.

Hyperlipoproteinämie (Hyperlipidämie): Erhöhung des Triglyzeridspiegels (Hypertriglyzeridämie) oder des Cholesterinspiegels im Blut (Hypercholesterinämie). Häufig liegt beides vor.

Lipidsenker verstehen

Eine konsequente lipidsenkende Therapie bei **Fettstoffwechselstörungen** (Hyperlipidämien) senkt das Risiko für eine koronare Herzkrankheit um bis zu 40 %. Bei der Mehrzahl der Patienten ist der Cholesterinwert nur mäßig bis mittelschwer auf 250–350 mg/dl erhöht. Dann besteht der erste Behandlungsschritt in einer fett- und cholesterinarmen **Diät**. Führt diese nicht zu einer Normalisierung der Werte, ist eine medikamentöse Therapie mit **Lipidsenkern** angezeigt.

Liegen sekundäre Hyperlipoproteinämien (z. B. bei Diabetes mellitus) vor, werden zunächst die Grunderkrankungen behandelt und der Lipidspiegel des Blutes dadurch positiv beeinflusst.

Bei hohen Cholesterinwerten über 350 mg/dl sollte die medikamentöse Behandlung sofort beginnen.

Lipidsenker können auf unterschiedliche Art und Weise zur Absenkung des Cholesterin- bzw. Triglyzeridspiegels führen (➤ Tab. 8.4).

Anionenaustauscherharze senken den Cholesterinspiegel durch Bindung der zur Synthese benötigten Gallensäuren im Darm. Nachteilig sind häufige gastrointestinale Beschwerden, weshalb bis zu 30 % der Patienten das Arzneimittel absetzen. Außerdem vermindern die Anionenaustauscher die Resorption anderer Arzneimittel. Indiziert sind sie als Alternative zu CSE-Hemmern und können auch mit anderen Lipidsenkern kombiniert werden.

Die **CSE-Hemmer** (Cholesterinsynthese-Enzymhemmer, HMG-CoA-Reduktasehemmer, Statine) senken den Cholesterinspiegel am stärksten (um 30–40 %) durch Hemmung eines Schlüsselenzyms der körpereigenen Cholesterinsynthese. Der relativ guten subjektiven Verträglichkeit stehen allerdings einige ernste unerwünschte Wirkungen im Bereich der Leber und der Muskulatur gegenüber.

8

Tab. 8.4 Verschiedene Wirkmechanismen der Lipidsenker.

Lipidsenkergruppe	Wirkmechanismus	Wirkstoff (Handelspräparate)
Statine	Verminderte körpereigene Cholesterin (Synthese durch Blockade der HMG-CoA-Reduktase)	Atorvastatin (Sortis®), Fluvastatin (Cranoc®, Locol®), Pravastatin (Pravasin®), Simvastatin (Zocor®)
Anionenaustauscherharze	Vermehrter Cholesterinabbau infolge verstärkter Ausscheidung von Gallensäuren nach deren Bindung an Ionenaustauscherharz im Darm; es werden „verloren gegangene" Gallensäuren aus Cholesterin nachgebildet	Colestyramin (Quantalan®)
Fibrate	Aktivitätssteigerung des abbauenden Enzyms Lipoproteinlipase führt vorrangig zur Abnahme der Triglyzeride	Bezafibrat (Cedur®), Etofibrat (Lipocol-Merz®), Fenofibrat (Lipidil®), Gemfibrozil (Gevilon®)

Fibrate senken den Triglyzeridspiegel über die Aktivierung der Lipoproteinlipase, wodurch triglyzeridreiche Lipoproteine abgebaut werden. Sie wirken jedoch nicht auf den Cholesterinspiegel. Fibrate sind meist gut verträglich.

Lipidsenker in der Pflege

Die Nahrung sollte fett- und cholesterinarm sein. Angestrebt wird, dass weniger als 30 % der Kalorien aus Fett stammen, wobei jedoch die Art der verwendeten Fette eine große Rolle spielt. Von der aufgenommenen Menge sollte mindestens ein Drittel aus mehrfach ungesättigten, ein Drittel aus einfach ungesättigten und höchstens ein Drittel aus gesättigten Fettsäuren bestehen. **Ungesättigte Fettsäuren** sind v. a. in pflanzlichen Fetten, aber auch in Fischöl enthalten. Auch gibt es spezielle Diätprodukte mit einem hohen Anteil an ungesättigten Fettsäuren, z. B. becel®. **Gesättigte Fettsäuren** findet man hauptsächlich in tierischen Fetten. An Cholesterin sind maximal 300 mg täglich erlaubt. Diese Menge ist bereits in einem einzigen Eidotter enthalten.

Der Verzehr von reichlich **Ballaststoffen** (mindestens 35 g täglich), insbesondere Haferkleie und Apfelpektin, senkt den Blutfettspiegel zusätzlich.

Patienten mit einer Erhöhung der Triglyzeride sollten gänzlich auf **Alkohol verzichten**, wohingegen Patienten mit einer isolierten Erhöhung des Cholesterinspiegels kleine Mengen Alkohol erlaubt sind. Auch auf **Zucker** (Süßigkeiten), Teigwaren und Mehlspeisen sollte insbesondere der Patient mit einer Erhöhung der Triglyzeride weitgehend verzichten, um eine kohlenhydratverursachte Hyperlipoproteinämie zu vermeiden.

Bei übergewichtigen Patienten kann eine **Gewichtsreduktion** angestrebt werden. Allerdings sollte bei der Therapie nicht das Gewicht des Patienten im Mittelpunkt stehen, sondern die Senkung der Blutfettwerte. Mit einer bilanzierten Diät lässt sich beides erreichen.

Entscheidend für den Therapieerfolg ist die Mitarbeit des Patienten. Der einfache Hinweis, die Ernährung solle umgestellt werden (evtl. unter Aushändigung eines Merkblattes mit vielen Verboten), entmutigt den Patienten. Deshalb sollte die Ernährungsumstellung unter der Obhut einer professionellen Diätberatung erfolgen. Diese kann dem Patienten (und ggf. auch dem zu Hause kochenden Partner) z. B. zeigen, wie man auch ohne viel Fett schmackhaft essen kann. Oft kann nach einer eingehenden Ernährungsanamnese durch eine dem Patienten angemessene Umstellung einiger weniger Gewohnheiten ein Erfolg erzielt werden.

Einnahmehinweise
- CSE-Hemmer sollten abends angewendet werden, da hauptsächlich nachts die zu blockierende Cholesterinsynthese stattfindet.
- Anionenaustauscherharze beeinträchtigen die Resorption anderer Arzneimittel. Diese sollten daher zeitlich versetzt (entweder 2 Stunden vor oder 4 Stunden nach den Anionenaustauschern) verabreicht werden. Auf eine ausreichende Versorgung besonders mit fettlöslichen Vitaminen ist zu achten.

Unerwünschte Wirkungen
Alle Lipidsenker können gastrointestinale Störungen hervorrufen, die meisten auch Hautreaktionen. Anionenaustauscherharze vermindern die Resorption fettlöslicher Vitamine (A, D, E, K). Die CSE-Hemmer und in geringerem Maße auch die Fibrate können zu schweren Störungen der Leber und zu Muskelfaserauflösung führen, sodass während der Therapie die Transaminasen und die Kreatinkinase in regelmäßigen Abständen überprüft werden müssen.

▶ **Kontraindikationen von Lipidsenkern**
- CSE-Hemmstoffe sind kontraindiziert bei Muskel- und Lebererkrankungen sowie in Schwangerschaft und Stillzeit. Sie dürfen nicht mit Enzyminhibitoren (wie Ciclosporin oder Nikotinsäure), aber auch nicht mit weiteren Arzneistoffen wie Warfarin und Gemfibrozil kombiniert werden.
- Fibrate sind in Schwangerschaft bzw. Stillzeit sowie bei Insuffizienz von Leber oder Niere kontraindiziert. Sie dürfen wegen Erhöhung der Toxizität nicht mit CSE-Hemmern kombiniert werden.
- Anionenaustauscherharze sollten nicht angewendet werden bei Verschluss der Gallenwege, Obstipation sowie in der Schwangerschaft.

8

8.3 Gichttherapeutika

Gegen Gicht werden Arzneimittel eingesetzt, die im akuten Gichtanfall schmerzlindernd und entzündungshemmend wirken, und Arzneimittel, welche die Harnsäurekonzentration im Blut senken.

Gicht (Urikopathie, Arthritis urica): klinische Manifestationsform der Hyperurikämie äußert sich insbesondere in Gichtanfällen mit starken Gelenkbeschwerden. Betrifft in 95 % Männer, v. a. solche mit Übergewicht, Fettstoffwechselstörungen, Diabetes mellitus und Hypertonie.
Hyperurikämie: erhöhte Harnsäurekonzentration im Blut; Risikofaktor zur Ausprägung der Gicht.
- **Primäre Hyperurikämie** (Gicht): erblich bedingte Störung im Purinstoffwechsel mit Harnsäureerhöhung im Serum über 7 mg/dl (420 µmol/l): häufig
- **Sekundäre Hyperurikämie**: Harnsäureerhöhung infolge vermehrten Zelluntergangs (z. B. unter Zytostatikatherapie) oder Nierenfunktionsstörungen: selten
Purine: Bestandteile der Nukleinsäuren. Endprodukt des Purinstoffwechsels ist beim Menschen in erster Linie die Harnsäure.

Gichttherapeutika verstehen

Bei **erhöhtem Harnsäurespiegel** ist eine **purinarme Ernährung** die Grundvoraussetzung für eine erfolgreiche Behandlung. Die medikamentöse Beeinflussung des Harnsäurespiegels verfolgt 2 Ansätze (➤ Abb. 8.4):
- Verminderte Harnsäuresynthese durch Blockade des Enzyms Xanthinoxidase durch **Urikostatika** wie Allopurinol
- Erhöhte renale Ausscheidung der Harnsäure mittels **Urikosurika** wie Benzbromaron
Im akuten **Gichtanfall** werden entzündungs- und schmerzhemmende Arzneimittel gegeben.

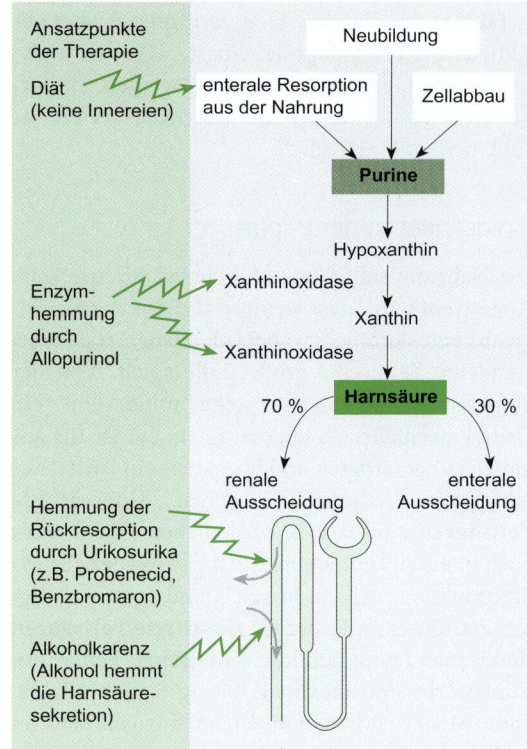

Abb. 8.4 Purinstoffwechsel und Angriffspunkte der Gichtbehandlung. [L157]

Urikostatika

Urikostatika: Wirkstoffe, welche die Harnsäurebildung hemmen.

Allopurinol (z. B. Zyloric®) ist ein kompetitiver Antagonist der Xanthinoxidase, dem maßgeblichen Enzym für den Abbau der Purine zur Harnsäure. Durch die Blockade der Abbaureaktion wird die Harnsäurebildung gehemmt. Somit wirkt Allopurinol urikostatisch. Die infolge der Wirkung vermehrt anfallenden Substanzen Xanthin und Hypoxanthin können renal gut ausgeschieden werden.

Urikosurika

Urikosurika: Wirkstoffe, welche die Harnsäureausscheidung fördern.

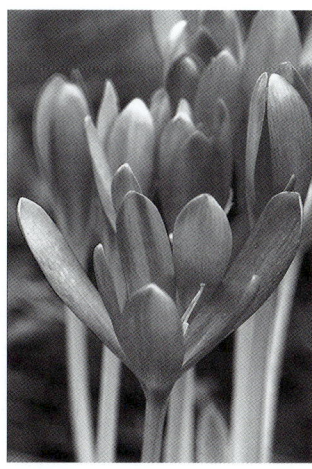

Abb. 8.5 Die Herbstzeitlose enthält Colchicin, das seit Jahrhunderten zur Therapie akuter Gichtanfälle verwendet wird. [O562]

Zu den Urikosurika gehören **Probenecid** und **Benzbromaron**, die sich chemisch völlig voneinander unterscheiden. Beide hemmen in der Niere die Sekretion und Reabsorption von Säuren, darunter auch die der Harnsäure. Da alle Säuren im Urin beeinflusst werden, ist die Wirkung bei saurem Urin geringer als bei alkalischem. Deshalb lässt sich die Harnsäureausscheidung verbessern, wenn der Urin-pH mit **Natriumzitrat** auf 6,5–6,8 eingestellt wird. Dies senkt zudem die Gefahr von Uratkristallablagerungen in der Niere.

Colchicin

Die Wirkung von **Colchicin**, dem Gift der Herbstzeitlosen, ist seit Jahrhunderten bekannt (> Abb. 8.5). Das Alkaloid hemmt verschiedene Proteine in der Zelle, wodurch die Einwanderung von Leukozyten in das befallene Gelenk und die Phagozytose der Harnsäurekristalle vermindert wird. Da Colchicin keine Wirkung auf den Harnsäurespiegel hat, darf es nur im akuten Gichtanfall gegeben werden.

Therapie des akuten Gichtanfalls

Beim **akuten Gichtanfall** werden entzündungs- und schmerzhemmende Arzneimittel gegeben:

- Colchicin (z. B. Colchicum-dispert®) 4 Stunden lang 1 mg oral pro Stunde, dann 0,5–1 mg alle 2 Stunden, jedoch nicht mehr als 8 mg/Tag. Schnelle Dosisreduktion am zweiten Tag. Die rasche Wirksamkeit des Colchicins bei Gicht ist so typisch, dass es auch als diagnostisches Kriterium benutzt wird.

- Alternativ oder zusätzlich Indometazin oder andere entzündungs- und schmerzhemmenden Substanzen wie etwa Diclofenac (z. B. Voltaren®, > 3.1.2).
- Glukokortikoide (> 5.4.1) intraartikulär (in das Gelenk hinein) oder systemisch nur bei Erfolglosigkeit der genannten Therapie.

Gichttherapeutika in der Pflege

Die Prognose ist heute für die Mehrzahl der Patienten gut. Allerdings sind Diät und in vielen Fällen auch die medikamentöse Behandlung lebenslang erforderlich. Die Stoffwechselanomalie ist zumeist chronisch und eine andauernde Normalisierung der Harnsäurespiegel zur Vermeidung von Folgeschäden dann unerlässlich.

- Generell, aber insbesondere bei der Behandlung mit Urikosurika, muss der Patient viel trinken. Die tägliche Urinmenge sollte mindestens 2 l betragen, um der Harnsäuresteinbildung vorzubeugen. Bier ist aber trotz seiner harnflussfördernden Wirkung nicht geeignet, da es den Harnsäurespiegel erhöht.
- Extreme körperliche Anstrengung und Unterkühlung können durch Änderungen des pH-Wertes bzw. Temperaturabfall zur Bildung von Uratkristallen führen und somit Anfälle auslösen.
- Die Ernährung sollte purinarm sein. Fleisch ist nur in kleinen Portionen erlaubt. Auf Innereien, Wild, Fisch und Fleischextrakte muss der Patient ganz verzichten. Auch übermäßig viel Kaffee sollte gemieden werden. Als Eiweißträger sind Milch und Milchprodukte sowie, bei normalem Blutcholesterinspiegel, Eier geeignet.
- Bei übergewichtigen Patienten ist eine Gewichtsnormalisierung anzustreben. Verboten sind jedoch radikale Fastenkuren, da diese den Harnsäurespiegel erhöhen.

Im akuten Gichtanfall wirken kühlende Alkoholumschläge und die Ruhigstellung des betroffenen Gelenks lindernd.

Unerwünschte Wirkungen

Wichtigste unerwünschte Wirkung von **Allopurinol** ist die Auslösung eines Gichtanfalls bei Therapiebeginn. Es darf daher nicht im akuten Anfall gegeben werden.

Ebenfalls zu Therapiebeginn treten häufig Überreaktionen wie allergisches Fieber, Juckreiz und Hauterscheinungen auf. Übelkeit, Erbrechen und Durchfall sind möglich.

Auch die **Urikosurika** können einen Gichtanfall auslösen und werden daher einschleichend dosiert. Im Gichtanfall dürfen sie nicht gegeben werden. Häufig lösen sie die Bildung von Nierensteinen aus.

> ▶ Bei Therapie mit Urikosurika achten die Pflegenden wegen des Risikos für den Patienten, Nierensteine zu entwickeln, auf eine ausreichende Trinkmenge (mindestens 2–3 l).

Colchicin führt schon in therapeutischer Dosierung zu Durchfall infolge einer Schädigung des Darmepithels. Bei höherer Dosis treten weitere gastrointestinale Störungen wie Übelkeit, Erbrechen und Koliken hinzu. Eine Vergiftung ist außerdem durch Kollapsneigung und Tachykardie gekennzeichnet.

VORSICHT
Colchicin hat eine geringe therapeutische Breite und muss daher streng nach Dosieranweisung verabreicht werden.

Wechselwirkungen
Allopurinol verzögert den Abbau der Zytostatika Azathioprin und Mercaptopurin. Bei gleichzeitiger Anwendung muss die Dosis der Zytostatika reduziert werden. Auch die Wirkung von Cumarinen und Salicylaten wird verstärkt.

Colchicin schädigt das Knochenmark und darf nicht mit Arzneimitteln gegeben werden, die das Knochenmark schädigen, z. B. Clozapin.

8.4 Antiadiposita

> **Übergewicht:** liegt vor bei einem Body-Mass-Index > 25 kg/m^2
> **Adipositas** (Fettsucht): liegt vor bei einem Body-Mass-Index > 30 kg/m^2.
> **Antiadiposita**: Arzneimittel zur Therapie von Übergewicht (Adipositas).

Antiadiposita verstehen

Die Behandlung der Adipositas mittels Arzneimitteln gilt nicht als Mittel der Wahl und wird daher von den gesetzlichen Krankenkassen im Allgemeinen nicht getragen. Für **Orlistat** gibt es jedoch positive Bewertungen, v. a. in der Therapie adipöser Diabetiker. Vorsicht ist geboten bei den oft als Nahrungsergänzungsmitteln vertriebenen „Sättigungskapseln". Diese können u. U. zu Schäden führen, z. B. kann bei der Anwendung von aufquellenden Substanzen unter zu geringer Flüssigkeitszufuhr ein Darmverschluss verursacht werden. Zudem fehlt häufig der Wirksamkeitsnachweis.

Orlistat
Orlistat (Xenical®) ist ein Lipasehemmstoff und blockiert somit den Abbau und die Resorption von Fett im Darm. Die Patienten werden außerdem zu einer fettreduzierten Ernährungsweise angehalten und führen ein Tagebuch, in dem sie die „Fettpunkte" der verzehrten Lebensmittel dokumentieren. Eine verringerte Fettzufuhr ist Voraussetzung für die gastrointestinale Verträglichkeit des Präparats.

Appetitzügler
Indirekte Sympathomimetika wie **Phenylpropanolamin** (Recatol® mono) vermindern den Appetit. Die Wirkung lässt jedoch schnell nach, zudem haben sie ein Abhängigkeitspotenzial.

Antiadiposita in der Pflege
Unerwünschte Wirkungen
Patienten unter **Orlistatanwendung** schildern relativ häufig gastrointestinale Beschwerden wie Völlegefühl, Diarrhö und Fettstühle (Steatorrhö). Diese unerwünschten Wirkungen gehen jedoch zumeist auf eine zu hohe Fettzufuhr über die Nahrung zurück. Die Pflegenden weisen daher auf die Bedeutung der fettreduzierten Kost und geeignete Lebensmittel hin.

> ▶ Aufgrund der verminderten Fettresorption kann die Versorgung mit fettlöslichen Vitaminen beeinträchtigt sein. Dies sollte ernährungsmedizinisch berücksichtigt werden, indem auf ausreichende Zufuhr der fettlöslichen Vitamine mit der Nahrung geachtet wird, ggf. erfolgt die parenterale Zufuhr der Vitamine.

Bei Therapie mit Appetitzüglern sind besonders vegetative Störungen wie Unruhe, Schlaflosigkeit, Tachykardie, Blutdrucksteigerung und gastrointestinale Beschwerden zu beobachten.

V O R S I C H T

Appetitzügler sind für Hypertoniker ungeeignet. Dies ist besonders wichtig vor dem Hintergrund, dass Adipöse generell eher zu erhöhtem Blutdruck neigen.

8.5 Arzneimittel für den Wasser- und Elektrolythaushalt

Der menschliche Körper besteht zu etwa 60 % aus Wasser. Davon befinden sich zwei Drittel innerhalb (**intrazellulär**) und ein Drittel außerhalb der Körperzellen (**extrazellulär**). Drei Viertel des extrazellulären Wassers füllen den Raum zwischen den einzelnen Körperzellen, das sog. **Interstitium**, aus. Das verbleibende Viertel zirkuliert in den Blutgefäßen (**intravasal**). Dieses Verteilungsmuster ist lebensnotwendig. Zahlreiche Regulationsmechanismen des Stoffwechsels sorgen für dessen Aufrechterhaltung. Einen wesentlichen Beitrag leisten die im Körperwasser gelösten Stoffe, insbesondere die Elektrolyte.

Elektrolyte: Stoffe, die in wässriger Lösung in der Lage sind, den elektrischen Strom zu leiten, hauptsächlich Salze.

In gelöster Form bilden **Elektrolyte** elektrisch geladene Teilchen, die sog. **Ionen** (Natrium-, Kalium-, Kalziumionen etc.). Die Verteilung dieser Ionen im Körper bildet ein empfindliches Gleichgewicht, das man Elektrolythaushalt nennt. Der Elektrolythaushalt kann durch verschiedene Erkrankungen u. U. lebensgefährlich gestört werden.

In den Zellen liegt eine andere Konzentration der verschiedenen Ionen vor als außerhalb der Zellen. Während in den Zellen Kalium und Phosphat die vorherrschenden Ionen sind, enthält die extrazelluläre Flüssigkeit, und damit auch das Blutplasma, hauptsächlich Natrium und Chlorid.

8.5.1 Infusionstherapie

Zentrales Element bei der Behandlung von Störungen des Wasser- und Elektrolythaushaltes ist die **Infusionstherapie**.

Infusionstherapie verstehen

Infusionszubereitung: sterile Arzneiform zur intravenösen Applikation größerer Flüssigkeitsmengen (> 100 ml). Wässrige Lösung oder O/W-Emulsion.

▶ **Berechnung der Infusionsrate**
Einem Patienten soll innerhalb einer bestimmten Zeit ein definiertes Volumen zugeführt werden. Die Aufgabe des Pflegenden ist es, nach diesen Angaben die dazu nötige Tropfgeschwindigkeit einzustellen. Mit folgender Formel lässt sich diese, abgestimmt auf das jeweilige Infusionsset, errechnen:

$$\text{Tropfen pro min} = \frac{\text{Gesamtvolumen (ml)} \times \text{Tropffaktor (Tropfen/ml)}}{\text{Gesamtzeit (min)}}$$

Der Tropffaktor, d. h. die Anzahl der Tropfen pro Milliliter, wird durch die Öffnungsgröße des Infusionssets bestimmt. Übliche Tropffaktoren sind 15, 20 und 60 Tropfen/ml. Infusionssets mit kleinen Öffnungen (60 Tropfen/ml) werden nur für die Infusion kleiner Flüssigkeitsvolumina, z. B. für Säuglinge und Kleinkinder, verwendet. **Beispiel**: Wenn 500 ml über eine Zeitspanne von 4 Stunden infundiert werden sollen und der Tropffaktor des Infusionssets 20 Tropfen/ml beträgt, ergibt sich folgende Tropfgeschwindigkeit:

$$\frac{500 \times 20}{4 \times 60} = \frac{10.000}{240} = 42 \text{ Tropfen pro min}$$

Während der ersten Stunde der Infusion kann sich die anfängliche Flussrate um bis zu 50 % vermindern. Deshalb ist es wichtig, die Flussrate zu überwachen und ggf. nachzuregulieren.

Infusionen zur Korrektur des Flüssigkeits-, Elektrolyt- oder Säure-Basen-Haushaltes oder zur parenteralen Ernährung werden in größeren Mengen von 0,5 bis zu mehreren Litern intravenös gegeben. Kleinvolumige Infusionen werden hauptsächlich zum Zweck

8

einer Arzneistoffapplikation durchgeführt. Es gibt folgende **Arten von Infusionszubereitungen**:
- Elektrolytlösungen
- Kolloidale Plasmaersatzmittel
- Kohlenhydrat- und Aminosäurelösungen
- Fettemulsionen

Elektrolytlösungen

Parenterale **Elektrolytlösungen** dienen dem Ersatz von Wasser- und Salzverlusten, wie sie z. B. nach starken Durchfällen oder anhaltendem Erbrechen auftreten. Bei Intensivpatienten werden Elektrolytlösungen perioperativ (während und nach einer Operation) oder im Rahmen einer längerfristigen parenteralen Ernährung zur Aufrechterhaltung des Flüssigkeitshaushaltes angewendet, wenn eine perorale Flüssigkeitszufuhr nicht möglich ist. Man unterscheidet:
- Drittelelektrolytlösungen
- Halbelektrolytlösungen
- Zweidrittelelektrolytlösungen
- Vollelektrolytlösungen

Drittelelektrolytlösungen sind Basislösungen. Sie enthalten ca. 50 mmol Natrium/l und dienen in der Routinebehandlung der **Zufuhr des Basisbedarfs** an Wasser und Elektrolyten. Mit etwa 3 l einer solchen Lösung pro Tag wird der normale Wasser- und Elektrolytbedarf abgedeckt. Im Allgemeinen enthalten diese Lösungen zusätzlich Kohlenhydrate. Für den raschen Ausgleich von Volumenmangelzuständen sind Basislösungen nicht geeignet. Beispiele für Drittelelektrolytlösungen: Sterofundin® BG-5.

Halb- und Zweidrittelelektrolytlösungen sind Lösungen **zur perioperativen Therapie**, d. h. am OP-Tag und am ersten Tag danach. Halbelektrolytlösungen enthalten etwa 70 mmol Natrium/l, Zweidrittelelektrolytlösungen besitzen einen Natriumgehalt von 100 mmol/l und einen relativ hohen Kaliumgehalt. Der Bedarf an Natrium und Wasser ist in der unmittelbaren postoperativen Phase gegenüber dem Basisbedarf gesteigert. Lösungen mit einem gegenüber den Basislösungen erhöhten Natriumgehalt tragen dieser Veränderung Rechnung. Ein Beispiel für eine Halbelektrolytlösung ist Tutofusin® HG5, ein Beispiel für eine Zweidrittelelektrolytlösung ist Jonosteril® Na 100.

Vollelektrolytlösungen sind Lösungen, deren Elektrolytzusammensetzung weitgehend der des Plasmas bzw. der extrazellulären Flüssigkeit ähnelt. Sie enthalten ca. 140 mmol/l Natrium und 5 mmol/l Kalium, daneben Kalzium, Magnesium und Chlorid. Zu den Vollelektrolytlösungen gehören die bekannte **Ringer-Lösung** und ihre Varianten (z. B. Ringer-Laktat). Das Anwendungsgebiet von Vollelektrolytlösungen ist die **kurzfristige Wasser- und Elektrolytzufuhr**, z. B. perioperativ oder bei Zuständen, in denen der Körper sowohl Wasser als auch Elektrolyte verliert, wie z. B. in Fällen von chronischem Erbrechen oder anhaltenden Durchfällen. Außerdem dienen sie zum kurzfristigen Volumenersatz bei nur geringen Blutverlusten oder zu Beginn einer Volumenersatztherapie. Eine längerfristige Infusionsbehandlung über mehrere Tage darf damit nicht vorgenommen werden, da die Natriumzufuhr viel zu hoch wäre. Ein Beispiel wäre Jonosteril®. In der Intensivtherapie werden aufgrund der veränderten Stoffwechsellage hauptsächlich Vollelektrolytlösungen verwendet. Durch regelmäßige Laborkontrollen wird der Natriumspiegel überwacht.

Wenig unterschiedlich im Verwendungszweck ist auch die „physiologische" Kochsalzlösung (0,9 % NaCl).

Kolloidale Plasmaersatzmittel

Bei massiven Blutverlusten hat die Auffüllung des Gefäßsystems absoluten Vorrang vor anderen medikamentösen Maßnahmen. Die Infusion von Volumenersatzmitteln bildet daher den ersten Schritt. Erst dann erfolgt eine Therapie des Gefäßtonus oder der Herzfunktion.

Elektrolytlösungen sind nicht dazu geeignet, das intravasale Volumen aufzufüllen. Sie können ungehindert die Gefäßwände durchdringen. Daher strömt der überwiegende Teil der zugeführten Menge (75 % und mehr) aus dem Gefäßsystem in das Gewebe ab und es bilden sich periphere Ödeme. Wenn die Drainagekapazität des Lymphsystems überschritten wird, entwickelt der Patient sogar ein Lungenödem mit dem Hauptsymptom der Dyspnoe. Deshalb verwendet man bei Blutverlusten, die 10 % des Blutvolumens übersteigen, **kolloidale Lösungen** zur Substitution.

Kolloidale Lösungen enthalten gelöste Makromoleküle. Aufgrund ihrer enormen Größe sind Makromoleküle nicht in der Lage, Zellmembranen zu durchdringen. Sie bleiben im Gefäßsystem und binden dort Wasser.

Hydroxyethylstärke (HES → HAES) ist das kolloidale **Volumenersatzmittel der Wahl**. Sie ist in Konzentrationen von 3, 6 und 10 % verfügbar. Standardkonzentration für die Versorgung traumatisierter oder operierter Patienten ist die 6-prozentige Lösung. Eine weitere wichtige Kennzahl, die aus den Flaschenetiketten oder den Präparateinformationen hervorgeht, ist das mittlere Molekulargewicht. Es gibt die durchschnittliche Größe der HES-Moleküle an und bestimmt, wie schnell die Substanz im Körper abgebaut und ausgeschieden wird. Die Volumenwirkung einer 6-prozentigen HES-Lösung mit einem mittleren Molekulargewicht von 130.000 oder 200.000 hält ca. 3–6 Stunden an. Beispiele: HAES-steril®, Haemaccel®.

Plasmaersatzmittel auf Gelatinebasis (modifizierte Gelatine) besitzen kleinere Moleküle als HES. Dadurch können sie rasch über die Niere ausgeschieden werden, die Wirkungsdauer beträgt daher nur 2 Stunden. Für den perioperativen Einsatz ist dies meist ein zu kurzer Effekt. Der günstige Preis von Gelatinepräparaten relativiert sich, da zum Erreichen des gleichen Effektes größere Volumina infundiert werden müssen. Beispiele: Biseko®.

VORSICHT

Gelatinepräparate enthalten größere Mengen von Kalzium. Sie dürfen daher nicht mit Zitratblut (durch Zitrat antikoaguliertes Blut) gemischt oder unmittelbar nacheinander über denselben Zugang infundiert werden, da es sonst durch die Rekalzifizierung des Blutes zur Gerinnung kommen kann. Die gleichzeitige Gabe von Gelatinepräparaten und Zitratblut über getrennte Zugänge ist möglich.

Dextranlösungen besitzen durch ihre ausgeprägte Wasserbindungsfähigkeit die Eigenschaft, das Gefäßvolumen stärker zu erhöhen, als es dem infundierten Volumen entspricht, wobei die über das Infusionsvolumen hinausgehende Flüssigkeitsmenge dem Interstitium entzogen wird (sog. **Plasmaexpander**). Die so entstehenden interstitiellen Flüssigkeitsverluste werden durch zusätzliche Infusion von Elektrolytlösungen ausgeglichen. In Deutschland sind heute Dextranpräparate mit einem Marktanteil von 1 % unter den Plasmaersatzmitteln weitgehend bedeutungslos. Beispiel: Infukoll® M 40.

Humanalbuminlösungen werden aus gemischten Spenderplasmen gewonnen. Sie sind hauptsächlich in Form 5- und 20-prozentiger Lösungen im Handel. Gegenüber künstlichen Plasmaersatzmitteln besitzt Humanalbumin, entgegen einer lange Zeit verbreiteten Meinung, keinerlei Vorteile. Aus diesem Grund und wegen seines hohen Preises sollte Humanalbumin heute nicht mehr als Volumenersatzmittel verwendet werden.

Infusionstherapie in der Pflege

Bei Erkrankungen, die den Wasser- und Elektrolythaushalt beeinflussen, kann eine **Flüssigkeitsbilanz** zum Erfassen der täglichen Flüssigkeitsaufnahme und -ausscheidung notwendig werden (➤ Abb. 8.6).

▶ Patienten mit einem sehr hohen Flüssigkeitsbedarf und Schwierigkeiten beim Bilanzieren müssen gewogen werden. Neuere Betten verfügen z. T. über integrierte Waagen.

Flüssigkeitsbilanz: Erfassen aller Flüssigkeiten, die in einem festgesetzten Zeitraum (24 Stunden, evtl. auch 12 Stunden)
- dem Körper oral, parenteral oder per Magensonde zugeführt werden (**Einfuhr**), z. B. Getränke, Infusionen,
- vom Körper ausgeschieden werden (**Ausfuhr**), z. B. Urin, Stuhl, Wundsekret, Erbrochenes, Schweiß, Blutungen, Punktate, Abfluss über Sonden.

Die Differenz von Ein- und Ausfuhr lässt sich einteilen in:
- **Positive Bilanz**: Einfuhr übersteigt Ausfuhr, z. B. bei Nierenversagen
- **Ausgeglichene Bilanz**: Einfuhr ist ca. 250 ml größer als Ausfuhr
- **Negative Bilanz**: Ausfuhr übersteigt Einfuhr, z. B. bei Diuretikagabe

▶ **Durchführung der Flüssigkeitsbilanz**
- Bilanzblatt (mit Namen und Datum) vorbereiten
- Patienten, Mitarbeiter und Angehörige informieren, z. B. das Steckbecken, die Urinflasche und den Nachtstuhl mit Namen und „Sammelurin" beschriften

8

- Zu Beginn Patienten die Blase entleeren lassen, Urin verwerfen oder zum Vortag mitrechnen, ebenso andere Sekrete aus Drainagen o. Ä.
- Ab jetzt Ein- und Ausfuhr aufschreiben (➤ Tab. 8.5)
- Tassen und Gläser immer ganz füllen bzw. immer die auf dem Nachttisch stehende volle Teekanne oder Mineralwasserflasche berechnen und aufschreiben
- Flüssigkeiten in ml aufschreiben
- Am Ende des Bilanzzeitraums Patienten Blase entleeren lassen, Urin mitberechnen
- Bilanz in das Dokumentationssystem übertragen.

Nicht messbare Größen werden bei der Flüssigkeitsbilanz meist geschätzt. Das sind:
- Flüssigkeitsverluste durch Schwitzen, über die Atemluft und die Haut (Perspiratio insensibilis)
- Zusätzliche Verluste bei Fieber (Faustregel: 500 ml pro 1 °C Temperaturerhöhung)
- Versteckte Zufuhr aus Oxidationswasser, das bei der „Verbrennung" von Kohlenhydraten entsteht

Wenn bei einer vollständigen Bilanzierung nur die messbaren Größen berücksichtigt werden, entspricht eine gering positive Bilanz einem ausgewogenen Flüssigkeitshaushalt, da die nicht messbaren Verluste größer sind als die Zufuhr durch das Oxidationswasser (➤ Tab. 8.5).

Die Bilanzierung hat nur Aussagekraft, wenn sie gewissenhaft geführt wird. Fehlerquellen sind z. B.:
- Schlechte Mitarbeit des Patienten oder der Angehörigen, z. B. Getränke werden nicht angegeben oder notiert
- Inkontinente Patienten
- Stark schwitzende Patienten, deren Flüssigkeitsverlust nur schwer geschätzt werden kann
- Fehlende Berücksichtigung von Flüssigkeitsverlusten durch Fieber bzw. Verluste über Sonden und Drainagen

Folgende Informationen ergänzen die Aussagekraft der Flüssigkeitsbilanz:
- Tägliche Gewichtsbestimmung
- Zentraler Venendruck
- Spannungszustand der Haut
- Zentralvenöse Sauerstoffsättigung

Unerwünschte Wirkungen

Vollelektrolytlösungen und physiologische Kochsalzlösung dürfen nur zur kurzfristigen Wasser- und Elektrolytzufuhr angewendet werden. Eine längerfristige Infusionsbehandlung über mehrere Tage darf nicht vorgenommen werden, da die Natriumzufuhr viel zu hoch wäre.

Bezüglich unerwünschter Wirkungen ist HES derzeit das sicherste **Plasmaersatzmittel**. Dennoch sind anaphylaktische Reaktionen, trotz ihrer Seltenheit (0,06 %, schwerwiegende Reaktionen 0,005 %), nicht auszuschließen. Gelatinepräparate haben unter allen Plasmaersatzmitteln das höchste Risiko für anaphylaktische Reaktionen (0,35 %, schwerwiegende Reaktionen 0,009 %). Auch bei den Dextranprä-

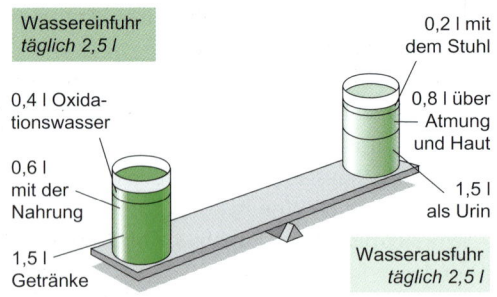

Abb. 8.6 Tägliche Wasserein- und ausfuhr. Beide betragen jeweils ca. 2.500 ml und müssen im Gleichgewicht zueinander stehen. [L190]

Tab. 8.5 24-Stunden-Flüssigkeitsbilanz messbarer Größen im Vergleich zur tatsächlichen Bilanz, anhand eines Beispiels.

	Bilanz messbarer Größen		Tatsächliche Bilanz	
	Zufuhr	Verlust	Zufuhr	Verlust
Flüssigkeitszufuhr	+ 1.900 ml		+ 1.900 ml	
Oxidationswasser			+ 400 ml	
Urin, Drainagen, Stuhl		− 1.400 ml		− 1.400 ml
Verluste über Haut und Atmung				− 900 ml
Bilanz	+ 500 ml		Ausgeglichen	

paraten ist das Risiko für anaphylaktische Reaktionen, im Vergleich zu anderen Plasmaersatzmitteln, relativ hoch (0,27 %, schwerwiegende Reaktionen 0,008 %). Sie führen außerdem zu einer Verschlechterung der Blutgerinnung.

Die Pflegenden achten bei der Anwendung von Plasmaersatzmitteln auf Anzeichen wie Hautreaktionen, Tachykardie, Blutdruckabfall oder asthmaähnliche Zustände (Bronchospasmen). Sie können Anzeichen für anaphylaktische Reaktionen sein.

8.5.2 Arzneimittel bei Störungen des Kaliumhaushaltes

Kaliumionen sind für die normale Funktion von Nerven und Muskeln sowie für die Aktivität vieler Enzyme notwendig. Der Gesamtkaliumbestand des menschlichen Körpers befindet sich zu 98 % innerhalb der Körperzellen und nur zu 2 % im extrazellulären Raum. Dieser Konzentrationsunterschied wird durch Transportmechanismen in den Zellmembranen aufrechterhalten, welche Kalium in die Zellen und Natrium aus den Zellen herauspumpen. Diese Mechanismen werden durch Hormone gesteuert (Aldosteron, Insulin) und sind eng mit dem Säure-Basen-Haushalt verknüpft. Werden im Plasma Kaliumkonzentrationen außerhalb des Normbereichs gemessen, bedeutet dies nicht immer einen Korrekturbedarf für den Gesamtkaliumbestand des Körpers. Häufig ist dies nur Ausdruck eines Ungleichgewichts zwischen intra- und extrazellulärem Kalium.

Der Normbereich für die Kaliumkonzentration im Plasma liegt zwischen 3,5 und 5,2 mmol/l, bei einer Überschreitung spricht man von **Hyperkaliämie**.

Unter den Störungen des Kaliumhaushaltes ist jedoch die **Hypokaliämie** die häufigste Form. Sie kann auftreten, wenn im Rahmen einer parenteralen Ernährung nicht auf eine ausreichende Kaliumzufuhr geachtet wird. Bei chronischem Erbrechen oder starken Diarrhöen gehen dem Körper auf gastrointestinalem Wege große Mengen Kalium verloren. Ein besonderes Problem in diesem Zusammenhang ist die Langzeitanwendung bestimmter **Laxanzien**, insbesondere pflanzlicher Abführtees wie Sennesblätter oder Faulbaumrinde. Diese werden häufig unkontrolliert, im Rahmen der Selbstmedikation, angewendet und führen bei Dauergebrauch zu einer Hypokaliämie, die wiederum die Obstipation verstärkt und so den Patienten zu einer Fortsetzung der Einnahme veranlasst. **Thiazid-** und **Schleifendiuretika** (z. B. Hydrochlorothiazid und Furosemid, ➤ 10.1) fördern die Kaliumausscheidung über die Niere. Eine länger dauernde **Therapie mit Kortikoiden** (➤ 5.4.1) führt über eine gesteigerte renale Kaliumausscheidung zur Hypokaliämie (➤ Tab. 8.6).

Arzneimittel bei Störungen des Kaliumhaushaltes verstehen

Leichte Formen der **Hyperkaliämie** können durch verminderte Kaliumzufuhr mit der Nahrung korrigiert werden. Nierenversagen oder hohe Serumwerte erfordern dagegen ein rasches therapeutisches Eingreifen.

Therapie der Hyperkaliämie
Das Ionenaustauscherharz **Polystyrensulfonat** (Antikalium, Kalzium Resonium®) wird bei Hyperkaliämie eingesetzt. Mit dem Darmsaft wird auch Kalium in das Darmlumen ausgeschieden. Polystyrensulfonat ist in der Lage, dieses Kalium zu binden, sodass eine Rückresorption von Kalium ins Blut verhindert wird. Dadurch sinkt der erhöhte Kaliumspiegel.

Tab. 8.6 Verschiedene Arzneimittel haben Einfluss auf den Kaliumhaushalt.

Hyperkaliämie begünstigen	Symptome	Ernste Folgen
Diabetes mellitus, Niereninsuffizienz	Parästhesien, Muskelschwäche, Diarrhö, Wadenkrämpfe, Müdigkeit, Schwindel, Arrhythmien	Metabolische Azidose, Herzstillstand
ACE-Hemmer, AT_1-Blocker, kaliumsparende Diuretika, Kaliumsalze, Co-Trimoxazol, NSAR		
Hypokaliämie begünstigen	Symptome	Ernste Folgen
Durchfall, Erbrechen	Muskelschwäche, Magen-Darm-Störungen, Hyporeflexie, Apathie, Bewusstseinsstörung, Nierenfunktionsstörungen, EKG-Veränderungen	Koma
Thiaziddiuretika, Schleifendiuretika, Glukokortikoide, Laxanzien, Süßholzwurzel		

Polystyrensulfonat wird peroral verabreicht. In Notfällen, d.h. bei Funktionsstörungen des Herzens oder bei einem Serumkaliumwert über 6 mmol/l, versucht man durch Gabe von **Natriumbikarbonat** oder **Insulin** (zusammen mit Glukose) Kaliumionen aus dem Serum in die Zellen zu verschieben. Alle Maßnahmen zur Umverteilung von Kalium in die Zellen senken jedoch die extrazelluläre Kaliumkonzentration nur vorübergehend.

Durch eine intravenöse Applikation von **Kalzium (Kalziumglukonat)** lassen sich die kardialen Effekte der Hyperkaliämie symptomatisch unterdrücken, da Kalzium und Kalium die Zellfunktionen am Herzen entgegengesetzt beeinflussen.

Ist eine Niereninsuffizienz Ursache der Hyperkaliämie, wird oftmals eine **Hämodialyse** erforderlich.

Therapie der Hypokaliämie

Kalium kann bei einer **Hypokaliämie**, unabhängig von ihrer Ursache, als Kaliumchlorid oder als Kaliumsalz verschiedener organischer Säuren (z.B. als Zitrat oder Adipat) substituiert werden. Bei leichten Hypokaliämien kann allein die Therapie der zugrunde liegenden Erkrankung ausreichen.

Arzneimittel bei Störungen des Kaliumhaushaltes in der Pflege

Zu den Nahrungsmitteln, die besonders viel Kalium enthalten zählen: **Fleisch, Bananen, Trockenobst, Kartoffeln, Tomaten** und **Kohl**. Bei Hyperkaliämien sollte der Patient diese Nahrungsmittel meiden. Ist der Kaliumspiegel jedoch zu niedrig, sollten die aufgezählten Nahrungsmittel bevorzugt auf dem Speiseplan stehen.

Anwendung von Kaliumsalzen

Die **Zufuhr von Kalium** erfolgt nach Möglichkeit peroral. Da Kaliumchlorid schlecht magenverträglich ist, sollte es **zu oder nach den Mahlzeiten** eingenommen werden. Um hohe Konzentrationen an der Magen- und Darmschleimhaut zu vermeiden, empfiehlt sich die Gabe von Retardtabletten, aus denen das Kalium langsam und zeitverzögert abgegeben wird (Kalinor® retard P).

VORSICHT

Wenn eine **parenterale Kaliumzufuhr** notwendig ist, darf diese **nicht zu schnell** erfolgen (maximal 20, besser 10 mmol/Stunde), da der Transport der Kaliumionen in die Zellen nur langsam vonstatten geht. Eine raschere Zufuhr darf nur unter EKG-Kontrolle vorgenommen werden.
Um Herzrhythmusstörungen zu vermeiden, sollte der Serum-Kalium-Spiegel nur langsam über mehrere Tage angehoben werden. Für Kaliuminfusionen sollten die Pflegenden grundsätzlich Infusionspumpen benutzen.

▶ Wegen der starken Venenreizung von Kaliumchlorid muss die Infusion über einen zentralen Venenkatheter erfolgen.

▶ Perioperativ und in der Intensivtherapie ist es häufig notwendig, rasch den Kaliumspiegel anzuheben. Dies darf nur unter EKG-Kontrolle und häufigen Kontrollen des Serum-Kalium-Spiegels erfolgen.

Wechselwirkungen

Patienten, die Digitalispräparate einnehmen, können bereits bei leichteren Hypokaliämien lebensbedrohliche **Herzrhythmusstörungen** erleiden (➤ 6.1.3). Ein unregelmäßiger bzw. zu schneller Puls sowie subjektive Beschwerden des Patienten können auf Herzrhythmusstörungen hindeuten.

8.5.3 Arzneimittel bei Störungen des Kalziumhaushaltes

Kalzium ist Hauptbestandteil des Knochens und notwendig für die Mineralisierung neugebildeter Knochenmasse. Darüber hinaus ist es an einer Vielzahl von Stoffwechselprozessen (wie Muskelkontraktion, Herzfunktion, Drüsensekretion und Blutgerinnung) beteiligt. 99 % des Kalziumkörperbestandes sind im Skelett gebunden. Die Kalziumionen der extrazellulären Flüssigkeit werden täglich vollständig mit dem Kalzium des Skeletts ausgetauscht. Der Normbereich für die Kalziumkonzentration im Serum liegt zwischen 2,1 und 2,6 mmol/l. Nur etwa die Hälfte des Serumkalziums liegt in freier Form vor, die andere Hälfte ist an Plasmaeiweiße und z.T. auch an Phosphat und Zitrat gebunden. Allein das ungebundene Kalzium ist an physiologischen Prozessen beteiligt. Der Kalziumstoffwechsel wird hauptsächlich durch **Parathormon**, welches in der Nebenschilddrüse gebildet wird, **Kalzitonin** aus der Schilddrüse und **Vitamin D** gesteuert. Parathormon veranlasst die Freisetzung von Kalzium aus dem Knochen, stimuliert die Resorption von Kalzium aus dem Darm und vermindert die Kalziumausscheidung über die Niere. Insgesamt bewirkt es also eine Erhöhung des Serumkalziumspiegels. Kalzitonin ist der regulatorische Gegenspieler des Parathormons. Auch Vitamin D hat, nach seiner Aktivierung im Stoffwechsel, ähnliche Hormonwirkungen. Die Wirkung dieser Hormone ist vom jeweiligen Kalziumspiegel abhängig und dadurch sehr komplex (➤ 5.2.4).

Arzneimittel bei Störungen des Kalziumhaushaltes verstehen

Bisphosphonate (➤ 3.3.3) werden zur Therapie von tumorbedingten Osteolysen und Hyperkalzämien sowie zur Therapie der Osteoporose verwendet. Sie binden spezifisch an die Knochensubstanz, behindern die tumorinduzierte Zerstörung der Knochenstruktur und verlangsamen das Fortschreiten von Knochenmetastasen. Bisphosphonate hemmen die überschießende Tätigkeit der Osteoklasten, jener körpereigenen „Fresszellen", die an den normalen Regenerationsprozessen der Knochensubstanz beteiligt sind. Dadurch führen sie auch zu einer Schmerzlinderung.

Eine ähnliche Wirkung besitzt auch das Schilddrüsenhormon **Kalzitonin** (z. B. Karil®), welches ebenfalls zur Behandlung der Osteoporose und der tumorbedingten Hyperkalzämie eingesetzt wird (➤ 5.2.4).

Therapie der Hyperkalzämie

Die **Therapie der Hyperkalzämie** richtet sich nach der zugrunde liegenden Erkrankung. Eine unspezifische Akutbehandlung ist die **Flüssigkeitszufuhr** mit physiologischer Kochsalzlösung. Diese Hydratationstherapie bewirkt einen Verdünnungseffekt und damit eine Erniedrigung des Serumkalziumspiegels. Gleichzeitig sollte die Kalziumzufuhr eingeschränkt werden.

Bei der Mehrzahl malignombedingter Hyperkalzämien hilft die diätetische Reduktion des mit der Nahrung zugeführten Kalziums nicht, den Serumkalziumspiegel zu senken. Patienten mit Maligno-

men können evtl. mit einer **zytostatischen Chemotherapie** behandelt werden. Da die Hyperkalzämie jedoch oftmals das Endstadium einer malignen Erkrankung darstellt, ist es angebracht, den Nutzen und die Belastung, die eine solche Therapie für den Patienten mit sich bringt, auch unter ethischen Aspekten sehr sorgfältig abzuwägen.

> ▶
> Haben die behandelnden Ärzte Schwierigkeiten mit der Entscheidungsfindung, kann i. d. R. ein „ethisches klinisches Konsil" einberufen werden, welches das Behandlungsteam unterstützt und auch Therapieempfehlungen ausspricht, die aber nicht bindend sind.

Der primäre Hyperparathyreoidismus kann chirurgisch behandelt werden. Innerhalb weniger Tage nach der Operation kommt es zur Normalisierung des Kalziumhaushaltes.

Therapie der Hypokalzämie

Bei chronischer **Hypokalzämie,** bedingt durch Hypoparathyreoidismus oder Nierenstörungen, wird **Kalzium** gewöhnlich zusammen mit **Vitamin D_3** oral verabreicht (1–2 g pro Tag). Auch eine Behandlung mit Dihydrotachysterol (Atiten®) kommt in Frage.

Schwere oder symptomatische Formen der Hypokalzämie stellen einen medizinischen Notfall dar und erfordern eine intravenöse Kalziumgabe. Kalziumglukonat wird zunächst als Bolus gegeben. Die Wirkung hält jedoch nur wenige Stunden an. Deshalb wird die Behandlung mit einer 12–24-stündigen Infusion fortgesetzt. Da intravenös zugeführtes Kalzium Venenreizungen (Thrombophlebitiden) bewirkt, sollte es vor der Infusion mit 5-prozentiger Glukose- oder physiologischer Kochsalzlösung verdünnt werden. Intramuskuläre oder versehentliche paravenöse Injektionen führen zu Gewebsschäden.

Arzneimittel bei Störungen des Kalziumhaushaltes in der Pflege

Milchprodukte, z. B. Vollmilch, Käse und Joghurt, sowie einige Gemüsesorten wie weiße Bohnen, Spinat und Grünkohl enthalten besonders viel Kalzium. Bei Hyperkalzämien sollte der Patient diese Nahrungsmittel meiden.

8

Einnahmehinweise

Für die Wirkung von **Bisphosphonaten** ist die Beachtung der Einnahmehinweise ganz besonders wichtig. Nach peroraler Gabe wird nur etwa 1 % der verabreichten Bisphosphonatdosis resorbiert. Um dennoch ausreichende Plasmaspiegel zu erreichen, sollte der Patient 1 Stunde vor und nach der Einnahme keine Nahrung zu sich nehmen. Am besten ist, er nimmt die Tablette morgens nüchtern mit mindestens 200 ml Leitungswasser in aufrechter Position ein.

8.5.4 Arzneimittel bei Störungen des Säure-Basen-Haushaltes

Normalwerte der arteriellen Blutgasanalyse
- pH: 7,36–7,44
- pCO_2: 32–45 mmHg (4,3–6,0 kPa)
- pO_2: 65–100 mmHg (8,7–13,4 kPa)
- Standardbikarbonat: 22–26 mmol/l
- Basenüberschuss (BE): 0 mval (−2 bis +3 mmol)

Säuren finden sich in mannigfacher Form im menschlichen Organismus. Der saure Geschmack ist die bekannteste Eigenschaft von Säuren. Chemisch gesehen sind es Substanzen, die in wässriger Lösung Wasserstoffionen aus ihren Molekülen abspalten können. Eine der wichtigsten Säuren im menschlichen Körper ist die Kohlensäure. Sie bildet sich aus Kohlendioxid und Wasser. Durch Abgabe von Wasserstoffionen entsteht aus ihr das Bikarbonat, eine der wichtigen Basen im menschlichen Organismus. Als **Basen** bezeichnet man Substanzen, die in wässriger Lösung Wasserstoffionen aufnehmen. Aus Bikarbonat bildet sich bei diesem Vorgang wieder Kohlensäure. Es ist dieselbe chemische Reaktion, die auch beim Brausepulver beobachtet wird, bei dem ein Gemisch aus Zitronensäure und Natriumbikarbonat (Natron) bei Wasserzugabe Kohlendioxidgas entwickelt.

Das Gleichgewicht zwischen Kohlensäure und Bikarbonat ist wesentlich daran beteiligt, die Wasserstoffionen-Konzentration im Blut auf dem physiologischen Niveau zu halten.

Ausgedrückt wird die Wasserstoffionen-Konzentration durch den **pH-Wert**. Säuren besitzen pH-Werte unter 7, Basen Werte darüber. Kohlensäure-

haltiges Mineralwasser hat z. B. einen pH-Wert von ca. 3. Der normale pH-Wert des Blutes beträgt 7,4 ± 0,04 (7,36–7,44). Wie aus dem engen Normalbereich zu erkennen ist, toleriert der Stoffwechsel nur minimale Abweichungen vom Sollwert. Bei pH-Werten des Blutes unter 7,36 spricht man von einer **Azidose**, bei pH-Werten über 7,44 von einer **Alkalose**. Werte unter 7,0 und über 7,8 sind mit dem Leben nicht mehr vereinbar.

Störungen des Säure-Basen-Haushaltes
- Respiratorische Azidose
- Respiratorische Alkalose
- Metabolische Azidose
- Metabolische Alkalose

Arzneimittel bei Störungen des Säure-Basen-Haushaltes verstehen

Zur Behandlung einer metabolischen Azidose, die durch einen renalen oder enteralen Verlust von Bikarbonat entstanden ist, wird eine **8,4-prozentige Natriumbikarbonat-Lösung** (Natriumhydrogenkarbonat-Lösung) verwendet. Durch Zufuhr von Bikarbonat kann das Säure-Basen-Gleichgewicht des Blutes zur basischen Seite hin verschoben und eine Azidose ausgeglichen werden.

Orale Rehydratationslösungen, welche Basistherapeutika für alle Durchfallerkrankungen sind, enthalten neben Glukose, Natrium- und Kaliumchlorid auch Natriumbikarbonat oder ein anderes basisches Salz (z. B. Natriumzitrat) als wichtigen Bestandteil.

Therapie respiratorischer Störungen

Eine respiratorische **Azidose** kann u. a. durch Überdosierung atemdepressiver Arzneimittel (z. B. Opioide) ausgelöst werden. Hier muss eine Dosisanpassung erfolgen.

Die Ursache für eine respiratorische **Alkalose** ist oftmals eine psychogene Hyperventilation (durch starke Gefühlserregung übermäßig gesteigerte Atmung). Sie kann durch Plastikbeutelrückatmung behandelt werden. Der Patient atmet langsam in eine größere Plastiktüte, wodurch abgeatmetes Kohlendioxid wieder reinhaliert wird. Zusätzlich können Benzodiazepine zur Beruhigung eingesetzt werden.

Therapie der metabolischen Azidose

Die Behandlung der metabolischen **Azidose** mit **Natriumbikarbonat-Lösung** richtet sich nach dem Schweregrad und den zugrunde liegenden Ursachen. Die erforderliche Menge berechnet der Arzt aus den Ergebnissen der Blutgasanalyse und dem Körpergewicht des Patienten. **Diabetische Ketoazidosen** lassen sich in vielen Fällen allein durch intravenöse **Flüssigkeitszufuhr** in Form von isotoner Kochsalzlösung sowie der Gabe von **Insulin** behandeln.

> Bei Störungen des Säure-Basen-Haushaltes gilt folgende Regel: Metabolische Störungen werden metabolisch behandelt, respiratorische respiratorisch.

Arzneimittel bei Störungen des Säure-Basen-Haushaltes in der Pflege

Die Symptome der **diabetischen Ketoazidose** – Übelkeit, Erbrechen, Durchfall und Frösteln – erinnern an eine akute Gastroenteritis. Die Patienten nehmen in diesem Zustand meist keine Nahrung zu sich und unterbrechen folglich auch die Insulinapplikation. Dies verschlimmert den Zustand. Beim Überschreiten der Nierenschwelle für Glukose (10 mmol/l) setzt eine osmotische Diurese ein, welche zusammen mit den gastrointestinalen Wasser- und Elektrolytverlusten zu einer massiven Dehydratation (Austrocknung) führt. Über eine Minderdurchblutung des Gehirns kommt es schließlich zur schwersten Form der akuten diabetischen Stoffwechselentgleisung, dem **diabetischen Koma**. Hauptmerkmale des diabetischen Komas sind die nach Azeton riechende Ausatemluft („wie reife Äpfel") und die Kußmaul-Atmung.

Da Azidose auch durch Hungern (**Hungerazidose**) entstehen kann, sollten die Pflegenden auch auf eine ausgewogene Ernährung des Patienten achten. Kohlenhydratfreie Diätkuren sind grundsätzlich abzulehnen. Auch der Diabetiker darf nicht gänzlich auf Nahrung verzichten. Die der Ernährung angepasste Insulingabe verhindert eine Azidose.

Unerwünschte Wirkungen

VORSICHT

Infusionen mit Natriumbikarbonat können zu Hypernatriämie (überhöhte Natriumkonzentration im Blut) und Hyperosmolarität (überhöhte Gesamtkonzentration gelöster Stoffe im Blut) führen. Um Überinfusionen zu vermeiden, sollten die Säure-Basen-Werte bei der Zufuhr überprüft werden. Es ist ein pH-Wert von > 7,2, also keine vollständige Korrektur der Azidose, anzustreben. Bei vorliegender Hypernatriämie kann Tris-Puffer (Trometamol) eingesetzt werden.

> Wegen der Hyperosmolarität von Natriumbikarbonat ist eine paravasale Gabe wegen Gewebsschäden unbedingt zu vermeiden. Auch werden periphere Venen sehr stark gereizt. Wenn häufiger Natriumbikarbonat gegeben werden muss, sollte ein zentralvenöser Katheter gelegt werden.

Wiederholungsfragen

1. Welchen Diabetikern können orale Antidiabetika gegeben werden? (➤ 8.1.2)
2. Wie wirken Inkretinverstärker? Welchen Vorteil haben Sie für den Diabetiker? (➤ 8.1.2)
3. Welche oralen Antidiabetika sind insulinotrop und was bedeutet das? (➤ 8.1.2)
4. Zu den Lipidsenkern gehören u. a. die Anionenaustauscherharze und die CSE-Hemmer. Wie ist deren Wirkmechanismus? (➤ 8.2)
5. Bei welchen Patienten ist die Gabe von Lipidsenkern angezeigt? (➤ 8.2)
6. Welche Wirkstoffe werden zur Behandlung des akuten Gichtanfalls eingesetzt, welche zur Intervallbehandlung? (➤ 8.3)
7. Welche Arten von Elektrolytlösungen werden verwendet und wodurch unterscheiden sie sich? (➤ 8.5.1)
8. Welche Rolle spielen Makromoleküle in Plasmaersatzmitteln? (➤ 8.5.1)
9. Für welche Indikationen werden Bisphosphonate eingesetzt? (➤ 8.5.3)

8

KAPITEL

9 Arzneimittel im Immunsystem

Immunsystem: hochentwickeltes Abwehrsystem, das uns vor schädlichen Mikroorganismen der Außenwelt, aber auch vor abnormen Zellen des eigenen Körpers (z. B. Krebszellen) schützt.

9.1 Immunmodulatoren

Die medikamentöse Beeinflussung des Immunsystems erfolgt mittels **Immunmodulatoren**.

Immunmodulatoren: Arzneistoffe, welche die Immunantwort verändern.

Erfolgt die Veränderung der Immunantwort im Sinne einer Unterstützung, spricht man auch von **Immunstimulanzien**, bei einer Unterdrückung der immunologischen Reaktionen von **Immunsuppressiva**.

9.1.1 Immunstimulanzien

Immunstimulanzien: Arzneistoffe, welche die Immunmechanismen des Körpers unspezifisch anregen können.

Zu den **Immunstimulanzien** zählen Mikronährstoffe wie Zink und Ascorbinsäure (Vitamin C), aber auch zahlreiche Phytopharmaka wie Extrakte aus Ginsengwurzel, Rotem Sonnenhut, Lebensbaum, Mistel oder Eleukokkwurzel. Zu beachten sind die ausreichende Dosierung und die eher unspezifische, nicht sofort einsetzende Wirkung.

Immunstimulanzien führen zur Anregung körpereigener Mechanismen. Dies bedeutet aber auch, dass bei völliger Immunschwäche ihre Anwendung zwecklos, evtl. sogar schädlich ist. Bei kompletter Immunschwäche in Kombination mit einer Verarmung an Immunzellen, z. B. als Begleiterscheinung einer Zytostatikatherapie, bietet sich noch die Möglichkeit der Gabe koloniestimulierender Faktoren (CSF, ➤ 6.3.4). Diese stimulieren die Neubildung der immunologisch bedeutsamen Leukozyten.

9.1.2 Immunsuppressiva

Immunsuppressiva: Arzneistoffe, die Reaktionen des Immunsystems unterdrücken.

Immunsuppressiva sind indiziert bei **Autoimmunerkrankungen**, bei denen das Immunsystem fälschlicherweise körpereigene Strukturen bekämpft und so zu deren Schädigung führt, und bei **Abstoßungsreaktionen** gegen transplantierte fremde Gewebe.

Autoimmunerkrankungen (Autoaggressionskrankheiten): Krankheiten, bei denen sich Antikörper oder sensibilisierte Lymphozyten gegen körpereigene Gewebe richten und diese schädigen.

Abstoßungsreaktionen

Unerwünscht aktiv ist das Immunsystem bei der **Abstoßung** eingepflanzter Organe. Die Transplantation von Organen bedeutet für den Empfänger den letzten therapeutischen Ausweg. Gleichzeitig ist das Immunsystem immer noch darauf programmiert, körperfremde Strukturen zu erkennen und zu zerstören. Dies kann zum Scheitern der Organtransplantation und vorzeitigen Tod des Patienten führen.

Immunsupressiva verstehen

Immunsupressiva (➤ Tab. 9.1) unterdrücken nicht die komplette Immunantwort, sondern vielmehr bestimmte Bereiche des Immunsystems.

Klassische Immunsupressiva

Klassische Immunsupressiva wie Ciclosporin, Sirolimus oder Tacrolimus wirken durch Anbindung an spezifische Zellproteine. So unterbleibt die Aktivierung spezifischer Lymphozyten. Da die Makrophagen nicht beeinflusst werden, ist die Bakterienabwehr aber weiterhin möglich. **Ciclosporin** (Sandimmun®) und **Sirolimus** (Rapamune®) unterdrücken v. a. die T-Lymphozyten-vermittelten Abwehrreaktionen. **Tacrolimus** (Prograf®) hemmt außerdem die Aktivierung von B-Lymphozyten. Bei allen 3 Stoffen empfiehlt sich die Überwachung der Plasmaspiegel, um trotz geringer oder unsicherer Bioverfügbarkeit die therapeutische Wirksamkeit zu gewährleisten.

Neuere Wirkstoffe wirken spezifischer. So hemmt z. B. der antirheumatisch wirksame Immunmodulator **Leflunomid** zielgerichtet aktivierte T-Lymphozyten, jedoch nicht das gesamte Immunsystem.

Glukokortikoide

Glukokortikoide (➤ 5.4.1) bessern bei vielen Autoimmunerkrankungen schnell und eindrucksvoll die entzündlichen (Begleit-)Erscheinungen. Langfristig führen sie auch zu einer deutlichen Einschmelzung lymphatischer Gewebe. Allerdings haben sie bei längerer Anwendung eine Reihe ernst zu nehmender unerwünschter Wirkungen, nicht zuletzt auch eine erhöhte Infektanfälligkeit oder das Cushing-Syndrom. Bei Transplantationen werden sie oft in der Anfangsphase zusätzlich zu klassischen Immunsupressiva gegeben.

Zytostatika

Zytostatika (➤ 13.1) wie z. B. **Cyclophosphamid** (Endoxan®), **Azathioprin** (Imurek®), **Methotrexat** (MTX-Hexal®) oder **Mycophenolatmofetil** (Cell Cept®) schwächen unspezifisch das Immunsystem. Ihr Nachteil besteht darin, dass sie auch alle sich häufig teilenden Zellen des Körpers schädigen, v. a. die Knochenmarkzellen. Anämie, Thrombozytopenie oder Granulozytopenie sind daher mögliche unerwünschte Folgen. Deshalb kommen sie nur bei schweren Autoimmunerkrankungen zum Einsatz.

Tab. 9.1 Wichtige Immunsuppressiva.

Wirkstoff	Handelspräparate (Beispiel)	Indikationen
Cyclophosphamid	Endoxan®	Maligne Erkrankungen, schwerste Verläufe von Autoimmunerkrankungen
Azathioprin	Imurek®	Abstoßungsreaktion bei Transplantation von Niere, Leber, Herz, Lunge, Pankreas; rheumatoide Arthritis, chronisch entzündliche Darmerkrankungen, Polymyositis
Methotrexat	MTX-Hexal®	Maligne Erkrankungen, Autoimmunerkrankungen
Mycophenolatmofetil	Cell Cept®	Abstoßungsreaktion bei Transplantation
Prednison	Decortin®	Allergische und entzündliche Erkrankungen, Asthma, Autoimmunerkrankungen, Hirnödem, Immunsuppression bei Transplantation, Hepatitis, Nierenerkrankungen
Ciclosporin	Sandimmun®	Autoimmunerkrankungen, Abstoßungsreaktion bei Transplantation
Tacrolimus	Prograf®	Abstoßungsreaktion bei Transplantation
Leflunomid	Arava ®	Rheumatoide Arthritis und Psoriasis-Arthritis
Etanercept	Enbrel ®	Rheumatoide Arthritis, Psoriasis-Arthritis, Morbus Bechterew, Plaque-Psoriasis

Biologicals

Handelt es sich bei immunmodulierenden Arzneistoffen um körpereigene oder auch körperanaloge Substanzen, spricht man auch von **Immunbiologika** (Biologicals).

Etanercept ($\succ$ 3.3.2) ist ein solches Immunbiologikum, welches in der Basistherapie der rheumatoiden Arthritis Einsatz findet. Etanercept wird gentechnisch produziert und vermag den am Krankheitsgeschehen beteiligten Immunbotenstoff Tumornekrosefaktor-α (TNF-α) an sich zu binden und damit in seiner Zytokinfunktion zu beeinträchtigen.

Polyvalente Antikörper: Bei der Gabe von aus Tierblut gewonnener Antikörper gegen menschliche Lymphozyten (Antilymphozytenglobuline, z. B. Pressimmun®) handelt es sich um polyvalente („vielwertige", d. h. gegen verschiedene Antigene gerichtete) Immunoglobuline. Diese Antilymphozytenglobuline bewirken eine Neutralisierung von Lymphozyten und können zur Prophylaxe und Therapie von Abstoßungsreaktionen eingesetzt werden.

Monoklonale Antikörper: völlig identische Antikörper, die der Vermehrung einer einzigen Ursprungszelle entstammen (mono: allein → ein Klon bezeichnet alle Nachkommen einer einzigen Zelle).

Monoklonale Antikörperzubereitungen sind jeweils gegen ein ganz spezifisches Antigen wirksam. So blockieren die Stoffe **Basiliximab** (Simulect®) und **Daclizumab** (Zenapax®) bestimmte Rezeptoren (Interleukin-2-Rezeptoren) auf der Oberfläche aktivierter T-Lymphozyten, sodass deren Proliferation und verschiedene zelluläre Immunreaktionen vermindert werden.

Therapie von Autoimmunerkrankungen

Die Behandlung richtet sich nach dem betroffenen Organ und dem Krankheitsbild. Beim Befall endokriner Organe (z. B. der Nebennierenrinde bei Morbus Addison) reicht häufig eine Hormonsubstitution aus.

Dagegen erfordert eine Autoimmunerkrankung von Organen, deren Funktion nur schwer oder gar nicht ersetzt werden kann (z. B. Niere oder ZNS), eine medikamentöse Immunsuppression.

Begleitend können zur Entzündungshemmung Antiphlogistika eingesetzt werden.

Bei sehr schweren Erkrankungen wird auch versucht, die Autoantikörper durch **Plasmapherese** (Plasmaseparation, Plasma-Austauschtherapie) zu entfernen. Hierbei wird das Patientenplasma gegen eine eiweißhaltige Ersatzlösung ausgetauscht.

Prophylaxe und Therapie von Abstoßungsreaktionen

Die Abwehr des Patienten wird vor und nach der Transplantation durch eine **medikamentöse Immunsuppression** – häufig lebenslang – unterdrückt.

Bei Knochenmarktransplantationen gibt es besonders gute Erfahrungen mit Ciclosporin, da dieses nicht myelotoxisch (knochenmarkschädigend) wirkt.

Die Stoffe Basiliximab und Daclizumab werden im Rahmen einer Tripeltherapie in Kombination mit Glukokortikoiden und Ciclosporin vor und nach der Transplantation zur Abstoßungsprophylaxe eingesetzt.

Akute Abstoßungsreaktionen können oft durch eine (zeitweilige) Dosiserhöhung der Immunsuppressiva beherrscht werden. Dagegen schreiten **chronische Abstoßungsreaktionen** meist immer weiter fort und führen – wenn auch oft erst nach Jahren – zu einem Funktionsverlust des transplantierten Organs.

Bei den hier eingesetzten Arzneistoffen handelt es sich um **Immunsuppressiva**, insbesondere um Glukokortikoide wie Prednison (z. B. Decortin®), Azathioprin (z. B. Imurek®) und Ciclosporin (Sandimmun®). Zusätzlich werden neuere Präparate wie etwa Tacrolimus (Prograf®), Mycophenolatmofetil (Cellcept®) und Antikörperzubereitungen (Immunglobuline) eingesetzt.

Immunsupressiva in der Pflege

Bei immunsupprimierten Patienten ist die erhöhte Infektanfälligkeit zu beachten. Die Einhaltung der Hygienevorschriften ist daher oberstes Gebot. Die Pflegenden haben daher auch die Aufgabe, dem Patienten und seinen Angehörigen diese Maßnahmen zu erläutern.

9

▶
Unterstützung der Patientenmitarbeit bei Transplantatpatienten

Jeder transplantierte Patient muss wissen, dass das Weglassen seiner nach einiger Zeit oft sehr ungeliebten „Tabletten" sein Fremdorgan – und damit (meist) sein Leben – akut gefährdet!

Deshalb ist es wichtig, dass die Pflegenden dem Patienten Möglichkeiten aufzeigen, sein Leben auch zu genießen und an gesellschaftlichen Aktivitäten teilzuhaben. So kann dem Patienten z. B. die Kontaktaufnahme zu einer Selbsthilfegruppe empfohlen werden.

Die Patienten bedürfen in besonderem Maße seelischen Zuspruchs. Viele müssen sich nicht nur immunologisch, sondern auch emotional mit dem Spenderorgan auseinandersetzen.

Die Pflegenden klären die Patienten über die Wichtigkeit ihrer medikamentösen Begleittherapie auf. Sie achten bei der Krankenbeobachtung besonders auf die Funktionsfähigkeit des transplantierten Organs. Außerdem sind alle Irritationen des Immunsystems, z. B. durch Infektionen oder seelischen bzw. körperlichen Stress, zu vermeiden. Körperlichen Stress meiden heißt aber nicht, dass auf Sport verzichtet werden muss. Sport, besonders Ausdauersport, trägt zum psychischen und körperlichen Gleichgewicht bei und wirkt sogar therapieunterstützend.

Unerwünschte Wirkungen

Während einer immunsuppressiven Therapie sind die Patienten vermehrt infektionsgefährdet und bedürfen sorgfältiger Prophylaxe und Überwachung.

▶
Die Pflegenden achten bei immunsupprimierten Patienten besonders auf ausreichenden Infektionsschutz sowie auf Anzeichen einer beginnenden Immunschwäche wie erhöhte Infektanfälligkeit.

Ciclosporin und **Tacrolimus** bewirken dosisabhängig unerwünschte Effekte, auf die auch die Pflegenden achten sollten:

- Nierenschäden
- Reversible Leberfunktionsstörungen
- Kardiotoxizität
- Tremor oder andere neurotoxische Erscheinungen
- Ödeme, Förderung einer diabetogenen Stoffwechsellage
- Zahnfleischwucherungen (Gingivahyperplasie) und Hirsutismus (verstärkte Körperbehaarung); beides nur bei Ciclosporin, nicht bei Tacrolimus

Sirolimus wirkt nicht nephrotoxisch, kann jedoch zu Lipidspiegelerhöhungen, Gelenksbeschwerden, Anämie, Thrombopenie, gastrointestinalen Störungen oder Akne führen.

Bei den monoklonalen Antikörpern **Basiliximab** und **Daclizumab** sind hauptsächlich Obstipation, Harnwegsinfektionen, Schmerzen, Ödeme und Hypertonie als unerwünschte Wirkungen zu beobachten.

Wechselwirkungen

⚠
Ciclosporin, Tacrolimus und Sirolimus gehen Interaktionen mit Enzyminhibitoren und Enzyminduktoren ein. Die Begleitmedikation des Patienten muss daher sorgfältig überprüft und evtl. eine Dosisanpassung des Immunsuppressivums vorgenommen werden.

9.2 Antiallergika

Antiallergika: Arzneimittel, die gegen die Symptome der Allergie eingesetzt werden.
Allergie: veränderte, überschießende Reaktionsbereitschaft des Körpers gegenüber speziellen Antigenen. Diese werden dann als Allergene (allergieauslösende Struktur) bezeichnet.

Antiallergika verstehen

Bei der Behandlung der Allergien bestehen grundsätzlich folgende Therapiemöglichkeiten, die – je nach Art der Allergie – einzeln oder in Kombination zur Anwendung gelangen können:

- Allergenkarenz
- Spezifische Hyposensibilisierung
- Gabe von Antiallergika, zu denen Antihistaminika, Mastzellstabilisatoren und Glukokortikoide gehören

Antihistaminika (Histaminantagonisten, Histaminrezeptorenblocker) blockieren die Histaminrezeptoren und schwächen so die Histaminwirkung ab (➤ Abb. 9.1).

Histamin ist eine physiologische vornehmlich in Mastzellen gespeicherte Substanz, die z. B. bei allergischen Reaktionen freigesetzt wird. Über H_1-Rezeptoren führt Histamin zu einer Kontraktion von

Darm- und Bronchialmuskulatur. Große Blutgefäße verengen, kleine erweitern sich. Die Kapillardurchlässigkeit steigt. Schmerz und Juckreiz bei allergischen Reaktionen erklären sich durch die Histaminwirkung auf sensible Nervenenden. Durch den Angriff an den H_1-Rezeptoren beeinflusst Histamin außerdem den Wachzustand des Körpers. Über H_2-Rezeptoren steigert Histamin die Magensaftproduktion und wirkt auf das Herz ein.

Im Bereich der Atemwege hat Histamin bei der Entstehung des allergischen Schnupfens, des allergischen Asthmas bronchiale und der allergischen Bronchitis Bedeutung.

Zu den Antihistaminika, die H_1-Rezeptoren blockieren (H_1-Antihistaminika) zählen **Dimetinden** (Fenistil®), **Astemizol** (Hismanal®), **Clemastin** (Tavegil®), **Loratadin** (Lisino®) und **Levocabastin** (Livocab®). Antihistaminika sind in den verschiedensten oralen Darreichungsformen (z. B. Tabletten, Dragees, Sirup), als Suppositorien, als Injektionslösung, als Gele, Salben oder Stifte zum Auftragen auf die Haut, als Spray zum Einsprühen in die Nase und als Augentropfen verfügbar.

Eine Sonderstellung nehmen **Ketotifen** (Zaditen®), **Azelastin** (Allergodil®) sowie **Cetirizin** (Zyrtec®) ein, die sich zusätzlich durch mastzellstabilisierende Effekte auszeichnen.

Cromoglicinsäure (DNCG STADA®, Cromohexal®, Intal®) ist ein **Mastzellstabilisator**. Sie hemmt die Histaminfreisetzung aus den Mastzellen und sind daher nur prophylaktisch, nicht aber im Akutstadium einer Allergie oder beim akuten Asthmaanfall wirksam. Sie wird aufgrund schlechter Resorbierbarkeit lokal angewendet und ist z. B. als Nasenspray, Dosieraerosol, Inhalationslösung, Pulver zur Inhalation und Augentropfen erhältlich.

Aufgrund der antiphlogistischen Eigenschaften sind **Glukokortikoide** besonders bei allergischen Reaktionen mit entzündlicher Ausprägung von Vorteil. Lokale Kortikoidzubereitungen werden aufgrund der besseren Verträglichkeit bevorzugt zu diesen Indikationen eingesetzt. Wichtige Inhaltsstoffe solcher lokalen Kortikoidtherapeutika sind **Mometason, Triamcinolon, Fluocinolon** und **Beclometason**. In der Therapie des anaphylaktischen Schocks, wählt man dagegen hauptsächlich die parenterale Applikation von Glukokortikoiden.

Spezifische Hyposensibilisierung
Die **spezifische Hyposensibilisierung** (Desensibilisierung) ist bei Typ-I-Allergien (> 2.4.1) angezeigt.

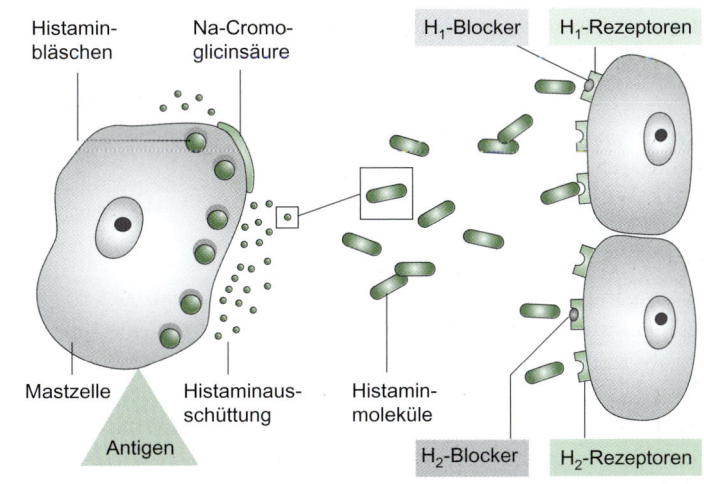

Abb. 9.1 Wirkprinzip von Antihistaminika und Cromoglicinsäure: Nach Antigenkontakt wird Histamin aus den Mastzellen freigesetzt. Cromoglicinsäure hemmt direkt an der Mastzelle diese Histaminfreisetzung. Antihistaminika blockieren die Histaminrezeptoren an den Körperzellen und verhindern so histaminvermittelte Reaktionen wie z. B. Quaddelbildung oder Juckreiz. [L190]

Histaminbläschen · Na-Cromoglicinsäure · H_1-Blocker · H_1-Rezeptoren · Mastzelle · Histaminausschüttung · Histaminmoleküle · Antigen · H_2-Blocker · H_2-Rezeptoren

Dabei wird versucht, durch regelmäßige subkutane Injektion stark verdünnter Antigenextrakte die Bildung von IgG zu provozieren. Diese verdrängen dann bei einem „tatsächlichen" Kontakt mit dem Antigen die symptomauslösenden IgE und besetzen den überwiegenden Teil der Antigene, sodass die Beschwerden des Patienten abnehmen.

Erfolg versprechend ist eine spezifische Hyposensibilisierung v. a. bei relativ jungen Patienten mit kurzer Krankheitsdauer, die nur gegen ein Allergen oder wenige Allergene allergisch sind. Die Behandlung muss über einen längeren Zeitraum, oft über Jahre, fortgeführt werden. Bei Kindern ist manchmal auch eine orale Hyposensibilisierung möglich, die dem Kind die zahlreichen Spritzen erspart. Wegen der erforderlichen hohen Dosen des Antigens, ist die orale Form der Hyposensibilisierung allerdings umstritten. Im Krankenhaus werden insbesondere „Schnelldesensibilisierungen", v. a. gegen Insektengifte, durchgeführt.

Bei Hyposensibilisierung ist immer die Auslösung eines anaphylaktischen Schocks möglich.

Daher muss stets ein Notfalltablett bereitstehen, und der Patient wird nach der Injektion noch eine halbe Stunde beobachtet

Therapie des anaphylaktischen Schocks

VORSICHT
Therapie des anaphylaktischen Schocks
Im anaphylaktischen Schock ist die sofortige Behandlung oft lebensrettend.
- **Allergenzufuhr sofort stoppen**, z. B. Injektion, Infusion, Transfusion unterbrechen
- **Schocklagerung**, d. h. Oberkörper flach und Beine erhöht
- Gabe von **Sauerstoff**
- Gabe von **Adrenalin** langsam i. v. (0,25–1 mg verdünnt in 10 ml NaCl 0,9 %)
- **Volumenmittel**, Infusion von Plasmaexpandern (HAES, Dextran)
- Hoch dosierte Gabe von **Glukokortikoiden** i. v.
- Bei leichtem Schock Gabe von **Antihistaminika** i. v. (z. B. Tavegil®)
- Gabe von **Kalziumglukonat** i. v. (z. B. Kalzium Sandoz®)
- Bei Bronchospasmus Gabe von **Theophyllin** i. v. (z. B. Euphyllin®)
- Bei Larynxödem Intubation

Patienten mit lebensgefährlichen Manifestationen einer Typ-I-Allergie (> 2.4.1) ist eine modifizierte Schockapotheke zur Selbstbehandlung anzuraten, die der Patient möglichst immer bei sich tragen sollte, z. B. beim Spazierengehen für den Fall eines Insektenstichs. Bei der Auswahl der Arzneimittel ist zu beachten, dass sie für die Anwendung durch Laien geeignet sind.

Empfehlenswert sind z. B. ein Adrenalinpräparat zur lnhalation (etwa Adrenalin Medihaler®), ein Glukokortikoid zur oralen oder rektalen Gabe (etwa Urbason® Tbl. bzw. Rectodelt® Supp.) sowie Fertigspritzen mit Adrenalin (Anapen®).

Antiallergika in der Pflege

Eine kausale Maßnahme bei Allergiepatienten ist die **Allergiekarenz** (Expositionsprophylaxe). Darunter versteht man das Meiden der Auslöser (Allergene). Manchmal, etwa wenn ein Patient nur gegen 1 oder 2 Obstsorten allergisch reagiert, ist dies leicht möglich. Welche Schwierigkeiten aber entstehen können, deuten folgende Beispiele an:

Viele Allergene sind versteckt auch dort vorhanden, wo man sie zunächst gar nicht vermutet. Beispiele hierfür sind die zahlreichen – teilweise nicht deklarationspflichtigen – Zusatzstoffe in Nahrungsmitteln oder Textilien. Probleme bereiten zudem **Kreuzallergien**. Darunter versteht man eine zur bisherigen Allergie zusätzlich auftretende Unverträglichkeit gegenüber einem dem bisherigen Allergen strukturell verwandten Stoff.

▶ Eine Allergie ist immer, auch wenn sie z. B. nur als Heuschnupfen auftritt, eine systemische Erkrankung. Häufig sind Patienten zur Allergiezeit dann auch besonders reizbar. Hier muss man als Pflegender u. U. besonders darauf eingehen.
Jeder Patient mit einer Allergie erhält einen **Notfallausweis** (Allergiepass), den er immer bei sich tragen sollte.

Patienten, die zu anaphylaktoiden Reaktionen (starke allergische Reaktionen bis hin zum anaphylaktischen Schock) neigen, sollten darüber hinaus auch immer eine medikamentöse Notfallhilfe mit sich führen.

Dies ist besonders bei Bienen- oder Wespenstichallergie gefordert, da diese häufig eine anaphylaktische Reaktion auslösen.

Trotz Allergenkarenz (soweit möglich) und Hyposensibilisierung bedürfen viele Patienten einer Arzneimitteltherapie. Dabei gelangen v. a. Antihistaminika zur Anwendung, die – je nach Krankheitsbild und Schwere der Erscheinungen – bevorzugt lokal angewendet werden.

Für schwerwiegendere allergische Erkrankungen oder auch bei solchen mit massivem Entzündungsgeschehen bieten sich Glukokortikoide zur symptomatischen Lokaltherapie oder zur systemischen Anwendung an.

Unerwünschte Wirkungen
Gastrointestinale Beschwerden, Miktionsstörungen, Mundtrockenheit, Arrhythmien, Schwindel und Sedierung, u. U. mit Beeinträchtigung der Fahrtüchtigkeit, sind die häufigsten unerwünschten Wirkungen der Antihistaminika.

▶ **Einnahmehinweis**
Wegen der möglichen Sedierung werden perorale Antihistaminika bevorzugt abends verabreicht. Auf weitere sedierend wirkende Arzneimittel oder den Genuss von Alkohol sollte verzichtet werden.

Die Verminderung des Reaktionsvermögens tritt allerdings hauptsächlich bei den Antihistaminika der ersten Generation wie Clemastin, Dimetinden, Ketotifen und Pheniramin auf.

Manche Antihistaminika können außerdem die anticholinergen (dem Botenstoff Acetylcholin entgegengerichteten) Wirkungen von Parasympatholytika (➤ 1.3.4) und einigen Antidepressiva (➤ 4.1.1) verstärken.

Lokal anzuwendende Zubereitungen haben nur wenig unerwünschte Wirkungen oder Wechselwirkungen mit anderen Arzneimitteln.

Mastzellstabilisatoren können vereinzelt zu lokalen Reizungen des Respirationstrakts führen.

▶ Patienten mit besonders „anfälliger" Bronchialschleimhaut (z. B. bei schon bekanntem Asthma bronchiale) müssen bei der Applikation von Mastzellstabilisatoren auf Reizerscheinungen bis hin zum Bronchospasmus überwacht werden.

Bei Glukokortikoiden tritt bei lokaler Dauertherapie v. a. eine Atrophie der behandelten Haut bzw. der Schleimhäute auf (systemische unerwünschte Wirkungen der Glukokortikoide ➤ 5.4.1).

9.3 Immunisierung

Immunität: Unempfänglichkeit eines Organismus für eine Infektion mit pathogenen Mikroorganismen bzw. deren Toxinen (antiinfektiöse bzw. antitoxische Immunität).
Immunisierung: Maßnahmen, um den Körper in den Zustand der Abwehrbereitschaft (Immunität) zu versetzen. Man unterscheidet je nach Mitarbeit des körpereigenen Immunsystems die aktive und die passive Immunisierung.

Immunisierung verstehen

Immunität kann angeboren sein, z. B. die artbedingte Immunität des Menschen gegenüber vielen tierpathogenen Erregern, oder durch einen früheren Antigenkontakt im Rahmen einer natürlichen Infektion bzw. einer Impfung erworben sein.

Bei der erworbenen Immunität sind im Rahmen der Infektion spezifische Antikörper und spezifisch sensibilisierte T- und B-Gedächtniszellen gegenüber dem Mikroorganismus gebildet worden. Diese schützen den Organismus über mehrere Monate bis lebenslang vor einer abermaligen Erkrankung durch den gleichen Mikroorganismus.

Schutzimpfung: künstliche Immunisierung gegen bestimmte Erkrankungen, ohne dass der Betroffene zuvor die Erkrankung durchmachen muss.

Es existieren 2 Arten von **Impfstoffen**, die sich in ihrem Wirkprinzip unterscheiden und jeweils besondere Vor- und Nachteile besitzen: die passiven und die aktiven Impfzubereitungen.

9

9.3.1 Aktive Immunisierung

Aktivimpfstoffe sind Antigenzubereitungen, die den Organismus zur Bildung von Antikörpern und Gedächtniszellen anregen. Durch die Gedächtniszellen (Memory Cells) wird ein jahre- oder auch lebenslanger Schutz erreicht. Hierzu sind oft allerdings mehrere Impfungen in bestimmten Intervallen zur Grundimmunisierung oder auch Auffrischimpfungen nötig.

Bei den Antigenen kann es sich um abgeschwächte Erreger, Bruchstücke der Oberfläche mit Antigeninformationen oder auch Giftstoffe der Erreger handeln. Wichtig ist, dass der Impfstoff einerseits genügend Antigene zur Stimulation des Immunsystems enthält, andererseits das Allgemeinempfinden nicht wesentlich beeinträchtigt.

Zur aktiven Immunisierung ist die Verabreichung von

- **Lebendimpfstoffen** (abgeschwächten Krankheitserregern),
- **Totimpfstoffen** (Antigenen toter Krankheitserreger),
- **Toxoidimpfstoffen** („entschärften" Giftstoffen) möglich.

Der Organismus des Geimpften bildet bei der **aktiven Immunisierung** selbst („aktiv") Antikörper und Gedächtniszellen gegen die Erreger und ist im Falle eines tatsächlichen Eindringens des Erregers in der Lage, diese schnell und meist ohne erkennbare Krankheitszeichen zu vernichten. Toxoid- und Totimpfstoffe sind besser verträglich, aber weniger zuverlässig. Lebendimpfstoffe haben mehr unerwünschte Wirkungen, führen aber häufiger zur erwünschten lebenslangen Immunität.

Während manche Impfungen für alle Personen empfohlen werden (etwa gegen Tetanus, Poliomyelitis und Diphtherie), sind andere nur bei besonderer Gefährdung wie bei Fernreisen angezeigt.

Der Impfkalender der Ständigen Impfkommission des Robert Koch-Instituts (STIKO) empfiehlt bestimmte Impfungen.

Um die Zahl der Injektionen gering zu halten, empfiehlt die STIKO die Verwendung von Kombinationsimpfstoffen. Die Impfempfehlungen werden von der STIKO in engen Zeitabständen aktualisiert. Die von der STIKO empfohlenen Impfungen sind Pflichtleistungen der gesetzlichen Krankenkassen.

9.3.2 Passive Immunisierung

> **Passive Immunisierung**: Übertragung von spezifischen Antikörpern (Immunglobulinen) gegen bestimmte Erreger oder Toxine, die von einem anderen Organismus gebildet worden sind.

Unter **Passivimpfstoffen** versteht man Antikörperzubereitungen (Immunglobulinpräparate, Sera), die aus menschlichem oder auch tierischen Blut gewonnen wurden. Diese „fertigen" Antikörper können sofort nach der Applikation die passenden Antigene neutralisieren und den Körper in einen abwehrbereiten Zustand versetzen. Allerdings hält dieser Schutz nur kurze Zeit (Wochen bis Monate) an.

Immunglobuline werden immer dann gegeben, wenn der Verdacht einer Infektion besteht und ein sofortiger Schutz erforderlich ist. Bei manchen Erkrankungen kann der Krankheitsverlauf durch Gabe spezieller Immunglobuline noch nach Ausbruch der Erkrankung gemildert und das Komplikationsrisiko reduziert werden, z. B. bei Mumps. Der Nachteil der **passiven Immunisierung** ist ihre mit 1–3 Monaten nur kurze Wirksamkeit.

Wann immer möglich, werden homologe Sera, d. h. menschliche (humane) Immunglobuline, verwendet. Im Gegensatz dazu stammen heterologe Sera von Tieren, in erster Linie vom Pferd. Es handelt sich also um Fremdeiweiß mit entsprechend hoher Allergiegefahr.

Pflege bei Immunisierung

Aus Angst vor den unerwünschten Wirkungen der Impfung oder aus Nachlässigkeit lassen viele Eltern ihre Kinder nicht mehr vollständig durchimpfen. Zwar ist unbestritten, dass Impfungen unerwünschte Wirkungen bis hin zu bleibenden Schäden haben können, doch sind diese unerwünschten Wirkungen stets im Verhältnis zu den Gefahren der Erkrankung zu sehen. Bei Beachtung der Gegenanzeigen der jeweiligen Impfungen ist das Risiko eines Impfschadens viel geringer als das Risiko eines bleibenden Schadens nach durchgemachter Erkrankung. Hier darf man aber nicht von „Impfmüdigkeit" sprechen, da sich gerade bei kleinen Kindern Eltern sehr viele

Gedanken über Impfungen machen und auch spezielle Information einholen.

Dem Patienten bzw. bei Kindern den Eltern ist von Seiten der Pflegenden zu erklären, dass nicht jede Impfreaktion eine Impfkomplikation darstellt, sondern auch Zeichen der (erstrebten) Auseinandersetzung des Körpers mit dem Impfstoff sein kann. So sind Lokalreaktionen an der Impfstelle, geringes Fieber in den ersten Tagen nach einer Lebendimpfung oder auch eine leichte Erkrankung (Impfmasern) normal.

Beachtet werden müssen allerdings bekannte Überempfindlichkeiten oder auch Hinweise auf Allergien, z. B. gegenüber Hühnereiweiß oder auch anderen Proteinen, die in Impfstoffen enthalten sein können.

——— Wiederholungsfragen ———

1. Was bewirken Immunmodulatoren? (➤ 9.1)
2. Was ist eine Autoimmunerkrankung? (➤ 9.1.2)
3. Was versteht man unter Immunsuppressiva? Welche Wirkstoffe werden häufig eingesetzt? (➤ 9.1.2)
4. Welche Gefahr besteht grundsätzlich während der Therapie mit Immunsuppressiva? (➤ 9.1.2)
5. Was ist eine Allergie? (➤ 9.2)
6. Wodurch unterscheiden sich aktive und passive Immunisierung? (➤ 9.3)
7. Welche Arzneimittel sollte ein Patient mit einer lebensgefährlichen Ausprägung einer Typ-I-Allergie möglichst bei sich tragen? (➤ 9.2)
8. Welche Arzneimittel werden eingesetzt, um die Abstoßung eines transplantierten Organs zu verhindern? (➤ 9.1)
9. Welche Besonderheiten weisen Lebendimpfstoffe auf? (➤ 9.3)

9

10 Arzneimittel im Urogenitaltrakt

10.1 Diuretika

> **Diuretika**: Arzneimittel, die eine vermehrte Harnausscheidung bewirken.

In den Nephronen (Nierenkörperchen) der Niere wird der Harn gebildet. Zunächst wird in den Glomeruli aus dem durchfließenden Blutplasma der Primärharn produziert, der jedoch neben Abfallprodukten noch sehr viele für den Körper wichtige Stoffe wie Elektrolyte, Glukose und Aminosäuren sowie eine große Menge Wasser enthält (glomeruläre Filtration). Im Tubulus- und Sammelrohrapparat entsteht aus diesem Primärharn der Endharn (Urin), der über die ableitenden Harnwege ausgeschieden wird. Für den Körper wichtige Stoffe werden dabei wieder resorbiert (tubuläre Rückresorption). Diese Rückresorption erfolgt an der Tubuluswand über verschiedene Transporter (Carrier). Einige Stoffe, wie organische Säuren oder Basen, werden im Tubulusapparat jedoch auch aktiv in den Harn abgegeben (tubuläre Sekretion).

Diuretika (➤ Tab. 10.1) greifen an unterschiedlichen Orten im Tubulus- und Sammelrohrapparat an und verhindern v. a. die Rückresorption von Kochsalz und auch die damit verbundene Rückresorption von Wasser. Somit wird eine größere Menge Urin ausgeschieden.

Indikationen für Diuretika sind weniger Harnwegs- und Nierenerkrankungen, sondern durch andere Erkrankungen verursachte Störungen des Wasserhaushalts:

- Akute Ödeme, z. B. Lungenödem
- Chronische Ödeme
- Hypertonie (➤ 6.2.1)
- Herzinsuffizienz (➤ 6.1.1)
- Forcierte Diurese, z. B. bei akutem Nierenversagen
- Diabetes insipidus (➤ 5.1)

Diuretika verstehen

Thiazide greifen am frühdistalen Tubulus an und hemmen die tubuläre Rückresorption von Natrium und Chlorid durch Hemmung des Na^+/Cl^--Transporters. Sie hemmen somit die Aufnahme von Kochsalz aus dem Tubuluslumen.

Schleifendiuretika sind stark wirksame Diuretika mit sehr ausgeprägter, allerdings nur kurzer Wirkung. Sie greifen am dicken aufsteigenden Schleifenschenkel der Henle-Schleife (➤ Abb. 10.1) an. Dort hemmen sie den $Na^+/K^+/Cl^-$-Transporter und so die Rückresorption von Natrium, Kalium und Chlorid. Neben den oben genannten allgemeinen Indikationen werden Schleifendiuretika auch beim Lungenödem, zur Prophylaxe des akuten Nierenversagens, bei Niereninsuffizienz und zur forcierten Diurese angewendet.

Thiazide und Schleifendiuretika führen zu einem Verlust an Kalium- und Magnesiumionen. Durch eine Kombinationstherapie mit kaliumsparenden Diuretika, die Kalium- und in geringerem Umfang auch Magnesiumionen zurückhalten, können Kaliumverluste ausgeglichen werden. **Kaliumsparende Diuretika** greifen am spätdistalen Tubulus und am Sammelrohr an. Zu ihnen gehören die **Aldosteronantagonisten**, die den Aldosteronrezeptor blockieren. Wichtige Indikationen für Aldosteronantagonisten sind neben der Kombinationstherapie mit anderen Diuretika die chronische Herzinsuffizienz und Ödeme, die mit einem Hyperaldosteronismus verbunden sind, z. B. bei Leberzirrhose. Kaliumsparende Diuretika vom **Cyclo-amidin-Typ** wirken durch Blockade von Natriumkanälen an der luminalen Membran. Sie werden nur in Kombination mit anderen Diuretika verwendet.

Pflanzliche Diuretika

Tees und Fertigpräparate mit pflanzlichen Diuretika enthalten z. B. Goldrutenkraut, Hauhechel-, Petersilien-, Liebstöckelwurzel und Schachtelhalmkraut. Sie wirken durch ätherische Öle, Saponine und Fla-

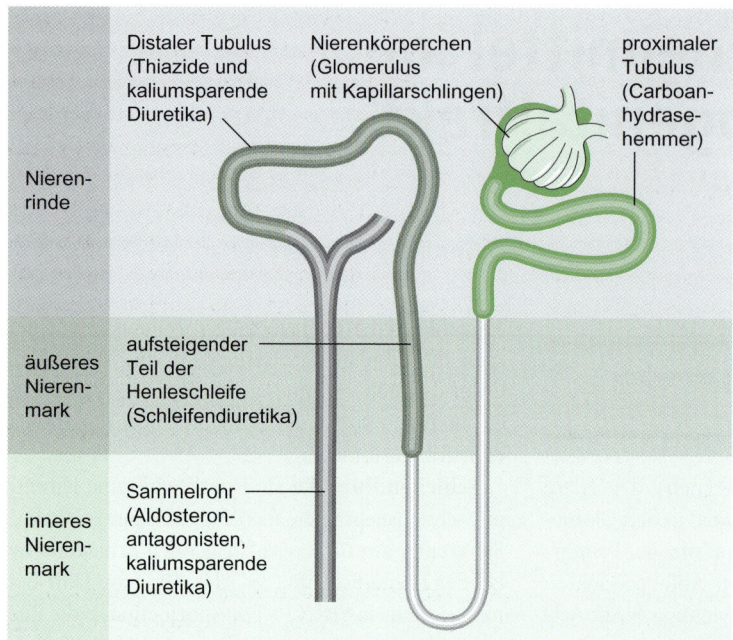

Distaler Tubulus (Thiazide und kaliumsparende Diuretika)

Nierenkörperchen (Glomerulus mit Kapillarschlingen)

proximaler Tubulus (Carboan-hydrase-hemmer)

Nieren-rinde

äußeres Nieren-mark

aufsteigender Teil der Henleschleife (Schleifendiuretika)

inneres Nieren-mark

Sammelrohr (Aldosteron-antagonisten, kaliumsparende Diuretika)

Abb. 10.1 Wirkorte der Diuretika [L157].

Tab. 10.1 Diuretika.

Diuretikagruppe	Ausscheidung		Wirkstoff	Handelspräparate (Beispiele)	Dosierung
	erhöht	verringert			
Thiazide	Natrium, Chlorid, Kalium, Magnesium	Kalzium, Phosphat	Hydrochlorothia-zid	Disalunil®	25 mg
			Xipamid	Aquaphor®	20–40 mg
			Indapamid	Natrilix®	2,5 mg
Schleifendiuretika	Natrium, Chlorid, Kalium, Magnesium, Kalzium		Furosemid	Lasix®, Diurapid®,	20–80 mg
			Piretanid	Arelix®	3–12 mg
			Torasemid	Torem®	10–200 mg
Aldosteronanta-gonisten	Natrium, Chlorid	Kalium, Mag-nesium	Spironolacton	Aldactone®	25–100 mg
Cycloamidintyp-Diuretika			Triamteren	In Triampur composi-tum®	25 mg
			Amilorid	In Amiloretik®	2,5–10 mg

vonoide und erhöhen die ausgeschiedene Harnmenge v. a., indem sie die Nierendurchblutung fördern. Ätherische Öle reizen das Nierengewebe und sind deshalb nicht bei Nierenerkrankungen oder zum Dauergebrauch geeignet. Pflanzliche Diuretika werden v. a. für Durchspülungskuren genutzt.

Bei allen Entzündungen können solche Durchspülungskuren den Heilungsprozess fördern. Dabei wird durch größere Trinkmengen und harntreibende Heilpflanzen die Ausschwemmung der Bakterien aus den Harnwegen gefördert.

Hierzu ist besonders Goldrutenkraut geeignet. Es werden 4-mal täglich jeweils 1 Tasse Goldrutentee (1 TL Kraut/Tasse, 15 Minuten ziehen lassen) getrunken.

VORSICHT

Bei Herzerkrankungen, chronischem Nierenversagen sowie Dialyse, also auch bei bestimmten Nierenerkrankungen, dürfen keine Durchspülungskuren durchgeführt werden. Irreführend ist in diesem Zusammenhang auch die Bezeichnung „Blasen- und Nierentee", der i.d.R. zur Durchspülung verwendet wird.

Um bei einer Rhabdomyolyse bzw. anderen Erkrankungen mit einem sehr hohen Anstieg der Kreatinkinase einem Nierenversagen vorzubeugen, muss eine forcierte Diurese unter Kontrolle der Flüssigkeitsbilanz und der Elektrolyte durchgeführt werden.

Therapie des Nierenversagens

Im Vordergrund steht die Therapie der Krankheitsursachen, die je nach Grunderkrankung sehr unterschiedlich sein kann (z.B. Kreislaufstabilisierung und Wiederherstellung der Durchblutung, Infektionsbehandlung). In engem Zusammenhang damit müssen die Symptome des akuten Nierenversagens (ANV) behandelt werden. Wichtig ist v.a. die Steigerung der Urinausscheidung. Dazu werden Diuretika, i.d.R. **Furosemid**, eingesetzt. Thiazide und osmotisch wirksame Diuretika sind nicht geeignet. Gleichzeitig muss der Wasser- und Elektrolythaushalt ausgeglichen und der Kreislauf stabilisiert werden. In der polyurischen Phase muss aufgrund der hohen Urinausscheidung unbedingt auf eine ausreichende Flüssigkeitszufuhr geachtet werden.

Auch bei chronischem Nierenversagen muss zunächst die Therapie der Grunderkrankung versucht werden, z.B. durch **Antibiotikagabe** bei Nierenbeckenentzündung. Zur Vermeidung eines terminalen Nierenversagens wird schnellstmöglich der Ausgleich des Wasser- und Elektrolythaushalts angestrebt. Die Hypertonie ist mit blutdrucksenkenden Arzneimitteln (> 6.2.1) zu behandeln. Zur Entlastung der Nieren ist eine eiweiß- und salzarme Diät günstig. Die Anämie wird mit Erythropoetin (> 6.3.2) behandelt.

Als Diuretikum der Wahl wird **Furosemid** eingesetzt. Zur Therapie der Ödeme bei beginnendem Nierenversagen beträgt die Initialdosis 40 mg. Bei unzureichender Diurese können nach 6 Stunden eine weitere Dosis von 80 mg und nach weiteren 6 Stunden nochmals 160 mg oral verabreicht werden. Die Erhaltungsdosis beträgt 40–80 mg pro Tag.

Bei Fortschreiten des Nierenversagens können Dosen von 500 bis maximal 1.500 mg täglich notwendig sein. Zu beachten ist eine mögliche Diuretikaresistenz. Thiaziddiuretika sind unter einer glomerulären Filtrationsrate von 20 ml/min wirkungslos und dürfen nicht gegeben werden. Bei bestehender Niereninsuffizienz (Kreatinin-Clearance < 30 ml/min) sind sie unwirksam. Kaliumsparende Diuretika sind wegen der Gefahr der Hyperkaliämie kontraindiziert.

Diuretika in der Pflege

Bei **Nierenerkrankungen** kann zur Entlastung der Nieren eine salz- und eiweißarme Diät notwendig werden.

Der durch die Diurese bedingte Gewichtsverlust darf 1 kg pro Tag nicht überschreiten. Es ist auf eine Hypovolämie (verringerte Blutmenge) und Elektrolytverschiebungen im Blut zu achten.

Anwendungshinweise

Furosemid wird als Tablette morgens oder in 2–3 Dosen über den Tag verteilt eingenommen. Eine Gabe vor der Nachtruhe soll nur bei unbedingter Notwendigkeit erfolgen. Dann weist der Pflegende den Patienten auf die in der Nacht zu erwartende Ausscheidung hin.

Bei fortschreitendem Nierenversagen werden ansteigende Dosen i.v. oder über Perfusor appliziert.

Furosemid (z.B. Lasix®) muss bei i.v.-Gabe unbedingt langsam (< 4 mg/min) injiziert werden. Bei schnellerer Injektion können Hypotension, Hörstörungen und Hörverlust auftreten. Furosemid ist lichtempfindlich: Es darf nicht i.v. appliziert werden, wenn die Injektionslösung gelblich ist.

10

Ausscheiden

Durch die Gabe von Diuretika steigt die Urinmenge stark an. Bei oraler Gabe von Furosemid tritt die Wirkung nach 30–60 Minuten ein, bei intravenöser Gabe bereits nach 15 Minuten. Die Pflegenden weisen den Patienten auf den zu erwartenden häufigeren Harndrang hin. Bei inkontinenten Patienten wird evtl. eine der höheren Harnmenge angepasste Hilfsmittelversorgung notwendig.

Essen und trinken

Werden keine Kombinationspräparate mit kaliumsparenden Diuretika eingesetzt, kann es bei längerer Therapie zu einem Kaliummangel kommen. Diesem kann der Patient vorbeugen, indem er sich entsprechend ernährt. Die Pflegenden empfehlen nach Rücksprache mit dem Arzt dem Patienten, viel Fleisch, Bananen, Trockenobst, Kartoffeln, Tomaten und Kohl zu essen.

Bei Diuretikatherapie (Ausnahme: Dialysepatienten) müssen 2–2,5 l Flüssigkeit am Tag getrunken werden. Die Pflegenden achten darauf, dass der Patient ausreichend trinkt.

Unerwünschte Wirkungen

Bei allen Diuretika kann es bei eintretender Diurese zu erheblichen Flüssigkeits- und Elektrolytverschiebungen kommen. Unter Furosemidtherapie sind deshalb der Wasser- und Elektrolythaushalt (Flüssigkeitsein- und -ausfuhr, Kaliumwerte) sowie die harnpflichtigen Substanzen regelmäßig zu kontrollieren.

VORSICHT

Bei oligo-/anurischen, nicht überwässerten Patienten sind Thiazide und Furosemid wegen der Gefahr eines terminalen Nierenversagens und Hörverlustes kontraindiziert. Schwere Nierenfunktionsstörungen gehören zu den Kontraindikationen der kaliumsparenden Diuretika.

▶ Bevor wegen einer Oligo-/Anurie Diuretika verabreicht werden, muss der Flüssigkeitshaushalt stabilisiert werden. Häufig „springt" nach Traumen durch eine ausreichende Flüssigkeitstherapie die Urinausscheidung wieder an.

Der Patient sollte auf die Gefahr einer orthostatischen Reaktion hingewiesen werden. Patienten mit Blutdruckabfällen werden von den Pflegenden auf die Toilette begleitet. Auch achten diese auf die Entstehung einer Exsikkose: Übelkeit und Durstgefühl können auftreten. Sonnen- und UV-Strahlen sind zu vermeiden.

Wechselwirkungen bei Diuretika- und Laxanzieneinnahme

Bei der Gabe von Diuretika können Wasser- und Elektrolytstörungen auftreten (Hyponatriämie, -kaliämie, -magnesiämie, -chlorämie und Hyperkalzämie, ➤ 8.5). Dabei kann es zu allgemeiner Schwäche, Durstgefühlen, Krämpfen, Schläfrigkeit, einer metabolischen Alkalose und Mundtrockenheit kommen. Bei einer therapieresistenten Entgleisung der Elektrolytwerte, orthostatischen Regulationsstörungen, Überempfindlichkeitsreaktionen oder gastrointestinaler oder zentralnervöser Unverträglichkeit ist die Therapie abzubrechen. Besonders relevante Wechselwirkungen treten bei einer gleichzeitigen Herzglykosid- und Laxanzientherapie auf. Bei einer Laxanziengabe kommt es zu Wasser- und Elektrolyt- und v. a. auch zu Kaliumverlusten. Diese können wiederum die Herzglykosidwirkung in unerwünschtem Ausmaß verstärken. Bei einer längeren Diuretikatherapie müssen Serumelektrolyte, aber auch Kreatinin und Harnstoff, Blutfettwerte, Harnsäure, Blutzucker und Blutbild kontrolliert werden.

▶ Laxanzien werden von vielen Patienten ohne Befragen oder Kenntnis ihres Arztes eingenommen. Den Pflegenden ist es durch den intensiveren Kontakt zum Patienten möglich, durch vorsichtiges Fragen nach weiteren Arzneimitteln oder durch Beobachtung des Umfeldes die Gefahr der zusätzlichen Einnahme von Laxanzien zu erkennen.

10.2 Arzneimittel bei Miktionsstörungen

Die Therapie von Miktionsstörungen umfasst die ursächliche Behandlung z. B. von Nieren- und Harnwegsinfektionen, aber auch eine gezielte medikamentöse Beeinflussung der Blasenfunktion, v. a. dann, wenn eine ursächliche Therapie nicht möglich ist.

Miktionsstörungen: Veränderungen oder Störungen bei der Blasenentleerung.

Arzneimittel bei Miktionsstörungen verstehen

In einigen Fällen ist eine kausale (ursächliche) Behandlung der Miktionsstörungen möglich, z. B. durch Hormontherapie bei postmenopausalen Frauen, Arzneimitteltherapie bei benigner Prostatahyperplasie (BPH), Herzinsuffizienz, Nierenentzündung oder die Beseitigung von Verlegungen der Harnwege.

Darüber hinaus werden bei Miktionsstörungen Wirkstoffe eingesetzt, die im vegetativen Nervensystem angreifen. Der innere Schließmuskel (Sphinkter) und die Blasenwandmuskulatur (Detrusor) werden durch sympathische und parasympathische Nervenimpulse beeinflusst (➤ 1.3.4). Parasympatholytika und Spasmolytika (➤ 3.3.1) bewirken eine Blasenwanderschlaffung, Parasympatholytika auch eine Kontraktion des inneren Schließmuskels. Parasympathomimetika führen umgekehrt zu einer Kontraktion der Blasenwandmuskulatur und einer Schließmuskelerschlaffung. Je nachdem, welche Ursache der Miktionsstörung zugrunde liegt, werden auch Sympatholytika und Sympathomimetika eingesetzt (➤ Tab. 10.2).

Therapie der Harninkontinenz

Die **Therapie der Harninkontinenz** ist entsprechend der verschiedenen Ursachen sehr unterschiedlich. Zuerst muss versucht werden, die Grunderkrankung zu behandeln, z B. die BPH beim Mann, Harnsteine oder Entzündungen.

Die **Dranginkontinenz** ist medikamentös gut zugänglich. Bei Verwendung von Parasympatholytika liegt die Erfolgsquote bei mehr als 80 %. Mittel der Wahl ist Tolterodin (Detrusitol®). Ältere Substanzen sind Trospiumchlorid (Spasmex®) und Propiverin (Mictonorm®).

Bei **Stressinkontinenz** sind medikamentöse Therapieansätze weniger erfolgreich. Hier werden indirekte Parasympathomimetika wie Distigminbromid (Ubretid®) eingesetzt. Die besten Therapieerfolge werden jedoch durch gezielte und regelmäßige **Beckenbodengymnastik** erzielt. Bei schweren Formen ist eine Operation Mittel der Wahl.

Parasympatholytika (➤ 1.3.4) senken die nervale Aktivierung der Blasenentleerungsmuskulatur (Detrusortonus) und erhöhen indirekt die nervale Aktivierung des Blasenschließmuskels (Sphinktertonus). Sie dämpfen demnach die Entleerung und aktivieren den Verschluss der Blase über das vegetative Nervensystem, v. a. ein zu frühes Zusammenziehen der Blasenentleerungsmuskulatur und damit eine Druckerhöhung in der Blase wird verhindert. **Trospiumchlorid** (Spasmex®) zeichnet sich durch eine deutlich längere Wirksamkeit im Vergleich zum Butylscopolamin aus. Es wird bei Drang- und Reflexinkontinenz, Pollakisurie und Nykturie eingesetzt. **Tolterodin** (Detrusitol®) ist Mittel der Wahl bei Dranginkontinenz sowie instabiler Blase mit Pollakisurie.

Tab. 10.2 Arzneimittel zur Beeinflussung von Miktionsstörungen.

Wirkstoff	Handelspräparate	Wirkstoffgruppe	Indikation
Oxybutynin, Propiverin	Cystonorm®, Mictonorm®	Spasmolytika	Blasenentleerungsstörungen (Detrusorhyperaktivität, Nykturie, Pollakisurie, Reizblase, Dranginkontinenz)
Tolterodin, Trospiumchlorid	Detrusitol®, Spasmex®	Parasympatholytika	Blasenentleerungsstörungen durch Detrusorinstabilität und -hyperaktivität (Pollakisurie, Reizblase, Dranginkontinenz), Nykturie
Phenoxybenzamin	Dibenzyran®	Sympatholytika (α-Antagonisten)	Neurogene Blasenentleerungsstörungen, bei denen ein erhöhter Tonus des Blasenschließmuskels infolge Überstimulation von α-Rezeptoren vorliegt
Distigminbromid	Ubretid®	Parasympathomimetika (indirekte)	Postoperative Blasenatonie, Blasenentleerungsstörungen mit hypotonem (zu wenig aktivem) Detrusor
Midodrin	Gutron®	Sympathomimetika (α-Agonisten)	Stressinkontinenz

10

VORSICHT
- Bei verminderter Nierenfunktion (Kreatinin-Clearance < 20 ml/min) und eingeschränkter Leberfunktion wird die Dosis reduziert.
- Nicht bei Patienten mit Harnretention (z. B. bei BPH, ➤ 10.3) anwenden.

Distigminbromid (Ubretid®) ist ein indirektes Parasympathomimetikum (➤ 1.3.4) und wird bei Stressinkontinenz und neurogener Blasenstörung mit hypotonem Detrusor (Entleerungsmuskulatur der Blase wird nicht ausreichend durch Nervenimpulse angeregt) eingesetzt.

Arzneimittel bei Miktionsstörungen in der Pflege

Die Harninkontinenz ist für viele Betroffene ein Tabuthema. Die Pflegenden wirken darauf hin, dass die Patienten lernen, ihr Problem aktiv anzugehen. Der Besuch eines Facharztes ist unbedingt zu empfehlen, ggf. können Selbsthilfegruppen oder Psychotherapie hilfreich sein. Ein Inkontinenzberater sollte hinzugezogen werden, um eine individuelle Inkontinenzversorgung mit dem Patienten abzusprechen und zu organisieren. Zur Unterstützung der therapeutischen Maßnahmen kann ein Blasenentleerungsprotokoll geführt werden.

Ältere Menschen sollten die Toilette schnell erreichen können. Manche „Inkontinenz" ist nämlich dadurch bedingt, dass der Betroffene zwar den Harndrang verspürt, die Toilette aber nicht schnell genug erreichen kann. In diesem Fall kann man Patienten anraten, in häufigen regelmäßigen Abständen zur Toilette zu gehen.

Bei Inkontinenzpatienten muss auf eine gute Hautpflege geachtet werden. Durch das ständige feuchte Milieu sind Intertrigo („Windeldermatitis"), aber auch Pilzinfektionen häufige Komplikationen.

Kann die Inkontinenz durch die therapeutischen Maßnahmen nicht oder nicht völlig beseitigt werden, hilft nur eine individuell zugeschnittene **Inkontinenzversorgung** mit verschiedenen Einlagen. Bei wenig selbstständigen Patienten mit schwerer Ausprägung können Inkontinenzhosen verwendet werden, was die Patienten allerdings von einer Hilfskraft abhängig macht. Bei älteren Männern können Urinale oder Beinbeutel hilfreich sein.

Viele **Inkontinenzpatienten** reduzieren ihre Trinkmenge, um den Harnabgang zu vermindern. Konzentrierter Harn verstärkt jedoch die Drangsymptomatik. Gleichzeitig werden durch zu geringe Trinkmengen andere Nierenerkrankungen (wie die Bildung von Harnsteinen und die Entstehung von Infektionen) begünstigt. Die Pflegenden achten deshalb unbedingt auf ausreichende Trinkmengen (2–3l/Tag). Auf den Genuss größerer Mengen Kaffee, Tee oder Cola sollte bei Inkontinenz jedoch verzichtet werden, da durch die harntreibende Wirkung des Koffeins die Problematik meist verschlechtert wird. Stattdessen sind Kräutertees, Mineralwasser oder Fruchtsaftschorle zu bevorzugen. Bei der Teeauswahl sollte ebenfalls auf harntreibende Inhaltsstoffe wie Hagebutten, Goldrute oder Brennnessel verzichtet werden.

Es gibt ein großes Sortiment von Hilfsmitteln, das **Inkontinenzpatienten** im Alltag sehr nützlich sein kann. Aufgabe der Pflegenden ist hier, den Patienten bei der Auswahl geeigneter Produkte zu unterstützen oder ergänzend eine Inkontinenzberatung durch eine Fachkraft zu organisieren.

Bei stationärer Entlassung von Inkontinenzpatienten ist, wie bei anderen Einschränkungen natürlich auch, eine genaue **Überleitungspflege** anzustreben. Viele Probleme in der häuslichen Pflege können durch dieses Instrument schon in der Entstehung verhindert werden. Krankenhäuser richten in zunehmenden Maße Case Manager ein.

Einnahmehinweise

Die **Parasympatholytika** können unabhängig vom Essen eingenommen werden. Retardzubereitungen müssen jedoch unzerkaut geschluckt werden. Bei **Distigminbromid** erfolgt die Einnahme morgens nüchtern 1 Stunde vor dem Frühstück.

Unerwünschte Wirkungen

Bei Parasympatholytika, die bei Miktionsstörungen, als Spasmolytika und bei Inkontinenz eingesetzt werden, treten anticholinerge Nebenwirkungen (Verringerung der Wirkung des Neurotransmitters Acetylcholin) wie Hemmung der Schweißsekretion, Mundtrockenheit, Blutdrucksenkung, Pulserhöhung und Obstipation auf. Diese unerwünschten Wirkungen sind relativ harmlos und verschwinden nach einiger Zeit oft von selbst. Die Pflegenden können mit einfachen Gegenmaßnahmen Abhilfe schaffen (➤ 4.1.1, ➤ Tab. 4.2).

Wie bei allen den Parasympathikus beeinflussenden Substanzen ist die **Fahrtauglichkeit** wegen Veränderungen an den Pupillen und Akkommodationsstörungen eingeschränkt. Die Pflegenden weisen den Patienten darauf hin.

Aufgrund des Wirkungsmechanismus können bei **Trospiumchlorid** und **Tolterodin** folgende unerwünschte Wirkungen auftreten:
- Mundtrockenheit
- Leichte Tachykardie
- Dyspepsie
- Obstipation
- Reduzierter Tränenfluss

Die meisten unerwünschten Wirkungen sind dosisabhängig. Generell scheint Tolterodin nebenwirkungsärmer zu sein als andere Substanzen der gleichen Wirkstoffklasse.

Distigminbromid sollte nicht bei Asthma, Morbus Parkinson und Spasmen des Magen-Darm-Trakts und der Harnwege verwendet werden. Es können Übelkeit und Diarrhö sowie Schweißausbrüche auftreten. Die Pflegenden achten insbesondere bei den meist älteren Patienten auf mögliche Bronchospasmen, Bradykardie und Hypotonie.

10.3 Arzneimittel bei benigner Prostatahyperplasie

Eine gutartige Vergrößerung der Prostata, die **benigne Prostatahyperplasie** (BPH), geht vom direkt um die Harnröhre gelegenen Gewebe aus. Dieses kann in Richtung Harnröhre oder in Richtung Randbezirke wachsen. Das Wachstum in Richtung Harnröhre führt zur Einengung des Blasenausgangs und es kommt zu Miktionsstörungen.

Arzneimittel bei Prostatahyperplasie verstehen

α-Adrenozeptorenblocker
Die **Blockade der α-Rezeptoren** führt zur Erschlaffung der glatten Muskulatur des Blasenhalses, der Harnröhre und der Prostata. Dadurch wird der Harnabfluss erleichtert. Bevorzugt werden bei BPH Substanzen, die weniger stark blutdrucksenkend wirken – wie **Alfuzosin** (Uroxatral®) oder **Tamsulosin** (Alna®) –, eingesetzt.

5α-Reduktasehemmstoffe
Die Substanz **Finasterid** (Proscar®) blockiert die Umwandlung von Testosteron in 5α-Dihydrotestosteron, wodurch in der Prostata die Konzentration von Dihydrotestosteron um 70–80 % sinkt. Hierdurch verringert sich das Prostatavolumen um ca. 20 % und ein weiteres Wachstum wird verhindert oder verlangsamt.

Phytopharmaka
Zur symptomatischen Therapie (vorzugsweise bei leichteren Formen der BPH und zur Prophylaxe) werden Extrakte aus **Kürbissamen, Zwergpalmenfrüchten** (Sabalfrüchten) und **Brennnesselwurzeln** verwendet. Nachgewiesen ist eine antiödematöse (gegen Ödeme) und antiphlogistische (entzündungshemmende) Wirkung. Für Sabalfrüchte wurde dosisabhängig eine Hemmung der 5α-Reduktase (wie bei Finasterid) nachgewiesen.

Arzneimittel bei Prostatahyperplasie in der Pflege

Patienten sollten kalte oder hochprozentige alkoholische Getränke sowie Kälteexposition vermeiden, da hierdurch das Risiko eines Harnverhaltes steigt. Auch das Trinken großer Flüssigkeitsmengen kann durch Blutüberfüllung der Prostata zu einer Verschlechterung der Miktion führen.

Anwendungshinweise
Die α-**Adrenozeptorenblocker** liegen alle als Retardarzneiformen vor. Sie werden am besten nach dem Frühstück und immer unzerkaut eingenommen. α-Adrenozeptorenblocker lindern akute Beschwerden am schnellsten. Im Gegensatz dazu wirkt **Finasterid** erst nach einigen Tagen bis 2 Wochen. Die Pflegenden klären den Patienten darüber auf, damit er die Therapie nicht in der Annahme, die Arzneimittel würden nicht helfen, vorzeitig beendet.

Die **Phytopharmaka**, z. B. Granufink Prosta® oder Prostagutt forte®, werden je nach Gehalt an

10

Drogenextrakt 2–3-mal täglich unzerkaut mit Wasser eingenommen.

Unerwünschte Wirkungen

Bei α-**Adrenozeptorenblockern** können aufgrund ihrer Wirkung an den α-Rezeptoren folgende unerwünschte Wirkungen auftreten: Schwindel (v. a. beim Aufstehen am Morgen), Kopfschmerzen, Herzklopfen, Übelkeit, Erbrechen.

Bei **Finasterid** können Impotenz, Verminderung der Libido und Gynäkomastie (Vergrößerung der Brust) auftreten. Diese unerwünschten Wirkungen sind jedoch nach Absetzen des Präparates reversibel.

> **VORSICHT**
> Finasterid senkt das prostataspezifische Antigen (PSA), sodass ein möglicher Tumor unerkannt bleiben kann.

10.4 Arzneimittel bei erektiler Dysfunktion

Erektile Dysfunktion (Impotentia coeundi): Unfähigkeit zur normalen Gliedversteifung (Erektion), die für den Mann Voraussetzung ist für den befriedigenden Vollzug des Geschlechtsverkehrs.

Arzneimittel zur Behandlung der erektilen Dysfunktion verstehen

Zur Therapie der erektilen Dysfunktion werden zunächst die Ursachen für die Störung diagnostiziert, um eine entsprechende Therapie einleiten zu können. Bei psychisch bedingter erektiler Dysfunktion kann ein Langzeit-Therapieversuch mit dem α-Rezeptorenblocker **Yohimbin** (Yohimbin Spiegel®) über 6 Wochen erfolgen. Bei der Hälfte der Betroffenen führt die Therapie zur Verbesserung der Erektionsfähigkeit.

Arzneistoffe, die in direktem Zusammenhang mit dem Geschlechtsverkehr angewendet werden, sind **Prostaglandinpräparate** und **Phosphodiesterasehemmer** (➤ Tab. 10.3).

Diese Stoffe sind nicht mit **Aphrodisiaka** gleich-zusetzen, die vor allen Dingen den Geschlechtstrieb (Libido) erhöhen.

Phosphodiesterasehemmer

Zu dieser Stoffgruppe gehören **Sildenafil** (Viagra®), **Vardenafil** (Levitra®) und **Tadalafil** (Cialis®). Die Wirkung beruht auf der Hemmung des Enzyms Phosphodiesterase 5 (PDE-5-Inhibitoren). Dieses katalysiert den Abbau des Botenstoffes cyclisches Guanosinmonophosphat (cGMP), welcher wiederum für die Füllung der Schwellkörper zuständig ist. Durch die Enzymblockade kann cGMP nun stärker und länger wirken, was bei 80 % der Anwender zur Erektion führt.

Prostaglandine

Prostaglandine sind nicht nur an Schmerz- und Entzündungsprozessen oder an der Uteruskontraktion beteiligt, sondern regulieren außerdem die lokale Gefäßweite. Prostaglandin E_1, welches auch **Alprostadil** genannt wird, hat eine stark vasodilatierende (gefäßerweiternde) Wirkung. Diese wird nicht nur zur Behebung von Gefäßverschlüssen, sondern auch zur Erektionsauslösung eingesetzt. Der Wirkstoff wird mittels einer vom Patienten erlernbaren Technik direkt in den Schwellkörper (**Schwellkörperautoinjektionstechnik**: SKAT) injiziert. Möglichst auch eine intraurethrale Applikation mit Stäbchen, die in die Harnröhre eingeführt werden. Aufgrund der arteriellen Durchblutungssteigerung entsteht die Erektion.

> **Alprostadil** steigert die Blutgerinnung und ist daher bei thrombose- und emboliegefährdeten Patienten kontraindiziert.

Arzneimittel zur Behandlung der erektilen Dysfunktion in der Pflege

- Die Resorption von Sildenafil und Vardenafil kann durch gleichzeitige Nahrungsaufnahme behindert werden; die Nüchterneinnahme verbessert die Resorptionsquote.
- Tadalafil kann ohne Beeinträchtigung mit der Nahrung eingenommen werden.
- Aufgrund der langen Halbwertszeit darf Tadalafil nicht mehrmals am Anwendungstag eingenommen werden, auch wird eine tägliche Nutzung nicht empfohlen.

10

Tab. 10.3 Therapeutika der erektilen Dysfunktion unterscheiden sich hinsichtlich ihrer Applikation, dem Wirkeintritt und der Wirkdauer.

Wirkstoff	Handelspräparate	Applikationsart	Dosierung	Dauer bis zum Wirkeintritt (min)	Wirkdauer
Alprostadil	Caverject® Muse®	Schwellkörperauto-injektion	2,5–5 µg	5–10	30–60 min
		Intraurethral	0,25–1 mg	5–10	30–60 min
Sildenafil	Viagra®	Peroral	50 mg	40	4 h
Vardenafil	Levitra®	Peroral	5–20 mg	20	4 h
Tadalafil	Cialis®	Peroral	10–20 mg	15–30	< 36 h

Unerwünschte Wirkungen

VORSICHT

Phosphodiesterasehemmer (PDE-5-Inhibitoren) dürfen nicht gleichzeitig mit organischen Nitraten (➤ 6.1.2) verabreicht werden, da lebensbedrohliche Kreislaufzusammenbrüche drohen. Patienten, denen PDE-5-Inhibitoren verordnet werden, müssen ausdrücklich darauf hingewiesen werden, im Falle von pectanginösen Beschwerden *keine* Nitrate anzuwenden bzw. zu erhalten. Patienten mit schweren kardiovaskulären Erkrankungen dürfen Phosphodiesterasehemmer nicht anwenden.

Bei gleichzeitiger Anwendung von Phosphodiesterasehemmern und Nitraten sind schon Todesfälle vorgekommen. Da Viagra® auch in bedeutenden Mengen über den Schwarzhandel vertrieben wird, ist eine Aufklärung der betroffenen Patienten über diese schwerwiegende Wechselwirkung dringend notwendig.

Als unerwünschte Wirkung der **Prostaglandine** werden von den Anwendern häufig Penisschmerzen genannt.

▶ Diagnostik, Therapie und Kontrolle des Therapieerfolgs sind oft belastend für den Patienten. Die Pflegenden sollten den Patienten entsprechend unterstützen und auf Einhaltung der Intimsphäre achten.

Sind medikamentöse Therapien nicht erfolgreich, kann (je nach Ursache) auf operative Maßnahmen zurückgegriffen werden.

───── **Wiederholungsfragen** ─────

1. Welche Arzneimittel können Miktionsstörungen beeinflussen und zu welchen Wirkstoffgruppen gehören sie? (➤ 10.2)
2. Wie wirken Diuretika und bei welchen Indikationen kommen sie zum Einsatz? (➤ 10.1)
3. Welche Bedeutung haben kaliumsparende Diuretika? (➤ 10.1)
4. Worauf weisen die Pflegenden den Patienten bei neu angeordneter Diuretikatherapie hin? (➤ 10.1)
5. Welche Wechselwirkungen treten bei gleichzeitiger Einnahme von Diuretika und Laxanzien auf? (➤ 10.1)
6. Wie wirken die verschiedenen Wirkstoffgruppen bei BHP? (➤ 10.3)
7. Wie therapiert man eine erektile Dysfunktion? (➤ 10.4)
8. Bei Therapie mit welchen anderen Arzneimitteln dürfen Phosphodiesterasehemmer (z. B. Viagra®) keinesfalls angewendet werden? (➤ 10.4)

10

11 Arzneimittel im Respirationstrakt

11.1 Antitussiva und Expektoranzien

Husten (Tussis): willkürlich oder unwillkürlich ausgelöste, unter Sprengung eines vorangehenden Stimmritzenschlusses erfolgende explosive Entleerung von Luft aus den tieferen Atemwegen und der Lunge. Der Hustenreflex ist ein Schutzreflex, der die Atemwege von Fremdkörpern und anderen schädigenden Reizen freihält.

Der **Husten** als wichtiges Symptom einer Atemwegserkrankung kann auf unterschiedliche Weise mit Arzneimitteln beeinflusst werden. **Antitussiva** (Hustenstiller) unterdrücken den Hustenreflex, sodass die Häufigkeit und Intensität der Hustenstöße verringert werden (antitussive Wirkung). Dies ist jedoch nur bei unproduktivem Husten oder nachts erwünscht, da der Husten als Krankheitssymptom zwar lästig ist, jedoch eine wichtige Funktion bei der Reinigung der Atemwege erfüllt.

Bei produktivem Husten sind **Expektoranzien** (Hustenlöser) indiziert. Der gebildete Schleim in den Atemwegen kann durch sie besser abgehustet werden (auswurffördernde Wirkung).

Husten

Husten kann Ausdruck einer harmlosen Erkältung, aber auch Anzeichen einer ernsten Erkrankung wie z. B. eines Bronchialkarzinoms sein. Daher sollte jeder Husten, der länger als 3–4 Wochen anhält, diagnostisch abgeklärt werden.

Antitussiva und Expektoranzien verstehen

Antitussiva unterdrücken den Hustenreflex, indem sie das Hustenzentrum im Gehirn hemmen oder die Hustenrezeptoren im Bronchialtrakt blockieren. Sie leiten sich chemisch von den Opioid-Analgetika ab und haben auch ähnliche Wirkungen. Die antitussive Wirkung steht jedoch im Vordergrund (> Tab. 11.1).

Sog. pflanzliche Antitussiva unterscheiden sich grundsätzlich in der Wirkungsweise von den genannten Antitussiva. Beispiele sind Spitzwegerichkraut, Eibischwurzel, Isländisch Moos, Huflattichblätter und Malvenblüten. Sie wirken lokal und hüllen die gereizten Schleimhäute ein, sodass sie vor Reizungen geschützt sind (reizlindernde Wirkung).

Tab. 11.1 Antitussiva.

Wirkstoff	Präparat	Dosierung	Wirkprofil
Codein	Tryasol®, Codipront®	20–60 mg	Im Körper zu Morphin umgewandelt, deshalb auch analgetisch wirksam (in Kombination mit Nichtopioid-Analgetika verwendet); Abhängigkeitspotenzial
Dihydrocodein (DHC)	Paracodin®	10–30 mg	Ähnliches Wirkprofil wie Codein
Noscapin	Capval®	25–50 mg	Keine analgetische Wirkung, auch bronchospasmolytisch
Dextromethorphan	Neo Tussan®	10–30 mg	Schwache sedierende und analgetische Wirkung
Pentoxyverin	Sedotussin®	25–50 mg	Sedierende Wirkung

Expektoranzien und Sekretolytika

Expektoranzien (auswurffördernde Mittel): fördern das Abhusten und so die Schleimentfernung aus den oberen Atemwegen. Sie wirken sekretolytisch, mucolytisch bzw. sekretomotorisch.
Sekretolytika: schleimlösende Mittel, welche die Bildung dünnflüssigen Schleims, der leichter abgehustet werden kann, stimulieren.
Mucolytika: schleimlösende Mittel, die den zähen Schleim verflüssigen, sodass er leichter abgehustet werden kann.
Sekretomotorika: fördern den Abtransport des Schleims durch vermehrte Bewegung der Flimmerhärchen.

Alle **Expektoranzien** (➤ Tab. 11.2) sind mehr oder weniger ausgeprägt sekretolytisch oder mucolytisch und dadurch expektorierend wirksam. Einige haben zusätzlich auch eine sekretomotorische Wirkung. Die sekretolytische Wirkung beschränkt sich bei einigen Wirkstoffen nicht nur auf die Bronchien und kann auch z. B. bei einer Sinusitis (Nebenhöhlenentzündung) ausgenutzt werden (Gelomyrtol®).

Viele Expektoranzien sind pflanzlichen Ursprungs. Die verwendeten Extrakte oder Tees enthalten eine oder mehrere der folgenden Wirkstoffgruppen:
- **Saponine**, z. B. in Efeublättern, Primelwurzel, Süßholzwurzel
- **Ätherische Öle**, z. B. Eukalyptus, Myrtol, in Thymiankraut, Fenchelfrüchten
- **Alkaloide** (Emetin, Cephaelin) in Brechwurzel

Häufig sind bei pflanzlichen Präparaten auch mehrere Pflanzen kombiniert, z. B. Thymiankraut und Efeublätter in Bronchipret®.

Therapie der akuten Bronchitis
Auch die akute Bronchitis ist in 95 % aller Fälle durch Viren verursacht. Antibiotika sind nur bei bakterieller Beteiligung, z. B. durch Mykoplasmen, Chlamydien, Streptokokken, Staphylokokken oder Hämophilus influenzae, angezeigt. Hier sollte auf jeden Fall erst eine mikrobiologische Untersuchung des Sputums oder des Bronchialsekrets mit Antibiogramm erfolgen. Eine prophylaktische Gabe ist wegen der Gefahr von Resistenzbildungen zu vermeiden. Bakterielle Superinfektionen sind z. B. an gelblicher oder grünlicher Verfärbung des ausgeworfenen Schleims zu erkennen. Amoxicillin, Cotrimoxazol oder Tetracycline wie Doxycyclin sind hier Mittel der Wahl (➤ 12.1.3).

Bei produktivem Husten sollten tagsüber keine Antitussiva gegeben werden. Sinnvoll ist eine 3-mal

Tab. 11.2 Expektoranzien.

Wirkstoffe	Handelspräparate	Wirkmechanismus	Besonderheiten
Saponine	Prospan®, Hedelix®, Sinuc® (Efeublätter), Ipalat® (Primelwurzel)	Reizung der Magenschleimhaut, dadurch reflektorische Stimulation der Bronchialsekretion	In hohen Dosen brechreizerregend, Übelkeit, Erbrechen; Efeu wirkt auch bronchospasmolytisch
Alkaloide	Mixtura Ipecahuana SR® (Brechwurzel)		
Ätherische Öle	Gelomyrtol forte®, Soledum®, Aspecton®, Sanopin®, Pulmotin®, Transpulmin®	Direkte Steigerung der Bronchialsekretion und sekretomotorische Wirkung	Auch nach Resorption wirksam durch Ausscheidung über die Lunge; gut zu inhalieren
Bromhexin, Ambroxol	Bisolvon®, Mucosolvan®	Drüsenzellen werden angeregt, dünnflüssigen Schleim zu bilden, mucolytische Wirkung	Bromhexin wird im Körper zu Ambroxol umgewandelt
Acetylcystein	ACC akut®, Fluimucil®, NAC-ratiopharm®,	Mucolytische Wirkung	Auch als Antidot bei Paracetamolvergiftungen
Guaifenesin	Fagusan®	Reflektorische Stimulation der Bronchialsekretion und mucolytische Wirkung	Sedierung als unerwünschte Wirkung

11

tägliche Gabe von Expektoranzien, wobei die letzte Einnahme nicht zu spät am Abend erfolgen soll. Kurz vor dem Zubettgehen kann u. U. ein Antitussivum gegeben werden, um ein besseres Durchschlafen zu ermöglichen.

VORSICHT

Antitussiva (Hustenstiller) dürfen niemals mit Expektoranzien zeitgleich gegeben werden, da es sonst zu Sekretstau mit der Gefahr einer bakteriellen Infektion kommt.

Expektoranzien und Antitussiva in der Pflege

▶ Da Expektoranzien und Antitussiva niemals zeitgleich eingesetzt werden dürfen, achten die Pflegenden darauf, dass der Patient bei einer verordneten Therapie mit Antitussiva am Tage keine zusätzlichen Expektoranzien in der Selbstmedikation anwendet. Bei Verordnung von Antitussiva und Expektoranzien sorgen die Pflegenden dafür, dass die letzte Einnahme des Expektorans spätestens 2 Stunden vor dem Schlafengehen, die Einnahme des Antitussivums unmittelbar vor dem Schlafengehen erfolgt.

Bei Husten sorgen die Pflegenden dafür, dass der Patient genügend trinkt. Für die Wirkung der Expektoranzien ist eine **ausreichende Flüssigkeitszufuhr** ganz entscheidend. Auch eine Raumbefeuchtung, im einfachsten Fall durch Aufstellen von Wasserschüsseln in die Nähe der Heizung, kann v. a. bei Reizhusten sinnvoll sein.

Eine Inhalation mit NaCl 0,9 % oder feuchtem Wasserdampf lindert auch den Reizhusten.

▶ Patienten, die unter einem ständigen Hustenreiz leiden, sind häufig sehr angestrengt und reizbar. Pflegende sollten Unterstützung beim Abhusten anbieten und Tipps zum richtigen Abhusten geben.

Anwendungsformen

Expektoranzien und Antitussiva werden in verschiedenen **peroralen Arzneiformen** wie Saft, Tropfen, Sirup, Dragees, Kapseln und Tabletten angeboten. Bei Expektoranzien sind Brausetabletten sehr günstig, weil bei diesen auch immer eine ausreichende Flüssigkeitsmenge mit eingenommen

werden muss. Auch orale Zubereitungen wie **Lutschpastillen** sind im Handel. Sie haben den Vorteil, dass durch das Lutschen auch die Schleimhäute gut befeuchtet werden, was den Hustenreiz etwas verringert. Thymian- und Efeuextrakte (Thymipin®, Prospan®) sowie Antitussiva (Sedotussin®) gibt es auch als **Zäpfchen**, die sich besonders für kleine Kinder, die Probleme beim Schlucken haben, eignen. Ätherische Öle können auch sehr gut inhaliert werden, da sie flüchtig sind und so beim Einatmen auch in die tieferen Atemwege gelangen. Zubereitungen mit ätherischen Ölen sind v. a. **Salben und Inhalationslösungen**. Magensaftbeständige Kapseln, die ätherische Öle enthalten wirken systemisch, d. h. die ätherischen Öle werden resorbiert und über die Lunge eliminiert. Dabei können sie effektiv wirken. Auch Ambroxol und Bromhexin stehen als Inhalationslösung zur Verfügung. Ambroxol und ACC können in Form von **Injektionslösungen**, z. B. bei Intensivtherapie einer Pneumonie, auch i. v. appliziert werden.

11.2 Nasalia

Nasalia werden direkt in die Nase appliziert. Sie sind bei Schnupfen lokal wirksam. Es gibt **Nasentropfen**, einfache **Nasensprays, Dosiersprays, Nasengele** und **-salben**.

Nasalia verstehen

Am günstigsten ist der Einsatz von unkonservierten Dosiersprays. Diese geben eine bestimmte Menge der Lösung ab und laufen weniger in den Rachen hinunter als Tropfen. Der größte Vorteil liegt jedoch darin, dass sie keine Konservierungsmittel enthalten, die nachweislich die Nasenschleimhaut schädigen.

Sympathomimetika verengen an der entzündeten, angeschwollenen Nasenschleimhaut die Gefäße und wirken dadurch abschwellend. Die „verstopfte" Nase wird „frei". Dadurch wird nicht nur das lästige Symptom der verstopften Nase beseitigt, sondern durch die bessere Belüftung wird auch weiteren Infektionen wie Sinusitis (Nebenhöhlen-

11

entzündung) oder Otitis (Ohrentzündung) vorgebeugt. Jedoch sollten abschwellende Nasalia mit Sympathomimetika nur maximal 1 Woche angewendet werden, um eine Gewöhnung zu vermeiden (➤ Tab. 11.3).

Wenn die Nasenschleimhaut stark gereizt ist, z. B. zum Ende einer Erkältung oder bei chronischem trockenen Schnupfen (Rhinitis sicca), sollten Sympathomimetika nicht mehr angewendet werden. Stattdessen werden reizlindernde, wundheilfördernde und befeuchtende Nasalia eingesetzt. Dazu gehören **salzhaltige** Nasensprays (Rhinomer®) und -salben (Nisita® Nasensalbe), Nasalia mit **Dexpanthenol** (Bepanthen® Augen- und Nasensalbe, Nasicur® Nasenspray) und **vitaminhaltige Nasenöle** (Coldastop®).

Nasalia in der Pflege

Bei **abschwellenden Nasalia**, die Sympathomimetika enthalten, kann es zu einer **Gewöhnung** kommen. Nach längerer Anwendung tritt beim Absetzen eine überschießende Reaktion (Rebound-Effekt) ein, sodass die Schleimhäute wieder stark anschwellen, allerdings nicht wegen des ursprünglichen Schnupfens, sondern durch die plötzlich fehlende Wirkung der Sympathomimetika. Die Pflegenden weisen die Patienten darauf hin, dass solche Nasalia bei Schnupfen nicht länger als eine Woche angewendet werden sollten und klären sie über den zu erwartenden Rebound-Effekt auf.

Ist ein Patient an Nasalia gewöhnt und kann also eine Nasenatmung nur mithilfe von Nasalia stattfinden, sollte er unbedingt eine Entwöhnung versuchen. Meist normalisiert sich die Nasenatmung nach Absetzen der Nasalia innerhalb einiger Tage. Möglich ist auch ein langsamer „Entzug" mit geringer dosierten Zubereitungen (z. B. solchen für Kinder). Eine Befeuchtung der Nasenschleimhaut mit salzhaltigen Zubereitungen (z. B. Rhinomer®) oder auch die Anwendung von regenerationsfördernden Nasenölen (Coldastop®) sind bei der Entwöhnung von abschwellenden Nasalia sehr hilfreich.

In der Intensivmedizin bieten sich abschwellende Nasalia vor der nasalen Intubation an. Durch die Anwendung ist es einfacher, den Tubus nasal einzuführen, und die Verletzungsgefahr wird verringert.

Dosierung

Abschwellende Nasalia gibt es i. d. R. in 3 unterschiedlich konzentrierten Zubereitungen, die für Säuglinge (0–2 Jahre), Kleinkinder (2–6 Jahre) und für Schulkinder und Erwachsene dosiert sind.

> **VORSICHT**
>
> Die Pflegenden achten bei Nasalia, die Sympathomimetika enthalten, immer darauf, dass die für die jeweilige Altersstufe der Patienten richtig dosierten Zubereitungen zum Einsatz kommen. Werden bei Säuglingen und Kleinkindern zu hoch konzentrierte Nasalia appliziert, können erhebliche

Tab. 11.3 Sympathomimetikahaltige Nasalia und ihre Dosierung. Unbedingt ist auf die altersgerechte Verwendung der Arzneimittel zu achten, da bei zu hoher Dosierung bei Säuglingen und Kleinkindern durch die Resorption der Wirkstoffe über die Schleimhäute starke und schwerwiegende unerwünschte Wirkungen auftreten können.

Wirkstoff	Handelspräparate	Arzneiformen	Dosierung		
			Säuglinge 0–2 Jahre	Kleinkinder 2–6 Jahre	Erwachsene/ Schulkinder ab 6 Jahre
Xylometazolin	Olynth®	Nasentropfen, Dosierspray (auch konservierungsmittelfrei)	0,025 %	0,05 %	0,1 %
	Otriven®	Nasentropfen, Nasenspray, Gel, Dosierspray (auch konservierungsmittelfrei)			
	Imidin®	Nasentropfen, Nasenspray			
Oxymetazolin	Nasivin®	Nasentropfen, Nasenspray, Dosierspray	0,01 %	0,025 %	0,05 %
	Nasivin® sanft	Dosiertropfer, Dosierspray (konservierungsmittelfrei)			
Tetryzolin	Tetrilin®	Nasenspray		0,05 %	0,1 %

Wirkstoffmengen über die Nasenschleimhaut resorbiert werden. Herz-Kreislauf-Störungen wie Tachykardie und Blutdruckerhöhung, im schlimmsten Falle Koma und Atemlähmungen mit Todesfolge, können auftreten.

11.3 Antiasthmatika

Antiasthmatika wirken gegen die Verengung der Atemwege, entweder direkt oder indem sie die Entzündung reduzieren. Sie werden bei obstruktiven Atemwegserkrankungen wie Asthma bronchiale und COPD (Chronic Obstructive Pulmonal Disease) eingesetzt.

Obstruktion der Bronchien

Chronisch obstruktive Atemwegserkrankungen: Sammelbegriff für lang andauernde entzündliche Erkrankungen der Bronchien und der Lunge, die mit einer Verengung (Obstruktion) der Atemwege einhergehen. Zu den chronischen Atemwegserkrankungen zählen:
- **Asthma bronchiale:** anfallsweise, im Schweregrad variable Atemwegsobstruktion mit erhöhter Empfindlichkeit bzw. Entzündung der Atemwege (wechselnde Obstruktion).
- **Chronische Bronchitis**: Husten und Auswurf an den meisten Tagen von mindestens 3 Monaten zweier aufeinander folgender Jahre, geht er mit einer Verengung der Atemwege einher: Chronisch-obstruktive Bronchitis (COPD).
- **Lungenemphysem**: irreversible Lungenüberblähung infolge eines Elastizitätsverlust des Lungengewebes (Blählunge).

Eine **Verengung der Atemwege** (Bronchialobstruktion, ➤ Abb. 11.1) ist typisch für das Asthma bronchiale und die chronisch obstruktive Bronchitis. Dabei verringert sich der Durchmesser der Bronchioli (kleinere, knorpellose Bronchien), sodass weniger Luft hindurchtransportiert werden kann.

Es kommen mehrere Ursachen für diese Verengung in Frage:
- Anschwellen der Bronchialschleimhaut durch Entzündungsreaktionen, die z. B. allergisch oder durch permanente Reizung zustandekommen
- Ansammlung von Bronchialschleim, z. B. bei chronischer Bronchitis oder Mukoviszidose
- Verkrampfung der glatten Muskulatur des Bronchiolus, typisch für Asthma bronchiale

Oft sind mehrere Faktoren an der Bronchialobstruktion beteiligt. Dadurch kann die Atemfunktion stark eingeschränkt sein.

Durch eine anhaltende Bronchialobstruktion treten nicht nur Beschwerden wie Kurzatmigkeit, Atemnot und Engegefühl in der Brust auf, sie kann auch die Ursache für ein sich sekundär entwickelndes **Lungenemphysem** sein.

Antiasthmatika verstehen

Sinnvolle Kombinationspräparate zur **Therapie chronisch obstruktiver Atemwegserkrankungen** (➤ Tab. 11.4) sind Arzneimittel zur Inhalation,

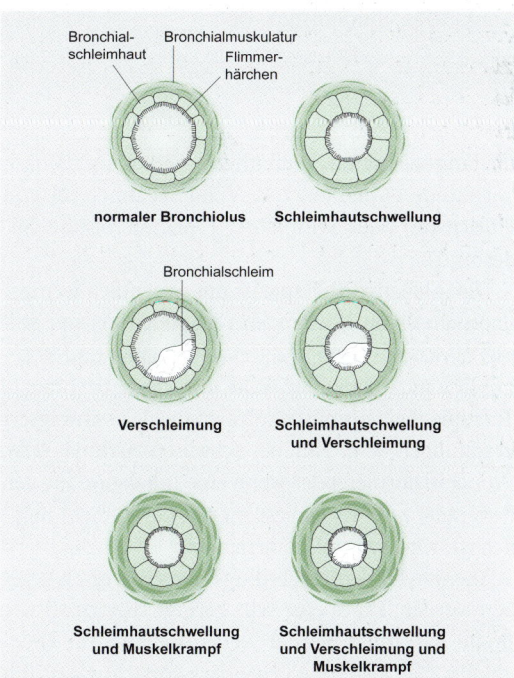

Abb. 11.1 Schematische Darstellung von Bronchialobstruktionen. Durch Schleimhautanschwellung, Verschleimung und Muskelkrampf kommt es zur Verengung der Atemwege. [L157]

Tab. 11.4 Behandlung chronisch obstruktiver Atemwegserkrankungen.

Wirkstoffgruppe	Applikation	Wirkstoff (Handelspräparate)	Indikation
Broncholytika/Bronchodilatanzien			
Kurz wirksame β-Sympathomimetika	Inhalativ	Salbutamol (Apsomol®, Sultanol®), Fenoterol (Berotec®)	Akute Atemnot/Asthmaanfall
Lang wirksame β-Sympathomimetika	Inhalativ	Salmeterol (Serevent®), Formoterol (Oxis®, Foradil P®)	Basistherapie von Asthma bronchiale und chronisch obstruktiver Bronchitis
Parasympatholytika	Inhalativ	Ipratropium (Atrovent®), Tiotropium (Spiriva®)	
Theophyllin	Peroral	Afonilum®, Bronchoretard®, Euphylong®, Unilair®	
	Intravenös	Bronchoparat®	Akute Atemnot/Status asthmaticus
Antiphlogistika			
Glukokortikoide	Inhalativ	Fluticason (Flutide®), Beclometason (Junik®), Budesonid (Pulmicort®, Novopulmon®)	Basistherapie des Asthma bronchiale und der chronisch obstruktiven Bronchitis
	Peroral	Triamcinolon (Volon®), Prednison (Decortin®), Prednisolon, Dexamethason (Fortecortin®), Hydrocortison, Methylprednisolon (Urbason®)	
	Rektal	Prednison (Rectodelt®)	Zusätzlich zum Theophyllin im Status asthmaticus, akute Atemnot
	Intravenös	Triamcinolon (Triam®), Prednisolon (Solu-Decortin H®)	
Leukotrienantagonisten	Peroral	Montelukast (Singulair®)	Basistherapie des Asthma bronchiale in Kombination mit anderen Antiasthmatika

die lang wirksame Sympathomimetika und Glukokortikoide enthalten, z. B. Viani® (Salmeterol und Fluticason) oder Symbicort® (Formoterol und Budesonid).

Die inhalative Therapie ist mit wesentlich weniger unerwünschten Wirkungen verbunden, da nur wenig Wirkstoff in den Blutkreislauf gelangt und systemisch wirken kann. Sie sollte immer die bevorzugte Therapie bei chronisch obstruktiven Atemwegserkrankungen sein. Nur bei schweren Asthma- bzw. Bronchitisformen oder wenn eine Inhalation für den Patienten, z. B. wegen gestörter Motorik, nicht möglich ist, wird systemisch behandelt.

Theophyllin kann allerdings nur systemisch gegeben werden. Da es eine sehr geringe therapeutische Breite hat, muss bei der Neueinstellung auf Theophyllin die Dosierung besonders vorsichtig gewählt werden. Theophyllin wird heute auch nur noch als Ersatzpräparat verabreicht.

▶ Auf Überdosierungssymptome wie Tachykardie und Arrhythmien, Krampfanfälle, Unruhe und Zittern muss bei der Erstanwendung von Theophyllin besonders geachtet werden.

Am günstigsten ist die Einstellung auf Theophyllin unter stationären Bedingungen mit regelmäßiger Plasmaspiegelkontrolle (Drug Monitoring).

▶ Am Anfang jeder Therapie, steht eine Reduzierung bzw. Abstellung pulmonaler Noxen. Das Rauchen sollte auf jeden Fall beendet werden und bei beruflicher Disposition sollte ein Arbeitsplatzwechsel in Erwägung gezogen werden.

Stufentherapie von chronischer Bronchitis und Asthma bronchiale

Sowohl Asthma bronchiale als auch die chronisch obstruktive Bronchitis werden nach einem **Stufenschema** therapiert. Die Therapie wird mit einem einzelnen

Tab. 11.5 Stufenschema zur Asthmatherapie: In der Basistherapie des Asthma bronchiale werden immer broncholytisch wirksame Arzneimittel mit Glukokortikoiden zur antiphlogistischen Therapie kombiniert.

Stufe	Asthmastadien und Charakteristik	Therapie
1	Zeitweises Asthma: Symptome tagsüber, nicht mehr als 2-mal pro Woche	Schnell wirksames inhalatives Sympathomimetikum bei Bedarf
2	Leichtes Asthma: Symptome tagsüber, weniger als 1-mal täglich	Schnell wirksames inhalatives Sympathomimetikum bei Bedarf + inhalatives Glukokortikoid (niedrige Dosis)
3	Mäßiges Asthma: Symptome täglich, auch nachts mehr als 1-mal pro Woche	Schnell wirksames inhalatives Sympathomimetikum bei Bedarf + inhalatives Glukokortikoid (mittlere Dosis) + lang wirksames inhalatives oder perorales retardiertes Sympathomimetikum bzw. perorales Theophyllin
4	Schweres Asthma: Ständige Symptome, ausgeprägte Tagesschwankungen	Schnell wirksames inhalatives Sympathomimetikum bei Bedarf + inhalatives Glukokortikoid (hohe Dosis) + lang wirksames inhalatives oder perorales retardiertes Sympathomimetikum bzw. perorales Theophyllin + perorales Glukokortikoid

Wirkstoff begonnen, der von Verträglichkeit und Wirksamkeit für die Anfangsstadien der Erkrankungen am besten geeignet ist. Bei unzureichendem Ansprechen der Therapie oder Verschlechterung des Zustands wird jeweils ein weiteres Arzneimittel zusätzlich gegeben, bis der Patient optimal eingestellt ist. Der inhalativen Therapie wird wegen ihrer guten Wirksamkeit und Verträglichkeit dabei immer der Vorzug gegeben (➤ Tab. 11.5).

Ein übermäßiger Gebrauch des kurz wirksamen Sympathomimetikums (Stufe 1: > 2-mal pro Woche, Stufe 2: täglich, Stufe 3: mehrmals täglich) zeigt an, dass in die nächsthöhere Stufe gewechselt werden muss.

Besonders bei Kindern sind Mastzellstabilisatoren geeignet. **Leukotrienantagonisten** können ab Stufe 2 zusätzlich eingesetzt werden, z. B. um die Therapie effektiver zu machen oder die Glukokortikoid-Dosis zu reduzieren. Bei stärkeren nächtlichen oder morgendlichen Beschwerden hat sich ab Stufe 3 die Gabe von Theophyllin bewährt. Es kann zusätzlich oder alternativ zu lang wirksamen Sympathomimetika gegeben werden. Die **kurzfristige Gabe von peroralen Glukokortikoiden** kann auf jeder Therapiestufe notwendig sein.

Bei der Stufentherapie der COPD (➤ Tab. 11.6) bedeutet gutes Ansprechen eine subjektive Linderung der Atemnot und Besserung der körperlichen Leistungsfähigkeit sowie eine Verbesserung objektiv messbarer Parameter wie z. B. des Peak-Flow-Meter-Wertes. Bei Verschlechterung der Symptomatik muss in die nächste Stufe gewechselt werden.

Beim Übergang zur Stufe 4 wird 14 Tage mit einem peroralen Glukokortikoid behandelt und bei Ansprechen auf ein inhalatives Glukokortikoid um-

Tab. 11.6 Stufenschema zur Therapie der chronisch obstruktiven Bronchitis. Die broncholytische Therapie steht im Vordergrund. Erst ab Stufe 4 ist eine antiphlogistische Therapie mit Glukokortikoiden notwendig.

Stufe	Therapie
1	Inhalatives Parasympatholytikum
2	Inhalatives Parasympatholytikum + lang wirksames inhalatives oder perorales retardiertes Sympathomimetikum
3	Inhalatives Parasympatholytikum + lang wirksames inhalatives oder perorales retardiertes Sympathomimetikum + perorales Theophyllin
4	Inhalatives Parasympatholytikum + lang wirksames inhalatives oder perorales retardiertes Sympathomimetikum + perorales Theophyllin + inhalatives Glukokortikoid oder perorales Glukokortikoid

gestellt. Ist dies nicht möglich, wird mit der niedrigsten peroralen Dosis weiterbehandelt.

Auch bei chronisch obstruktiver Bronchitis kann besonders vor körperlichen Belastungen ein inhalatives kurz wirksames Sympathomimetikum als **Bedarfsarzneimittel** sinnvoll sein.

Therapie des Status asthmaticus

Status asthmaticus: sehr kurz aufeinander folgende oder lang anhaltende Asthmaanfälle über mehrere Stunden. Lebensbedrohlicher Zustand, der intensivmedizinisch behandelt werden muss.

11

Der Patient im **Status asthmaticus** leidet unter starker Atemnot, erhöhter Atemfrequenz, Zyanose und Tachykardie. Folgende Arzneimittel werden eingesetzt:

- Sauerstoff per Nasensonde
- Salbutamol inhalativ
- Intravenöses Glukokortikoid
- Intravenöses Theophyllin

Da auf Beruhigungsmittel möglichst verzichtet wird (Gefahr einer Atemdepression), kommt dem beruhigenden Gespräch der Pflegenden mit dem Patienten eine besondere Bedeutung zu.

Antiasthmatika in der Pflege

Im anfallsfreien Intervall erfolgt die Patientenschulung und -information des Patienten. Mittlerweile gibt es an vielen Kliniken Schulungskonzepte, bei denen der Asthmatiker lernt, seine Lebensführung anzupassen, auslösende Faktoren zu vermeiden, seine Atmung besser wahrzunehmen und rechtzeitig der Atemnot gegenzusteuern. Schwerpunkte der Schulung sind:

- Einübung von Entspannungs- und Atemübungen zur besseren Wahrnehmung der Atmung.
- Umgang mit dem Peak-Flow-Meter und Dokumentation der Ergebnisse.
- Kenntnis der wichtigsten Anfallsauslöser und Möglichkeiten zu ihrer Vermeidung.
- Atemtechniken zur Verminderung der Atemwegsverengung wie z. B. die dosierte Lippenbremse oder langsames Einatmen mit nachfolgendem Luftanhalten. Diese Techniken werden so lange geübt, bis der Patient sie sicher beherrscht und auch im beginnenden Anfall „abrufen" kann. Das Gefühl, sich selbst helfen zu können, gibt ihm Ruhe und Sicherheit.
- Hinweise auf Selbsthilfegruppen.

▶
Sinnvoll ist es, wenn diese Schulung berufsgruppenübergreifend angeboten werden. Eine enge Zusammenarbeit zwischen Ärzten, Pflegenden und Krankengymnasten, evtl. sogar Psychologen, bietet sich an.

Zu den **nichtmedikamentösen Maßnahmen** bei Atemwegserkrankungen gehören Krankengymnastik und Atemtraining, Abklopfen und Vibration zur Sekretablösung, Absaugen von Atemwegssekret (oral,

nasal oder endotracheal), aber auch Hausmittel wie Hals- und Brustwickel und eine gute Raumbefeuchtung.

Zur Kontrolle über Verbesserungen oder Verschlechterungen der Lungenfunktion ist es für jeden Patienten mit einer chronisch obstruktiven Atemwegserkrankung sinnvoll, eine Selbstkontrolle mit entsprechender Buchführung zu etablieren. Ist der Patient dazu nicht in der Lage, z. B. bei Kindern oder älteren Patienten, kommt den Pflegenden die Aufgabe einer regelmäßigen Dokumentation des Erkrankungszustands zu. Günstig ist die Führung eines sog. Asthmatagebuchs (➤ Abb. 11.2), in dem täglich eingetragen werden:

- Eindrücke des Patienten zu seiner Erkrankung, z. B. „Heute gut Luft bekommen" oder „Nach dem Treppensteigen fiel mir das Atmen schwer"
- Messwerte einer einfachen Lungenfunktionsprüfung (Atemstoßmessung)
- Anwendung der Arzneimittel

▶
Peak-Flow-Meter-Messungen
Zur Atemstoßmessung durch den Patienten oder die Pflegenden wird ein Peak-Flow-Meter verwendet. Handhabung:
- Immer in der gleichen Position (stehend oder sitzend) messen, da die Werte sonst unterschiedlich werden
- Messzeiger auf Null stellen
- Gerät waagrecht vor den Mund halten (Messzeiger nicht mit dem Finger behindern)
- Tief einatmen und kurz die Luft anhalten
- Mundstück mit den Lippen fest umschließen
- So schnell und kräftig wie möglich ausatmen
- Messwert ablesen
Es werden 3 Messungen durchgeführt und der Mittelwert ermittelt. Zur Beurteilung der Peak-Flow-Meter-Werte dient das sog. **Ampelschema** (➤ Tab. 11.7). Vergleichswert ist dabei immer der **persönliche Bestwert** des Patienten.

Die Pflegenden leiten den Patienten zur Führung eines Asthmatagebuches und zur Benutzung des Peak-Flow-Meters an. Sie kontrollieren, ob regelmäßig Eintragungen vorgenommen werden. Stellen sie eine Verschlechterung fest, z. B. sehr häufigen Gebrauch der Bedarfsarzneimittel, schlechte Peak-Flow-Meter-Werte, schlechtes subjektives Empfinden oder unregelmäßige Arzneimittelanwendung, sprechen sie mit dem Patienten und informieren den behandelnden Arzt.

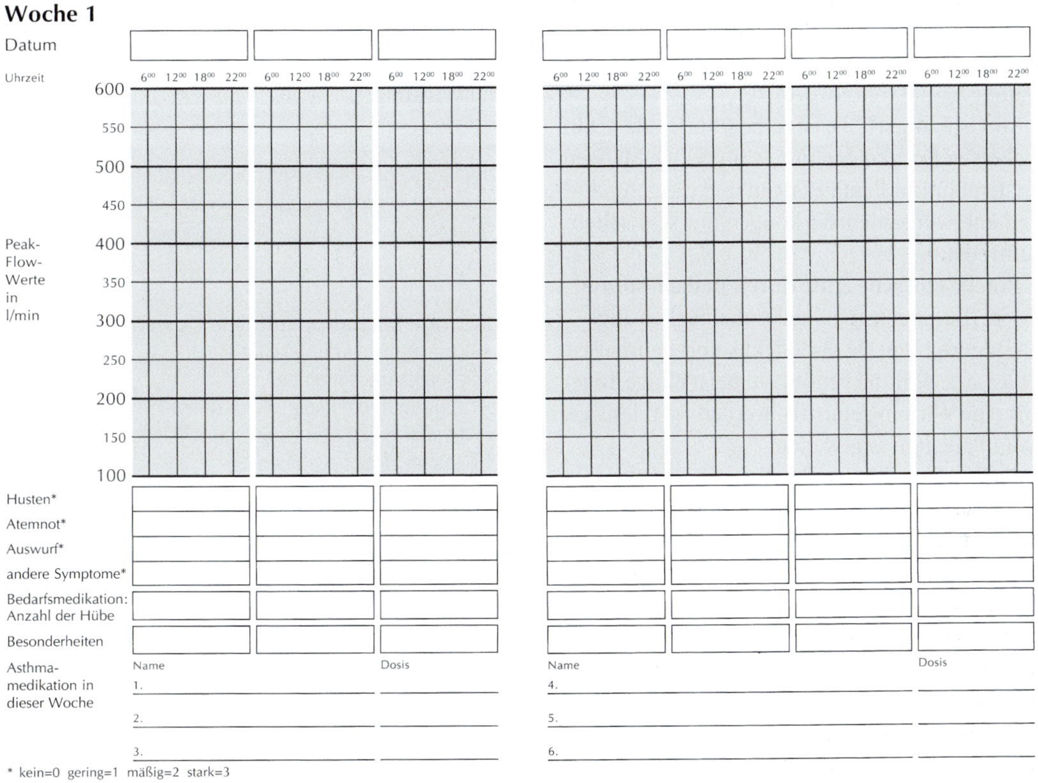

Woche 1

Datum

Uhrzeit

600
550
500
450
Peak-
Flow-   400
Werte   350
in
l/min   300
250
200
150
100

Husten*
Atemnot*
Auswurf*
andere Symptome*
Bedarfsmedikation:
Anzahl der Hübe
Besonderheiten
Asthma-   Name   Dosis   Name   Dosis
medikation in   1.   4.
dieser Woche
                 2.   5.

                 3.   6.

* kein=0 gering=1 mäßig=2 stark=3

Abb. 11.2 Das Führen eines Asthmatagebuchs dokumentiert die Schwere und den Verlauf der Erkrankung. Häufige Auslöser für Asthmaanfälle und Fehler bei der Anwendung der Arzneimittel fallen auf und können evtl. vermieden werden. [W242]

Tab. 11.7 Ampelschema zur Eigenbeurteilung der Atemstoßmessung mit dem Peak-Flow-Meter.

Ampelfarbe	Peak-Flow in % vom Bestwert	Symptome	Maßnahmen
Rot	< 50 %	Husten, Atemnot, starke Schwierigkeiten beim Sprechen und körperlicher Aktivität	Notfall: sofort ärztliche Hilfe holen
Gelb	50–80 %	Husten, Giemen, verminderte Belastbarkeit, gestörter Schlaf	Suche nach Ursachen mit Überprüfung der Arzneimittelanwendung, ggf. Arzt informieren
Grün	80–100 %	Keine bzw. normale Belastbarkeit, ungestörter Schlaf	Keine

V O R S I C H T

Kein Aspirin® bei Asthma bronchiale
Die Patienten müssen wissen, dass sie bei Schmerzen oder Fieber keine Acetylsalicylsäure (z. B. Aspirin®) einnehmen dürfen, da diese Asthmaanfälle provozieren kann. Besser ist das ebenfalls rezeptfreie Paracetamol (z. B. ben-u-ron®). Außerdem müssen die Betroffenen bei jedem neuen Arztkontakt auf ihre Asthmaerkrankung hinweisen, da viele Arzneimittel bei Asthma kontraindiziert sind.

Häufige Fehler bei der Anwendung
Bei der Therapie von chronisch obstruktiven Atemwegserkrankungen werden **häufig Fehler bei der Anwendung der Arzneimittel** gemacht. Werden inhalative Arzneiformen nicht richtig angewendet, wirken sie nur unzureichend und es kommt vermehrt zum Auftreten unerwünschter Wirkungen.

11

Oft werden Bedarfsarzneimittel zu häufig, die Basisarzneimittel jedoch zu unregelmäßig angewendet. Folgende Ursachen sind für diese Art der Fehlanwendung häufig verantwortlich:

- **„Kortisonangst"**: Sie ist unbegründet, da bei inhalativen Kortikoiden nur sehr geringe Mengen in den Blutkreislauf gelangen und die gefürchteten unerwünschten Wirkungen nur sehr selten auftreten.
- **Schnelle einfache Hilfe durch Bedarfssprays**: Diese dürfen nur maximal 4-mal täglich angewendet werden. Da der Effekt sofort spürbar ist (Basisarzneimittel benötigen meist einige Tage, bis eine Wirkung eintritt), werden sie relativ gern vom Patienten angewendet.
- **Falsches Einschätzen des Krankheitsbildes**: Bei Besserung der Symptomatik glaubt der Patient, auf Arzneimittel verzichten zu können. Da es sich jedoch um eine chronische Erkrankung handelt, bei der Symptomfreiheit nur durch regelmäßige Anwendung der Arzneimittel erreicht werden kann (keine Heilung!), kommt es nach Absetzen der Arzneimittel nach einiger Zeit wieder zu einer Verschlechterung.
- **Verwechslungen** von Basis- und Bedarfsarzneimitteln.
- **Schwierigkeiten bei der Handhabung** bestimmter Inhalationsgeräte zur Basistherapie.

Durch den zu häufigen Gebrauch schnell wirksamer Sympathomimetika kann das Herz stark belastet werden. Unregelmäßige Anwendung der Basisarzneimittel führt nach einiger Zeit zur Verschlechterung des Erkrankungszustands und insgesamt zu einer schlechteren Prognose der chronischen Erkrankungen Asthma bronchiale und chronisch obstruktive Bronchitis.

Anwendung inhalativer Arzneiformen

Bei der **Anwendung inhalativer Arzneiformen** kommt es darauf an, dass der Wirkstoff weit genug in die Atemwege gelangt. Dazu können verschiedene Geräte (Inhalatoren) eingesetzt werden.

Nebelaerosole (Dosieraerosole)
Bei den **Nebelaerosolen** (Dosieraerosole, -sprays) wird eine Art Nebel (➤ Abb. 11.3) eingeatmet. Durch den Sprühstoß entstehen kleinste Flüssig-

keitströpfchen, die dann bis in die tieferen Atemwege gelangen können. Die richtige Benutzung ist bei diesen Inhalationsgeräten ganz entscheidend für deren Wirkung.

> ▶ Inhalationsgeräte müssen immer sorgfältig gereinigt werden. Eine Verkeimung dieser Geräte kann zu Pneumonien führen.

> ▶ **Richtige Inhalation mit dem Dosieraerosol**
> - Dosieraerosol kräftig schütteln
> - Schutzkappe abnehmen
> - Langsam und entspannt ausatmen
> - Mundstück mit den Lippen umschließen, Arzneimittelbehälter zeigt nach oben
> - Langsam und möglichst tief einatmen und **gleichzeitig** den Behälterboden nach unten drücken (Arzneimittel wird freigesetzt)
> - Atem 5–10 Sekunden anhalten
> - Langsam und ruhig ausatmen

Ganz wichtig ist, dass der Sprühstoß **während des Einatmens** (nicht davor oder danach) ausgelöst wird, sonst befindet sich der Wirkstoff im Mund- und Rachenraum und nicht in den tieferen Atemwegen, wo er benötigt wird.

Mit dem Autohaler® kann diesem Koordinationsproblem begegnet werden. Bei diesem speziellen Dosieraerosol wird der Sprühstoß automatisch ausgelöst, wenn der Patient einatmet.

> ▶ **Richtige Inhalation mit dem Autohaler®**
> - Schutzkappe abnehmen
> - Hebel mit dem Daumen nach oben drücken (spannen)
> - Autohaler® kräftig schütteln
> - Langsam und entspannt ausatmen
> - Mundstück mit den Lippen umschließen
> - Langsam und möglichst tief einatmen (Sprühstoß wird ausgelöst, Schnappgeräusch ist zu hören)
> - Atem 5–10 Sekunden anhalten
> - Langsam und ruhig ausatmen
> - Hebel wieder in die Ausgangsposition drücken.

Beim Autohaler® muss, wenn das Schnappgeräusch zu hören ist, weiter eingeatmet werden. Der Patient sollte möglichst nicht erschrecken und den Atemzug unterbrechen. Deshalb ist eine gründliche Aufklärung und Einweisung des Patienten in die Bedienung

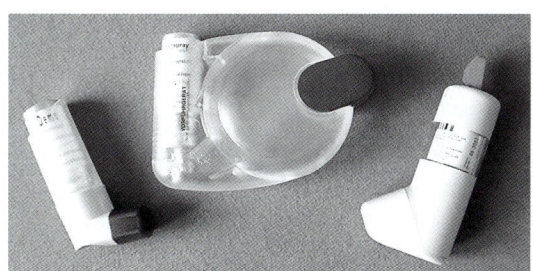

Abb. 11.3 Nebelaerosole (Dosieraerosol, Jetspacer® und Autohaler®). [M275]

unerlässlich. Das Spannen darf nicht vergessen werden. Ist das Gerät nicht gespannt, ist beim Inhalieren kein Schnappgeräusch zu hören. Jedoch darf der Autohaler® nicht gespannt gelagert werden, sondern der Hebel ist erst unmittelbar vor der Inhalation hochzudrücken.

Um die Handhabung eines Dosieraerosols zu verbessern, können sog. **Spacer** (➤ Abb. 11.4) verwendet werden. Große Spacer haben zudem den Vorteil, dass der eingeatmete Nebel optimiert wird. Kleine Tröpfchen, die bis tief in die Atemwege gelangen können, werden aus dem Spacer gut inhaliert, während größere Tropfen an dessen Wänden haftenbleiben und so nicht in größeren Mengen im Mund- und Rachenbereich landen. Die Inhalation vereinfacht sich dadurch, dass der Sprühstoß zunächst erst einmal in den Spacer erfolgt. Dann atmet der Patient das Aerosol, das sich im Spacer befindet, ein.

Beim Jetspacer® bilden Dosieraerosol und Spacer eine kompakte Einheit. Dadurch ist die Handhabung noch einfacher.

Pulverinhalatoren

Pulverinhalatoren (➤ Tab. 11.8) haben gegenüber den Nebelaerosolen den Vorteil, dass sie relativ einfach zu handhaben sind. Spacer sind nicht nötig, da die Teilchen des Pulvers (Staubaerosol) in optimaler Größe vorliegen und daher gut eingeatmet werden können. Wichtig ist jedoch, dass die Geräte und Nachfüllpackungen immer trocken gelagert werden, um Verklumpungen und dadurch bedingte Dosierungenauigkeit zu vermeiden. In Pulverinhalatoren darf deswegen auch grundsätzlich *nicht* hineingeatmet werden. Bei Pulverinhalatoren tritt im Gegensatz zu Nebelaerosolen kein Kältereiz auf. Die Pflegenden klären den Patienten darüber auf, dass das eingeatmete Pulver nicht spürbar, aber trotzdem

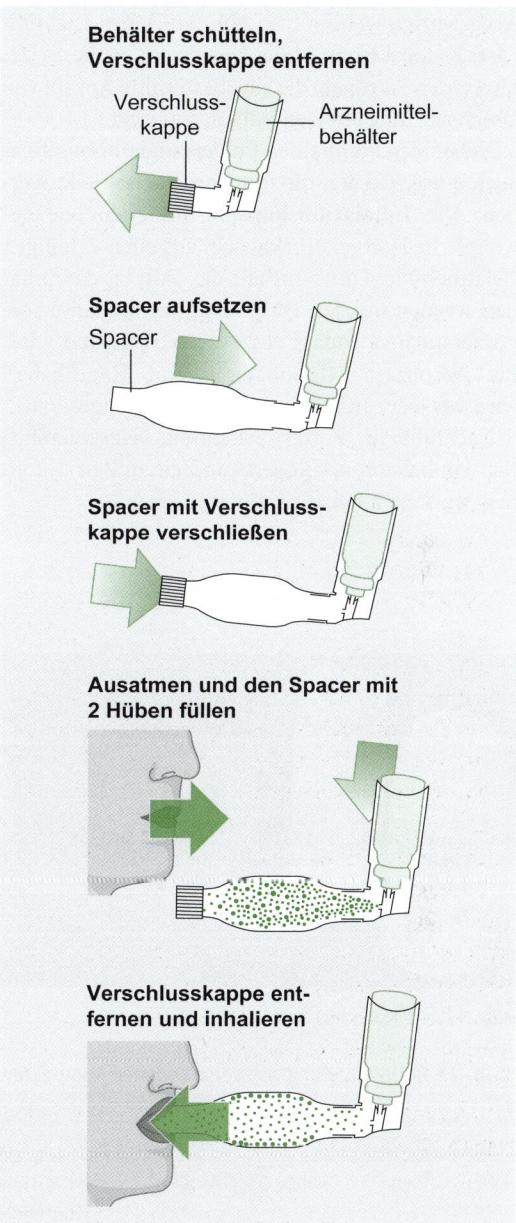

Behälter schütteln, Verschlusskappe entfernen

Verschluss-kappe — Arzneimittel-behälter

Spacer aufsetzen
Spacer

Spacer mit Verschluss-kappe verschließen

Ausatmen und den Spacer mit 2 Hüben füllen

Verschlusskappe entfernen und inhalieren

Abb. 11.4 Anwendung eines Spacers als Inhalationshilfe für ein Dosieraerosol. [L138]

wirksam ist. Zur Veranschaulichung kann der Patient einmal durch ein dunkles Tuch inhalieren, auf dem das Pulver sichtbar wird.

Diskus®, Turbohaler® und Easyhaler® sind Pulverinhalatoren, die eine bestimmte Anzahl Dosen enthalten und nach deren Inhalation im Ganzen weggeworfen werden (> Abb. 11.5). Ein nachfüll-bares Kompaktgerät ist der Novolizer®. In dieses Gerät werden Patronen, die eine bestimmte Anzahl von Dosen zur Inhalation enthalten, eingelegt.

Neben den kompakten Pulverinhalatoren gibt es auch einige Geräte, die mit Kapseln bestückt werden. Die **Inhalationskapseln** bestehen wie gewöhnliche Hartgelatinekapseln aus einer 2-teiligen Gelatinehülle. Diese enthält das Pulver, das inhaliert werden soll. Die Hülle wird im Inhalationsgerät zerstochen, sodass das Pulver freigesetzt wird. Bei Aerolizer® (Cyclohaler®) und Handihaler® wird vor jeder Inhalation eine Kapsel eingesetzt.

Nachfüllbare Pulverinhalatoren, einschließlich Kapselinhalatoren, müssen von Zeit zu Zeit mit einem trockenen Pinsel gereinigt werden.

> **Richtige Inhalation von Inhalationskapseln**
> Die Kapseln sollten erst unmittelbar vor dem Einlegen in das Gerät aus der Packung (Blister) genommen werden. Die Hände müssen trocken sein.
> • Öffnen des Inhalators, ggf. nach Entfernen der Schutzkappe
> • Kapsel in die für sie vorgesehene Vertiefung legen
> • Inhalator schließen
> • Kapsel durch Drücken eines Knopfes (bei Aerolizer® zweier Knöpfe) lochen
> • Langsam und entspannt ausatmen
> • Mundstück mit den Lippen umschließen
> • Langsam und möglichst tief einatmen, ein surrendes Geräusch ist zu hören (Kapsel dreht sich)
> • Atem 5–10 Sekunden anhalten
> • Langsam und ruhig ausatmen
> • Überprüfen, ob Kapsel vollständig entleert ist, ggf. nochmals inhalieren
> • Kapselhülle entfernen

Da bei Pulverinhalatoren ein relativ starker Atemzug notwendig ist, um das Pulver tief genug zu inhalieren, sind sie nicht für jeden Patienten geeignet. Bei Kapselinhalation kann dem durch mehrfaches Inhalieren begegnet werden. Es sind jedoch auch Geräte entwickelt worden, die ein Pulver aktiv ausstoßen, sodass es ähnlich wie beim Dosieraerosol in die tieferen Atemwege transportiert wird. Ein solches Gerät ist der **Maghaler®**. Er besteht aus einem Antriebsteil und einem austauschbaren Mundstück, welches ca. 200 Wirkstoffdosen enthält. Durch Drehen wird der Maghaler® vor jeder Inhalation aufgezogen. Ähnlich wie bei den Dosieraerosolen wird durch das Mundstück eingeatmet und

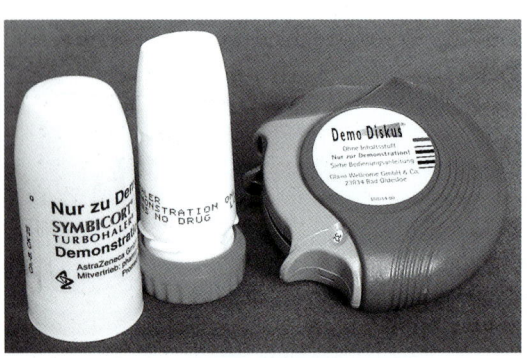

Abb. 11.5 Diskus® und Turbohaler®. [M275]

Tab. 11.8 Handhabung von verschiedenen kompakten Pulverinhalatoren.

Pulverinhalatoren, nicht nachfüllbar			Pulverinhalatoren, nachfüllbar
Diskus®	Turbohaler®	Easyhaler®	Novolizer®
Diskus öffnen	Kappe abschrauben	Gerät senkrecht halten und gut schütteln; Kappe abziehen	Schutzkappe abziehen
Hebel bis zum Klicken schieben	Dosierrad (unten) vor- und zurückdrehen, Gerät dabei senkrecht halten	Gerät einmal zusammendrücken und wieder loslassen	Dosiertaste kräftig drücken und wieder loslassen (Sichtfenster wechselt von rot nach grün)
Tief ausatmen, Mundstück mit Lippen umschließen, **tief und gleichmäßig einatmen**, Luft 5–10 Sekunden anhalten, langsam durch die Nase ausatmen			Tief ausatmen, Mundstück mit Lippen umschließen, **rasch und tief einatmen**, Luft 5–10 Sekunden anhalten, langsam durch die Nase ausatmen
Diskus schließen (Hebel geht in Ausgangsposition)	Kappe aufschrauben	Kappe aufsetzen	Schutzkappe aufsetzen

11

während des Atemzuges der Auslöseknopf gedrückt. Da es sich um einen Pulverinhalator handelt, darf nicht in das Gerät hinein ausgeatmet werden.

> Besonders nach der Inhalation mit Kortisonpräparaten muss der Mund anschließend ausgespült werden, da sich sonst Soorinfektionen bilden können.

Elektrische Vernebler
Etwas aufwendiger in der Handhabung, aber sehr effektiv, sind **elektrische Vernebler** (➤ Abb. 11.6). Sie kommen v. a. bei Kleinkindern oder Patienten, die mit anderen Applikationssystemen nicht zurechtkommen, zum Einsatz. Zudem werden durch sie die Schleimhäute befeuchtet. Die Wirkstoffe werden als Lösung meist als Einzeldosen in Inhalationsampullen in den Vernebler eingefüllt.

> **Richtige Inhalation mit Verneblern**
> • Hygienische Händedesinfektion
> • Inhalationsflüssigkeit einfüllen, bei Mehrdosenbehältnissen diese sofort wieder verschließen
> • Gerät zusammenbauen
> • Zum Inhalieren entspannt und aufrecht hinsetzen
>   – Langsam und tief einatmen
>   – Atem anhalten
>   – Langsam und tief ausatmen
> • Nach Inhalieren Gerät zerlegen und unter fließendem warmen Wasser reinigen

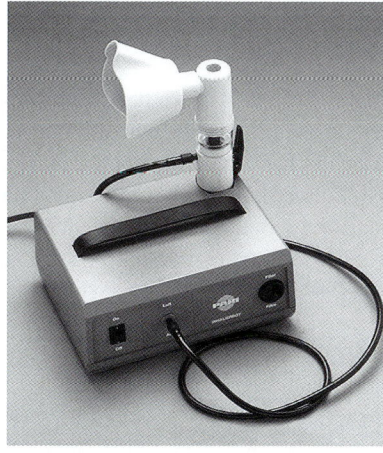

Abb. 11.6 Elektrischer Vernebler. [K183]

11.3.1 Broncholytika und Bronchospasmolytika

Um die **Obstruktion** (Verengung der Atemwege) zu verringern, werden **Bronchospasmolytika** (Broncholytika) eingesetzt. Sie erweitern über eine Erschlaffung der verengten Bronchialmuskulatur die Bronchien. Zu ihnen zählen:
• Sympathomimetika
• Parasympatholytika
• Theophyllin
Indirekt beeinflusst wird eine Obstruktion durch:
• Behandlung der entzündlichen Reaktion und die damit verbundene Abschwellung der Bronchialschleimhaut
• Sekretentfernung, die durch Arzneimittel oder nichtmedikamentös erreicht werden kann

Broncholytika und Bronchospasmolytika verstehen

Sympathomimetika verstärken den sympathischen Teil des vegetativen Nervensystems (Sympathikus) in seiner Wirkung. Die heute bei Asthma zum Einsatz kommenden Sympathomimetika greifen selektiv (gezielt) an den β_2-**Rezeptoren des Sympathikus** an und lösen dort einen Effekt aus. Die β_2-Rezeptoren befinden sich an den Bronchien. Bei ihrer Aktivierung durch körpereigene Neurotransmitter (Noradrenalin) oder durch Wirkstoffe aus der Gruppe der Sympathomimetika kommt es zu einer Erschlaffung der glatten Muskulatur der Bronchien und so zu einer Erweiterung der Bronchien (Bronchodilatation). Die bei Asthma und chronischer Bronchitis auftretende Bronchialobstruktion wird verringert, sodass mehr Luft durch die Bronchien durchtreten und zu den Lungenbläschen gelangen kann. Spasmen der Bronchien, wie sie v. a. im Asthmaanfall auftreten, werden gelöst (broncholytische Wirkung).

Es gibt lang und kurz wirksame Sympathomimetika. Lang wirksame Sympathomimetika sind zur Dauertherapie gedacht. Kurz wirksame Wirkstoffe wirken nur im Asthmaanfall und sind Bedarfsmedikation.

Parasympatholytika verringern die Wirkung des parasympathischen Teils des vegetativen Nervensystems (Parasympathikus). Auch bei den Parasympatholytika kommen Wirkstoffe zum Einsatz, die gezielt an den Rezeptoren des Bronchialtrakts angreifen. Sie

11

wirken an diesen als Antagonisten, d. h. sie besetzen den Rezeptor, bewirken aber keinen Effekt (kompetitive Hemmung). Da der Parasympathikus mit seinem Neurotransmitter Acetylcholin für eine Verengung der Bronchien sorgt (Bronchokonstriktion), wirken Parasympatholytika dieser entgegen und führen wie Sympathomimetika zu einer Bronchodilatation. Eine Bronchialobstruktion wird verringert, mehr Luft kann zu den Lungenbläschen gelangen. Parasympatholytika wirken zwar auch gegen Brochialspasmen, jedoch ist ihre broncholytische Wirkung geringer als die der Sympathomimetika.

Theophyllin hat eine ausgeprägte bronchienerweiternde und bronchospasmolytische Wirkung. Es verringert die Bronchialobstruktion und löst im Asthmaanfall sehr effektiv den Bronchospasmus. Der genaue Wirkungsmechanismus ist noch nicht bekannt. Wahrscheinlich wirkt Theophyllin über eine Hemmung des Enzyms Phosphodiesterase und blockiert Adenosinrezeptoren. Zusätzlich hat es eine entzündungshemmende Wirkung. Theophyllin kann im Gegensatz zu den anderen Wirkstoffen bei chronisch obstruktiven Atemwegserkrankungen nicht inhaliert werden. Es wird zur Dauertherapie peroral und in der Intensivmedizin intravenös verabreicht.

Broncholytika und Bronchospasmolytika in der Pflege

Die unerwünschten Wirkungen von **Theophyllin** sind weitestgehend dosisabhängig. Die **therapeutische Breite** (> 1.3) von Theophyllin ist gering. Am häufigsten sind Herzbeschwerden (Tachykardie, Herzrhythmusstörungen), Magen-Darm-Beschwerden (Übelkeit, Erbrechen, Durchfall) und ZNS-Symptome wie Unruhe, Kopfschmerz und Muskelzittern. Treten solche Symptome auf, informieren die Pflegenden umgehend den Arzt, damit eine entsprechende Dosisreduktion vorgenommen werden kann.

Inhalative **Sympathomimetika** und **Parasympatholytika** sind relativ gut verträglich. Es ist jedoch darauf zu achten, dass kurz wirksame Sympathomimetika zur Anwendung bei akuter Atemnot nicht zu häufig (maximal 4-mal täglich) angewendet werden. Die heute verwendeten inhalativen Sympathomimetika wirken zwar bevorzugt auf β_2-Rezeptoren, es

werden jedoch – wenn auch in geringerem Maße – stets auch die β_1-Rezeptoren miterregt. Daher entfalten die β_2-Sympathomimetika immer auch Wirkungen auf das Herz, was v. a. bei zu häufigem Gebrauch zu Tachykardie, Herzklopfen, Herzrhythmusstörungen, Angina pectoris und Blutdruckkrisen führen kann. Weitere unerwünschte Wirkungen sind Unruhe, Zittern und Kopfschmerzen. Die Pflegenden achten auf das Auftreten solcher Symptome und kontrollieren, ob das Bedarfsarzneimittel nicht zu häufig verwendet wird.

11.3.2 Antiphlogistika

Bei vielen Atemwegserkrankungen treten **Entzündungen** auf. Sie sind auch maßgeblich an der Bronchialobstruktion bei Asthma bronchiale und chronischer Bronchitis beteiligt. Antiphlogistisch (entzündungshemmend) bei Atemwegserkrankungen wirken:

- Glukokortikoide
- Leukotrienrezeptorantagonisten
- Mediatorhemmstoffe
- Antihistaminika

Sie wirken der entzündlich verursachten Schwellung der Bronchialschleimhaut entgegen und verringern so die Obstruktion. Sie wirken aber auch gegen schmerzhafte Beschwerden, die in der Entzündungsreaktion ihre Ursache finden.

Antiphlogistika verstehen

Sowohl beim Asthma als auch bei der chronisch obstruktiven Bronchitis ist die Entzündung eine der Hauptursachen für die Obstruktion des Bronchialtrakts. **Glukokortikoide** gehören zu den stärksten Antiphlogistika (entzündungshemmende Wirkstoffe) und wirken der Entzündungsreaktion effektiv entgegen. Dadurch schwillt die Schleimhaut der Bronchien ab und es kommt zur Bronchienerweiterung, sodass mehr Luft in die Alveolen gelangen kann und Bronchospasmen weniger häufig sind. Da die bronchienerweiternde Wirkung erst verzögert eintritt, werden sie nicht im Asthmaanfall gegeben; sie sind vielmehr die Hauptkomponente in der Basistherapie des Asthma bronchiale (Ausnahme: i. v.-Gabe im Status Asthmaticus).

Neben den Glukokortikoiden kommen bei Asthma auch noch **andere Antiphlogistika** (entzündungshemmende Wirkstoffe) zum Einsatz. Ihre Wirkung ist jedoch weniger effektiv, sodass sie nur prophylaktisch oder in Kombination mit anderen Wirkstoffen angewendet werden.

Cromoglicinsäure (Intal®) ist ein sog. **Mastzellstabilisator** und hemmt die Freisetzung von Entzündungsmediatoren (körpereigene Stoffe, die Entzündungsreaktion auslösen) aus den Mastzellen. **Montelukast** (Singulair®) ist ein **Antagonist am Leukotrienrezeptor**. Leukotriene bewirken als Entzündungsmediatoren an den Bronchien Schleimbildung und Schleimhautanschwellung, verengen die Bronchien und schädigen das Epithel. Montelukast wirkt dem entgegen.

Antiphlogistika in der Pflege

Unerwünschte Wirkungen

Die unerwünschten Wirkungen der Wirkstoffe zur Therapie chronisch obstruktiver Erkrankungen sind immer sehr von der Applikationsform abhängig (➤ Tab. 11.9). Insbesondere bei den **Glukokortikoiden** sind die unerwünschten Wirkungen bei peroraler oder intravenöser Applikation wesentlich stärker ausgeprägt als bei pulmonaler Applikation. Unerwünschte Wirkungen bei pulmonaler Applikation stehen weniger mit den systemischen Wirkungen als mit der lokal immunsuppressiven Wirkung der Glukokortikoide in Zusammenhang.

Tab. 11.9 Unerwünschte Wirkungen von Glukokortikoiden bei pulmonaler und peroraler Applikation.

Unerwünschte Wirkungen bei pulmonaler Applikation	Unerwünschte Wirkungen bei peroraler Applikation
• Heiserkeit, Mundtrockenheit • Orale Kandidose (Hefepilzinfektion im Mund- und Rachenraum)	• Vollmondgesicht, Stammfettsucht • Erhöhte Infektanfälligkeit • Verzögerte Wundheilung • Gewebeatrophien • Wachstumshemmungen bei Kindern • Osteoporose • Diabetes • Hypertonie • Depressionen

Die Pflegenden klären den Patienten über diese Zusammenhänge auf und empfehlen bei inhalativer Anwendung von Glukokortikoiden, immer den Mund auszuspülen oder den Applikationszeitpunkt vor eine Mahlzeit oder das tägliche Zähneputzen zu legen, damit die Wirkstoffe aus dem Mund- und Rachenbereich entfernt werden. Bei systemischer Anwendung von Glukokortikoiden achten die Pflegenden auf Anzeichen von unerwünschten Wirkungen und teilen Auffälligkeiten oder Veränderungen dem Arzt mit (➤ 5.4.1).

> Patienten mit COPD benötigen häufig eingehende psychische Betreuung, denn je nach Dauer der Erkrankung haben sie schon mehrmals unter Atemnotanfällen gelitten, was zu einer starken psychischen Belastung der Patienten und Angehörigen führt.

11.4 Sauerstofftherapie

Dyspnoe (Atemnot): (subjektives) Gefühl, „nicht genug Luft zu bekommen" und die Atemtätigkeit steigern zu müssen. Meist Ausdruck einer respiratorischen Insuffizienz unterschiedlicher Ursache und i. d. R. mit sichtbar verstärkter Atemarbeit (z. B. zu hohe Atemfrequenz, Einsatz der Atemhilfsmuskulatur) einhergehend.

Sauerstofftherapie verstehen

Bei Dyspnoe ist es oft sinnvoll, die Sauerstoffkonzentration des Blutes durch Anreicherung der Einatemluft mit **Sauerstoff** zu erhöhen. Besonders bei zyanotischen Patienten ist eine Sauerstofftherapie indiziert.

Auf vielen Stationen ist Sauerstoff über ein **zentrales Reservoir** (Wandanschlüsse in den Patientenzimmern) verfügbar. Die Alternative sind transportable **Sauerstoffflaschen** von 10–50 l Rauminhalt, die komprimierten Sauerstoff enthalten. Der Druck einer vollen Flasche liegt bei 150–200 bar, der einer teilweise entleerten entsprechend niedriger. Der hohe Druck wird durch einen Druckminderer reguliert und ist am Manometer ablesbar.

11

In beiden Fällen handelt es sich um reinen Sauerstoff (100 %). Zum Vergleich: Die normale Raumluft enthält ca. 20 % Sauerstoff.

> Sauerstoffflaschen und Wandsteckkupplungen für Sauerstoff wurden bis Ende 2005 blau, danach weiß und mit einem schwarzen „N" gekennzeichnet. In einer Übergangszeit werden beide Kennzeichnungen für Sauerstoffflaschen zugelassen. Stecker und Wandanschlüsse sind sechseckig.

Eine Beatmung mit reinem Sauerstoff darf nicht länger als 6–8 Stunden durchgeführt werden. Sonst besteht die Gefahr eines toxischen Lungenödems. Deshalb dürfen im Stationsalltag nur Sauerstoffmasken, -sonden und -brillen verwendet werden. Eine Beatmung darf nur unter intensiver Überwachung erfolgen.

Sauerstofftherapie in der Pflege

V O R S I C H T
Sauerstoff selbst ist zwar nicht brennbar, fördert aber die Verbrennung
Folgende Sicherheitsmaßnahmen beim Umgang mit Sauerstoffflaschen müssen von den Pflegenden beachtet werden:
• Flaschen dürfen nicht fallen! Volle Flaschen liegend oder stehend fixieren (z. B. anketten) und nicht in Treppenhäusern, Gängen oder Patientenzimmern lagern.
• Vorsicht vor Feuer! Rauchverbot! Nur in Räumen mit Fenster, nicht aber in explosionsgefährdeten Räumen oder unter Sonneneinstrahlung (Fenster) bzw. Wärmeeinwirkung (Heizung) lagern.
• Vorsicht vor Fett! Die Ventile dürfen nicht mit Fett oder Öl in Berührung kommen (Explosionsgefahr).
• Nur mit geschlossenem Ventil und befestigter Schutzkappe transportieren.
• Beim Öffnen der Flaschen keine Gewalt anwenden.
• Flaschen nicht im Patientenzimmer wechseln.
• Flaschen immer betriebsbereit halten und vor jedem Gebrauch kontrollieren.
• Volle und leere Flaschen getrennt voneinander aufbewahren.
• Bei Störungen Technischen Dienst rufen. Keine Selbstreparatur versuchen.

Darüber hinaus achten Pflegende darauf, dass sich die Sauerstoffflasche nicht vollständig entleert, sondern dass ein Restüberdruck von 0,5 bar bleibt. Andernfalls könnte von außen Luft in die Flasche eindringen, die Feuchtigkeit und Keime enthält. Würde die Flasche also ganz entleert, müsste sie aufwendig gereinigt und mit thermischen Verfahren aufbereitet werden, bleibt allerdings ein Restdruck in der Flasche, reicht das Nachfüllen.

> ▶
> **Berechnungsformel für den Inhalt von Sauerstoffflaschen (Restinhalt in Litern)**
>
> Flaschenvolumen [l] × angezeigtem Druck auf dem Manometer [bar] = Vorrat [l] (bei normalem atmosphärischen Druck von 1 bar)
>
> **Beispiel:** $50\,l \times 150 = 7.500\,l$
> **Berechnungsformel für den Sauerstoffvorrat einer Flasche in Minuten**
>
> $$\frac{\text{Flaschenvolumen}[l] \times \text{angezeigtem Druck}[bar]}{\text{Sauerstoffverbrauch}[l/\text{Min.}] \times 1\,bar} = \text{Zeit}\,[\text{Min.}]$$
>
> **Beispiel**:
>
> $$\frac{10\,l \times 90\,bar}{2\,l/\text{Min.} \times 1\,bar} = \frac{900\,l}{2\,l/min} = 450\,min$$
>
> Der Vorrat in der Sauerstoffflasche reicht bei einem Verbrauch von 2 l/min also 450 Minuten (7,5 Stunden). Bei einem Verbrauch von 6 l/min reicht er z. B. nur noch 150 Minuten (2,5 Stunden).

Anwendungsformen
Am häufigsten wird Sauerstoff über eine **O_2-Nasensonde** mit Schaumgummipolster gegeben. Den Patienten stört diese Sondenform relativ wenig, er hat ausreichend Bewegungsfreiheit und kann essen und trinken. Vorteilhaft ist auch, dass die Einatmungsluft weiter durch die Nasenschleimhaut angefeuchtet wird, wenn der Patient wie gewohnt durch die Nase einatmet. Allerdings trocknet ein höherer Durchfluss die Nasenschleimhaut aus, was für den Patienten sehr unangenehm ist. Mit **Sauerstoffbrillen** können bis zu 8 l/min gegeben werden (Sauerstoffkonzentration der Einatmungsluft 30–50 %). Eine höhere O_2-Dosierung von 6–10 l/min ermöglicht die **einfache O_2-Maske.** Die Ausatmungsluft entweicht durch die seitlichen Löcher in der Maske. Der Sauerstofffluss darf nicht unter 6 l/min absinken, da es ansonsten zu einem CO_2-Stau in der Maske kommen kann. Sauerstoffkonzentrationen bis annähernd 100 % sind nur durch **O_2-Masken mit Ventil** und **Reservoirbeutel** zu erzielen.

11

▶
Da der Sauerstoff sowohl im zentralen Reservoir als auch in der Sauerstoffflasche trocken vorliegt, wird er zur Vermeidung von Schleimhautschäden mit destilliertem Wasser angefeuchtet. Streng aseptisches Arbeiten vermeidet Kontamination. Daher wird für jeden Patienten ein neues Schlauchsystem verwendet und täglich das sterile Aqua dest. in den Gefäßen gewechselt. Es können auch Einmalartikel wie AquaPack® benutzt werden. Vor der Sauerstoffgabe sollte der Patient seine Nase reinigen bzw. bei der Reinigung der Nase unterstützt werden. Die Sauerstoffsonde wird spätestens täglich gewechselt, bei Kontamination sofort.

Krankenbeobachtung

Patienten unter Sauerstofftherapie bedürfen besonderer Aufmerksamkeit. Krankenbeobachtung und -dokumentation erstrecken sich auf:

- Atmung (Frequenz, Tiefe, Form, Rhythmus)
- Puls (Tachykardie?)
- Bewusstseinslage (Verwirrtheit, Eintrübung)
- Haut (Zyanose? Druckstellen?)
- Nasen- und Mundschleimhaut (Feuchtigkeitszustand, Läsionen?)
- Mund- und Nasenpflege
- Regelmäßige Kontrolle der Sauerstoffdosierung (O_2-Einstellung am Gerät), der Sondenlage und der Aqua-dest.-Menge
- Kontrolle der peripheren Sauerstoffsättigung bzw. Durchführen einer kapillären oder arteriellen Blutgasanalyse

▶
Die Pflegenden weisen den Patienten darauf hin, dass die Sauerstoffsonde möglichst immer in der Nase verbleibt und informiert über die Risiken bei Unterlassen.

VORSICHT

Atemlähmung durch Sauerstoffgabe
Besondere Vorsicht ist bei Patienten mit chronisch obstruktiven Atemwegserkrankungen geboten. Ihr Körper hat sich an den ständig erhöhten CO_2-Gehalt im Blut „gewöhnt". Den einzigen Atemantrieb stellt der Sauerstoffmangel im Blut dar. Wird dieser nun durch die Sauerstofftherapie behoben, entfällt der letzte Atemanreiz. Dies kann zu einem extremen CO_2-Anstieg und zur sog. CO_2-Narkose führen, die eine Intubation erforderlich macht und unbemerkt tödlich verlaufen würde. Trübt ein Patient unter Sauerstofftherapie zunehmend ein, muss dies als Zeichen eines CO_2-Anstiegs gewertet werden – sofort Sauerstoffgabe beenden und Arzt rufen!

11.5 Arzneimittel bei Mukoviszidose

Ein speziell bei Mukoviszidose eingesetztes Sekretolytikum ist **Dornase alfa** (Pulmozyme®), das inhalativ mittels Vernebler eingesetzt wird.

Mukoviszidose (zystische Fibrose): erbliche Stoffwechselstörung mit Produktion eines zu zähen Schleims durch die exokrinen Drüsen. Fortschreitende zystisch-fibrotische Veränderungen (Bindegewebe vermehrt und abgekapselt) v. a. an Pankreas und Bronchien.

Bei der **Mukoviszidose** nimmt die Viskosität des Bronchialsekrets zu. Es kommt zu Sekretstau, Atemwegsobstruktion, Infektionen und Entzündungen. Durch eine Pankreasinsuffizienz kommt es zu Mangelerscheinungen mit Fettstühlen und schweren Gedeihstörungen. Die Mukoviszidose ist eine chronische Erkrankung mit relativ schlechter Prognose. Die Lebenserwartung ist deutlich verkürzt. Ungefähr die Hälfte der Patienten verstirbt schon im Kindesalter. Die Chancen, das Erwachsenenalter zu erreichen, steigen jedoch durch verbesserte Therapien zunehmend.

Arzneimittel bei Mukoviszidose verstehen

Bei der Mukovizidose kommt es zu einer Ansammlung von zähem, eitrigen Schleim in den Atemwegen. Dadurch ist die Lungenfunktion stark eingeschränkt, Infektionen treten häufiger auf. Dieser Schleim enthält hohe Konzentrationen an DNA (Desoxyribonukleinsäure), die infolge der häufigen Infektionen aus zerfallenden Leukozyten freigesetzt wird. Dornase alfa ist eine Variante des natürlich vorkommenden Enzyms Desoxyribonuklease und spaltet wie dieses DNA, die dadurch besser abgebaut und beseitigt werden kann. Der Schleim wird durch den Abbau der DNA dünnflüssiger und kann besser abtransportiert werden.

11

Bei nachweislicher Bronchialobstruktion werden **Broncholytika** wie Sympathomimetika und Parasympatholytika mit elektrischem Vernebler verabreicht. **Sekretolytika** wie ACC, Carbocistein und v. a. Dornase alfa werden zur Verringerung der Zähigkeit des Bronchialschleims eingesetzt. Wegen der Keimbesiedlung des Bronchialsystems bei der Mukoviszidose kommen häufig **Antibiotika** zum Einsatz (➤ 12.1). Sie werden immer erst nach Untersuchung des Sputums und Erstellung eines Antibiogramms angewendet, denn wegen der ständig wiederkehrenden Infektionen sind bei der Mukoviszidose Resistenzen häufig. Problemkeime wie Staphylococcus aureus, Pseudomonas aeruginosa und Haemophilus influenzae sind typisch für diese Erkrankung. Oft müssen auch Kombinationen verschiedener Antibiotika eingesetzt werden.

Um die Pankreasinsuffizienz auszugleichen, werden **Pankreasenzyme** (➤ 7.3.3) und fettlösliche **Vitamine** substituiert.

Arzneimittel bei Mukoviszidose in der Pflege

Die Mukoviszidose ist eine unheilbare Krankheit mit relativ schlechter Prognose und geringer Lebenserwartung. Die Patienten wissen das und müssen lernen, mit dieser Tatsache umzugehen und ein für sie ausgefülltes Leben zu führen. Da sich die Therapien von Jahr zu Jahr immer mehr verbessern, können die Pflegenden den Patienten durchaus Mut machen, denn nur durch eine optimistische Einstellung und aktive Mitarbeit des Patienten können neue und alte Behandlungsstrategien erfolgreich umgesetzt werden.

Patienten mit Mukoviszidose ist im fortgeschrittenen Stadium oft nur durch eine Lungentransplantation zu helfen. Da es in Deutschland aber zu wenige Organe gibt, sterben viele Patienten ohne diese Möglichkeit.

Der ständige Husten durch zähen Schleim, die Atemnot und auch die Sorge vor einem frühen Tod wirken sich sehr belastend auf die psychische Situation des Patienten aus. Eine begleitende Psychotherapie sollte angestrebt werden.

Unerwünschte Wirkungen
Häufig treten bei der Anwendung von **Dornase alfa** Heiserkeit und Stimmveränderungen (bis zu 16 %), Brustschmerzen und Rachenentzündungen (bis zu 40 %) auf. Gelegentlich sind auch Kehlkopf-, Bindehautentzündung und Hautausschläge zu beobachten. Die Pflegenden klären die Patienten über die häufig auftretenden unerwünschten Wirkungen auf und achten darauf, dass die Patienten ausreichend trinken.

Wiederholungsfragen

1. Welche 3 Faktoren sind beteiligt am Entstehen von Bronchialobstruktionen? (➤ 11.3)
2. Wie werden Dosieraerosole richtig angewendet? (➤ 11.3)
3. Was ist bei der Anwendung von Pulverinhalatoren zu beachten und wie werden diese gereinigt? (➤ 11.3)
4. Warum dürfen Patienten mit chronisch obstruktiven Atemwegserkrankungen Sauerstoff nur unter besonderer Aufsicht gegeben werden? (➤ 11.4)
5. Welche Arzneimittel werden bei Mukoviszidose eingesetzt? (➤ 11.5)
6. Wie wirken Expektoranzien? (➤ 11.1)
7. Wodurch unterscheiden sich Expektoranzien und Antitussiva in ihrer Wirkung und warum dürfen sie nicht zeitgleich eingesetzt werden? (➤ 11.1)
8. Was ist bei der Anwendung von abschwellenden Nasalia zu beachten? (➤ 11.2)
9. Welche Fehler werden bei der Anwendung von inhalativen Arzneimitteln bei chronisch obstruktiven Atemwegserkrankungen häufig gemacht und wo liegen die Ursachen für solche Fehler? (➤ 11.3)
10. Wie unterscheiden sich die unerwünschten Wirkungen bei Glukokortikoiden in Abhängigkeit von der Applikationsart (systemisch oder pulmonal)? (➤ 11.3)

KAPITEL

12 Arzneimittel gegen Infektionen

12.1 Antibiotika

Infektionskrankheit: Erkrankung durch Übertragung, Haftenbleiben, Eindringen und Vermehrung von Mikroorganismen (Krankheitserregern) im menschlichen Körper. Viele Infektionskrankheiten sind ansteckend (kontagiös).

Antiinfektiva: dienen durch ihren gezielten Eingriff in spezifische Stoffwechselvorgänge von Mikroorganismen der Bekämpfung von Infektionskrankheiten, ohne eine schädigende Wirkung auf den menschlichen Organismus zu besitzen.

Für eine erfolgreiche Therapie ist die regelmäßige Einnahme der Antiinfektiva entscheidend. Wenn der Blutspiegel abfällt, z. B. weil die Arzneimittel in zu großen Zeitabständen eingenommen werden, können sich die Keime wieder vermehren und evtl. Resistenzen bilden. Das gilt ebenso für zu niedrig dosierte Antiinfektiva. Nach den ersten Therapietagen fühlen sich die Patienten meist schon viel besser und setzen die Antiinfektiva ab. Es ist aber wichtig, dass die Einnahme über die gesamte vorgeschriebene Dauer erfolgt. Als Gründe für die mangelnde Compliance können die negative Bewertung und die Angst vor Antibiotika, die auftretenden unerwünschten Wirkungen und bestimmte Einschränkungen (z. B. Alkoholverzicht, keine Sonnenbäder) genannt werden. Die Pflegenden klären den Patienten darüber auf, dass Antiinfektiva wichtige und lebensrettende Arzneimittel sind, die unbedingt in der vorgeschriebenen Art und Weise angewendet werden müssen.

Antibiotika: von Pilzen oder Bakterien gebildete Stoffe mit einer bereits in geringen Konzentrationen wachstumshemmenden oder abtötenden Wirkung auf andere Mikroorganismen.

Bakterielle Infektionen werden mit bakterizid (Tötung der Bakterien) oder bakteriostatisch (Hemmung des Bakterienwachstums) wirkenden Arzneimitteln behandelt. Je nach Herkunft werden sie als **Antibiotika** (von Mikroorganismen gebildet) oder **Chemotherapeutika** (synthetisch hergestellt) bezeichnet.

Im allgemeinen Sprachgebrauch werden jedoch mit Antibiotika alle gegen Bakterien wirksamen Arzneimittel verstanden, unter Chemotherapeutika die in der Tumortherapie verwendeten Zytostatika.

Bakterielle Infektionen

Um Bakterien näher zu charakterisieren, werden im mikrobiologischen Labor bestimmte Färbungen durchgeführt. Dadurch erhält man Hinweise, welche Bakterien als Ursache für die Infektion in Frage kommen.

Bei einer **Gramfärbung** behandelt man die Bakterien mit bestimmten Farbstoffen. Die Bakterien, die eine feste Zellwand besitzen, färben sich blau an und werden als grampositiv bezeichnet. Färben sich die Bakterien rot an, sind sie gramnegativ.

Infektionen durch Bakterien betreffen v. a. den Respirationstrakt, die Haut, den Magen-Darm-Trakt, die Harnwege und die Geschlechtsorgane (> Abb. 12.1).

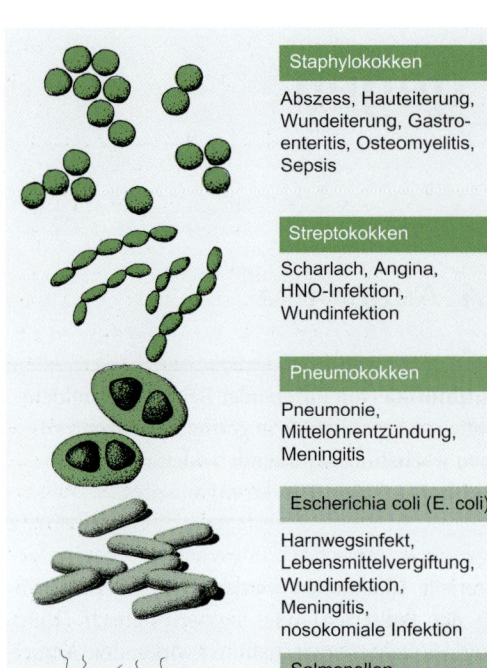

Staphylokokken

Abszess, Hauteiterung, Wundeiterung, Gastroenteritis, Osteomyelitis, Sepsis

Streptokokken

Scharlach, Angina, HNO-Infektion, Wundinfektion

Pneumokokken

Pneumonie, Mittelohrentzündung, Meningitis

Escherichia coli (E. coli)

Harnwegsinfekt, Lebensmittelvergiftung, Wundinfektion, Meningitis, nosokomiale Infektion

Salmonellen

Lebensmittelvergiftung, Gastroenteritis, Typhus

Abb. 12.1 Das Erkrankungsspektrum medizinisch bedeutsamer Bakteriengruppen. [L190]

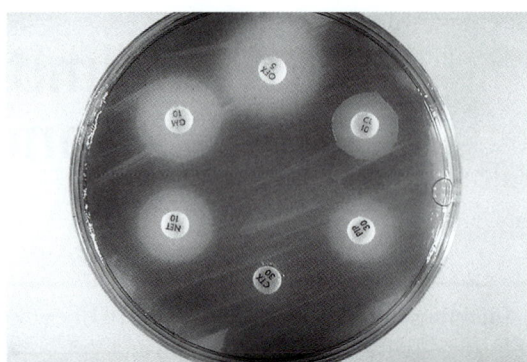

Abb. 12.2 Antibiogramm: Auf den Agar, der mit einem Bakterienstamm beimpft ist, werden mit verschiedenen Antibiotika getränkte Blättchen gelegt. Die Bakterien wachsen nun auf diesem Agar (dunkelgrüne Färbung). Im Bereich der Antibiotikablättchen wird ihr Wachstum unterschiedlich stark gehemmt (weiße Ringe). Das Testblättchen mit dem größten Hemmhof zeigt in vitro die größte Wirksamkeit, d. h. von diesem Antibiotikum ist die vergleichsweise größte Wirksamkeit in vivo zu erwarten, wenn es dem Patienten als Arzneimittel verabreicht wird. [B109]

Labor getestet (**Antibiogramm**, ➤ Abb. 12.2). Eine Anzüchtung der Keime auf speziellen Nährböden, deren Identifizierung und Austestung, auf welche Antibiotika sie ansprechen, dauert oft mehrere Tage. Eine Infektion erfordert jedoch i. d. R. eine sofortige Behandlung, sodass zumindest zu Beginn der Behandlung eine kalkulierte Therapie erfolgen muss. Kulturen zur Diagnostik der Erreger werden immer vor der Antibiotikagabe entnommen.

12.1.1 Grundlagen der Antibiotikatherapie

Einfache bakterielle Infektionen können meist kalkuliert (Beginn der Therapie, ohne dass der Erreger bekannt ist) und je nach Art der Erkrankung peroral oder lokal mit Antibiotika therapiert werden. Schwere bakterielle Infektionen werden stationär mit einer parenteralen Gabe von Antibiotika behandelt.

Kalkulierte und gezielte Therapie

Bei einer **kalkulierten Therapie** werden Standardarzneimittel eingesetzt, die sich bei dem betreffenden Krankheitsbild als wirksam erwiesen haben. Um ein Nichtansprechen auf die Wirkstoffe und somit eine Verschlechterung des Krankheitsverlaufs und Resistenzentwicklungen zu vermeiden, versucht man jedoch, die Erreger zu isolieren und dann eine **gezielte Therapie** einzuleiten. Dabei werden die Erreger gezüchtet und dann bezüglich ihrer Empfindlichkeit gegenüber bestimmten Antibiotika im

Wirkungsspektrum, Wirktyp und Wirkaktivität

Zur Klassifizierung der zahlreichen Antibiotika zieht man Kriterien wie das Wirkungsspektrum, den Wirkungsmechanismus, den Wirkungstyp und die Wirkaktivität heran (➤ Abb. 12.3). Auch Merkmale wie die Resistenzsituation und unerwünschte Wirkungen werden bei der Einteilung berücksichtigt.

Das **Wirkungsspektrum** beschreibt, welche Erreger mit dem betreffenden Antibiotikum bekämpft werden können. Breitspektrumantibiotika sind gegen eine Vielzahl von Erregern wirksam, Schmalspektrumantibiotika nur gegen wenige Erregerarten.

Prinzipiell unterscheidet man bei den Antibiotika 2 verschiedene **Wirktypen**. Die antibakteriellen Wirkstoffe können **bakteriostatisch** oder **bakterizid** wirken. Hemmen die Antibiotika die Bakterienvermehrung, ohne dabei die Keime abzutöten, bezeichnet man dies als **Bakteriostase** (Wachstumshemmung). Wird die Bakterienzelle abgetötet, handelt es sich um **Bakterizidie** (Abtötung). Die Abtötung der Bakterien kann nur die Vermehrungsphase betreffen oder auch in der Ruhephase erfolgen.

Ob ein Antibiotikum bakterizid oder bakteriostatisch wirkt, ist vom Wirkungsmechanismus und bei bestimmten Antibiotika auch von der Konzentration abhängig.

Ein Maß für die **Wirkaktivität** ist die **minimale Hemmkonzentration** (MHK).

Minimale Hemmkonzentration (MHK): kleinste, das Wachstum aller Bakterien gerade noch hemmende Konzentration eines Antibiotikums.

Die Bestimmung der **MHK** eines Antibiotikums gegenüber einem bestimmten Erreger erfolgt nach standardisierten Testverfahren, z. B. mittels eines Antibiogramms, wobei der Wirkstoff in unterschiedlichen Konzentrationen auf ein Nährmedium mit definierter Keimzahl gegeben wird. Die geringste Konzentration, bei der sich nach 20 Stunden kein sichtbares Wachstum des Keims zeigt, gilt als MHK. Je geringer die MHK eines Antibiotikums gegenüber einer Erregerart ist, umso größer ist dessen Wirksamkeit.

Pharmakokinetik

Die **Applikationsart** für ein Antibiotikum wird nach folgenden Kriterien ausgewählt:
- Eigenschaften des Antibiotikums
- Vorliegendes Krankheitsbild
- Schweregrad der Infektion, z. B. ob vitale Gefährdung vorliegt
- Zustand des Patienten, z. B. ob der Patient ansprechbar ist

Einige Antibiotika können nicht peroral verabreicht werden, weil die Magensäure die Substanzen zerstören würde. Sie werden deshalb intravenös gegeben. Nur **säurestabilen** Antibiotikae sind für die perorale Applikation geeignet. Substanzen, die aus sehr großen Molekülen bestehen (wie z. B. Vancomycin), können nicht resorbiert und müssen deswegen ebenfalls intravenös appliziert werden. Möchte man jedoch eine Darmerkrankung wie die pseudomembranöse Enterokolitis behandeln, erfolgt eine perorale Gabe von Vancomycin. In diesem speziellen Fall sollen die Keime im Darm abgetötet werden. Eine Resorption ist nicht notwendig.

Bei schweren Infektionen oder komatösen Patienten wird man stets mit einer intravenösen Gabe des Antibiotikums beginnen.

Für die Wirkung eines Antibiotikums ist neben seiner Eigenschaft, einen bestimmten Keim abzutöten oder im Wachstum zu behindern, auch entscheidend, in welchen Konzentrationen das Antibiotikum an den Ort gelangt, wo sich die Keime befinden. Dabei spielt die **Pharmakokinetik**, insbesondere die Verteilung und das Eindringen (Penetration) in bestimmte Gewebe sowie die Ausscheidung eine entscheidende Rolle.

In gut durchbluteten Organen (wie z. B. der Lunge, der Leber oder den Nieren) werden höhere Antibiotikaspiegel erreicht als in weniger gut durchbluteten Geweben (z. B. den Knochen). Möchte man eine Infektion der Gallenblase behandeln, muss man ein Antibiotikum wählen, das über die Leber mit der Galle ausgeschieden wird. Bei Infektionen im Urogenitaltrakt müssen Antibiotika gegeben werden, die über die Niere ausgeschieden werden. Die Verteilung kann auch durch eine Erkrankung beeinflusst sein. Bei einer Meningitis ist z. B. die Liquorkonzentration von Penicillin durch die erhöhte Durchlässigkeit der Blut-Hirn-Schranke (> 1.2.2) viel höher als bei der Therapie anderer Infektionen.

Resistenzen

Ein großes Problem bei einer antiinfektiven Therapie stellen die zunehmenden **Resistenzen** der Erreger gegenüber bestimmten Antibiotika dar. Die Erreger können bereits von Beginn an gegen bestimmte Antibiotika resistent sein. Häufig werden Erreger jedoch während einer antiinfektiven Therapie resistent gegen einen bestimmten Wirkstoff. Es gibt Antibiotika, die direkt Resistenzen induzieren.

Dies geschieht meist durch Veränderung der genetischen Information, welche durch Mutationen oder durch Aufnahme genetischer Informationen, z. B. durch Plasmide (ringförmige DNA im Zellplasma), bewirkt werden kann.

Beim Auftreten von Resistenzen werden durch die Antibiotikatherapie die sensiblen Keime abgetötet, während sich die resistenten Keime selektiv weiter vermehren (**Selektion unter Antibiotikagabe**). Wegen dieser Selektion ist der unüberlegte Einsatz von Antibiotika zu vermeiden.

So wurden etwa durch den Antibiotikaeinsatz in der Tiermast zur Infektionsprophylaxe und als

Wachstumsbeschleuniger viele resistente Keime in die Umwelt entlassen. Die nun auftretenden Infektionen des Menschen mit diesen früher gut zu therapierenden Keimen sind gefährlich, da die üblichen Antibiotika nicht mehr wirken.

Bei einer **Kreuzresistenz** sind Bakterien gegen ein Antibiotikum resistent und entwickeln gegen ein anderes, verwandtes Antibiotikum, das den gleichen oder einen ähnlichen Wirkungsmechanismus besitzt, ebenfalls eine Resistenz.

Therapierichtlinien

In der antimikrobiellen Therapie werden trotz des häufigen Einsatzes von Antibiotika vermeidbare Fehler begangen, die negative Auswirkungen auf die Resistenzsituation, die Therapiedauer und das Befinden des Patienten haben können. Antibiotika sind eine wertvolle Arzneistoffklasse, deren Wert durch einen sinnvollen und angemessenen Einsatz erhalten werden sollte. Folgende **Richtlinien** müssen bei der Therapie beachtet werden:

- Die Dauer der Therapie muss genau festgelegt werden. Antibiotika dürfen nicht zu lange gegeben werden (Gefahr einer pseudomembranösen Kolitis, ➤ 12.1.4), die Therapie darf aber wegen der Rückfallgefahr auch nicht zu früh beendet werden.

- Häufig werden Breitspektrumantibiotika eingesetzt, obwohl ein Schmalspektrumantibiotikum genügen würde. Damit besteht die Gefahr von Resistenzbildung und Selektion von Keimen.
- Ist eine effektive perorale Therapie möglich, ist diese der parenteralen Antibiotikagabe vorzuziehen, denn sie ist besser verträglich. Reicht dies nicht aus, muss parenteral therapiert werden.
- Wenn ein Antibiogramm vorliegt, sollte das Antibiotikum ggf. umgestellt werden.
- Bei einer eingeschränkten Nieren- oder Leberfunktion muss die Dosis angepasst werden.
- Die aktuelle Resistenzsituation sollte bekannt sein, um den Einsatz der falschen Antibiotika zu vermeiden.

▶
Anwendung mehrerer Antibiotika
Bei Mehrfachantibiose muss darauf geachtet werden, dass manche Antibiotika nicht gleichzeitig parenteral über einen Verweilkatheter verabreicht werden, da es zu Unverträglichkeitsreaktionen kommen kann. Die Apotheken besitzen im Regelfall Verzeichnisse, aus denen hervorgeht, welche Antibiotika nicht parallel verabreicht werden dürfen.
Um unerwünschte Reaktionen (Allergien) besser abgrenzen zu können, sollten Antibiotika nach Möglichkeit zeitlich versetzt gegeben werden.

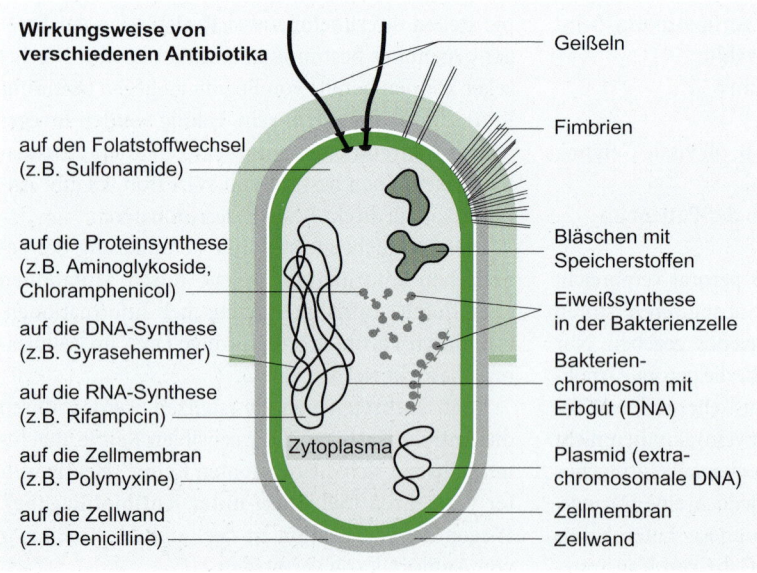

Wirkungsweise von verschiedenen Antibiotika

- Geißeln
- Fimbrien
- auf den Folatstoffwechsel (z.B. Sulfonamide)
- auf die Proteinsynthese (z.B. Aminoglykoside, Chloramphenicol)
- Bläschen mit Speicherstoffen
- Eiweißsynthese in der Bakterienzelle
- auf die DNA-Synthese (z.B. Gyrasehemmer)
- Bakterienchromosom mit Erbgut (DNA)
- auf die RNA-Synthese (z.B. Rifampicin)
- Zytoplasma
- auf die Zellmembran (z.B. Polymyxine)
- Plasmid (extrachromosomale DNA)
- auf die Zellwand (z.B. Penicilline)
- Zellmembran
- Zellwand

Abb. 12.3 Schematischer Aufbau einer Bakterienzelle und die Angriffsorte von verschiedenen Antibiotika. [L190]

12.1.2 Antibiotikagruppen

β-Laktamantibiotika verstehen

Penicilline, Cephalosporine, Carbapeneme und Monobactame gleichen sich in einzelnen chemischen Strukturen (β-Laktamring als einheitliches chemisches Grundgerüst) und werden deshalb auch als β-**Laktamantibiotika** zusammengefasst.

Sie hemmen die Synthese der Bakterienzellwand und wirken dadurch bakterizid, jedoch nur in der Wachstumsphase der Bakterien. Mit bakteriostatisch wirkenden Antibiotika, z. B. Tetrazyklinen, Erythromycin, Sulfonamiden und Chloramphenicol, ergibt sich teilweise ein antagonistischer Effekt. Deswegen sollten sie nicht zusammen eingesetzt werden.

β-Laktamasehemmer

Einige Bakterien, z. B. Staphylokokken, sind in der Lage, β-Laktamasen (auch Penicillinasen bzw. Cephalosporinasen genannt) zu bilden. Dies sind hydrolytisch wirkende Enzyme, die zur Inaktivierung von β-Laktamantibiotika führen, sodass der Wirkstoff weniger bzw. nicht mehr wirksam gegen die Bakterien ist.

Deshalb wurden β-**Laktamasehemmer** entwickelt, welche die von den Bakterien gebildeten β-Laktamasen inaktivieren. β-Laktamasehemmer werden stets in Kombination mit einem β-Laktamantibiotikum verabreicht. Da die Antibiotika nun auch gegen Bakterien wirksam sind, die β-Laktamasen bilden, erweitern β-Laktamasehemmer das Spektrum und die Wirksamkeit eines Antibiotikums. Zu den β-Laktamasehemmern gehören **Sulbactam** (in Unacid®), das v. a. mit Mezlocillin, Piperacillin und Cefotaxim kombiniert wird, **Clavulansäure**, meist in Kombination mit Amoxicillin (in Augmentan®), und **Tazobactam** in Kombination mit Piperacillin (in Tazobac®).

Penicilline

Die ursprünglich bekannten **Penicilline**, die von Penicilliumarten (Pinselschimmmel) gebildet werden, wurden vielfach halbsynthetisch verändert. Es gibt somit Vertreter der Penicilline, bei denen Verbesserungen bezüglich Wirksamkeit und Applikation erzielt werden konnten. Von großer Bedeutung ist die Entwicklung säurestabiler Penicilline. Die ursprünglichen Penicilline wurden von der Magensäure zerstört und konnten deshalb nur parenteral eingesetzt

werden. Nachfolgend wurden Penicilline entwickelt, die von der Magensäure nicht mehr zerstört werden und darum auch peroral einsetzbar sind. Diese Penicilline werden als „**säurestabil**" bezeichnet.

Man unterscheidet 5 Penicillinklassen (> Tab. 12.1).

Benzylpenicillin kann aufgrund seiner mangelnden Säurestabilität nur parenteral verabreicht werden. Es gelangt gut in Organe und Körperflüssigkeiten. Bei einer bakteriellen Meningitis (Hirnhautentzündung) ist es am Wirkort gut verfügbar (50 % der Plasmakonzentration). Vorsicht ist bei Elektrolytstörungen geboten, da parenterale Penicilline oft große Mengen an Natrium enthalten. Bei Diabetikern ist bei einer i. m.-Gabe die Resorption verzögert. Benzylpenicillin und andere parenterale Penicilline sind gegen Staphylokokken, Streptokokken, Pneumokokken, Corynebakterien, Aktinomyzeten, Meningokokken, Borrelien und Treponema pallidum wirksam.

Phenoxymethylpenicillin ist säurefest und kann deshalb peroral gegeben werden. Es besitzt eine gute Gewebegängigkeit in verschiedene Organe und Körperflüssigkeiten. Phenoxymethylpenicillin darf wegen seiner guten Verträglichkeit während der gesamten Schwangerschaft bei einer behandlungsbedürftigen Infektion eingesetzt werden. Das Wirkungsspektrum von Phenoxymethylpenicillin und anderen oralen Penicillinen gleicht dem des Benzylpenicillins.

Isoxazolylpenicilline sind Penicilline, die nicht durch β-Laktamasen (Penicillinasen) gespalten werden können. Sie wirken v. a. gegen Staphylokokken und gramnegative Kokken. Da ihre Wirkstärke relativ gering ist, bleibt ihre Anwendung auf Staphylokokkeninfektionen beschränkt.

Entdeckung des Penicillins durch Alexander Fleming

Die Wirkung des Penicillins wurde zufällig im Jahre 1928 durch Alexander Fleming entdeckt. Er stellte fest, dass auf Agarplatten, die an der Luft stehengelassen wurden, die geimpften Staphylokokkenstämme in ihrem Wachstum gehemmt wurden. Als Ursache für die Wachstumshemmung fand er einen Schimmelpilz, der sich über die Luft auf den Platten ansiedelte. Den in diesem Schimmelpilz (Penicillium notatum) enthaltenen wirksamen Stoff nannte er Penicillin.

Tab. 12.1 Verschiedene Klassen der Penicilline und ihr Wirkungsspektrum.

Penicillinklassen	Wirkstoff (Handelspräparate)	Wirkspektrum	Besonderheiten
Parenterale Penicilline	Benzylpenicillin (Penicillin G, Pendysin®)	Grampositive Keime, Treponema, Borrelien	Natürlich vorkommendes Penicillin
	Procain-Penicillin (Retacillin®), Benzathin-Penicillin (Infectobicillin®, Tardocillin®)		Verlängerte Wirkung
Orale Penicilline	Phenoxymethylpenicillin (Penicillin V, Megacillin®)	Grampositive Keime, Treponema, Borrelien	Säurestabil, deshalb peroral möglich
Isoxazolylpenicilline	Oxacillin (Stapenor®), Flucloxacillin (Staphylex®)	Staphylokokken, Streptokokken	β-Laktamasestabil, Staphylokokkenpenicilline säurestabil, deshalb auch peroral
Aminopenicilline	Ampicillin, Amoxicillin (Amagesan®)	Grampositive Keime, einige gramnegative Keime	Erweitertes Wirkungsspektrum; säurestabil, deshalb peroral möglich
Acylaminopenicilline	Mezlocillin, Piperacillin	Grampositive Keime, gramnegative Keime	Breites Wirkungsspektrum

Die **Aminopenicilline** Amoxicillin und Ampicillin sind halbsynthetisch gewonnene Penicilline mit einem erweiterten Wirkungssprektrum. Die Aminopenicilline sind gegen grampositive und -negative Keime wie Streptokokken, Pneumokokken, Haemophilus influenzae und parainfluenzae, Escherichia coli und Proteus mirabilis wirksam. Wenn man die beiden Substanzen mit einem β-Laktamasehemmer kombiniert, kann das Wirkungsspektrum auch auf Staphylokokken, Moraxella catarrhalis, Bacteroides fragilis und Enterobacteriaceae ausgeweitet werden. Zwischen Amoxicillin und Ampicillin besteht eine komplette Kreuzresistenz (➤ 12.1.1). Amoxicillin und Ampicillin können peroral, intramuskulär oder intravenös appliziert werden.

Die **Acylaminopenicilline** Piperacillin und Mezlocillin wirken im Vergleich zu den Aminopenicillinen zusätzlich gegen Enterobakterien, Piperacillin auch gegen Pseudomonas-Arten. Häufig setzt man die Kombination mit einem β-Laktamasehemmer ein. Da Acylaminopenicilline nicht säurestabil sind, ist eine parenterale Applikation notwendig. Die Gewebe- und Organgängigkeit ist gut. Acylaminopenicilline gelangen auch gut in Körperflüssigkeiten wie z. B. Galle, Pleuraflüssigkeit und Bronchialsekret. Bei einigen Erregern (z. B. Pseudomonas) ergeben sich synergistische Effekte (Wirkungsverstärkung) mit Aminoglykosiden.

Cephalosporine

Man teilt die **Cephalosporine** nach ihrem Wirkungsspektrum und ihren pharmakokinetischen Eigenschaften in 6 Klassen ein (➤ Tab. 12.2).

Basis-, Übergangs-, Anaerobier- und Breitspektrumcephalosporine können nur parenteral appliziert werden.

Basiscephalosporine entsprechen in ihrem Wirkungspektrum in etwa dem des Ampicillins. Sie sind stabil gegen die β-Laktamasen (Penicillinasen) der Staphylokokken, nicht aber gegen die β-Laktamasen der Enterobacteriaceae. **Übergangscephalosporine** wirken v. a. gegen Streptokokken, einschließlich Pneumokokken, Staphylokokken, Haemophilus influenzae und Moraxella catarrhalis, Klebsiellen, Proteus-Arten und Escherichia coli. Da **Cefoxitin** äußerst beständig gegen β-Laktamasen, auch gegen die von aneroben Keimen ist, wirkt es sehr gut gegen Anaerobier. **Breitspektrumcephalosporine** weisen im Vergleich zu anderen Cephalosporinen eine verbesserte Aktivität im gramnegativen Bereich auf. Dadurch ergibt sich ein besonders breites Wirkspektrum. **Oralcephalosporine** werden gut resorbiert und sind deshalb peroral applizierbar. Die Wirkstoffe der Cephalexingruppe gleichen in ihrem Wirkspektrum dem Cefazolin. Neuere Oralcephalosporine (Cefiximgruppe) entsprechen im Wirkspektrum den Übergangscephalosporinen.

Tab. 12.2 Verschiedene Klassen der Cephalosporine.

Cephalosporinklassen	Wirkstoff (Handelspräparate)	Besonderheiten
Basiscephalosporine	Cefazolin (Cephazolin®)	Ohne erhöhte β-Laktamasestabilität
Übergangscephalosporine	Cefuroxim (Zinacef®), Cefotiam (Spizef®)	Erhöhte β-Laktamasestabilität
Breitspektrumcephalosporine	Cefotaxim (Claforan®), Ceftriaxon (Rocephin®), Ceftazidim (Fortum®), Cefepim (Maxipime®)	Breites Wirkspektrum, hohe β-Laktamasestabilität
Ältere Oralcephalosporine, Cefalexin-Gruppe	Cefalexin (Ceporexin®), Cefaclor (Panoral®), Cefadroxil (Grüncef®)	Ohne erhöhte β-Laktamasestabilität
Oralcephalosporine mit erweitertem Spektrum, Cefixim-Gruppe	Cefixim (Cephoral®), Ceftibuten (Keimax®), Cefpodoxim-proxetil (Podomexef®), Cefuroximaxetil (Elobact®)	Erhöhte β-Laktamasestabilität

Carbapeneme und Monobactame

Die **Carbapeneme** haben eine hohe β-Laktamasestabilität und eine gute Wirksamkeit auf grampositive und -negative Bakterien sowie Anaerobier. Sie haben ein ausgesprochen breites antimikrobielles Spektrum. Besonders wichtig ist ihr Einsatz bei Problemkeimen im Krankenhaus. **Imipenem** wird in der Niere durch ein Enzym abgebaut, sodass es mit einem Hemmstoff dieses Enzyms, dem Cilastatin, kombiniert werden muss (z. B. in Zienam®). Außerdem schützt das Cilastatin die Nieren vor der toxischen Wirkung des Imipenems. **Meropenem** (Meronem®) ist gegen die abbauenden Enzyme stabil. Es braucht nicht mit Cilastatin kombiniert zu werden. **Ertapenem** (Invanz®) ist ein neues Carbapenem. Es braucht nur 1-mal täglich gegeben zu werden.

Aztreonam (Cayston®) besitzt einen stark abgewandelten chemischen Aufbau (**Monobactam**). Dadurch unterscheidet es sich in seinen Eigenschaften stark von den anderen β-Laktamantibiotika. Es wirkt in besonderem Maße auf gramnegative Keime. Gegen grampositive und anaerobe Keime ist Aztreonam jedoch nicht wirksam.

Tetrazykline verstehen

Tetrazykline sind Breitspektrumantibiotika, d. h. sie sind gegen sehr viele Erreger wirksam. Sie wirken bakteriostatisch. Zu den Tetrazyklinen gehören **Doxycyclin, Minocyclin**, Oxytetracyclin und Tetracyclin. Sie besitzen ein identisches Wirkungsspektrum. Da Tetracyclin und Oxytetracyclin nur schlecht resorbiert werden, haben sie heute keine Bedeutung mehr.

Makrolide, Lincosamide und Ketolide verstehen

Makrolide wirken bakteriostatisch. **Erythromycin** (Monomycin®) besitzt eine sehr stark schwankende Bioverfügbarkeit, die von vielen Faktoren wie z. B. dem Füllungszustand des Magens, der chemischen Verbindung (z. B. Erythromycinester), der galenischen Darreichungsform (z. B. magensaftresistente Tablette) und individuellen Faktoren abhängt. Hinzu kommt, dass die Magensäure den Wirkstoff z. T. zerstört. **Clarithromycin** (Klacid®), **Azithromycin** (Zithromax®) und **Roxithromycin** (Rulid®) besitzen eine bessere Stabilität und werden besser resorbiert als das Erythromycin. Deswegen können die Substanzen niedriger dosiert werden. Wegen ihrer guten Verträglichkeit werden Makrolide auch in der Kinderheilkunde eingesetzt.

Lincosamide sind bezüglich Wirkungsmechanismus, -spektrum und Pharmakokinetik den Makroliden sehr ähnlich. Kreuzresistenzen mit den Makroliden können auftreten. Der einzige Vertreter, der heute noch verwendet wird, ist das **Clindamycin** (Sobelin®). Es wirkt in Abhängigkeit von der Konzentration bakteriostatisch oder bakterizid, indem es die Proteinsynthese hemmt.

Das bisher einzige **Ketolid** ist **Telithromycin** (Ketek®). **Ketolide** sind eine Weiterentwicklung der Makrolide. Dabei wurde durch chemische Modifikation v. a. die Säurestabilität weiter erhöht. Auch das antibakterielle Wirkungsspektrum gegenüber grampositiven Erregern und gegen atypische Erreger wurde verbessert. Die Ketolide greifen wie die

Makrolide auch in die Proteinsynthese der Bakterien ein.

Gyrasehemmer verstehen

Die **Nalidixinsäure**, das erste Fluorchinolon, galt bei ihrer Einführung 1962/63 als Pioniersubstanz der Gyrasehemmer mit einer neuartigen chemischen Struktur, nach der die **Gyrasehemmer** auch als **Chinolone** bezeichnet werden. Seither wurden eine Reihe weiterer Gyrasehemmer entwickelt, die bezüglich ihrer pharmakokinetischen Eigenschaften und ihres Wirkungsspektrums Vorteile aufweisen. Die Gyrasehemmer weisen alle den gleichen Wirkungsmechanismus auf, unterscheiden sich aber in ihrer antibakteriellen Aktivität, ihrer Pharmakokinetik, ihrer Verträglichkeit und ihren Wechselwirkungen. Gyrasehemmer hemmen, wie ihr Name schon sagt, Gyrasen (Topoisomerasen), das sind bakterielle Enzyme, die im Zellkernstoffwechsel eine wichtige Rolle spielen. So führen sie zum Absterben der Bakterien.

Alle Gyrasehemmer werden gut resorbiert und können peroral gegeben werden. Man teilt die Gyrasehemmer nach ihrem Wirkungsspektrum in 4 Klassen ein (➤ Tab. 12.3).

Gemeinsam ist den Gyrasehemmern die gute Gewebepenetration. Sie erreichen intrazellulär hohe Gewebespiegel. Moxifloxacin braucht aufgrund seiner langen Halbwertszeit von 12–15 Stunden nur einmal täglich gegeben zu werden. Als ein zunehmendes Problem haben sich bei den neueren Substanzen die unerwünschten Wirkungen gezeigt. So besitzen einige Substanzen eine relativ starke phototoxische Wirkung, einige können Herzrhythmusstörungen verursachen (sie verlängern die QT-Zeit im EKG), einige sind hepatotoxisch.

Aminoglykoside verstehen

Zu den systemisch eingesetzten **Aminoglykosiden** gehören die folgenden Substanzen: **Gentamicin** (Refobacin®), **Tobramycin, Netilmicin, Amikacin** und **Spectinomycin**. Zur lokalen Therapie werden **Paromomycin, Kanamycin** und **Neomycin** verwendet. **Streptomycin** ist ein Tuberkulostatikum.

Aminoglykoside wirken bakterizid. Sie zeigen im Gegensatz zu β-Laktamantibiotika nicht nur Wirkung in der Proliferationsphase der Bakterien, sondern auch in der Ruhephase. Auch bei den Aminoglykosiden können durch die Wirkung bakterieller Enzyme Resistenzen auftreten. Dabei ist das Amikacin am widerstandsfähigsten.

Aminoglykoside haben erhebliche unerwünschte Wirkungen (➤ 12.1.4) und eine geringe therapeutische Breite. Sie werden daher v. a. bei gefährlichen Infektionen wie z. B. bei Sepsis, Endokarditis und bei gramnegativen Pneumonien eingesetzt.

Da Aminoglykoside bei einer peroralen Gabe praktisch nicht resorbiert werden, müssen sie als i. v.-Infusion verabreicht werden. Die Applikation der Aminoglykoside hat sich in den letzten Jahren geändert. Früher wurde in einem Intervall von 8–12 Stunden appliziert. Heute gibt man die gesamte Tagesdosis als eine Einmalgabe.

Tab. 12.3 Verschiedene Klassen der Gyrasehemmer und ihr Wirkungsspektrum.

Gyrasehemmerklassen	Wirkstoff (Handelspräparate)	Wirkungsspektrum
Gruppe I	Norfloxacin (Barazan®)	Beschränkte Indikation, nur gegen typische Erreger von Harnwegsinfektionen
Gruppe II	Ofloxacin (Tarivid®), Ciprofloxacin (Ciprobay®)	Gut wirksam gegen Enterobakterien, Haemophilus influenzae, Legionellen und andere atypische Bakterien, weniger gegen Staphylokokken und Pneumokokken. Ciprofloxacin ist am besten gegen Pseudomonas aeruginosa wirksam
Gruppe III	Levofloxacin (Tavanic®)	Wie Gruppe II, verbesserte Wirksamkeit gegen grampositive Erreger und atypische Erreger
Gruppe IV	Moxifloxacin (Avalox®)	Wie Gruppe III, verbesserte Wirksamkeit gegen grampositive Erreger und Anaerobier. Wirksamkeit gegen Pseudomonas unzureichend

Häufig wird Gentamycin prophylaktisch zur Inhalation nach Lungenoperationen und bei Mukoviszidose eingesetzt.

Folsäureantagonisten verstehen

Sulfonamide waren die ersten Chemotherapeutika, also synthetisch hergestellte antibakterielle Wirkstoffe. 1935 wurde der erste Vertreter in die Therapie eingeführt. Wegen der fortgeschrittenen Resistenzentwicklung und vieler unerwünschter Wirkungen spielen sie heute nur noch eine untergeordnete Rolle in der Therapie und werden meist in Kombination eingesetzt.

Cotrimoxazol (Cotrim forte®) besteht aus einer Kombination von **Trimethoprim** und dem Sulfonamid **Sulfamethoxazol**. Trimethoprim hemmt ebenfalls die **Folsäuresynthese**, jedoch an einer anderen Stelle im Stoffwechsel. Durch die Kombination der beiden Wirkstoffe wird die Synthese der bakteriellen Folsäure auf doppelte Weise blockiert und so die antibakterielle Wirksamkeit erhöht. **Cotrimoxazol** wird v. a. bei Harnwegsinfekten eingesetzt.

Nitroimidazole und Nitrofurantoin verstehen

Die wichtigsten Vertreter der Klasse der **Nitroimidazole** sind **Metronidazol** (Arilin®) und **Tinidazol**. Sie hemmen die Nukleinsäurebiosynthese von anaeroben Bakterien (z. B. Clostridien) und Protozoen (➤ 12.4). Metronidazol wird auch lokal in Form von Vaginalcremes und -tabletten bei vaginalen Infektionen eingesetzt.

Nitrofurantoin (Nifurantin®) gehört in die Klasse der Nitrofurane und wird ausschließlich als Harnwegstherapeutikum eingesetzt. Die Wirksamkeit beschränkt sich auf die typischen Erreger von Harnwegsinfektionen. Bei dieser Indikation ist es Mittel der ersten Wahl.

Chloramphenicol verstehen

Chloramphenicol wirkt durch eine Blockade der Proteinsynthese bakteriostatisch. Es ist schlecht wasserlöslich. Deswegen setzt man chemisch veränderte Formen ein, die erst im Körper gespalten werden und das Chloramphenicol freisetzen. Wegen seiner Toxizität kommt Chloramphenicol heute nur noch selten zum Einsatz. Besonders bei schweren Infektionen und bei Unverträglichkeiten von anderen Antibiotika wird es jedoch noch eingesetzt. Zu den Indikationsgebieten gehören Typhus, Paratyphus, Salmonellenmeningitis, Hirnabszesse und Rickettsieninfektionen. Bei Augeninfektionen wird es lokal angewendet.

Reserveantibiotika verstehen

Reserveantibiotika werden nur in Ausnahmefällen eingesetzt, v. a. dann, wenn Resistenzen auftreten. Sie werden zurückhaltend angewendet, damit sich nicht neue Resistenzen gegenüber den Reserveantibiotika entwickeln.

Glykopeptide

Vancomycin (Vanco) und **Teicoplanin** (Targocid®) wirken wie β-Laktamantibiotika bakterizid, indem sie den Aufbau der Bakterienzellwand hemmen. Sie wirken nur auf grampositive Keime, gramnegative sind völlig resistent. Vancomycin spielt eine wichtige Rolle in der Therapie von Infektionen mit oxacillinresistenten (bzw. methicillinresistenten) Staphylococcus-aureus-Stämmen (MRSA), Streptokokken, Pneumokokken, Enterokokken und Clostridien. Aufgrund ihrer Molekülgröße werden die Substanzen bei peroraler Gabe nicht resorbiert und müssen i. v. appliziert werden. Bei Enterokolitis wird Vancomycin (4-mal 250 mg) peroral zur lokalen Therapie des Darms gegeben. Speziell Vancomycin ist sehr nephro- und ototoxisch. Um Schädigungen der Nieren oder des Innenohrs zu vermeiden, müssen Serumkontrollen durchgeführt werden.

Fosfomycin

Fosfomycin wirkt bakterizid auf proliferierende Keime, indem es ähnlich wie die β-Laktamantibiotika den enzymatischen Aufbau der Bakterienzellwand verhindert. Fosfomycin unterscheidet sich sowohl in seiner Struktur als auch in seiner Wirkung von den anderen gebräuchlichen Antibiotika, weswegen keine Kreuzresistenzen zu diesen bestehen.

Unter der Therapie können sich relativ schnell Resistenzen entwickeln. Deswegen sollte keine Monotherapie durchgeführt werden.

Linezolid

Linezolid (Zyvoxid®) gehört zu der neuartigen Antibiotikagruppe der Oxazolidinone. Es ist auch gegen Keime mit multiplen Resistenzen wie multiresistente Staphylokokken, glykopeptidresistente Enterokokken und penicillinresistente Pneumokokken wirksam. Es wird gezielt eingesetzt, um Infektionen zu bekämpfen, gegen die andere Antibiotika wirkungslos sind.

Tuberkulostatika verstehen

Tuberkulostatika (Antituberkulotika): Arzneimittel, die gegen Tuberkelbakterien wirksam sind und bei Tuberkulose zu Einsatz kommen.

Tuberkulostatika der ersten Wahl

Durch **Isoniazid** (INH, Isozid®) werden eine Reihe von Mykobakterien (tuberculosis, bovis, leprae) erfasst. Es wirkt in Abhängigkeit von der Wachstumsphase bakteriostatisch und bakterizid. Als Wirkungsmechanismus wird eine Störung der Nukleinsäuresynthese angenommen.

Rifampicin (Rifa®) wirkt bakterizid auf proliferierende (sich vermehrende) Keime. Auf ruhende Keime ist die Aktivität deutlich geringer. Die Proteinsynthese der Bakterien wird gehemmt. **Rifampicin** wirkt auf intra- und extrazelluläre (innerhalb und außerhalb der Zelle) Keime. Es wirkt besonders gut auf wachsende (proliferierende) Keime und auf Tuberkelbakterien. Bei einer Monotherapie mit Rifampicin entwickeln viele Keime sehr schnell eine Resistenz (z. B. Staphylokokken, Meningokokken, Gonokokken und Tuberkelbakterien). Deshalb verwendet man es nur als Kombinationspartner bei Infektionen mit grampositiven Erregern oder Legionellen.

Pyrazinamid (in Pyrafat®) wirkt besonders gegen langsam wachsende Tuberkuloseerreger. Das Einwirken der Substanz führt zu einer Ruhephase der Mykobakterien.

Ethambutol (EMB, Myambutol®) wirkt in Abhängigkeit von der Konzentration auf Mykobakterien bakteriostatisch oder bakterizid. Ethambutol blockiert die Nukleinsäuresynthese der Mykobakterien. Gegen andere Bakterien, Viren oder Pilze ist es unwirksam.

Es besteht keine Kreuzresistenz mit anderen Tuberkulostatika.

Streptomycin (Strepto-Fatol®) ist ein bakterizid wirkendes Aminoglykosidantibiotikum. Es besitzt ein relativ schmales Wirkungsspektrum. In Deutschland kommen primär resistente Mykobakterien gegen Streptomycin nur selten vor. Allerdings trifft man sie bei Ausländern häufiger an.

Tuberkulostatika der zweiten Wahl (Reservetuberkulostatika)

Protionamid (Peteha®) wirkt ausschließlich gegen Mycobacterium tuberculosis. Gegen intrazelluläre Keime ist es besonders effektiv. Es wirkt bakteriostatisch.

Die **Paraaminosalicylsäure** (PAS-Fatol®) besitzt, verglichen mit INH, eine wesentlich schwächere Wirkung, die zudem auf Mycobacterium tuberculosis beschränkt ist.

Lokalantibiotika verstehen

Polypeptidantibiotika

Polypeptidantibiotika beeinflussen die Zytoplasmamembran und wirken so bakterizid. **Polymyxin B** und **Colistin** (Polymyxin E) sind sehr ähnlich in ihren Eigenschaften. Da sie bei der systemischen Anwendung relativ toxisch und schlecht verträglich sind, werden sie nur noch lokal verwendet. Polymyxin B wird vorrangig als Kombinationspartner in Salben, Sprays, Pudern, Wundkompressen, Augentropfen und Suspensionen eingesetzt.

Tyrothricin ist ein Gemisch aus antimikrobiell wirksamen Polypeptiden. Es wird als Puder oder Gel auf infektionsgefährdete Wunden, Verbrennungen, Geschwüre, Ekzeme, bei Soor und Lippenbläschen appliziert.

Bacitracin ist ein Antibiotikum, das als Kombinationspartner mit anderen Substanzen in Salben, Tropfen, Sprays und Tabletten eingesetzt wird. Es dient zur lokalen Behandlung von Haut, Schleimhäuten und Augen, zur intrapleuralen und intraperitonealen Behandlung von Empyemen (Eiteransammlungen in verschiedenen Körperhöhlen) und zur Instillation im Urogenitaltrakt.

Fusidinsäure

Fusidinsäure führt durch Hemmung der bakteriellen Proteinsynthese zum Absterben der Mikroorganismen. Fusidinsäure und Penicilline besitzen synergistische Wirkungen (Wirkungsverstärkung). Fusidinsäure hemmt die Penicillinaseproduktion der Erreger, während Penicilline die fusidinsäureresistenten Mutanten abtöten. Fusidinsäure wird häufig zur lokalen Applikation in Form von Salben, Cremes oder Gelen verwendet (Fucidine®).

Aminoglykosidantibiotika
Kanamycin wird als Lokalantibiotikum in Augensalben und -tropfen bei Infektionen der Bindehaut, der Hornhaut und kleiner Wunden des Auges eingesetzt. Es wird mehrmals täglich appliziert.

Neomycin wird an Haut und Schleimhäuten sowie peroral zur präoperativen Darmdekontamination (Darmentkeimung) und bei Leberkoma zur Reduzierung der Ammoniakproduktion durch die Darmbakterien eingesetzt. Die Anwendung sollte 1–3 Tage nicht überschreiten.

Paromomycin wird ebenfalls nur lokal im Darm zur präoperativen Reduktion der Darmflora, bei nichtinvasivem Amöbenruhrbefall und zur Therapie und Prophylaxe der portosystemischen Enzephalopathie (Hirnerkrankung bei Leberinsuffizienz) eingesetzt.

Mupirocin
Mupirocin wirkt ausschließlich gegen Staphylokokken und Streptokokken. Es wirkt bakteriostatisch. Bei einer längeren Anwendung entwickeln sich schnell Resistenzen. Es wird lokal bei einer Besiedlung der Nasenschleimhaut mit MRSA (multiresistente Staphylokokkus-aureus-Stämme, ➤ 12.1.3) in einer Nasensalbe (2–3-mal täglich über 5–7 Tage) eingesetzt.

12.1.3 Therapie von bakteriellen Infektionen

Therapie von Infektionen mit grampositiven Kokken
Streptokokkeninfektionen werden mit **Penicillinen** behandelt. Als Alternativen kommen **Erythromycin** oder **Cephalosporine** in Betracht. Eine gute Therapieoption bei Pneumokokken besteht in der Gabe von **Penicillin G**.

Alternativ werden **Breitspektrumcephalosporine**, **Aminopenicilline, Erythromycin** oder **Moxifloxacin** gegeben.

Bei Enterokokkeninfekte kommen **Aminopenicilline** oder **Acylureidopenicilline**, evtl. in Kombination mit einem **Aminoglykosid** zum Einsatz. Alternativ stehen **Vancomycin, Teicoplanin** oder **Linezolid** zur Verfügung.

Meningokokkeninfektionen werden mit **Penicillinen** oder Cephalosporinen (**Cefotaxim, Ceftriaxon**) behandelt. Zusätzlich steht als Alternative das **Chloramphenicol** zur Verfügung. Kontaktpersonen müssen eine Prophylaxe zum Schutz vor einer Ansteckung erhalten. Diese wird mit **Rifampicin** oder **Ciprofloxacin** durchgeführt. Gonorrhö wird mit **Cefuroximaxetil, Ceftriaxon** oder **Ciprofloxacin** behandelt.

Normale Staphylokokkeninfektionen werden mit Penicillinen G oder V therapiert. Außerdem stehen die speziellen **Staphylokokkenpenicilline** (Isoxazolylpenicilline), die **Aminopenicilline**, die **Acylureidopenicilline, Cephalosporine** u. a. zur Verfügung.
Problem: multiresistente Staphylokokken

Ein spezielles Problem stellen die sog. **multiresistenten Staphylococcus-aureus-Stämme** (MRSA) dar. Diese Keime besitzen eine große Anzahl von Resistenzen gegen alle Penicilline einschließlich Oxacillin, Amino- und Acylureidopenicilline, gegen alle Cephalosporine und alle Carbapeneme. Das „M" steht hier nicht für „multiresistent" sondern für „Methicillin". Die **MRSA** sind v. a. ein Problem der Krankenhäuser und Pflegeheime, wo viele Antibiotika eingesetzt werden und sich die Keime ausbreiten können. Therapiert werden können die MRSA nur mit **Vancomycin, Teicoplanin, Linezolid, Fusidinsäure** und **Rifampicin**. Diese letzten Möglichkeiten bergen die Gefahr weiterer Resistenzen in sich. Außerdem sind diese Therapien oft sehr teuer.

Therapie von Infektionen mit gramnegativen Stäbchen
Die Enterobakterieninfektionen können gut mit **Ciprofloxacin** therapiert werden. Außerdem kommen **Cotrimoxazol, Aminopenicilline, Acylaminopenicilline, Cephalosporine** und **Doxycyclin** in Frage.

Oft beschränkt sich aber die Therapie auf Flüssigkeits- und Elektrolytersatz. Nur bei schweren Verläufen (z. B. mit Fieber oder blutigen Stühlen) oder immunsupprimierten Patienten ist eine Antibiotikatherapie notwendig.

Bei jedem Auftreten multiresistenter Staphylokokken besteht die Gefahr einer weiteren Ausbreitung, die evtl. die Schließung der betroffenen Einrichtung erforderlich macht. Deshalb müssen bei jedem Auftreten multiresistenter Staphylokokken oder anderer multiresistenter Erreger (**MRE**) strenge Hygienemaßnahmen eingehalten werden.

Maßnahmen bei MRE/MRSA

- Der Patient wird in einem Einzelzimmer (mit Nasszelle) untergebracht, das er nicht verlassen darf. Ist ein Transport z. B. wegen einer Untersuchung unbedingt erforderlich, erhält der Patient frische Kleidung, ggf. auch einen Mundschutz, und wird auf einer frisch bezogenen Trage/Bett transportiert. Vor dem Transport desinfiziert er sich die Hände und zieht Einmalhandschuhe an. Die Pflegenden, die den Patienten zur Untersuchung bringen, tragen frische Schutzkittel, Einmalhandschuhe und Mundschutz. Alle genannten Gegenstände werden nach dem Gebrauch entsorgt bzw. desinfiziert.
- Das Zimmer des Patienten sollte von so wenigen Personen wie möglich betreten werden. Die Pflegenden tragen im Zimmer Schutzkittel und Einmalhandschuhe, und bei direktem Kontakt zum Patienten wegen möglicher Aerosolbildung auch Mundschutz. Von größter Bedeutung sind die Händehygiene und das ständige Sich-Vergegenwärtigen, wann eine Keimverschleppung möglich ist. Beispielsweise müssen nach einer Pflegemaßnahme an mit MRE/MRSA besiedelten Körperstellen des Patienten vor weiteren Pflegemaßnahmen oder anderen Tätigkeiten im Patientenzimmer die Einmalhandschuhe gewechselt und die Hände desinfiziert werden werden, da die an ihnen haftenden Erreger sonst verteilt werden können.
- Kleidung und Wäsche des Patienten (auch Bettwäsche) werden täglich und bei Bedarf gewechselt. Alle Pflegeutensilien werden streng patientenbezogen eingesetzt und verbleiben im Zimmer. Wäsche und Geschirr werden entsprechend der Regeln für infektiöses Material behandelt.
- Die Angehörigen werden ebenso wie weitere Mitarbeiter mit Patientenkontakt über die genannten Hygienemaßnahmen informiert.
- Das Auftreten von MRE/MRSA muss der Hygienekommission der Einrichtung gemeldet werden.
- Bei einer Infektion werden bei Mitpatienten im gleichen Zimmer sowie Pflegenden ein Nasen- und Rachenabstrich durchgeführt. Mitpatienten werden bis zum Vorliegen eines negativen Ergebnisses „schutzisoliert".
- Prophylaktisch können Nasenabstriche bei Mitarbeitern in besonders gefährdeten Bereichen sinnvoll sein. Werden dabei MRE/MRSA festgestellt, sollten die Betroffen eine Woche lang 1-mal täglich Mupirocinsalbe

im Bereich der Nasenvorhöfe auftragen, 3 Tage lang 1-mal täglich den ganzen Körper und die Haare mit antiseptisch wirksamen Präparaten waschen bzw. baden und alle Gegenstände austauschen, die ein Erregerreservoir darstellen könnten, z. B. Bettwäsche, Zahnbürste, Deostift. Die betroffenen Mitarbeiter dürfen erst wieder mit Patienten arbeiten, wenn 3 Kontrollen negativ waren.
- Es hat sich empfohlen, bei Patienten, die absehbar auf Intensivstation, z. B. nach Operationen, aufgenommen werden müssen, im Vorfeld ein MRSA-Screening durchzuführen.
- Patienten, die aus anderen Krankenhäusern bzw. Pflegeeinrichtungen aufgenommen werden, sollten bis zum Vorliegen eines negativen Abstrichergebnisses „schutzisoliert" werden.
- Patienten, die sich längere Zeit im außereuropäischen Ausland aufgehalten haben, sollten ebenfalls „schutzisoliert" werden.
- Patienten, die bereits Träger von MRSA waren, sollten in gefährdeten Bereichen, z. B. Intensivstationen, immer isoliert werden.
- Patienten, die ohne Abstrich auf Intensivstation aufgenommen werden, sollten immer, bis zum Vorliegen eines negativen Abstrichergebnisses, isoliert werden.
- Hier steht eindeutig der Schutz der anderen Patienten im Vordergrund.

Pseudomonas aeruginosa ist ein gefürchteter Problemkeim im Krankenhaus, da er
- praktisch überall vorkommt, v. a. aber in Feuchträumen (z. B. Bäderabteilungen),
- sehr widerstandsfähig gegenüber Umwelteinflüssen ist (er kann sogar in vielen Desinfektionsmittellösungen überleben),
- sich „gerne" unter Hauttransplantaten ansiedelt und diese zerstört,
- Resistenzen gegen zahlreiche Antibiotika entwickelt hat. Man wählt nach dem Antibiogramm wirksame Substanzen aus. Relativ gut wirksam sind z. B. **Ceftazidim, Ciprofloxacin, Piperacillin, Imipenem, Meropenem, Tobramycin, Gentamicin** und **Amikacin**.

Legionelleninfekte therapiert man mit **Erythromycin in Kombination mit Rifampicin oder auch Clarithromycin**. Als Alternative steht das **Doxycyclin** zur Verfügung.

Haemophilus therapiert man mit **Aminopenicillinen** in Kombination mit einem β-Laktamaseinhibitor oder **Gyrasehemmern**. Alternativ werden **Cephalosporine** eingesetzt.

Therapie der Borreliose und von Infekten durch atypische Erreger

Die Therapie der **Borreliose** richtet sich nach den Stadien, in denen sich der Patient gerade befindet. Zuerst gibt man **Doxycyclin**, dann **Ceftriaxon** oder **Penicillin G**.

Chlamydia wird mit **Doxycyclin**, im Falle der Pneumonie bei Chlamydia pneumoniae mit **Makroliden, Ketoliden** oder **Gyrasehemmern** bekämpft.

Mykoplasmen therapiert man mit **Doxycyclin, Makroliden, Moxifloxacin** oder **Clindamycin**.

Therapie der Tuberkulose

Die **Therapie der Tuberkulose** erstreckt sich über 6–12 Monate. Im Sechs-Monats-Regime beginnt man in den ersten 2–3 Monaten, der **Initialphase**, mit einer Dreier- oder einer Viererkombination an Tuberkulostatika. Dabei wird normalerweise Isoniazid mit Rifampicin und Pyrazinamid kombiniert. Als vierter Partner kann noch Ethambutol oder Streptomycin hinzugenommen werden. Die Viererkombination wird meist in sehr schweren Fällen mit einem ausgedehnten pulmonalen Befall, bei extrapulmonaler Tuberkulose oder bei Patienten mit einer HIV-Infektion gewählt. Nach der initialen Therapie schließt sich die **Stabilisierungsphase** an. Diese dauert 3–4 Monate und wird mit einer Zweierkombination aus Isoniazid und Rifampicin durchgeführt.

Bei sehr komplizierten Verläufen, bei AIDS-Patienten und bei einem extrapulmonalen Befall wird mindestens über 9 Monate, evtl. auch 12 Monate therapiert. Dabei zieht sich die Stabilisierungsphase über 7–10 Monate hin.

Eine **prophylaktische Gabe von Tuberkulostatika** kommt in Frage, wenn ein eingeschränkter Immunstatus vorliegt oder ein Kontakt mit Patienten mit einer offenen Tuberkulose stattgefunden hat. In diesem Fall wird Isoniazid als Monosubstanz über 6 Monate gegeben.

Tuberkulostatika der zweiten Wahl (Reservetuberkulostatika) kommen bei Resistenzen oder Unverträglichkeiten der anderen Wirkstoffe zum Einsatz.

Nosokomiale Infektionen und Sepsis

Bei Infektionen, die im Krankenhaus erworben wurden, spricht man von **nosokomialen Infektionen**. Ursachen können mangelnde Hygiene oder eine allgemeine Abwehrschwäche des Patienten sein. Die Erreger nosokomialer Infektionen (Hospitalkeime) sind oft gegen gängige Antibiotika resistent und stellen deshalb ein Problem für die Therapie dar. Beispiele für häufige nosokomiale Infektionen sind Harnwegsinfektionen durch Blasenkatheter, postoperative Wundinfektionen, septische Infektionen durch Verweilkatheter und Pneumonien bei Beatmungspatienten.

Nosokomialinfektionen müssen immer gezielt nach Anlegen einer Erregerkultur und Bestimmung ihrer Empfindlichkeit gegenüber bestimmten Antibiotika bekämpft werden.

Sepsis (Septikämie, Blutvergiftung): lebensbedrohliche Allgemeininfektion, bei der von einem Herd aus (z. B. Wunde, infizierter Katheter) kontinuierlich oder periodisch Erreger in die Blutbahn gestreut werden. Trotz optimaler Behandlung und Pflege hohe Sterblichkeit.

Bei einer Sepsis sind Infektionserreger im Blut nachweisbar (Bakteriämie, bei Pilzen Fungiämie), die in der Folge zu einem septischen Schock mit den typischen Schocksymptomen wie Blutdruckabfall und einer Minderdurchblutung führen. Außerdem werden im Körper Mechanismen in Gang gesetzt, die zu einer systemischen Entzündungsreaktion führen.

Eine **Sepsis** kann eine Vielzahl von Ursachen haben. Die Keime dringen von ihrem Ausgangsherd ständig oder intermittierend in den Körper ein und breiten sich über das Blut aus. Es treten schwere Krankheitssymptome auf. Je nach der Ursache spricht man z. B. von einer Urosepsis, einer postoperativen Sepsis, einer cholangitischen Sepsis, einer dentogenen Sepsis, einer katheterassoziierten Sepsis, einer Sepsis post partum (nach der Geburt), einer Sepsis durch Verbrennungen, einer neutropenischen Sepsis oder Neugeborenensepsis. Je nach der Ursache sind verschiedene Erreger zu erwarten, die auch unterschiedlich therapiert werden.

12

▶ Vor Therapiebeginn einer Sepsis oder einer Nosokomial-
infektion werden immer mehrere Blutkulturen angelegt.
Sinnvoll ist auch das Anlegen von Kulturen anderer Körperflüssigkeiten, z. B. Urin, Sputum, Bronchialsekret. Bei
Entfernen von intravasalen Kathetern sollten deren Spit-
zen auch mikrobiologisch untersucht werden.

Therapie der Sepsis

Bei der Sepsisbehandlung gelten einige Grundregeln.
So richtet sich die Wahl des Antibotikums nach dem
klinischen Bild des Patienten und dem zu erwartenden Erregerspektrum. Man muss fast immer mit einer parenteralen Therapie beginnen, ohne dass der
Erreger bekannt ist (**kalkulierte Therapie**). Dabei
sind die weiteren Erkrankungen des Patienten zu berücksichtigen. Ein Problem stellen die oft langen Zeiträume dar, in denen die Antibiotika gegeben werden
müssen. Zur Rezidivprophylaxe kann man zu einer
peroralen Medikation übergehen. Allerdings treten
relativ häufig Rezidive auf. Ursachen dafür sind ein
Erregerwechsel, infizierte Fremdkörper oder auch Er-
regerreservoirs (z. B. große Eiteransammlungen).

▶ Bei der Sepsis werden die Antibiotika in möglichst hohen
Dosen verabreicht, weswegen die Pflegenden die Patienten besonders sorgfältig auf unerwünschte Wirkungen
beobachten. Gerade bei der Sepsis muss immer mit einer
schweren Nierenfunktionsstörung und einer damit ver-
bundenen geringeren Ausscheidung der Antibiotika gerechnet werden.

Zu den Begleittherapien der Sepsis gehören Schock-
bekämpfung, Bluttransfusionen, Behandlung der
Azidose, Ausgleich der Flüssigkeits- und Elektrolytverhältnisse und chirurgische Maßnahmen.

Infektionsprophylaxe mit Antibiotika

Antibiotika finden nicht nur zur Therapie der zahlreichen Infektionskrankheiten, sondern auch zur **Infektionsprophylaxe** in der Chirurgie oder bei ab-
wehrgeschwächten Patienten Anwendung. Man
spricht davon, dass die Patienten vor bakteriellen Infektionen „abgeschirmt" werden. In dieser Indikation müssen die eingesetzten Substanzen bestimmten
Anforderungen entsprechen. Sie müssen ein möglichst breites Erregerspektrum abdecken, gut ver-

träglich und kostengünstig sein. Außerdem verbietet
sich die Anwendung eines Reserveantibiotikums.
Meist ist in der chirurgischen Prophylaxe die einmalige Gabe ausreichend („Single shot"), nur in seltenen Fällen wird eine zweite Dosis benötigt.

Antibiotika in der Pflege

Anwendungsformen

Antibiotika gibt es zur **peroralen Applikation** in
Form von Tabletten, Kapseln und Säften.

Kinder bekommen meist Säfte, die süß schme-
cken. Oft müssen sie vor Gebrauch gemäß der Vorschrift zubereitet werden. Sie sind i. d. R. im Kühlschrank aufzubewahren, vor der Einnahme zu
schütteln und nur eine begrenzte Zeit haltbar.

▶ **Zubereitung von Antibiotikasäften**
Der verfügbare Trockensaft wird zunächst mit frischem
Leitungswasser bis zur Markierung aufgefüllt und dann
kräftig geschüttelt, bis das Pulver vollständig benetzt ist.
Anschließend wartet man, bis sich der Schaum abgesetzt
hat, füllt mit Leitungswasser bis zur Markierung auf und
schüttelt, bis eine klare Lösung oder gleichmäßige Suspension entsteht. Vor jedem Gebrauch ist der Saft noch
einmal zu schütteln und kurz zu warten, bis sich der
Schaum abgesetzt hat. Der Saft wird i. d. R. im Kühlschrank aufbewahrt und kann 14 Tage lang verwendet
werden (Angabe der Packungsbeilage beachten!). Das
Herstellungsdatum der Lösung wird auf der Flasche vermerkt.
Auch eine Zubereitung mit abgekochtem und abgekühl-
ten Leitungswasser oder mit einem in der Packung beilie-
genden Lösungsmittel ist möglich.

Parenteral stehen Injektionen (auch Depotantibioti-
ka für die i. m.-Gabe) oder Infusionen zur Verfügung.
Einige Antibiotika können wegen der mangelnden
Resorption oder der mangelnden Säurefestigkeit nur
parenteral appliziert werden. Außerdem wird bei lebensbedrohlichen Infektionen immer i. v. therapiert.

Ergänzt wird die Palette durch verschiedene **lokale
Arzneiformen**. Dazu gehören z. B. auch Inhalationen,
die bei Bronchialinfektionen verwendet werden.

V O R S I C H T
Da die **Haltbarkeit** der meisten aufzulösenden Antibiotika begrenzt ist, werden sie erst unmittelbar vor der Gabe zubereitet.

Einnahmehinweise

Für alle Antibiotika gilt:
- Bei der Einnahme **viel trinken**, da es sonst zu einer Reizung der Speiseröhre kommen kann. Außerdem sind die Patienten wegen des Fiebers oft dehydriert (entwässert).
- Vorgesehene **Therapiedauer** und **Einnahmeintervall** unbedingt einhalten, da es sonst zu einem erneuten Aufflackern der Infektion und zu resistenten Keimen kommen kann.

▶ **Einnahmeintervall**
Werden Antibiotika z.B. 3-mal täglich eingenommen, bedeutet dies „alle 8 Stunden", um einen gleichmäßigen Blutspiegel zu erzielen. Die Pflegenden geben dem Patienten am besten konkrete Uhrzeiten für die Einnahme an. Hinweise wie „Nehmen Sie die Antibiotika alle 8 Stunden ein" sind günstiger als „3-mal täglich nehmen". Bei geringer Compliance des Patienten, müssen Pflegende die Antibiotika zeitgenau abgeben und die Einnahme überwachen.

Viele Patienten haben Probleme, die z.T. sehr großen Tabletten und Kapseln zu schlucken. Bei einigen Mitteln ist ein Zerkleinern möglich, einige Substanzen haben aber einen bitteren Geschmack. Ob ein Antibiotikum zerkleinert werden darf, kann im Einzelfall durch Nachfragen beim Arzt oder in der Apotheke geklärt werden.

Antibiotika unterliegen speziellen Einnahmehinweisen, um eine möglichst gute Resorption zu gewährleisten. Dabei ist es ganz unterschiedlich, ob sie vor dem Essen, zum Essen oder nach den Mahlzeiten eingenommen werden müssen (➤ Tab. 12.4). Sollten Patienten Antibiotika nicht peroral oder über Sonde bekommen können, muss eine parenterale Gabe erfolgen.

Wechselwirkungen

Alle Antibiotika können zu Durchfällen führen. Außerdem beeinflussen sie die Darmflora. Dadurch wird der enterohepatische Kreislauf unterbrochen (➤ 1.2.1). So kann die Bioverfügbarkeit hormonaler Kontrazeptiva verringert sein. Bei Einnahme von Antibiotika und der „Pille" müssen, v.a. wenn gleichzeitig Durchfälle und evtl. auch Erbrechen auftreten, **zusätzliche Verhütungsmethoden** angewendet werden.

Tab. 12.4 Einnahmehinweise peroral applizierbarer Antibiotika.

Einnahmehinweise	Antibiotikum
Zu den Mahlzeiten einnehmen, dann treten weniger gastrointestinale Störungen auf	Amoxicillin, Cefetamet, Cefpodoxim, Cefuroxim, Cotrimoxazol, Doxycyclin, Fusidinsäure, Minocyclin
1 Stunde vor oder 2 Stunden nach dem Essen, eine Einnahme auf nüchternen Magen beschleunigt die Resorption	Ampicillin, Ceftibuten, Ciprofloxacin, Erythromycin, Flucloxacillin, Loracarbef, Norfloxacin, Penicillin V, Roxithromycin
Einnahme vor, zum oder nach dem Essen möglich	Azithromycin, Cefaclor, Cefadroxil, Cefalexin, Cefixim, Clarithromycin, Enoxacin, Levofloxacin, Moxifloxacin, Ofloxacin, Sparfloxacin, Clindamycin

Tetrazykline und **Gyrasehemmer** bilden mit mehrwertigen Ionen wie Kalzium-, Magnesium- oder Aluminiumionen schwer lösliche Komplexe im Magen-Darm-Trakt, sodass eine Resorption verhindert wird.

Da einige Antibiotika (z.B. Penicilline, Tetrazykline, Cephalosporine, Aminoglykoside) durch das Expektorans **ACC** inaktiviert werden und so nicht mehr wirken können, dürfen die beiden Arzneimittel nicht gleichzeitig eingenommen werden.

Die Pflegenden weisen den Patienten darauf hin und achten darauf, dass ein mindestens 2-stündiger Abstand zwischen der Einnahme des betreffenden Antibiotikums und ACC bzw. Antazida, Eisen-, Magnesium-, Kalzium- und Zinkpräparaten eingehalten wird. Da ACC sehr häufig in der Selbstmedikation verwendet wird und gerade Atemwegserkrankungen oft mit den genannten Antibiotika behandelt werden, ist es ratsam nachzufragen, ob der Patient zusätzlich ACC einnimmt. Andere Expektoranzien wie Ambroxol oder Efeuextrakte führen nicht zur Inaktivierung und können alternativ von den Pflegenden empfohlen werden.

Wechselwirkungen mit Nahrungsmitteln

Einige Antibiotika dürfen nicht zusammen mit Milch eingenommen werden, da sie mit dem enthaltenen Kalzium Komplexe bilden und dadurch nur unzureichend resorbiert werden. Zu diesen Antibiotika gehören die **Tetrazykline, Gyrasehemmer** und

Cotrimoxazol. Ein Mindestabstand zwischen der Einnahme des Antibiotikums und der Zufuhr von Milch oder **Milchprodukten** von 2 Stunden muss eingehalten werden.

Zu Unverträglichkeitsreaktionen mit **Alkohol** kann es mit **Metronidazol** und den **Cephalosporinen** Cefamadol, Latamoxef, Cefotiam kommen. Bei Einnahme dieser Antibiotika ist unbedingt auf Alkoholkonsum zu verzichten.

Bei der Einnahme von **Gyrasehemmern** kann die Wirkung von **Koffein** verstärkt werden. Ein übermäßiger Konsum von Kaffee, Tee oder anderen koffeinhaltigen Getränken ist zu vermeiden.

Unerwünschte Wirkungen

Manchmal verursachen Antibiotika Magenschmerzen, Durchfälle oder andere gastrointestinale Beschwerden, die sich durch die Einnahme mit dem Essen abschwächen lassen. In diesen Fällen werden stets die Schwere der Infektion, die Schwere der unerwünschten Wirkung und die alternative i. v.-Gabe gegeneinander abgewogen.

> **Allgemeine Krankenbeobachtung**
> Bei der Antibiotikagabe, insbesondere bei der parenteralen Applikation, ist auf die relativ häufig auftretenden allergischen Reaktionen und die vielfältigen Wechselwirkungen mit anderen Arzneimitteln zu achten. Besondere Beachtung finden:
> - Atmung, Temperatur, Befinden
> - Haut (achten auf Exantheme, Urtikaria)
> - Injektionsstellen bezüglich Rötung, Schwellung und Verhärtungen
> - Ausscheidungen (Stuhl, Urin)
> - Hörvermögen (wegen der Ototoxizität von verschiedenen Antibiotika)
> - Mundschleimhaut (wegen Gefahr der Soorbildung durch Veränderung des oralen Milieus)

Die häufigsten unerwünschten Wirkungen (> Tab. 12.5) bei Antibiotikatherapie sind Allergien, **Magen-Darm-Beschwerden** (z.B. Übelkeit, Erbrechen, Durchfall) und durch die zwangsläufige Beeinflussung der physiologischen Bakterienflora **Pilzinfektionen** der Haut oder – bei der Frau – des Genitales. Daher werden die Ausscheidungen und die Haut des Patienten beobachtet und Frauen nach Juckreiz oder Ausfluss im Genitalbereich gefragt. Bei oraler Be-

handlung können die unerwünschten gastrointestinalen Wirkungen die Resorption des Präparats vermindern und zu einem „Versagen" der Behandlung führen.

Im Anschluss an eine antibiotische Therapie kann es sinnvoll sein, die physiologische Darmflora gezielt wieder aufzubauen. Hierfür gibt es spezielle Präparate in der Apotheke, aber auch der Genuss von Naturjoghurt mit noch lebenden Bakterienkulturen ist durchaus sinnvoll.

Verfärbungen des Urins

Durch einige Antibiotika (wie z.B. Rifampicin oder Nitrofurantoin) kann es zu **Verfärbungen des Urins** kommen. Die Pflegenden machen den Patienten auf die oft irritierenden, aber harmlosen Urinverfärbungen aufmerksam. Bei einer Entzündung der Nieren oder Harnwege sieht der Urin oft trübe aus. Er kann unangenehm riechen und durch Beimengungen von Blut rötlich verfärbt sein. Diese Erscheinungen bessern sich durch die antibiotische Therapie.

Durchfälle

Häufig kommt es unter der Therapie mit **Antibiotika** zu **Durchfällen**. Der auftretende Durchfall kann verschiedene Ursachen haben: So besteht er bei einer Magen-Darm-Infektion von Anfang an als Zeichen der Infektion. Bei einer Antibiotikagabe kommt es oft zu einer Beeinflussung oder Zerstörung der natürlichen Darmflora, was ebenfalls zu Durchfällen führt. Außerdem besteht die Gefahr, dass eine pseudomembranöse Enterokolitis auftritt. Durch den Durchfall kann die Wirksamkeit des Antibiotikums beeinträchtigt sein, da die Kontaktzeit im Darm sehr viel kürzer ist. Ein unkomplizierter Durchfall verschwindet i. d. R. 10–12 Tage nach dem Ende der Therapie wieder. Auf keinen Fall sollten peristaltikhemmende Stoffe wie Loperamid gegeben werden.

V O R S I C H T

Die Patienten sind zu beobachten, ob schwere, anhaltende Durchfälle auftreten, die von Krämpfen und Bauchschmerzen begleitet sind. Wenn unter einer Antibiotikatherapie lang anhaltende Durchfälle auftreten, könnte es sich um eine pseudomembranöse Enterokolitis handeln. Diese kann lebensbedrohlich werden.

Tab. 12.5 Häufige unerwünschte Wirkungen von Antibiotika.

Unerwünschte Wirkung	Pflegehinweise	Antibiotikagruppe
Allergie	Auf typische Allergiesymptome wie Hautausschläge, Schleimhautschwellungen, Atemnot achten	Penicilline, Cephalosporine, Tetrazykline, Aminoglykoside, Gyrasehemmer, Folsäureantagonisten
Geschmacksveränderungen	Sind harmlos und meist reversibel	Penicilline, Monobactame, Carbapeneme, Tetrazykline, Ketolide, Metronidazol, Linezolid
Venenreizung	Langsame Injektion, Beobachtung der Injektionsstelle	Vancomycin, Fosfomycin, Isoxazolyl- und Acylaminopenicilline, Cephalosporine, Erythromycin, Carbapeneme, Metronidazol, Linezolid
Blutbildveränderungen	Regelmäßige Blutbildkontrollen	Isoxazolyl- und Acylaminopenicilline, Monobactame und Carbapeneme, Oralcephalosporine, Gyrasehemmer, Chloramphenicol, Glykopeptide, Folsäureantagonisten
Gerinnungsstörungen	Auf erhöhte Blutungsneigung achten	Isoxazolyl- und Acylaminopenicilline, Cephalosporine, Monobactame und Carbapeneme, Tetrazykline
Photosensibilisierung	Patienten sollten UV- und Sonnenstrahlung meiden	Gyrasehemmer, Tetrazykline, Folsäureantagonisten
Leberschädigung	Regelmäßige Kontrolle der Leberwerte	Monobactame, Carbapeneme, Tetrazykline, Ketolide, Fosfomycin, Linezolid
Nierenschädigung	Regelmäßige Kontrolle der Nierenfunktion	Monobactame, Carbapeneme, Tetrazykline, Glykopeptide, Aminoglykoside
ZNS-Störungen, z. B. Schwindel, Kopfschmerzen, Sehstörungen, Krämpfe	Fahrtauglichkeit beeinträchtigt, bei Schwindel und Sehstörungen Sturzgefahr, auf psychische Auffälligkeiten achten	Monobactame, Carbapeneme, Tetrazykline, Gyrasehemmer, Metronidazol, Aminoglykoside, Makrolide, Ketolide, Folsäureantagonisten
Ototoxizität	Auf Symptome wie Schwindel, Ohrenklingen und Hörverluste achten	Glykopeptide, Aminoglykoside

Pseudomembranöse Enterokolitis

Bei der pseudomembranösen Enterokolitis kommt es zu schweren, anhaltenden, mitunter blutig-schleimigen Durchfällen, die auf eine durch Clostridium difficile hervorgerufene Darmentzündung zurückzuführen sind. Es kann auch zu krampfartigen Bauchschmerzen kommen. Die pseudomembranöse Enterokolitis tritt während oder auch einige Wochen nach einer Antibiotikatherapie v. a. mit Breitspektrumantibiotika auf. Die Clostridien können sich vermehren, da sie von den Antibiotika nicht angegriffen werden. Diese Erkrankung kommt relativ selten vor, ist aber potenziell lebensbedrohlich. Man untersucht den Stuhl der Patienten auf das Vorhandensein des Erregers oder seines Toxins. In diesem Fall muss abgewägt werden, ob die antibiotische Therapie fortgeführt werden soll. Arzneimittel, welche die Peristaltik hemmen, dürfen nicht gegeben werden. Eine Therapie der Enterokolitis kann mit Metronidazol, Vancomycin oder Teicoplanin erfolgen.

Unerwünschte Wirkungen der Penicilline

VORSICHT

In hohen Dosen kann es bei der Gabe von Penicillinen zu Krämpfen, zentralnervösen Erregungszuständen und Myoklonien (Muskelzuckungen) kommen. Außerdem besteht die Gefahr, dass anaphylaktische Reaktionen auftreten.

▶ Bei Herzerkrankungen oder Elektrolytstörungen muss bei Gabe von Penicillinen auf den Kaliumhaushalt geachtet werden, da Penicilline oft als Kaliumsalze vorliegen. Hinweise auf erhöhte Kaliumwerte geben neu aufgetretene Herzrhythmusstörungen, z. B. Herzrasen oder -stolpern. Beim Auftreten dieser Symptome verständigen die Pflegenden unverzüglich den Arzt (➤ 8.5.2).

Penicilline gelten aber allgemein als gut verträglich. Die wichtigste unerwünschte Wirkung ist der **ana-**

phylaktische Schock bei einer Penicillinallergie. Seltener treten **Magen-Darm-Störungen** und **Überempfindlichkeitsreaktionen** auf.

Unerwünschte Wirkungen der Cephalosporine

Cephalosporine können **allergische Reaktionen** bis hin zum anaphylaktischen Schock auslösen. Häufig beobachtet man einen Fieberanstieg, Exantheme oder eine Urtikaria. Ein Patient, der auf Penicilline allergisch ist, ist in seltenen Fällen auch auf ein Cephalosporin allergisch (Kreuzallergie). Außerdem kann es zu einer **Neutropenie** kommen. Nach dem Absetzen des Cephalosporins bessert sich diese meist sehr schnell. Manchmal beobachtet man unter einer Cephalosporintherapie eine **erhöhte Blutungsneigung**.

Unerwünschte Wirkungen der Carbapeneme und Aztreonam

Es können lokale Reaktionen an der Injektionsstelle, allergische Reaktionen bis zum Schock, Hautausschlag, Angioödem, Nesselsucht, Hautjucken und medikamenteninduziertes Fieber auftreten. Bei Verfärbungen des Urins klären die Pflegenden den Patienten darüber auf, dass es sich um eine harmlose Nebenerscheinung des Antibiotikums handelt. Ebenfalls harmlos, aber vom Patienten als besonders unangenehm empfunden, sind vereinzelt vorkommende Verfärbungen der Zähne bzw. der Zunge und eine Beeinträchtigung des Geschmacksempfindens. Diese Erscheinungen verlieren sich meistens nach der Behandlung wieder.

VORSICHT
Bei i. v.-Infusion sind zentralnervöse Reaktionen häufiger. Myoklonien (Muskelzuckungen), Verwirrtheitszustände oder Krampfanfälle können auftreten.

Unerwünschte Wirkungen der Aminoglykoside

Die erheblichen unerwünschten Wirkungen der Aminoglykoside begrenzen die Therapiemöglichkeiten. Es kommt zu Schädigungen des Innenohrs und der Nieren (**Oto- und Nephrotoxizität**). Als Zeichen der Ototoxizität treten Symptome wie z. B. Schwindel, Ohrenklingen und Hörverluste auf. Die Aminoglykoside lagern sich in der Nierenrinde ab und führen zu Veränderungen der Urinparameter und in hohen Dosierungen auch zu Nekrosen.

Unerwünschte Wirkungen der Tetrazykline

Tetrazykline können nierenschädigend wirken. Außerdem sind schwere akute Überempfindlichkeitsreaktionen und Blutgerinnungsstörungen möglich. Es kann zu für den Patienten sehr unangenehmen Störungen des Geruchs- und Geschmacksempfindens kommen. Bei Kindern unter 8 Jahren kann es zu Wachstumsverzögerungen der Knochen, zu Verfärbungen der Zähne und zur Schädigung des Zahnschmelzes kommen.

Unerwünschte Wirkungen der Glykopeptide

Bei der intravenösen Applikation von **Vancomycin** kann es zu einer Thrombophlebitis kommen. Es können auch allergische Reaktionen auftreten. Bei der Gabe von hohen Dosen wirkt Vancomycin ototoxisch.

VORSICHT
Bei einer zu raschen Gabe von Vancomycin kann es zu einem Blutdruckabfall und Herzstillstand kommen. Häufig geht eine Hautrötung voraus („Red-neck-Syndrom"). Diese wird oft fehlinterpretiert und mit einer Allergie verwechselt.

Vancomycin muss langsam über mindestens 60 Minuten infundiert werden. Es kann zu Venenreizungen kommen. Injektionen dürfen wegen der auftretenden unerwünschten Wirkungen wie Wärmegefühl, Brechreiz, Parästhesien und erhöhte Ototoxizität nicht durchgeführt werden. Auch eine i. m.-Gabe ist nicht erlaubt. Diese ist schmerzhaft und führt zu Gewebsnekrosen.

Unerwünschte Wirkungen von Chloramphenicol

VORSICHT
Bei Gabe von Chloramphenicol kann es zu schwerwiegenden und lebensbedrohlichen Erscheinungen kommen.

Chloramphenicol ist ein Antibiotikum mit vielen, auch schwerwiegenden unerwünschten Wirkungen. Darin ist der zurückhaltende Einsatz begründet. Es können schwere, auch tödlich verlaufende **Blutbildschädigungen** auftreten.

Neugeborene und Frühgeborene können auf eine Gabe von Chloramphenicol mit Erbrechen, Meteorismus, Hypothermie, Atemstörung und grauer Hautverfärbung reagieren (**Grey-Syndrom**). Es droht ein nicht zu beherrschender Kreislaufkollaps. Das betroffene Kind kann innerhalb weniger Stunden versterben.

Unerwünschte Wirkungen von Fosfomycin
Bei einer intravenösen Gabe kann es zu Venenreizungen kommen, die i. m.-Applikation ist sehr schmerzhaft. Außerdem treten gastrointestinale Unverträglichkeiten, allergische Reaktionen und Veränderungen der Leberenzymwerte auf.

Tuberkulostatika in der Pflege

Bei Tuberkulostatika wird meist die gesamte Tagesdosis in einer Gabe verabreicht. Bei einigen Wirkstoffen, z. B. Pyrazinamid, gibt es auch gute Erfahrung mit einer intermittierenden Gabe 2-mal wöchentlich.

Rifampicin sollte auf nüchternen Magen, mindestens eine halbe Stunde vor dem Essen eingenommen werden. Bei Magenunverträglichkeit kann auch eine leichte Mahlzeit eingenommen werden. Pyrazinamid und Ethambutol werden morgens nach dem Frühstück eingenommen. Ist eine i. v.-Gabe der Tuberkulastatika nötig, erfolgt sie in einer 5-prozentigen Glukoselösung.

Unerwünschte Wirkungen der Tuberkulostatika
Bei **Isoniazid** (INH) stehen die Hepato- und Neurotoxizität (Häufigkeit 10 %) im Vordergrund der unerwünschten Wirkungen. Es kann auch zu Hautreaktionen, Kopfschmerzen, Schwindel und epileptischen Anfällen führen. Außerdem treten gastrointestinale Störungen und Blutbildveränderungen auf. Hepatotoxische Wirkungen anderer Arzneimittel werden durch INH verstärkt.

Bei **Rifampicin** und **Rifabutin** treten Leberfunktionsstörungen mit Gelbsucht, Hautreaktionen, Muskel- und Gelenkschmerzen und zentralnervöse Wirkungen auf. Es kann zu einer Beeinträchtigung des Kalziumstoffwechsels, zu Sehstörungen sowie zu einer Rötung der Augen und einer Konjunktivitis kommen. Außerdem treten Übelkeit, Erbrechen, Blutbildstörungen und Fieber auf.

▶ Durch die Färbung der Wirkstoffe können Urin und andere Ausscheidungen rot verfärbt sein. Diese Verfärbungen sind ungefährlich. Weiche Kontaktlinsen können jedoch dauerhaft gelb-orange verfärbt werden. Die Pflegenden klären den Patienten, der meist durch solche Verfärbungen stark verunsichert ist, auf.

Pyrazinamid kann zu Photosensibilisierungen, gastrointestinalen Störungen, Leberschäden, Hyperurikämie und Blutbildungsstörungen führen.

Ethambutol kann in seltenen Fällen zu Hyperurikämie und zu Sehstörungen führen, die nach einigen Wochen bis Monaten nach dem Absetzen des Präparats reversibel sind. Die Sehstörungen treten v. a. im Rot-Grün-Bereich auf. Es kann in seltenen Fällen auch zu einer Schädigung des Sehnervs kommen. Es werden augenärztliche Untersuchungen empfohlen. Die Fahrtauglichkeit kann beeinträchtigt sein.

Bei **Protionamid** treten unerwünschte Wirkungen im Bereich des zentralen Nervensystems, des Gastrointestinaltrakts, der Leber, des Blutes, des Stoffwechsels und im Immunsystem auf. Es kann zu einem metallischen Geschmack im Mund kommen.

Paraaminosalicylsäure kann zu gastrointestinalen Störungen, Allergien und einer Hemmung der Schilddrüsenfunktion führen.

Tab. 12.6 Die wichtigsten unerwünschten Wirkungen von Tuberkulostatika.

Substanz (Abkürzung)	Handelspräparate (Beispiele)	Wichtigste unerwünschte Wirkungen	Besonderes
Isoniazid (INH)	Isozid®	Hepatotoxisch, sensible Polyneuropathie	Alkoholverbot, Leberenzymkontrollen
Rifampicin (RMP)	Rifa®	Hepatotoxisch	„Pille" evtl. unwirksam
Ethambutol (EMP)	Myambutol®	Optikusneuritis bis zur Erblindung	Regelmäßige Sehtests
Pyrazinamid (PZA)	Pyrafat®	Harnsäureanstieg, hepato- und nephrotoxisch	Leberenzymkontrollen
Streptomycin (SM)	Strepto-Fatol®	Nephro- und ototoxisch	Regelmäßige Gehörkontrollen

12.2 Virustatika

Virustatika: Arzneimittel, die gegen Viren wirksam sind und zur kausalen Behandlung von Viruserkrankungen dienen.

Die **Behandlung von Viruserkrankungen** erweist sich als schwierig. Das Immunsystem eines gesunden Menschen ist jedoch gut in der Lage, die Erreger selbst abzuwehren. Der Zustand des Immunsystems spielt daher bei der Ausprägung und Prognose einer Virusinfektion eine erhebliche Rolle.

Virustatika verstehen

Da Viren nicht über einen eigenen Stoffwechsel verfügen, können sie sich nur **in den Zellen** vermehren. **Virustatika** (➤ Tab. 12.7) können lediglich die Vermehrung (➤ Abb. 12.4) der Viren hemmen. Eine vollständige Inaktivierung der Erreger ist hingegen nicht möglich.

Wirkstoffe, welche die Nukleinsäuresynthese hemmen

Um sich zu vermehren, müssen Viren ihr Erbgut, also ihre DNA, verdoppeln. Da sie keinen eigenen Stoffwechsel haben, erfolgt dies in den Zellen des infizierten Patienten (Wirtszellen). Durch eine Hemmung der Nukleinsäuresynthese (Replikation der Nukleinsäure) in den befallenen Zellen kann die Virusvermehrung gestoppt werden.

Nukleosidanaloga ähneln chemisch den Nukleosiden (Bausteine der DNA), erfüllen aber nicht deren Funktionen. Sie werden anstatt der richtigen Nukleoside in die DNA eingebaut und führen zu einer Funktionsunfähigkeit der DNA-Stränge. Nukleosidanaloga werden erst in der virusbefallenen Zelle aktiviert. Sie hemmen dadurch nur virale Strukturen und schädigen gesunde Zellen nicht.

Non-Nukleoside (nichtnukleosidische Reverse-Transkriptase-Inhibitoren: NNRTI) binden an das Enzym Reverse Transkriptase, das speziell beim HI-Virus für die Verdopplung der DNS zuständig ist, und hemmen es in seiner Funktion. So verhindern sie die HIV-Vermehrung.

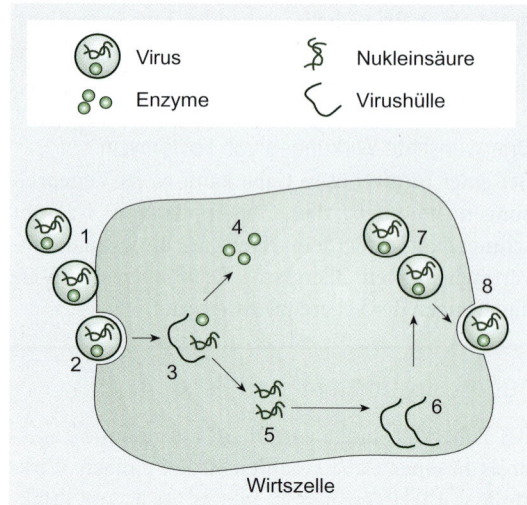

Abb. 12.4 Virusvermehrung in der Wirtszelle: Nach der Adsorption an die Zelloberfläche [1] und dem Eindringen (Penetration) in die Zelle [2] legt das Virus seine Eiweißhülle ab (Uncoating) [3] und beginnt mit der Synthese von Enzymen (frühe Proteine) [4]. Dann erfolgt die Verdopplung der viralen Nukleinsäure (Replikation) [5] und danach die Synthese von Strukturproteinen [6]. Nach der Reifung [7] wird das Virus freigesetzt [8]. [L157]

Foscarnet ist ein Pyrophosphatanalogon und hemmt virale Enzyme, die an der Nukleinsäuresynthese der Viren beteiligt sind. So wird die Nukleinsäuresynthese und damit die Virusvermehrung unterdrückt.

Penetrationsinhibitoren

Um sich in einer Zelle zu vermehren, muss das Virus in die Zelle eindringen (Penetration) und die Eiweißhülle, die es umgibt, ablegen (Uncoating). **Penetrationsinhibitoren** verhindern dieses Eindringen der Viren in die Zelle und die Freisetzung der viralen Nukleinsäuren aus der Eiweißhülle.

Proteaseinhibitoren

Proteaseinhibitoren binden an das Enzym Protease des HI-Virus und hemmen es in seiner Funktion. Die Protease ist für die Synthese von Proteinen zuständig, die zur Reifung neuer Viren nötig sind. Ohne diese funktionsfähigen Proteine sind die entstehenden unreifen Viruspartikel defekt und nicht infektiös.

Tab. 12.7 Virustatika.

Virustatikagruppe	Wirkstoff und Handelspräparate (Beispiele)	Indikationen	
Nukleosidanaloga	Aciclovir (Zovirax®), Valaciclovir (Valtrex®), Brivudin (Zostex®), Famciclovir (Famvir®)	Lokal und systemisch	Herpes-simplex- und Varizella-Zoster-Infektionen
	Vidarabin, Idoxuridin, Trifluridin (Triflumann®)	Nur lokal	
	Cidofovir (Vistide®), Ganciclovir (Cymeven®)	Keratitis (Entzündung der Hornhaut) durch Cytomegalieviren	
	Ribavirin (Rebetol®)	RSV-Infektionen, Hepatitis C	
	Adefovir (Hepsera®)	Chronische Hepatitis B	
	Abacavir (Ziagen™), Zidovudin (Retrovir®), Stavudin (Zerit®), Lamivudin (Epivir™), Didanosin (Videx®), Zalcitabin, Azidothymidin	HIV-Infektionen	
Pyrophosphatanaloga	Foscarnet (Foscavir®, Triapten®)	Zytomegalievirus-, Herpes-simplex-Infektionen	
Penetrationsinhibitoren	Amantadin (InfectoFlu®)	Virusgrippe (Influenza Typ A)	
	Tromantadin (Virumerz® Serol)	Herpes-simplex-Infektionen	
Proteaseinhibitoren	Indinavir (Crixivan®), Nelfinavir (Viracept®), Ritonavir (Norvir™), Amprenavir, Saquinavir (Invirase®)	HIV-Infektionen	
Non-Nukleoside	Nevirapin (Viramune®), Efavirenz	HIV-Infektionen	
Neuraminidaseinhibitoren	Zanamivir (Relenza™), Oseltamivir (Tamiflu®)	Virusgrippe	
Interferone	Interferon-α (Roferon®A, Intron®A)	Chronisch aggressive Hepatitis	
	Interferon-β (Fiblaferon®)	Varizella-Zoster-Infektionen, Feigwarzen	
Immunmodulatoren	Imiquimod (Aldara®)	Feigwarzen	

RSV: Respiratory Syncytial Virus

Neuraminidaseinhibitoren

Die **Neuraminidase** befindet sich auf der Oberfläche von Influenzaviren. Sie wird benötigt, wenn sich die Viren vermehrt haben und aus der menschlichen Zelle freigesetzt werden sollen. Durch die Hemmung dieses Enzyms können sich die Influenzaviren nicht ausbreiten.

Interferone und Immunmodulatoren

Interferone und **Immunmodulatoren** induzieren in den menschlichen Zellen eine Resistenz gegen Viren. Das Immunsystem neutralisiert die Viren und eliminiert virusinfizierte Zellen.

Therapie wichtiger Virusinfektionen

Bei leichten Verläufen der **Influenza** wird nur symptomatisch therapiert. Bei schweren Verläufen und bei Risikopatienten werden **Amantadin** oder **Neuraminidaseinhibitoren** eingesetzt. Um effektiv zu sein, muss die Therapie während der ersten Stunden nach dem Einsetzen der Symptome beginnen. Einen **prophylaktischen Schutz** stellt die Schutzimpfung gegen Influenzaviren dar. Jedes Jahr wird ein aktualisierter Impfstoff angeboten.

Eine **HIV-Infektion** ist bis heute nicht heilbar. Durch die regelmäßige Einnahme von Virustatika kann jedoch der Ausbruch von AIDS über viele Jahre verhindert werden, sodass die Infizierten ein normales Leben führen können. Werden die Arzneimittel abgesetzt, kommt es nach einiger Zeit bei den Patienten wieder zu einem Anstieg der Viruskonzentration. Die heutige Therapie einer HIV-Infektion erhöht die Lebenserwartung und verbessert die Lebensqualität der Patienten erheblich. Da der **Aus-**

12

bruch des **Krankheitsbildes AIDS verhindert** werden kann, können auch die schwer zu therapierenden HIV-assoziierten Erkrankungen vermieden werden. Man behandelt **immer** mit einer **Kombination** von 2 oder 3 Substanzen mit unterschiedlichen Wirkungsmechanismen. Der Therapieerfolg wird an der Viruslast (Viruskonzentration) im Blut überprüft. Welche Arzneimittel zum Einsatz kommen, wird v. a. nach den auftretenden unerwünschten Wirkungen ausgewählt.

Die **Herpesinfektionen** durch das Herpes-Virus **Typ I** können i. d. R. erfolgreich lokal mit **Aciclovircreme** behandelt werden. Auch Cremes mit **Melissenblätterspezialextrakt** (Lomaherpan®) oder **Zinksulfat** (Virudermin®) sind gut wirksam. Entscheidend für den Therapieerfolg ist ein frühzeitiges Auftragen. Befallen Herpesviren die Augen, muss mit antiviralen Augentropfen oder Augensalbe therapiert werden (z. B. Trifluridin). Die genitalen Herpesinfektionen (Herpes-Virus **Typ II**) können ebenfalls lokal therapiert werden. Meist werden sie aber systemisch mit Nukleosidanaloga wie Aciclovir oder dem besser resorbierbaren **Valaciclovir** therapiert. Treten Resistenzen auf, kommen zur lokalen Therapie auch Foscarnet oder Tromantadin und systemisch Foscarnet in Frage.

Bei den **Varizella-Zoster-Infektionen** benötigen die **Windpocken** keine antivirale Therapie. Ausnahmen stellen Neugeborene und Schwangere sowie ein Befall, der über die Haut hinausgeht, dar. Bei der Reaktivierung des Virus, das entlang der Nervenbahnen persistiert (überlebt), kommt es zur **Gürtelrose** (Zoster). Diese wird mit Nukleosidanaloga wie **Aciclovir, Famciclovir** oder **Valaciclovir** systemisch therapiert.

Die **Cytomegalieviren** (CMV) werden mit **Ganciclovir** über 2–3 Wochen, bei Misserfolg oder lebens- und augenlichtbedrohenden Erkrankungen mit **Foscarnet** behandelt.

Virustatika in der Pflege

Der Erfolg der antiviralen Therapie hängt jedoch in großem Maße von der korrekten Einnahme der Virustatika ab. Besonders die Regelmäßigkeit der Einnahme und die Einhaltung des Einnahmeintervalls tragen entscheidend zum Therapieerfolg bei. Die Pflegenden motivieren den Patienten zur richtigen Einnahme der Arzneimittel und unterstreichen dabei den Nutzen der antiviralen Therapie. Bei einer lokalen Therapie des Zoster unterstützen die Pflegenden den Patienten in der korrekten Anwendung der Dermatika.

Bei einem Neurozoster wird der Patient besonders auf seine neurologische Situation hin überwacht. Treten Veränderungen (Bewusstsein, Bewegungsabläufe) auf, ist sofort der Arzt zu informieren.

▶ Pflegende informieren den Patienten, dass eine gute Händehygiene stattfinden muss, da sich z. B. ein Lippenherpes bei unsachgemäßer Hygiene auf das Auge ausdehen kann.

Anwendungsformen

Der Neuraminidasehemmer **Zanamivir** (Relenza®) steht in Form eines Pulverinhalators (Diskhaler, Rotadisk) zur lokalen Applikation zur Verfügung und muss inhaliert werden. Diese Therapie oder Prophylaxe wird über 5 Tage durchgeführt. Sollten die Patienten noch weitere inhalative Arzneimittel benötigen, werden diese vor der Inhalation von Relenza® angewendet.

Während Zanamivir nicht resorbiert wird, wenn es peroral eingenommen wird, kann **Oseltamivir** (Tamiflu®) als Kapsel geschluckt werden.

Zur lokalen Therapie von Herpes- und Varizella-Zoster-Infektionen stehen virustatikahaltige Zubereitungen zur Anwendung an Haut und Schleimhäuten zur Verfügung. Dazu gehören Dermatika wie Cremes, Gele, Salben und Lösungen sowie Augentropfen und -salben.

Einnahmehinweise

Virustatika zur Therapie chronischer Viruserkrankungen (wie z. B. HIV-Infektionen und chronische Hepatitis) können peroral verabreicht werden. Didanosin und Indinavir sollten nüchtern (1 Stunde vor oder 2 Stunden nach den Mahlzeiten), Nelfinavir, Ritonavir und Saquinavir vorzugsweise während oder nach den Mahlzeiten eingenommen werden

Unerwünschte Wirkungen

Virustatika sind im Allgemeinen gut verträglich. Bei einer parenteralen Applikation können unerwünschte Wirkungen jedoch verstärkt in Erscheinung treten. So kann es bei der i. v.-Gabe von **Aciclovir** zu Krampfanfällen, Psychosen oder zu Haarausfall kommen. Bei **Valaciclovir** kann es zu Photosensibilisierung kommen. Die Pflegenden weisen den Patienten darauf hin, UV-Strahlen (Sonnenbäder, Solarium) zu meiden. Bei **Foscarnet** muss auf eine ausreichende Elektrolytkontrolle geachtet werden. Durch eine Hypokalzämie können Krämpfe und Parästhesien auftreten. Bei einer **Interferontherapie** müssen sowohl Männer als auch Frauen empfängnisverhütende Maßnahmen durchführen. Zudem sind regelmäßige Blutbildkontrollen erforderlich. Bei **HIV-Patienten** müssen ebenfalls regelmäßig **Blutbildkontrollen** durchgeführt werden, da Blutbildveränderungen durch die entsprechenden Virustatika häufig sind. Virustatika gegen HIV zeigen häufig unerwünschte Wirkungen (> Tab. 12.8) und Wechselwirkungen untereinander bzw. mit anderen Arzneimitteln.

VORSICHT

Bei Anzeichen allergischer Symptome (wie Fieber, Erbrechen, Hautausschläge) umgehend den Arzt informieren. Es kann eine lebensbedrohliche Überempfindlichkeitsreaktion vorliegen. Bekannt sind solche zwar seltenen, aber schweren Überreaktionen bei Abacavir, Nevirapin, Delaviridin und Ritonavir.

▶ Eine Stigmatisierung von HIV-Infizierten, wie sie in den Anfängen der Erkrankung stattgefunden hat, ist heute kaum noch zu finden. Mit einfachen Methoden kann man sich vor der Infektion schützen. HIV-Träger können ganz normal am gesellschaftlichen Leben teilnehmen.

Verbesserung der Compliance bei HIV-Infektion
Bei der Therapie von HIV-Infektionen treten häufig unerwünschte Wirkungen auf, die den Patienten dazu veranlassen können, die Therapie abzubrechen. Die Ursachen liegen zum einen in der schlechteren Verträglichkeit der Wirkstoffe zur Therapie von HIV-

Tab. 12.8 Wichtige unerwünschte Wirkungen von gegen eine HIV-Infektion wirksamen Virustatika. Alle Arzneimittel können darüber hinaus zu gastrointestinalen unerwünschten Wirkungen wie Übelkeit oder Diarrhö, fast alle zu Kopfschmerz und Müdigkeit führen.

Substanz	Handelspräparate	Im Vordergrund stehende unerwünschte Wirkungen
*Nukleosidanaloga**		
Abacavir	Ziagen®	Überempfindlichkeitsreaktionen
Azidothymidin, Zidovudin (AZT)	Retrovir®, zusammen mit Lamivudin in Combivir®	Blutbildveränderungen (Leukozytopenie)
Didanosin (DDI)	Videx®	Periphere Neuropathie, Pankreatitis
Lamivudin (3TC)	Epivir®, zusammen mit AZT in Combivir®	Hautausschlag
Stavudin (D4T)	Zerit®	Periphere Neuropathie, Pankreatitis
Zalcitabin (DDC)	Hivid®	Periphere Neuropathie, selten Stomatitis
Non-Nukleoside (Hemmer der reversen Transkriptase)		
Efavirenz	Sustiva®	ZNS-Symptome, Hautausschlag
Nevirapin	Viramune®	Hautausschlag (teils mit Allgemeinsymptomen), Anstieg der Leberwerte
*Proteaseinhibitoren***		
Indinavir	Crixivan®	Nierensteine, erhöhter Bilirubinspiegel
Nelfinavir	Viracept®	Hautausschlag, CK-, Transaminasenanstieg
Ritonavir	Norvir®	Anstieg der Leberwerte

* Alle Nukleosidanaloga: Laktatazidose
** Alle Proteinaseinhibitoren: Lipodystrophie (v. a. Umverteilung der Fettdepots zum Stamm hin), Verschlechterung der Glukosetoleranz, Fettstoffwechselstörungen, evtl. arterielle Hypertonie

Infektionen, zum anderen aber auch in der notwendigerweise hohen Dosierung und der Kombinationstherapie.

Die Pflegenden erläutern den HIV-Patienten die Ursachen für die schlechte Verträglichkeit der Arzneimittel und schaffen mit einfachen Maßnahmen Abhilfe, z. B. dem Essen kleiner Portionen und viel Flüssigkeitsaufnahme bei Magen-Darm-Beschwerden oder Aromatherapie bei Kopfschmerzen und Müdigkeit. Sie unterstreichen den großen Nutzen der Therapie, die den Ausbruch der tödlichen Immunschwächekrankheit AIDS verzögert. Hier hilft auch der Hinweis auf die Anfänge der AIDS-Erkrankung mit hoher Sterblichkeit und die Erfolge, die bisher erreicht wurden. Wenn der Patient die Therapie abbrechen will (oder bei schweren unerwünschten Wirkungen), informieren die Pflegenden den Arzt. Die Umstellung auf ein anderes Virustatikum kann die Verträglichkeit der Therapie oft verbessern.

> Für HIV-Patienten haben sich eine Vielzahl an Selbsthilfegruppen gebildet, die den Betroffenen in fast allen Lebensbereichen hilfreich zur Seite stehen. Pflegende sollten HIV-Infizierte auf die Möglichkeit einer solchen Hilfe aufmerksam machen und auch Kontakte ermöglichen.

12.3 Antimykotika

Antimykotika: Arzneimittel, die gegen Pilzinfektionen eingesetzt werden. Töten Pilze ab (fungizide Wirkung) oder hemmen ihr Wachstum (fungistatische Wirkung).

Antimykotika verstehen

Bei Pilzerkrankungen der Haut und Schleimhäute ist eine lokale Therapie wegen der wesentlich geringeren unerwünschten Wirkungen und der besseren Effektivität Therapie der Wahl. Systemisch behandelt wird nur bei schweren Verläufen oder nach erfolgloser Lokaltherapie (➤ Tab. 12.9).

Azole

Der Wirkungsmechanismus der **Azole** besteht in einer Beeinflussung von Enzymen der Pilze. Dadurch wird die Sterolsynthese der Pilze gehemmt. Die Sterole stellen wichtige Bestandteile der Zellmembran von Pilzen dar und sind an der Regulation der Permeabilität (Durchlässigkeit) der Membran beteiligt. Je nach Konzentration wirken die Azole entweder fungistatisch oder fungizid. Therapiert werden können u. a. Infektionen durch Candida-Arten, Kryptokokken, Pityrosporum und Dermatophyten.

Einige Wirkstoffe können wegen schlechter Resorption und stärkerer unerwünschter Wirkungen nicht systemisch eingesetzt werden. Ausschließlich lokal angewendete Azole sind Bifonazol, Clotrimazol, Miconazol und Econazol. Die lokalen Antimykotika aus der Gruppe der Azole haben ein breites antimykotisches Spektrum, das Dermatophyten, Sprosspilze und Schimmelpilze einschließt.

Ciclopiroxolamin

Ciclopiroxolamin (Ciclopirox) ist ein Breitbandantimykotikum zur lokalen Behandlung von durch Dermatophyten, Schimmelpilze oder Hefen verursachte Infektionen. Es hemmt bestimmte metallabhängige Enzyme, die für die Entgiftung der Zellen (Abbau von zelltoxischen Peroxiden) verantwortlich sind. Dadurch wirkt es fungizid. Ciclopirox dringt sehr gut in Haut- und Hornschichten ein. Aufgrund des andersartigen Wirkungsmechanismus zeigt es keine Kreuzresistenz mit anderen Antimykotika.

Polyene

Polyene führen zu einer Veränderung in der Permeabilität der Zellmembran. Je nach Konzentration wirken sie fungistatisch oder fungizid. **Amphotericin B** wirkt v. a. gegen pathogene Schimmelpilze und Hefen. Es wird intravenös bei Systemmykosen auch zur Notfalltherapie bei lebensbedrohlichen Pilzinfektionen, z. B. Candida- und Aspergillusinfektionen eingesetzt. **Nystatin** hat ein schmales Wirkspektrum. Es wirkt v. a. gegen Candida-Arten. Bei einer Behandlung mit Arzneimitteln, welche die Darmflora schädigen (Antibiotika, Kortikoide ➤ 5.4.1 oder Zytostatika ➤ 13.1.1) wird es prophylaktisch gegeben. Dabei wirkt es, da es nicht resorbiert wird, lokal an der Darmschleimhaut. **Natamycin** ist wirksam gegen Hefen, Dermatophyten und Schimmelpilze.

Griseofulvin

Griseofulvin besitzt nur ein enges Wirkungsspektrum (v. a. Dermatophyten). Es greift am Spindelapparat in die Zellteilung ein. Außerdem beeinflusst es die Proteinsynthese und behindert die Chitinsynthese (Chitin ist ein wichtiger Bestandteil der Zellwand der Pilze). Es wird systemisch gegeben. Sein Einsatzgebiet sind ausschließlich Pilzinfektionen der Haut, wenn eine lokale Therapie keinen Erfolg hatte und die Erreger nachgewiesen wurden.

Echinocandine

Caspofungin hemmt die Synthese der Pilzzellwand und dort speziell die Synthese der 1,3-Glucane. Diese Glucane stellen einen Hauptbestandteil der Zellwand vieler Fadenpilze und Hefen dar. Sie fehlen in Säugetierzellen. Echinocandine wirken fungizid gegen Candida- und Aspergillusarten. Caspofungin wird v. a. bei invasiver Aspergillose eingesetzt, wenn andere Mittel (wie z. B. Amphotericin B) versagt haben oder nicht eingesetzt werden können.

Flucytosin

Flucytosin stört die Protein- und DNS-Biosynthese. Es wird selektiv in die Pilzzellen aufgenommen, dort in 5-Fluorouracil umgewandelt und als falsche Base eingebaut, sodass die Nukleinsäuren in ihrer Funktion gestört sind. Flucytosin wirkt z. B. bei Infektionen durch Candida, Kryptokokken und Aspergillen.

Allylamine

Terbinafin hat ein breites Spektrum bei Pilzinfektionen der Haut. Es greift wie die Azole in die Ergosterolbiosynthese ein und stört so die Zellmembran der Pilze in ihrer Funktion. Ihr Angriffspunkt ist jedoch in einer früheren Phase als bei den Azolen. Terbinafin wirkt bei Schimmelpilzen und dimorphen Pilzen fungistatisch und bei Dermatophyten fungizid.

Naftidin ist ein lokal angewendetes Breitbandantimykotikum zur Behandlung von Dermatophyten-, Aspergillus und Hefeinfektionen sowie bei bakteriellen Mischinfektionen der Haut.

Tab. 12.9 Antimykotika.

Antimykotika-gruppe	Wirkstoff (Handelspräparate)	Indikationen
Azole	Fluconazol (Diflucan®)	Systemcandidosen, Kryptokokkenmeningitis
		Lebensbedrohliche Pilzinfektionen
		Candidurie (Candidainfektion der Harnwege)
	Itraconazol (Sempera®)	Oberflächliche Mykosen
		Dermatomykosen der Handinnenflächen und Fußsohlen
		Pityriasis versicolor
	Ketoconazol (Nizoral®)	Chronische Schleimhautmykosen
		Vaginalmykosen
		Mundsoor
		Haut- und Haarmykosen
		Systemmykosen außer Aspergillom
		Paracoccidioidomykosen, Histoplasmosen
	Miconazol (Micotar®)	Mundsoor (lokale Therapie)
	Voriconazol (Vfend®)	Aspergillose
	Bifonazol (Mycospor®)	Dermatomykosen durch Dermatophyten, Hefen, Schimmelpilze u. a.; Pityriasis versicolor, Nagelpilz
	Clotrimazol (Canesten®)	Dermatomykosen, Pityriasis versicolor
	Econazol (Epi Pevaryl®)	Pilzinfektionen von Haut und Nägeln, auch Mischinfektionen mit grampositiven Bakterien

Tab. 12.9 Antimykotika. (Forts.)

Antimykotika-gruppe	Wirkstoff (Handelspräparate)	Indikationen
Pyridonderivate	Ciclopiroxolamin (Batrafen®)	Dermatomykosen
		Nagelpilz
		Vaginalmykosen
Polyene	Amphotericin B (AmBisome®, Ampho-Moronal®)	Organmykosen und generalisierte Mykosen, z. B. Aspergillose, Kryptokokkose, Lungenmykosen, mykotische Zystitis
		Hefepilzmykosen der Haut und Schleimhäute
	Nystatin (Biofanal®)	Intestinale Candidosen
		Prophylaktisch bei Antibiotika-, Kortikoid- oder Zytostatikabehandlung
		Candidosen der Haut und Schleimhäute
	Natamycin (Pimafucin®)	Intestinale Candidosen
		Mundsoor, Pilzinfektionen im Mund- und Rachenraum
		Candidainfektionen der Genitalien, vaginale Trichomonadeninfektionen, Dermatophyten- und Candidainfektionen der Haut
Griseofulvin	Griseofulvin (Fulcin S®)	Dermatophyteninfektionen der Haut, Haare und Nägel, Trichophytie, Mikrosporie
Echinocandine	Caspofungin	Invasive Aspergillosen
Antimetaboliten	Flucytosin (Ancotil®)	Generalisierte Candidose, Kryptokokkose, Chromoblastomykose
Allylamine	Terbinafin (Lamisil®)	Pityriasis versicolor, Tinea corporis, crusis, Tinea pedis interdigitalis, Hautinfektionen durch Microsporum, Epidermophyton, Hefen
		Schwere Tinea, Pilzinfektionen der Finger- und Zehennägel durch Dermatophyten
	Naftidin (Exoderil®)	Dermatomykosen einschließlich Mischinfektionen mit Bakterien
Thiocarbamate	Tolnaftat (Tinatoxl®)	Tinea, Pityriasis versicolor

Tolnaftat

Tolnaftat führt in den Pilzen zu Zellwandschäden. Es wirkt gegen Dermatophyten und Aspergillen auf der Haut.

Therapie von Systemmykosen

Eine **Candidiasis** (Soor, Moniliaris) tritt v. a. bei immungeschwächten, diabetischen oder antibiotisch vorbehandelten Patienten auf. In den allermeisten Fällen ist Candida albicans der Verursacher der Candidiasis. Meist sind nur die Schleimhäute und die Haut betroffen (Soor), es kann aber auch zu einer Peritonitis (Bauchfellentzündung) oder zur Sepsis kommen. Man therapiert die Candidiasis mit **Fluconazol, Itraconazol** oder **Amphotericin B**.

Aspergillose wird durch Aspergillen verursacht. Dies sind Schimmelpilze, die in der Umgebung überall vorkommen, z. B. in Blumenerde. Sie können zu Ohrinfektionen (Otomykose), zu bronchialem Befall, aber auch zu einer Endokarditis führen. Therapiert wird die **Aspergillose** mit **Amphotericin B**, das man auch in seiner liposomalen Form (AmBisome®), die besser verträglich ist, einsetzen kann. Außerdem kann **Itraconazol** gegeben werden. Bei einem **Aspergillom**, einer Sonderform der Lungenmykose, bei der vorhandene, durch andere Erkrankungen entstandene Hohlräume besiedelt werden, oder bei einer Endokarditis muss operiert werden.

Seit Kurzem stehen mit **Caspofungin** und **Voriconazol** 2 neue Substanzen zur Therapie der Aspergillose zur Verfügung. Sie stellen eine Alternative dar bei Amphotericin-B-Unverträglichkeit oder wenn die Therapie mit Amphotericin B oder mit Itraconazol nicht anspricht.

Antimykotika in der Pflege

In der Therapie der Pilzerkrankungen ist zunächst zu entscheiden, ob lokal therapiert werden kann oder eine systemische Therapie notwendig ist. Dabei ist zu berücksichtigen, ob nur ein oberflächlicher Befall an gut zugänglichen Arealen, z. B. Haut und Schleimhäuten, vorliegt oder eine tiefe oder systemische Mykose, die dann peroral oder mit Infusionen therapiert werden muss. Zur peroralen Applikation stehen Tabletten, Kapseln, Dragees oder Saft zur Verfügung.

Zur lokalen Therapie werden je nach befallenem Areal Cremes, Salben, Gele, Pasten, Lösungen, Suspensionen, Sprays, Puder, Shampoos, Nagellacke, Lutschtabletten, Mundgele und Vaginalcremes verwendet. Halbfeste Zubereitungen werden auf die erkrankten Hautgebiete aufgetragen und leicht einmassiert. Bei der Nagelpilzbehandlung ist darauf zu achten, dass erkrankte Nagelteile sorgsam (am besten mit Wegwerf-Nagelfeilen) entfernt werden, bevor Nagellack oder -paste aufgetragen werden.

Die Pflegenden informieren den Patienten über die Anwendung der verschiedenen Arzneiformen und über die Dauer der Therapie. Auch nach dem Verschwinden der Symptome sind die Therapien i. d. R. noch weiterzuführen (möglichst 2–3 Wochen).

Ein Problem stellt die Dauer der Behandlung dar. Solange Juckreiz vorhanden ist, denken Patienten an die Behandlung. Symptomfreiheit dagegen lässt die Behandlung in den Hintergrund treten, wodurch der Therapieerfog nicht gewährleistet ist. Besonders Nagelmykosen müssen über mehrere Monate therapiert werden, was einem Therapieerfolg im Wege stehen kann.

Einnahmehinweise

Da einige Antimykotika (z. B. Ketoconazol, Nystatin, Natamycin, Terbinafin) zu Magenreizungen führen können, sollten sie während oder nach einer Mahlzeit mit viel Flüssigkeit (mindestens 1 Glas Wasser) eingenommen werden. Besonders bei Kapseln und überzogenen Arzneiformen wie Dragees und Filmtabletten weisen die Pflegenden den Patienten darauf hin, dass diese nicht zerkaut werden dürfen. Es kann sonst verstärkt zu Magenreizungen oder zu einer Inaktivierung des Wirkstoffes kommen.

Azolantimykotika wie Ketoconazol können eine Alkoholunverträglichkeit erzeugen. Alkoholische Getränke sind deshalb während der Therapie zu vermeiden (> 2.4.7).

Unerwünschte Wirkungen

Lokal angewendet sind die Antimykotika sehr gut verträglich. Es kann lediglich zu vorübergehenden Hautreaktionen wie Rötungen, Juckreiz, Stechen und Brennen kommen, die jedoch i. d. R. keinen Grund für einen Therapieabbruch darstellen.

Bei systemischer Therapie, v. a. bei i. v.-Gabe, treten jedoch häufig unerwünschte Wirkungen auf:

- Bei Einnahme von **Fluconazol** kann ein Hautausschlag auftreten.
- **Amphotericin B** bleibt wegen seiner eingeschränkten Verträglichkeit schweren Organ- und Systemmykosen vorbehalten. Als häufige unerwünschte Wirkungen bei intravenöser Anwendung treten Fieber (manchmal Schüttelfrost), Appetitlosigkeit, Brechreiz, Erbrechen, Durchfall, Verdauungsstörungen, epigastrische Krämpfe, Anämien, Schmerzen an der Injektionsstelle, Thrombophlebitis, generalisierte Schmerzzustände (einschließlich Muskel- und Gelenkschmerzen, Kopfschmerzen) und Nierenfunktionsstörungen auf. Bei hoher Dosis (über 5 g) oder in Kombination mit anderen nephrotoxischen Substanzen, kann es zu einem dauernden Nierenschaden kommen. Bei Inhalationstherapie sind Husten, eine Beeinträchtigung des Geschmackssinns und leichte Übelkeit sehr häufig.
- Bei Behandlung mit **Griseofulvin** kommt es selten zu Photosensibilisierung und schweren Hautveränderungen.
- Bei Behandlung mit **Caspofungin** kann es zu Fieber, Schmerzen, gastrointestinalen Beschwerden, Hautausschlag, Anämie, Veränderungen der Leberwerte und einer Thrombophlebitis kommen.
- Bei Gabe von **Flucytosin** treten v. a. gastrointestinale Beschwerden, Allergien, Hautausschläge, Blutbildveränderungen, Veränderungen der Leberwerte, Halluzinationen und Schwindel auf. Schwere unerwünschte Wirkungen beobachtet man bei Niereninsuffizienz oder wenn gleichzeitig nierentoxische Substanzen gegeben werden.

▶
> Die Pflegenden weisen den Patienten darauf hin, dass UV-Strahlung (Solarium, Sonnenbäder) während der Therapie mit Griseofulvin zu vermeiden sind. Treten zentralnervöse Störungen auf, kann die Fahrtauglichkeit beeinträchtigt sein. Wollen Patienten trotz des Hinweises nicht auf eine aktive Teilnahme am Straßenverkehr verzichten, ist der Arzt darüber zu informieren.

Bei der Therapie **von vaginalen Pilzinfektionen** machen die Pflegenden die Patientin darauf aufmerksam, dass durch die Anwendung der Antimykotika in der Scheide ein starker Ausfluss auftreten kann. Das vorsorgliche Verwenden von geeigneten Slipeinlagen oder Damenbinden wird empfohlen. Der Ausfluss ist kein Grund, die Therapie einzustellen.

12.4 Antiprotozoika

> **Protozoenerkrankungen**: Krankheiten, die durch Protozoen (einzellige tierische Lebewesen) verursacht werden. Wirtswechsel zwischen Mensch und verschiedenen Tieren. Häufig Insekten als Überträger.
> **Malaria** (Wechselfieber): schwere Infektionskrankheit der warmen Erdzonen, die durch wiederholte Fieberschübe gekennzeichnet ist. In Deutschland jährlich über 1.400 Erkrankungs- und 50 Todesfälle.
> **Antiprotozoika**: Arzneimittel, die gegen Protozoen eingesetzt werden.
> **Anti-Malaria-Mittel**: Antiprotozoika, die gegen die Malaria eingesetzt werden.

Bei der **Malaria** kommt es zu einem Befall der Erythrozyten durch Protozoen der Gattung **Plasmodium**.

Plasmodien sind intrazelluläre Protozoen, die einem bestimmten **Infektionszyklus** folgen (➤ Abb. 12.5):
- **Sporozoiten** (Sichelkeime) gelangen mit dem Speichel der Anophelesmücke durch einen Stich in die menschliche Blutbahn.
- Sie dringen in die Leberparenchymzelle ein und entwickeln sich zu einem die Leberzelle ausfüllenden **Gewebsschizonten**.

- Die befallene Zelle platzt auf und **Merozoiten** werden frei. Sie haften sich an die Membran der Erythrozyten an, stülpen diese ein und entwickeln sich über ein „Ringstadium" zu reifen **Blutschizonten**.
- Platzen die befallenen Erythrozyten, werden erneut Merozoiten freigesetzt, die in benachbarte freie Erythrozyten eindringen und wieder zu Blutschizonten ausreifen.
- Einige Merozoiten entwickeln sich zu Geschlechtsformen und werden als solche beim Saugakt von der Mücke aufgenommen.
- Nach der Befruchtung in der Mücke und der Bildung von Sporozoiten können diese mit einem Stich wieder auf den Menschen übertragen werden.

Bei Plasmodium vivax und Plasmodium ovale verbleiben einige Leberschizonten als einzellige Hypnozoiten (Ruheformen) in einer Ruhephase. So kann es nach Monaten oder auch Jahren zu Rezidiven kommen.

Antiprotozoika verstehen

Wirkstoffe, die gegen die **Malaria** eingesetzt werden (**Anti-Malaria-Mittel**) sind Chloroquin, Mefloquin, Halofantrin, Primaquin, Atovaquon und das Tetrazyklin Doxycyclin.

Weitere **Antiprotozoika** sind Pyrimethamin, Sulfadiazin, Pentamidin und die beiden antibakteriell wirksamen Arzneimittel Metronidazol und Cotrimoxazol.

Anti-Malaria-Mittel wirken gegen die verschiedenen Entwicklungsstadien der Plasmodien. Die Entwicklung der Gewebsschizonten hemmen **Primaquin** und **Proguanil**. Sie wirken somit prophylaktisch. Die Vermehrung in den Erythrozyten und die Reifung von Blutschizonten unterdrücken **Chloroquin, Mefloquin, Halofantrin** und **Atovaquon**. Diese Stoffe können zur Prophylaxe und Therapie der Malaria verwendet werden. Auch **Proguanil** und **Doxycylin** wirken gegen Blutschizonten, jedoch langsamer.

Primaquin wirkt gegen Hypnozoiten und auf die Geschlechtsformen des Plasmodium falciparum. Es können mit diesem Wirkstoff Malariarezidive und die Übertragung des Erregers vom Menschen auf die Mücke verhindert werden (➤ Abb. 12.5). Zur The-

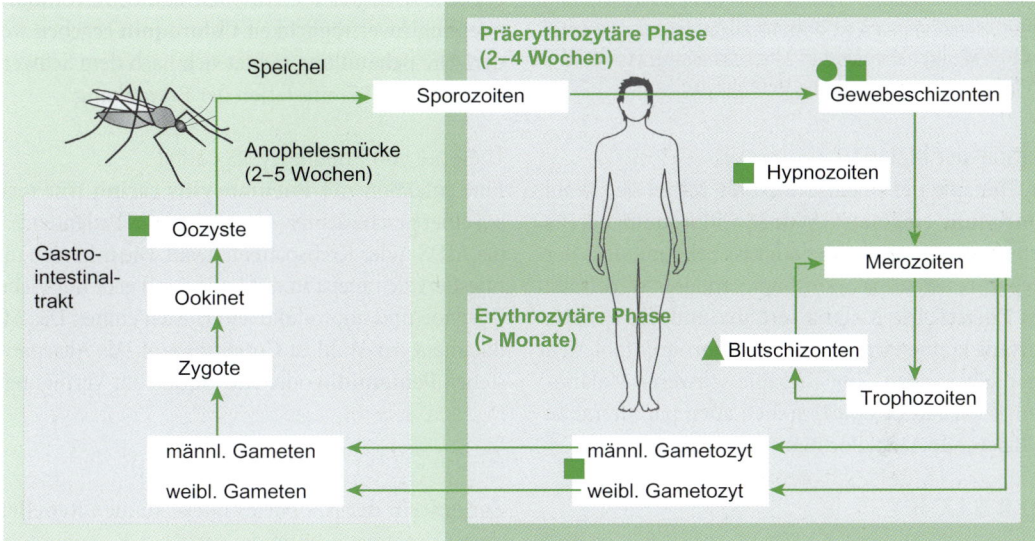

▲ Chloroquin, Mefloquin, Halofantrin, Doxycyclin, Atovaquon, Proguanil
■ Primaquin
● Proguanil

Abb. 12.5 Entwicklungszyklus der Malariaerreger und Angriffspunkte der Anti-Malaria-Mittel. [L157]

rapie eines akuten Malariaanfalls ist der Wirkstoff nicht geeignet.

Nach peroraler Applikation wird **Chloroquin** (Resochin®) rasch und vollständig aus dem Darm resorbiert und in zahlreichen Geweben und Organen angereichert. Da es aus diesen Depots nur langsam freigesetzt wird, hält seine Wirkung lange an. Es ist zur Therapie und Prophylaxe aller 3 Malariaformen geeignet. Außerdem wird Chloroquin zur Behandlung einer Amöbiasis, bei chronischer Polyarthritis und systemischem Lupus erythematodes eingesetzt.

Mefloquin (Lariam®) wird v. a. zur Therapie der einfachen Malaria tropica (ohne Organbeteiligung) eingesetzt, wenn keine vorangegangene Prophylaxe oder Therapie mit Mefloquin oder Halofantrin erfolgt ist.

Malariaprophylaxe

Bei Reisen in Malariagebiete wird eine Prophylaxe mit Anti-Malaria-Mitteln empfohlen. Das Auftreten der verschiedenen Malariaformen und die Resistenzlage in den Zielgebieten verändern sich jedoch häufig. Aktuelle Auskunft darüber, welche Wirkstoffe eingenommen werden sollten, geben Gesundheitsämter und Tropeninstitute. Mitunter ist es empfehlenswert, ein sog. Stand-by-Präparat mitzunehmen, welches erst bei Auftreten von Malariasymptomen eingenommen wird.

Zur Malariaprophylaxe mit **Chloroquin** nimmt man in der Woche vor der Abreise sowie am Abreisetag (oder an 2 aufeinanderfolgenden Tagen bei Reiseantritt) je 8 mg Chloroquinphosphat pro kg KG ein. Anschließend werden für die Dauer der Reise sowie für 6 (mindestens aber 4) Wochen nach dem Verlassen des Malariagebietes in einwöchigen Abständen jeweils am Wochentag der Abreise 8 mg Chloroquinphosphat pro kg KG eingenommen.

Zur Prophylaxe mit **Mefloquin** beginnt man 1 Woche vor der Ankunft im Endemiegebiet mit der Einnahme. Erwachsene nehmen 1 Tablette pro Woche immer am gleichen Wochentag ein. Nach Verlassen des Malariagebietes werden noch 4 Dosen in wöchentlichen Abständen gegeben.

Problematisch ist die Malariaprophylaxe bei Säuglingen und Kleinkindern, bei Schwangeren, bei Patienten mit Herzbeschwerden, bei Epileptikern und bei verschiedenen anderen Erkrankungen.

▶

Im Internet werden zunehmend homöopathische Medikamente zur Malariaprophylaxe angeboten. Da herkömmliche Medikamente einige Nebenwirkungen haben, greifen Reisende immer wieder gerne darauf zurück. Von diesen Homöopathika ist absolut abzuraten, da sie keinerlei Wirkung haben und es schon zu einigen Todesfällen durch Malaria trotz dieser „Prophylaxe" kam.

Therapie der Malaria

Zur Therapie der Malaria wird als Mittel der Wahl **Chloroquin** eingesetzt. Wurde Chloroquin bereits prophylaktisch verwendet oder ist bekannt, dass der Erreger resistent ist, kommen andere Wirkstoffe zum Einsatz. Die Malaria tertiana und die Malaria quartana können i. d. R. gut mit Chloroquintabletten behandelt werden. Zur Therapie schwerer Malariaformen (Malaria tropica) stehen auch parenteral zu applizierende Arzneiformen zur Verfügung.

V O R S I C H T
Der Verdacht auf Malaria tropica ist ein internistischer Notfall! Die Therapie muss im Zweifelsfall vor bzw. ohne Plasmodiennachweis im Blut erfolgen.

Bei Malaria tertiana sollte nach der Therapie eine 2-wöchige Einnahme von Primaquin zur Rezidivprophylaxe erfolgen.

Therapie der Toxoplasmose

Eine Therapie der Toxoplasmose ist i. d. R. nur bei Schwangeren, Immunsupprimierten und Neugeborenen angezeigt. Man therapiert normalerweise mit **Pyrimethamin** und **Sulfadiazin**.

Therapie der Trichomoniasis

Man behandelt die Trichomoniasis i. d. R. mit **Metronidazol**. Bei Frauen genügt die Einmalgabe, während bei Männern für eine effektive Therapie eine 2-maltägliche Gabe über 7 Tage notwendig ist. Die Sexualpartner sollten immer mitbehandelt werden. Oft wird eine systemische Therapie mit einer lokalen Therapie (Cremes, Vaginalcremes oder -tabletten) kombiniert.

Therapie der Amöbenruhr

Die durch **Amöben** verursachte Ruhr kommt meist in den Tropen vor und ist durch flüssige und breiige, mit Blut und Schleim vermischte Stühle gekennzeichnet. Diese enthalten viele Erreger. Es kommt v. a. zu abdominalen Beschwerden, aber auch zu Fieber und systemisch-toxischen Symptomen. Zur Behandlung wird v. a. der Flüssigkeits- und Elektrolytverlust ausgeglichen. Gegen die Amöben kann **Metronidazol** oder bei Unverträglichkeit **Chloroquin** gegeben werden. Die Behandlung richtet sich nach dem Schweregrad und der Manifestation der Erkrankung.

Therapie von Pneumocystis carinii

Eine Infektion mit **Pneumocystis carinii** tritt meist bei einer geschwächten Abwehrlage des Patienten, z. B. bei AIDS- oder Krebspatienten, auf. Die Infektion manifestiert sich meist in der Lunge und geht mit Fieber, Dyspnoe und unproduktivem Husten einher. Das Medikament der Wahl ist **Cotrimoxazol**. Als Alternative stehen **Pentamidin** oder **Atovaquon** zur Verfügung.

Anti-Malaria-Mittel in der Pflege

Zur Abwehr der Anophelesmücke können **Repellenzien** (insektenabwehrende Mittel), z. B. Autan®, benutzt werden. Vor der Verwendung sollte darauf geachtet werden, dass diese auch gegen Anophelesmücken wirken. Nach Möglichkeit sollten die Räume und Schlafzimmer durch Netze vor dem Eindringen der Mücken geschützt werden. Der Schlafplatz sollte immer durch ein Moskitonetz geschützt sein, besonders wichtig ist dies bei Kleinkindern und Schwangeren. Die Aktivität der Mücken ist in der Dämmerung besonders groß, sodass man während dieser Zeit möglichst den Körper bedeckende (lange Hosen, lange Ärmel) helle und luftige Kleidung tragen sollte.

Verschiedene Hilfsorganisationen verteilen in Malariagebieten Moskitonetze an die Bevölkerung, um einer weiteren Verbreitung der Malaria vorzubeugen.

Einnahmehinweise

Die Einnahme sollte **in regelmäßigen Abständen** (immer am gleichen Wochentag bzw. zur gleichen Tageszeit) erfolgen. Bei der Malariaprophylaxe ist darauf zu achten, dass das entsprechende Präparat rechtzeitig vor Reiseantritt (Schutz bereits bei Ankunft) und ausreichend lange nach Rückkehr (damit nach Erregerkontakt keine Ausbreitung der Infektion stattfindet) eingenommen wird.

Halofantrin und Atovaquon werden bei oraler Gabe langsam und mit großen Schwankungen resorbiert. Die Einnahme zusammen **mit einer fett-reichen Mahlzeit** verbessert die Resorption.

Um unerwünschte Wirkungen am Gastrointestinaltrakt gering zu halten, sollten Anti-Malaria-Mittel generell **nach oder zum Essen** eingenommen werden.

Tritt innerhalb 1 Stunde nach der Einnahme der Malariaprophylaxe **Erbrechen** auf, muss i. d. R. eine weitere Dosis eingenommen werden. Bei Auftreten von Diarrhö kann die Behandlung in den meisten Fällen normal nach Schema weitergeführt werden.

Unerwünschte Wirkungen
Anti-Malaria-Mittel können viele, z. T. auch gefährliche unerwünschte Wirkungen haben. **Chloroquin** ist jedoch vergleichsweise gut verträglich. Häufig sind gastrointestinale Beschwerden wie Übelkeit, Erbrechen, Appetitlosigkeit und Diarrhö.

▶ Reisende sollten darauf hingewiesen werden, Prophylaktika auch beim Auftreten von Nebenwirkungen konsequent weiter einzunehmen, da sonst kein Schutz vor Malaria besteht.

VORSICHT
Bei Auftreten von Schwindel, Sehstörungen, Krampfanfällen, Verwirrung oder Sedierung ist die **Fahrtauglichkeit** beeinträchtigt. Der Patient sollte, bevor er Auto fährt, auf das Auftreten dieser unerwünschten Wirkungen achten. Auch Taucher oder andere Sportler sollten bei Auftreten der genannten unerwünschten Wirkungen auf den Sport verzichten, da es sonst zu Unfällen kommen kann.

Die Therapie muss, wenn sie länger dauert, konsequent ärztlich betreut werden (z. B. augenärztliche Überwachung, Überwachung der Herzfunktion).

12.5 Anthelminthika

Taeniasis (Bandwurmbefall): Befall des Menschen durch den Rinderbandwurm (Taenia saginata) oder den Schweinebandwurm (Taenia solium).

Echinokokkose (Echinokokkeninfektion): Infektion des Menschen mit Eiern des Fuchs- oder Hundebandwurms (Echinococcus multilocularis, Echinococcus granulosus).
Enterobiasis (Oxyuriasis): Darminfektion mit Enterobius (Oxyuris) vermicularis. Bei Kindern häufiger als bei Erwachsenen.
Askariasis: Befall des Menschen mit dem Spulwurm Ascaris lumbricoides. Infektion durch Aufnahme der Wurmeier, z. B. durch ungewaschenes, fäkaliengedüngtes Gemüse.
Trichinose: Infektion des Menschen mit Trichinen (Trichinella spiralis). Aufnahme der Larven durch nicht ausreichend erhitztes Fleisch.
Anthelminthika (Wurmmittel): Mittel gegen Wurmerkrankungen. Die Parasiten im Körper des Menschen werden abgetötet.

Anthelminthika verstehen

Die **Bandwurmmittel Praziquantel** (Biltricide®, Cysticide®) und **Niclosamid** (Yomesan®) werden bei verschiedenen Bandwurmerkrankungen wie Rinderbandwurm (Taenia saginata), Schweinebandwurm (Taenia solium), Fischbandwurm und Zwergbandwurm eingesetzt. **Niclosamid** beeinträchtigt den Stoffwechsel der Würmer, wird aber nicht resorbiert. Die Würmer werden empfindlich für proteolytische Enzyme im Darm, sodass es zu einer Verdauung kommt. Mit **Praziquantel** werden auch Infektionen durch Schistosomen, Leber- oder Lungenegel behandelt. Praziquantel lähmt die Muskulatur der Würmer. Sie werden mit dem Stuhl ausgeschieden. In höheren Dosen führt Praziquantel zum Tod der Würmer.

Nematodenmittel wirken v. a. gegen Fadenwürmer. Mebendazol und Albendazol blockieren die Glukoseaufnahme der Parasiten. **Mebendazol** (Vermox®) wird bei Enterobiasis (Oxyuriasis), Askariasis, Trichuriasis, Ankylostomiasis, Strongyloidiasis und Taeniasis angewendet. **Albendazol** (Eskazole®) dient zur Behandlung der zystischen Echinokokkose (Hundebandwurmbefall) und der alveolären Echinokokkose (Fuchsbandwurmbefall) bei inoperabler bzw. nicht radikal operierbarer Verlaufsform und zur präoperativen Unterstützung einer chirurgischen Therapie. Außerdem ist es bei Trichinose und bei Zwergfadenwurmbefall wirksam.

Oxyuren, Askariden, Hakenwürmer und der Amerikanische Hakenwurm können mit **Pyrantel** (Helmex®) behandelt werden. Pyrantel wird im Darm kaum resorbiert und lähmt dort die Würmer. **Pyrviniumembonat** (Molevac®, Pyrcon®) dient zur Behandlung der Oxyuriasis. Pyrvinium wirkt auf den Kohlenhydratstoffwechsel der Würmer.

Wurmkur

Die sicherste Methode, um eine Infektion mit Würmern zu behandeln, ist die **Wurmkur**. Weil bei manchen Würmern (z. B. Spulwürmer) die Anthelminthika nur gegen die Würmer, aber nicht gegen die Larven wirken, sind die Kuren meist im vorgeschriebenen Abstand zu wiederholen. Auch bei Erfolglosigkeit wird die Wurmkur wiederholt. Die sicherste Methode, um den Erfolg zu kontrollieren, sind mikroskopische Stuhluntersuchungen.

Therapie von Fuchs- und Hundebandwurmbefall

Fuchs- und Hundebandwurm und das von Veränderungen betroffene Gewebe werden, wenn möglich, operativ entfernt. Zusätzlich führt man eine Wurmkur mit **Albendazol** (Eskazole®) durch. Es wird 28 Tage lang (1 Zyklus) 2-mal täglich eine Filmtablette Eskazole® eingenommen. Danach wird eine Pause von 14 Tagen eingehalten. Die Behandlungsdauer sollte mindestens 2, maximal 3 Behandlungszyklen umfassen.

Anthelminthika in der Pflege

Wurmkuren werden in Abhängigkeit von der Art der Parasiten, vom Alter des Patienten und dessen Begleiterkrankungen spezifisch durchgeführt. So stehen für jüngere oder ältere Patienten bei einigen Arzneimitteln flüssige Zubereitungen oder Kleindragees zur Verfügung. Bei manchen Anthelminthika sind spezielle Maßnahmen wie Diät oder Abführmittel erforderlich.

▶ Bei Wurmbefall ist auf eine sehr gute Hygiene (z. B. Händedesinfektion) zu achten. Betroffene sollten kochbare Unterwäsche tragen, das Bettzeug täglich wechseln und bei mindestens 60 °C waschen (auch Kuscheltiere o. Ä.). Kommt es zu einem wiederholten Befall, sollten die Familienmitglieder in die Therapie miteinbezogen werden. Häufig ist dann ein symptomfreier Angehöriger Träger des Wurms.

Einnahmehinweise

Die Einnahme erfolgt immer streng nach den vorgeschriebenen Hinweisen in der Gebrauchsinformation. **Albendazol** soll morgens und abends zu den Mahlzeiten mit etwas Flüssigkeit eingenommen werden. Zur besseren Wirkstoffaufnahme wird zur Tabletteneinnahme eine fetthaltige Kost empfohlen. **Mebendazoltabletten** können während der Mahlzeiten mit etwas Wasser eingenommen werden.

Die Einnahme von **Praziquanteltabletten** sollte unzerkaut während einer Mahlzeit mit ausreichend Flüssigkeit erfolgen. Bei **Niclosamid** werden die Tabletten gründlich zu einem feinen Brei zerkaut oder in Wasser fein zerstoßen und auf einmal nach dem Frühstück eingenommen. Alkoholgenuss soll während der Kur vermieden werden.

Unerwünschte Wirkungen

Die Behandlungsdauer mit Wurmmitteln ist aufgrund der kurmäßigen Anwendung i. d. R. kurz. Deshalb ist die Verträglichkeit relativ gut. Bei hohen Dosierungen können vermehrt unerwünschte Wirkungen auftreten.

Häufige unerwünschte Wirkungen der Anthelminthika sind **Magen-Darm-Beschwerden**. Es kommt zu Leibschmerzen, Brechreiz, Appetitlosigkeit, Übelkeit und Erbrechen. Diese können mit dem Wirkstoff, aber auch mit den Parasiten und deren Absterben in Zusammenhang stehen. Besonders bei starkem Wurmbefall kommt es durch die absterbenden Parasiten zu Magen-Darm-Beschwerden.

Bei einer Wurmkur mit **Albendazol** muss vor jeder Behandlung eine Kontrolle der Leberfunktionswerte und des Blutbildes durchgeführt werden, da es zu **Leberfunktionsstörungen** und **Blutbildveränderungen** kommen kann. Auch bei **Mebendazol** kommt es bei hohen Dosen vereinzelt zu Veränderungen der Leberwerte.

Bei **Mebendazol, Praziquantel** und **Niclosamid** kann es zu allergischen Erscheinungen wie Erythem, Pruritus, Exanthem, Urtikaria und Angioödem kommen.

Unerwünschte Wirkungen im Nervensystem wie Kopfschmerzen, Schwindel, Schwäche, Benommenheit, Müdigkeit, Schlaflosigkeit, Myalgie treten bei **Praziquantel, Pyrantel** und **Albendazol** auf.

Für **Pyrvinium** typisch ist eine durch das Arzneimittel verursachte hellrote Verfärbung des Stuhles.

Die Pflegenden weisen den Patienten auf diese völlig harmlose Verfärbung schon vor Beginn der Wurmkur hin. Da eine Beobachtung des Stuhles empfohlen wird und auch sehr sinnvoll ist, wird der Patient sicher auf die rote Farbe des Stuhles aufmerksam und ist evtl. stark verunsichert. Häufig wird fälschlich vermutet, es sei Blut im Stuhl.

12.6 Desinfektionsmittel

Desinfektion: Schädigung und Reduktion von pathogenen Mikroorganismen mit physikalischen oder chemischen Maßnahmen zur Verhinderung einer Infektion, z.B. auf Händen oder Hautflächen oder auf Materialoberflächen.
Desinfektionsmittel: chemische Mittel zur Beseitigung oder Inaktivierung von pathogenen Mikroorganismen auf totem oder lebendem Material.
Antiseptika: Desinfektionsmittel zur Anwendung an Haut und Schleimhäuten.

Der Stellenwert von **Desinfektion** und Desinfektionsmitteln hat sich in den letzten Jahren seit dem Vorkommen von multiresistenten Erregern, von neuen, bisher unbekannten Krankheiten und der Furcht vor Biowaffenterroranschlägen wieder erhöht.

Zur Abtötung von Mikroorganismen stehen verschiedene Möglichkeiten und Verfahren zur Verfügung. So können sie durch die Einwirkung von Wärme, ionisierenden Strahlen oder chemischen Substanzen getötet werden. Beispielsweise werden die vegetativen Formen aller pathogenen Bakterien bei 60 °C innerhalb von 15 Minuten vollständig abgetötet. Solche physikalische Maßnahmen zur Abtötung von Mikroorganismen nennt man auch **Sterilisation**.

Wichtige Desinfektionsarten
Ein flächendeckender, unspezifischer Einsatz von Desinfektionsmitteln ist unökonomisch und umweltbelastend. Die Desinfektion sollte gezielt und überlegt eingesetzt werden. So muss z.B. bei einer

Infektion mit Rotaviren (virale Gastroenteritis) ein Mittel gewählt werden, das die Viren auch abtötet. Die Pflegenden weisen das Reinigungspersonal auf besondere Erreger hin, sodass das entsprechende Flächendesinfektionsmittel zum Einsatz kommt. Andererseits sind manchmal andere Hygienemaßnahmen, z.B. das Tragen eines Mundschutzes bei Tuberkulose, genauso wichtig wie die sinnvoll eingesetzte Desinfektion.

Die allgemeine Desinfektion richtet sich nach einem Hygieneplan, der die Angaben zur Häufigkeit, des zu verwendenden Mittels und der korrekten Anwendung enthält. Bei einer Desinfektion sind die **Konzentration** und die **Einwirkzeit** genau einzuhalten. Bei zu hoher Konzentration und zu langer Einwirkung kommt es zu unerwünschten Wirkungen und zu stärkerer Umweltbelastung. Sind Konzentration und Einwirkungszeit zu gering, ist die Desinfektion nicht erfolgreich.

Grobdesinfektion
Bei der **Grobdesinfektion** handelt es sich um eine Reinigung mit zusätzlich desinfizierender Wirkung. Sie umfasst die Desinfektion von Räumen, Betten, Fußböden, Toiletten und größeren Geräten. Es werden verschieden konzentrierte Lösungen von **Tensiden, Aldehyden** und **Alkoholen** verwendet. Zur Raum- und Bettendesinfektion wird **Formaldehyd** verwendet.

Flächen- und Instrumentendesinfektion
Flächen und Instrumente werden meist mit **Alkoholen** und **aldehydhaltigen Desinfektionsmitteln** behandelt. Liegt jedoch eine Eiweißbelastung mit z.B. Eiter oder Blut vor, kommen **phenolische Desinfektionsmittel** zum Einsatz.

Bei der **Instrumentendesinfektion** ist zu beachten, ob und wo ihnen infektiöses Material anhaftet. Das hängt davon ab, wie die Instrumente eingesetzt werden. So müssen bestimmte Untersuchungsgeräte, z.B. Endoskope, in eine Desinfektionslösung eingelegt werden, die Enterobakterien wirksam abtötet, anhaftende Eiweiße ablöst und die empfindlichen Geräte mit ihrer sensiblen Optik nicht angreift. Seit einiger Zeit wird verstärkt Wert darauf gelegt, dass auch Viren, v.a. Hepatitiserreger, wirksam abgetötet werden. Bei vielen Instrumenten und Materialien ist man dazu übergegangen, Einmalartikel zu verwenden, die nicht desinfiziert werden, sondern nur sicher und spezifisch entsorgt werden müssen.

Im Bereich der **Flächendesinfektion** muss hinterfragt werden, ob eine Keimfreiheit oder nur eine Keimreduktion erreicht werden soll. In jedem Fall muss nach einem Kontakt mit infiziertem Material desinfiziert werden.

▶
Benutzte Instrumente (z. B. Skalpelle oder Scheren) können nicht nur massiv mit Krankheitserregern behaftet sein, sondern stellen beim Reinigen und Desinfizieren eine nicht zu unterschätzende Verletzungs- mit nachfolgender Infektionsgefahr dar (z. B. mit Hepatitis- bzw. HI-Viren). Damit solche Verletzungen möglichst folgenlos bleiben, gilt die Regel der Berufsgenossenschaft: Erst desinfizieren, dann reinigen!

„Laufende" Desinfektion
Die routinemäßige Desinfektion wird z. T. auch als **„laufende Desinfektion"**, „prophylaktische Desinfektion" oder „Desinfektion am Krankenbett" bezeichnet. Sie hat den Zweck, die Verbreitung von Krankheitserregern während der Pflege und Behandlung einzuschränken und erstreckt sich auf Flächen, von denen zu vermuten oder anzunehmen ist, dass sie mit erregerhaltigem Material kontaminiert wurden, ohne dass dies im Einzelfall erkennbar oder sichtbar ist.

Händedesinfektion
Als Substanzen verwendet man zur **Händedesinfektion** Alkohole. Diese lösen Hautfette aus den Händen heraus, sodass die Haut oft trocken und rissig wird. Deswegen sind den Desinfektionsmitteln häufig rückfettende Substanzen zugesetzt. Bei der alkoholischen Händedesinfektion sollte darauf geachtet werden, dass auch die Haut zwischen den Fingern benetzt wird. Man reibt die Hände solange, bis der Alkohol verdunstet ist. Dabei werden die durch den Alkohol aus der Haut herausgelösten Fette z. T. wieder eingerieben. Man verwendet **Ethanol, Isopropanol** oder **N-Propanol**.

▶
Die einfachste und sicherste Methode nosokomialen Infektionen vorzubeugen, stellt die hygienische Händedesinfektion dar.

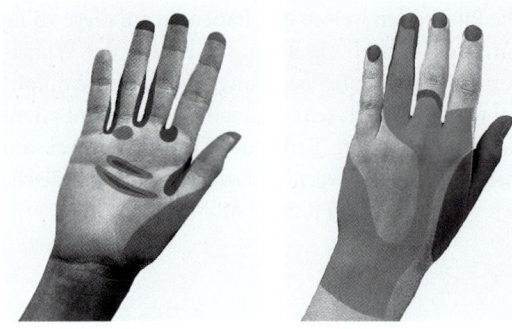

Abb. 12.6 Hautstellen, die bei der hygienischen Händedesinfektion oft ausgelassen werden. Das Händedesinfektionsmittel ist auf die Handflächen, die Handrücken, die Fingerunter- und -oberseiten sowie auf die Nagelfalze, Fingerkuppen und in die Fingerzwischenräume zu verreiben. [U120]

Bei der **hygienischen Händedesinfektion** wird durch Abtöten der Krankheitserreger die Keimzahl auf den Händen stark reduziert.

Eine hygienische Händedesinfektion ist notwendig:
- Nach Kontakt mit Blut, Sekreten und Ausscheidungen
- Nach Kontakt mit kontaminierten Oberflächen oder Gegenständen
- Vor Kontakt mit Patienten, die in besonderem Maße vor Infektionen geschützt werden müssen
- Vor und nach Kontakt mit Eintrittsstellen von Kathetern, Drainagen und anderen „Leitschienen" für Krankheitserreger in den Organismus des Patienten
- Vor allen invasiven Eingriffen, falls nicht sogar eine chirurgische Händedesinfektion erforderlich ist

▶
Durchführung der hygienischen Händedesinfektion
- Ca. 3 ml alkoholisches Händedesinfektionsmittel (dies entspricht etwa 2 Hüben aus dem Spender) auf den Händen verreiben und einwirken lassen (> Abb. 12.6). Die Einwirkdauer beträgt je nach Präparat 30 Sekunden bis 1 Minute.
- Auch Nagelfalze und Fingerzwischenräume berücksichtigen.

Erst nach der Händedesinfektion dürfen die Hände gewaschen werden, wenn sie vorher verschmutzt waren; ist dies nicht der Fall, genügt die alleinige Desinfektion.

Man sollte die Händedesinfektion in den normalen Arbeitsalltag so einbauen, dass sie zu einer Selbstverständlichkeit wird. Wegen der Beeinträchtigung der Haut sollte die Desinfektion aber nicht um ihrer selbst willen geschehen. Auch wenn bei vielen pflegerischen Handlungen Einmalhandschuhe getragen werden, entbindet dies nicht von der Händedesinfektion. Vor Anlegen und nach Ablegen der Handschuhe muss eine hygienische Händedesinfektion durchgeführt werden.

Durchführung der chirurgischen Händedesinfektion
Besondere Beachtung muss der Händehygiene im OP geschenkt werden, da erwiesenermaßen die meisten Keime über die Hände übertragen werden. Die Hände dürfen keine Verletzungen aufweisen, die Nagelbetten müssen gepflegt und die Fingernägel kurz geschnitten sein. Zur Reinigung sind weiche Bürsten zu verwenden, um Verletzungen zu vermeiden.
• **Teil 1 „Waschen"**: Zuerst werden die Hände und Unterarme gründlich mit warmen Wasser und Seifenlösung ca. 2 Minuten lang gewaschen, die Fingernägel und evtl. die Handinnenflächen mit sterilen Bürsten gereinigt. Das früher geübte „Schrubben" der Haut mit Bürsten im Bereich des Handrückens und des Unterarms ist heute obsolet. Die Haut wird dadurch gereizt, und es entstehen kleinste Hautverletzungen, die das Wachstum von (pathogenen) Bakterien begünstigen.
• **Teil 2 „Hautdesinfektion"**: Nach dem Waschen werden Hände und Unterarme sorgfältig abgetrocknet. Sind die Hände noch feucht, wird das Desinfektionsmittel verdünnt und hat dann nur noch eine ungenügende Wirksamkeit. Anschließend erfolgt die Händedesinfektion durch mindestens 2 Einreibevorgänge mit jeweils ca. 5 ml Desinfektionslösung über 5 Minuten. Dabei empfiehlt es sich, beide Male an den Händen zu beginnen und mit der zweiten Desinfektion etwas unterhalb der ersten aufzuhören, um nicht versehentlich in den „unsterilen Bereich" zu gelangen. Es ist darauf zu achten, dass sich Hände und Unterarme über dem Ellenbogengelenk befinden. So wird verhindert, dass Desinfektionslösung aus dem unsterilen Ellenbogen-Oberarm-Bereich zur Hand läuft und diese Region erneut kontaminiert (➤ Abb. 12.7).

Haut-, Schleimhaut- und Wunddesinfektion
Haut, Schleimhäute und **Wunden** werden desinfiziert, um eine Infektion zu vermeiden oder zu behandeln. Bei einer manifesten Infektion muss oft eine chirurgische Abtragung von Nekrosen und Belägen erfolgen, bevor man mit Desinfektion und Wundbehandlung eine Heilung erzielen kann. Wun-

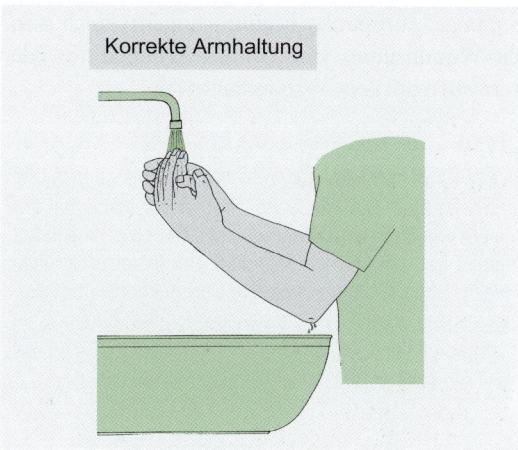

Abb. 12.7 Korrekte Armhaltung beim präoperativen Waschen und Desinfizieren von Händen und Unterarmen. [L215]

den und Schleimhäute reagieren besonders empfindlich auf Desinfektionsmittel.

Bei der Auswahl des geeigneten Desinfektionsmittels muss auf vieles geachtet werden:
• Der pH-Wert darf nicht zu sauer sein.
• Die Lösungen dürfen nicht zu viel oder gar keinen Alkohol enthalten.
• Bestimmte Substanzen, die toxisch wirken, dürfen nicht resorbiert werden.
• Wie groß und tief ist die Wunde?
• Mit welchen Keimen ist sie infiziert?
• Wie ist die Durchblutung?
• Bestehen Allergien oder Schilddrüsenfunktionsstörungen (bei Verwendung von iodhaltigen Desinfektionsmitteln)?
• Was ist das therapeutische Ziel?
Häufig wird zur Haut-, Schleimhaut- und Wunddesinfektion **Iod** eingesetzt. Iod hat ein breites Wirkungsspektrum und eine gute Wirksamkeit, aber auch einige Nachteile wie z. B. Eiweißfehler und Korrosivität. Der sog. Eiweißfehler bewirkt, dass die Wirkung in Gegenwart von Eiweißen nachlässt. Bei Korrosivität werden bestimmte Materialien angegriffen. Günstig sind organische Iodverbindungen wie **Polyvidoniod**. Es handelt sich dabei um einen Polyvinylpyrrolidon-Iod-Komplex, der Iod über einen längeren Zeitraum hinweg freigibt. Da Polyvidoniod in wässriger Lösung angewendet werden kann, ist es nicht reizend auf der Haut oder Schleimhaut. Iod verbessert zudem die Wundheilung, da es bestimmte Entzündungsmediatoren zerstört.

Einige Antiseptika beeinträchtigen jedoch auch die Wundheilung, trocknen die Wunden aus oder verkleben mit dem Verbandmaterial.

▶

Viele Haut-, Schleimhaut- und Wunddesinfektionsmittel enthalten Iod. Die Pflegenden fragen den Patienten vor der Anwendung von iodhaltigen Mitteln, ob er eine Iodallergie hat oder unter Schilddrüsenfunktionsstörungen leidet. Es muss dann auf andere Desinfektionsmittel ausgewichen werden. Durch das gestiegene Angebot an nichtiodhaltigen Desinfektionsmitteln, wird vermehrt auf iodhaltige verzichtet.

Desinfektionsmittel verstehen

Zu den als **Desinfektionsmittel** verwendeten Wirkstoffen zählen verschiedene **Aldehyde, quarternäre Ammoniumverbindungen, Biguanide** und **Alkohole**. Weiterhin gibt es schwermetallhaltige Mittel mit **Silber** und **Kupfer, Laugen, Säuren, Peroxidverbindungen** und **halogenhaltige Präparate**.

Desinfektionsmittel (➤ Tab. 12.10) enthalten häufig eine Kombination von verschiedenen Wirksubstanzen mit unterschiedlichen Angriffspunkten und Konzentrationen. Dadurch werden Wirkspektrum und Effektivität verbessert. Viele Desinfektionsmittel enthalten zusätzlich noch Lösungsmittel, Komplexbildner, Tenside und Korrosionsinhibitoren (verhindern, dass Oberflächen angegriffen werden). Da einige Desinfektionsmittel ihre volle Wirkung nur bei einem bestimmten pH-Wert entfalten, sind manchmal Substanzen zum Einstellen des pH-Wertes (Puffer) beigegeben.

Tab. 12.10 Präparate zur Desinfektion.

Handelspräparate	Zusammensetzung	Einsatz zur Desinfektion
Lysoform®	Formaldehyd	Flächen, Wäsche, Haut
Cutasept® F/G	2-Propanol, Benzalkoniumchlorid	Haut
Hexaquart® S	Didecyldimethylammoniumchlorid, Benzalkoniumchlorid	Schuhe und Strümpfe, Flächen, Gegenstände, Geräte, Wannen- und Schwimmbäder, bei Hautpilzen
Skinman® soft	2-Propanol, Benzalkoniumchlorid, Undecylensäure	Hände, Haut
Sterillium®	2-Propanol, 1-Propanol, Mecetroniumetilsulfat	Hände, Haut
Betaisodona®	Povidoniod	Haut, Schleimhäute, Hände, Wunden, Dermatosen
Clorina® Pulver	Tosylchloramidnatrium	Hände, Flächen, Wäsche, Auswurf, Trinkwasser, für Spülungen
Rivanol®	Ethacridinlaktat	Haut, Schleimhäute, Wunden
Solutio Hydroxychinolini	8-Chinolinolsulfat (Hydroxychinolin)	Haut, Schleimhäute, Wunden
Desmanol®	Chlorhexidin, 1-Propanol, 2-Propanol	Hände
Octenisept®	Octenidin, Phenoxyethanol	Schleimhäute, Wunden
Spitacid®	Ethanol, 2-Propanol, Benzylalkohol	Hände
Amocid®	2-Biphenylol	Flächen, Wäsche, Ausscheidungen
Cidex®	Glutaral	Chirurgische Instrumente, Zubehör, Endoskope
Dismozon® pur	Magnesiummonoperoxyphthalat	Flächen
Korsolex-Endo-Disinfectant®	Glutaral	Endoskope
Maranon® H	Natriumhypochlorit	Hämodialysegeräte
Sekumatic® FD	Glutaral	Medizinische Instrumente in Maschinen

Tab. 12.10 Präparate zur Desinfektion. (Forts.)

Handelspräparate	Zusammensetzung	Einsatz zur Desinfektion
Bacillol®	1-Propanol, 2-Propanol, Ethanol, 1,6-Dihydroxy-2,5-dioxahexan, Mecetroniumetilsulfat	Flächen, Inventar in medizinischen Einrichtungen
Ultrasol® F	Formaldehyd, Glyoxal, Glutaral, Benzalkoniumchlorid	Medizinprodukte, z. B. OP-Tische, Krankenbetten (Kurzzeitdesinfektion mit Reinigung der Oberflächen)
Teta® Extra	Didecyldimethylammoniumchlorid, Polihexanid	Medizinprodukte, z. B. OP-Tische, Krankenbetten
Sekusept® forte	Formaldehyd, Glyoxal, Glutaral, Benzalkoniumchlorid	Instrumente, Anästhesiematerial und Endoskope

Aldehyde

Die Wirkung der **Aldehyde** basiert auf einer Denaturierung der Proteine. Diese werden funktionsuntüchtig und die Mikroorganismen können nicht überleben. Aldehyde wie **Formaldehyd, Glutaral, Glyoxal** und **Ortho-Phthalaldehyd** sind seit Langem bekannte Wirkstoffe. Formaldehyd wird zur Flächen- und Wäschedesinfektion verwendet. Für Fußböden und sonstige Flächen verwendet man es in einer Konzentration von 1 % und zur Wäschedesinfektion von 2 %. Glutaral ist ein Desinfektionsmittel für die chemo-thermische, maschinelle Endoskopaufbereitung bei 50–60 °C (1 %, 5 Minuten). Aldehyde reizen beim Einatmen die Atemwege.

Formaldehyd, früher erste Wahl als Flächendesinfektionsmittel, wird heute zunehmend durch neue Mittel wie quarternäre Ammoniumsalze, Glucoprotamin und alkoholische Flächendesinfektionsmittel ersetzt.

Quarternäre Ammoniumverbindungen

Der Wirkungsmechanismus der **quarternären Ammoniumverbindungen** (Invert- oder Ampholytseifen) beruht auf der Zerstörung der Membranfunktion von Mikroorganismen. Sie lösen Proteine und andere integrale Bestandteile aus der Membran heraus und bewirken dadurch, dass die Membran durchlässig wird, Proteine austreten und die Elektrolytverhältnisse gestört werden.

Invert- und Ampholytseifen wie **Didecyldimethylammoniumchlorid**, **Benzalkoniumchlorid** und **Mecetroniumetilsulfat** werden zur hygienischen Hände- und Hautdesinfektion i. d. R. in einer Konzentration von 2 % für 2 Minuten angewendet.

Zusätzlich wird Benzalkoniumchlorid auch eingesetzt

- für Körperwaschungen in einer 0,5-prozentigen Konzentration,
- zur Fußpilzprophylaxe 2-prozentig für 30 Sekunden,
- zur desinfizierenden Reinigung von Flächen in einer 1-prozentigen Konzentration für 1 Stunde,
- als Konservierungsmittel in Augen- und Nasentropfen,
- als Antiseptikum in Lutschtabletten.

Didecyldimethylammoniumchlorid kann in verschiedenen Konzentrationen und Einwirkzeiten zur Instrumentendesinfektion eingesetzt werden.

Die quarternären Ammoniumverbindungen besitzen eine gute Tiefenwirkung und gute Adsorptionseffekte an Oberflächen. Sie wirken effektiv auf grampositive Keime, schlechter auf gramnegative und haben keine Wirkung auf Mykobakterien. Allerdings büßen sie durch anionische Verbindungen (quarternäre Ammoniumverbindungen sind selbst kationisch), oxidierende Substanzen und hartes Wasser einen Teil ihrer Aktivität ein.

VORSICHT

Quarternäre Ammoniumverbindungen machen den behandelten Boden sehr glatt, wodurch eine erhöhte Sturzgefahr besteht.

Alkohole

Die **Alkohole Isopropanol** (2-Propanol), **N-Propanol** (1-Propanol) und **Ethanol** koagulieren die Proteine der Bakterien, wodurch die Bakterien und viele Viren sehr schnell abgetötet werden. Alkohole werden häufig zur hygienischen und chirurgischen Händedesinfektion angewendet. Sie werden mit

Netzmitteln kombiniert und zur Sprüh-Wisch-Desinfektion von Flächen und Inventar in medizinischen Einrichtungen verwendet. Die Netzmittel haben die Aufgabe, ein zu schnelles Abtrocknen der Alkohole zu verhindern, denn die Desinfektionslösung muss für eine bestimmte Zeit die Oberflächen benetzen. Das Spektrum umfasst Bakterien, Viren, Pilze und Tuberkelbakterien.

Isopropanol wird häufig verwendet

- zur Desinfektion der Haut vor der Gabe von Injektionen (getränkte Pads),
- zur hygienischen Händedesinfektion (3–5 ml Lösung in den Händen ca. 30 Sekunden verreiben und verdunsten lassen),
- für Kühlumschläge (zu gleichen Teilen mit Wasser verdünnt).

VORSICHT

Alkohole sind leicht entzündlich. Sie dürfen nicht in der Nähe von Zündquellen eingesetzt oder gelagert werden.

Phenole

Phenole werden meist mit anderen Substanzen kombiniert, um die Effektivität und das Spektrum zu erhöhen. Sie wirken bakterizid (inklusive Salmonellen, Tbc und Listerien), fungizid und virizid (Hepatitis-B-Virus-wirksam).

Die Einsatzgebiete für **Biphenylol** sind:

- Hygienische Händedesinfektion
- Desinfektion und Reinigung von Flächen und Wäsche
- Desinfektion von Ausscheidungen des Patienten aller Art

Die Hände werden 2 Minuten lang gewaschen und anschließend abgespült.

Halogenverbindungen

Halogenverbindungen, die als Desinfektionsmittel verwendet werden, sind **Polyvidoniod** (Povidoniod), **Chloramin T** (Tosylchloramidnatrium), **Dibromhydroxybenzolsulfonsäure, Triclosan, Chlorofen** und **Natriumhypochlorit**. Halogenverbindungen wirken durch ihr Oxidationspotenzial zerstörend auf Proteine und andere Zellbestandteile.

Die größte Bedeutung aus der Gruppe der Halogenverbindungen besitzt das **Polyvidoniod**. Es wird zur Antiseptik der intakten äußeren Haut oder der Schleimhaut (z. B. vor Biopsien, Operationen, Injek-

tionen, Punktionen, Blutentnahmen und Blasenkatheterisierungen) angewendet. Außerdem kann es zur antiseptischen Wundbehandlung, bei Verbrennungen, bei infizierten und superinfizierten Dermatosen sowie zur hygienischen und chirurgischen Händedesinfektion eingesetzt werden.

Man trägt Polyvidoniod i. d. R. unverdünnt auf die zu behandelnden Stellen auf und lässt es trocknen. Zu Spülungen und Waschungen wird es verdünnt oder auch unverdünnt angewendet. Zur Hautdesinfektion variiert man die Anwendung etwas in Abhängigkeit vom Zustand der Haut. Bei einer talgdrüsenarmen Haut genügt eine einminütige Einwirkzeit. Eine talgdrüsenreiche Haut desinfiziert man mindestens 10 Minuten lang. Während dieser Zeit wird die Haut feuchtgehalten.

Chlorhexidin wird als Lösung zur antiseptischen Behandlung auf Haut und Schleimhäuten v. a. als Mundspülung bei Entzündungen oder zahnärztlichen Eingriffen angewendet.

Chloramin T dient zur Desinfektion von Flächen, Wäsche, Auswurf und zur Händedesinfektion. Die Anwendungskonzentrationen betragen zwischen 0,75 und 2 %.

Farbstoffe

Das **Ethacridinlaktat (Rivanol®)** ist ein lokales Antiseptikum, das in Form von Salben, Lösungen oder Bädern angewendet werden kann. Je nach der Anwendungsform verwendet man verschiedene Konzentrationen, z. B. 0,1-prozentige Lösungen.

Hydroxychinolin (8-Chinolinolsulfat) ist ein lokales Hautantiseptikum für Umschläge, Spülungen und Bäder. Es wird in einer wässrigen Lösung in einer Verdünnung von 1 : 1.000 bis 1 : 2.000 oder in Salben angewendet.

Eosin-, Kaliumpermanganat- oder **Brillantgrünlösungen** werden wegen ihrer antiseptischen Eigenschaften bei einigen speziellen Indikationen v. a. bei Hauterkrankungen eingesetzt. Sie haben den Nachteil, dass sie sehr stark färben.

▶

Bei der Anwendung von Farbstofflösungen weisen die Pflegenden den Patienten darauf hin, dass die Wäsche verfärbt wird. Das Tragen von älterer bzw. weniger wertvoller Wäsche ist sinnvoll.

Peroxidverbindungen

Die Wirkung kommt durch das Oxidationspotenzial zustande. Durch die Freisetzung von Sauerstoff kommt es zu einer Oxidation von bestimmten Strukturen in den Bakterien.

Peroxidverbindungen sind Peressigsäure, Wasserstoffperoxid und Magnesiummonoperoxyphthalat. **Peressigsäure** dient zur Desinfektion von Glasgeräten und Instrumenten, die eine Behandlung mit Hitze oder anderen Agenzien nicht aushalten (Kaltsterilisation). **Wasserstoffperoxid** (H_2O_2) dient zur Hautdesinfektion und zur Reinigung von Wunden, indem man die Haut mehrmals täglich spült oder die Lösung aufträgt. Durch den freigesetzten Sauerstoff kann man auf der Haut oder der Wunde eine Blasenbildung beobachten. Die Lösung beginnt zu schäumen, wodurch es auch zu einer mechanischen Reinigung von Wunden kommt. Dieser Effekt ist bei der Anwendung von Wasserstoffperoxid besonders wichtig.

VORSICHT

Wasserstoffperoxid ist unverträglich mit starken Oxidationsmitteln (z. B. Kaliumpermanganat) und Iod. Zudem muss es dunkel gelagert werden. Die Lösung wird mit einem Stabilisator versetzt, um eine ungewollte Freisetzung von Sauerstoff zu vermeiden. Dadurch würde in den Flaschen ein enormer Druck entstehen und es könnte zu Explosionen kommen.

Organische Stickstoffverbindungen

Polihexanid (Lavasept® Konzentrat, Lavanid®) ist ein Antiseptikum zur Anwendung auf der Haut und in Wunden. Es dient zur Spülung von infizierten Operationswunden und bei MRSA zur Ganzkörperwaschung. Es ist gut verträglich. **Octenidin®** ist ein wässriges Antiseptikum zur Schleimhaut- und Wundbehandlung. Es wirkt gegen Bakterien einschließlich Chlamydien und Mykoplasmen, gegen Pilze und Hefen, Protozoen und Viren (Herpes simplex, HIV und HBV). Man betupft oder besprüht das zu behandelnde Areal, sodass es vollständig benetzt ist.

▶ Octenidin® wird vermehrt als Ersatz für Polyvidoniod eingesetzt. So werden die Nebenwirkungen durch einen zu hohen Iodanteil vermieden.

Desinfektionsmittel in der Pflege

In allen Bereichen (ob in Krankenhaus, Pflegeheim oder der häuslichen Umgebung) sind die Grundregeln der Hygiene einzuhalten. Um eine effiziente Desinfektion durchzuführen, müssen Räumlichkeiten und Geräte einige grundsätzliche Voraussetzungen hinsichtlich ihrer Beschaffenheit aufweisen. Die Wände, Decken, Fußböden und Arbeitsflächen sollten leicht zu reinigen sein und möglichst glatte Oberflächen aufweisen. Es sollten keine unnötigen Winkel oder Kanten eingebaut sein, in denen sich Schmutz und Keime ansammeln können und die zum Reinigen und Desinfizieren nur schwer zugängig sind. Die Materialien müssen eine wiederholte und dauerhafte Desinfektion überstehen, ohne eine Beeinträchtigung zu erleiden. Für bestimmte Arbeitsbereiche und für Geräte sollte ein Hygiene- und Reinigungsplan erstellt werden.

In Krankenhäusern werden zunehmend Instrumente zum Einmalgebrauch eingesetzt. Diese sind recht günstig in der Anschaffung, billiger als Sterilisationsmaßnahmen und durch die sofortige Entsorgung werden Arbeitsunfälle durch Reinigung auf ein Minimum reduziert.

▶ **Arbeitsflächen sind keine Abstellflächen**

Auf den Arbeitsflächen dürfen nur die Materialien und Geräte bereitstehen, die auch für die auszuführenden Tätigkeiten, z. B. zur Zubereitung von Infusionen, benötigt werden.

Unerwünschte Wirkungen

Da Desinfektionsmittel Zellen schädigen und nicht wie Antiinfektiva selektiv auf Krankheitserreger wirken, können auch immer Haut und Schleimhäute gereizt werden, wenn sie mit Desinfektionsmitteln in Kontakt kommen (➤ Tab. 12.11). Antiseptika, die zur Haut-, Schleimhaut- und Wunddesinfektion dienen, und Händedesinfektionsmittel sind dabei deutlich besser verträglich als Flächen- und Instrumentendesinfektionsmittel.

▶ Beim Einsatz von Flächendesinfektionsmitteln sollten immer Einmalhandschuhe getragen werden.

Tab. 12.11 Unerwünschte Wirkungen von Desinfektionsmitteln.

Stoffgruppe	Unerwünschte Wirkungen
Aldehyde	Hautirritationen, Reizung der Atemwege
Alkohole	Reizungen, Austrocknen der Haut, sollten nicht auf Schleimhäute, in die Augen oder offene Wunden gebracht werden
Merbromin	Überempfindlichkeitsreaktionen, bei großflächiger Anwendung Resorption von Quecksilber mit Ablagerungen in den Organen
Iodverbindungen	Hyperthyreose (bei großflächiger Anwendung), Kontaktallergien
Ethacridinlaktat	Kontaktallergien
Hydroxychinolin	Hautirritationen, Ekzeme
Farbstoffe	Färben z. B. Haut und Kleidung sehr stark, Nekrosen
Chlorhexidin	Kontaktallergien, Photosensibilisierung, Beeinträchtigung des Geschmacks, Verfärbungen der Zähne
Peressigsäure	Reizungen, nicht in die Augen oder auf Schleimhäute bringen
Wasserstoffperoxid	Reizungen, Berührung mit den Augen vermeiden

Wiederholungsfragen

1. Wodurch unterscheiden sich kalkulierte und gezielte Therapie? (➤ 12.1.1)
2. Welche Rolle spielt die Resistenzbildung bei einer Antibiotikatherapie und welche Therapierichtlinien sollten eingehalten werden? (➤ 12.1.1)
3. Was versteht man unter Sepsis und welche Gefahren bestehen für den Patienten? (➤ 12.1.3)
4. Wie wirken β-Laktamasehemmer und zu welchen Zweck werden sie eingesetzt? (➤ 12.1.2)
5. Für welche Nachteile sind Aminoglykosidantibiotika bekannt? (➤ 12.1.2)
6. Welche Antibiotika führen zu welchen Wechselwirkungen mit Nahrungsmitteln? (➤ 12.1.4)
7. Welche unerwünschten Wirkungen sind bei Antibiotika häufig? (➤ 12.1.4)
8. Welches Ziel hat die Behandlung der HIV-Infektion und wie können die Betroffenen motiviert werden? (➤ 12.2)
9. Was bedeutet fungizide bzw. fungistatische Wirkung? (➤ 12.3)
10. Wie wird eine hygienische Händedesinfektion durchgeführt? (➤ 12.6)
11. Welche Desinfektionsmittel werden bevorzugt zur Wunddesinfektion eingesetzt und wie werden sie allgemein bezeichnet? (➤ 12.6)

13 Arzneimittel gegen Krebs

Krebs: Sammelbegriff für alle bösartigen (malignen) Erkrankungen. Diese entstehen durch Körperzellen, die aufgrund genetischer Veränderungen ihre Wachstumsregelung verlieren und zu unkontrollierter Vermehrung übergehen. Krebszellen wachsen meist schnell, ungehemmt und ohne Einordnung in den Bauplan der Gewebe (infiltrierend). Sie zerstören dabei Gewebestrukturen, in die sie einwachsen. Die entstehende Zellmasse nennt man Tumor.

13.1 Krebstherapeutika

Die pharmakologischen Ansätze, um unkontrolliert proliferierende Zellen abzutöten oder ihr Wachstum zu stoppen, sind vielfältig und betreffen den Stoffwechsel der Zelle selbst, die Kommunikation der Zellen untereinander und spezifische Mechanismen des Immunsystems.

Hemmung der Nukleinsäuresynthese

Die Replikation (Verdopplung) der DNA ist der zentrale Vorgang bei der Zellvermehrung. Arzneistoffe, die diesen Prozess blockieren, können auf unterschiedlichen Stufen in diesen komplexen Ablauf eingreifen. Die Synthese der DNA-Grundbausteine (Nukleotide) bietet den Angriffspunkt für Zytostatika aus der Gruppe der **Antimetabolite**. Diese werden als falsche Vorstufen in die Biomoleküle eingebaut und führen zu deren Funktionsunfähigkeit. **Alkylanzien** verknüpfen sich fest mit der DNA und verhindern so die Teilung des doppelsträngigen Kettenmoleküls oder die nachfolgende Komplettierung der entstandenen Einzelstränge. **Topoisomerasehemmer** schließlich verhindern die für eine reibungslose Replikation notwendige Entflechtung der komplizierten Knäuelstruktur des DNA-Doppelstrangs.

Hemmung der Proteinsynthese

Alkylanzien blockieren auch die RNA-Synthese und somit die Erstellung der RNA als Matrize, mit der die genetische Information innerhalb der Zelle von der DNA zu den Orten der Proteinsynthese transportiert wird. Andere Zytostatika, z. B. die **Asparaginase**, beeinflussen die Versorgung der Krebszellen mit bestimmten Aminosäuren, die diese als essenzielle Bausteine für die Eiweißsynthese benötigen.

Hemmung der Zellteilung

Mitosehemmstoffe verhindern die Zellteilung. Nach einer unbeeinflussten DNA-Verdopplung und der Synthese aller Proteine blockieren sie die Aufteilung der Chromosomen auf die beiden neu entstehenden Tochterzellen.

Hemmung der zellulären Übertragung von Wachstumssignalen

Körperzellen besitzen an ihrer Oberfläche Rezeptoren, die wie Antennen aus der Zellmembran ragen und wachstumsfördernde Botenstoffe erkennen. Ist die Zellmembran aufgrund einer malignen genetischen Veränderung mit zu vielen dieser Rezeptoren besetzt, wird das Wachstum der Zelle überstimuliert. Ein erfolgreicher Therapieansatz ist es dann, mittels spezifischer **monoklonaler Antikörper** diese Wachstumsfaktor-Rezeptoren auf der Zelloberfläche zu blockieren.

Hormonabhängig wachsende maligne Tumoren, v. a. Karzinome der Geschlechtsorgane mit positivem Rezeptorstatus (Hormonrezeptoren an der Zelloberfläche), können mit **Hormonen** und **Antihormonen** behandelt werden.

Spezifische Aktivierung des Immunsystems

Monoklonale Antikörper, die sich spezifisch an bestimmte Zelloberflächenstrukturen binden, die ausschließlich auf den von der Erkrankung betroffenen Zelltypen (z. B. Lymphozyten) vorkommen, vermögen Abwehrreaktionen des Immunsystems gezielt auf diese Zellen zu lenken.

Bei einer immunologischen Abwehrreaktion müssen die daran beteiligten Zellen in ausreichender Menge vorhanden sein. Ihre Differenzierung aus Stammzellen wird durch **Zytokine** gesteuert. Für die Reifung von Granulozyten und Makrophagen sind z. B. sog. **koloniestimulierende Faktoren** (CSF) verantwortlich. Die therapeutische Verwendung derartiger Substanzen erfolgt jedoch hauptsächlich ergänzend (supportiv) zu einer konventionellen zytotoxischen Chemotherapie. In Fällen, in denen die Knochenmarkstoxizität des applizierten Zytostatikums dosislimitierend ist, kann die medikamentöse Erhöhung der Leukozytenzahl durch CSF unplanmäßige Therapieunterbrechungen verhindern und evtl. auch Dosissteigerungen des Zytostatikums ermöglichen.

13.1.1 Zytostatika

Zytostatika hemmen die Zellproliferation durch eine Blockade der Nukleinsäuresynthese, der Proteinsynthese oder der Zellteilung. Neuere Substanzen greifen auch in zelluläre Wachstumsregulations- oder immunologische Kontrollmechanismen ein. Die meisten derzeit gebräuchlichen Zytostatika wirken nicht selektiv auf Tumorzellen, sondern **schädigen alle rasch proliferierenden Zelltypen**. Gewebe mit hoher Zellteilungsrate, die von einer Chemotherapie besonders in Mitleidenschaft gezogen werden, sind das Knochenmark, die Keimdrüsen, die Mund- und Darmschleimhaut sowie die Haarwurzeln.

Verschiedene Zytostatika wirken nur auf die Zellen, die sich zum Zeitpunkt der Applikation in einer ganz bestimmten Phase des Zellzyklus befinden (**phasenspezifische Wirkung**). Andere Substanzen wirken phasenunspezifisch, also während des gesamten Zellzyklus. Dabei werden die gesetzten Schäden aber erst zum Zeitpunkt der Zellteilung manifest.

Bei phasenspezifischen Zytostatika sind Rhythmus und Dauer der Applikation für die Wirksamkeit und Toxizität wichtiger als die Gesamtdosis. Eine Dosissteigerung führt bei diesen Stoffen ab einer be-

stimmten Schwelle nicht mehr zu einer Zunahme des antiproliferativen Effektes.

Es ist daher von ausschlaggebender Bedeutung, sich bei der Durchführung einer Chemotherapie streng an erprobte **Therapieschemata**, sog. **Chemotherapieprotokolle** zu halten. Darin sind die Zytostatikagaben nach Art, Dosierung, Applikationsform und zeitlicher Reihenfolge festgelegt.

Zur Charakterisierung werden die Therapieschemata mit den Autorennamen der Entwickler (z. B. „Büchner-Schema") oder mit Abkürzungen aus den Anfangsbuchstaben der eingesetzten Zytostatika benannt (z. B. TAD 9: **T**hioguanin, Cyt**a**rabin, **D**aunorubicin, **9** Therapietage). Solange sich neue Chemotherapieprotokolle noch in der Entwicklung, d. h. in klinischen Studien befinden, spricht man von **Studienprotokollen**.

Die **Dosierung** von Zytostatika erfolgt i. d. R. nach der **Körperoberfläche**, die aus dem aktuellen Körpergewicht in kg und der Körpergröße in cm nach der Formel von Du Bois berechnet wird. Zur einfacheren Ermittlung gibt es auch Nomogramme und spezielle Rechenschieber.

> Berechnung der Körperoberfläche nach der **Formel von Du Bois**:
>
> Körperoberfläche [m²] = Körpergewicht [kg]^{0,425} × Körpergröße [cm]^{0,725} × 0,007184

Die Körperoberflächenregel ist allerdings im ersten Lebensjahr nicht anwendbar. In diesem Alter wird der gewichtsbezogenen Dosierung der Vorrang gegeben. Im Falle des Zytostatikums Carboplatin ist man dazu übergegangen, die individuelle Nierenleistung (renale Clearance) des Patienten in die Dosisberechnung einzubeziehen.

Zytostatika verstehen

Antimetabolite (➤ Tab. 13.1) verdrängen natürliche Stoffwechselbausteine (Metabolite) aus ihren Bindungsstellen an Enzyme und hemmen auf diese Weise den Stoffwechsel und das Zellwachstum. Zytostatisch wirksame Antimetabolite blockieren insbesondere Enzyme und Prozesse, die an der Synthese von DNA und RNA beteiligt sind. Neben den Tumorzellen werden besonders auch andere Gewebe mit einer raschen natürlichen Zellteilung beeinflusst, sodass Leuko- und Thrombozytopenien sowie Schleimhautveränderungen (Mukositis) als unerwünschte Wirkungen im Vordergrund stehen.

Die Wirkung von Antimetaboliten kann teilweise durch rechtzeitige Gabe von Antidoten (**Kalziumfolinat**, Leucovorin®) wieder aufgehoben werden, was man sich z. B. beim sog. **Leucovorin-Rescue** nach einer **Hochdosistherapie mit Methotrexat** zunutze macht.

Alkylanzien (➤ Tab. 13.2) sind Zytostatika, die mit Nukleinsäuren chemisch reagieren und diese dadurch in ihrer molekularen Struktur irreversibel verändern. Die beiden gegenüberliegenden Stränge eines DNA-Moleküls können z. B. stellenweise untrennbar miteinander verknüpft werden, sodass eine Verdopplung der Erbinformation und eine Eiweißsynthese nicht mehr möglich ist. Die Schäden, die durch diese Stoffe an der DNA gesetzt werden, ähneln den Effekten nach einer Strahlentherapie. Alkylanzien sind während des gesamten Zellzyklus zytotoxisch wirksam. Die Zytotoxizität ist bei schnell proliferierenden Zellen ausgeprägter, möglicherweise weil in diesen Fällen den Zellen weniger Zeit für die Reparatur der verursachten DNA-Schäden bleibt.

Topoisomerasehemmer (➤ Tab. 13.3) blockieren den Vorgang der Entspiralisierung der DNA. Die Zellen sterben daraufhin durch Apoptose (programmierter Zelltod, „Zellselbstmord"). Da viele Tumorzellen einen erhöhten Gehalt an Topoisomerase besitzen, sind Topoisomerasehemmer bei diesen sehr effektiv.

Mitosehemmstoffe (➤ Tab. 13.4) blockieren während der M-Phase des Zellzyklus (Mitose) die Aufteilung der Chromosomen auf die sich bildenden Tochterzellen. Sie verhindern die Ausbildung sog. Mikrotubuli, die den Spindelapparat bilden, welcher die Chromosomen an die jeweils gegenüberliegenden Pole der Zelle zieht.

Bei den Mitosehemmstoffen handelt es sich um Naturstoffe oder halbsynthetische Abwandlungen von Naturstoffen. Die Alkaloide **Vincristin** und **Vinblastin** werden aus den Blättern einer Immergrünart (*Catharanthus roseus*) gewonnen. **Paclitaxel** stammt aus der Rinde oder den Nadeln der pazifischen Eibe (*Taxus brevifolia*). Zur Gewinnung weniger Gramm Wirkstoff sind sehr große Mengen Pflanzenmaterial (mehr als 1 Tonne) erforderlich, was die Arzneimittel sehr teuer macht.

Einige **Antibiotika** (➤ Tab. 13.5), die wegen ihrer toxischen Eigenschaften nicht zur Behandlung bakterieller Infektionen verwendet werden konnten, haben Eingang in die Therapie maligner Erkrankungen gefunden. Sie wirken über eine Hemmung der Nukleinsäuresynthese, die Induktion von DNA-Strangbrüchen und über Zellmembranveränderungen (Anthrazykline).

Einige Krebszellen, besonders bei Leukämien und Lymphomen, sind nicht in der Lage, eigenständig die für die Proteinsynthese wichtige Aminosäure

Tab. 13.1 Antimetabolite.

Antimetabolite	Handelspräparate	Indikationen
Capecitabin	Xeloda®	Metastasierendes kolorektales Karzinom, metastasierendes Mammakarzinom
Cytarabin (ARAC)	Alexan®, Udicil®	AML, ALL, NHL, Blastenschub einer CML, Morbus Hodgkin
Fludarabin	Fludara®	NHL, CLL
Fluorouracil (5-FU)	5-FU Lederle®	Kolorektales Karzinom, HNO-Tumoren, Mamma-, Ösophagus- und Magenkarzinom
Gemcitabin	Gemzar®	Pankreaskarzinom, nicht kleinzelliges Bronchialkarzinom
Hydroxyharnstoff (HU)	Litalir®	CML
Mercaptopurin (6-MP)	Puri-Nethol®	ALL, CML, Plasmozytom, Ovarialkarzinom
Methotrexat (MTX)	Lantharel®	Sarkome, ALL, NHL, HNO-Tumoren, Mamma-, Ovarial- und Kolonkarzinom
Thioguanin (6-TG)	Thioguanin-Wellcome®	Akute Leukämien, CML

AML: akute myeloische Leukämie, ALL: akute lymphatische Leukämie, NHL: Non-Hodgkin-Lymphom, CML: chronisch myeloische Leukämie, CLL: chronisch lymphatische Leukämie

Tab. 13.2 Alkylanzien.

Alkylanzien	Handelspräparate	Indikationen
Busulfan (BUS)	Myleran®	CML
Carmustin (BCNU)	Carmubris®	Morbus Hodgkin, NHL, Glioblastom, Melanom
Carboplatin (CBCDA)	Carboplat®	Keimzelltumoren von Hoden und Ovar, NHL, HNO-Tumoren, Sarkome
Chlorambucil (CBL)	Leukeran®	CLL, NHL
Cisplatin (DDP)	Platinex®	Keimzelltumoren von Hoden und Ovar, NHL, HNO-Tumoren, Sarkome
Cyclophosphamid (CTX)	Endoxan®	Verschiedene solide Tumoren, NHL, Hämoblastosen
Dacarbazin (DTIC, DIC)	Detimedac®	Morbus Hodgkin, Melanom, Sarkome
Ifosfamid (IFO)	Holoxan®	Keimzelltumoren von Hoden und Ovar, Sarkome, NHL, HNO-Tumoren
Melphalan (MPL)	Alkeran®	Myelom, Ovarialkarzinom, Mammakarzinom, Morbus Hodgkin
Mitomycin C (MMC)	Mito-medac®	Analkarzinom, Mammakarzinom, Magenkarzinom, CML, Blasentumoren
Procarbazin (PBC)	Natulan®	Morbus Hodgkin, NHL
Thiotepa (TTP)	Thiotepa Lederle®	Mammakarzinom, NHL, chronische Leukämien, Blasenkarzinom

NHL: Non-Hodgkin-Lymphom, CML: chronisch myeloische Leukämie, CLL: chronisch lymphatische Leukämie

Tab. 13.3 Topoisomerasehemmer.

Topoisomerasehemmer	Handelspräparate	Indikationen
Etoposid (VP 16)	Vepesid®	NHL, Morbus Hodgkin, Hodenkarzinom, Ovarialkarzinom, AML, ALL
Teniposid (VM 26)	VM 26-Bristol®	Morbus Hodgkin, Lymphosarkom, maligne Hirntumoren
Irinotecan	Campto®	Kolorektales Karzinom
Topotecan	Hycamtin®	Metastasiertes Ovarialkarzinom nach Versagen anderer Therapien

AML: akute myeloische Leukämie, ALL: akute lymphatische Leukämie, NHL: Non-Hodgkin-Lymphom

Tab. 13.4 Mitosehemmstoffe.

Mitosehemmstoffe	Handelspräparate	Indikationen
Paclitaxel	Taxol®	Metastasiertes Ovarial-, Mamma-, Bronchialkarzinom, Kopf- und Hals-Tumoren
Docetaxel	Taxotere®	Fortgeschrittenes Mamma- und nicht kleinzelliges Bronchialkarzinom
Vinblastin (VBL)	Vinblastin Hexal®	Keimzelltumoren, Morbus Hodgkin, NHL, Kaposi-Sarkom, CML
Vincristin (VCR)	Farmistin®	
Vindesin (VDS)	Eldisine®	

NHL: Non-Hodgkin-Lymphom, CML: chronisch myeloische Leukämie

Asparaginsäure zu produzieren. Sie sind auf deren Zufuhr von außen angewiesen. **Asparaginase** (Asparaginase medac®) vermindert die Asparaginsäurekonzentration im Blut und hemmt so das Wachstum von Tumoren, die auf eine exogene Zufuhr dieses Eiweißbausteins angewiesen sind.

Die Behandlung mit **radioaktiven Isotopen** gleicht im Prinzip einer Strahlentherapie. Die Strahlungsquelle wird hier jedoch in den Organismus ein-gebracht. So kann bei einigen malignen Erkrankungen eine gezielte Therapie erfolgen.

Zytostatika in der Pflege

Nur wenige Zytostatika sind für eine perorale Gabe geeignet. Normalerweise werden sie **parenteral** in einer exakt auf den Patienten abgestimmten Dosierung appliziert. Zytostatika werden in den meisten

Tab. 13.5 Zytostatisch wirksame Antibiotika.

Gruppe	Antibiotika	Handelspräparate	Indikationen
Actinomycine	Actinomycin D (Dactinomycin, DACT)	Lyovac-Cosmegen®	Rhabdomyosarkom, Wilms-Tumor, Hoden-, Uteruskarzinom
Anthrazykline	Doxorubicin (Adriamycin, ADM)	Adriblastin®	AML, ALL, Lymphome, Mamma-, Bronchialkarzinom, Sarkome
	Daunorubicin (DNR)	Daunoblastin®	AML, ALL
	Epirubicin (EPI)	Farmorubicin®	Mamma-, kleinzelliges Bronchial-, Magen-, Prostatakarzinom, Morbus Hodgkin, NHL
	Idarubicin (IDA)	Zavedos®	AML, ALL, multiples Myelom
Weitere Antibiotika	Bleomycin (BLEO)	Bleomedac®	Hochmaligne NHL, Morbus Hodgkin, Hoden- und Ovar-Tumoren, HNO-Tumoren, Plattenepithelkarzinom
	Mitoxanthron (MOX)	Novantron®	Metastasiertes Mammakarzinom, NHL, akute Leukämien, CML

AML: akute myeloische Leukämie, ALL: akute lymphatische Leukämie, NHL: Non-Hodgkin-Lymphom, CML: chronisch myeloische Leukämie

Fällen als intravenöse Infusion verabreicht. Auch Injektionen (Bolusapplikationen) werden verschiedentlich angewendet. Daneben lassen sich Zytostatikalösungen aber auch in Körperhöhlen (z.B. Peritonealraum, Pleurahöhle) instillieren. Intravenöse Infusionen erfolgen häufig über einen Zeitraum von einer halben bis mehrere Stunden, wobei der Patient sich entweder in stationärer Behandlung befindet oder sich stundenweise zum Zweck der Applikation in die Klinik oder in eine onkologische Praxis begibt.

Infusionspumpen

Niedergelassene Onkologen setzen häufig auch tragbare **Infusionspumpen** ein, um Patienten ambulant zu therapieren. Solche Pumpen haben insbesondere dann einen Nutzen, wenn Infusionen über lange Zeiträume von einem oder mehreren Tagen verabreicht werden sollen. Man unterscheidet elektrische (batteriebetriebene) und mechanische Pumpen.

Im letztgenannten Fall wird auf das Arzneistoffbehältnis ein Druck ausgeübt, der die Lösung durch den Infusionsschlauch treibt. Die Fließgeschwindigkeit wird durch eine genormte Kapillare (Flussbegrenzer) im Schlauch geregelt. Der Volumenfluss durch diese Kapillare ist abhängig von deren Durchmesser (es gibt Pumpen mit unterschiedlichen Kapillarweiten für verschiedene Infusionsgeschwindigkeiten) und von der Viskosität der Flüssigkeit. Da die Viskosität einer wässrigen Lösung in gewissem

Umfang temperaturabhängig ist, sollte die Kapillare während der gesamten Infusionsdauer auf gleicher Temperatur gehalten werden. Man nutzt zu diesem Zweck die weitgehende Temperaturkonstanz der Hautoberfläche und fixiert den Flussbegrenzer mit einem Pflaster auf der Haut des Patienten.

Zubereitung und Applikation

Die Infusions- oder Injektionslösungen müssen, um die auf den Patienten abgestimmte Dosierung zu erreichen, individuell angefertigt werden. Man geht dazu von handelsüblichen Konzentraten oder Trockensubstanzen aus, die in einer vom Hersteller vorgeschriebenen Flüssigkeit oder einem mitgelieferten Lösungsmittel aufgelöst und individuell abgemessen werden. Falls die Zubereitung zur Infusion bestimmt ist, wird die zu applizierende Menge mit 0,9-prozentiger NaCl- bzw. 5-prozentiger Glukoselösung auf ein der Infusionsdauer angepasstes Volumen verdünnt.

Die meisten Zytostatika sind, ihrem Wirkungsmechanismus entsprechend, zytotoxische Verbindungen. Sie besitzen karzinogene (krebsauslösende), mutagene (erbgutschädigende) und teratogene (fruchtschädigende) Eigenschaften. Eine Höchstgrenze für den Kontakt mit diesen Stoffen, unterhalb derer gesundheitliche Folgen mit Sicherheit ausgeschlossen werden könnten, lässt sich – anders als bei herkömmlichen Giftstoffen – hier nicht festsetzen. Für die mit der Zubereitung Beschäftigten ergibt sich ein mögliches Gesundheitsrisiko durch die Inhalation und Hautresorption von Stäuben und Aerosolen, die sich beim Umgang mit den Arzneimitteln bilden.

Die Herstellung applikationsfertiger Zytostatika wird heute nicht mehr von den Pflegenden, sondern in der **Apotheke** vorgenommen. Ein Hauptgrund für die **zentrale Zubereitung** besteht in den dadurch besseren Schutzmöglichkeiten für das herstellende Personal. In den zentralen Einrichtungen zur Zytostatikaherstellung sorgt man insbesondere durch den Einsatz von Lüftungsanlagen, dem Arbeiten innerhalb von Zytostatika-Sicherheitswerkbänken und dem Gebrauch von spezieller Schutzkleidung für die Sicherheit des Personals.

VORSICHT

Zytostatika sind zytotoxisch

Auch bei der Applikation von Zytostatika ist zum eigenen Schutz von den Pflegenden besondere Sorgfalt gefordert. Die Berufsgenossenschaft für Gesundheitsdienst und Wohlfahrtspflege empfiehlt folgende Maßnahmen:
- Verwendung von **Schutzhandschuhen**.
- Das Infusionsbesteck wird mit der jeweiligen Trägerlösung (ohne Zytostatika) aufgefüllt und entlüftet. Nachdem die Verschlusskappe am Kanülenanschluss wieder aufgesetzt und der Tropfenregler ganz zugedreht ist, wird das Infusionsbehältnis mit dem befüllten Infusionsbesteck verbunden. Hierbei wird das Besteck von oben durch den Verschluss gesteckt, um nicht durch heraustropfende Zytostatikalösung die Handschuhe zu benetzen. Vorteilhaft ist es, wenn die Apotheke die Zytostatikabeutel bereits mit angeschlossenem und entlüfteten Infusionsbesteck liefert.
- Nach Ende der Infusion wird das Infusionssystem so vom Zugang getrennt, dass etwaige Zytostatikareste im System verbleiben, um die persönliche Schutzausrüstung und andere Flächen und Gegenstände nicht zu benetzen.
- Die Infusionsbehältnisse werden nach Gebrauch nicht von den Infusionssystemen getrennt, sondern komplett als Sondermüll (Behältnisse müssen als Zytostatikaabfall gekennzeichnet sein) entsorgt.
- Spritzen werden nur in einen Tupfer entlüftet.
- Spritze und Kanüle werden nach der Injektion nicht getrennt, sondern komplett entsorgt.
- Um Stichverletzungen mit zytostatikakontaminierten Spritzennadeln zu vermeiden, werden die Kanülen nach der Applikation nicht wieder mit ihren Kappen verschlossen (Recapping ist generell zu unterlassen), sondern zusammen mit den Spritzen in stichfesten Sondermüllbehältnissen entsorgt.

Fertig verdünnte (rekonstituierte) Zytostatikalösungen sind häufig sehr instabil. Viele Wirksubstanzen zersetzen sich rasch, sodass die Lösungen innerhalb weniger Tage, manchmal sogar innerhalb weniger Stunden nach der Herstellung zu verabreichen sind. Um die gewünschte Wirksamkeit zu gewährleisten, dürfen die auf den Zubereitungen angegebenen **Haltbarkeitsfristen** nicht überschritten werden. Da viele der Substanzen auch in hohem Maße lichtempfindlich sind, werden (falls nötig) während der Infusion **Lichtschutzhüllen** über die Infusionsbeutel gestülpt bzw. undurchsichtige Infusionsschläuche benutzt.

Unerwünschte Wirkungen der Chemotherapie

Die **unerwünschten Wirkungen** einer zytostatischen Therapie sind mit der zytotoxischen Wirkung in direktem Zusammenhang stehende akute, meist reversible Effekte und Spätfolgen. Zudem weisen einige Zytostatika eine starke lokale Toxizität sowie unterschiedliche substanzspezifische unerwünschte Wirkungen auf.

Akute unerwünschte Wirkungen von Zytostatika betreffen v. a. **Gewebe mit einer hohen Zellteilungsrate**. Dazu gehören das Knochenmark, die Schleimhäute des Verdauungstrakts sowie die Haarwurzeln.

Patienten (und v. a. Patientinnen) empfinden den **Haarausfall** (Alopezie) als eine der unangenehmsten unerwünschten Wirkungen einer Chemotherapie, wird doch ihrer Umgebung so offensichtlich klar, dass „mit ihnen etwas nicht stimmt". 85 % der Kopfhaare befinden sich in der Wachstumsphase. Ihre Haarwurzelzellen teilen sich alle 12–24 Stunden. Daher reagieren sie besonders empfindlich auf die zytotoxische Wirkung der Arzneimittel. Fast alle Zytostatika führen zu einer Alopezie. Der Haarverlust beginnt meist 1–2 Wochen nach der Verabreichung der ersten Chemotherapiedosis und setzt sich über 1–2 Monate fort. Bis zum Verlust von 50 % des ursprünglichen Haarvolumens bleibt der Haarverlust vielfach von Außenstehenden unbemerkt. Nach Abschluss der Therapie ist diese Begleiterscheinung **immer reversibel**. Erneutes Haarwachstum tritt im Allgemeinen 2–4 Wochen nach der letzten Dosis auf. Von diesem Zeitpunkt an kann der Patient damit rechnen, nach etwa 3 Monaten ohne Perücke auszukommen. Manchmal unterscheidet sich das neu gewachsene Haar etwas von der Beschaffenheit des ursprünglichen Haares, was sich aber im Laufe der Zeit wieder normalisieren kann. Eine wirksame Prophylaxe gegen die chemotherapieinduzierte Alopezie existiert nicht. Die psychologische Unterstützung des Patienten ist daher umso wichtiger und eine wichtige Aufgabe der Pflegenden.

> Man kann Patienten im Vorfeld einer Zytostatikatherapie anbieten, aus ihrem eigenen Haar eine Perücke anfertigen zu lassen. Patienten mit langem Haar können dann mittles eines modischen Kurzhaarschnitts den Verlust der Haare etwas besser kompensieren.

Früher wurden gelegentlich Eiskappen während der Infusion aufgesetzt, um durch die lokale Vasokonstriktion die Wechselwirkung zwischen dem Zytostatikum und den Haarwurzeln zu reduzieren. Diese Methode ist allerdings umstritten und bei hämatologischen Neoplasien kontraindiziert, da hierdurch auch in der gekühlten Region befindliche Tumorzellen vor der zytotoxischen Wirkung geschützt werden.

Die **Hämatotoxizität** der verabreichten Zytostatika ist häufig der Grund für ungeplante Therapieunterbrechungen. Durch eine **Schädigung des Knochenmarks** wird die Bildung von Leukozyten, Thrombozyten und Erythrozyten unterdrückt. Da insbesondere die im Blut zirkulierenden Granulozyten ein kurze biologische Halbwertszeit aufweisen (4–6 Stunden) sinkt ihre Zahl nach Ende der Chemotherapie am schnellsten (**Granulozytopenie**). Den Tiefstwert bezeichnet man als **Nadir**. Je nach Zytostatikum wird er nach 4–7 Tagen, teilweise aber auch erst nach 28 Tagen oder später erreicht. Fallen die Granulozytenwerte für mehrere Tage unter 500 pro mm^3 (Durchschnittswert eines gesunden Erwachsenen > 4.000/mm^3), so muss mit lebensbedrohlichen Infektionen, z.B. Aspergillosen oder Candidosen gerechnet werden. Eine **antibakterielle und antimykotische Prophylaxe** während dieser neutropenischen Phase ist außerordentlich wichtig. Durch die Gabe von **granulozytenkoloniestimulierenden Wachstumsfaktoren** (Filgrastim, Neupogen®; Lenograstim, Granozyte®; Molgramostim, Leucomax®) kann nicht nur die Dauer, sondern auch die Schwere der Neutropenie erheblich verrin-

gert werden. Bei erniedrigten Granulozytenwerten des Patienten ist es häufig notwendig, die Dosis des Zytostatikums zu reduzieren oder den Beginn des nächsten Zyklus zu verzögern.

> Diese Phase ist oft sehr belastend für Patienten. Zusätzlich zur Schwere der Erkrankung mit einhergehender körperlicher und seelischer Erschöpfung kommt noch die soziale Komponente durch die sog. Umkehrisolation hinzu. Hier müssen Pflegende besonders auf die Bedürfnisse des Patienten eingehen.
> Belastend kann sich eine Zytostatikatherapie auch auf Familienmitglieder auswirken. Zur Sorge um den Angehörigen ergeben sich auch gewisse Einschränkungen. So müssen Kinder z.B. für eine gewisse Zeit auf den Kindergarten- oder Schulbesuch verzichten, um Infektionen vorzubeugen. Einfache Kinderkrankheiten könnten sonst gravierende Folgen für den Patienten haben.

Einige Zytostatika führen bereits nach wenigen Tagen zu teilweise schweren **Schleimhautentzündungen**, die den gesamten **Gastrointestinaltrakt** umfassen können. Häufig manifestieren sich solche **Mukositiden** an der Mundschleimhaut (Stomatitis), den Lippen (Cheilosis) und der Speiseröhre (Ösophagitis). Sie sind für den Patienten äußerst schmerzhaft und können die Nahrungsaufnahme erheblich einschränken. Zusätzlich erhöht sich durch die geschädigte Schleimhautbarriere das generelle Infektionsrisiko.

> Die Pflegenden halten den Patienten zu einer sehr gründlichen Mundhygiene an, bei der dieser eine weiche Zahnbürste benutzen sollte. Während der Therapie und der darauf folgenden Granulozytopeniephase führt der Patient 3-mal täglich Mundspülungen mit 2-prozentiger Chlorhexidinlösung durch. Die Pflegenden inspizieren täglich den Mund- und Rachenraum. Jede auch noch so kleine Schleimhautläsion wird lokal desinfizierend, z.B. mit 0,1-prozentiger Pyoktaninlösung, behandelt.
> Erschwerend kommt für Patienten die gestörte Nahrungsaufnahme hinzu. Hier muss zusätzlich eine parenterale Ernährung in Betracht gezogen werden.

Cyclophosphamid und **Ifosfamid** sowie ihre Abbauprodukte werden durch die Nieren ausgeschieden. Sie sind in hohen Konzentrationen toxisch für die **Schleimhäute der ableitenden Harnwege**. Als

Folge hochdosierter Therapien mit diesen Zytostatika können daher schwere Blasenentzündungen mit Blutungen auftreten. Diese Komplikationen werden durch die begleitende Gabe von **Mesna** (Uromitexan®) vermieden. Die Substanz verbindet sich in den Harnwegen mit den toxischen Abbauprodukten der Zytostatika zu einem unschädlichen Komplex. Die schützende Wirkung von Mesna bezieht sich deshalb nur auf die Harnwege. Die antitumoralen, aber auch die systemischen unerwünschten Wirkungen, z. B. auf das Knochenmark, werden dadurch nicht beeinflusst. Die Applikation erfolgt zum Zeitpunkt der Chemotherapie sowie 4 und 8 Stunden danach.

Viele Zytostatika erzeugen **Übelkeit** (Nausea) und **Erbrechen** (Emesis). Hervorgerufen werden diese unerwünschten Wirkungen teils durch die Schädigung der Darmschleimhaut, teils durch zentralnervöse Mechanismen.

Die Häufigkeit und Dauer des Erbrechens sind dosisabhängig und werden nicht unwesentlich von der Applikationsart beeinflusst (➤ Tab. 13.6). Auch reagieren die einzelnen Patienten individuell sehr unterschiedlich. Früher war das zytostatikain-

duzierte Erbrechen oft dosislimitierend. Heute ist es dagegen durch den Einsatz von **Antiemetika** (➤ 19.5.1) sehr gut beherrschbar. Es werden **Serotoninrezeptorantagonisten** wie Ondansetron (Zofran®), Granisetron (Kevatril®), Tropisetron (Navoban®) und Dolasetron (Anemet®) so meist schon prophylaktisch eingesetzt.

Im Falle von **Ondansetron** werden bei einer nur leichten emetogenen Wirkung der Therapie 3 Dosen (8 mg) peroral oder intravenös am Behandlungstag gegeben. Die erste Dosis erhält der Patient 4 Stunden vor Beginn der Chemotherapie, die anderen beiden Gaben 4 bzw. 8 Stunden nach Therapiebeginn. Bei einer mittelstarken emetogenen Potenz gibt man dem Patienten auch am Folgetag noch eine weitere Dosis.

Chemotherapien, die mit sehr starker Übelkeit einhergehen, benötigen eine 5-tägige antiemetische Therapie (3-mal 8 mg), wobei die erste Dosis pro Tag mit jeweils 20 mg **Dexamethason** als intravenöse Kurzinfusion kombiniert wird.

> Übelkeit und Erbrechen sind häufig auch zusätzlich psychisch bedingt. Bei diesem sog. **antizipatorischen Erbrechen** handelt es sich um einen konditionierten Reflex, der häufig bereits schon durch die Situation (Sprechzimmer, Krankenhaus) ausgelöst wird. Je stärker Übelkeit und Erbrechen während der ersten Therapie sind, umso eher wird sich ein antizipatorisches Erbrechen einstellen. Für dessen Prophylaxe ist es wichtig, dass bereits beim ersten Chemotherapiezyklus eine wirksame antiemetische Therapie betrieben wird. Einmal vorhanden, kann diese psychogene Form der Übelkeit bzw. des Erbrechens kaum beeinflusst werden.

▶ Die Pflegenden bemühen sich, auf die Ängste und Vorbehalte des Patienten einzugehen, um v. a. das antizipatorische Erbrechen zu verhindern. Nierenschale und Zellstoff sollten in Griffnähe, jedoch nicht im Blickfeld des Patienten stehen. Während einer Infusion hilft manchen Patienten das Lutschen von Bonbons oder Kaugummikauen.

Tab. 13.6 Häufigkeit und zeitlicher Verlauf der emetogenen (brechreizerregenden) Wirkungen einiger Zytostatika.

Häufigkeit	Wirkstoff	Beginn nach (Dauer)
> 90 %	Cisplatin ab 75 mg	1–6 h (24–48 h)
	Dacarbazin ab 500 mg	1–3 h (1–12 h)
60–90 %	Carmustin ab 200 mg	2–4 h (4–24 h)
	Cyclophosphamid 1 g	4–12 h (4–10 h)
30–60 %	Asparaginase	1–3 h
	Carboplatin	24 h
	Daunorubicin	2–4 h (24 h)
	Doxorubicin ab 20 mg	4–6 h (6 h)
	Fluorouracil ab 1 g	3–6 h
10–30 %	Bleomycin	3–6 h
	Etoposid	3–8 h
	Ifosfamid	1–2 h (ausgedehnt)
	Melphalan	6–12 h
	Methotrexat ab 100 mg	4–12 h (3–12 h)
< 10 %	Vincristin	4–8 h

VORSICHT
Erbrochenes kann ebenso wie andere Ausscheidungsprodukte des Patienten Zytostatika enthalten. Die Pflegenden ziehen daher beim Umgang mit Erbrochenem Handschuhe an.

Spätfolgen einer zytostatischen Therapie

Viele Zytostatika, insbesondere die Alkylanzien, können durch ihre erbgutschädigenden Eigenschaften auch dauerhafte Veränderungen in der DNA von Zellen außerhalb des Tumors herbeiführen. Häufig gehen die veränderten Zellen zugrunde oder die Schäden werden mithilfe verschiedener Reparaturmechanismen wieder rückgängig gemacht. Unter bestimmten Umständen bleiben jedoch Veränderungen an wachstumsregulierenden Genen bestehen, die das Risiko für eine spätere maligne Entartung der Zelle beträchtlich erhöhen. Die Gefahr, Jahre nach einer erfolgreichen Therapie **Sekundärtumoren** oder **Leukämien** zu entwickeln, ist besonders bedeutsam, wenn die Primärtherapie im jungen Lebensalter erfolgt.

Eine Reihe von Zytostatika, darunter die Anthrazykline, Dactinomycin, Mitomycin C und die Vinca-Alkaloide (Vincristin, Vinblastin und Vindesin) sind ausgesprochen **gewebetoxisch**. Ein Austreten der intravenös applizierten Lösungen in das die Injektionsstelle umgebende Gewebe (Paravasation, Extravasation) führt zu starken und **schmerzhaften lokalen Gewebeschädigungen** (Paravasaten). Oft ist zunächst nur eine Entzündung mit einer Rötung zu bemerken. Im weiteren Verlauf können sich Nekrosen und Ulzerationen entwickeln, die schlimmstenfalls zur Zerstörung von Nerven, Sehnen oder Gelenken führen können. Im Extremfall kann es dazu kommen, dass eine chirurgische Abtragung des geschädigten Gewebes bis hin zur Amputation erforderlich wird.

▶ Die wirksamste **Prophylaxe von Paravasaten** besteht in einer **korrekten Applikationstechnik**.
- Wenn ein zentraler Zugang vorhanden ist, wird stets nur dieser für die Applikation von gewebetoxischen Zytostatika genutzt.
- Für einen peripheren Zugang werden nur Venen auf der Streckseite des Unterarms gewählt. Es sollte hierbei eine kräftige, oberflächliche, gerade verlaufende Vene fern von Sehnen, Nerven und Gelenken sein. Wenn die Venen an dieser Stelle nicht geeignet sind, wird eine Vene in der Ellenbogenbeuge oder auf dem Handrücken punktiert. Wenn möglich, sollten jedoch der Handrücken, das Handgelenk sowie die Ellenbeuge als Punktionsort vermieden werden. Hier verlaufen zahlreiche Sehnen und Nerven, die im Falle einer Paravasation schwer geschädigt werden können. Brüchige Venen (alters- oder krankheitsbedingt), sehr dünne

Venen sowie ein verminderter venöser Rückstrom, z. B. bei Herzerkrankungen, erhöhen das Risiko von Paravasationen
- Nach Brustamputationen wird wegen der Lymphabfluss- und venösen Abflussstörung nach Axillendissektion nur der Arm der Gegenseite benutzt.
- Vor Beginn der Infusion muss sichergestellt sein, dass die Injektionskanüle korrekt intravenös platziert und fixiert ist. Auf Rötung, Schwellung oder lokale Schmerzreaktionen achten! Die Pflegenden ermutigen die Patienten, auch leichte Schmerzen, die während der Infusion an der Punktionsstelle auftreten, sofort zu melden. Im Zweifelsfall wird immer ein neuer Zugang gelegt.
- Während der Infusion muss die Lage der Kanüle häufig kontrolliert werden.
- Nach Fehlpunktion einer Vene darf diese keinesfalls abermals distal (von der Körpermitte weiter entfernt) des ersten Punktionsortes angestochen werden, da es durch den ersten Stichkanal zu einem Paravasat kommen kann.
- Das Infusionssystem wird vor und nach der Zytostatikainfusion mit einer zytostatikafreien Trägerlösung gespült.

VORSICHT
Beim Auftreten eines Paravasates ist die Infusion sofort zu stoppen, die Kanüle jedoch vorerst zu belassen. Danach ist ein Arzt zu verständigen, der über das weitere Vorgehen entscheidet.

Die **Behandlung eines Paravasates** kann folgende Maßnahmen umfassen: Mit einer 5-ml-Spritze, die auf den i. v.-Zugang aufgesetzt wird, wird nach Möglichkeit Blut bzw. Gewebeflüssigkeit durch die Kanüle aspiriert, um Restmengen des Zytostatikums zu entfernen – erst danach wird die Kanüle entfernt. Bei Blasen oder großen Paravasaten sollte von allen Seiten transkutan Gewebeflüssigkeit abgesaugt werden. Der betroffene Arm wird anschließend für 24–48 Stunden ruhiggestellt und hochgelagert.

Medikamentöse Therapie der Wahl ist eine Unterspritzung mit Hyaluronidase (Hylase®). Diese bewirkt die Auflösung der intrazellulären Hyaluronsäure, wodurch die Absorption und Verteilung der Zytostatika beschleunigt wird. Die oft empfohlene Dosis von nur 1 Ampulle (150 IE) s. c. ist möglicherweise zu gering. Bei höherer Dosierung (bis zu 6 Ampullen) ist die Wirkung besser

13

Für Paravasate durch Vinca-Alkaloide wird, anders als für andere Zytostatika, die Anwendung milder, trockener Wärme empfohlen. Durch den Wärmeeinfluss kommt es infolge einer Vasodilatation zu einer verstärkten Durchblutung und dadurch zu einer schnelleren Verteilung und Absorption des Paravasates.

Die Durchblutung im Paravasatgebiet kann des Weiteren durch Auftragen eines dimethylsulfoxidhaltigen Gels (Dolobene®) gefördert werden. Wirksamer ist reines DMSO (Dimethylsulfoxid), das als Rezepturgrundstoff aus der Apotheke bezogen werden kann und alle 3–4 Stunden mit einem Watteträger aufgetupft wird. Die Anwendung erfolgt über einen Zeitraum von 3–14 Tagen.

Substanzspezifische unerwünschte Wirkungen
Neben den allgemeinen unerwünschten Wirkungen, die mit der zelltoxischen Wirkungsweise von Zytostatika in direktem Zusammenhang stehen, gibt es spezifische unerwünschte Wirkungen der einzelnen Substanzen, die bestimmte Maßnahmen zur Prophylaxe und Früherkennung erfordern (➤ Tab. 13.7).

13.1.2 Hormone und Antihormone

Hormone (➤ 5.3) können das Wachstum von Tumoren beeinflussen, z.B. können Östrogene das Wachstum hormonabhängiger Tumoren bei Frauen stimulieren. Umgekehrt geht ein verminderter Östrogenspiegel mit einer Wachstumshemmung eines solchen Tumors einher. Die Zellen eines **Mammakarzinoms** besitzen häufig Östrogen- oder Progesteronrezeptoren. Wenn labordiagnostisch ein positiver Rezeptorstatus nachgewiesen wurde, können die Patientinnen von einer **Anti-Östrogen-Therapie** profitieren.

2 verschiedene Wirkungsmechanismen kommen hierbei in Frage:
- **Östrogenrezeptor-Antagonisten** (z.B. Tamoxifen, Nolvadex®) binden in gleicher Weise wie die Östrogene an die Rezeptoren der Tumorzellen, allerdings ohne einen Wachstumsreiz auszulösen. Sie verdrängen somit die natürlichen Stimulanzien der Rezeptoren.
- **Aromatasehemmer** (z.B. Anastrozol, Arimidex®; Letrozol, Femara®) greifen in den Biosyntheseweg der körpereigenen Östrogene ein und vermindern ihre Bildung im Organismus.

Tab. 13.7 Substanzspezifische unerwünschte Wirkungen einiger Zytostatika und Maßnahmen zur Prophylaxe und Früherkennung.

Zytostatikum	Substanzspezifische unerwünschte Wirkung	Maßnahmen zur Prophylaxe und Früherkennung
Cisplatin	Nephro-, Oto-, Neurotoxizität	Forcierte Diurese während der Chemotherapie, Kontrolle der Nierenwerte, regelmäßige Hörtests, neurologische Untersuchungen
Cyclophosphamid	Hämorrhagische Zystitis, Leber-, Lungentoxizität	Gabe von Mesna, auf rötlichen Urin achten, Kontrolle der Leberwerte
Ifosfamid	Hämorrhagische Zystitis, Nephro-, Neurotoxizität	Gabe von Mesna, Bewusstseinskontrollen
Cytarabin	Diarrhö, Pankreatits, Neuro-, Lungentoxizität	Neurologische Kontrollen, Kontrolle der Pankreaswerte
Fluorouracil	Neuro-, Kardiotoxizität, Diarrhö	Neurologische Kontrollen, regelmäßig EKG
Gemcitabin	Grippeähnliche Beschwerden, Ödeme, Nephrotoxizität	Gewichtskontrollen
Methotrexat	Nephro-, Lebertoxizität	Kontrolle der Nieren- und Leberwerte
Etoposid	Blutdruckabfall, Nephro-, Neurotoxizität, Cholestase	Neurologische Kontrollen, Kontrolle des Blutdrucks, der Nieren- und Leberwerte
Paclitaxel	Allergie, Neuro-, Kardio-, Lebertoxizität	Gabe von Antihistaminika und Glukokortikoiden, Kontrolle von Puls, Blutdruck und Atmung
Vincristin, Vinblastin	Neurotoxizität, paralytischer Ileus	Kontrolle der Nieren- und Leberwerte, Obstipationsprophylaxe

Tab. 13.7 Substanzspezifische unerwünschte Wirkungen einiger Zytostatika und Maßnahmen zur Prophylaxe und Früherkennung. (Forts.)

Zytostatikum	Substanzspezifische unerwünschte Wirkung	Maßnahmen zur Prophylaxe und Früherkennung
Bleomycin	Lungenfibrose, Hautveränderungen (Schuppung, Schwielen), Fieber, Strahlensensibilisierung	Kontrolle der Lungenfunktion und des Röntgen-Thorax, Beobachtung der Haut
Daunorubicin	Nephro-, Kardiotoxizität, Rotfärbung des Urins	Kontrolle der Nieren- und Leberwerte, regelmäßig EKG
Doxorubicin	Kardiotoxizität	Regelmäßig EKG
Asparaginase	Blutgerinnungsstörungen, Pankreas-, Neuro-, Lebertoxizität	Kontrollen der Blutgerinnung und des Blutzuckers

Tab. 13.8 Immunologisch wirksame Arzneimittel.

Wirkstoffe		Handelspräparate	Indikationen
Antikörper	Rituximab	Mabthera®	Therapierefraktäre bzw. rezidivierende follikuläre Lymphome
	Trastuzumab	Herceptin®	Mammakarzinom mit schlechter Prognose
	Alemtuzumab	Mab campath®	CLL
Zytokine	Aldesleukin	Proleukin®	Nierenzellkarzinom, Melanome
	Interferon-α	Roferon®, Intron® A	Verschiedene Leukämien, Haarzellleukämie, NHL, Melanome, Nierenzellkarzinom
	Interferon-β	Fiblaferon®	Undifferenziertes Nasopharynxkarzinom
	TNF-α-1a	Beromun®	Nichtrezessierbare Weichteilsarkome
Immunmodulator	Levamisol	Ergamisol®	In Kombination mit 5-FU bei fortgeschrittenem Kolonkarzinom (adjuvant nach operativer Entfernung)

CLL: chronisch lymphatische Leukämie, NHL: Non-Hodgkin-Lymphom

Gestagene können bei Endometriums- oder Mammakarzinom das Wachstum der Tumorzellen hemmen und Krebszellen zerstören. Eingesetzt wird v. a. Medroxyprogesteronacetat (MPA, Clinovir®).

Etwa 80 % der **Prostatakarzinome** werden durch Androgene stimuliert und durch deren Entzug in ihrem Wachstum gehemmt. Hier kann eine **Anti-Androgen-Therapie** mit folgenden Wirkstoffen durchgeführt werden:

- **Antiandrogene** (z. B. Cyproteronacetat, Androcur®) blockieren die Androgenrezeptoren im Tumorgewebe, sodass Androgene nicht mehr wirken können.
- **LH-RH-Agonisten** (z. B. Triptorelin, Decapeptyl®) sind synthetische Nachbildungen des im Hypothalamus freigesetzten Releasing-Hormons für LH (luteinisierendes Hormon). Sie unterdrücken die LH-Sekretion der Hypophyse und bewirken damit sekundär die Einstellung der Testosteronproduktion im Hoden.

13.1.3 Immunologisch wirksame Arzneimittel

Immunologisch wirksame Arzneimittel (➤ 5.1, ➤ Tab. 13.8) werden in Kombination mit Zytostatika meist bei geringem Erfolg der alleinigen Zytostatikatherapie gegeben.

An der Oberfläche von Tumorzellen befinden sich bestimmte Antigene (Oberflächenantigene), gegen die **Antikörper** eingesetzt werden können. Diese binden an die Antigene und leiten durch immunologische Prozesse die Zerstörung der Tumorzelle ein.

Zytokine spielen im Immunsystem eine wichtige Rolle. Sie wirken immunmodulierend, antiproliferativ und zytotoxisch. Aldesleukin ist ein Interleukin-2 und erhöht die zytotoxische Wirkung von Killerzellen. Interferon-α wirkt direkt wachstumshemmend auf die Tumorzellen und verstärkt die Immunantwort gegen den Tumor. Der Tumornekrosefaktor

(TNF, Tasonermin) induziert Apoptose (programmierter Zelltod, „Zellselbstmord") und verstärkt ebenfalls die Immunantwort.

13.2 Therapie maligner Erkrankungen

Die Therapie maligner Erkrankungen basiert auf den 3 Säulen **Chirurgie**, **Strahlentherapie** und **Chemotherapie** (> Abb. 13.1).

Mit wachsendem Kenntnisstand v. a. in der Molekularbiologie und Genforschung eröffnen sich daneben auch völlig neue Wege in der Krebstherapie. Viele davon – wie Angiogenesehemmung, Gen- und **Immuntherapie** – gewinnen zunehmend an Bedeutung, konnten aber bisher noch kaum in der klinischen Routine etabliert werden. Eine Krebsgeschwulst kann mit den derzeit zur Verfügung stehenden therapeutischen Mitteln nur vernichtet oder in ihrem Wachstum gehemmt werden. Die Rückbildung einer Tumorzelle in eine normale Gewebezelle lässt sich nicht erreichen.

Kurative und palliative Therapie
Während der Begriff „Heilung" im herkömmlichen Sinn auch den Aspekt umfasst, dass der Patient nach der Behandlung eine normale, von der Erkrankung unbeeinflusste Lebenserwartung hat, ist diese Definition bei malignen Erkrankungen nicht anwendbar, da der Tumor auch viele Jahre nach einer scheinbar völlig erfolgreichen Therapie wieder auftreten kann (**Rezidiv**). Bei Krebserkrankungen

spricht man von einer **lokalen Heilung**, wenn es gelingt, einen Tumor vollständig zu beseitigen und ein erneutes Wiederentstehen in einem bestimmten Zeitraum, meist 5 Jahre, zu verhindern. Es ist jedoch möglich, dass der Patient trotz einer lokalen Heilung an den Metastasen des Tumors stirbt. Andererseits gibt es langsam wachsende Tumoren mit geringer lokaler Heilungsrate, mit denen man lange Zeit leben kann. Die lokale Heilungsrate nach 5 Jahren ist also keineswegs identisch mit der Fünf-Jahres-Überlebensrate. Entscheidend für den Patienten ist die Dauer des krankheitsfreien (tumor- und metastasenfreien) Überlebens nach der Therapie. Bereits dieser Zustand stellt im onkologischen Sprachgebrauch eine Heilung dar. Eine Therapie, die mit dem Ziel eines solch langen krankheitsfreien Überlebens durchgeführt wird, bezeichnet man als **kurative Therapie**.

Eine Vielzahl von Tumoren ist im fortgeschrittenen Stadium nicht mehr heilbar. Bei diesen Patienten haben die Behandlungsmaßnahmen das Ziel, die **Lebensqualität** zu verbessern oder zu erhalten und nach Möglichkeit auch eine Lebensverlängerung zu bewirken. Man bezeichnet diese Strategie als **palliative Therapie**. Optimale palliative Therapiemaßnahmen berücksichtigen demnach in erster Linie das Befinden und die Motivation des Patienten. Die Maßnahmen dürfen dabei nicht auf eine zeitlich begrenzte Verlängerung der Lebensdauer beschränkt sein, wenn diese mit einer Verschlechterung der Lebensqualität durch die unerwünschten Wirkungen der Therapie einhergehen. Demgegenüber wird Patienten mit Aussicht auf Heilung im Allgemeinen eine deutlich höhere Therapietoxizität zugemutet.

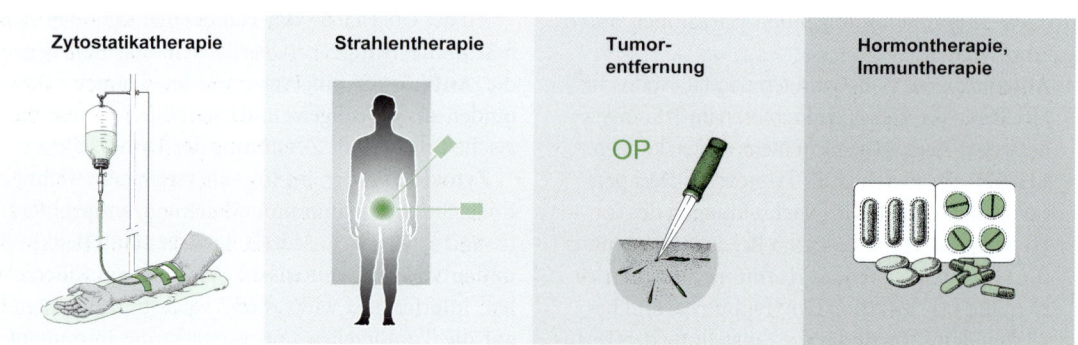

Abb. 13.1 Säulen der Therapie maligner Tumoren. [L190]

Nichtmedikamentöse Maßnahmen

Zu den nichtmedikamentösen Maßnahmen bei malignen Erkrankungen zählen neben **chirurgischer Therapie** und **Bestrahlung** auch supportive Therapiemaßnahmen wie z. B. die Sicherung einer ausreichenden **Ernährung, psychische Betreuung** und **pflegerische Maßnahmen** wie Blutungsprophylaxe bei Thrombozytopenie, Infektionsprophylaxe bei Granulozytopenie und sorgfältige Mundpflege zur Soor- und Stomatitisprophylaxe.

13.2.1 Arten der Chemotherapie

Zytostatika wirken meist nur auf proliferierende Zellen. Da Tumoren auch ruhende Zellen enthalten, ist es nicht möglich, alle Tumorzellen mit einer kurzzeitigen Chemotherapie zu erfassen. Eine chemotherapeutische Behandlung erfolgt daher immer über einen längeren Zeitraum, in dem möglichst alle Tumorzellen einmal den Zellzyklus durchlaufen und dabei letal (tödlich) geschädigt werden.

Eine Tumorchemotherapie mit Zytostatika kann mit sehr unterschiedlichen Zielen durchgeführt werden. Folgende Therapieformen werden für die verschiedenen Indikationen und Phasen innerhalb komplexer Behandlungsstrategien unterschieden:

- Die **adjuvante Therapie** wird mit der Absicht durchgeführt, die Heilungsrate nach einer erfolgreichen Tumorresektion durch die Beseitigung chirurgisch nicht erfassbarer Mikrometastasen zu erhöhen.
- Bei der **neoadjuvanten Therapie** geht die zytostatische Behandlung der Operation voraus. Dabei ist man bestrebt, die Tumormasse zu reduzieren, um das Operationsergebnis zu verbessern.
- Bei der **Induktionstherapie** wird eine hochdosierte Chemotherapie zur Erzielung einer kompletten Remission eingesetzt.
- Die **Konsolidierungstherapie** hat das Ziel, die erreichte Remission zu stabilisieren.
- Die **Erhaltungstherapie** soll den Heilungserfolg langfristig sichern. Nach einer Komplettremission kann die Therapie mit weniger aggressiven Arzneimitteln und niedriger Dosierung über einen längeren Zeitraum fortgesetzt werden.

- Die **Salvage-Therapie** ist ein neuer kurativer Therapieversuch bei Versagen der Standardtherapie.
- Bei der **Hochdosistherapie** wird das Zytostatikum in einer Menge verabreicht, welche die blutbildenden Knochenmarkszellen so weit zerstört, dass mit einer Regeneration nicht mehr zu rechnen ist. Dem Patienten werden daher im Anschluss Blutstammzellen transfundiert, die ihm vor der Behandlung entnommen wurden oder von einem geeigneten Spender stammen.

Intermittierende Stoßtherapie

Zytostatika werden meist in Form einer **intermittierenden Stoßtherapie** appliziert. Dabei werden die Wirkstoffe innerhalb weniger Stunden oder Tage verabreicht. Darauf folgt eine Therapiepause von einer oder mehreren Wochen. Bei dieser Vorgehensweise sind Wirksamkeit und Verträglichkeit der Therapie besser als bei gleichmäßiger Verteilung der Dosis über den gesamten Chemotherapiezyklus.

Um das erneute Tumorwachstum gering zu halten, sollten die vorgegebenen Abstände zwischen den Zyklen nach Möglichkeit eingehalten werden. Würde man die Zyklusintervalle auf das Doppelte verlängern, bliebe der Behandlungserfolg aus, da in den längeren Therapiepausen genauso viele Tumorzellen nachwachsen, wie durch den vorangehenden Therapiezyklus abgetötet wurden. Wird der Abstand noch weiter erhöht, kann der Tumor sich sogar während der Therapie vergrößern. Auch nach dem Erreichen der klinischen Nachweisgrenze von einer Milliarde (10^9) Zellen wird die Therapie fortgesetzt, um auch die verbleibenden Zellen zu erreichen und ein baldiges Rezidiv zu verhindern.

Kombinations-Chemotherapie

Bei einigen Tumoren vermindert sich die Ansprechrate im Laufe der Therapie. Im Zuge der zahlreichen Zellteilungen, die das Wachstum eines Tumors bedingen, treten mit einer bestimmten Wahrscheinlichkeit (1 : 100.000 bis 1 : 1.000.000) Mutationen auf, die zur Resistenz einzelner Zellen gegenüber bestimmten Zytostatika führen. Unter einer Therapie mit diesen Wirkstoffen kommt es zur raschen **Selektion resistenter Zellen** und deren Vermehrung. Der Tumor beginnt trotz Chemotherapie wieder zu wachsen (➤ Abb. 13.2).

13

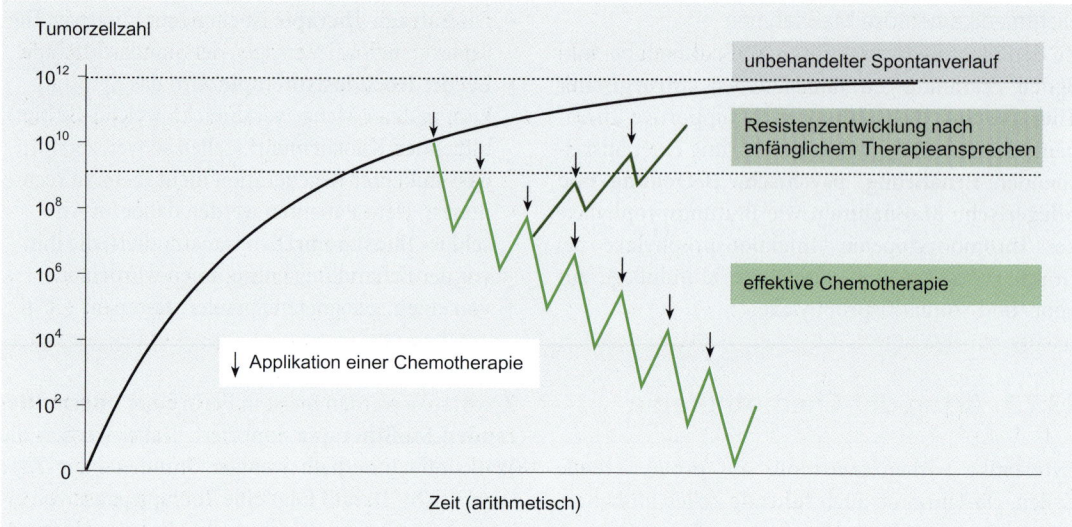

Abb. 13.2 Einfluss einer Chemotherapie auf die Tumorzellzahl. Jede Stufe stellt dabei einen Chemotherapiezyklus dar. Die Pfeile markieren die einzelnen Zytostatika-Applikationen. Direkt im Anschluss an die Chemotherapie lässt sich eine Abnahme der Tumorzellzahl beobachten. Dabei ist der Prozentsatz der abgetöteten Tumorzellen, bezogen auf die jeweilige Zellzahl unmittelbar vor der jeweiligen Zytostatikagabe, konstant. Die absolute Anzahl pro Zyklus vernichteter Zellen wird jedoch mit abnehmender Tumorgröße immer kleiner. Während der therapiefreien Applikationsintervalle beginnt die Zellzahl des Tumors wieder zuzunehmen. [L157]

Aufgrund der hohen Mutationsrate in einem Tumorgewebe ist davon auszugehen, dass nicht alle Zellen auf eine bestimmte Substanz ansprechen. Durch **Kombination von Zytostatika** mit unterschiedlichen Wirkungsmechanismen werden auch Tumorzellpopulationen erreicht, die gegen einzelne Arzneistoffe resistent sind. Da sich durch eine **Kombinations-Chemotherapie** i. d. R. bedeutend bessere Therapieerfolge erzielen lassen, ist diese Strategie heute in fast allen Therapieschemata etabliert. Die einzelnen Substanzen sollen sich hinsichtlich ihrer unerwünschten Wirkungen möglichst unterscheiden, sodass bei hoher Dosierung jeder Einzelkomponente die Gesamttoxizität der Therapie geringgehalten werden kann.

13.2.2 Therapie von Hämoblastosen

Maligne Erkrankungen, die vom Knochenmark und dem lymphoretikulären System (Milz und Lymphknoten) ausgehen, werden als **Hämoblastosen** oder **maligne Systemerkrankungen** bezeichnet. Zu ihnen gehören Leukämien und Lymphome.

Leukämien

Akute Leukämien

Als es noch keine effektive Therapie gab, war die mittlere Überlebenszeit bei einer **akuten Leukämie** nach Diagnosestellung ungefähr 4 Monate. Dagegen ist heute das erreichbare Ziel der Behandlung sowohl bei der akuten lymphatischen (ALL) als auch bei der akuten myeloischen Leukämie (AML) die **Heilung**. Direkt nach Diagnosestellung werden akute Leukämien intensiv mit **Zytostatika** wie Antimetaboliten, Topoisomerasehemmern bzw. Anthrazyklinen behandelt. So wird eine Normalisierung des peripheren Blutbildes (< 5 % Leukämiezellen im Knochenmarksausstrich) erreicht. Nach Erreichen der Remission und Erholung der normalen blutbildenden Zellen (nach mehreren Monaten) wird eine weitere Chemotherapie mit Zytostatika durchgeführt. Um spätere Rezidive und eine Infiltration der Hirnhäute zu verhindern, kann eine **ZNS-Prophylaxe** mit Gabe von Zytostatika in den Liquorraum und eine Bestrahlung des Gehirns notwendig sein. Die abschließende (weniger aggressive) ambulante Erhaltungstherapie soll verhindern, dass noch vorhandene Leukämiezellen zu einem Rezidiv führen. Nach insgesamt 2 Jahren ist die Behandlung abgeschlossen.

Chronische Leukämien

Bei der **chronisch myeloischen Leukämie (CML)** beträgt die mittlere Überlebenszeit nach dem klinischen Beginn der Erkrankung 3–4 Jahre. Abgesehen von Knochenmarkstransplantationen sind die derzeitigen Behandlungsmethoden nicht kurativ. Sofort nach Diagnosestellung wird meist mit **Hydroxyharnstoff** oder anderen Antimetaboliten oder Alkylanzien behandelt, um eine Reduktion der Leukämiezellen zu erreichen. Gleichzeitig oder nach Erreichen einer Zellverminderung wird **Interferon-α** gegeben, das bei einem Teil der Patienten sogar zu einer Remission führt.

Befindet sich eine **chronisch lymphatische Leukämie (CLL)** noch in einem frühen Stadium, kann die Überlebenszeit ohne Behandlung bis zu 20 Jahre betragen. Eine Therapie wirkt nicht lebensverlängernd. Sie ist erst indiziert, wenn Symptome auftreten und sollte möglichst schonend für den Patienten sein. Eine **milde Zytostatikatherapie** mit Fludarabin oder Chlorambucil, evtl. die Gabe des **Antikörpers Alemtuzumab** und eine symptomatische Therapie, z. B. Immunglobulingabe, sind hier angezeigt.

Lymphome

An **Morbus Hodgkin** (Lymphogranulomatose) erkranken jährlich 2–3 von 100.000 Menschen. Typischerweise kommen die Patienten wegen einer schmerzlosen Lymphknotenvergrößerung, am häufigsten im Halsbereich, zum Arzt. Für die Mehrzahl der Patienten besteht heute die Möglichkeit einer kurativen Therapie. Abhängig vom Krankheitsstadium zum Zeitpunkt des Therapiebeginns können etwa 80 % der Betroffenen geheilt oder zumindest in eine Vollremission gebracht werden. Während in den anfänglichen Stadien eine alleinige **Strahlentherapie** oft ausreicht, wird diese in fortgeschrittenen Fällen oder bei Vorliegen bestimmter Risikofaktoren mit einer zytostatischen Therapie kombiniert. Da Monotherapien nur palliativ wirksam sind, werden **Zytostatikakombinationen** mit Antimetaboliten, Alkylanzien, Topoisomerasehemmern, Mitosehemmstoffen bzw. Anthrazyklinen eingesetzt, mit denen auch in fortgeschrittenen Stadien Heilungen möglich sind.

Non-Hodgkin-Lyphome (NHL) sind eine Gruppe sehr uneinheitlicher Erkrankungen. Zu ihnen gehören Lymphome mit unterschiedlichem Malignitätsgrad.

Relativ geringmaligne Erkrankungen sind:
- Chronisch-lymphatische Leukämie, die auch den Lymphomen zugeordnet wird
- Haarzellleukämie (Haarzellen sind Lymphozyten mit zarten Ausläufern)
- Immunozytom
- Plasmozytom

Zu den hochmalignen Lymphomen zählen:
- Immunoblastisches Lymphom (Retikulosarkom)
- Lymphoblastisches Lymphom, das als die lokalisierte Form der akuten lymphatischen Leukämie betrachtet werden kann

Kurative Behandlungsstrategien gibt es für das immunoblastische Lymphom mit Heilungschancen auch im fortgeschrittenen Stadium, das lymphoblastische Lymphom mit Heilungschancen für knapp ein Drittel der Patienten und die Haarzellleukämie. Hochmaligne Lymphome werden **aggressiv mit Zytostatika**, v. a. mit Alkylanzien, aber auch Antimetaboliten, Topoisomerasehemmern und zytostatisch wirksamen Antibiotika sowie durch **Bestrahlung** therapiert. Bei einer Haarzellleukämie werden keine Zytostatika, sondern **Interferon-α** eingesetzt.

Das Immunozytom wird nach den gleichen Grundsätzen wie die chronisch lymphatische Leukämie behandelt, während die Therapie des Plasmozytoms darauf ausgerichtet ist, das Leben des Patienten zu verlängern und Beschwerden zu lindern.

13.2.3 Therapie von Karzinomen

Karzinome des Magen-Darm-Trakts

Zu den gastrointestinalen Tumoren zählen:
- Ösophaguskarzinom
- Magenkarzinom
- Pankreaskarzinome (exokrines Pankreas und Inselzelltumoren)
- Leberzellkarzinom
- Gallenblasen- und Gallenwegskarzinome
- Dünndarmtumoren
- Karzinoid (an verschiedenen Bereichen des Magen-Darm-Trakts vorkommender hormonproduzierender Tumor)
- Kolorektale Karzinome
- Karzinome der Analregion

13

Die Prognose des **Ösophaguskarzinoms** ist schlecht. Bisher hat die Chemotherapie bei der Behandlung keine entscheidende Bedeutung erlangt. Auch beim **Magenkarzinom** ist die rechtzeitige radikale Operation die einzige kurative Behandlungsmaßnahme. Die Chemotherapie ist eine palliative Maßnahme bei lokal fortgeschrittenem oder bereits metastasiertem Magenkarzinom. Ebenfalls unbefriedigend ist die Effektivität der Chemotherapie beim **Pankreaskarzinom**. **Inselzelltumoren** sind nur in 10–20 % der Fälle bösartig und bedürfen nur dann einer zytostatischen Behandlung, wenn ihr meist langsames Wachstum operativ nicht unter Kontrolle gebracht werden kann.

Für **Tumoren von Leber und Galle** erweist sich eine systemische Chemotherapie als wenig effektiv. Im Einzelfall kann beim **Leberzellkarzinom**, nicht jedoch bei einer metastasierten Erkrankung eine regionale Chemotherapie indiziert sein, bei der die Leber über die Arteria hepatica mit einem Zytostatikum perfundiert wird. **Adenokarzinome** des Dünndarms sowie ein **Karzinoid** werden nur dann chemotherapeutisch behandelt, wenn sie inoperabel oder metastasiert sind. Da das Karzinoid ein Tumor hormonproduzierender Zellen ist, kommen zur symptomatischen Therapie der dadurch ausgelösten Stoffwechselbeschwerden auch Antagonisten der entsprechenden Hormone zum Einsatz.

Kolorektale Karzinome stehen in Deutschland in der Häufigkeit maligner Tumoren an zweiter (Frauen) bzw. dritter (Männer) Stelle. Wenn keine Fernmetastasen vorliegen, ist eine Resektion des betroffenen Darmabschnitts einschließlich der regionalen Lymphknoten mit kurativem Behandlungsziel möglich. Als unterstützende Maßnahme kann eine postoperative adjuvante Chemotherapie erfolgen. Basis aller etablierter Therapieschemata ist 5-Fluoruracil, das meist in Kombination mit Kalziumfolinat oder Levamisol angewandt wird. Für das metastasierende kolorektale Karzinom gibt es bislang noch keine befriedigende Behandlung. Eine zytostatische Therapie ist daher nicht generell indiziert, kann jedoch insbesondere bei jüngeren, gut motivierten Patienten (und wenn der Tumor rasch fortschreitet) z. B. mit Capecitabin versucht werden. **Karzinome der Analregion** sind sehr selten. Zu ihrer Behandlung eignet sich eine kombinierte Strahlen- und Chemotherapie, ggf. mit anschließender Operation.

Bronchialkarzinome

Das **Bronchialkarzinom** hat in seiner Häufigkeit in den letzten Jahrzehnten erheblich zugenommen. Unter den malignen Erkrankungen ist es die häufigste Todesursache beim Mann und steht bei der Frau nach dem Mammakarzinom und dem Dickdarmkarzinom an dritter Stelle. An einem Zusammenhang zwischen dem Zigarettenrauchen und dem Bronchialkarzinom besteht heute kein Zweifel mehr.

Bezüglich der Prognose und der Therapiemöglichkeiten unterscheidet man das **kleinzellige Bronchialkarzinom** von den anderen (nicht kleinzelligen) Formen. Charakteristisch ist seine kurze Tumorverdopplungszeit und eine frühzeitige Metastasierung. Bedingt durch das rasche Wachstum und das aggressive biologische Verhalten hat es unbehandelt eine sehr schlechte Prognose. Die mittlere Überlebenszeit beträgt je nach Erkrankungsfortschritt 5–14 Wochen. Im Gegensatz zu den nicht kleinzelligen Tumoren ist das es jedoch außerordentlich chemotherapieempfindlich. Deshalb – und weil bei der Erstdiagnose bereits zwei Drittel der Patienten Metastasen aufweisen – ist die systemische Chemotherapie die primäre Behandlungsmaßnahme. Mit zytostatischen Kombinationstherapien können Remissionsraten von ca. 80 % erreicht werden. Eingesetzt werden alkylierende Substanzen wie Cisplatin, Ifosfamid oder Cyclophosphamid zusammen mit Etoposid oder Doxorubicin und Vincristin.

Die **nicht kleinzelligen Bronchialkarzinome** zeigen meist einen weniger aggressiven Verlauf. Im Vordergrund der Therapie steht hier meist die Operation. In frühen Stadien können durch chirurgische Maßnahmen Fünf-Jahres-Überlebensraten von 60–80 % erreicht werden. Allgemein sprechen nicht kleinzellige Bronchialkarzinome deutlich schlechter auf eine Chemotherapie an. Daraus ergibt sich, dass hier keine grundsätzliche Indikation zur zytostatischen Behandlung (z. B. mit Gemcitabin) besteht und diese nur bei gutem Allgemeinzustand und günstigen prognostischen Faktoren begonnen werden sollte.

▶ Ein relativ **neues Verfahren** stellt die **HIPEC** (hypertherme intraperitoneale Chemoperfusion) bei ausgedehnter Peritonealkarzinose und die **HITOC** (hypertherme intrathorakale Chemoperfusion) bei Pleurakarzinose dar.

Hierbei wird während einer Operation zunächst eine Peritonektomie bzw. Pleurektomie durchgeführt und anschließend eine Spülung der jeweiligen Körperhöhle mit auf 42 °C erwärmter Zytostatikalösung.
Die systemische Belastung durch die Zytostase ist so geringer. Beim Umgang mit Körpersekret muss mit erhöhter Sicherheitsstufe vorgegangen werden.

Karzinome der Geschlechtsorgane

Mammakarzinom

Das **Mammakarzinom** (Brustkrebs) ist in Deutschland die häufigste Krebserkrankung der Frau. Etwa jede zehnte Frau entwickelt im Laufe ihres Lebens ein Mammakarzinom. Von erheblicher Bedeutung für die Prognose des Krankheitsverlaufes sind die Größe des Primärtumors, die Zahl der bei Diagnosestellung befallenen axillären Lymphknoten und das Vorhandensein von Fernmetastasen.

Weisen die Patientinnen keinen Befall der axillären Lymphknoten auf, beträgt ihre Chance, 10 Jahre krankheitsfrei zu überleben, 75 %. Endgültige Heilung, die erst nach 20–40 Jahren feststellbar ist, wird in 50 % der Fälle erreicht. Mit zunehmender Anzahl karzinomatös infiltrierter axillärer Lymphknoten sinkt die Rate von Patientinnen, die nach einer Behandlung 10 Jahre krankheitsfrei bleiben. Bei 4 oder mehr positiven Knoten sind es nur noch 15 % der Betroffenen.

Liegen keine Fernmetastasen vor, ist stets die **Operation** das erste und wichtigste Element der Therapie, wobei – falls nötig – auch axilläre Lymphknoten entfernt werden. Durch eine **adjuvante Chemotherapie** lässt sich bei axillärem Lymphknotenbefall das Auftreten von Tumorrezidiven deutlich hinausschieben.

Die Gesamtüberlebenszeit wird jedoch nur bei prämenopausalen Patientinnen erwiesenermaßen günstig beeinflusst. Die besten Behandlungsergebnisse finden sich bei Patientinnen mit nur 1–3 befallenen Lymphknoten. Mit zunehmender Zahl verschlechtern sich die Erfolge rapide. Patientinnen mit mehr als 7 positiven Lymphknoten haben i. d. R. keinen Nutzen mehr von einer adjuvanten Chemotherapie. In der Postmenopause wird eine adjuvante Chemotherapie nur begonnen, wenn absehbar ist, dass eine protokollgerechte Behandlung ohne Dosisreduktion durchgeführt werden kann.

Grundsätzlich beginnt man mit der Chemotherapie unmittelbar nach der Operation, spätestens aber nach 4 Wochen, da sie anderenfalls wirkungslos bleibt. Ein sehr gebräuchliches Therapieschema bei 1–3 positiven axillären Lymphknoten ist das CMF-Schema nach Bonadonna (> Tab. 13.9), welches ab 4 befallener Lymphknoten um das EC-Schema erweitert wird (> Tab. 13.10).

Eine weitere adjuvante Maßnahme ist die **Hormontherapie** mit Tamoxifen oder einem Aromatasehemmstoff, sofern das operativ entnommene Tumorgewebe einen positiven Östrogenrezeptorstatus aufweist.

Beim **metastasierten Mammakarzinom** ist die medikamentöse Behandlung die Therapie der Wahl. Dies kann eine Antihormon-Therapie sein oder – bei ungünstigerer Prognose – sofort eine Chemotherapie. Damit sind in ca. 60 % der Fälle Remissionen erreichbar.

Hodenkarzinom

Hodenkarzinome treten v. a. bei jüngeren Männern auf. Ihre Häufigkeit liegt bei jährlich 1–2 Neuerkrankungen pro 100.000 Männer. Auch im fortgeschrittenen Stadium sind Hodentumoren außerordentlich gut therapierbar. Erster Schritt der Behandlung ist die **operative** einseitige **Entfernung** des Hodens (Orchidektomie) und abdominaler Lymphknoten (retroperitoneale Lymphadenektomie). Außer bei sehr frühen Erkrankungsstadien folgt darauf eine **adjuvante Kombinations-Chemotherapie**. Hodentumoren re-

Tab. 13.9 CMF-Schema (nach Bonadonna): adjuvante Chemotherapie des Mammakarzinoms bei 1–3 positiven Lymphknoten.

Zytostatikum	Dosierung	Applikationsart	Applikationszeitpunkt
Cyclophosphamid	500 mg/m^2	I. v.	Tag 1 und 8
Methotrexat	40 mg/m^2	I. v.	Tag 1 und 8
Fluorouracil	600 mg/m^2	I. v.	Tag 1 und 8
Wiederholung des Zyklus alle 4 Wochen. Insgesamt 6 Zyklen mit voller Dosis			

13

Tab. 13.10 EC-Schema, anschließend CMF-Schema: adjuvante Chemotherapie des Mammakarzinom bei 4 und mehr positiven Lymphknoten. Anfangs werden 4 Zyklen EC verabreicht, danach 4 Zyklen CMF. Die Regeneration des Blutbildes ist Voraussetzung für die Fortsetzung eines jeden Zyklus.

Zytostatikum	Dosierung	Applikationsart	Applikationszeitpunkt
Epirubicin	90 mg/m²	I. v.	Tag 1
Cyclophosphamid	600 mg/m²	I. v.	Tag 1
4 Zyklen EC alle 3 Wochen			
Cyclophosphamid	500 mg/m²	I. v.	Tag 1 und 8
Methotrexat	40 mg/m²	I. v.	Tag 1 und 8
Fluorouracil	600 mg/m²	I. v.	Tag 1 und 8
4 Zyklen CMF alle 4 Wochen			

agieren sehr gut auf eine Zytostatikabehandlung. Standardschema ist heute die Kombination von Cisplatin, Etoposid und Bleomycin (PEB-Schema: 2–4 Zyklen im Abstand von 4 Wochen). Damit lassen sich Vollremissionsraten bei zwei Drittel der Patienten und eine Gesamtansprechrate von nahezu 100 % erreichen. Die Rezidivrate liegt unter 20 %.

Prostatakarzinom

Das **Prostatakarzinom** führt unter den Krebserkrankungen des Mannes die Häufigkeitsliste der jährlichen Neuerkrankungen an. Da es eine Erkrankung des höheren Lebensalters ist, stellt es jedoch vielfach nicht die Todesursache für die Erkrankten dar. Viele der Betroffenen sterben durch andere Ursachen, bevor das Karzinom ein finales Stadium erreicht hat. Ziel der palliativen Therapie bei einer bereits lokal fortgeschrittenen Erkrankung ist es daher, die Metastasierung hinauszuschieben und einen symptomarmen Zustand zu erhalten. Etwa 80 % der Prostatakarzinome werden durch Androgene stimuliert und durch deren Entzug in ihrem Wachstum gehemmt. Durch eine **Entfernung der Hoden** kann die Androgenproduktion auf 10 % des Ausgangswertes verringert werden. Wenn der Patient die Kastration ablehnt oder diese aus medizinischen Gründen nicht möglich ist, werden **Antiandrogene** (Cyproteronacetat, Androcur®; Flutamid, Fugerel®) oder **LH-RH-Agonisten** verabreicht.

Da LH-RH-Agonisten nicht peroral appliziert werden können (durch Magensäure inaktiviert), werden sie als Nasenspray (Buserelin, Profact® nasal) oder als subkutane Injektions- (Triptorelin, Decapeptyl®) bzw. Depotpräparate (Leuprorelin, Enantone® Monatsdepot; Goserelin, Zoladex®) eingesetzt. Eine Senkung des Testosteronspiegels tritt nach an-

fänglichem Anstieg erst mit 2–3-wöchiger Verzögerung ein. Die Behandlung mit LH-RH-Agonisten führt nicht zur Vergrößerung der männlichen Brust (Gynäkomastie).

Beim Fortschreiten des Prostatakarzinoms kann auf eine **kombinierte Hormon- und Zytostatikatherapie** umgestellt werden. Dazu eignet sich Estramustin (Estrazyt®), das die Eigenschaften eines alkylierenden Zytostatikums und eine Östrogenwirkung in sich vereint.

13.2.4 Therapie des malignen Melanoms

Unter den Neoplasien der Haut nimmt das **maligne Melanom** eine herausragende Stellung ein. Zwar macht es nur knapp 2 % aller bösartigen Neubildungen aus und verursacht nur ca. 1 % aller Krebstodesfälle in Deutschland, doch ist die Häufigkeit in den letzten 3 Jahrzehnten deutlich angestiegen. Seit den 1970er-Jahren hat sich die Erkrankungsrate annähernd vervierfacht. Zu den Hauptursachen dieser Erkrankung zählt bekanntlich die übermäßige Sonnenexposition. Die relative Fünf-Jahres-Überlebensrate liegt zwischen 70 und 80 %. Bei bereits eingetretener Metastasierung sinkt sie auf unter 10 %. Die größte Bedeutung kommt der **operativen Behandlung** zu. Maligne Melanome sprechen nur unbefriedigend auf Strahlen- und Zytostatikatherapien an. Weder mit Einzelsubstanzen noch mit Zytostatikakombinationen sind Remissionsraten von über 25 % zu erzielen. Unter diesem Vorbehalt kann Dacarbazin als Mittel der Wahl angesehen werden. Der Nutzen einer solchen Therapie ist jedoch gegenüber den unerwünschten Wirkungen sorgfältig abzuwägen.

Da maligne Melanome relativ gut auf eine Immuntherapie ansprechen, kommen auch **Zytokine** wie Aldesleukin und Interferon-α zum Einsatz.

Krebstherapie in der Pflege

Die **Diagnose** einer Krebserkrankung löst im Allgemeinen starke Ängste und Fassungslosigkeit aus. Viele Patienten empfinden bei der ersten Konfrontation mit dem Befund das Gefühl, „als ob ihnen der Boden unter den Füßen weggezogen würde". Durch gezielte Betreuung und psychosoziale Unterstützung können Pflegende entscheidend mitwirken, die emotionale Belastung für den Patienten zu lindern.

In Hinblick auf die bevorstehende Therapie ist es besonders wichtig, dass der Patient erfährt, was weiter geschehen wird, wie die Behandlung aussehen wird und welche Prognose man stellen kann. Die Vorteile der Therapie und nicht die unerwünschten Wirkungen stehen bei den Patientengesprächen im Vordergrund. Hierbei sollten das Pflege- und das Ärzteteam die gleichen Aussagen treffen, damit der Patient nicht widersprüchlichen Informationen ausgesetzt ist.

Der Patient braucht **Zeit**, um die Informationen zu verarbeiten und sollte die Möglichkeit haben, Fragen zu stellen. Die Wortwahl sowie die Menge der Information werden stets den Bedürfnissen des Erkrankten angepasst. Es ist wichtig zu berücksichtigen, dass in der Vorstellung vieler Patienten gerade gegenüber der medikamentösen Krebstherapie besondere Ängste und Vorbehalte bestehen, die nicht zuletzt durch den Begriff **„Chemotherapie"** suggeriert werden. Ein Chemotherapeutikum ist jedoch nicht mehr und nicht weniger „chemisch" oder „unnatürlich" als jedes andere Arzneimittel. Zweifellos ist die Anwendung dieser Arzneistoffe häufig mit ungewöhnlich starken unerwünschten Wirkungen verbunden, die man in den vergangenen Jahrzehnten nur unzureichend vermeiden konnte. Gerade in der Therapie des zytostatikabedingten Erbrechens hat sich die Situation heute entscheidend gewandelt, was Pflegekräfte dem Patienten auch bewusst machen sollten. Die Krankheit „Krebs" ist häufig immer noch stigmatisiert und mit irrationalen Vorstellungen verknüpft. Die Pflege kann mithelfen, von Anfang an keine Mythen über die Erkrankung und deren Therapie aufkommen zu lassen.

> **Zentrale Rolle der Pflege**
> Den Pflegenden kommt in der psychischen Betreuung onkologischer Patienten eine Schlüsselrolle zu. Durch den häufigen Kontakt und das kontinuierliche Miterleben der körperlichen und psychischen Veränderungen können sie die Bedürfnisse des Patienten besonders genau wahrnehmen und bei der Pflegeplanung berücksichtigen. Auch auf die Arzt-Patienten-Beziehung haben sie wesentlichen Einfluss und erfüllen dabei immer wieder eine Dolmetscherfunktion, wenn z. B. der Patient nicht alles oder nicht sofort verstanden hat, was der Arzt ihm mitgeteilt hat. Zu den Angehörigen und zu anderen Personen und Helfern, die der Patient benötigt, halten die Pflegenden den Kontakt und verständigen diese, wenn es erforderlich ist oder der Patient es wünscht.

Essen und trinken

Als erstes Anzeichen für eine **Kachexie** ist das Auftreten von mindestens einem der folgenden Kriterien zu werten:

- Aktuelles Körpergewicht < 90 % des Normalgewichts
- Ungewollter Gewichtsverlust > 5 % des Ausgangsgewichts in 3 Monaten bzw. > 10 % in 6 Monaten
- Serumalbuminkonzentration < 35 g/dl

Ernährungsprobleme ergeben sich durch:

- Systemische Auswirkungen des Tumors wie Appetitlosigkeit und körperliche Schwäche
- Direkte Auswirkungen des Tumors, z. B. Schluckstörungen bei Tumoren von Mund, Rachen und Ösophagus, Motilitätsstörungen des Darmes, z. B. Ileus
- Therapiebedingte Schädigungen wie Strahlenmukositis, Übelkeit und Erbrechen sowie Appetitlosigkeit v. a. durch Zytostatika

Zur Verbesserung des Allgemeinbefindens ist die Behandlung oder Verhütung einer Mangelernährung (Malnutrition) eine wichtige therapeutische Maßnahme. Patienten, die belastende Behandlungen wie Chemo-, Strahlentherapien oder Knochenmarkstransplantationen erhalten, profitieren von optimalen Energiereserven und einem guten Ernährungszustand enorm. Geplante Therapien sollten nicht aus Gründen des schlechten Allgemeinzustandes abgesagt, verschoben oder in reduzierter Form durchgeführt werden müssen. Maßstab einer Ernährungstherapie ist die Erhaltung eines angemessen guten Allgemeinzustandes des Patienten.

13

Trinknahrungen

Nach Möglichkeit wird die **orale Nahrungszufuhr** beibehalten und unterstützt. Werden feste Speisen nicht toleriert oder ist eine alleinige Zufuhr des tägli-chen Nährstoffbedarfs mit diesen nicht möglich, können die Mahlzeiten mit **eiweißreichen Trink-nahrungen** (Fortimel®, Meritene® flüssig) ergänzt werden. Mit **vollbilanzierten Trinknahrungen** (Formuladiäten) lässt sich ein Patient auch über län-gere Zeit ausschließlich ernähren.

Solche vollbilanzierten Trinknahrungen (Nutri-son® Standard) besitzen hohe Energiedichten zwi-schen 75 und 150 kcal/100 ml, die somit weit über denen käuflicher Dosensuppen mit 30–60 kcal/100 ml liegen. Darüber hinaus enthalten sie die Hauptnährstoffe in dem für eine ausgewogene Er-nährung empfohlenen Verhältnis (50–60 % Kohlen-hydrate, 25–30 % Fett und 10–15 % Eiweiß). Her-kömmliche höherkalorige Süßspeisen in flüssiger oder halbfester Form beziehen ihren Energiegehalt demgegenüber in der Hauptsache aus einem über-proportionalen Fettanteil.

Abhängig vom Körpergewicht und der Erkran-kungssituation lässt sich der tägliche Nährstoffbedarf eines durchschnittlichen Erwachsenen mit 2–2,5 l ei-ner vollbilanzierten Flüssignahrung decken.

Leider sind höherkalorige Substrate ausschließ-lich in süßen oder fruchtigen Geschmacksrichtun-gen im Handel. Die Überdeckung des Eigenge-schmackes der halbsynthetischen Grundstoffe mit „herzhaften" Aromen stößt auf technologische Schwierigkeiten und gelingt den Herstellern meist nur unbefriedigend. Die Patienten äußern daher meist nach kurzer Zeit den Wunsch nach weniger süßen Produkten, dem jedoch nur schwierig nach-zukommen ist. Für die Angehörigen der Patienten bietet sich die Möglichkeit, unter Einbeziehung an-derer Lebensmittel hochkalorische Trinknahrungen mit neutraler Geschmacksrichtung zu abwechs-lungsreichen Gerichten zu verarbeiten. Entspre-chende Kochbücher und Rezepte liefern die Herstel-ler verschiedener Formuladiäten.

▶ **Freude am Essen wecken**
Bei onkologischen Patienten, die meist appetitlos sind, muss auch die psychische Situation bedacht werden. Ist der Patient über längere Zeit ausschließlich auf eine der-artige „synthetische" Nahrung angewiesen, fehlt ihm die Freude am Essen: die Optik, der Geschmack, das Kauen und der soziale Kontakt während einer Mahlzeit. Um eine Trinknahrung attraktiver zu gestalten, gibt es einige Möglichkeiten:
• Kleine Portionen anbieten, dafür alle 2–3 Stunden, evtl. auch nachts, wenn Hungergefühle auftreten.
• „Wunschkost": Viele Krankenhausküchen gehen im-mer mehr auf individuelle Patientenwünsche ein.
• Essen von zu Hause mitbringen lassen.
• Starke Essensgerüche vermeiden.
• Mahlzeiten appetitlich anrichten (z. B. portionsweise in einem Glas mit einer Serviette darunter).
• Verarbeitung zu Speiseeis: Trinknahrungen lassen sich mit einer Eismaschine zu Speiseeis verarbeiten, was Patienten mit Schluckschmerzen die Nahrungsaufnah-me zusätzlich erleichtert. Die Zubereitung sollte jedoch möglichst unter aseptischen Bedingungen in der Kran-kenhausapotheke erfolgen.
• Aperitifs oder ein Schluck Wein oder Bier eine Stunde vor dem Essen wirken appetitanregend.
• Mahlzeiten aus der eigenen Küche sollten gewürzarm zubereitet werden, damit der Patient dem eigenen Ge-schmack entsprechend nachwürzen kann.

Nur wenn eine orale Nahrungsaufnahme nicht mehr in ausreichendem Umfang möglich ist, geht man zur **enteralen Ernährung** (Sondenernährung) über. Ei-ne **parenterale Ernährung** ist den Fällen vorbehal-ten, in denen aufgrund von Darmstenosen, Malab-sorption oder schweren Stoffwechselstörungen auch die enterale Nährstoffzufuhr versagt.

Supportive Therapie mit Arzneimitteln

Folgende Arzneimittel kommen für eine supportive (unterstützende) Therapie bei malignen Erkrankun-gen hauptsächlich in Frage:
• **Antiemetika**, v. a. Serotoninantagonisten (➤ 7.1.1) zur Behandlung von tumor- und the-rapiebedingtem Erbrechen
• **Arzneimittel zur Schmerztherapie**
  – **Opioid-Analgetika** (➤ 3.1.1) bei starken Schmerzen
  – **Nichtopioid-Analgetika** (➤ 3.1.2) bei Kno-chenschmerzen, Tumorzerfall und Geschwür-bildung

- **Spasmolytika, Metamizol** (➤ 3.3.1, ➤ 3.1.2) bei Tumorbefall viszeraler Organe
- **Lokalanästhetika** (➤ 10.2.1) zur Leitungsanästhesie bei sehr starken Schmerzen
- **Erythrozyten- und Thrombozytenkonzentrate** (➤ 6.3), **Wachstumsfaktoren** (➤ 6.3) als hämatologischer Support (Ersatz von Blutbestandteilen)
- **Nährstoffpräparate** zur ergänzenden oralen, enteralen oder parenteralen Ernährung
- **Glukokortikoide** (➤ 5.4.1) zur Verringerung des Tumorwachstums v. a. bei malignen Systemerkrankungen, zur Behandlung von Strahlenerythemen, zytostatikabedingtem Erbrechen, Hirnödemen und bei Nervenkompressionen
- **Antiinfektiva** zur Infektionsprophylaxe, z. B. bei Granulozytopenie
- **Bisphosphonate, Kalzitonin** (➤ 3.3.3) bei Knochenmetastasen zur Therapie von Osteolysen und Hyperkalzämien
- **Laxanzien** (➤ 7.2.1) zur Behandlung von tumor- und therapiebedingter Obstipation, z. B. durch Opioidanalgetika
- **Gerinnungsfaktoren** (➤ 6.3.1) bei Verbrauchskoagulopathie
- **Antiepileptika** (➤ 4.4) und **Psychopharmaka** (➤ 4.1) bei Infiltration von Nerven

Wiederholungsfragen

1. Wodurch unterscheiden sich kurative und palliative Therapie? (➤ 13.2)
2. Wie kann das Tumorwachstum durch Arzneimittel beeinflusst werden? (➤ 13.1)
3. Welche Maßnahmen umfasst die supportive Therapie mit Arzneimitteln bei malignen Erkrankungen? (➤ 13.3)
4. Wie können Wirkstoffe, die im Hormon- oder Immunsystem angreifen, das Wachstum von Tumoren beeinflussen? Beispiele? (➤ 13.1.2, ➤ 13.1.3)
5. Welche Arten der Chemotherapie gibt es und wie werden sie durchgeführt? (➤ 13.2)
6. Was ist bei der Patienteninformation von Krebspatienten zu beachten? (➤ 13.3)
7. Wie kann der Krebspatient bei der Nahrungsaufnahme unterstützt werden? (➤ 13.3)
8. Welche typischen unerwünschten Wirkungen treten bei Zytostatika auf? (➤ 13.3)
9. Wie werden Übelkeit und Erbrechen behandelt und welche pflegerischen Maßnahmen sind erforderlich? (➤ 13.3)
10. Was sind Paravasate und wie können sie verhindert werden? (➤ 13.3)

14 Arzneimittel an der Haut

> **Dermatika**: Arzneimittel, die zur Anwendung auf der Haut bestimmt sind bzw. Arzneimittel, die bei Hauterkrankungen eingesetzt werden.

Pharmakologie der Haut

Die Haut ist mit durchschnittlich 1,6 m² das größte Organ des Menschen und bietet somit eine große Fläche zur Applikation von Arzneimitteln. In ihrer Hauptfunktion als Barriere soll sie jedoch das Eindringen von Stoffen aus der Umwelt verhindern. Ein Arzneistoff, der auf die Haut appliziert wird, dringt zunächst in das Stratum corneum (Hornschicht der Haut) ein (Penetration), diffundiert dann in tiefere Hautschichten (Permeation) und kann schließlich in der Dermis in Blutgefäße übertreten (Resorption). Es wird jedoch nicht jeder Wirkstoff in größerer Menge resorbiert. Das ist bei der Therapie von Hauterkrankungen meist auch nicht erwünscht. Der Arzneistoff soll vielmehr bis dorthin vordringen, wo die Hauterkrankung lokalisiert ist, aber nicht systemisch wirken (➤ 1.2.1).

> Bei der Therapie von Hautkrankheiten ist die Penetration für die Wirkung des Arzneistoffes unbedingt erforderlich, eine Permeation nicht immer notwendig, die Resorption unerwünscht.

Der Lipidfilm, der sich auf der Hautoberfläche befindet, erschwert hydrophilen (wasserliebenden) Stoffen die Penetration. Das größte Hindernis für einen Arzneistoff stellt jedoch das Stratum corneum (Hornschicht) dar. Es gibt 4 mögliche Wege, über die ein Arzneistoff durch das Stratum corneum hindurch bis in die Dermis gelangen kann (➤ Abb. 14.1). Die Passage durch die Zellzwischenräume ist dabei der wichtigste Weg.

Ist das Stratum corneum verletzt, kann die Resorption von Arzneistoffen stark erhöht sein, und es muss mit systemischen Wirkungen gerechnet werden.

Lipophile Arzneistoffe dringen meist besser in die Haut ein. Durch **Hydratation**, dem Einlagern von Wasser in die Haut, kann die Penetration von hydrophilen Arzneistoffen verbessert werden. Wie weit ein Arzneistoff in die Haut eindringt und ob eine Resorption stattfindet, hängt aber auch von Alter und Zustand der Haut, von der Hautregion sowie von seinen Eigenschaften ab. So ist z. B. bei Säuglingen bei verschiedenen Hautkrankheiten oder im Bereich der Achselhöhle die Resorption von Arzneistoffen stark erhöht.

In der Haut findet auch eine Biotransformation statt. So wird z. B. Prednicarbat, ein speziell für die Haut entwickeltes Glukokortikoid, erst in der Haut in seine aktive Form umgewandelt.

Manche Arzneistoffe bilden in der Haut ein Depot. Bei stark wirksamen Glukokortikoiden können sich nach 28 Tagen noch 50 % des Wirkstoffes in der Haut befinden.

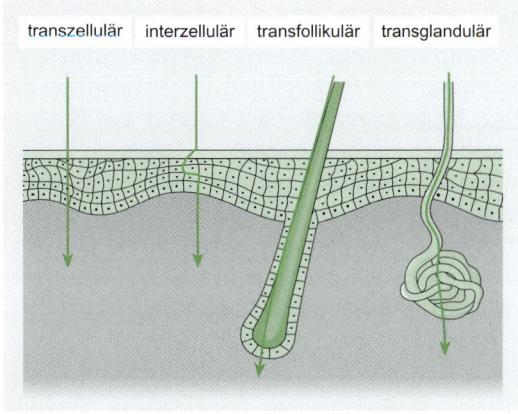

Abb. 14.1 Wirkstoffwege durch die Haut. [L157]

Tab. 14.1 Wirkung verschiedener Grundlagen/Arzneiformen auf die Haut.

Grundlage/Arzneiform	Wirkung	Beispiele
Feuchte Umschläge	Kühlend, erweichend	Umschläge mit Kamillenblütentee, Rivanol®-Lösung
Bäder, Shampoos	Quellend, reinigend	Terzolin®
Alkohole	Kühlend, austrocknend, desinfizierend	Franzbranntwein, Tinkturen
Öle, Ölbäder	Fettend	Balmandol®, Olivenöl
Hydrophile Suspensionen	Austrocknend, kühlend	Zinkoxid-Schüttelmixtur
Ölige Suspensionen	Erweichend, separierend	Zinkoxid-Öl
O/W-Emulsionen	Kühlend, entquellend	Lotionen, Milchen
W/O-Emulsionen	Fettend	Lipolotionen
Hydrogele	Gut kühlend, stark austrocknend	Fenistil®-Gel
O/W-Cremes	Kühlend, entquellend	Hydrophile Creme DAB
W/O-Cremes	Fettend	Lipophile Pflegesalbe, Lanolin
Wasseraufnehmende Salben	Fettend	Eucerin® wasserfrei, Wollwachs-Alkohol-salbe
Hydrophobe Salben	Okkludierend, quellend, fettend	Vaselin
Pasten	Austrocknend, separierend, abdeckend	Zinkpaste, weiche Zinkpaste
Puder	Austrocknend, schwach kühlend, abdeckend	Chlorhexidinpuder

Grundlagen und ihre Wirkung

Bei Arzneimitteln zum Auftragen auf die Haut spielen die **Grundlagen**, in die der Arzneistoff eingearbeitet ist, eine große Rolle. Die Grundlage selbst kann bereits Wirkungen auf der Haut entfalten (> Tab. 14.1, > Abb. 14.2).

Zubereitungen, die sehr viel Wasser enthalten, können die Haut austrocknen. An der Oberfläche der Haut verdunstet das Wasser, das sich in der Zubereitung befindet. Dies führt dazu, dass auch hauteigenes Wasser vermehrt verdunstet. Außerdem werden fettbindende Substanzen (wie Harnstoff und Aminosäuren) aus der Haut herausgelöst. Die Haut trocknet aus. Fettende Grundlagen hingegen verhindern, dass zu viel Wasser an der Haut verdunstet und schützen so vor Austrocknung. Mit wässrigen Zubereitungen kann man durch die Verdunstungskälte auch einen Kühleffekt erzielen. Durch diese Kühlwirkung sind solche Grundlagen entzündungshemmend und juckreizstillend.

Grundlagen mit hohem Feststoffanteil (wie Suspensionen und Pasten) können Hautschichten separieren, d. h. sie verhindern, dass Hautschichten aneinander reiben.

Hydrophobe (wasserabweisende) Salben führen zu einem Okklusionseffekt. Bei Okklusion kann in

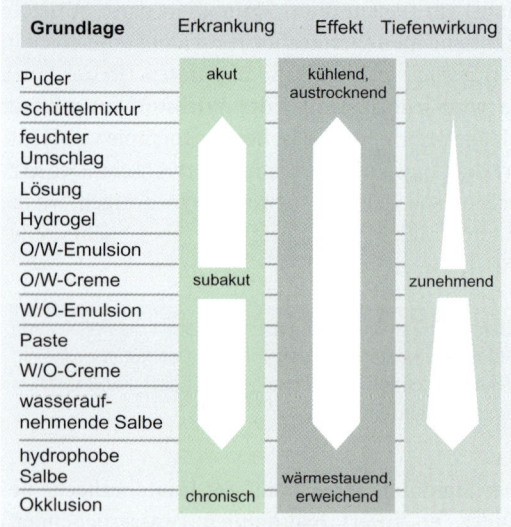

Abb. 14.2 Grundlagen/Arzneiformen und ihre Anwendung. [L157]

der Haut enthaltenes Wasser nicht mehr an ihrer Oberfläche verdunsten. Die Hornschicht quillt, es kommt zur Erweichung der Haut und zu einer gewissen Erwärmung. Dadurch kann z. B. Hornhaut aufgeweicht werden.

Grundlagen können auch unerwünschte Wirkungen haben. Tensidhaltige Zubereitungen (wie Shampoos oder Waschlotionen) können zu Hautirritationen führen. Konservierungsmittel und Parfümstoffe können Allergien auslösen. Werden austrocknende Grundlagen falsch angewendet, kann die Austrocknung der Haut zu Juckreiz führen. Puder sollten nicht bei stark nässenden Ekzemen oder Wunden verwendet werden, da sich Krusten bilden, wodurch die Heilung verzögert wird und Infektionen gefördert werden.

14.1 Aknetherapeutika

Die **Akne** ist eine Erkrankung der Talgdrüsenfollikel. Sie ist immer mit der Bildung übermäßig vieler, unreifer Keratinozyten (Hyperkeratose) am Talgdrüsenfollikel, starker Seborrhoe (Talgausscheidung) und der Besiedlung des Follikels mit dem Propionibacterium acnes verbunden. Am häufigsten sind talgdrüsenreiche Körperregionen wie Gesicht, Nacken, Schultern und Gesäß betroffen.

Durch Hyperkeratose (überschießende Verhornung) und Seborrhoe (Talgausscheidung) kommt es zu einem Talgstau im Follikel und es bilden sich zunächst Komedonen (Mitesser). Anschließend können diese in entzündliche Veränderungen übergehen. Bei der Entstehung dieser entzündlichen Effloreszenzen spielt die Besiedlung des Follikels mit Propionibakterien eine wichtige Rolle (> Abb. 14.3). Bakterielle Enzyme spalten die Fette des Talgdrüsensekrets. Die entstehenden freien Fettsäuren wirken entzündungsfördernd und komedogen (Bildung von Mitessern fördernd).

Typische entzündliche Hautveränderungen bei der Acne vulgaris sind Pusteln und Papeln, aber auch Knoten. Bei einer sehr schweren Form der Akne (Acne conglobata) bilden sich Fisteln, Zysten und Abszesse. Hier können größere Körperregionen betroffen sein.

Aknetherapeutika verstehen

Wirkstoffe, die zur Aknetherapie eingesetzt werden, sollen die Hyperkeratose am Follikel, die Seborrhoe und die Besiedlung des Follikels mit Propionibakterien verringern. Wenn die Hyperkeratose am Follikel verringert wird, lösen sich die Komedonen auf (komedolytische Wirkung). Um Talgstau zu verhindern, werden **antiseborrhoisch** wirksame Stoffe verwendet. Durch **Bekämpfung der Propionibakterien** können v. a. entzündliche Formen der Akne therapiert werden.

Benzoylperoxid und Azelainsäure werden bei verschiedenen Formen der Acne vulgaris eingesetzt. Beide Wirkstoffe wirken gegen das Propionibacterium acnes und sind komedolytisch.

Bei **Benzoylperoxid** entstehen durch die Enzyme auf der Haut Benzoesäure und aktiver Sauerstoff, die antibakteriell, komedolytisch und antiseborrhoisch wirken. Die Benzoesäure bewirkt eine entzündliche Reaktion, die zu Abschuppung der Haut und Komedolyse führt. Der aktive Sauerstoff wirkt antibakteriell. **Azelainsäure** hemmt das Wachstum der Propionibakterien und die follikuläre Hyperkeratose.

Retinoide sind Derivate des **Vitamin A** (Retinol). Wie dieses normalisieren Retinoide das Wachstum und die Differenzierung von Haut- und Schleimhautzellen. Bei der Akne angewendet führen sie zu einer Reifung der Komedonen, was i. d. R. mit einer Verschlimmerung der entzündlichen Symptomatik (Aufblühen der Akne) verbunden ist. Später differenzieren die Zellen besser aus und die Haut regeneriert

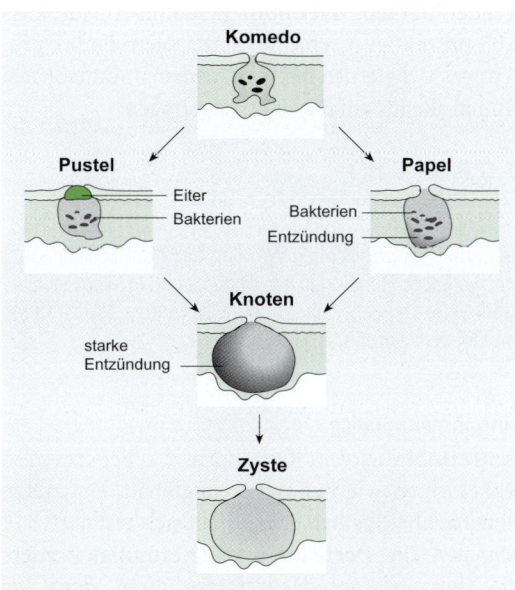

Abb. 14.3 Entstehung der Akne-Effloreszenzen. [L157]

sich. Die Mitoserate der Keratinozyten steigt. Dadurch wird die Hornschicht aufgelockert und kann besser an der Oberfläche abgeschilfert werden. Das Anhaften von Hornzellen im Follikelkanal nimmt ab. Des Weiteren wirken sie entzündungshemmend. **Isotretinoin** vermindert zudem durch Verlängerung der Reifungsphase der talgproduzierenden Zellen die Talgproduktion dauerhaft. Der Talg ist auch in seiner Zusammensetzung verbessert.

Zu den bei Akne verwendeten Retinoiden gehören z. B. **Isotretinoin, Tretinoin** und **Adapalen**.

Sexualhormone (➤ 5.3) spielen bei der Talgausscheidung eine wichtige Rolle. Östrogene vermindern, Androgene fördern die Talgproduktion. **Cyproteronacetat** ist ein Antiandrogen, das bei Frauen systemisch bei Akne eingesetzt wird. Prinzipiell haben alle oralen Kontrazeptiva, die Östrogene enthalten, einen positiven Effekt auf eine Akne-Erkrankung.

Antibiotika (➤ 12.1) werden bei entzündlichen Akneformen eingesetzt, da Propionibakterien die entzündliche Umwandlung der Komedonen fördern, die gegen Propionibakterien wirksam sind. Lokal werden **Clindamycin** und **Erythromycin** in Form von Gelen, Lösungen und Emulsionen angewendet. Bei schweren Entzündungen wird mit **Erythromycin, Doxycyclin** oder **Minocyclin** in verschiedenen peroral anzuwendenden Arzneiformen systemisch therapiert. Diese Antibiotika sind zur systemischen Aknetherapie geeignet, weil sie sich im Talg anreichern.

Sulfoniertes Schieferöl (v. a. die helle Variante) wird bei entzündlichen Formen der Acne vulgaris eingesetzt. Es wirkt antiseptisch, antiseborrhoisch und entzündungshemmend und ist sehr gut verträglich.

Aknetherapeutika in der Pflege

Oft begegnet die Umwelt Aknepatienten mit Vorurteilen und es wird eine mangelnde Hygiene für die Erkrankung verantwortlich gemacht. Der Patient leidet darunter und gibt sich selbst die Schuld. Hier ist Aufklärung notwendig, denn gerade ein übermäßiges Reinigen (z. B. mit Seife oder konzentrierten alkoholischen Lösungen) verschlimmert die entzündlichen Effloreszenzen und wirkt komedogen.

Eine zur Akne neigende Haut ist immer eine fettige Haut und muss entsprechend gereinigt und gepflegt werden. Es sollten fettarme, wenig aggressive und v. a. pH-hautneutrale (pH 5,5) Produkte verwendet werden. Alkoholhaltige Lösungen zur Anwendung an der Haut dürfen maximal 30-prozentig sein.

Ein unfachmännisches Manipulieren an Komedonen und Pusteln ist zu unterlassen, da dies zur Verschlimmerung der Entzündung, zu Sekundärinfektionen und zu Narbenbildung führen kann. Komedonen sollten auch nur von ausgebildeten Kosmetikern geöffnet werden. Selbst durchgeführt werden können Peelings, Dampfbäder oder eine Auflage von heißen Kompressen. Danach sollte jedoch eine milde, fettarme Lotion oder O/W-Creme aufgetragen werden, um Reizungen vorzubeugen.

Anwendung

Benzoylperoxid und **Azelainsäure** werden ausschließlich lokal in Form von Gelen, Cremes oder Emulsionen angewendet. Benzoylperoxid wird in verschiedenen Konzentrationen zwischen 3 und 10 % und Azelainsäure als 20-prozentige Zubereitung 1–2-mal täglich auf die betroffenen Hautregionen aufgetragen. Bei empfindlicher Haut erfolgt die Anwendung nur am Abend.

Retinoide können lokal oder systemisch angewendet werden. **Tretinoin** (Vitamin-A-Säure) als 0,05-prozentige Creme und Adapalen als 0,1-prozentiges Gel werden bei verschiedenen Akneformen einmal abends auf die Haut aufgetragen.

V O R S I C H T

Zubereitungen mit Benzoylperoxid, Azelainsäure und insbesondere mit Retinoiden zur lokalen Anwendung dürfen aufgrund ihrer reizenden Wirkung nicht auf Schleimhäute, verletzte Haut oder ins Auge gebracht werden. Sie sollten auch nicht mit anderen reizenden Wirkstoffen kombiniert werden.

Einnahmehinweise

Isotretinoin wird in Kapselform v. a. bei schweren Akneformen wie der Acne conglobata eingesetzt. Eine nachhaltige Besserung stellt sich erst nach 3–5 Monaten ein. Der Patient sollte ermutigt werden, die Therapie konsequent fortzuführen, denn bei der Mehrzahl der Patienten sind keine Rückfälle zu beobachten, wenn die Behandlungsdauer eingehalten wird.

Die Kapsel wird während der Mahlzeit unzerkaut mit Wasser eingenommen. Zu beachten ist, dass Alkohol und fettreiche Nahrung die Wirkung verstärken, da mehr Wirkstoff resorbiert wird.

Unerwünschte Wirkungen

Retinoide, Benzoylperoxid und Azelainsäure führen häufig – v. a. zu Beginn der Behandlung – zu **Hautirritationen** wie Brennen, Rötung und Juckreiz. Es ist mit vermehrter Entstehung entzündlicher Pusteln und Papeln zu rechnen (**Aufblühen der Akne**). Das hängt mit der Wirkung auf die follikuläre Hyperkeratose zusammen und ist ein Zeichen dafür, dass die Therapie anschlägt. Auch die Schuppung und bei Benzoylperoxid das **Austrocknen der Haut** sind erwünscht.

▶
Den Pflegenden kommt die Aufgabe zu, den Patienten darauf hinzuweisen, dass es zu diesen Hauterscheinungen kommen kann, damit dieser die Therapie nicht vorzeitig abbricht. Die Hautirritationen klingen meist nach kurzer Zeit wieder ab. Es kommt zu einer Regeneration der Haut und zur Abheilung der Akne.

Adapalen ist im Vergleich zu Tretinoin besser verträglich. Wegen möglicher **Resistenzentwicklungen** sollte die Anwendung lokaler Antibiotika auf 8 Wochen beschränkt bleiben. Nach 2-monatiger Therapiepause kann jedoch die Behandlung fortgesetzt werden.

V O R S I C H T
Retinoide sind stark **teratogen** (fruchtschädigend). Frauen im gebärfähigem Alter dürfen Isotretinoin nicht einnehmen! Es kann, wenn es von einer schwangeren Frau eingenommen wird, zu schweren Missbildungen beim ungeborenen Kind führen. Nur in Ausnahmefällen kann unter Beachtung besonderer Schutzmaßnahmen eine Therapie mit Isotretinoin bei Frauen durchgeführt werden.

Die Einnahme von Isotretinoin führt häufig zu weiteren unerwünschten Wirkungen:
- Aufblühen der Akne
- Austrocknung von Haut und Schleimhäuten und so zu:
  – Lippenentzündung
  – Juckreiz

- Schuppung an Händen und Füßen
- Mund- und Nasentrockenheit
- Trockenem Auge
- Leichtem reversiblen Haarausfall
- Sehstörungen
- Stoffwechselveränderungen (z. B. erhöhte Blutfettwerte und Transaminasen)

Folgende Laborwerte müssen vor und während der Behandlung in monatlichen Abständen bestimmt werden: SGOT, SGPT, alkalische Phosphatase, Triglyzeride, Gesamtcholesterin.

V O R S I C H T
- Kontaktlinsen dürfen bei Einnahme von Isotretinoin wegen der trockenen Augen nicht getragen werden. Der Patient sollte stattdessen über den gesamten Behandlungszeitraum eine Brille tragen.
- Fahrtauglichkeit und Bedienung von Maschinen können bei Einnahme von Isotretinoin v. a. bei Dunkelheit beeinträchtigt sein.

Unerwünschte Wirkungen bei systemischer Therapie

Frauen im gebärfähigen Alter dürfen **Cyproteronacetat** nur in Kombinationen mit geeigneten Östrogenen (z. B. in Diane® 35) einnehmen, da diese als Kontrazeptivum wirken. So wird das Eintreten einer Schwangerschaft verhindert, denn Antiandrogene sind hier kontraindiziert.

▶
Die Aufgabe der Pflegenden ist es, Patientinnen (zusätzlich zum Arzt) ausführlich über die Risiken und die Prophylaxe aufzuklären.

V O R S I C H T
Bei der Einnahme von **Benzoylperoxid, Doxycyclin** oder **Minocyclin** sowie von **Isotretinoin** ist der Patient unbedingt darauf hinzuweisen, die Sonne bzw. UV-Strahlung zu meiden. Gerade Solarium und Sonnenbäder werden vielfach in der Literatur bei Akne empfohlen, da sie angeblich das Hautbild verbessern. Ein solcher Effekt ist jedoch nicht nachgewiesen.

Wechselwirkungen von Retinoiden

Bei Einnahme von Isotretinoin dürfen keine anderen systemisch oder lokal wirksamen **Aknemittel** angewendet werden. Dies gilt auch für **Kosmetika**, die

14

reizende Inhaltsstoffe, z. B. Fruchtsäuren, enthalten. Tetrazykline können mit Isotretinoin kombiniert zu einer Erhöhung des Schädelinnendrucks führen. Da diese auch zur Aknetherapie verwendet werden ist unbedingt ein ausreichend langer Abstand zwischen der Therapie mit Isotretinoin und eine Antibiotikabehandlung einzuhalten. Bei gleichzeitiger Einnahme von niedrig dosierten Progesteronpräparaten („Minipille") ist durch eine Wirkungsabschwächung eine **Empfängnisverhütung** nicht mehr sicher gewährleistet. Bei **Vitamin-A-Einnahme** besteht die Gefahr einer Hypervitaminose. Ist der Patient auf **Carbamazepin** eingestellt, sollte der Plasmaspiegel regelmäßig überprüft werden.

14.2 Antiekzematosa und Antipruriginosa

Antiekzematosa: Wirkstoffe, die gegen die Symptome von Ekzemen wirken und bei Ekzemen eingesetzt werden.
Antiphlogistiga (Entzündungshemmer): Wirkstoffe, die gegen Entzündungen wirken.
Antipruriginosa: Wirkstoffe, die gegen den Juckreiz wirken.

Antiphlogistika und **Antipruriginosa** werden bei unterschiedlichen Hauterkrankungen verwendet. Besonders Ekzem und Urtikaria gehören zu den Indikationen für diese Dermatika. Ein typisches Symptom von Ekzem und Urtikaria ist der **Juckreiz** (Pruritus), der auch bei vielen anderen Hauterkrankungen und bei trockener Haut auftritt.

Ekzem (Dermatitis): entzündlicher, juckender Hautausschlag, bei dem v. a. Rötung, Knötchen oder Bläschen an der Haut zu beobachten sind.

Man unterscheidet:
* **Kontaktekzem**, das durch häufigen Kontakt mit reizenden Stoffen (**toxisches Kontaktekzem**, chronische toxische Dermatitis) oder auch durch

Kontakt mit bestimmten Allergenen (**allergisches Kontaktekzem**) verursacht ist.
* **Atopisches Ekzem** (endogenes Ekzem, Neurodermitis), bei dem eine genetische Veranlagung besteht, die Ausprägung des Krankheitsbildes jedoch auch von Umweltfaktoren abhängt; oft leidet der Patient zusätzlich unter Asthma oder Heuschnupfen. Im akuten Zustand handelt es sich beim atopischen Ekzem um einen stark juckenden, nässenden Ausschlag, der dann in ein chronisches Stadium mit sehr trockener, stark vergröberter Haut übergeht.
* **Seborrhoisches Ekzem**, das als Überreaktion auf eine auf der Haut natürlich vorkommende Hefe (Malassezia furfur) neben Rötung und leichtem Juckreiz auch zu einer vermehrten Talgproduktion und Schuppung führt. Das seborrhoische Ekzem ist v. a. in der Nasenlippenfalte und auf dem Kopf lokalisiert.

Die **Urtikaria** („Nesselsucht") mit den typischen geröteten und stark juckenden Quaddeln ist oft auf eine allergische Reaktion (➤ 2.4.1) zurückzuführen. Die Allergene bewirken letztlich eine Ausschüttung von Mediatoren (u. a. Histamin), die zu diesem charakteristischen Krankheitsbild führen. Als verursachende Allergene kommen auch viele Arzneistoffe in Betracht.

Antiekzematosa und Antipruriginosa verstehen

Glukokortikoide (➤ 5.4.1) sind Wirkstoffe mit ausgeprägter antiphlogistischer Wirkung. An der Haut angewendet wirken sie zudem:
* Antiproliferativ (vermindern die Zellteilung)
* Juckreizstillend
* Immunsuppressiv (unterdrücken Reaktionen des Immunsystems)
* Vasokonstriktorisch (gefäßverengend)

Zu den Hauterkrankungen, bei denen Glukokortikoide zum Einsatz kommen, gehören z. B. Ekzeme, Psoriasis, Juckreiz und Sonnenbrand.

Wie bei der systemischen Therapie werden Glukokortikoide auch lokal in verschiedenen Wirkstärken angewendet. Häufigkeit und Intensität der unerwünschten Wirkungen hängen auch bei lokaler Applikation von der Wirkstärke ab. Je nach Ausprägung der entzündlichen Hauterkrankung kommen stark wirksame Wirkstoffe wie **Clobetasol-17-propionat** und **Betamethason-17-valerat** sowie schwach wirksame Wirkstoffe wie **Prednisolon** und **Hydrocortisonacetat** zum Einsatz. Sog. **Soft Steroids**, z. B. **Prednicarbat** (Dermatop®), weisen an der Haut angewendet weniger unerwünschte Wirkungen auf.

Da der Juckreiz v. a. über die Ausschüttung des Gewebshormons Histamin zustande kommt, sind **Antihistaminika** (➤ 9.2) sehr gut juckreizstillend. Sie wirken jedoch auch antiphlogistisch (entzündungshemmend) und gegen Ödeme (antiödemativ). Indikationen sind v. a. Urtikaria, Insektenstiche, Juckreiz und Verbrennungen.

Lokalanästhetika wirken nicht gegen Entzündungen, sie sind reine Antipruriginosa (gegen Juckreiz wirkend). Polidocanol (Thesit®) wird unterstützend bei Ekzemen und Psoriasis eingesetzt.

Gerbstoffe sind in der Lage, an Haut und Schleimhaut Eiweiße zu fällen (in unlösliche Verbindungen zu überführen). Es bilden sich wasserunlösliche Eiweißkomplexe. Dadurch entsteht eine feste Gewebeschicht. Gerbstoffe wirken dadurch zusammenziehend (adstringierend). Haut und Schleimhaut werden abgedichtet. So wirken Gerbstoffe v. a. entzündungshemmend, juckreizstillend und sekretionshemmend. Sie werden bei nässenden Hauterkrankungen, Wunden und unterstützend bei Hautinfektionen verwendet. Es gibt **synthetische Gerbstoffe** (Tannosynt®) und viele gerbstoffhaltige Arzneipflanzen. Zum Einsatz kommen bei Hauterkrankungen v. a. **Eichenrinde** und **Hamamelisextrakte** (Hametum®).

Kamillenblüten wirken entzündungshemmend, wundheilfördernd und reizlindernd. Sie werden bei Ekzemen, Wunden und Hautinfektionen angewendet.

Therapie von Ekzemen und Urtikaria

Im Vordergrund steht die **lokale Therapie**. Sind die entzündlichen Veränderungen hartnäckig oder großflächig, kann ein systemischer Einsatz von Antihistaminika oder Glukokortikoiden nötig sein.

Zur Therapie des atopischen Ekzems sind auch **ungesättigte Fettsäuren**, v. a. γ-**Linolensäure**, die äußerlich in Form von Salben (Linola®) oder in Kapselform (Epogam®) innerlich angewendet werden können, geeignet. Die Veränderungen beim atopischen Ekzem sind auch auf einen γ-Linolensäure-Mangel in der Haut zurückzuführen, der so ausgeglichen werden kann.

Trockene Haut, z. B. beim Atopiker, kann neben einer Behandlung mit fettreichen Zubereitungen auch mit **Harnstoff** (Basodexan®) therapiert werden. Harnstoff ist ein hauteigener Stoff, der das Wasser in der Haut bindet. In höheren Konzentrationen (40 %) wirkt er keratolytisch (die obere Hautschicht auflösend, ➤ 14.3). Zur Behandlung von kleinen Kindern und im Gesicht ist Harnstoff meist nicht geeignet, da er zu einem unangenehmen Kribbeln auf der Haut führt.

Das seborrhoische Ekzem kann auch mit **Antimykotika** (➤ 12.3, z. B. Terzolin®), die gegen die Hefe *Malassezia furfur* als Auslöser der ekzematösen Veränderungen wirken, behandelt werden.

Antiekzematosa und Antipruriginosa in der Pflege

Insbesondere die Haut des Atopikers braucht eine spezielle Pflege. Die atopische Haut ist eine Sonderform der trockenen Haut. Durch den Mangel an γ-Linolensäure werden funktionsgestörte Ceramide (wachsartige Stoffe) gebildet und das Wasser kann nicht genügend in der Haut festgehalten werden. Diese ist rau und schuppig und juckt meist. Die Pflege entspricht weitestgehend der bei trockener Haut. Zusätzlich kommen Präparate, die ungesättigte Fettsäuren enthalten, und juckreizstillende Kosmetika zum Einsatz.

Anwendung

Glukokortikoide können je nach Schweregrad bei Hauterkrankungen lokal oder systemisch eingesetzt werden. Zur systemischen Therapie stehen Parenteralia und Zubereitungen zur Einnahme zur Verfügung. Lokal anzuwendende Kortikoidzubereitungen sind z. B. Lösungen, Salben, Cremes oder Lotionen. Sie werden i. d. R. 2–3-mal täglich auf die betroffene Stelle aufgetragen. Bei einer **Intervalltherapie** trägt man das Kortikoid nur einmal täglich oder noch seltener auf und benutzt zwischendurch ein wirkstofffreies Präparat (Basispräparat).

Da **Antihistaminika** lokal nur wenig wirksam sind und bei systemischer Therapie sehr gut vertragen werden, kommen sie meist in Form peroraler Zubereitungen zum Einsatz.

Besonders bei Urtikaria reicht eine lokale Behandlung nicht aus. Lokal anzuwendende Gele mit Antihistaminika sind nur für die Behandlung kleinflächiger Ekzeme oder Insektenstiche geeignet.

Gerbstoffe sind nur lokal wirksam und werden demzufolge in verschiedenen Zubereitungen direkt auf Haut oder Schleimhäute aufgebracht. Es gibt Cremes, Salben, Schüttelmixturen und Badezusätze mit synthetischen Gerbstoffen und entsprechenden Arzneipflanzenextrakten. Aus gerbstoffhaltigen Arzneipflanzen können die Pflegenden Teeaufgüsse oder Abkochungen zubereiten und als Umschläge, Teilbäder oder Spülungen anwenden.

Kamillenblüten werden in Form eines Teeaufgusses für Umschläge, Spülungen oder Bäder verwendet. Hierzu übergießen die Pflegenden einen gehäuften Teelöffel Kamillenblüten mit 150 ml siedendem Wasser, lassen den Aufguss zugedeckt 5–10 Minuten ziehen und gießen ihn dann durch ein Sieb. Es gibt jedoch auch viele Fertigarzneimittel wie Salben, Cremes, Lösungen, Öle und Puder, die Kamillenblütenextrakte enthalten.

Unerwünschte Wirkungen von Glukokortikoiden

Lokal angewendet sind Glukokortikoide (➤ 5.4.1) mit wesentlich weniger gefährlichen unerwünschten Wirkungen behaftet als bei einer systemischen Therapie. Dennoch dürfen sie nicht leichtfertig angewendet werden. Auf folgende unerwünschte Wirkungen sollten die Pflegenden bei lokaler Anwendung von Glukokortikoiden achten:

- **Hautatrophie** (Hautverdünnung)
- **Periorale Dermatitis**, ein hartnäckiger, juckender Hautausschlag um den Mund
- Allergisches **Kontaktekzem**
- **Pigmentverschiebungen**
- **Steroidakne**

Da Glukokortikoide immunsuppressiv wirken, sollten sie nicht bei infizierten Hauterkrankungen eingesetzt werden. Sie könnten hier die Symptome verschlimmern. Auch bei Akne, Rosacea (Röschenflechte) und perioraler Dermatitis sind sie ungeeignet.

VORSICHT

Die Pflegenden haben darauf zu achten, dass Patienten kortikoidhaltige Zubereitungen nicht leichtfertig und ohne Absprache mit dem Arzt über längere Zeit anwenden. Besonders problematisch ist die Anwendung im Gesicht, zudem bei kleineren Kindern und älteren Patienten (nur auf ärztliche Anordnung).
Die Pflegenden informieren und schulen den Patienten im richtigen Umgang mit kortikoidhaltigen Salben.

14.3 Antipsoriatika und Keratolytika

Antipsoriatika: Wirkstoffe, die zur Behandlung der Psoriasis eingesetzt werden.
Keratolytika: die Hornhaut aufweichende bzw. Hautschuppen ablösende Wirkstoffe.

Die **Psoriasis** (Schuppenflechte) ist eine der häufigsten Hauterkrankungen und gehört zu den Verhornungsstörungen. Es besteht eine genetische Veranlagung für diese Erkrankung. Die Ausprägung des Krankheitsbildes hängt jedoch auch von Umweltfaktoren ab. Typische Symptome der Psoriasis sind rote Flecke (Plaques), die von weißlichen Schuppen bedeckt sind. Sie entstehen durch eine beschleunigte Vermehrung und eine gestörte Reifung der Keratinozyten. Es werden übermäßig viele Keratinozyten gebildet, die jedoch sehr kurzlebig und in ihrer Funktion gestört sind. Es kommt zusätzlich zu einer Immunreaktion mit Entzündung und zu einer starken Rötung.

Antipsoriatika und Keratolytika verstehen

Antipsoriatika bewirken, dass die Keratinozyten sich seltener teilen (antiproliferative Wirkung) und besser ausdifferenzieren. Außerdem wirken sie entzündungshemmend und immunmodulatorisch.

Acitretin gehört zu den Retinoiden (➤ 14.1). Dieser Wirkstoff normalisiert v. a. das Wachstum und die Differenzierung der Keratinozyten.

Dithranol (Anthralin, Cignolin) bildet auf der Haut aktiven Sauerstoff, der dazu führt, dass die Zellteilungsrate geringer wird. Obwohl dieser Wirkstoff stark reizend ist, wirkt er im Psoriasisherd entzündungshemmend.

Methoxsalen (Ammoidin, Meladinine®) gehört zu den Psoralenen. Psoralene sind photoaktive Stoffe. In Verbindung mit UV-Licht bewirken sie eine Hemmung der überschießenden Immunreaktion und der Zellteilung.

Calcipotriol ist chemisch mit dem Kalzitriol (Vitamin D$_3$) verwandt. Es hat bei der Psoriasis einen günstigen Einfluss auf die Zellteilung und -differenzierung. Der Kalziumstoffwechsel wird im Gegensatz zum Vitamin D$_3$ nur sehr wenig beeinflusst.

Steinkohlenteer und **sulfoniertes Schieferöl** (Ichthyol®) wirken bei Psoriasis antiproliferativ, entzündungshemmend und juckreizstillend. Sulfoniertes Schieferöl ist jedoch wesentlich besser verträglich als Steinkohlenteer.

Keratolytika sind nicht im eigentlichen Sinne Antipsoriatika. Sie werden v. a. zum Ablösen der Hautschuppen auf den Plaques genutzt. Da sie auch die Hornschicht erweichen, werden sie auch bei anderen Verhornungsstörungen, wie z. B. der **Ichthyosis** (Fischschuppenkrankheit), bei Hornhaut und Warzen eingesetzt.

Harnstoff ist eine hauteigene Substanz zur Regulation des Wasserhaushalts in der Epidermis. Durch Harnstoff wird Wasser in der Haut festgehalten. In höheren Konzentrationen wird die Hornschicht aufgeweicht bzw. aufgelockert. **Salicylsäure** ist ein sehr gut wirksames Keratolytikum, das zusätzlich mild antiproliferativ und entzündungshemmend wirkt.

Therapie der Psoriasis

Standard in der **Psoriasistherapie** ist die Kombination von Dithranol mit Keratolytika wie Harnstoff und Salicylsäure. Da die Keratolytika das Eindringen des Dithranols in die Haut fördern, verstärken sie dessen Wirkung. Salicylsäure hemmt zudem den oxidativen Abbau des Dithranols. Unterstützend oder alternativ können sulfoniertes Schieferöl oder Calcipotriol eingesetzt werden.

Schwere Formen der Psoriasis, die mit Dithranol nicht zufriedenstellend therapiert werden können, werden mit Retinoiden, Immunsuppressiva und Steinkohlenteer behandelt. Auch eine sog. PUVA-Therapie (Psoralen + UV-A-Licht), bei der eine UV-Bestrahlung nach der Anwendung von Methoxalen erfolgt, kann die Symptomatik der Psoriasis verbessern.

Antipsoriatika und Keratolytika in der Pflege

Acitretin wird zur systemischen Therapie als Kapseln (Neotigason®) eingesetzt. Es gelten die gleichen Anwendungsbeschränkungen und Vorsichtsmaßnahmen wie bei den Retinoiden zur Aknetherapie (➤ 14.1).

Dithranol wird nur lokal v. a. in Form von Cremes und Salben eingesetzt. Man trägt die Zubereitung einmal täglich auf und spült diese nach ca. 10 bis maximal 30 Minuten mit lauwarmem Wasser wieder ab. Das Wasser darf nicht heiß sein. Auch Seife oder Waschlotionen dürfen nicht verwendet werden. Nach dem Auftragen sind die Hände mit kaltem Wasser, aber ohne Seife zu waschen.

Für die PUVA-Therapie kann **Methoxsalen** innerlich und äußerlich als Bad angewendet werden. Danach erfolgt die Bestrahlung mit langwelligem UV-Licht (UV-A).

Steinkohlenteer wird lokal unverdünnt als Teerverband oder in Form von Salben und Cremes angewendet. Auch die **Steinkohlenteer-Lösung** (Steinkohlenteer-Spiritus) ist oft in ähnlichen Arzneiformen enthalten. Solche Zubereitungen sind dann weniger konzentriert.

Ätzmittel zur Behandlung von Warzen werden am besten in Form einer Lösung auf die **Warze** aufgetupft. Sie enthalten Hilfsstoffe, die über der Warze ein Häutchen bilden, unter dem die Warze aufgeweicht wird. Die gesunde Haut rund um die Warze sind mit einer Fettsalbe vor Reizungen zu schützen.

Unerwünschte Wirkungen

Dithranol reizt die Haut sehr stark. Zur Milderung der Hautreizungen kann die Einwirkzeit verkürzt werden oder nach der Behandlung eine reizlindernde Pflegecreme oder -lotion aufgetragen werden. Unangenehm für den Patienten kann auch die Braunfärbung der behandelten Hautpartien und ggf. der Wäsche sein.

Zubereitungen, die Steinkohlenteer, Zinkoxid oder Stärke als Wirk- oder Hilfsstoffe enthalten, verringern

14

die Wirkung von Dithranol und sollten nicht gleichzeitig eingesetzt werden.

VORSICHT
Dithranol darf wegen seiner starken Reizwirkung nicht im Gesicht, in Hautfalten oder unter Okklusion, also unter einem dicht abschließenden Verband, angewendet werden.

Bei der **PUVA-Therapie** kann es v. a. bei Überdosierung der Strahlung zu **Verbrennungen** kommen. Bei innerlicher Gabe tritt häufig **Übelkeit** auf. Der Patient sollte nach der Behandlung für 6–8 Stunden eine UV-A-abschirmende Sonnenbrille tragen.

Steinkohlenteerhaltige Zubereitungen können zu **Photosensibilisierung, Follikelentzündung** und **Teerakne** führen. Steinkohlenteer enthält krebserregende Stoffe. Aus diesen Gründen unterliegen seine Zubereitungen der Rezeptpflicht.

VORSICHT
Zubereitungen mit **Steinkohlenteer** dürfen nicht über längere Zeit und nicht bei nässenden Hauterkrankungen eingesetzt werden.

▶ Für die meisten Dermatika gilt, dass sie oft erst nach ärztlicher Rücksprache angewendet werden dürfen. Falsch angewendet können sich die Symptome z. T. dramatisch verschlimmern. Vorsicht ist daher (besonders in der häuslichen Pflege) bei frei verkäuflichen Präparaten geboten.

14.4 Arzneimittel zur Wundbehandlung

Mechanische Verletzungen wie Schürf-, Stich-, Platz-, Quetsch- oder Schnittwunden bluten meist sehr stark. **Thermische oder chemische Verletzungen** wie Verätzungen, Erfrierungen oder Verbrennungen sind oft mit größerem Gewebeverlust verbunden. Bei chronischen Wunden wie Ulcus cruris, Dekubitus oder dem diabetischen Fuß ist die Wundheilung stark behindert. Solche Wunden heilen nur sehr langsam und sind oft infiziert.

Arzneimittel zur Wundbehandlung verstehen

Antiseptika zur Wundbehandlung müssen folgende Anforderungen erfüllen:
- Breites Wirkspektrum
- Schnelle und anhaltende Wirkung
- Keine hemmende Wirkung auf die Wundheilung
- Schmerzlos und minimale Gewebereizung
- Geringe Resorption und systemisch toxische Effekte

Ungeeignet sind **Farbstoffe** wie Brilliantgrün und Gentianaviolett. Sie beeinträchtigen die Wundheilung und führen zur Bildung von Nekrosen. Außerdem ist die Beurteilung der Wunde erschwert. **Alkohole** wie Ethanol und Isopropanol sind sehr gut wirksam, brennen jedoch in der Wunde. **Wasserstoffperoxid** entfaltet nur eine relativ kurze Wirkung.

Am günstigsten für die Wundbehandlung sind Antiseptika wie **Polyvidoniod** (Betaisodona®), Octenidin, **Benzalkoniumchlorid** und **Chlorhexidin**.

Die enzymatische Beseitigung von nekrotischen bzw. schmierigen Belägen auf der Wunde ist v. a. bei chronischen Wunden und Verbrennungen angezeigt, denn derartige Beläge behindern die Wundheilung stark. Diese **enzymatische Reinigung der Wunde** basiert auf einer hydrolytischen Spaltung von biologischen Makromolekülen, wodurch Kollagene und Nekrosen verflüssigt werden. Intaktes Gewebe wird dabei nicht angegriffen.

Gebräuchliche Enzyme zur Wundreinigung sind z. B. **Proteasen** oder **Kollagenasen**. Voraussetzung für die Wirkung von enzymhaltigen Präparaten ist ein feuchtes Wundmilieu, das nur durch eine entsprechende hydroaktive Wundauflage gewährleistet sein kann.

Die **Wundheilung stimulierende Wirkstoffe** beeinflussen die Heilung positiv, indem sie einen Mangel an essenziellen Stoffen ausgleichen bzw. deren Konzentration erhöhen. Elektrolytlösungen mit Aminosäuren stellen das für die Heilung wichtige Wundmilieu wieder her. **Dexpanthenol** ist als Vitamin wichtig für regenerative und reparative Prozesse. Es fördert die Epithelisierung. Weitere geeignete Wirkstoffe zur Beschleunigung der Wundheilung sind Zink, Ringelblumenblüten, Kamillenblüten, Hamamelisrinde und Lebertran.

Arzneimittel zur Wundbehandlung in der Pflege

Eine entscheidende Rolle bei der Versorgung und **Therapie von Wunden** spielen geeignete Wundauflagen und Verbände. Durch moderne Wundauflagen kann der Heilungsprozess von Wunden sehr begünstigt werden. Arzneimittel sollen meist diesen positiven Effekt der Wundauflage unterstützen. Bei der Therapie von Wunden kommt neben der Wundversorgung und der Anästhesie bei der Behandlung einer Wunde auch der Prophylaxe von Wundinfektionen eine größere Bedeutung zu.

Anwendung

Wirkstoffe zur Wundbehandlung werden in vielen verschiedenen Arzneiformen angewendet. Es gibt vorgefertigte wirkstoffhaltige Kompressen, die gleichzeitig Wundauflage sind. Flüssige Zubereitungen wie Lösungen oder Sprays sind sehr einfach in der Handhabung. Aus wasseraufnehmenden Salben oder W/O-Cremes, z. B. Wollwachs-Alkoholsalbe, können Salbenkompressen hergestellt werden, die durch ihre wasserabweisenden Eigenschaften nicht mit der Wunde verkleben. Sie sorgen jedoch für ein feuchtes Wundmilieu – ein für die Heilung der Wunde sehr wichtiger Faktor. Salben für Salbenkompressen dürfen nicht okkludieren, also die Wunde nicht komplett abdichten (kein Vaselin!).

Cremes, Gele und Schüttelmixturen sind günstig bei oberflächlichen Wunden. Sie wirken durch ihren Kühleffekt etwas reizlindernd und schmerzstillend. Puder sollten nicht in größeren Wunden angewendet werden, da sie mit der Wunde verkleben, die Heilung verzögern und Infektionen begünstigen. Sie sind nur für wenige Wunden, z. B. am Nabel beim Neugeborenen, geeignet.

Wiederholungsfragen

1. Von welchen Faktoren hängt es ab, ob ein Arzneimittel gut oder schlecht in die Haut eindringt? (➤ 14)
2. Welche Rolle spielen die Grundlagen bei der lokalen Therapie von Hautkrankheiten? (➤ 14)
3. Mit welchen Wirkstoffen kann die Akne behandelt werden? (➤ 14.1)
4. Welche schwerwiegenden unerwünschten Wirkungen haben Retinoide? (➤ 14.1)
5. Welche unerwünschten Wirkungen können bei der Lokaltherapie mit Glukokortikoiden an der Haut auftreten? (➤ 14.2)
6. Welche beiden Wirkstoffgruppen werden bei der Psoriasis eingesetzt und wie wirken sie? (➤ 14.3)
7. Wie wird Dithranol richtig angewendet und was ist dabei zu beachten? (➤ 14.3)
8. Mit welchen Wirkstoffgruppen können Wunden behandelt werden? Beispiele? (➤ 14.4)

14

15 Arzneimittel für Auge und Ohr

Die Arzneimitteltherapie von Augen- und Ohrenerkrankungen erfolgt i.d.R. lokal (➤ Tab. 15.1). Dadurch kann eine höhere Wirkstoffkonzentration erreicht werden als bei systemischer Therapie. Da Augentropfen nur 5–8 Minuten im Bindehautsack verbleiben und dann bereits in den Tränensack abgespült werden, muss in dieser kurzen Zeit ausreichend Wirkstoff resorbiert werden. Deshalb sind nicht alle Wirkstoffe zur lokalen Therapie am Auge geeignet.

> **Ophthalmika** (Ocularia): Arzneimittel zur lokalen Therapie von Augenerkrankungen wie Augentropfen, Augenöle, Augensalben, Augenbäder, Augeninserte (Tabletten zum Einbringen in den Bindehautsack).
> **Otologika** (Auricularia): Arzneimittel zur lokalen Therapie am Ohr wie Ohrentropfen, Ohrspüllösungen, Ohrensprays, Ohrensalben.

In den äußeren Gehörgang können neben speziell ausgewiesenen **Otologika** auch Salben, die normalerweise auf der Haut (Dermatika) angewendet werden, eingebracht werden. Am Auge hingegen werden ausschließlich Zubereitungen, die speziell zur Applikation am oder in das Auge gedacht sind, die **Ophthalmika**, verwendet.

15.1 Antiphlogistika und Antiallergika

Entzündungen am Auge können unabhängig von der Ursache mit Antiphlogistika oder abschwellend wirkenden Sympathomimetika behandelt werden. Bei Allergien (➤ 9.2) kommen zusätzlich Antihistaminika und Mastzellstabilisatoren zum Einsatz.

Eine heilende Wirkung am Auge haben auch vitaminhaltige Ophthalmika mit Panthenol (z.B. Corneregel®, Pan-Ophthal®) oder Vitamin A (z.B. Oculotect®).

Antiphlogistika und Antiallergika verstehen

Glukokortikoide (➤ 5.4.1) sind bei nichtinfektiösen Augenentzündungen und Entzündungen im äußeren Gehörgang sehr gut wirksam. Bei subakuten Krankheitsphasen kommen auch **nichtsteroidale Antiphlogistika** zum Einsatz. Zur Prophylaxe und Therapie allergisch bedingter Bindehautentzündungen werden überwiegend **Mastzellstabilisatoren** und **Antihistaminika** verwendet. Antihistaminika sind i.d.R. schneller wirksam als Mastzellstabilisatoren. α-**Sympathomimetika** verengen die Kapillargefäße und wirken so abschwellend auf die Schleimhaut. Sie sind nur zur Kurzzeitbehandlung gedacht.

Tab. 15.1 Ophthalmika und Otologika mit antiphlogistisch und antiallergisch wirkenden Inhaltsstoffen.

Wirkstoffgruppe	Indikationen	Wirkstoff	Handelspräparate	Darreichungsform
Sympathomimetika	Allergische Konjunktivitis und Augenreizungen	Tetryzolin	Berberil®, Yxin®	Augentropfen
		Tramazolin	Biciron®	Augentropfen
		Naphazolin	Proculin®	Augentropfen
		Phenylephrin	Visadron®	Augentropfen
Antihistaminika	Prophylaxe und Therapie allergisch bedingter akuter und chronischer Bindehautentzündungen	Ketotifen	Zaditen® Ophta	Augentropfen
		Azelastin	Allergodil®	Augentropfen
		Levocabastin	Livocab®	Augentropfen

Tab. 15.1 Ophthalmika und Otologika mit antiphlogistisch und antiallergisch wirkenden Inhaltsstoffen. (Forts.)

Wirkstoffgruppe	Indikationen	Wirkstoff	Handelspräparate	Darreichungsform
Mastzellstabili-satoren	Prophylaxe und Therapie allergisch bedingter akuter und chronischer Bindehautentzündungen	Cromoglicinsäure	Allergocrom®, Crom-Ophtal®	Augentropfen
		Lodoxamid	Alomide®	Augentropfen
		Nedrocromil	Irtan®	Augentropfen
Nichtsteroidale Antiphlogistika	Nichtinfektiöse Augenentzündungen, lokale Schmerztherapie am Auge	Diclofenac	Voltaren® Ophtha	Augentropfen
Glukokortikoide	Allergische Konjunktivitis, Chorioretinitis, Iritis, Iridozyklitis, Uveitis, postoperative Entzündungen bzw. nichtinfektiöse Entzündungen im Gehörgang	Betamethason	Betam-Ophtal®	Augentropfen
		Dexamethason	Dexamethason Jenapharm®	Augensalbe
			Dexa-sine®	Augentropfen
			Otobacid® (Kombination)	Ohrentropfen
			Dexa-Polyspectran® (Kombination)	Augen- und Ohrentropfen
		Hydrocortison	Ficortril®	Augentropfen, Augensalbe
		Prednisolon	Predni-Ophtal®	Augengel
			Prednisolon Jenapharm®	Augensalbe
			Inflanefran®	Augentropfen

Therapie des trockenen Auges

Das trockene Auge wird mit Tränenersatzmitteln behandelt, die aus Wasser und einem Verdickungsmittel bestehen. Dieses soll dafür sorgen, dass die Flüssigkeit länger auf der Augenoberfläche haftet. Solche viskösen Stoffe sind z. B. Hypromellose, Carbomer, Polividon, Carmellose oder Polyvinylalkohol. Im Handel befinden sich sowohl konservierte als auch nichtkonservierte Augentropfen (Indikation: bei Konservierungsmittel-Unverträglichkeiten) (➤ 15.4).

Ihre Anwendung ist problemlos, aber wichtig, da unbehandelte trockene Augen letztendlich zu Hornhauttrübungen führen können.

15.2 Arzneimittel zur Diagnostik und für therapeutische Eingriffe

Lokalanästhetika verstehen

Für kleinere chirurgische Eingriffe am Auge können **lokalanästhetikahaltige Augentropfen** wie Conjuncain® (Wirkstoff: Oxybuprocain) oder Proparakain® (Wirkstoff: Proxymetacain) zur Tropfanästhe-

sie verwendet werden. In **Ohrentropfen** (Otobacid®: Dexamethason + Cinchocain; Otalgan®: Phenazon + Procain) dienen Lokalanästhetika eher zur Juckreizlinderung und Schmerzstillung bei Entzündungen im Gehörgang.

V O R S I C H T

Augentropfen, die Lokalanästhetika (➤ 10.2.1) enthalten, führen bei wiederholter Anwendung zur Lockerung des Hornhautepithels mit der Gefahr einer Hornhautperforation und des Verlustes des Auges. Sie dürfen deshalb dem Patienten nicht zur Selbstbehandlung gegeben werden.

Mydriatika verstehen

Mydriatika erweitern die Pupille. Für Augenuntersuchungen werden Parasympatholytika und α-Sympathomimetika (➤ 1.3.4) eingesetzt (➤ Tab. 15.2). Eine weitere Indikation für diese **Mydriatika** ist die Ruhigstellung der Iris und des Ziliarkörpers bei intraokulären Entzündungen. Hierfür werden besonders lang wirksame Wirkstoffe (wie Atropin und Scopolamin) verwendet.

Tab. 15.2 Mydriatika (pupillenerweiternde Ophthalmika).

Wirk-stoff-gruppe	Wirkstoff	Handelspräparat	Darreichungsform
Parasympatholytika	Atropin	Atropin-POS®	Augentropfen, -salbe
	Scopolamin	Boro-Scopol®	Augentropfen
	Cyclopentolat	Zyklolat-EDO®	Augentropfen
	Homatropin	Homatropin-POS®	Augentropfen
	Tropicamid	Mydriaticum® Stulln	Augentropfen
Sympathomimetika	Phenylephrin	Neo-Mydrial®	Augentropfen

▶ Der Patient muss darauf hin gewiesen werden, dass er durch die vergrößerten Pupillen für einige Zeit sehr lichtempfindlich ist und nicht aktiv am Straßenverkehr teilnehmen darf.

15.3 Glaukommittel

Neben chirurgischen Maßnahmen kommt der Arzneimitteltherapie beim Glaukom große Bedeutung zu. Glaukommittel werden in Form von Augentropfen oder Augenöl zur Verringerung des Augeninnendrucks lokal verabreicht. Nur einige Carboanhydrasehemmer werden auch systemisch gegeben.

Glaukommittel verstehen

Zur Behandlung des **Glaukoms** werden Wirkstoffe verwendet, die den Augeninnendruck senken. Es kommen prinzipiell 2 Wirkmechanismen in Frage:
- Verringerung der Kammerwasserproduktion (Betablocker, α$_2$-Sympathomimetika, Carboanhydrasehemmer, ➤ Tab. 15.3)
- Verbesserung des Kammerwasserabflusses (Parasympathomimetika, Dipivefrin, Latanoprost, Mannit, ➤ Tab. 15.4)

Betablocker und α$_2$-Sympathomimetika senken den Augeninnendruck, indem sie über die Beeinflussung des vegetativen Nervensystems (Sympathikus) die Produktion von Kammerwasser reduzieren. Betablocker sind Mittel der Wahl beim Offenwinkelglaukom und werden in Form von Augentropfen lokal angewendet. α$_2$-Sympathomimetika kommen allein oder in Kombination mit Betablockern ebenfalls lokal zum Einsatz.

Das Enzym Carboanhydratase ist an der Sekretion von Kammerwasser beteiligt. **Carboanhydrasehemmer** sind Wirkstoffe, die dieses Enzym hemmen und den Augeninnendruck ebenfalls verringern. Sie können systemisch oder lokal angewendet werden.

Parasympathomimetika führen über das vegetative Nervensystem (Parasympathikus) zu einer Dauerkontraktion des Musculus sphinkter pupillae und des Ziliarmuskels. Dadurch wird zum einen die Pupille verengt (miotische Wirkung), zum anderen werden über eine Spreizung der Trabekelmaschen die Abflusswege für das Kammerwasser erweitert. So kann der Augeninnendruck für einige Stunden gesenkt werden. Insbesondere beim Engwinkelglaukom werden Parasympathomimetika eingesetzt.

Dipivefrin ist ein Derivat des Adrenalins, das sehr gut durch die Hornhaut penetriert. Im Auge wird es in Adrenalin umgewandelt. Adrenalin verbessert beim Offenwinkelglaukom den Kammerwasserabfluss. Beim Engwinkelglaukom ist Dipivefrin jedoch kontraindiziert, weil es zu einer weiteren Verengung des Kammerwinkels führen kann.

Latanoprost ist ein Prostaglandinderivat, das beim Offenwinkelglaukom eingesetzt wird, oft auch in Kombination mit β-Blockern (z. B. Xalacom®).

Bei einem akuten Glaukomanfall (bei Engwinkelglaukom) wird 20-prozentige **Mannitlösung** infundiert. Diese wirkt über eine Erhöhung des osmotischen Drucks. Durch die höhere Osmolarität des Serums wird mehr Wasser aus dem Augeninneren abtransportiert und der Augeninnendruck sinkt sehr rasch. Außerdem verringert sich das Volumen des Glaskörpers, wodurch sich der Kammerwinkel öffnet.

Die Behandlung des **akuten Glaukomanfalls**, wie er beim Engwinkelglaukom auftreten kann, erfolgt mit:
- 500 mg Acetazolamid i. v. (Diamox® parenteral)
- Pilocarpin-, Betablocker- und Apraclonidin-Augentropfen
- 20-prozentiger Mannitinfusion

15

Tab. 15.3 Wirkstoffe zur Glaukombehandlung, welche die Kammerwasserproduktion senken.

Wirkstoff-gruppe	Wirkstoff	Handelspräparate	Darreichungsform	Weitere Indikatio-nen des Wirkstoffes
Betablocker	Betaxolol	Betoptima®	Augentropfen, Einzeldosis-pipetten	Hypertonie (Kerlone®)
	Carteolol	Arteoptic®	Augentropfen	Hypertonie, KHK, Herz-rhythmusstörungen (Endak®)
	Pindolol	Glauco-Stulln®	Augentropfen	Hypertonie, KHK (Vis-ken®)
	Levobunolol	Vistagan®	Augentropfen, Einzeldosis-pipetten	Nur in Ophthalmika
	Timolol	Arutimol®, Timo-COMOD®, Tim-Ophthal®, Nyogel	Augentropfen, Einzeldosis-pipetten, Augengel	
α₂-Sympa-thomime-tika	Clonidin	Clonid-Ophthal®, Isoglaucon®	Augentropfen	Hypertonie (Catapres-san®), Opiatentzug (Pa-racefan®)
	Brimonidin	Alphagan®	Augentropfen	Nur in Ophthalmika
Carboanhy-drasehem-mer	Dorzolamid	Trusopt®	Augentropfen	Nur in Ophthalmika
	Brizolamid	Azopt®	Augentropfen	
	Acetazolamid	Glaupax®, Diamox®	Tabletten, Retardkapseln, Injekti-onszubereitung	Nur als Glaukommittel
	Diclofenamid	Diclofenamid 50 mg	Tabletten	

Tab. 15.4 Wirkstoffe zur Glaukombehandlung, die den Kammerwasserabfluss verbessern.

Wirkstoffgruppe	Wirkstoff	Handelspräparate	Darreichungsform
Parasympathomimetika	Pilocarpin	Borocarpin®, Spersacarpin®, Pilopos®, Pilomann®	Augentropfen, -salbe, Einzeldosispi-petten, Augenöl
	Carbachol	Carbamann®	Augentropfen
Sympathomimetika	Dipivefrin	D-Epifrin®, Glaucothil®	Augentropfen
Prostaglandine	Latanoprost	Xalatan®	Augentropfen
Osmodiuretika	Mannit	Osmosteril®	Infusionslösung

Ophthalmika und Otologika in der Pflege

Umgang mit Ophthalmika und Otologika
Angebrochene Packungen, insbesondere von Au-gen- bzw. Ohrentropfen, sollen kurzfristig (inner-halb 4–6 Wochen) aufgebraucht werden, um ein Verderben v. a. durch bakterielle Kontamination zu verhindern. Solche angebrochenen Packungen wer-den am besten im Kühlschrank in einem separaten Fach aufbewahrt. Um eine Zersetzung durch Licht-einfluss zu verhindern, wird die Flasche oder Tube wieder zurück in die Schachtel gegeben, das Datum der Erstöffnung auf der Flasche vermerkt.

VORSICHT
Augen- und Ohrentropfen müssen vor Kindern sicher ge-schützt aufbewahrt werden. Obwohl sie lokal angewen-det relativ harmlos sind, können sie geschluckt zu Vergif-tungen führen. Bereits 1-prozentige Atropin-Augentrop-fen können für Kinder tödlich sein.

8 Regeln zum Umgang mit Arzneimitteln bei der Anwendung am Auge

1. Patientennamen überprüfen
2. Gebräuchliche Abkürzungen kennen (OD: Oculus dexter, rechtes Auge, RA; OS: Oculus sinister, linkes Auge, LA; OU: Oculi uterque, beide Augen, R/L, bds.)
3. Arzneimittel auf Gebrauchsfähigkeit überprüfen (Lagerung bei vorgeschriebener Temperatur? Einhaltung des Verfalldatums? Keine Ausflockung oder Verfärbung?)
4. Angeordnete Dosierung, Tropfzeiten und -abstände einhalten
5. Arzneimittel mit Patientendaten kennzeichnen und ausschließlich für diesen Patienten verwenden
6. Flaschen- und Tubenverschlüsse nicht verwechseln; Kontakt zwischen Applikator und Auge vermeiden, um eine Kontamination auszuschließen
7. Augentropfen stets vor Augensalbe verabreichen
8. Trägt der Patient Kontaktlinsen, diese entfernen; Patienten darauf aufmerksam machen, dass er diese nicht vorzeitig wieder einsetzen darf, da viele Augentropfen die Kontaktlinsen auf Dauer verfärben

Anwendung von Ophthalmika und Otologika

Vor der Anwendung von Ophthalmika (➤ Abb. 15.1) und Otologika sind bei Bedarf die Hände zu waschen und es ist eine hygienische Händedesinfektion durchzuführen.

Beim **Applizieren von Augentropfen und -ölen** (➤ Abb. 15.1) wird die Flasche mit den Augentropfen in der Hand etwas angewärmt, sonst kommt es durch den Kältereiz zu einer stärkeren Tränensekretion. Das Eintropfen der Flüssigkeit erfolgt am besten im Sitzen. Der Kopf ist dabei nach hinten geneigt. Das untere Augenlid wird mit einem Tupfer leicht nach unten gezogen. Mittels Pipette oder Tropfaufsatz wird ein Tropfen direkt in das geöffnete Auge gegeben, ohne dabei das Auge zu berühren. Mehr als einen Tropfen kann das Auge nicht fassen, sodass Überdosierungen durch falsche Applikation weitestgehend ausgeschlossen sind. Zur Erleichterung der Augentropfenapplikation stehen auch Eintropfhilfen (Autodrop®) zur Verfügung. Nach dem Eintropfen kann der Patient, um den Abfluss der Flüssigkeit zu verzögern, mit dem Finger auf den Tränenkanal unterhalb der Innenseite des Auges drücken. Der Wirkstoff bleibt dadurch länger auf der Augenoberfläche.

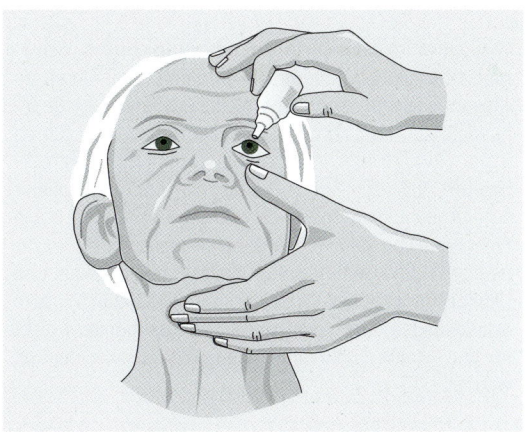

Abb. 15.1 Applikation von Augentropfen. [L157]

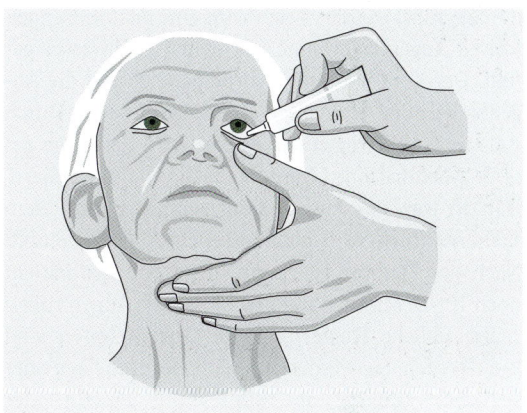

Abb. 15.2 Applikation von Augensalbe. [L157]

Augentropfen bei trockenem Auge (künstliche Tränen) werden alle 2 Stunden angewendet. Augenöle gibt man wegen der Sehbeeinträchtigung i. d. R. zur Nacht.

Bei der **Applikation von Augensalben und -gelen** (➤ Abb. 15.2) wird das Unterlid leicht heruntergezogen. Man drückt die Tube von der Seite her aus, sodass ein ca. 0,5–1 cm langer Salbenstrang bzw. ein Tropfen Gel in das Auge gelangt. Auch dabei sollte kein Kontakt zwischen Tubenspitze und Auge entstehen.

Augenwässer dienen zum Reinigen des Auges durch Spülen oder Abtupfen mit Augenwatte oder Augenkompressen. Diese Verbandstoffe für das Auge sind aus speziellen Fäden hergestellt, die das Auge nicht reizen.

15

15

▶ Gefürchtet ist die sog. **Intensivkonjunktivitis**. Sedierung, Relaxierung, Überdruckbeatmung u. a. führen zu Chemosis (Ödem der Augenschleimhaut) und diese unbehandelt zur Konjunktivitis, die zur Erblindung führen kann. Ein ungenügender Lidschluss führt zum Austrocknen der Augenschleimhaut. Eine sehr gute und hygienische Augenpflege sowie der Schutz des Auges durch Einbringen von Salbe (Bepanthen® Augensalbe oder Corneregel®) sind sehr wichtig, ebenso regelmäßige und häufige Inspektionen. Sind die Augenlider durch starke Schwellungen oder Verletzungen (Verbrennungen) nicht mit den Fingern zu öffnen, können auch Lidhaken benutzt werden.

Mit Augenwässern können auch Augenbäder durchgeführt werden. Dazu wird eine anatomisch geformte Augenbadewanne mit dem Augenwasser gefüllt. Der Kopf wird nach vorne geneigt und die Augenbadewanne fest unter das Auge gesetzt. Durch Auf- und Abbewegen des Kopfes wird das Auge gespült. Maximal eine Minute sollte die Spülung dauern. Danach wird das Augenwasser vorsichtig mit einem sauberen Tuch vom geschlossenen Auge abgetupft. Nach der Spülung ist es günstig, wenn der Patient noch 10–15 Minuten mit geschlossenen Augen ruht.

Die übliche **Dosierung von Ohrentropfen** sind 2–5 Tropfen. Sie werden bei seitlicher Ruhelage oder seitlicher Neigung des Kopfes mit Pipette oder Tropfaufsatz in den Gehörgang getropft. Bei Ohrenschmerzen ist unbedingt darauf zu achten, dass die Tropfen nicht zu kalt sind, um eine Verschlimmerung der Schmerzen zu vermeiden, ggf. wird die Flasche vor Applikation in der Hand angewärmt. Alternativ kann auch ein Mullstreifen, der mit einer Wirkstofflösung getränkt ist, in den Gehörgang eingelegt werden.

Salben können vorsichtig mit einem Wattestäbchen (möglichst nicht mit dem Finger) in den Gehörgang gestrichen werden. Auch das Einlegen eines Mullstreifens, der mit Salbe bestrichen ist (Salbenstreifen), ist üblich.

▶ Der Patient muss darauf hingewiesen werden, dass das Wattestäbchen nur im äußeren Drittel des Gehörgangs angewendet werden darf, sonst drohen Verletzungen des Trommelfells oder ein zu tiefes Einbringen der Salbe, was zum Verstopfen des Ganges führen kann.

Unerwünschte Wirkungen

Die **Carboanhydrasehemmer** Acetazolamid und Diclofenamid werden systemisch eingesetzt und können unerwünschte Wirkungen wie Geschmacksstörungen, Kopfschmerzen, Parästhesien und Allergie verursachen.

Auch bei **lokaler Therapie** am Auge ist ein Übertritt von einer so großen Wirkstoffmenge möglich, dass es zu unerwünschten Wirkungen über den Kreislauf und somit im ganzen Körper kommen kann. Die Augentropfen fließen über den Tränenkanal und die Nase ab, sodass sie im Nasen-Rachen-Raum und im Magen-Darm-Trakt resorbiert werden können. Bei **Betablockern** kann es so auch bei lokaler Therapie zu den typischen unerwünschten Wirkungen (➤ 6.1, ➤ 6.2.1) wie Herzrhythmusstörungen, Bradykardie und asthmaähnlichen Beschwerden kommen. Die Kontraindikationen, die bei der Einnahme von Betablockern gelten, müssen bei lokaler Therapie ebenso beachtet werden. Auch Augentropfen mit α$_2$-**Sympathomimetika** können systemisch Müdigkeit, Schwindel oder Blutdruckabfall verursachen.

Bei der Erstanwendung von Ophthalmika sind auftretende **Sehstörungen** wie verschwommenes Sehen nicht ungewöhnlich. Sie sollten jedoch nach kurzer Zeit wieder verschwinden. Tun sie dies nicht, muss das Präparat gewechselt werden (anderer Wirkstoff oder andere Zubereitung). Typisch für **Parasympathomimetika, Carboanhydrasehemmer** und **Mydriatika** sind **Störungen der Akkommodation**.

Akkommodation: Fähigkeit des Auges zur Scharfeinstellung bzw. Scharfabbildung beobachteter Gegenstände auf der Netzhautebene in Relation zur jeweiligen Beobachtungsentfernung.

Pupillenveränderungen wie Mydriasis (Erweiterung) durch Mydriatika oder Dipivefrin und Miosis (Verengung) durch Parasympathomimetika oder Carboanhydrasehemmer sind zwar auffällig, beeinträchtigen aber das Sehen nicht so stark.

Treten Sehstörungen auf, ist die **Fahrtauglichkeit** beeinträchtigt. Der Patient ist darauf hinzuweisen, dass das Sehen zu Beginn der Therapie stark beeinträchtigt sein kann, sodass das Führen eines Fahrzeuges nicht möglich ist.

Auch die Art der **Zubereitung** kommt als Ursache für eine Sehbeeinträchtigung in Frage. Aus diesem Grund werden Augenöle und Augensalben bevorzugt am Abend verabreicht.

Lokale Irritationen und **Missempfinden am Auge** wie Augenbrennen, Fremdkörpergefühl und Bindehautreizungen sind typische unerwünschte Wirkungen für α$_2$-Sympathomimetika, Dipivefrin, Carboanhydrasehemmer, Latanoprost und Mydriatika. Eine meist harmlose **Rötung der Augen** wird häufig bei Dipivefrin, Parasympathomimetika, Latanoprost und nach länger dauernder Anwendung und dem Absetzen von Sympathomimetika (durch eine reaktive Hyperämie) beobachtet. Parasympathomimetika bewirken mitunter auch eine **vermehrte Tränensekretion** sowie **Augen- und Kopfschmerzen**. Meist verschwinden die genannten unerwünschten Wirkungen nach kurzer Zeit. Besonders Glaukom-Patienten sind darauf hinzuweisen, dass sie die Therapie nicht vorzeitig beenden.

Bei Langzeitanwendung von **Parasympathomimetika** besteht die Gefahr von Netzhauteinrissen oder Netzhautablösung. Die Netzhaut wird daher regelmäßig augenärztlich kontrolliert.

Für **Latanoprost** ist eine relativ harmlose Veränderung an der Iris charakteristisch. In die Irismelanozyten wird zwar langsam, aber bleibend mehr Melanin eingelagert, sodass die Iris dunkler wird. Besonders bei gemischtfarbiger Iris (blau-, grau- oder grünbraun) tritt diese unerwünschte Wirkung auf. Daneben können Wimpernveränderungen, Hornhautödeme, Iritis und Exantheme durch Latanoprost hervorgerufen werden.

Werden **Kortikoide** zu lange angewendet, ist das Risiko, an Glaukom und Katarakt (Grauer Star) zu erkranken, erhöht. Da Kortikoide immunsuppressiv wirken, können zudem Infektionen durch Bakterien, Viren oder Pilze am Auge bis hin zu Hornhautgeschwüren auftreten.

Ebenfalls problematisch ist eine Daueranwendung von **Sympathomimetika**, die ähnlich wie bei Nasentropfen (➤ 11.2) auch am Auge zur Gewöhnung und Schleimhautschädigung führen kann. Aus diesem Grund sind Sympathomimetika auch lediglich zur kurzzeitigen Symptombehandlung bei unspezifischen Augenreizungen angezeigt.

Da Augentropfen über den Tränenkanal auch in den Nasen-Rachen-Raum gelangen, können sie auch dort zu unerwünschten Wirkungen führen. **Dipivefrin** verursacht z.B. eine verstopfte Nase und Nasenschleimhaut-Schädigungen. **Mydriatika** führen zum Austrocknen der Nasenschleimhaut (trockene Nase). Es dürfen auf keinen Fall abschwellende Nasalia verwendet werden, da diese die Symptomatik verstärken. Zu empfehlen sind Meerwassersprays (zum Befeuchten der Nasenschleimhaut) und Nasenöle, welche die Regeneration der Nasenschleimhaut fördern.

Für eine Daueranwendung von Ophthalmika sind konservierungsmittelfreie Zubereitungen besser geeignet, da Konservierungsmittel die Zellen schädigen.

Wiederholungsfragen

1. Warum dürfen dem Patienten keine lokalanästhetikahaltigen Augentropfen (z.B. bei Verletzungen der Hornhaut) zum Eigengebrauch überlassen werden? (➤ 15.2)
2. Über welche beiden grundlegenden Mechanismen wirken Glaukommittel? (➤ 15.3)
3. Warum darf bei der Anwendung von Augentropfen das Auge nicht mit dem Applikator berührt werden? (➤ 15.4)

Literatur

Asmussen PD, Söllner B. Wundheilung 1. Die Prinzipien der Wundheilung. Stuttgart: Hippokrates, 2002.

Asmussen PD, Söllner B. Wundheilung 2. Wundmanagement. Prinzipien und Praxis. Stuttgart: Hippokrates, 2002.

Bausewein C et al. (Hrsg.). Leitfaden Palliativmedizin. 2. Auflage. München: Urban & Fischer, 2007.

Benkert O, Hippius H. Psychiatrische Pharmakotherapie. Heidelberg: Springer, 2003.

Bertold H. Klinikleitfaden Arzneimitteltherapie. 2. Auflage. München: Urban & Fischer, 2002.

Bierbach E (Hrsg.). Naturheilpraxis heute. 2. Auflage. München: Urban & Fischer, 2002.

Böhme H, Sonn A. Heilpflanzen-Anwendungen in der Pflege. Pflegen Ambulant 2002;54–56.

Boss N et al. Hexal Taschenlexikon Medizin. 3. Auflage. München: Elsevier, 2004.

Brandstätter M. Parenterale Ernährung: Indikationen, Techniken, Organisation. München: Urban & Fischer, 2002.

Brandstätter M, Roos-Liegmann B. Künstliche Ernährung bei Kindern. München: Elsevier, 2004.

Burgis E. Intensivkurs allgemeine und spezielle Pharmakotherapie. München: Urban & Fischer, 2004.

Canobbio MM. Praxishandbuch Patientenschulung und -beratung. Wiesbaden: Ullstein Medical, 1998.

Carr E, Mann E. Schmerz und Schmerzmanagement. Bern: Hans Huber, 2002.

Däubler P, Stange EF. Chronisch entzündliche Darmerkrankungen: Psychische Faktoren sind nicht entscheidend. Pflegezeitschrift 2004; 6: 386–388.

Deutsche Krebsgesellschaft. Leitlinien Medikamentöse Schmerztherapie. Kurzgefasste Interdisziplinäre Leitlinien 2008. Aus: www.uni-duesseldorf.de/AWMF/ll/032–039.htm.

Deutsches Netzwerk für Qualitätsentwicklung in der Pflege (DNQP) (Hrsg.): Expertenstandard Sturzprophylaxe in der Pflege. 1. Aktualisierung 2013. Osnabrück 2005; www.dnqp.de/ExpertenstandardSturzprophylaxe.pdf (Abgerufen: 1.2.2013)

Diener HC, Maier C. Das Schmerztherapiebuch. München: Urban & Fischer, 2003.

Eich A. Enterale Ernährung. Sondenernährung in der Pflegepraxis. Bern: Hans Huber, 1998.

Eisele H. Erkältungen sanft und natürlich heilen. Stuttgart: Südwest, 1998.

ERC European Resuscitation Council (www.erc.edu)

Erker U, Dauer F. Pflegerischer Umgang mit ARDS-Patienten. Die Schwester/Der Pfleger 2001; 19: 868–872.

Finck H, Malcherczyk L. Diabetes und Soziales. 2. Auflage. Mainz: Kirchheim, 2002.

Frölich JC, Kirch W. Praktische Arzneitherapie. Heidelberg: Springer, 2006.

Fülgraff G, Palm D. (Hrsg.). Pharmakotherapie. 11. Auflage. München: Urban & Fischer, 1995.

GRC German Resuscitation Council (www.grz-org.de)

Glaus A, Crow R, Hammond S. Müdigkeit/Fatigue bei Gesunden und bei krebskranken Menschen. Eine qualitative Studie zur Konzeptanalyse, Teil 1. Pflege 1999; 1: 11–19.

Glaus A, Crow R, Hammond S. Müdigkeit/Fatigue bei Gesunden und bei krebskranken Menschen. Eine qualitative Studie zur Konzeptanalyse, Teil 2. Pflege 1999; 2: 75–81.

Gröber U. Orthomolekulare Medizin. 2. Auflage. Stuttgart: WVG, 2002.

Haberland B, Beyer A. Medikamentöse Schmerzbehandlung von Erwachsenen. In: Wollenberg B, Zimmermann F (Hrsg.) Manual Kopf-Hals-Malignome, 3. Auflage. Tumorzentrum München. München: Zuckschwerdt, 2003.

Hack JM. Leitfaden künstliche Ernährung. München: Zuckschwerdt, 1999.

Henke F. Unterstützung bei Gelenkrheumatismus. Wickel und Auflagen helfen Symptome zu lindern. Pflegen Ambulant 2002; 56–10.

Hensel A, Cartellieri S, Engel J (Hrsg.). Memopharm: Pharmazeutisches Praxiswissen. Stuttgart: Deutscher Apotheker Verlag, 2003.

Hildebrand N. Injektionen leicht gemacht. 4. Auflage. München: Urban & Fischer, 2001.

Hohenegger M. Akuttherapie und Pflege bei Lungenembolie. Die Schwester/Der Pfleger 2003; 11: 836–840.

Jäckle R et al. Gut leben mit Typ-I-Diabetes. 5. Auflage. München: Urban & Fischer, 2003.

Jaster B. Verändertes Verfahren. Altenpflege 2003; 7: 38–40.

Kalde S et al. (Hrsg.). Enterale Ernährung, Indikationen, Sondierungstechniken, Diätetik, Pflege. 3. Auflage. München: Urban & Fischer, 2002.

Kasper M, Kraut D. Atmung und Atemtherapie. Bern: Hans Huber, 2000.

Kayser FH et al. Medizinische Mikrobiologie. Stuttgart: Thieme, 2005.

Klinikleitfaden Anästhesiepflege. 2. Auflage. München: Urban & Fischer, 2006.

Kruse G et al. Alkoholabhängigkeit erkennen und behandeln. Bonn: Psychiatrie-Verlag, 2001.

Lanzendörfer C. Psychosomatik in der Pflege und die „Aktivitäten des täglichen Lebens". Stuttgart: Schattauer, 1996.

Larsen R. Anästhesie und Intensivmedizin für die Fachpflege. 6. Auflage. Heidelberg: Springer, 2004.

Lattasch L, Knipfer E. Anästhesie, Intensivmedizin, Intensivpflege. 2. Auflage. München: Urban & Fischer, 2004.

Lennecke K et al. Therapieprofile für die Kitteltasche. Stuttgart: Wissenschaftliche Verlagsgesellschaft, 2003.

Löffler M. Der akute Asthmaanfall. Die Schwester/Der Pfleger 2002; 8: 640–646.

Löser AP. Ein wirksames Konzept gegen den Schmerz. Pflegen ambulant 2003; 5: 18–20.

Löser C, Keymling M. Praxis der enteralen Ernährung. Stuttgart: Thieme, 2001.

Loth C et al. (Hrsg.). Professionelle Suchtkrankenpflege. Bern: Hans Huber, 2002.

Margulies A et al. (Hrsg.). Onkologische Krankenpflege. 3. Auflage. Heidelberg: Springer, 2002.

McCaffery M, Beebe A, Latham J. Schmerz. Ein Handbuch für die Pflegepraxis. Wiesbaden: Ullstein Mosby, 1997.

Melber H. Schmerzmessung und Schmerzdokumentation. Die Schwester/Der Pfleger 2003; 9: 662–665.

Menche N, Klare T (Hrsg.). Pflege konkret Innere Medizin. 5. Auflage. München: Urban & Fischer, 2009.

Menche N (Hrsg.). Pflege heute. 5. Auflage. München: Urban & Fischer, 2011.

Meseke M. Pflegen von Menschen mit Mukoviszidose – Leben mit begrenzter Zukunft. Pflegezeitschrift 2003; 7: 491–494.

Milatovi D, Braveny I. Infektionen. Praktische Hinweise zur antimikrobiellen Therapie und Diagnostik. 4. Auflage. Wiesbaden: Vieweg, 1997.

Mutschler E et al. Arzneimittelwirkungen. Lehrbuch der Pharmakologie und Toxikologie. 9. Auflage. Stuttgart: WVG, 2008.

Neudörfer B et al. Atlas der Nervenheilkunde. Karlsruhe: Fachverlage, 2002.

Nix WA. Wörterbuch der klinischen Neurologie. Reinbek: Einhorn-Presse, 1995.

Noe-Schwenn S. Medikationsfehler mit schlimmen Folgen. Pflege aktuell 2002; 9: 469–471.

Osterbrink J. Schmerzmanagement – Aufgabe der Pflege? Die Schwester/Der Pfleger 2003; 9: 656–661.

Panknin H-T. Irrtümer bei der Verabreichung von Medikamenten. Die Schwester/Der Pfleger 2003; 1: 66f.

Petermann F. Patientenschulung und Patientenberatung. Göttingen: Hogrefe, 1997.

Pfaff A. Applikation von Arzneimitteln über Ernährungssonde. Die Schwester/Der Pfleger 2003; 1: 16–20.

Piontek R. Wegbegleiter Psychotherapie. 2. Auflage. Bonn: Psychiatrie-Verlag, 2005.

Protz K et al. Moderne Wundversorgung. 5. Auflage. München: Elsevier, 2009.

Rahn E, Mahnkopf A. Lehrbuch Psychiatrie für Studium und Beruf. 3. Auflage. Psychiatrie-Verlag 2005.

Rassner G. Dermatologie Lehrbuch und Atlas. 7. Auflage. München: Urban & Fischer, 2002.

Riese M, Knerr A. Metabolisches Syndrom – In der Wohlstandsfalle. Pflegezeitschrift 2002; 9: 631–634.

Rothe T. Modernes Asthmamanagement. Bern: Hans Huber, 1998.

Rudorff K. Versteckte Symptome – Schilddrüsenerkrankungen im Alter. Pflegezeitschrift 2002; 9: 639–642.

Schaefer C, Spielmann H. Arzneiverordnung in Schwangerschaft und Stillzeit. 6. Auflage. München: Urban & Fischer, 2001.

Schlegel A. Was Laxanzien bewirken: Schneller Erleichterung oder dauerhafte Darmträgheit? Pflegezeitschrift 2004; 6: 382–385.

Schlimgen R, Kalff G. Infusion, Transfusion, enterale und parenterale Ernährung. 3. Auflage. Erlangen: peri-med, 1990.

Schmied P, Baumberger H. Morbus Bechterew. Der entzündliche Wirbelsäulen-Rheumatismus. 3. Auflage. München: Urban & Fischer, 2003.

Schneemann H, Young LY, Koda-Kimble MA. Angewandte Arzneitherapie. Heidelberg: Springer, 2001.

Schumacher W, Toeller M, Gries FA. KH-Tabelle für Diabetiker. Mainz: Kirchheim, 2001.

Schwarzer W, Trost A (Hrsg.). Psychiatrie und Psychotherapie für psycho-soziale und pädagogische Berufe. Dortmund: Borgmann, 2005.

Sr. Marianne Benedicta: Das falsche Medikament gegeben. Persönliche Erfahrungen von Pflegenden mit Medikamentenfehlern. Die Schwester/Der Pfleger 2004; 9: 672–676.

Thews G, Mutschler E, Vaupel P. Anatomie, Physiologie, Pathophysiologie des Menschen. 6. Auflage. Stuttgart: WVG, 2007.

Walied A. Interdisziplinäre Intensivmedizin. München: Urban & Fischer, 2001.

Wegener J. Effizienz kommt von Engagement. Pneumonie und Atelektasenprophylaxe in der Praxis. Pflegezeitschrift 2003; 7: 479–482.

Wilbrand K. Ratgeber Durchfallerkrankungen. Neu-Isenburg: LinguaMed, 1999.

Wolff J. Der Pflegeprozess in der Rheumatologie. Heilberufe 2004; 2: 22–24.

Worth H. COPD-Leitlinie in Pneumologie. Stuttgart: Thieme, 2002.

Zipper K. Pflege und Betreuung von Patienten mit rheumatischen Erkrankungen, Teil 1. Die Schwester/Der Pfleger 1999; 2: 123–126.

Zipper K. Pflege und Betreuung von Patienten mit rheumatischen Erkrankungen, Teil 2. Die Schwester/Der Pfleger 1999; 3: 204–207.

Register